体と心

保健総合大百科 2018

2016年度 小学保健ニュース・心の健康ニュース収録 縮刷活用版

小学校編

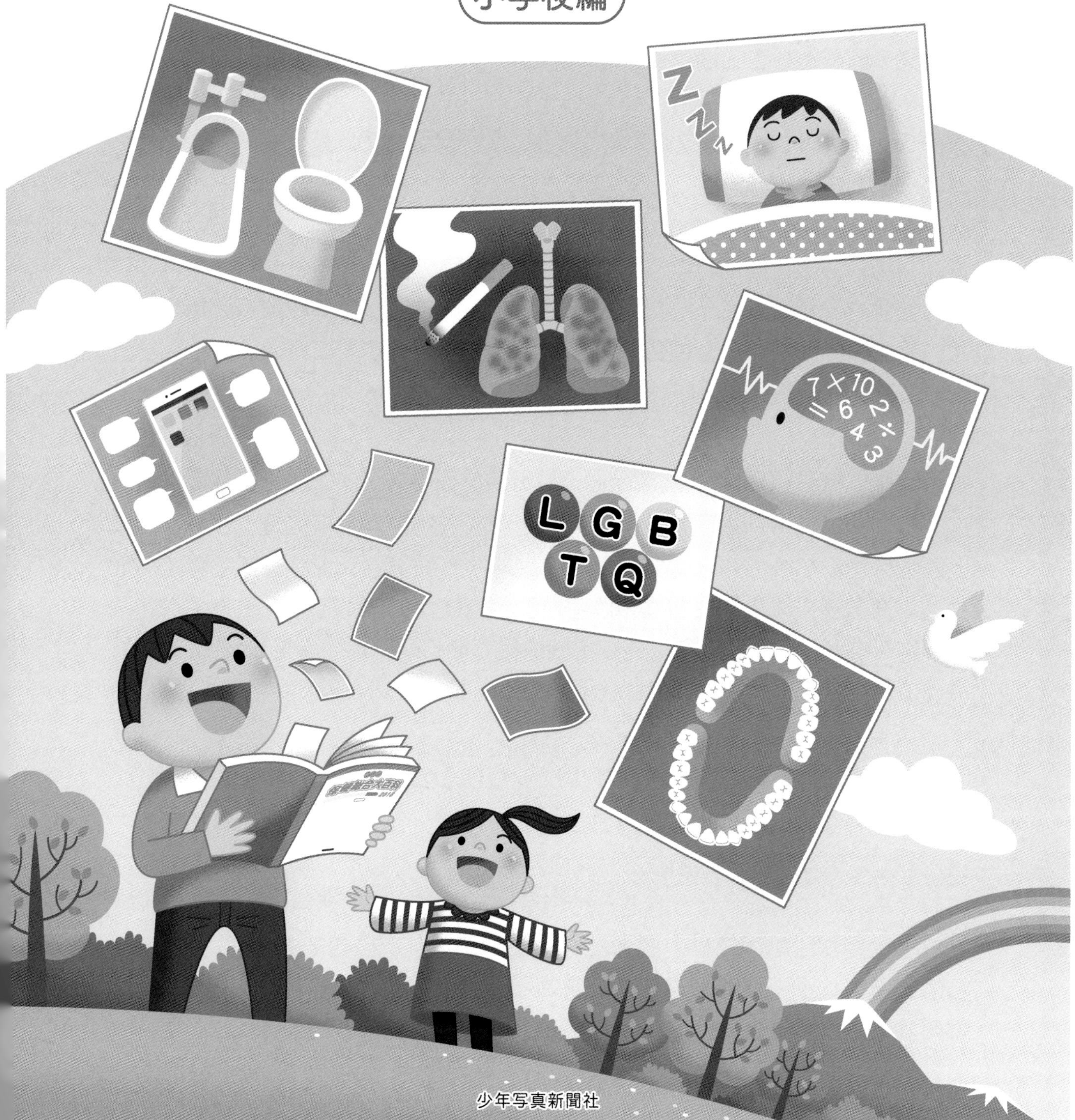

少年写真新聞社

体と心 保健総合大百科〈小学校編〉2018

発行にあたって

『体と心　保健総合大百科＜小学校編＞2018』は、2016年度（平成28年度）に発行した「小学保健ニュース」と「心の健康ニュース」の掲示用カラー紙面、B３判教材用特別紙面、指導者用解説紙面、ほけん通信、保健指導資料の連載などを縮刷して、保存・活用版として一冊にまとめたものです。健康教育の教材・資料としてご活用ください。

子どもを引きつける「保健クイズ」や、悩みに寄り添う「心の成長シリーズ」が好評！

掲示用カラー紙面では、健康診断で調べることと、よくかむことの大切さを、子どもに人気の「保健クイズ」にして紹介しました。「心の成長シリーズ」では、苦しいときに助けてもらうことや、ありのままの自分を受け入れることの大切さを特集。こうした学校保健のニーズに沿った健康課題の特集に加え、永久歯の成長やむし歯の進行など、保健指導ですぐに使える大きな写真が好評でした。

特別紙面は「タバコの害」、解説紙面では健康診断やメディアの影響などを連載

Ｂ３判教材用特別紙面では、最新の知見をもとに、全身に及ぶタバコの害と喫煙の誘いの断り方を特集。指導者用解説紙面では、健康診断で新たに加わった運動器検診、成長曲線の活用及び色覚検査についてそれぞれの専門医の解説を掲載。さらに、現代的な健康課題であるスマホやＳＮＳ利用の問題、電子機器が目に与える影響などを取り上げ、読者のニーズに応えました。

心の傷つきから立ち直る力「レジリエンス」などの特集が好評

「心の健康ニュース」の掲示用カラー紙面では、心の傷つきから立ち直る力「レジリエンス」が、生徒のニーズに合うと好評でした。また「先人の生き方シリーズ」のやなせたかしさんの特集は、道徳でもご活用いただきました。

指導者用解説紙面では、読者ニーズに応えた「どう対処する？ 子どもたちのＳＯＳ」、発達障害への理解を深める「発達障害当事者研究」を掲載。Ｂ３判教材用特別紙面「自分に自信を持つ方法」も好評でした。

もくじ

小学保健ニュース縮刷

（2016年4月8日号 No.1099 ～ 2017年3月18日号 No.1130）

4月

2016年４月８日号 No.1099【学校保健 374.9】
保健クイズ　健康診断では何を調べているの？……9
学校での健康診断における養護教諭と学校医との連携……10

2016年４月18日号 No.1100【学校保健 374.9】
常掲用　和式・洋式トイレの上手な使い方……12
和式・洋式トイレの正しい使い方を知ろう……10

2016年４月28日号 No.1101【熱中症 493.19】
暑さに体を慣らして熱中症を予防しよう……13
子どもの暑熱順化のポイント……14

5月

2016年５月８日号 No.1102【熱中症 493.19】
規則正しい生活と水分補給で熱中症を予防しよう……16
正しい対策で、熱中症を予防しよう……14

2016年５月18日号 No.1103【小児歯科 497.7】
大人の歯（永久歯）が生えるまで……17
永久歯の萌出と注意点……18

2016年５月28日号 No.1104【マスコミュニケーションと教育 371.37】
テレビを見るとき・ゲームをするときのルール……20
テレビやゲームの使い方に関する指導 ～３つのポイント～……18

6月

2016年６月８日号 No.1105【齲蝕症 497.24】
歯をとかして進行する「むし歯」……21
むし歯の進行と予防……22

2016年６月18日号 No.1106【感染症 493.8】
教職員指導用　部位や特徴で見分ける発疹の出る病気……24
発疹の出る病気……22

2016年６月28日号 No.1107【皮膚科学 494.8】
夏に向けて増える「虫さされ」に注意……25
夏場に多い虫刺され……26

7月

2016年７月８日号 No.1108【健康教育 374.97】
冷ぼうを使う季節を快適に過ごすためには……28
冷房シーズンの到来……26

2016年７月18日号 No.1109【血小板 491.322】
けがをしたときに傷をふさぐ「血小板」……29
血小板の働き……30

8月

2016年８月８日号 No.1110【性同一性 367.98】
教職員指導用　“いない”のではなく“言えない”だけかも……32
性同一性障害の児童が希望を持てる関係性づくりを……30

2016年８月28日号 No.1111【整形外科学 494.7】
打ぼく・ねんざは、４つの「あ」で手当をしよう……33
子どもの打撲・捻挫への対応……34

9月

2016年９月８日号 No.1112【健康管理 374.93】
しっかり朝ごはんを食べないと起こる体の不調……36
朝食指導は多面的に……34

2016年９月18日号 No.1113【眼科学 496】
目にごみが入ったときの対処法……37
目に異物が入ったら……38

2016年９月28日号 No.1114【衛生教育 498.07】
はだの清潔を保つじょうずな顔の洗い方……40
毎日の清潔習慣を……38

10月

2016年10月８日号 No.1115【めがね 496.42】
黒板の文字がぼやけて見えたら「眼鏡」をかけよう……41
子どもの眼鏡……42

2016年10月18日号 No.1116【睡眠 . 安眠 498.36】
早くねるための「入眠儀式」……44
「早寝早起き」は報酬系で ～例えば入眠儀式～……42

2016年10月28日号 No.1117【そしゃく 491.343】
保健クイズ　食べ物をよくかむことで起きていること……45
咀嚼と唾液の役割……46

11月

2016年11月８日号 No.1118【健康法 498.3】
ケータイやスマホ（スマートフォン）を使うときには……48
考えよう！ あなたの未来とケータイ・スマホ ～知っていますか？ 自分の体のこと～……46

2016年11月18日号 No.1119【免疫学 491.8】
めんえき細ぼうの力を高めて病気を防ごう……49
自然免疫について……50

2016年11月28日号 No.1120【教育心理学 371.4】
心の成長シリーズ①　苦しいときには、助けてもらおう……52
苦しいときは助けてもらおう……50

12月

2016年12月８日号 No.1121【衛生教育 498.07】
実験編　よごれやすい上ばきの内側……53
靴の蒸れと衛生……54

2016年12月18日号 No.1122【体温. 発熱 491.361】
熱が出ているときに、体の中で起こっていること……56
熱について……54

1月

2017年１月８日号 No.1123【インフルエンザ 493.87】
インフルエンザにかかってから治るまで……57
インフルエンザ……58

2017年１月18日号 No.1124【生活習慣病 493.18】
「生活習慣病」にならないために……60
小児生活習慣病予防のための指導ポイント……58

2017年１月28日号 No.1125【食物アレルギー 493.14】
教職員指導用　“迷ったら打つ”エピペン®の使い方……61
アナフィラキシーを起こさないために……62

2月

2017年２月８日号 No.1126【遊戯 781】
全身を使って遊ぶと強くなる「体幹」……64
子どもの体幹……62

2017年２月18日号 No.1127【耳科学 496.6】
「耳」に悪い習慣で起こる体へのえいきょう……65
耳のトラブルにつながる危ない習慣……66

2017年２月28日号 No.1128【舌 491.143】
舌のつくりと働きについて知ろう……68
舌の役目を知り、動かし、十分な栄養を ～本来はお目付け役？ 毒見役？～……66

3月

2017年３月８日号 No.1129【腸 491.146】
栄養を吸収する小腸・水分を吸収する大腸……69
小腸・大腸の働き……70

2017年３月18日号 No.1130【教育心理学 371.4】
心の成長シリーズ②　“特別”でなくても、“一番”でなくても、だいじょうぶ……72
特別でなくても、一番でなくても大丈夫……70

ほけん通信

トイレの正しい使い方を身につけよう……11
つぎつぎ生える大人の歯（永久歯）……15
発疹が出る病気……19
血液に含まれている「血小板」の働き……23
目にごみが入ったときはどうすればいいの？……27

ほけん通信

毎日、しっかりと眠るためには……31
免疫細胞の力を高めて病気を予防しよう……35
かぜやインフルエンザになると、どうして熱が出るの？……39
生活習慣病予防は、小学生のうちから……43
耳に悪い生活をしていませんか？……47

タバコの害シリーズ

【2016年5月8日号付録】
①呼吸器（気管・肺）へのえいきょう……73
【2016年7月8日号付録】
②血管（血流）へのえいきょう……76
【2016年9月8日号付録】
③実験で見る「タバコの害」……77
【2016年11月8日号付録】
④タバコを吸わない人にも害をあたえる「副流煙」……80
【2017年1月8日号付録】
⑤タバコのさそいは、はっきりと断ろう……81
【2017年3月8日号付録】
⑥パッケージから見る日本と海外のタバコ対策……84

号外

【2017年2月18日号付録】
保健室常掲用　平成28年度学校保健統計調査速報……85

連載

児童虐待の発見と対応　横浜市立大学 医学部 医学科 法医学教室 助教　南部 さおり
後編　養護教諭ができる児童への対応……51

意外と知らない“へその緒”の役割　聖マリアンナ医科大学 産婦人科 准教授　長谷川 潤一
前編　へその緒と胎盤の役割……55
後編　へその緒と胎盤の仕組み・羊水の働き……59

2016年度 年間連載「スマホ・SNSの現在」　千葉大学教育学部　教授・副学部長　藤川 大祐
第１回　スマホ時代のSNS……63
第２回　LINEの特徴と問題になる使い方……67
第３回　Twitterの特徴と問題になる使い方……71
第４回　Facebookの特徴と問題になる使い方……74
第５回　画像系 SNSの特徴……75
第６回　ゲームアプリ「ポケモン GO」について知っておきたいこと……78
第７回　動画投稿サービスの特徴……79
最終回　出会いにつながるサービスの特徴……82

小学校での「いじめ」への接し方　聖徳大学 児童学部 児童学科 教授　鈴木 由美
前編　小学校でのいじめの特徴……83
後編　いじめられている児童の発見とケア……86

増える低体温児　大和高田市立病院 小児科部長　清益 功浩
第１回　データから見る低体温児の現状……87
第２回　低体温を改善するためによりよい睡眠を……88
最終回　「運動」「食事」「水分補給」で低体温を改善……89

心療科病棟における「こころと身体の安全教育」
前編　ケアキットプログラムの実践報告（あいち小児保健医療総合センター 診療支援部診療支援室 チャイルドライフ担当保育士・HPS（ホスピタル・プレイ・スペシャリスト）　棚瀬 佳見）……90
後編　ケアキットプログラムの実践報告（あいち小児保健医療総合センター 診療支援部心理指導科 臨床心理士　大橋 陽子）……91

愛着障害　福井大学 子どものこころの発達研究センター 教授　友田 明美
前編　愛着障害とは……92
後編　愛着障害のある児童と親にできること……93

子どもに多い運動器の障害　林整形外科 院長　林 承弘
第１回　子どもに多い運動器疾患—脊柱側弯症……94
第２回　子どもロコモ（運動器機能不全）……95
最終回　スポーツ障害……96

連載

成長曲線からわかること　十文字学園女子大学 人間生活学部 幼児教育学科 教授　加藤 則子

第1回　成長曲線から見る肥満・思春期の変化……97
第2回　成長曲線から見る「低身長」……98
最終回　成長曲線から見られる児童虐待・心の病気……99

複写式来室記録用紙“ほけんしつカード”を用いた保健管理　北海道札幌市立幌西小学校 養護教諭　佐藤 智子

前編……100, 143
後編……101

子どもの可能性を引き出す「スクールソーシャルワーク」　NPO法人日本スクールソーシャルワーク協会 名誉会長　山下 英三郎

第1回　スクールソーシャルワークってなに？……102
第2回　スクールソーシャルワークの可能性……103
最終回　活動形態と養護教諭との連携……104

新しい電子機器が目に与える影響　国際医療福祉大学 保健医療学部 視機能療法学科 教授　原 直人

前編　電子機器の視力への影響とブルーライト……105
後編　電子機器からの光の影響・映像酔い……106

子どもの耳・鼻・のどの痛み　大阪市立大学大学院 医学研究科 耳鼻咽喉病態学 准教授　阪本 浩一

第1回　子どもの耳の痛み……107
第2回　子どもの鼻の痛み……108
最終回　子どもの咽頭（のど）の痛み……109

子どもの色覚異常　日本眼科医会 常任理事　柏井 真理子

第1回　「色覚異常」とは？……110
第2回　色覚検査の留意点と児童対応……111

今、東日本大震災をふりかえる ～教師はどのようにして困難に立ち向かっていったか～

前編　（山形大学 地域教育文化学部 教授　上山 眞知子）……112

実践紹介

保健室来室時のルールの育成……113
「歯と口の健康週間」の取り組み……114
「ことば」で記憶に残す生活リズムの指導……115
なるほど！！ と実感できる体験式掲示物づくりを目指して……116
歯科保健指導の充実 ～歯科予防意識の向上を目指して～……117
感染症の拡大を最小限にするために（インフルエンザの蔓延防止）……118
「健康チェック週間」「学校保健委員会」の取り組み……119
児童の視力の健康を維持するための保健教育 ～自動視力計活用の試み～……120
児童主体の歯科保健活動……121
8020を目指して ～9年間継続した歯科指導～……122
目のしくみを体験的に学ぶ……123
健康セルフチェック　自分で気づき実践する習慣を！！……124
児童・保護者への、けが・疾病の予防・啓発の取り組み……125
ライフスキル教育としての薬物乱用防止教育……126
子どもたちの輝く笑顔のために ～私の3つのアプローチ～……127
4年生「育ちゆく体とわたし」……128
子どもたちが自分で作る「楽しく作ろう！ お弁当の日」……129
チームによる教科横断的な性教育 ～担任と養護教諭の連携を通して～……130
見て触って「わくわく排便指導」～手作り教材を活かして～……131
養護教諭が連携した効果的な授業づくりの工夫……132
小学生の時期だからこその保健指導 ～歯と性について～……133
自分の健康は自分でつくる児童の育成を目指して ～教材の工夫と活用～……134
ミニ保健指導「だえきパワーをさぐろう！」……135

寄稿 その他

ジカ熱……136
新規遺伝子型ノロウイルス……137
2月28日号掲示用写真ニュース　補足資料……138

付録
平成28年度学校保健統計調査　年齢別主な疾病・異常被患率……139
「アンケートひろば」健康診断の再検査、熱中症の予防と対処について……140
「アンケートひろば」メディアの指導や問題点について……141, 143
「アンケートひろば」保健指導について……142
４月８日号のＢ全判掲示用写真ニュースについて……143
10月28日号のＢ全判掲示用写真ニュースについて……144
ほけんだよりに使える素材集 ～イラストカット編～
５月……145　６月……145　７月……146　８月……146
９月……147　10月……147　11月……148　12月……148
１月……149　２月……149　３月……150　４月……150

ご存知ですか？ SeDoc
茨城県古河市立八俣小学校 養護教諭　渡部 沙織 先生……151, 152
千葉県流山市立流山北小学校 養護教諭　加藤 悦子 先生……151
新潟県南魚沼市立北辰小学校 養護教諭　山田 英子 先生……152
栃木県下野市立祇園小学校 養護教諭　松山 裕子 先生……153
千葉県浦安市立明海南小学校 養護教諭　西郷 舞 先生……153, 154
東京都日野市立仲田小学校 養護教諭　甲田 志津子 先生……154
東京都墨田区立第三吾嬬小学校 養護教諭　種田 三千代 先生……155
静岡県三島市立東小学校 養護教諭　宮西 みるき 先生……155
東京都町田市立町田第四小学校 主任養護教諭　長谷川 美香 先生……156
茨城県結城市立結城小学校 養護教諭　黒田 浩子 先生……156

心の健康ニュース縮刷
(2016年4月8日号 No.427 ～ 2017年3月8日号 No.438)

4月
【2016年４月８日号 No.427】
“ジョハリの窓”で自分を知ろう……157
「ジョハリの窓」を使って友だちと上手に付き合おう……158

5月
【2016年５月８日号 No.428】
“手”を添えて“心”を伝えよう……160
「型」「言葉」は心の容れ物……158

6月
【2016年６月８日号 No.429】
思い込みの力を味方につけるには……161
思い込みの力……162

7月
【2016年７月８日号 No.430】
先人の生き方　“絶望のとなりは希望です”……164
やなせたかし　逆境に負けない生き方……162

8月
【2016年８月８日号 No.431】
今注目の障がい者スポーツ“ボッチャ”……165
知っていますか？ 障がい者スポーツ……166

9月
【2016年９月８日号 No.432】
傷つきから立ち直る力“レジリエンス”……168
凹みながらも前に進む力「レジリエンス」……166

10月
【2016年10月８日号 No.433】
人生の先輩シリーズ⑳　人生は有限、やりたいことは「今」やる……169
スイーツで全世界を幸せにしたい……170, 199

11月
【2016年11月８日号 No.434】
おしゃれは心配りが必要……172
おしゃれの持つ力……170

12月
【2016年12月８日号 No.435】
暗記の達人になるために……173
記憶の極意……174

1月
【2017年１月８日号 No.436】
日本の伝統　聞く人の心を引き付ける話芸……176
人生に必要な力を育む落語……174, 200

2月
【2017年２月８日号 No.437】
実践！ メンタルトレーニング……177
メンタルトレーニング……178

3月
【2017年３月８日号 No.438】
人生の先輩シリーズ㉑ “面白い”と感じたときがチャンス！……180
人生も研究も“笑い”を忘れずに……178, 200

自分に自信を持つ方法
友だちと比べて落ち込んだときには……181
友だちと比べて落ち込んだときには……182
ポジティブになれるリフレーミング……184
リフレーミングで自信をつけよう……186
自分で決めれば頑張れる……185
自分で決めるとやる気が出る……190
モニタリングとコントロールで“できない自分”を諦めない……188
自分をモニタリング！……193
自分を信じてチャレンジ！……189
自分の可能性を広げよう！ ―チャレンジ精神の熟成……194
小さな成功を積み重ねよう……192
なりたい自分になるために ―小さなことからコツコツと―……196

連載
どう対処する？ 子どもたちのSOS　特定非営利活動法人チャイルドライン支援センター 専務理事・事務局長　太田 久美
第２回　いじめをどう防いでいくか……159
最終回　子どものＳＯＳを受け止めるための聴くという手立て……163
発達障害当事者研究　発達障害は“コミュニケーション障害”なのか　東京大学先端科学技術研究センター 特任研究員　綾屋 紗月
第１回　「社会性やコミュニケーション障害」の手前にあるもの……167, 199
第２回　一人でも困ること　人との関係で困ること……171, 199
第３回　一人ひとりの困りごとを仲間と分かち合う……175, 200
最終回　学校現場や社会に伝えたいこと……179
日本人のものの見方と考え方の変化～「日本人の国民性調査」の結果から～　情報・システム研究機構 統計数理研究所 教授　中村 隆
前編……183
後編……187
知られざる“ろう”の世界　成蹊大学文学部現代社会学科 准教授　澁谷 智子
第１回　「ろう者」と「聴者」……191, 201
第２回　「ろう文化」とコミュニケーション……195, 201
最終回　言語としての手話……197

取材ノート
“がん”でも自分らしく　～がん患者のアピアランスケアの現場から～……198

総索引……202

少年写真新聞
Juniors' Visual Journal
http://www.schoolpress.co.jp/

小学保健ニュース

No.1099
2016年（平成28年）
4月8日号
374.9 学校保健 8739

保《ほ》健《けん》クイズ 健《けん》康《こう》診《しん》断《だん》では何《なに》を調《しら》べているの？

内《ない》科《か》

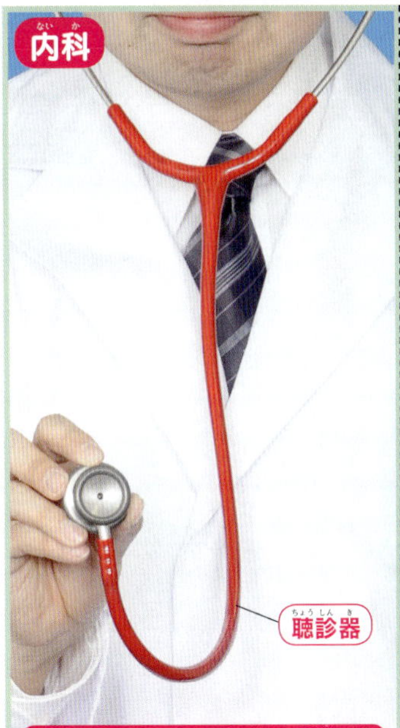
聴《ちょう》診《しん》器《き》

ここをめくると、調《しら》べている内《ない》容《よう》がわかります。

歯《し》科《か》

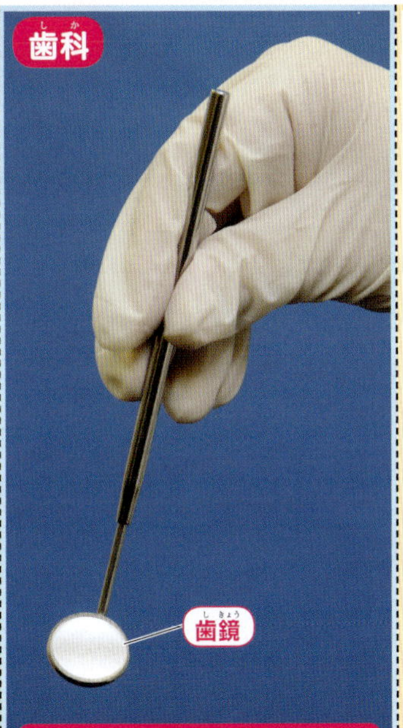
歯《し》鏡《きょう》

ここをめくると、調《しら》べている内《ない》容《よう》がわかります。

視《し》力《りょく》

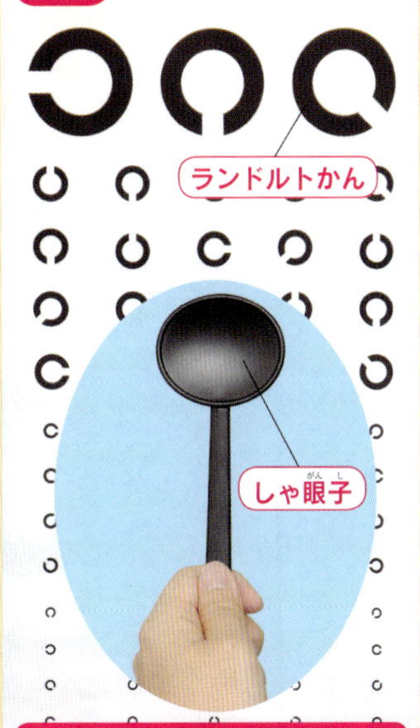
ランドルトかん
しゃ眼《がん》子《し》

ここをめくると、調《しら》べている内《ない》容《よう》がわかります。

眼《がん》科《か》

目《め》の病《びょう》気《き》が無《な》いかを調《しら》べます。

耳《じ》鼻《び》いんこう科《か》

耳《みみ》や鼻《はな》、のどの病《びょう》気《き》が無《な》いかを調《しら》べます。

聴《ちょう》力《りょく》

音《おと》がきちんと聞《き》こえているかを調《しら》べます。

身《しん》長《ちょう》・体《たい》重《じゅう》

体《からだ》がきちんと成《せい》長《ちょう》（発《はつ》育《いく》）しているかを調《しら》べます。

尿《にょう》（おしっこ）

じん臓《ぞう》に異《い》常《じょう》がないか、糖《とう》尿《にょう》病《びょう》になっていないかなどを調《しら》べます。

運《うん》動《どう》器《き》

運《うん》動《どう》器《き》とは骨《ほね》や筋《きん》肉《にく》、関《かん》節《せつ》などのことで、これらが正《せい》常《じょう》に働《はたら》いているかを調《しら》べます。

---------線を切り、この四角の内側にのりをぬって、タイトルの部分が重なるように上下２枚を貼り合わせてください。
（作り方の詳細はＢ５判解説付録12ページ目をご覧ください）

聴《ちょう》診《しん》器《き》で心《しん》臓《ぞう》の音《おと》や肺《はい》で呼《こ》吸《きゅう》する音《おと》を聞《き》いて、体《からだ》の健《けん》康《こう》状《じょう》態《たい》を調《しら》べます。

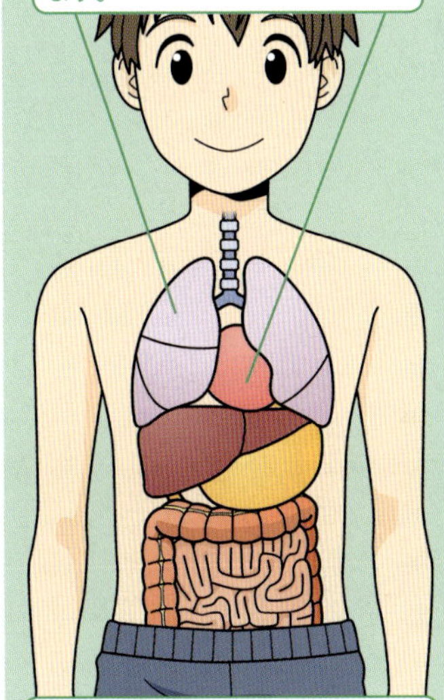

皮《ひ》ふの病《びょう》気《き》が無《な》いか、栄《えい》養《よう》がきちんととれているかなどについても調《しら》べます。

歯《は》や歯《は》ぐきが健《けん》康《こう》かどうかや、歯《は》のかみ合《あ》わせやあごの状《じょう》態《たい》などを調《しら》べます。

歯《は》の状《じょう》態《たい》のちがい

（かっこ内《ない》は検《けん》査《さ》時《じ》の呼《よ》び方《かた》）

健《けん》康《こう》な歯《は》
（／「しゃ線《せん》」）

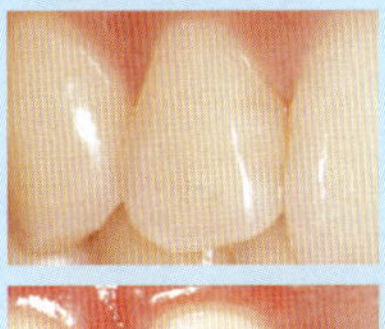

むし歯《ば》になりかけている歯《は》
（ＣＯ「シーオー」）

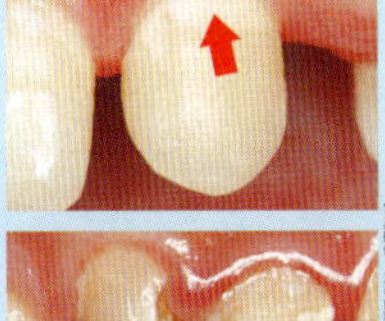

むし歯《ば》の歯《は》
（Ｃ「シー」）

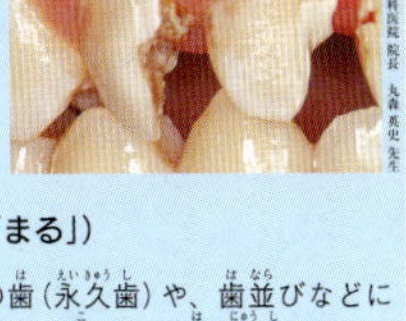

写真提供　丸森歯科医院　院長　丸森英史　先生

治《なお》した歯《は》（○「まる」）

※後《あと》で生《は》える大《おと》人《な》の歯《は》（永《えい》久《きゅう》歯《し》）や、歯《は》並《なら》びなどに悪《わる》いえいきょうがある子《こ》どもの歯《は》（乳《にゅう》歯《し》）については、「×（バツ）」と呼《よ》びます。

学《がっ》校《こう》生《せい》活《かつ》の中《なか》で問《もん》題《だい》がない見《み》え方《かた》ができているかどうかを調《しら》べます。

検《けん》査《さ》を受《う》けるときの注《ちゅう》意《い》点《てん》

見《み》えたときは

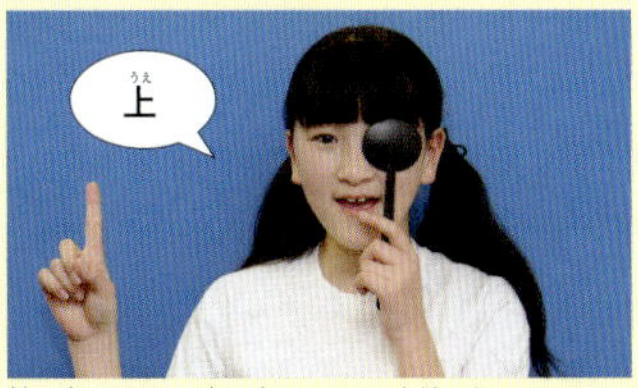
上《うえ》

穴《あな》の開《あ》いている（輪《わ》の切《き》れている）部《ぶ》分《ぶん》を言《い》いましょう。

よく見《み》えないときは

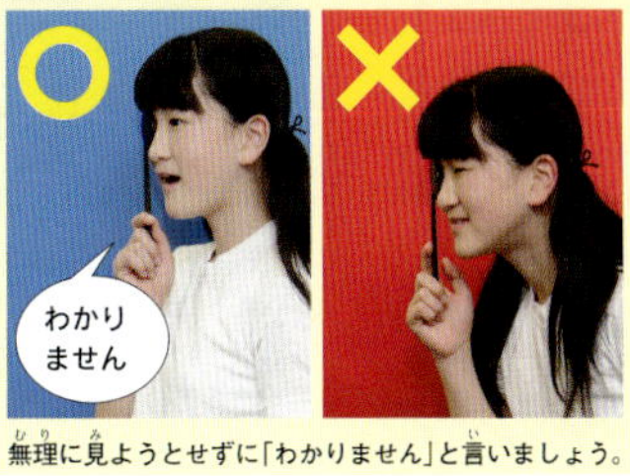
わかりません

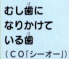

無《む》理《り》に見《み》ようとせずに「わかりません」と言《い》いましょう。

健《けん》康《こう》診《しん》断《だん》を受《う》ける前《まえ》には

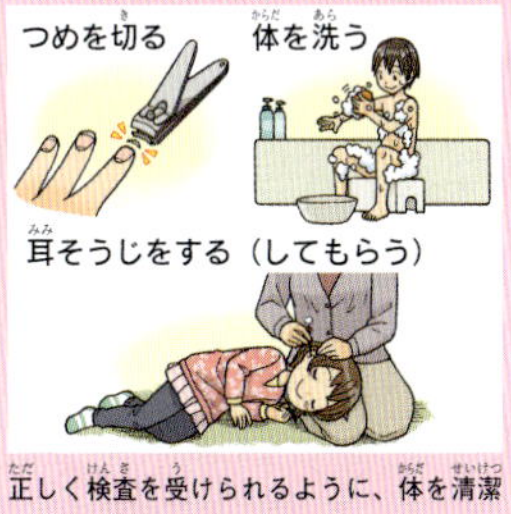
つめを切《き》る
体《からだ》を洗《あら》う
耳《みみ》そうじをする（してもらう）

正《ただ》しく検《けん》査《さ》を受《う》けられるように、体《からだ》を清《せい》潔《けつ》にしておきましょう。

健《けん》康《こう》診《しん》断《だん》は目《め》や耳《みみ》、歯《は》、内《ない》臓《ぞう》、骨《ほね》などといった、体《からだ》のさまざまな場《ば》所《しょ》の健《けん》康《こう》状《じょう》態《たい》を調《しら》べています。

また、身《しん》長《ちょう》や体《たい》重《じゅう》をはかることによって、体《からだ》がきちんと成《せい》長《ちょう》しているかも調《しら》べます。

健《けん》康《こう》診《しん》断《だん》の前《ぜん》日《じつ》に、きちんと体《からだ》を洗《あら》って、つめを切《き》り、清《せい》潔《けつ》にしておくことで正《ただ》しく調《しら》べられるようにすることが大《たい》切《せつ》です。

指導　峯小児科　院長　峯眞人　先生

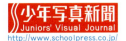

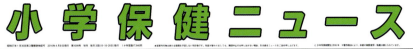

少年写真新聞 Juniors' Visual Journal 2016年4月8日発行 第1099号付録
©少年写真新聞社2016年
株式会社 少年写真新聞社 〒102-8232 東京都千代田区九段南4-7-16 市ヶ谷KTビルＩ
小学保健ニュース
★定期刊行物は終わる期間を予定しない刊行物です。年度が替わりましても、購読中止のお申し出がない場合、引き続きニュースをご送付申し上げます。
★著作権法により、本紙の無断複写・転載は禁じられています。
少年写真新聞社のホームページ
http://www.schoolpress.co.jp/

学校での健康診断における養護教諭と学校医との連携

峯小児科 院長　峯 眞人

学校での健康診断の意味と事前準備

学校医にとって最も重要な職務のひとつである健康診断における学校医の役割は、児童生徒たちの心身の健康状態を把握し、その後の保健指導や適切な環境づくりへと結びつけ、子どもたちにとって安全で安心できる学校生活を確保することです。しかし毎年春に年一回程度行われる健康診断だけでは、一人ひとりの児童生徒の健康状態を十分把握することが難しいのが現状です。

そこで児童生徒たちが学校での健康診断を受ける前に、養護教諭の先生方にぜひ行っていただきたいのが、事前に各家庭や保護者に対して行う健康調査など、個々の児童生徒たちの持つ健康状態や健康問題をできるだけ詳しく知るための事前調査です。

最近は、個人情報保護の問題などから、これらの情報を入手し、さらに学校での健康診断で利用することに保護者の理解を得ることで苦労されることもあるかもしれませんが、質の高い健康診断を行うためにはぜひ必要です。

児童生徒たちの健康状態の変化

最近わが国において予防接種の種類が大幅に増え、数年前まで叫ばれていた諸外国とのワクチンギャップがかなり改善されました。それに伴い、流行疾患のなかで、麻しん、風しん、水痘《すいとう》、おたふくかぜなどといった「ワクチンで防げる病気」のことを指すVPD(Vaccine Preventable Diseases)が激減してきています。また小児における気管支ぜんそくの治療が進歩したことにより、重症の気管支ぜんそくの子どもたちも非常に減少してきました。

これらの病気が減る一方で、食事、運動、睡眠、遊びなどの生活習慣が不適切な状態である子ども、不適切な生活習慣が原因で病気を起こす子ども、不登校問題や心の問題を抱える子ども、自閉症スペクトラムに代表される発達障碍《しょうがい》と思われる子ども、軽症の気管支ぜんそく・食物アレルギーなどの体質的な疾患を有する子ども、さらには貧困やネグレクトに起因すると思われる不適切な養育環境で育つ子どもが増加するなど、子どもたちの疾病の原因や構造は大きく変わってきています。

このような小児の疾病の原因や構造の変化は、今後学校での健康診断の目的の変化や、健康診断でのチェック項目の変更の必要性を新たに生むことになるかもしれません。

健康診断における検査項目の変更

さらに今年度から運動器検診が導入され、希望者を対象とした色覚検診の実施も加わる一方、寄生虫卵有無の検査が廃止されました。

これらの変更、特に運動器検診に適切に対応するためには、運動器に問題がなくとも単に不器用なだけの児童もいるなか、検診前の自宅での運動器問診票による事前の健康調査が必須です。また色覚検診については適正な時期（例えば小学校１年生の２学期、中学校１年生）に児童生徒のプライバシーを考慮した検診が求められます。

いずれにしてもこれらの変更に際し、事前に教育委員会と医師会、各養護教諭の先生方と各学校医などが十分な打ち合せを行うことが肝要です。

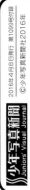

少年写真新聞 Juniors' Visual Journal 2016年4月18日発行 第1100号付録
©少年写真新聞社2016年
株式会社 少年写真新聞社 〒102-8232 東京都千代田区九段南4-7-16 市ヶ谷KTビルＩ
小学保健ニュース
★定期刊行物は終わる期間を予定しない刊行物です。年度が替わりましても、購読中止のお申し出がない場合、引き続きニュースをご送付申し上げます。
★著作権法により、本紙の無断複写・転載は禁じられています。
少年写真新聞社のホームページ
http://www.schoolpress.co.jp/

和式・洋式トイレの正しい使い方を知ろう

NPO法人日本トイレ研究所 代表理事　加藤 篤

トイレで健康チェック

うんちやおしっこは、自分の健康状態を教えてくれる身体からのメッセージです。トイレに行くたびに、自分のうんちやおしっこの状態を確認することが必要です。健康チェックといっても難しいことではありません。一番大切なことは「すっきり」です。うんちやおしっこをした後に、全部出し切って身体がすっきりとしていればよいと思います。うんちやおしっこをしたのに、残便感や残尿感がある、おなかが張っている、おなかが痛いなど、すっきりしないときは、注意が必要です。

トイレの使い方

外出時に急におなかが痛くなってトイレに駆け込んだとき、そこにあるトイレがどのような様式かわかりません。また、災害が起きたときに使う災害用トイレは、和式トイレであることが多いです。子どもたちが困らないように、和式トイレと洋式トイレのどちらも使えるようにしておくことが必要です。

①ノックをして、トイレが空いているかどうかを確認する。
②トイレに入ったら、鍵をかける。
③ズボンのすそをまくったり、スカートのすそをまとめて手で持つなどして、服が床につかないようにする（スカートで洋式トイレを使用するときは、すそをまとめて手で持って便器の中に入らないようにする）。
④和式トイレは、足を置く場所を決めてしゃがむ（お尻が便器の外にはみ出していないかを確認する）。洋式トイレは、便座の真ん中に座る。
⑤トイレットペーパーは丁寧に使う（なくなったら、新しいものに替える）。
⑥便器を汚したら自分で拭く。
⑦レバーを手で押して、水を流す（ちゃんと流れたかどうかを確認する）。
⑧トイレの後は、必ず手を洗う。

行きやすいトイレ環境づくり

トイレを正しくきれいに使えるようになるには、明るく快適なトイレ環境をつくることが重要です。暗くて壊れていたり、臭かったりするトイレだと、子どもたちはトイレのことを嫌な場所として認識してしまい、乱雑に扱うようになりがちです。また、うんちやおしっこをすることを我慢してしまうようにもなります。トイレを改修して、リニューアルできればよいのですが、それがすぐには困難だとしても、やれることはあります。

例えば、トイレに飾るポスターやトイレ表示を子どもたちと一緒につくるのはどうでしょうか。子どもたちのアイデアをトイレで実現すると効果的です。また、下図のように便器の周りに足型のシールをはるのも、トイレをきれいに使うためには効果があります。なお、日本トイレ研究所では、乾式トイレ※用のカラフルな足型シールを制作・販売しています。思わず足を置きたくなる！ というのがねらいです。日頃から大人がトイレのことを大切に思い、ささやかでもいいからトイレに手を加え続けることが、素敵なトイレ環境をつくることにつながります。

※モルタルを使用せずに作られたトイレ

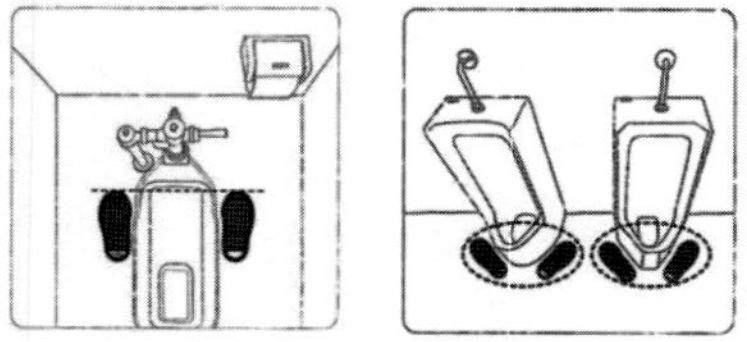

ほけん通信《つうしん》

学校　　年　　月　　日発行

トイレの正《ただ》しい使《つか》い方《かた》を身《み》につけよう

指導　NPO法人 日本トイレ研究所　加藤 篤 代表理事

家庭《かてい》では多《おお》くが洋式《ようしき》トイレになり、家《いえ》や店《みせ》などでも洋式《ようしき》トイレが増《ふ》えてきています。そのため、和式《わしき》トイレの使《つか》い方《かた》を知《し》らない人《ひと》が多《おお》くなり、便器《べんき》の中《なか》に足《あし》を突《つ》っ込《こ》んでしまったり、逆向《ぎゃくむ》きにしゃがんだりするなどの間違《まちが》いをする小学生《しょうがくせい》もいるようです。

使《つか》い方《かた》を知《し》らないと、トイレを汚《よご》してしまったり、いつも通《どお》りにうんちをすることができず、便秘《べんぴ》になって体調不良《たいちょうふりょう》を引《ひ》き起《お》こしたりします。

また、災害《さいがい》が起《お》きたときに一時的《いちじてき》に使用《しよう》するトイレは、和式《わしき》トイレであることが多《おお》いので、いざというときに備《そな》えて、和式《わしき》も洋式《ようしき》も上手《じょうず》に使《つか》えるようにしておきましょう。

和《わ》式《しき》編《へん》

上《うえ》から見《み》た足《あし》の位置《いち》

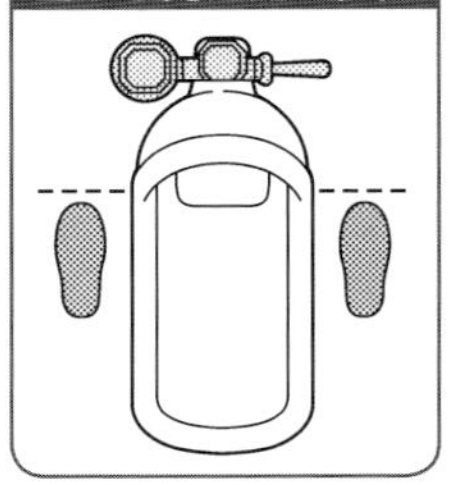

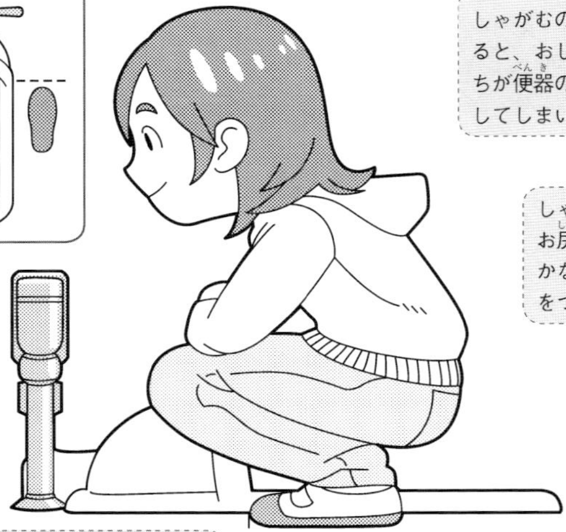

しゃがむのが後《うし》ろすぎると、おしっこやうんちが便器《べんき》の外《そと》にはみ出《だ》してしまいます

しゃがむときにお尻《しり》が便器《べんき》につかないように気《き》をつけましょう

ズボンをはいているときは、すそを少《すこ》しめくり上《あ》げるなどして、服《ふく》が床《ゆか》につかないようにしましょう

スカートをはいている場合《ばあい》は、すそをまとめて手《て》で持《も》つなどして、便器《べんき》の中《なか》に入《はい》らないようにしましょう

小《しょう》便《べん》器《き》編《へん》

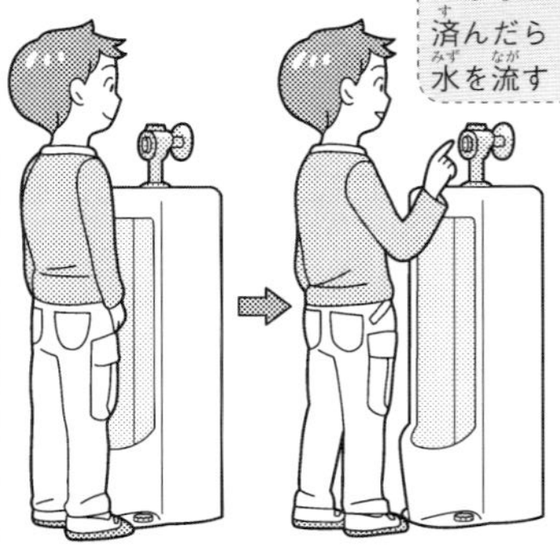

おしっこが済《す》んだら水《みず》を流《なが》す

便器《べんき》から離《はな》れて立《た》つとおしっこがこぼれるので、便器《べんき》に近《ちか》づいて立《た》つようにしましょう

洋《よう》式《しき》編《へん》

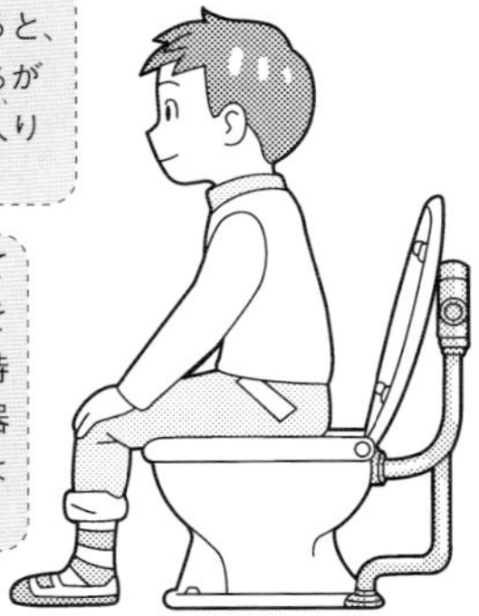

座《すわ》るのが前《まえ》すぎると、おしっこやうんちが便器《べんき》にきちんと入《はい》りません

スカートをはいている場合《ばあい》は、すそをまとめて手《て》で持《も》つなどして、便器《べんき》の中《なか》に入《はい》らないようにしましょう

床《ゆか》にしっかり足《あし》をつけます（つかない場合《ばあい》は、台《だい》などを置《お》いてもらいましょう）

トイレを使《つか》うときのマナー

トイレットペーパーを使《つか》い過《す》ぎないようにする

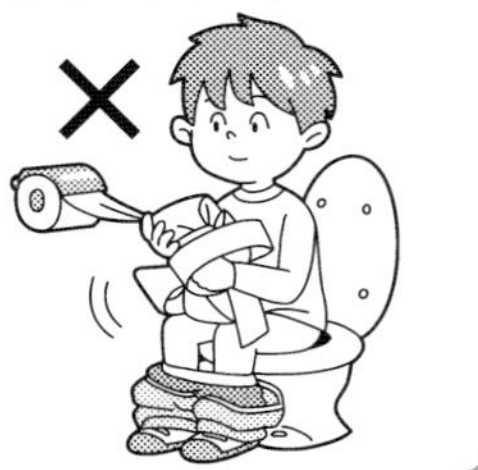

汚《よご》したらきれいにする

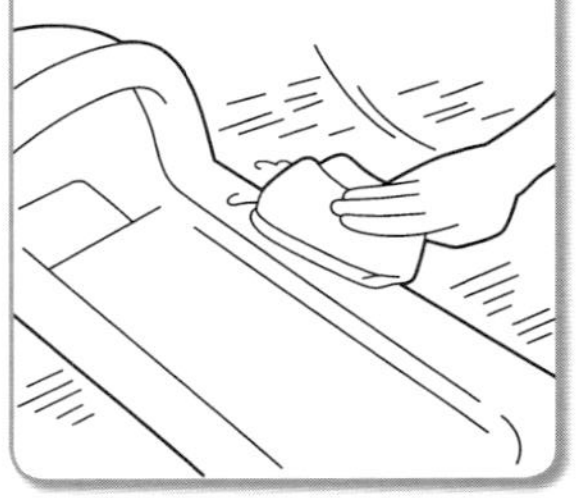

おしっこやうんちが済《す》んだら水《みず》を流《なが》す（ちゃんと流《なが》れたかどうかを確認《かくにん》する）

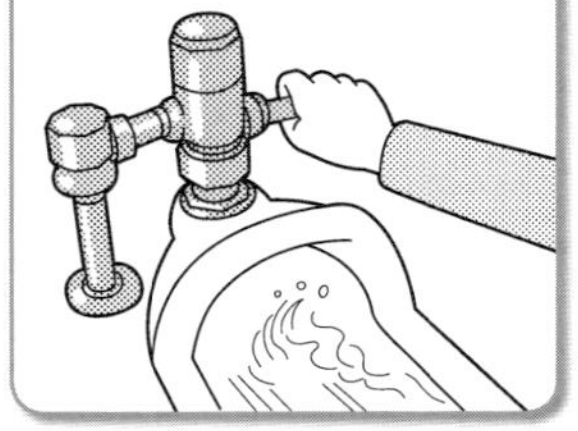

トイレットペーパーがなくなったら替《か》えておく

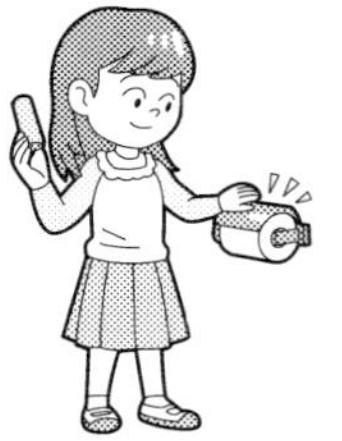

トイレのあとは手《て》を洗《あら》う（このとき、手洗《てあら》い場《ば》を水《みず》びたしにしない）

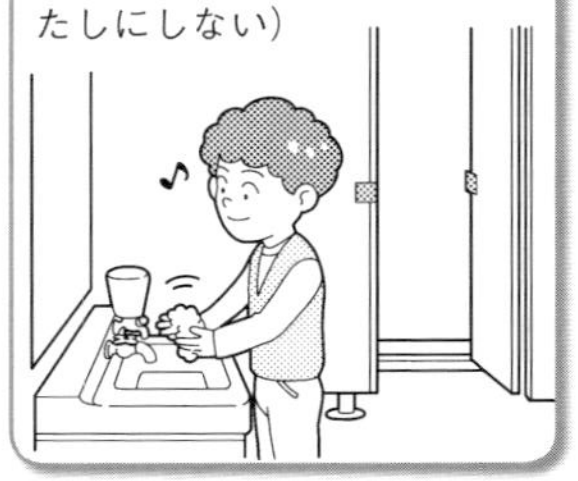

スリッパは次《つぎ》の人《ひと》のために並《なら》べて出《で》る

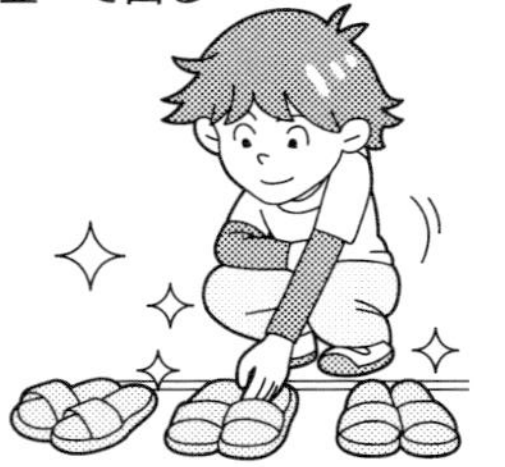

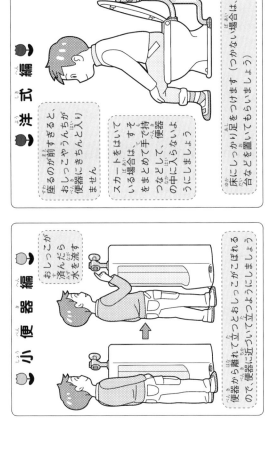

少年写真新聞
Juniors' Visual Journal
http://www.schoolpress.co.jp/

小学保健ニュース

No.1100
2016年(平成28年)
4月18日号
374.9 学校保健 8739

常掲用《じょうけいよう》 和式《わしき》・洋式《ようしき》トイレの上手《じょうず》な使《つか》い方《かた》

どちらかしか使《つか》えないと、いざというときに困《こま》るので、両方《りょうほう》使《つか》えるようになりましょう

和式《わしき》トイレの使《つか》い方《かた》

①ノックをして空《あ》いていることを確《たし》かめ、中《なか》に入《はい》ってかぎをかける

②足《あし》の置《お》き場《ば》を決《き》めてしゃがみ、服《ふく》と下着《したぎ》を下《お》ろす

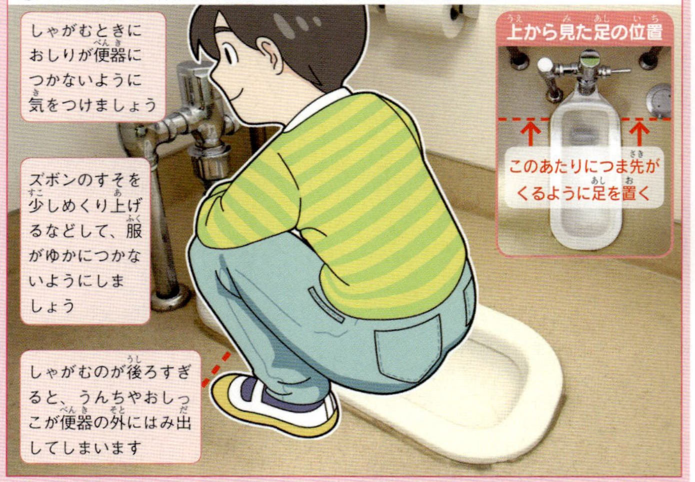
しゃがむときにおしりが便器《べんき》につかないように気《き》をつけましょう
ズボンのすそを少《すこ》しめくり上《あ》げるなどして、服《ふく》がゆかにつかないようにしましょう
しゃがむのが後《うし》ろすぎると、うんちやおしっこが便器《べんき》の外《そと》にはみ出《だ》してしまいます
上《うえ》から見《み》た足《あし》の位置《いち》
このあたりにつま先《さき》がくるように足《あし》を置《お》く

③よごれているところがないか確《たし》かめる

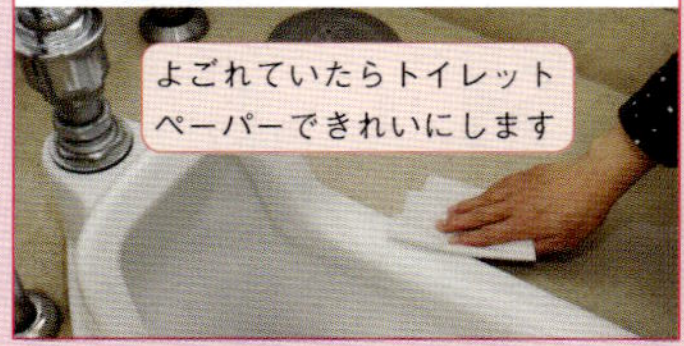
よごれていたらトイレットペーパーできれいにします

④うんちやおしっこが済《す》んだら、水《みず》を流《なが》す

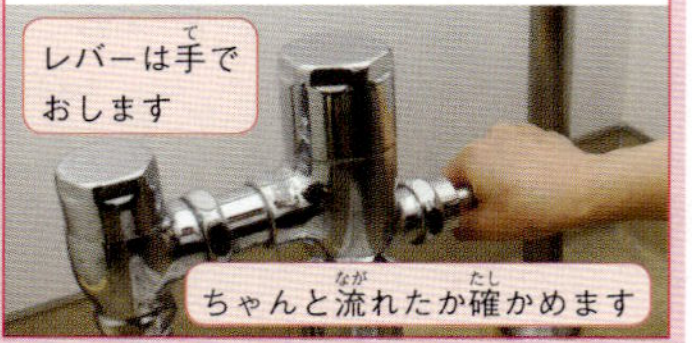
レバーは手《て》でおします
ちゃんと流《なが》れたか確《たし》かめます

和式《わしき》トイレの良《よ》い点《てん》は、うんちやおしっこをするときにしゃがむことでおなかに力《ちから》を入《い》れやすくなることなどです。

小便器《しょうべんき》の使《つか》い方《かた》

①便器《べんき》に近《ちか》づいて立《た》つ

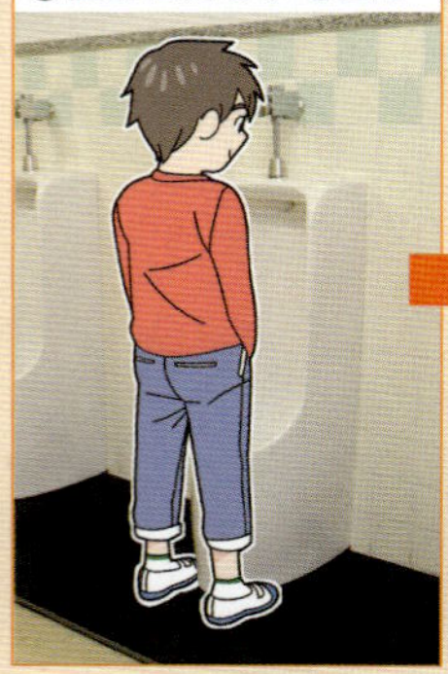

②おしっこが済《す》んだら、水《みず》を流《なが》す

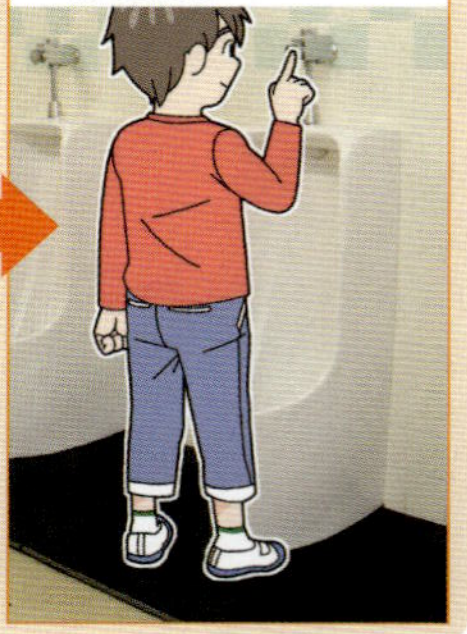

家《いえ》や店《みせ》、駅《えき》などのトイレは洋式《ようしき》トイレが増《ふ》えてきたため、学校《がっこう》にある和式《わしき》トイレの使《つか》い方《かた》を知《し》らない人《ひと》が増《ふ》えています。

使《つか》い方《かた》を知《し》らないと、トイレをよごしてしまったり、いつも通《どお》りにうんちが出《で》なくなったりすることがあります。

災害《さいがい》が起《お》きたときに使《つか》う災害用《さいがいよう》トイレは、和式《わしき》であることが多《おお》いので、もしものときに備《そな》えて、どちらのトイレも上手《じょうず》に使《つか》えるようにしておきましょう。

指導 NPO法人 日本トイレ研究所 加藤篤 代表理事
撮影協力 江東区立豊洲北小学校

洋式《ようしき》トイレの使《つか》い方《かた》

①ノックをして空《あ》いていることを確《たし》かめ、中《なか》に入《はい》ってかぎをかける

②服《ふく》と下着《したぎ》を下《お》ろして、便座《べんざ》の真《ま》ん中《なか》にすわる

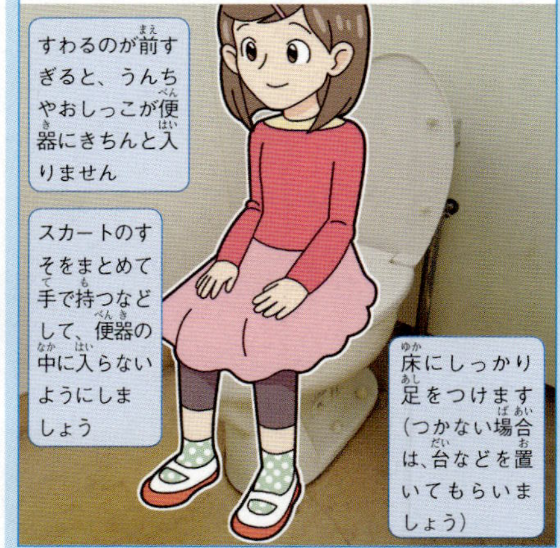
すわるのが前《まえ》すぎると、うんちやおしっこが便器《べんき》にきちんと入《はい》りません
スカートのすそをまとめて手《て》で持《も》つなどして、便器《べんき》の中《なか》に入《はい》らないようにしましょう
床《ゆか》にしっかり足《あし》をつけます(つかない場合《ばあい》は、台《だい》などを置《お》いてもらいましょう)

③よごれているところがないか確《たし》かめる

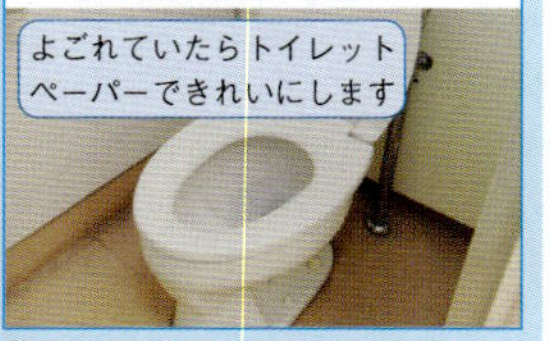
よごれていたらトイレットペーパーできれいにします

④うんちやおしっこが済《す》んだら、水《みず》を流《なが》す

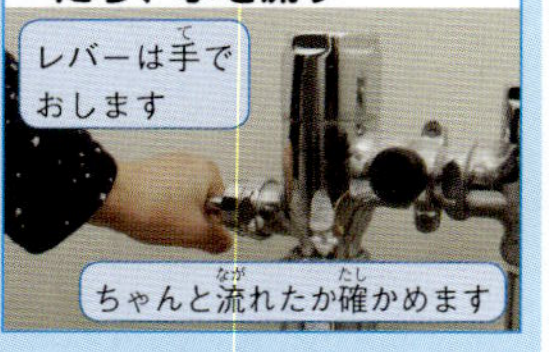
レバーは手《て》でおします
ちゃんと流《なが》れたか確《たし》かめます

洋式《ようしき》トイレの良《よ》い点《てん》は、うんちが水《みず》の中《なか》にしずむため、においがこもりにくかったり、よごれがつきにくかったりすることなどです。

「自分《じぶん》のものではないから……」という考《かんが》え方《かた》はやめよう

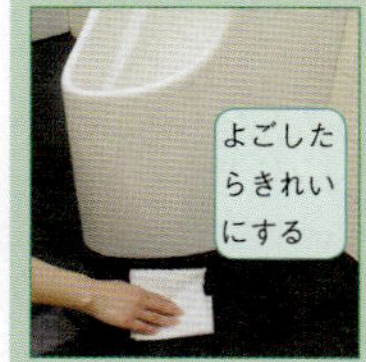
よごしたらきれいにする
トイレットペーパーがなくなったらかえておく

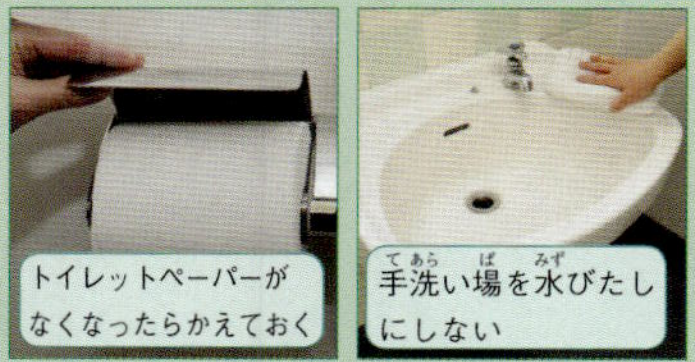
手洗《てあら》い場《ば》を水《みず》びたしにしない

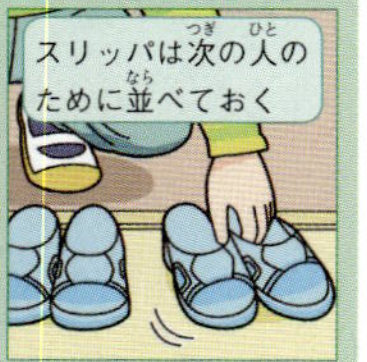
スリッパは次《つぎ》の人《ひと》のために並《なら》べておく

「自分《じぶん》のものではないからよごれてもいいや」と思《おも》っていると、トイレはどんどんよごれていきます。みんなで使《つか》うものだからこそ、きれいに使《つか》いましょう。

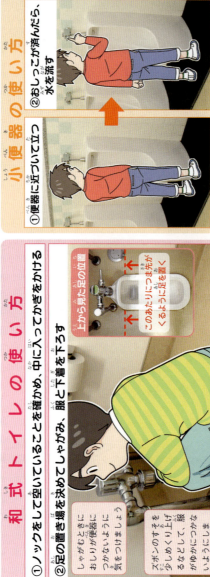

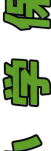

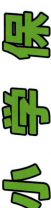

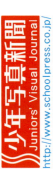

少年写真新聞
Juniors' Visual Journal
http://www.schoolpress.co.jp/

小学保健ニュース

No.1101
2016年(平成28年)
4月28日号
493.19 熱中症 8739

暑《あつ》さに体《からだ》を慣《な》らして熱中症《ねっちゅうしょう》を予防《よぼう》しよう

こまめに水分《すいぶん》をとり、外遊《そとあそ》びなどで体《からだ》を動《うご》かしてあせを流《なが》していると、暑《あつ》さへのていこう力《りょく》がつきます

体《からだ》を暑《あつ》さに慣《な》らすためには……

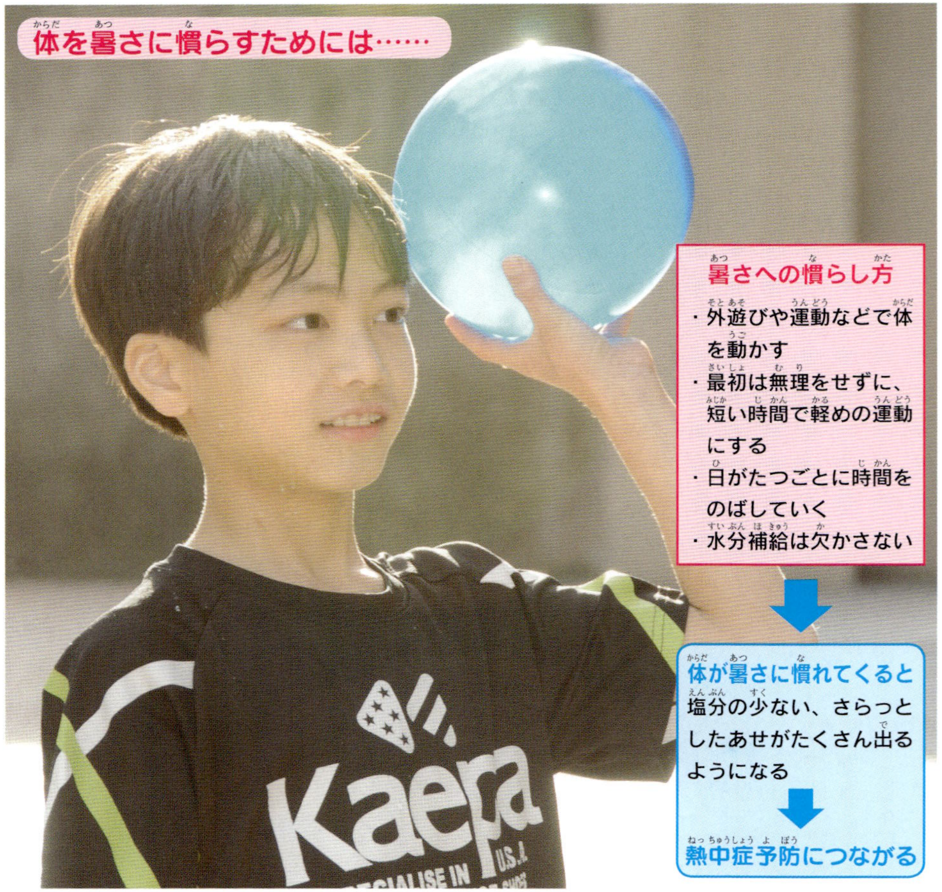

暑《あつ》さへの慣《な》らし方《かた》
- 外遊《そとあそ》びや運動《うんどう》などで体《からだ》を動《うご》かす
- 最初《さいしょ》は無理《むり》をせずに、短《みじか》い時間《じかん》で軽《かる》めの運動《うんどう》にする
- 日《ひ》がたつごとに時間《じかん》をのばしていく
- 水分補給《すいぶんほきゅう》は欠《か》かさない

↓

体《からだ》が暑《あつ》さに慣《な》れてくると
塩分《えんぶん》の少《すく》ない、さらっとしたあせがたくさん出《で》るようになる

↓

熱中症予防《ねっちゅうしょうよぼう》につながる

服装《ふくそう》は、動《うご》きやすいもので、風通《かぜとお》しがよく、あせを吸収《きゅうしゅう》しやすいものを着《き》ましょう。

どうしてあせをたくさんかくことが熱中症《ねっちゅうしょう》の予防《よぼう》につながるの？

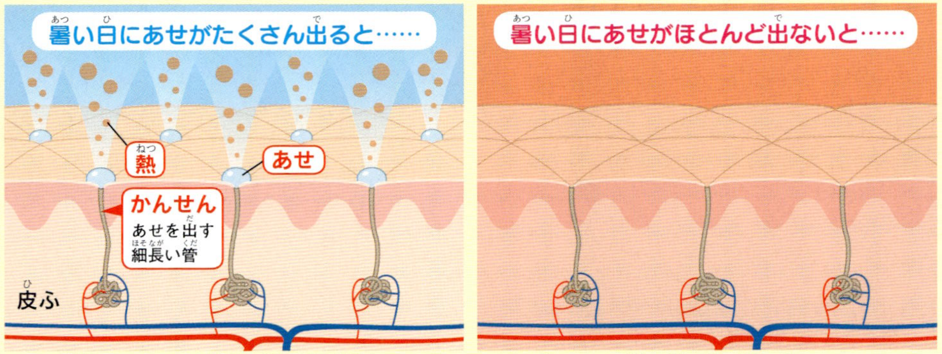
暑《あつ》い日《ひ》にあせがたくさん出《で》ると……
熱《ねつ》
あせ
かんせん
あせを出《だ》す
細長《ほそなが》い管《くだ》
皮《ひ》ふ
暑《あつ》い日《ひ》にあせがほとんど出《で》ないと……

あせが蒸発《じょうはつ》することで、体内《たいない》の熱《ねつ》が外《そと》に放出《ほうしゅつ》され、冷《ひ》やされるため、体温《たいおん》が下《さ》がり、熱中症《ねっちゅうしょう》を予防《よぼう》します。

あせが出《で》ないと、体《からだ》の熱《ねつ》が体《からだ》の外《そと》に出《で》ずにこもるため、体温《たいおん》が上《あ》がっていき、熱中症《ねっちゅうしょう》にかかりやすくなります。

四月《しがつ》の終《お》わりごろから五月《ごがつ》にかけて、急《きゅう》に気温《きおん》が上《あ》がると、熱中症《ねっちゅうしょう》を起《お》こしてしまうことがあります。

これは体《からだ》が暑《あつ》さに慣《な》れていないために起《お》こりますが、日《ひ》ごろから外遊《そとあそ》びや運動《うんどう》などで体《からだ》を動《うご》かしてあせをかき、暑《あつ》さに慣《な》らすことで、防《ふせ》ぐことができます。

しかも体《からだ》が暑《あつ》さに慣《な》れてくると、夏《なつ》に入《はい》ってさらに気温《きおん》が高《たか》くなったときにも、熱中症《ねっちゅうしょう》を起《お》こしにくくなります。

指導 横浜国立大学 教育人間科学部 教授 田中 英登 先生

こまめな水分補給《すいぶんほきゅう》を忘《わす》れずに

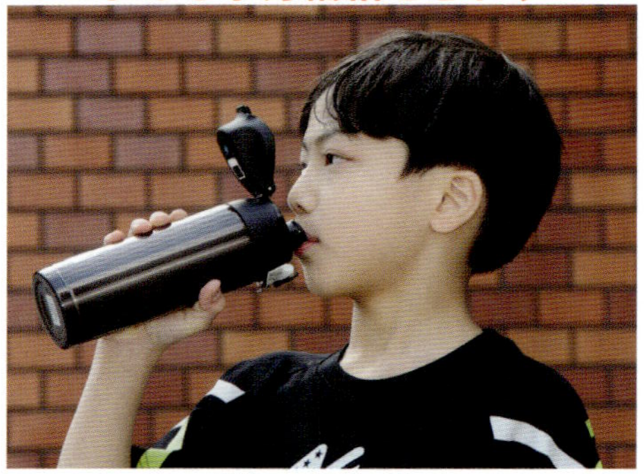

あせが出《で》ることで体内《たいない》から水分《すいぶん》が失《うしな》われるので、こまめに水分《すいぶん》をとり、体内《たいない》の水分量《すいぶんりょう》を一定《いってい》に保《たも》ちましょう。

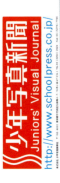

少年写真新聞 Juniors' Visual Journal 2016年4月28日発行 第1101号付録
©少年写真新聞社2016年
株式会社 少年写真新聞社 〒102-8232 東京都千代田区九段南4-7-16 市ヶ谷KTビルⅠ
小学保健ニュース
★定期刊行物は終わる期間を予定しない刊行物です。年度が替わりましても、購読中止のお申し出がない場合、引き続きニュースをご送付申し上げます。
★著作権法により、本紙の無断複写・転載は禁じられています。
少年写真新聞社のホームページ
http://www.schoolpress.co.jp/

子どもの暑熱順化のポイント

横浜国立大学 教育人間科学部
教授　田中 英登

5月に増加する熱中症

「熱中症」という言葉がそろそろ聞かれる季節になりました。毎年、5月の大型連休以降の気温上昇とともに、熱中症の発生数が増加しています。熱中症の発生予防対策として、急な暑さに対する注意を含む環境温度に対する適切な行動、水分・塩分の補給、体調を整えるなどが挙げられていますが、ここでは「暑さに強いからだ」をつくって熱中症を予防することについて記述していきたいと思います。

暑さに強いからだとは

暑さに強いからだとは、暑い環境に暴露されたときに負荷された熱を適切に体外に放散し、過度の体温上昇を起こさず、身体的・精神的に熱ストレスに対する耐性機能が高い状態をいいます。四季の存在する日本において、一般的には冬季に寒さに対して対応できるからだになり、その後気温が高くなる季節になると徐々に暑さに強いからだに変化していきます。このようなからだの変化を「順化」と呼び、暑さに対する順化を「暑熱順化」と呼んでいます。暑熱順化が起こると、発汗機能の亢進《こうしん》（汗をたくさん出せる、体温がそれほど上昇しなくても汗を素早く出せる、汗の塩分濃度を低くするなど）や、効果的な血流配分などが生じ、体温が上がりにくいからだに変化します。

本来、この暑熱順化は誰でも自然に獲得されるものと考えられていましたが、現代生活習慣は暑熱順化が起こりにくくなっていることが報告されています。暑熱順化は暑さに暴露されたり、運動などにより体温が上昇するような刺激が加わったりすることにより得られます。しかしながら、現代生活は冷房機器の普及により1年中快適な温熱環境で過ごすことができ、また運動不足の子どもが増えている今日では、暑熱順化が獲得されにくい状況になっているといえます。そのため、個々が積極的に暑熱順化を獲得できるような生活を送ることが、熱中症予防には大切です。

暑熱順化を獲得するためには

それでは、実際にどのような生活を送ればよいのでしょうか？ 著者の研究では、運動を習慣的に実施している子どもや、外遊びを積極的にしている子どもにおいては、自然の気温の変化に対して暑熱順化が進行していきます。しかし、反対に運動習慣がほとんどなく、外遊びも嫌いな子どもは、暑熱順化が起こりにくく、暑さに弱いからだになりやすいといえます。特に、このような運動習慣が少なく、冷暖房を使う習慣も高い（1年中家ではエアコン環境で過ごしている）場合は、明らかに発汗機能が亢進しないことがわかっています。

まずは運動習慣を取り入れること、次に5月以降の冷房の使用について、過剰に冷房に頼った生活をせず、ときには暑い環境で汗をかきながら、こまめに水分を補給する生活をする習慣を身につけることが、最終的に暑さに強いからだづくりにつながり、7、8月の本格的な夏の熱中症予防になることを理解していただきたいと思います。

少年写真新聞 Juniors' Visual Journal 2016年5月8日発行 第1102号付録
©少年写真新聞社2016年
株式会社 少年写真新聞社 〒102-8232 東京都千代田区九段南4-7-16 市ヶ谷KTビルⅠ
小学保健ニュース
★定期刊行物は終わる期間を予定しない刊行物です。年度が替わりましても、購読中止のお申し出がない場合、引き続きニュースをご送付申し上げます。
★著作権法により、本紙の無断複写・転載は禁じられています。
少年写真新聞社のホームページ
http://www.schoolpress.co.jp/

正しい対策で、熱中症を予防しよう

済生会横浜市東部病院 周術期支援センター長
栄養部部長　谷口 英喜

熱中症は子どもに起きやすく脱水症が一因

熱中症とは、暑熱環境（暑さや蒸し暑さ）が原因で起きる体調不良の総称です。症状は、立ちくらみや足のこむら返り程度の軽いものから、けいれんや意識障害を起こす重いものまであります。熱中症は重篤化すると、神経や脳に後遺症を残し、命を落とすこともある恐ろしい病気です。特に、子どもと高齢者は、熱中症にかかりやすいことが知られています。

子どもが熱中症にかかりやすい理由は、熱中症の原因の1つである脱水症にかかりやすいためです。子どもは、成長過程にあってたくさんの水分を必要としています。さらに、子どもの皮膚や呼気からは大人に比べて2～3倍の水分が常に蒸発しています。したがって、子どもは常に水分を必要としているのです。脱水症になると、汗をかけなくなり、尿も出せなくなり、体には熱がこもります。この状態で暑い環境に置かれ、さらに体温が上昇し、熱中症が起きるのです。

予防策は、暑熱環境を避け脱水症を防ぐ

子どもの熱中症を予防するポイントは、暑熱環境を避けることです。炎天下での活動を避け、やむを得ず活動する場合でも、できるだけ短時間に抑え、こまめに日陰で休憩をとらせましょう。風通しの良い涼しい場所での休憩は、体力を回復させてくれます。炎天下での活動時には、帽子を頭にかぶり日光があたるのを避け、首の部分の露出も避けましょう。また、地表は熱がこもっているので地べた座りは避けましょう。

もう1つのポイントは、水分補給です。決して水分を一気にたくさん飲むことではなく、まずは、きちんと食べることです。私たちは、1日に必要な水分量の半分を食事からとっています。食事に含まれている水分と食事が体で分解されて生じる水分が、水分補給として欠かせません。例えば、子どもが朝ごはんを抜くだけでも約300mLの水分が不足することになります。3度の食事がきちんととれていたとしても、子どもはこまめに水分補給をする必要があります。特に、暑い季節や、汗をたくさんかいたときなどは大人が水分補給のタイミングを決めるのではなく、子どもの飲みたいタイミングで好きなだけ飲ませてあげることがポイントです。繰り返しますが、子どもは常に水分を必要としているのです。

正しい熱中症予防のための指導

塩あめを予防として持たせる保護者がいますが、とても危険です。塩あめだけをとっても、熱中症や脱水症は治りません。一緒に、多量の水分をとることが必要なのです。また、カフェイン飲料の水分を制限する保護者もいますが、カフェインを日頃からとって、慣れていれば問題ありません。緑茶でも水分補給になるのです。熱中症を予防する最大のポイントは、暑熱環境を避け、こまめに水分補給と休憩をさせること。それに加え、日頃から3度の食事をきちんととり、睡眠時間を十分にとって体力を回復させるように規則正しい生活習慣の指導をすることです。

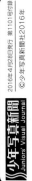

ほけん通信《つうしん》……

学校　　年　　月　　日発行

つぎつぎ 生《は》える 大人《おとな》の歯《は》(永久歯《えいきゅうし》)

指導　丸森歯科医院 院長　丸森 英史 先生

小学生《しょうがくせい》の間《あいだ》に、子《こ》どもの歯《は》（乳歯《にゅうし》）から大人《おとな》の歯《は》（永久歯《えいきゅうし》）へ生《は》え替《か》わっていきます。

大人《おとな》の歯《は》は生《は》え替《か》わることがないため、一生使《いっしょうつか》う大事《だいじ》な歯《は》です。生《は》えたときから、きちんとみがき、むし歯《ば》にならないようにしましょう。

最初《さいしょ》に生《は》える大人《おとな》の歯《は》「第《だい》1大臼歯《だいきゅうし》」

大人《おとな》の歯《は》で最初《さいしょ》の方《ほう》に生《は》える奥歯《おくば》が第《だい》1大臼歯《だいきゅうし》です。第《だい》1大臼歯《だいきゅうし》は、6歳《さい》くらいに生《は》えることが多《おお》いので「6歳臼歯《さいきゅうし》」と呼《よ》ばれます。歯《は》の中《なか》で一番大《いちばんおお》きく、歯《は》の根《ね》っこも一番大《いちばんおお》きくて太《ふと》いため、とても丈夫《じょうぶ》です。また、歯《は》の中《なか》で一番力持《いちばんちからも》ちで、食《た》べ物《もの》をかんで、すりつぶすときに一番使《いちばんつか》う歯《は》でもあります。

しかし、口《くち》の奥《おく》にある歯《は》であるために、みがき残《のこ》しやすく、とてもむし歯《ば》になりやすい歯《は》でもあるので、生《は》えてきたときから注意《ちゅうい》してみがくようにしましょう。

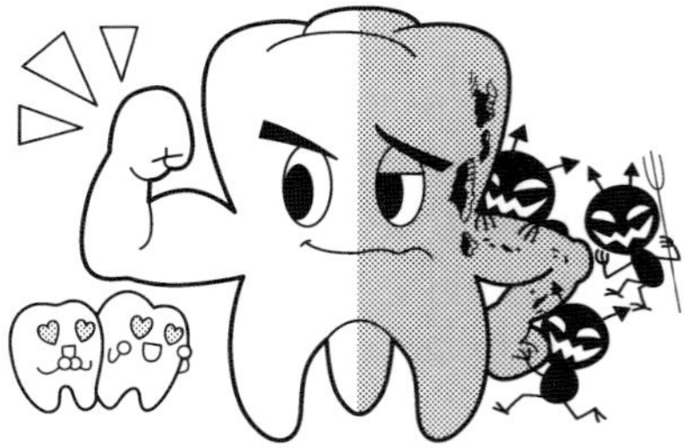

生《は》えている途中《とちゅう》の奥歯《おくば》のみがき方《かた》

第《だい》1大臼歯《だいきゅうし》（6歳臼歯《さいきゅうし》）などの奥歯《おくば》は、生《は》えたばかりのときは、周囲《しゅうい》の歯《は》よりも高《たか》さが低《ひく》く、歯《は》ブラシの毛先《けさき》がうまく当《あ》たりません。

生《は》えている途中《とちゅう》の奥歯《おくば》をみがくときは、口《くち》を広《ひろ》げて、歯《は》ブラシを横《よこ》から入《い》れると、毛先《けさき》を当《あ》てることができます。

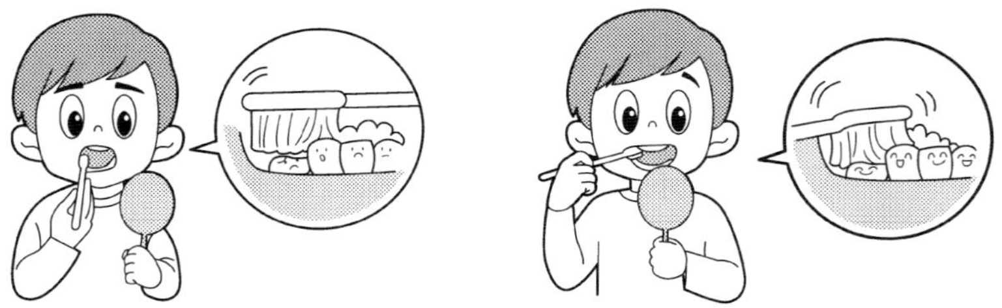

子《こ》どもの歯《は》が大人《おとな》の歯《は》に完全《かんぜん》に生《は》え替《か》わると…

子《こ》どもの歯《は》は、生後《せいご》6～12か月《げつ》ごろに生《は》え始《はじ》めて、上下《じょうげ》の歯《は》を合《あ》わせて20本生《ぽんは》えます。そして、第《だい》1大臼歯《だいきゅうし》（6歳臼歯《さいきゅうし》）などの新《あたら》しい歯《は》が生《は》えたり、前歯《まえば》から奥歯《おくば》に向《む》かって、子《こ》どもの歯《は》が大人《おとな》の歯《は》へ生《は》え替《か》わったりして、上下《じょうげ》の歯《は》を合《あ》わせて、28～32本《ほん》の大人《おとな》の歯《は》になります。

子《こ》どもの歯《は》（乳歯《にゅうし》）

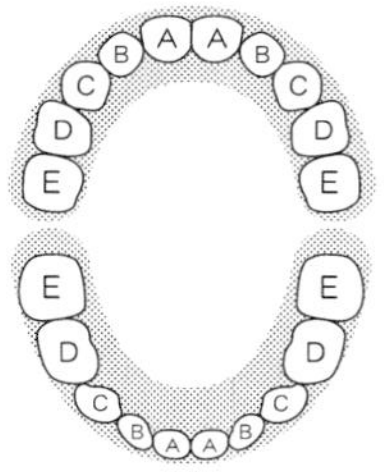

A・B…乳前歯《にゅうぜんし》
（乳切歯《にゅうせっし》）
C…乳犬歯《にゅうけんし》
D…第《だい》1乳臼歯《にゅうきゅうし》
E…第《だい》2乳臼歯《にゅうきゅうし》

大人《おとな》の歯《は》（永久歯《えいきゅうし》）

※32本《ほん》の場合《ばあい》

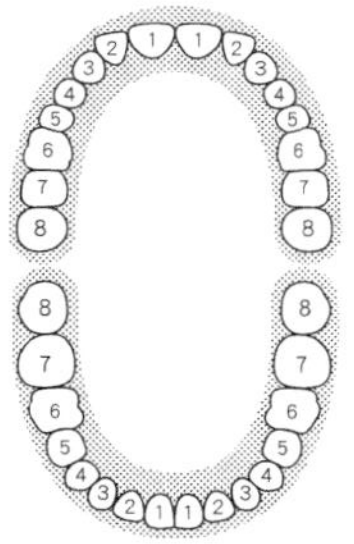

1・2…前歯《ぜんし》
（切歯《せっし》）
3…犬歯《けんし》
4…第《だい》1小臼歯《しょうきゅうし》
5…第《だい》2小臼歯《しょうきゅうし》
6…第《だい》1大臼歯《だいきゅうし》
7…第《だい》2大臼歯《だいきゅうし》
（8…第《だい》3大臼歯《だいきゅうし》）

生《は》え替《か》わりの時期《じき》でも、よくかんで食《た》べよう

子《こ》どもの歯《は》が抜《ぬ》け始《はじ》めてくると、食事《しょくじ》のときに食《た》べ物《もの》をかみづらくなります。しかし、小学生《しょうがくせい》のときは歯《は》の生《は》え替《か》わりの時期《じき》であるとともに、あごが成長《せいちょう》する時期《じき》でもあります。生《は》え替《か》わりの途中《とちゅう》でかみづらくても、時間《じかん》をかけてよくかんで食《た》べましょう。

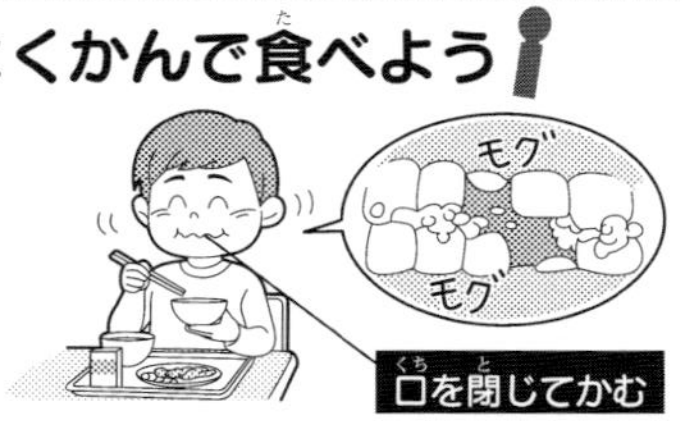

子《こ》どもの歯《は》が抜《ぬ》けたら、となりの歯《は》にも注意《ちゅうい》しよう

歯《は》が抜《ぬ》けることによって、となりの歯《は》の隠《かく》れて見《み》えなかった部分《ぶぶん》に、むし歯《ば》が見《み》つかることがあります。抜《ぬ》けた部分《ぶぶん》から大人《おとな》の歯《は》が生《は》えて、高《たか》さがそろってしまうと、また見《み》えなくなってしまうため、むし歯《ば》が見《み》つかったときは、できるだけ早《はや》く歯医者《はいしゃ》さんでみてもらいましょう。

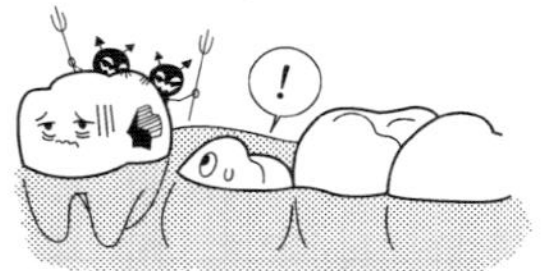

「親知《おやし》らず」って何《なに》？

子《こ》どものときに生《は》える大人《おとな》の歯《は》は、前歯《まえば》、犬歯《けんし》、小臼歯《しょうきゅうし》、第《だい》1、第《だい》2大臼歯《だいきゅうし》ですが、第《だい》2大臼歯《だいきゅうし》の奥《おく》に歯《は》が生《は》えてくることがあります。これは第《だい》3大臼歯《だいきゅうし》と呼《よ》ばれ、20歳前後《さいぜんご》に生《は》えて親《おや》が知《し》らないこともあるので「親知《おやし》らず」とも呼《よ》ばれます。

生《は》える形《かたち》や大《おお》きさもさまざまで、第《だい》3大臼歯《だいきゅうし》が無《な》い人《ひと》も多《おお》くいます。ただ第《だい》3大臼歯《だいきゅうし》がまっすぐに生《は》えず、ほかの歯《は》に影響《えいきょう》を与《あた》えることもあるので、第《だい》3大臼歯《だいきゅうし》が出《で》たときは、一度歯医者《いちどはいしゃ》さんでみてもらいましょう。

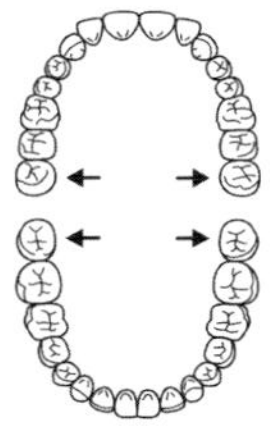

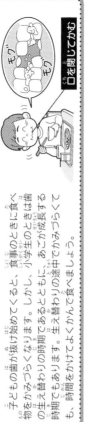

少年写真新聞
Juniors' Visual Journal
http://www.schoolpress.co.jp/

小学保健ニュース

No.1102
2016年(平成28年)
5月8日号
493.19 熱中症 8739

規則正《きそくただ》しい生活《せいかつ》と水分補給《すいぶんほきゅう》で熱中症《ねっちゅうしょう》を予防《よぼう》しよう

“暑《あつ》さに負《ま》けない体《からだ》づくり”“こまめな水分補給《すいぶんほきゅう》”“暑《あつ》さをさける”の3つが大切《たいせつ》です

栄養《えいよう》バランスのよい食事《しょくじ》をとる

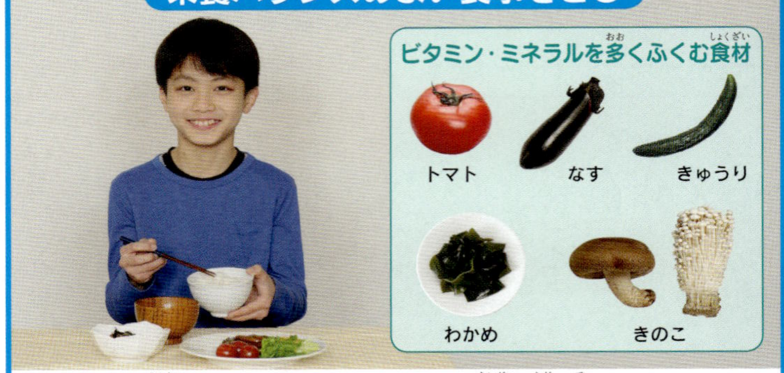
ビタミン・ミネラルを多《おお》くふくむ食材《しょくざい》
トマト
なす
きゅうり
わかめ
きのこ

あせをかくと、体内《たいない》のビタミンやミネラルもいっしょに体外《たいがい》へ流《なが》れ出《で》てしまいますが、しっかり食事《しょくじ》をとることで、これらを補《おぎな》うことができます。また食事《しょくじ》で水分《すいぶん》をとることもできます。

十分《じゅうぶん》なすいみんをとる

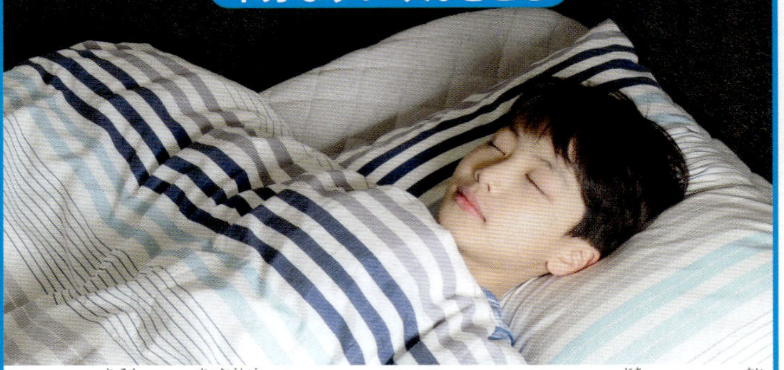

すいみん不足《ぶそく》だと、熱中症《ねっちゅうしょう》になりやすくなります。すいみんには1日《にち》のつかれを回復《かいふく》させる働《はたら》きがあるので、早《はや》めにねて十分《じゅうぶん》なすいみんをとるようにしましょう。

体調《たいちょう》が悪《わる》いと思《おも》ったら無理《むり》をしない

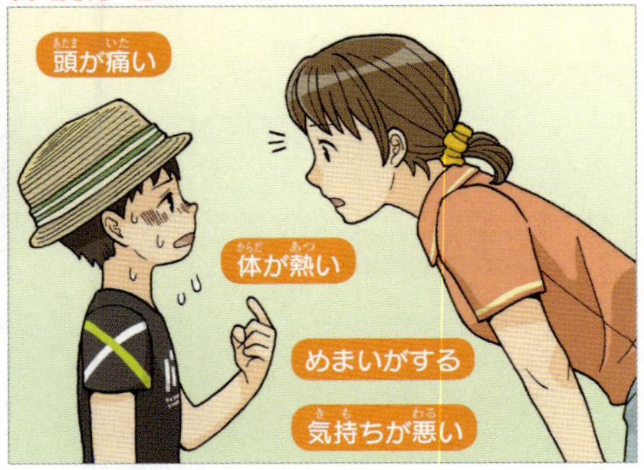
頭《あたま》が痛《いた》い
体《からだ》が熱《あつ》い
めまいがする
気持《きも》ちが悪《わる》い

いつもと体調《たいちょう》がちがうなと感《かん》じたら、無理《むり》に活動《かつどう》を続《つづ》けず、先生《せんせい》に言《い》って休《やす》むようにしましょう。

こまめに水分補給《すいぶんほきゅう》をする

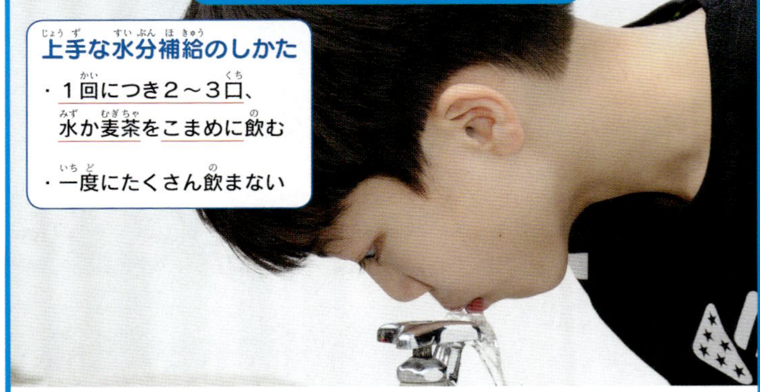
上手《じょうず》な水分補給《すいぶんほきゅう》のしかた
・1回《かい》につき2～3口《くち》、水《みず》か麦茶《むぎちゃ》をこまめに飲《の》む
・一度《いちど》にたくさん飲《の》まない

暑《あつ》い日《ひ》や運動《うんどう》をしているときなどは、こまめに水分補給《すいぶんほきゅう》をしましょう。

暑《あつ》さをさける

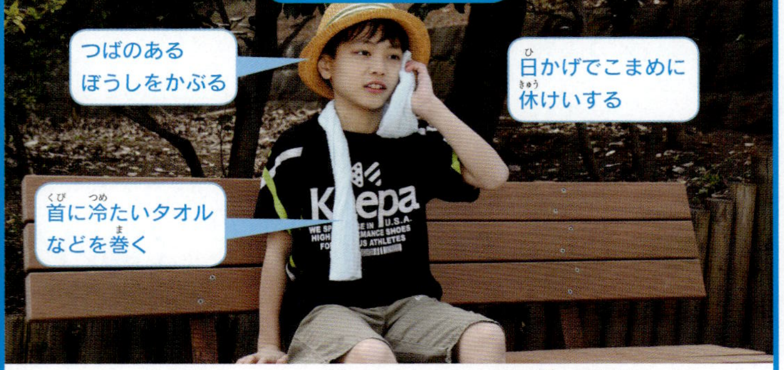
つばのある
ぼうしをかぶる
日《ひ》かげでこまめに
休《きゅう》けいする
首《くび》に冷《つめ》たいタオル
などを巻《ま》く

ぼうしをかぶったり冷《つめ》たいタオルを首《くび》に巻《ま》いたりして、頭《あたま》や首《くび》に直射日光《ちょくしゃにっこう》が当《あ》たるのをさけましょう。また、休《きゅう》けいは日《ひ》かげで行《おこな》い、地《じ》べたにはすわらないようにしましょう。

暑《あつ》さに体《からだ》が慣《な》れていない時期《じき》に、気温《きおん》が高《たか》くなると、熱中症《ねっちゅうしょう》になりやすくなります。主《おも》な予防法《よぼうほう》は、日《ひ》かげで休《きゅう》けいをしたり、こまめに水分補給《すいぶんほきゅう》をしたりすることなどがあげられますが、それだけしていればよいというわけではなく、規則正《きそくただ》しい生活《せいかつ》を送《おく》り、暑《あつ》さに負《ま》けない体《からだ》をつくることが大切《たいせつ》です。栄養《えいよう》バランスのとれた食事《しょくじ》をとり、十分《じゅうぶん》なすいみんで体《からだ》のつかれをとり、こまめに水分《すいぶん》補給《ほきゅう》をして熱中症《ねっちゅうしょう》を予防《よぼう》しましょう。

指導　済生会横浜市東部病院 周術期支援センター長 栄養部部長　谷口英喜 先生

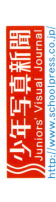

少年写真新聞
Juniors' Visual Journal
http://www.schoolpress.co.jp/

小学保健ニュース

No.1103
2016年(平成28年)
5月18日号
497.7 小児歯科

大人《おとな》の歯《は》（永久歯《えいきゅうし》）が生《は》えるまで

新《あたら》しく生《は》える大人《おとな》の歯《は》は一生《いっしょう》使《つか》うものなので、生《は》えたときからきちんとみがきましょう

大人《おとな》の歯《は》（永久歯《えいきゅうし》）である第《だい》1大《だい》きゅう歯《し》（6さいきゅう歯《し》）が生《は》えていく様子《ようす》

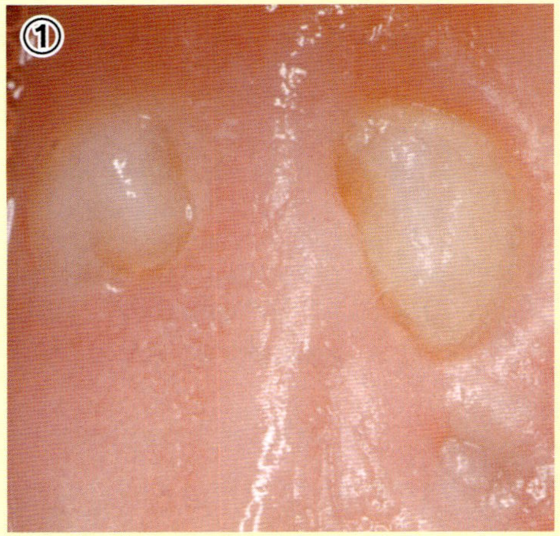

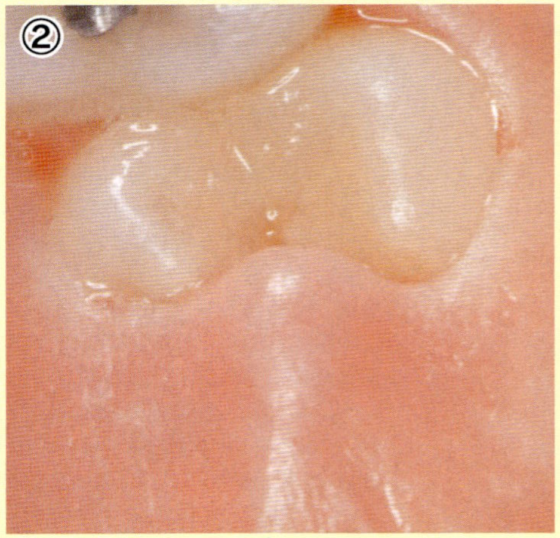

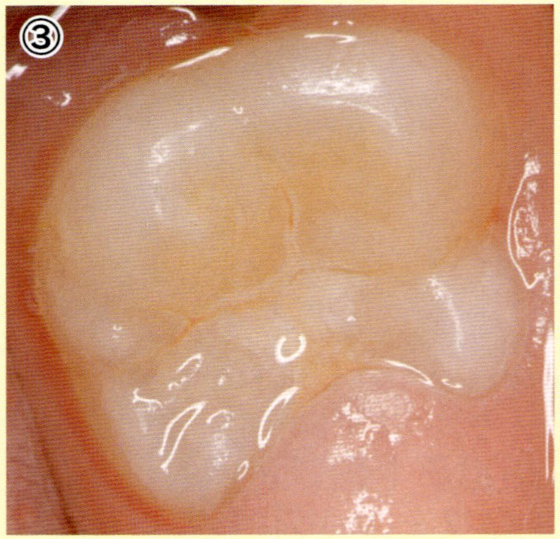

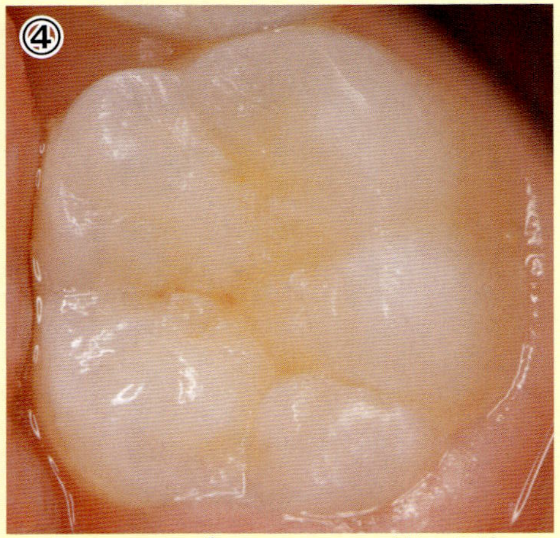

大人《おとな》の歯《は》は歯《は》ぐきから顔《かお》を出《だ》し、おし上《あ》がってきます。③のように歯《は》ぐきがまだ歯《は》の上《うえ》にあるときは歯肉炎《しにくえん》になりやすく、また、歯《は》が全部顔《ぜんぶかお》を出《だ》した④の時期《じき》でも上下《じょうげ》の歯《は》がかみ合《あ》うまではむし歯《ば》になりやすいので注意《ちゅうい》が必要《ひつよう》です。

新《あたら》しく生《は》える歯《は》のとなりの歯《は》にも注意《ちゅうい》

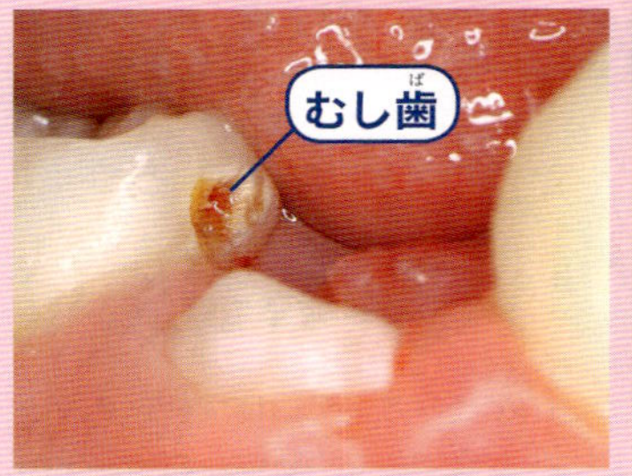

歯《は》がぬけるまで見《み》えなかった部分《ぶぶん》にむし歯《ば》があったら、歯医者《はいしゃ》さんにみてもらいましょう。

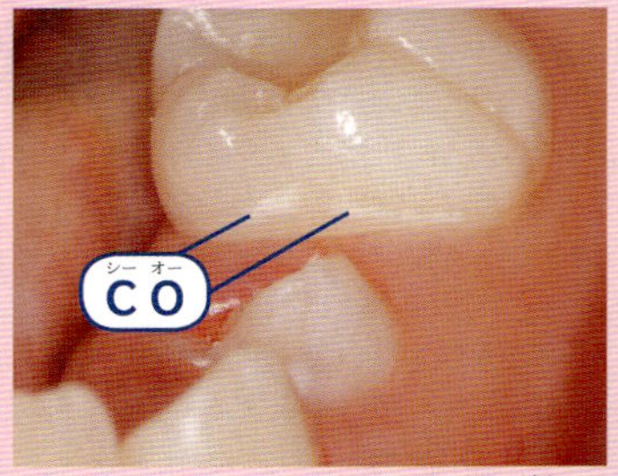

むし歯《ば》になりかけている「CO《シーオー》」の場合《ばあい》は、歯《は》みがきや食習慣《しょくしゅうかん》を改善《かいぜん》すると治《なお》ります。

生《は》えたばかりの大人《おとな》の歯《は》は注意《ちゅうい》してみがこう

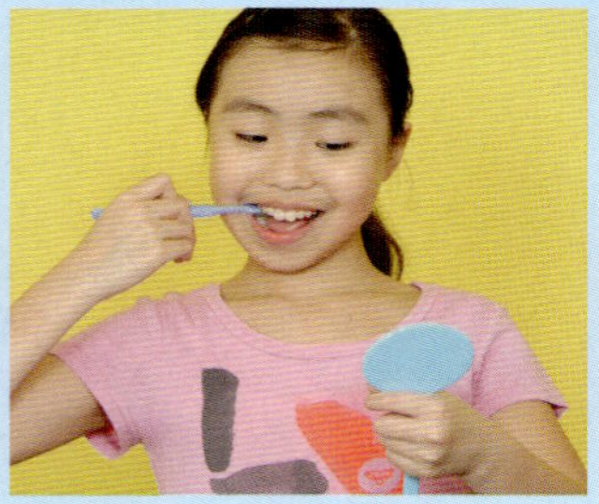

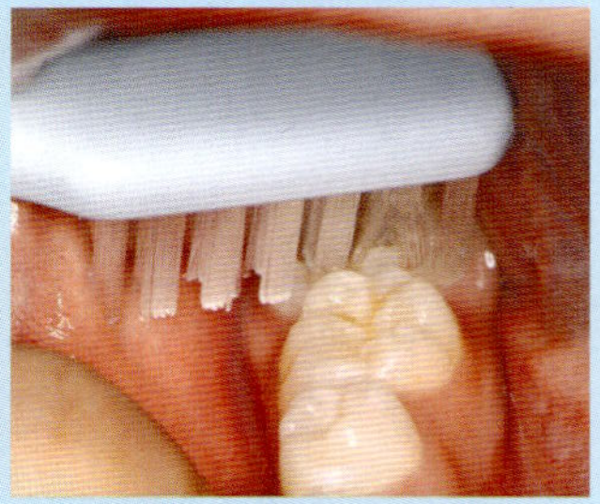

生《は》えたばかりのおく歯《ば》は周囲《しゅうい》の歯《は》に比《くら》べて高《たか》さが低《ひく》く、歯《は》ブラシの毛先《けさき》が届《とど》きにくいため、歯《は》ブラシを口《くち》の横《よこ》から入《い》れて、毛先《けさき》を当《あ》ててからみがきましょう。

小学生《しょうがくせい》のときに、子《こ》どもの歯《は》がぬけ始《はじ》め、大人《おとな》の歯《は》が歯《は》ぐきから生《は》え、入《い》れかわっていきます。

生《は》えるとちゅうの大人《おとな》の歯《は》は、むし歯《ば》になりやすく、歯《は》ブラシの毛先《けさき》も当《あ》てにくいため、注意《ちゅうい》してみがく必要《ひつよう》があります。

生《は》えたばかりのおく歯《ば》をみがくときは、口《くち》を広《ひろ》げて、歯《は》ブラシを横《よこ》から入《い》れて、毛先《けさき》をしっかりと歯《は》に当《あ》ててからみがきましょう。

指導 丸森歯科医院 院長 丸森英史 先生

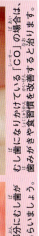

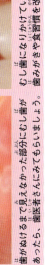

少年写真新聞 Juniors' Visual Journal 2016年5月18日発行 第1103号付録
©少年写真新聞社2016年
株式会社 少年写真新聞社 〒102-8232 東京都千代田区九段南4-7-16 市ヶ谷KTビルI
小学保健ニュース

永久歯の萌出《ほうしゅつ》と注意点

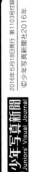

丸森歯科医院 院長　丸森　英史

永久歯の萌出の重要性

小学生の６年間は乳歯が永久歯に替わり、口の中がダイナミックに変化する大事な時期です。まずは６歳前後で乳臼歯の後ろに大人の歯、第一大臼歯が生えてきます。咀嚼《そしゃく》時に最も頼りになる歯です。「６歳臼歯」とも呼ばれています。乳歯が抜けて生え替わるのではなく、乳歯の後ろに出てくるので気がつかないこともあります。しかし、子どもたちにこの歯のことをあらかじめ知らせておくと、わずかに米粒くらい萌出し始めたときでも自分で見つけることができます。子どもたちにとって大人になる変化を実感できるので、歯に興味を持たせる大事なイベントと考えてください。

萌出が完了するまでの注意点

最近は、下顎の前歯の萌出が先に始まることが目につきます。しかも乳前歯の後ろに出てきて、乳歯と前後に並んで萌出が始まることがあります。しばらくすると乳歯が抜けて、その後永久歯が前に移動して歯並びに問題を起こすことは少ないのですが、この状態が数か月以上続く場合は歯科医に見てもらう必要があります。

小学生の前半期で前歯が生え替わり、その後乳臼歯が抜けて小臼歯に替わります。順序や時期は個人差が大きく、中学生になってやっと第二大臼歯のかみ合わせが決まるという６年以上をかけた成長の変化も見られます。

歯のかみ合わせの面は、咬合面《こうごうめん》と呼ばれますが、溝が複雑にあり上下の歯がしっかりかみ合うまでは歯垢《しこう》がたまりやすく、むし歯へのリスクも高まります。しっかりかみ合えば、食物の流れで歯垢はたまりにくくなります。永久歯を支える顎の骨をしっかり成長させるためにも、かみ応えのある物を食べる習慣をつけたい時期です。歯並びがそろうまではかみ合う場所が少ないため、咀嚼を適当にして早くのみ込む習慣がつきやすいのですが、しっかり唇を閉じて咀嚼の習慣をつけることが大事です。そのためには鼻呼吸ができること、姿勢よく食べることなどが、このときに獲得すべき大事な生活習慣です。

歯の萌出が完了するまでは、歯の高低差や歯が抜けているところなどがあり、食べ物がたまりやすくみがきにくくなります。特にむし歯になりやすい場所は歯と歯の間です。乳歯が抜けたときに隣の歯がむし歯になっていないかの確認が必要です。そのときに対処すれば、最小限の治療で済みます。

歯みがきの際の注意点

萌出時は、ブラッシングが不十分だと歯肉に炎症が起きやすく、違和感を訴えることがあります。萌出途上でもしっかり歯ブラシを当てることで、痛みなく萌出を続けることができます。

この時期は一律なブラッシングではきれいにすることが難しく、自分の歯の状態をよく観察して、おのおのの歯の面にハブラシの毛先がしっかりと届くようなみがき方の工夫が、各自必要なところです。しかも、お菓子などの砂糖が多量に含まれたものを食べる機会が多くなると、さらにむし歯へのリスクが高まります。小学生時代は好ましい生活習慣を定着させる大事な時期です。むし歯へのリスクを改善するためにも、ブラッシングの定着も含め望ましい食習慣の定着を子どもたちに期待したいところです。

少年写真新聞 Juniors' Visual Journal 2016年5月28日発行 第1104号付録
©少年写真新聞社2016年
株式会社 少年写真新聞社 〒102-8232 東京都千代田区九段南4-7-16 市ヶ谷KTビルI
小学保健ニュース

テレビやゲームの使い方に関する指導
～３つのポイント～

お茶の水女子大学 基幹研究院 人間科学系
教授　坂元　章

依然として注意が必要なテレビ・ゲーム

最近では、インターネットやスマートフォンの問題があまりにも深刻なため、テレビやゲームの問題はその陰に隠れて、やや目立たなくなっているかもしれません。しかしながら、実は、依然としてテレビやゲームに対して、子どもたちは多大な時間を使っています。東京大学社会科学研究所・ベネッセ教育総合研究所による「子どもの生活と学びに関する親子調査2015」によれば、例えば、小学校４～６年生は、学校がある日に平均して、携帯電話やスマートフォンを11分、パソコンやタブレットは28分使っているのに対し、テレビゲームや携帯ゲーム機では44分、テレビやDVDでは１時間35分となっています。現在でもなお、テレビやゲームの問題を軽視してもよくなったとは言えず、その使い方に関する指導は依然として重要です。

年齢が低いころからの指導が重要である

テレビやゲームの適切な使い方を身につけさせることは、テレビやゲームの問題に対する対応以上の意味があります。子どもたちは、年齢を重ねるにつれ、インターネットやスマートフォンの使用によって、危険にさらされる可能性が高まってきます。十分に安全に配慮した使い方をする必要がありますが、長じた後では、子どもたちに慎重な使い方を心がけるように説得しても、なかなか大人の言うことを聞かず、限界があります。それゆえ、期待されるのは、幼児から小学生の時期を通して、テレビやゲームの使い方について十分なしつけを行い、メディア使用の適切な習慣を身につけさせておくことで、後年の、より危険なインターネットなどの使用においても適切な使い方をするように導くことです。小さいころからテレビやゲームの使い方について繰り返し指導しておくことには、こうした意味があると考えられます。

保護者への指導

子どものメディア使用を適切なものにしようとする場合、子ども本人に対する指導が重要なのは当然のことですが、同時に、保護者に対する啓発も重要となります。子どものテレビやゲームの使用を制限したり、メディア環境を適切なものに変えたりできるのは、基本的に保護者だからです。

保護者に対して、①バランスのとれた生活を送るため、テレビやゲームの過剰使用をさせないように、子どもと相談しながら不断にルール作りや見直しを行うこと、②オンラインゲームは、過剰使用の問題が大きくなりやすいこと、③健全性に応じてゲームソフトに付されているレーティング（ゲームソフトの表現内容により対象年齢が表示されている）を参考にして、子どもに遊ばせるゲームを選別できること、④ゲーム機には、健全性が確実でないソフトを使えなくするペアレンタルコントロール機能があること、⑤ゲーム機からインターネットに接続することが可能であり、それで実際にトラブルが起こっていることなどの情報が伝えられる必要があります。また、保護者自身が長時間の使用を自制するなど、子どもの模範とならなければ、指導にあたり説得力がなくなることも重要な啓発事項となると考えられます。

ほけん通信《つうしん》……　　学校　　年　　月　　日発行

発疹《ほっしん》が出《で》る病気《びょうき》

指導　たんぽぽこどもクリニック 院長　石川 功治 先生

春《はる》から夏《なつ》にかけて、皮膚《ひふ》に発疹《ほっしん》の出《で》る病気《びょうき》が流行《りゅうこう》します。同《おな》じように見《み》える発疹《ほっしん》でも、よく見《み》ると、発疹《ほっしん》の出方《でかた》や大《おお》きさが違《ちが》い、原因《げんいん》も、ウイルスによるもの、細菌《さいきん》によるものなどさまざまです。

発疹《ほっしん》が出《で》ている部位《ぶい》、大《おお》きさ、患部《かんぶ》が熱《ねつ》を持《も》っているか、子《こ》どもが熱《ねつ》を出《だ》しているかなどをあわせてみることで、発疹《ほっしん》の原因《げんいん》がだいたいわかるようになります。また、小児科《しょうにか》や皮膚科《ひふか》を受診《じゅしん》する際《さい》は、これらの症状《しょうじょう》を医師《いし》に伝《つた》えることで、より的確《てきかく》な診断《しんだん》を受《う》けることができます。

水《みず》ぼうそう

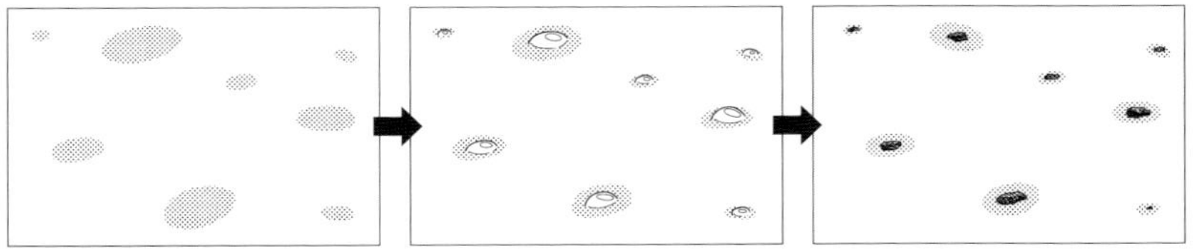

【部位《ぶい》】全身《ぜんしん》

【特徴《とくちょう》】ウイルス感染《かんせん》によって起《お》こります。発疹《ほっしん》→強《つよ》いかゆみを伴《ともな》う水疱《すいほう》→かさぶたという順番《じゅんばん》で進《しん》行《こう》します。病気のピーク時には、発疹《ほっしん》、水疱《すいほう》、かさぶたが入《い》り交《ま》じった状態《じょうたい》になります。すべてのかさぶたがはがれ落《お》ちるまで、約《やく》3週間《しゅうかん》かかります。

【痛《いた》み・かゆみ】かゆみ

【熱《ねつ》】37～39℃の発熱《はつねつ》

【家庭《かてい》での注意点《ちゅういてん》】水疱《すいほう》をつぶしたり、かいたりするとうむので、触《さわ》らないようにして、患部《かんぶ》は清潔《せいけつ》に保《たも》ちましょう。もし触《さわ》ってしまった場合《ばあい》は、すぐに手洗《てあら》いをしましょう。

【登校《とうこう》の基準《きじゅん》】すべての発疹《ほっしん》がかさぶたになったら登校《とうこう》できます。

伝染性紅斑《でんせんせいこうはん》

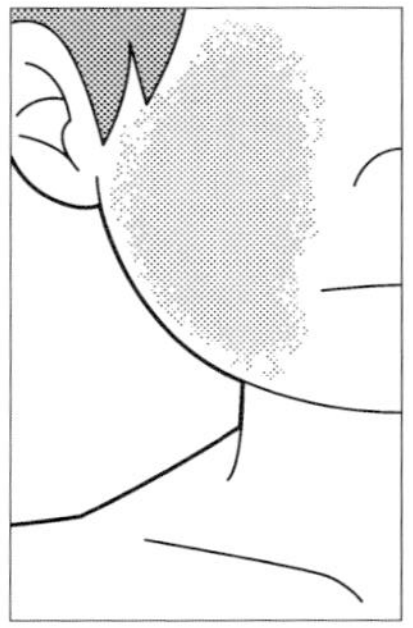

【部位《ぶい》】顔《かお》、手足《てあし》

【特徴《とくちょう》】ウイルス感染《かんせん》によって起《お》こります。ほほは全体《ぜんたい》が赤《あか》くなり、手足《てあし》にはレース状《じょう》の発疹《ほっしん》が出《で》ます。日光《にっこう》に当《あ》たったり、風呂《ふろ》に入《はい》ったりしたあとなどは、赤《あか》みが強《つよ》くなります。

【痛《いた》み・かゆみ】なし

【熱《ねつ》】微熱《びねつ》

【家庭《かてい》での注意点《ちゅういてん》】発疹《ほっしん》が出《で》る前《まえ》の7～10日《か》の間《あいだ》に、軽《かる》いかぜのような症《しょう》状《じょう》が出《で》ることがあります。このときがウイルスが排出《はいしゅつ》される時期《じき》で、感染力《かんせんりょく》がありますが、さほど強《つよ》くはありません。ただし、妊婦《にんぷ》が感染《かんせん》すると、母体《ぼたい》感染《かんせん》し、胎児《たいじ》が子宮内《しきゅうない》で死亡《しぼう》してしまうこともあり、危険《きけん》です。教職員《きょうしょくいん》や保《ほ》護者《ごしゃ》の中《なか》に妊婦《にんぷ》がいる場合《ばあい》は、児童《じどう》から感染《かんせん》しないように注意《ちゅうい》が必要《ひつよう》です。

【登校《とうこう》の基準《きじゅん》】発疹《ほっしん》のみで全身状態《ぜんしんじょうたい》がよければ登校《とうこう》できます。

とびひ

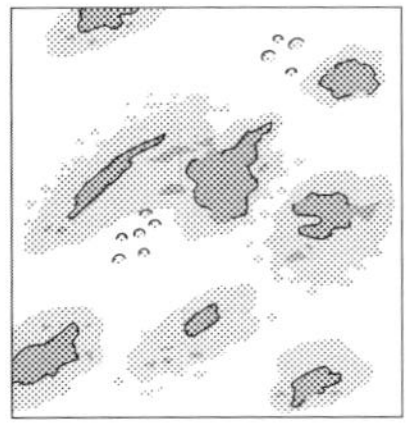

【部位《ぶい》】手《て》、足《あし》、口《くち》、体《からだ》など

【特徴《とくちょう》】引《ひ》っかき傷《きず》に細菌《さいきん》が入《はい》ることによって、水疱《すいほう》ができます。黄色《きいろ》いしん出液《しゅつえき》が出《で》たり、水疱《すいほう》を形成《けいせい》したりするものがあります。

【痛《いた》み・かゆみ】強《つよ》い痛《いた》み、かゆみ　　【熱《ねつ》】なし

【家庭《かてい》での注意点《ちゅういてん》】傷口《きずぐち》ができたらすぐに清潔《せいけつ》にして保護《ほご》し、細菌《さいきん》が入《はい》らないようにしましょう。

【登校《とうこう》の基準《きじゅん》】出席停止《しゅっせきていし》の必要《ひつよう》はありませんが、傷口《きずぐち》がじゅくじゅくしている場合《ばあい》は、直接触《ちょくせつさわ》らないようにしましょう。

手足口病《てあしくちびょう》

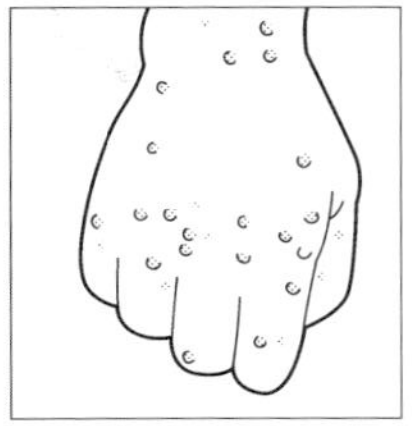

【部位《ぶい》】手《て》、足《あし》、口《くち》、おしり、上肢《じょうし》、下肢《かし》など

【特徴《とくちょう》】ウイルス感染《かんせん》によって、2～3mmほどの小《ちい》さい発疹《ほっしん》ができます。約《やく》1週間《しゅうかん》で治《なお》ります。

【痛《いた》み・かゆみ】痛《いた》み

【熱《ねつ》】38℃前後《ぜんご》の熱《ねつ》

【家庭《かてい》での注意点《ちゅういてん》】治《なお》ったあとでも、便《べん》からウイルスが排泄《はいせつ》されることもあるので、トイレのあとはしっかり手洗《てあら》いをしましょう。

【登校《とうこう》の基準《きじゅん》】全身状態《ぜんしんじょうたい》がよければ登校《とうこう》できます。

蜂《ほう》か織炎《しきえん》

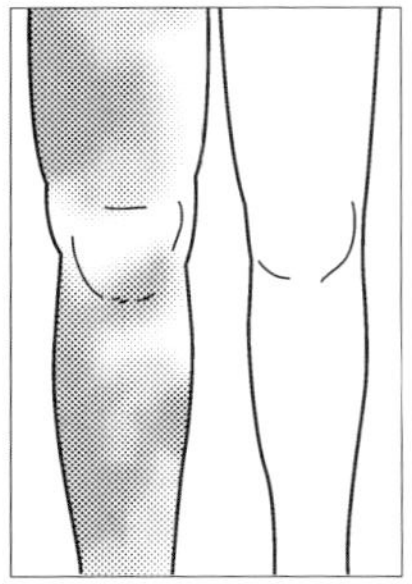

【部位《ぶい》】顔《かお》、四肢《しし》

【特徴《とくちょう》】虫《むし》さされや傷口《きずぐち》などから細菌《さいきん》が入《はい》ることによって、皮膚《ひふ》の深《ふか》い部分《ぶぶん》で炎症《えんしょう》が起《お》こります。広《ひろ》い範囲《はんい》の皮膚《ひふ》が熱《ねつ》を持《も》ち、赤《あか》く腫《は》れ上《あ》がり、痛《いた》みが強《つよ》く、触《さわ》ると痛《いた》がります。

【痛《いた》み・かゆみ】強《つよ》い痛《いた》み

【熱《ねつ》】あり

【家庭《かてい》での注意点《ちゅういてん》】悪寒《おかん》、頭痛《ずつう》、関節痛《かんせつつう》などの症状《しょうじょう》が現《あらわ》れることもあります。皮膚《ひふ》が破《やぶ》れて、うみや、傷《いた》んだ皮膚《ひふ》が流《なが》れ出《で》て深《ふか》い潰瘍《かいよう》ができることもあります。ひどくなると、痛《いた》みで歩《ある》けなくなることもあります。安静《あんせい》にして、患部《かんぶ》を冷《ひ》やし、早《はや》めに皮膚科《ひふか》や小児科《しょうにか》を受診《じゅしん》するようにしましょう。

【登校《とうこう》の基準《きじゅん》】発疹《ほっしん》の症状《しょうじょう》と、主《おも》な症状《しょうじょう》（赤《あか》みや痛《いた》み）が治《なお》れば登校《とうこう》できます。

じんましん

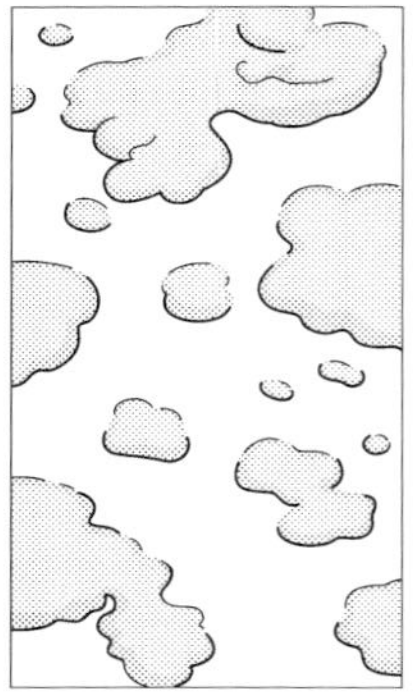

【部位《ぶい》】全身《ぜんしん》

【特徴《とくちょう》】境界《きょうかい》がはっきりした円状《えんじょう》や輪状《りんじょう》の赤《あか》い発疹《ほっしん》ができ、皮膚《ひふ》が盛《も》り上《あ》がったように見《み》えます。数十分《すうじっぷん》～数時間《すうじかん》で消《き》えますが、半日《はんにち》～1日続《にちつづ》くものもあります。特定《とくてい》の食品《しょくひん》を食《た》べたり、薬《くすり》を飲《の》んだりしたことで起《お》こる場合《ばあい》もあるので、発疹《ほっしん》が出《で》る前《まえ》に食《た》べたものや薬《くすり》などを確認《かくにん》しましょう。また、肌《はだ》のこすれや急激《きゅうげき》な温度変化《おんどへんか》、ストレスなどが原因《げんいん》で起《お》こることもあります。

【痛《いた》み・かゆみ】かゆみ

【熱《ねつ》】なし

【家庭《かてい》での注意点《ちゅういてん》】風呂《ふろ》やシャワーで体《からだ》が温《あたた》まると、悪化《あっか》することがあるので注意《ちゅうい》が必要《ひつよう》です。

【登校《とうこう》の基準《きじゅん》】特《とく》に感染《かんせん》するものではないので登校《とうこう》できますが、体温《たいおん》が上《あ》がる運動《うんどう》はさせないようにしましょう。

少年写真新聞
Juniors' Visual Journal
http://www.schoolpress.co.jp/

No.1104
2016年(平成28年)
5月28日号
371.37

小学保健ニュース

テレビを見《み》るとき・ゲームをするときのルール

見《み》る番組《ばんぐみ》やゲームソフトの内容《ないよう》を家《いえ》の人《ひと》と相談《そうだん》する、時間《じかん》を決《き》めることなどが大切《たいせつ》です

テレビを見《み》るときのルールの例《れい》

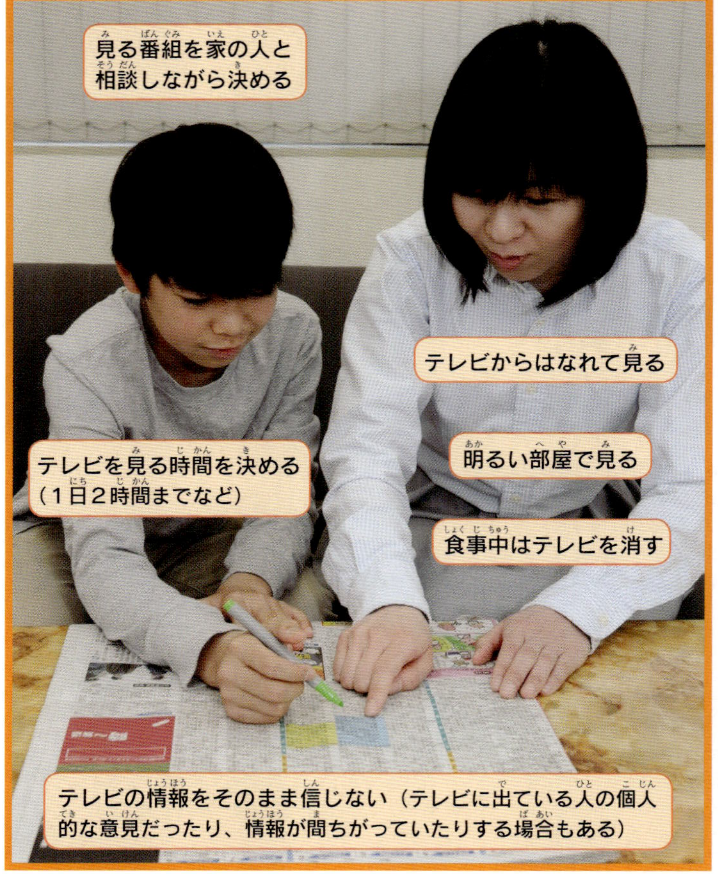
見《み》る番組《ばんぐみ》を家《いえ》の人《ひと》と相談《そうだん》しながら決《き》める
テレビからはなれて見《み》る
テレビを見《み》る時間《じかん》を決《き》める（1日《にち》2時間《じかん》までなど）
明《あか》るい部屋《へや》で見《み》る
食事中《しょくじちゅう》はテレビを消《け》す
テレビの情報《じょうほう》をそのまま信《しん》じない（テレビに出《で》ている人《ひと》の個人《こじん》的《てき》な意見《いけん》だったり、情報《じょうほう》が間《ま》ちがっていたりする場合《ばあい》もある）

テレビやゲームをしない日《ひ》をつくろう

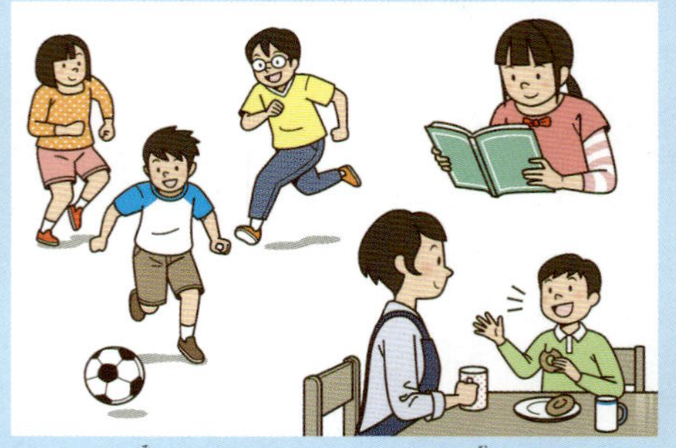

「テレビを見《み》ない」「ゲームをしない」日《ひ》をつくり、その日《ひ》は外遊《そとあそ》びや読書《どくしょ》など、ちがう活動《かつどう》をしてみましょう。

テレビやゲームは、熱中《ねっちゅう》すると、何時間《なんじかん》もたってしまうことがあり、その結果《けっか》、外遊《そとあそ》びや勉強《べんきょう》などの活動時間《かつどうじかん》や、すいみん時間《じかん》が短《みじか》くなってしまいます。

「テレビやゲームを一切《いっさい》してはいけない」ということではなく、見《み》る番組《ばんぐみ》やゲームの内容《ないよう》、時間《じかん》などを家《いえ》の人《ひと》と相談《そうだん》したうえで、自分《じぶん》でルールを決《き》めて、守《まも》ることが大切《たいせつ》です。

また、一週間《いっしゅうかん》に一日《いちにち》は、テレビやゲームにふれず、ほかの活動《かつどう》をするようにしましょう。

指導　お茶の水女子大学 基幹研究院人間科学系 教授　坂元 章 先生

ゲームをするときのルールの例《れい》

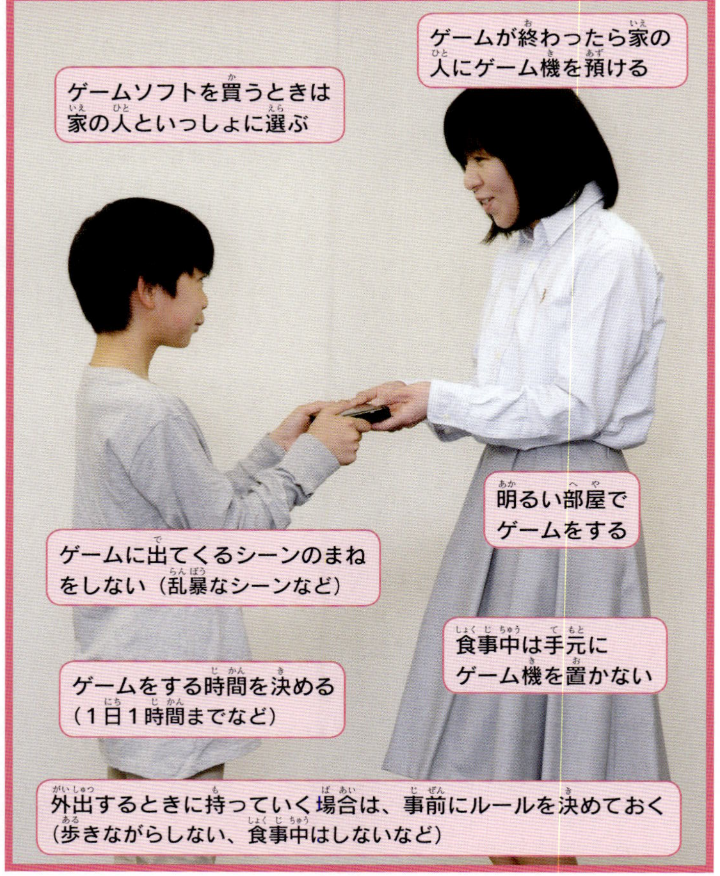
ゲームソフトを買《か》うときは家《いえ》の人《ひと》といっしょに選《えら》ぶ
ゲームが終《お》わったら家《いえ》の人《ひと》にゲーム機《き》を預《あず》ける
明《あか》るい部屋《へや》でゲームをする
ゲームに出《で》てくるシーンのまねをしない（乱暴《らんぼう》なシーンなど）
食事中《しょくじちゅう》は手元《てもと》にゲーム機《き》を置《お》かない
ゲームをする時間《じかん》を決《き》める（1日《にち》1時間《じかん》までなど）
外出《がいしゅつ》するときに持《も》っていく場合《ばあい》は、事前《じぜん》にルールを決《き》めておく（歩《ある》きながらしない、食事中《しょくじちゅう》はしないなど）

少年写真新聞
Juniors' Visual Journal
http://www.schoolpress.co.jp/
株式会社 少年写真新聞社 〒102-8232 東京都千代田区九段南4-7-16市ヶ谷KTビルⅠ TEL 03（3264）2624 FAX 03（5276）7785

小学保健ニュース

昭和57年1月30日第3種郵便物認可 2016年6月8日発行 第1105号-1 旬刊 毎月3回（8・18・28日）発行 1か年定価17,640円
★定期刊行物は終わる期間を予定しない刊行物です。年度が替わりましても、購読中止のお申し出がない場合、引き続きニュースをご送付申し上げます。

No.1105-1
2016年（平成28年）
6月8日号
497.24 齲蝕症 8739

歯《は》をとかして進行《しんこう》する「むし歯《ば》」

あまい物《もの》をダラダラと食《た》べ続《つづ》けることで、むし歯《ば》ができやすくなります

むし歯《ば》を放《ほう》っておくとどうなるの？

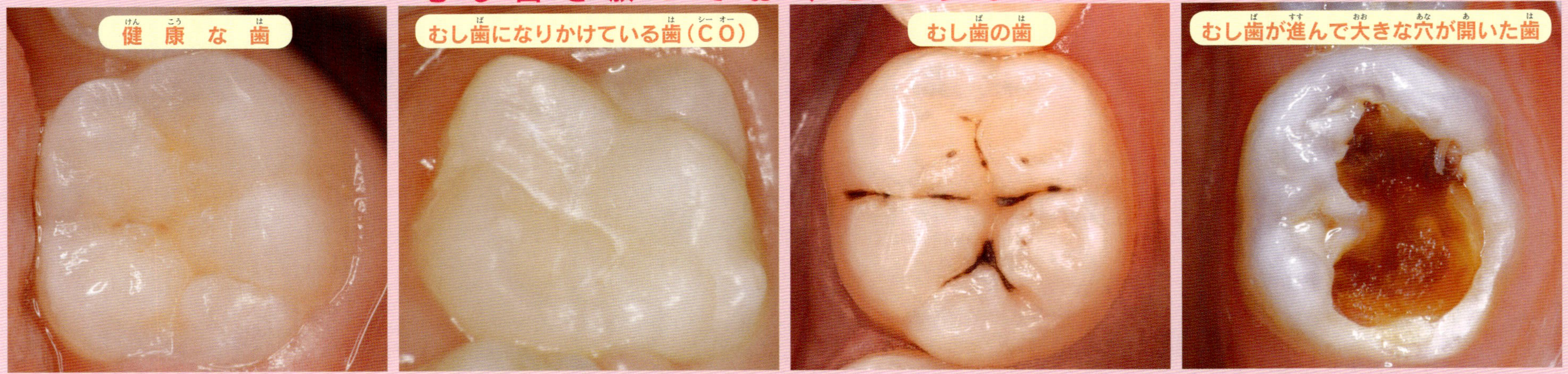
健康《けんこう》な歯《は》
むし歯《ば》になりかけている歯《は》（CO《シーオー》）
むし歯《ば》の歯《は》
むし歯《ば》が進《すす》んで大《おお》きな穴《あな》が開《あ》いた歯《は》

口《くち》の中《なか》にいるミュータンス菌《きん》が、砂糖《さとう》をえさにしてつくる酸《さん》で歯《は》がとけて「むし歯《ば》」になります。菌《きん》のすみかである「歯《し》こう」を歯《は》みがきで落《お》とさないと、ミュータンス菌《きん》が増《ふ》え、酸《さん》がどんどんつくられて、むし歯《ば》が進行《しんこう》します。

むし歯《ば》になりかけている歯《は》（白《しろ》くにごった色《いろ》をした歯《は》）は、自分《じぶん》で治《なお》せます

毎日《まいにち》すみずみまで歯《は》をみがく
間食《かんしょく》は時間《じかん》を決《き》めて食《た》べ、あまい物《もの》をひかえる
だ液《えき》が歯《は》を修復《しゅうふく》

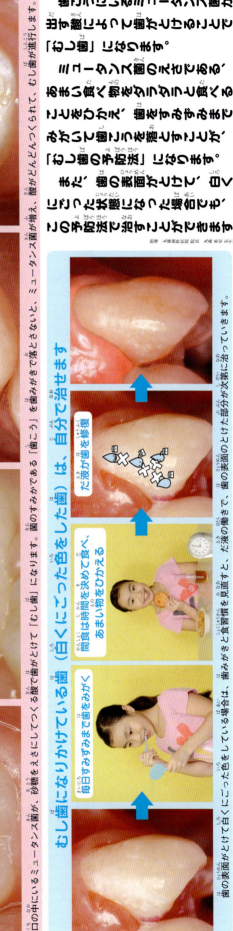

歯《は》の表面《ひょうめん》がとけて白《しろ》くにごった色《いろ》をしている場合《ばあい》は、歯《は》みがきと食習慣《しょくしゅうかん》を見直《みなお》すと、だ液《えき》の働《はたら》きで、歯《は》の表面《ひょうめん》のとけた部分《ぶぶん》が次第《しだい》に治《なお》っていきます。

歯《し》こうにいるミュータンス菌《きん》が出《だ》す酸《さん》によって歯《は》がとけることで「むし歯《ば》」になります。

ミュータンス菌《きん》のえさである、あまい食《た》べ物《もの》をダラダラと食《た》べることをひかえ、歯《は》をすみずみまでみがいて歯《し》こうを落《お》とすことが、「むし歯《ば》の予防法《よぼうほう》」になります。

また、歯《は》の表面《ひょうめん》がとけて、白《しろ》くにごった状態《じょうたい》になった場合《ばあい》でも、この予防法《よぼうほう》で治《なお》すことができます。

指導 丸森歯科医院 院長 丸森 英史 先生

少年写真新聞 Juniors' Visual Journal 2016年6月8日発行 第1105号付録 ©少年写真新聞社2016年
株式会社 少年写真新聞社 〒102-8232 東京都千代田区九段南4-7-16 市ヶ谷KTビルI
小学保健ニュース
★定期刊行物は終わる期間を予定しない刊行物です。年度が替わりましても、購読中止のお申し出がない場合、引き続きニュースをご送付申し上げます。
★著作権法により、本紙の無断複写・転載は禁じられています。
少年写真新聞社のホームページ
http://www.schoolpress.co.jp/

むし歯の進行と予防

丸森歯科医院 院長　丸森 英史

むし歯の進行のメカニズム

むし歯の始まりは、歯の表面にすみつく細菌が酸をつくって歯を溶かすことで進んでいきます。酸をつくる原料が砂糖です。しかも、砂糖を原料にして糊のような物質、歯垢《しこう》をつくり、それをすみかにして細菌が群れをなしていきます。この歯垢は歯のような硬い面に好んで付着していきます。食事時の食べ物の流れで取れることもありますが、その影響を受けにくい歯のかむ面にある溝は、細菌が入り込み歯垢をつくりやすい場所になります。歯と歯の間や歯ブラシの毛先を届かしにくい所も、歯垢がたまりやすく、むし歯ができやすい場所になります。

歯みがき以外にこの歯垢がたまるのを防ぐのが、唾液の働きです。唾液は歯垢の中でたまる酸を中和させる働きもあります。しかし、歯垢が厚くなると、深いところにある酸が中和されず、むし歯へのリスクが続くことになります。この歯垢は薬物で取ることは、まだできません。多くの洗口剤が開発されていますが、未だに歯ブラシに変わるようなものはないのです。ですから、歯ブラシでみがいて歯垢を物理的に取るのが大事になります。

唾液の働き

唾液は免疫物質が豊富に含まれており、歯と歯肉は唾液で守られているといえます。本来唾液の働きで悪い細菌が増えないようにしているのですが、それに抵抗して細菌は増える戦略を持っているのです。それが歯垢というスライム状の細菌のすみかです。今は、バイオフィルムとも呼ばれています。唾液にはミネラルが豊富に含まれています。むし歯の初期は歯の表面からミネラルが酸によって溶け出すのですが、わずかであれば唾液に含まれるミネラルでそれが補修されます。むし歯が治るという現象です。

CO（白濁）への対応

検診での「CO」とは、この初期の状態のことです。環境が良くなれば、歯の表面の失われたミネラルが復活する可能性があるのです。そのためには白濁したCOの部分に唾液が十分にふれるように、歯ブラシで歯の表面に歯垢がつかない状態を維持しなければなりません。ブラッシングの努力にかかってくるのですが、その成功体験はこれからのむし歯予防についての大きな自信につながると考えています。

むし歯の予防について

歯垢の量を減らす大事なポイントは砂糖の摂取量です。砂糖は酸をつくる原料にもなり、歯垢をつくる材料にもなるのです。砂糖の量が少なくなれば、ブラッシングでの歯垢も取れやすくなります。限度量としては一日の摂取カロリーの10％以内、理想的には５％といわれていて、WHO（世界保健機関）が推奨しています。むし歯予防の点からも、生活習慣病の予防の観点からも提案されている量です。お菓子などの１日摂取量の目安は片手に乗るぐらいです。

これを守るためには３度の食事をバランス良くとること、間食などは限度量を踏まえて一日一回にすることがすすめられています。また、しっかりかむことで唾液の分泌も高まります。そのためにも歯ごたえのあるバランスのとれた食事内容がむし歯予防の基本になるのです。

少年写真新聞 Juniors' Visual Journal 2016年6月18日発行 第1106号付録 ©少年写真新聞社2016年
株式会社 少年写真新聞社 〒102-8232 東京都千代田区九段南4-7-16 市ヶ谷KTビルI
小学保健ニュース
★定期刊行物は終わる期間を予定しない刊行物です。年度が替わりましても、購読中止のお申し出がない場合、引き続きニュースをご送付申し上げます。
★著作権法により、本紙の無断複写・転載は禁じられています。
少年写真新聞社のホームページ
http://www.schoolpress.co.jp/

発疹の出る病気

たんぽぽこどもクリニック
院長　石川 功治

発疹の出る病気といっても、その原因はさまざまです。発疹の特徴を知っておくことで、児童へ的確な指導をすることができます。また、発疹だけではなく、発熱や痛みなどの症状も注意深く観察することが、疾患を判断するポイントになります。

水痘（水ぼうそう）

突如体中に発疹や水疱《すいほう》ができる感染症です。体中、手足、尻、頭、顔といった全身に発疹ができます。１週間ほどでかさぶたになり、感染力はなくなります。この病気は大人が感染すると重症化しますので、水ぼうそうに一度も感染したことのない大人（教職員や保護者）は水痘《すいとう》ワクチンを接種し、予防した方がよいでしょう。

伝染性紅斑

頬が真っ赤になり、りんごのように見えるので、別名「りんご病」ともいわれています。顔に出る発疹とは異なり、手足には網目状（レース状）の赤い発疹が見られるのが特徴的です。発疹が出始めたときには、すでに感染力はほとんどありません。なお、この病気は妊婦が感染すると、母体感染し、胎児に影響が出る（胎児水腫）ことがあります。感染する確率はさほど高くはありませんが、教職員や保護者に妊婦がいる場合は、感染しないよう気をつけるように呼びかけましょう。

とびひ

皮膚の小さな傷口から細菌が入り込み、起きてくる感染症です。典型的なとびひの発疹は、ジュクジュクと湿潤して排膿《はいのう》を伴う場合や、水疱を形成する場合があります。最近は、抗生物質が効きにくい耐性菌が多く見られますので、注意が必要です。とびひが治りにくいときには、耐性菌がある場合と、ベースにアトピー性皮膚炎の炎症が強くある場合があります。とびひは顔の鼻の辺りや体中にできる可能性がありますので、登校時に感染の心配があるかと思います。手や足や体にできている場合は、患部に抗生剤の外用薬を塗ってその上からラップフィルムをかぶせて、ガーゼをかぶせれば心配ありません。この場合、登校は可能ですが、プールは不可となります。

手足口病

その名の通り、手のひら、足の裏、口内の喉の入り口に発疹ができる感染症です。喉の入り口にできる発疹は痛みを生じますが、近年では手や足にできる発疹にも痛みが生じる場合が見られるようになってきました。また、発疹の範囲も、手の甲、足の裏、上肢、下肢、尻、外陰部にも見られるようになってきました。手足口病は主に子どもの病気ですが、水ぼうそうと同じで、大人が感染すると重症化しますので、子どもの世話をしている保護者や先生方も感染する可能性があり、注意が必要です。

典型的な手足口病の発疹は、円型で中央が白く抜けてその周囲が赤くなっています。治ってくるときに消える発疹と、色素沈着してくるものがあります。

蜂か織炎

皮膚の深いところで起こる細菌性感染症で、顔や手足に見られます。発疹は真っ赤に腫れて、触ると熱感があり痛みを伴います。痛みと熱感が強く見られるのが最大の特徴です。重症化すると、外科的に排膿させる処置が必要になりますので、早めに病院を受診しましょう。

じんましん

じんましんは、感染症ではなくアレルギーで起こるものです。突然、体を中心に、手、足、顔と体全体に広がる赤く隆起した境界鮮明の発疹です。かゆみが強く、風呂などで体が温まると発疹が拡大して症状が重くなりますので、じんましんが見られる間は入浴を避けるとよいでしょう。

ほけん通信《つうしん》……

学校　　年　　月　　日発行

血液《けつえき》に含《ふく》まれている「血小板《けっしょうばん》」の働《はたら》き

指導　杏林大学 医学部 解剖学教室 教授　松村 讓兒 先生

私《わたし》たちの体《からだ》の中《なか》には、頭《あたま》のてっぺんから手足《てあし》の先《さき》まで血管《けっかん》が張《は》り巡《めぐ》らされており、その中《なか》を血液《けつえき》が流《なが》れています。血液《けつえき》は骨《ほね》の中《なか》の「骨髄《こつずい》」でつくられ、「血《けっ》しょう」「赤血球《せっけっきゅう》」「白血球《はっけっきゅう》」「血小板《けっしょうばん》」でできています。「血小板《けっしょうばん》」には、けがなどで出血《しゅっけつ》したときに傷《きず》ついた部分《ぶぶん》をふさいでくれる働《はたら》きがあります。

血液《けつえき》の働《はたら》きと成分《せいぶん》

血液《けつえき》は、空気中《くうきちゅう》から取《と》り込《こ》まれた酸素《さんそ》や食事《しょくじ》などで得《え》られた栄養分《えいようぶん》を全身《ぜんしん》に運《はこ》ぶなどの働《はたら》きがあります。血液《けつえき》の成分《せいぶん》の約《やく》55%は液体成分《えきたいせいぶん》である「血《けっ》しょう」です。そして、細胞成分《さいぼうせいぶん》である「赤血球《せっけっきゅう》」が約《やく》44%「血小板《けっしょうばん》」が0.9%、「白血球《はっけっきゅう》」が0.1%血液《けつえき》に含《ふく》まれています。

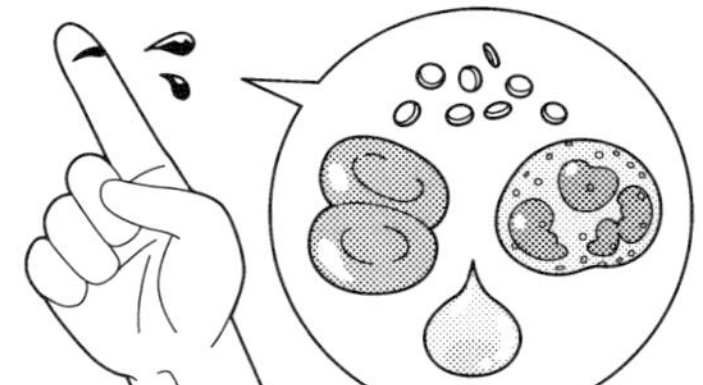

血小板《けっしょうばん》

血小板《けっしょうばん》は、大《おお》きさが約《やく》2μm（マイクロメートル）の小《ちい》さな細胞《さいぼう》で、血管《けっかん》が傷《きず》ついたときに出血《しゅっけつ》を止《と》める働《はたら》きがあります。血管《けっかん》が傷《きず》つくと血液中《けつえきちゅう》の血小板《けっしょうばん》が集《あつ》まってくっつき合《あ》い、傷《きず》をふさぎます。

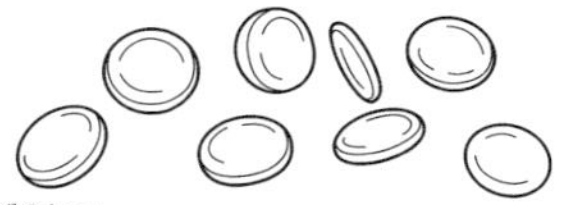

※2μm＝500分の1mm

赤血球《せっけっきゅう》

赤血球《せっけっきゅう》は、呼吸《こきゅう》で体内《たいない》に取《と》り入《い》れられた酸素《さんそ》を全身《ぜんしん》に運《はこ》ぶ働《はたら》きをしています。血液《けつえき》が赤《あか》いのは、赤血球《せっけっきゅう》の中《なか》の「ヘモグロビン」が赤色《あかいろ》をしているためです。

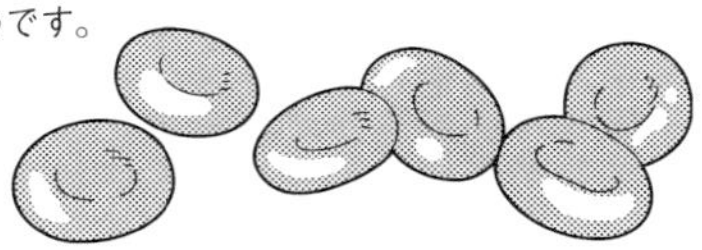

白血球《はっけっきゅう》

白血球《はっけっきゅう》は、細菌《さいきん》やウイルスの感染《かんせん》から体《からだ》を守《まも》る働《はたら》きがあります。白血球《はっけっきゅう》には好中球《こうちゅうきゅう》やリンパ球《きゅう》などのさまざまな種類《しゅるい》があり、好中球《こうちゅうきゅう》は、細菌《さいきん》などの異物《いぶつ》を食《た》べて処理《しょり》しますが、処理《しょり》をした後《あと》は死《し》んでしまい、「うみ」になります。

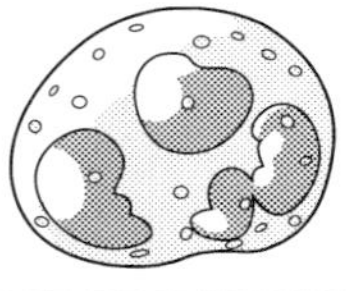

血《けっ》しょう

血《けっ》しょうは、血液《けつえき》から赤血球《せっけっきゅう》などの細胞成分《さいぼうせいぶん》を除《のぞ》いたときに残《のこ》る薄黄色《うすきいろ》の液体《えきたい》で、血液《けつえき》の成分《せいぶん》のうちの半分以上《はんぶんいじょう》を占《し》めます。栄養分《えいようぶん》やホルモンなどを全身《ぜんしん》に運《はこ》ぶ働《はたら》きがあり、血管《けっかん》の外《そと》に組織液《そしきえき》としてしみ出《だ》すことができ、これにより細胞《さいぼう》に栄養分《えいようぶん》を供給《きょうきゅう》できます。

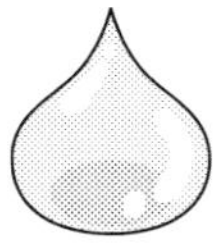

血小板《けっしょうばん》の働《はたら》き

血小板《けっしょうばん》は血液中《けつえきちゅう》の細胞《さいぼう》で、平《ひら》たい円盤形《えんばんけい》をしています。血小板《けっしょうばん》1個《こ》の大《おお》きさは小《ちい》さいですが、けがなどで血管《けっかん》が傷《きず》つくとすぐに傷《きず》ついた場所《ばしょ》に集《あつ》まってきて血小板同士《けっしょうばんどうし》でくっつき合《あ》い、傷《きず》をふさいでくれます。

その後《ご》、血液《けつえき》の液体成分《えきたいせいぶん》である血《けっ》しょうに含《ふく》まれる「フィブリノーゲン」という物質《ぶっしつ》が固《かた》まって「フィブリン」になり、網《あみ》をつくって血小板《けっしょうばん》を覆《おお》い補強《ほきょう》します。

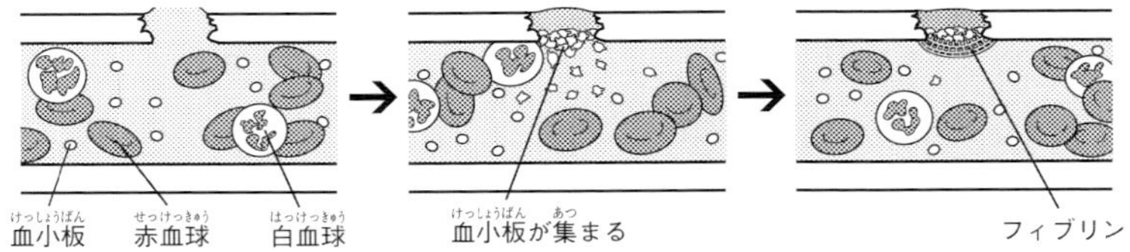

血小板《けっしょうばん》
赤血球《せっけっきゅう》
白血球《はっけっきゅう》
血小板《けっしょうばん》が集《あつ》まる
フィブリン

◆ 変形《へんけい》する血小板《けっしょうばん》 ◆

血小板《けっしょうばん》は、通常平《つうじょうひら》たくて丸《まる》い形《かたち》をしています。しかし、けがなどで血管《けっかん》に傷《きず》ができると、変形《へんけい》して「偽足状突起《ぎそくじょうとっき》」と呼《よ》ばれる細長《ほそなが》い突起《とっき》を出《だ》します。偽足状突起《ぎそくじょうとっき》が出《で》ることで、血小板同士《けっしょうばんどうし》がくっ付《つ》き合《あ》いやすくなり、傷《きず》をしっかりとふさいでくれます。

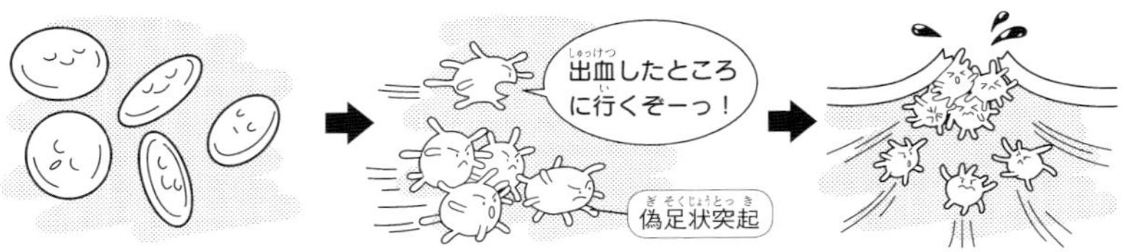

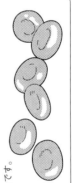

平常時《へいじょうじ》の血小板《けっしょうばん》
けがをして出血《しゅっけつ》すると
傷《きず》をふさぐ
出血《しゅっけつ》したところに行《い》くぞーっ！
偽足状突起《ぎそくじょうとっき》

けがをして出血《しゅっけつ》したときは

屋外《おくがい》で転《ころ》んですり傷《きず》ができたときなどは、傷《きず》ついた部分《ぶぶん》やその周囲《しゅうい》が砂《すな》や泥《どろ》などで汚《よご》れています。傷口《きずぐち》が汚《よご》れたままだと、傷口《きずぐち》から細菌《さいきん》が入《はい》って、けがをより悪化《あっか》させてしまいます。

血小板《けっしょうばん》の働《はたら》きによって出血《しゅっけつ》した部分《ぶぶん》がふさがる前《まえ》に、できるだけ早《はや》く、流水《りゅうすい》で傷口《きずぐち》やその周囲《しゅうい》の汚《よご》れをしっかりと洗《あら》い流《なが》しましょう。

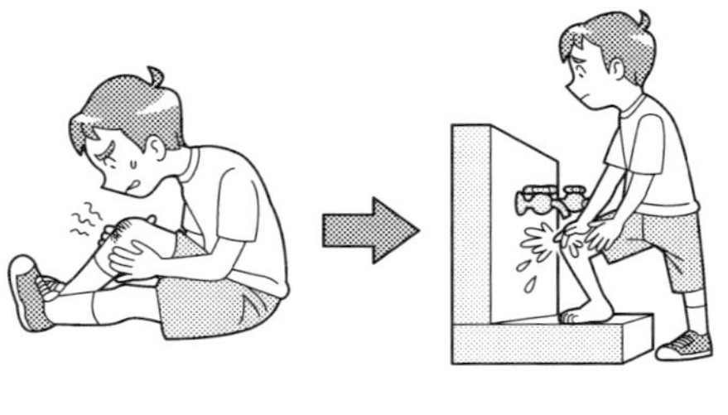

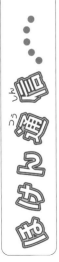

少年写真新聞
Juniors' Visual Journal
http://www.schoolpress.co.jp/

小学保健ニュース

No.1106
2016年(平成28年)
6月18日号
493.8 感染症 8739

教職員《きょうしょくいん》指導用《しどうよう》

部位《ぶい》や特徴《とくちょう》で見分《みわ》ける発疹《ほっしん》の出《で》る病気《びょうき》

発疹《ほっしん》ができている部位《ぶい》、特徴《とくちょう》、熱《ねつ》の有無《うむ》などが疾患《しっかん》を判断《はんだん》するポイントになります

水《みず》ぼうそう

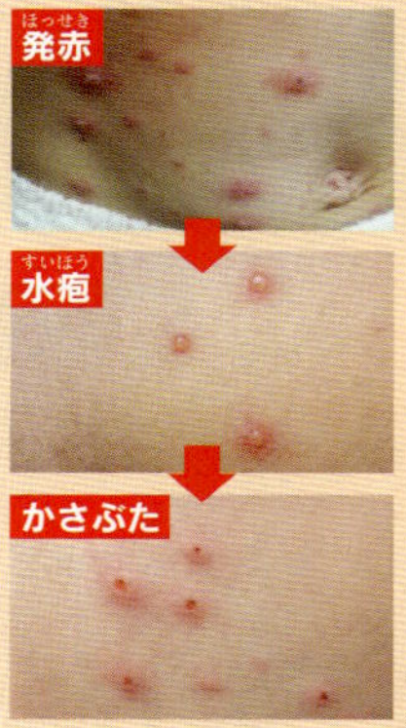

【部位《ぶい》】全身《ぜんしん》
【特徴《とくちょう》】ウイルス感染《かんせん》によって起《お》こります。発疹《ほっしん》→強《つよ》いかゆみを伴《ともな》う水疱《すいほう》→かさぶたという順番《じゅんばん》で進行《しんこう》します。病気《びょうき》のピーク時《じ》には、発疹《ほっしん》、水疱《すいほう》、かさぶたが入《い》り交《ま》じった状態《じょうたい》になります。すべてのかさぶたがはがれ落《お》ちるまで、約《やく》3週間《しゅうかん》かかります。
【痛《いた》み・かゆみ】かゆみ
【熱《ねつ》】37～39℃の発熱《はつねつ》
【指導上《しどうじょう》の注意点《ちゅういてん》】水疱《すいほう》をつぶしたり、かいたりするとうむので、触《さわ》らないようにして、患部《かんぶ》は清潔《せいけつ》に保《たも》ちましょう。もし触《さわ》ってしまった場合《ばあい》は、すぐに手洗《てあら》いをしましょう。
【登校《とうこう》の基準《きじゅん》】すべての発疹《ほっしん》がかさぶたになったら登校《とうこう》できます。

伝染性紅斑《でんせんせいこうはん》

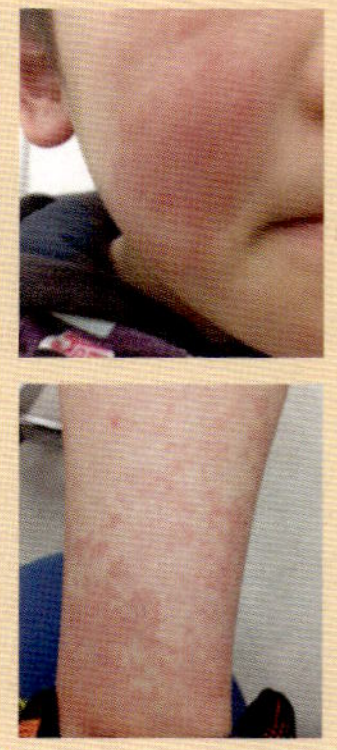

【部位《ぶい》】顔《かお》、手足《てあし》
【特徴《とくちょう》】ウイルス感染《かんせん》によって起《お》こります。ほほは全体《ぜんたい》が赤《あか》くなり、手足《てあし》にはレース状《じょう》の発疹《はっしん》が出《で》ます。日光《にっこう》に当《あ》たったり、風呂《ふろ》に入《はい》ったりしたあとなどは、赤《あか》みが強《つよ》くなります。
【痛《いた》み・かゆみ】なし
【熱《ねつ》】微熱《びねつ》
【指導上《しどうじょう》の注意点《ちゅういてん》】発疹《ほっしん》が出《で》る前《まえ》の7～10日《か》の間《あいだ》に、軽《かる》いかぜのような症状《しょうじょう》が出《で》ることがあります。このときがウイルスが排出《はいしゅつ》される時期《じき》で、感染力《かんせんりょく》がありますが、さほど強《つよ》くはありません。ただし、妊婦《にんぷ》が感染《かんせん》すると、母体感染《ぼたいかんせん》し、胎児《たいじ》が子宮内《しきゅうない》で死亡《しぼう》してしまうこともあり、危険《きけん》です。教職員《きょうしょくいん》や保護者《ほごしゃ》の中《なか》に妊婦《にんぷ》がいる場合《ばあい》は、児童《じどう》から感染《かんせん》しないように注意《ちゅうい》を促《うなが》しましょう。
【登校《とうこう》の基準《きじゅん》】発疹《ほっしん》のみで全身状態《ぜんしんじょうたい》がよければ登校《とうこう》できます。

とびひ

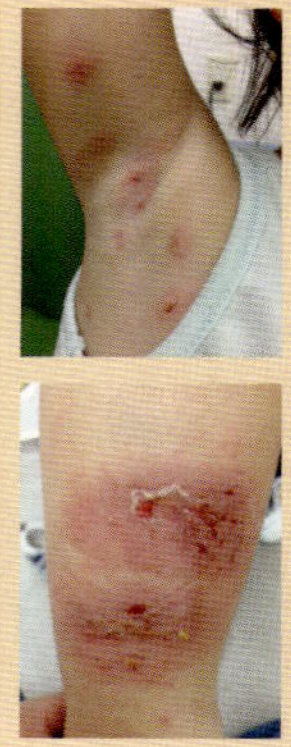

【部位《ぶい》】手《て》、足《あし》、口《くち》、体《からだ》など
【特徴《とくちょう》】引《ひ》っかき傷《きず》に細菌《さいきん》が入《はい》ることによって、水疱《すいほう》ができます。黄色《きいろ》いしん出液《しゅつえき》が出《で》たり、水疱《すいほう》を形成《けいせい》したりするものがあります。
【痛《いた》み・かゆみ】強《つよ》い痛《いた》み、かゆみ
【熱《ねつ》】なし
【指導上《しどうじょう》の注意点《ちゅういてん》】傷口《きずぐち》ができたらすぐに清潔《せいけつ》にして保護《ほご》し、細菌《さいきん》が入《はい》らないようにしましょう。
【登校《とうこう》の基準《きじゅん》】出席停止《しゅっせきていし》の必要《ひつよう》はありませんが、傷口《きずぐち》がじゅくじゅくしている場合《ばあい》は、直接触《ちょくせつさわ》らないようにしましょう。

手足口病《てあしくちびょう》

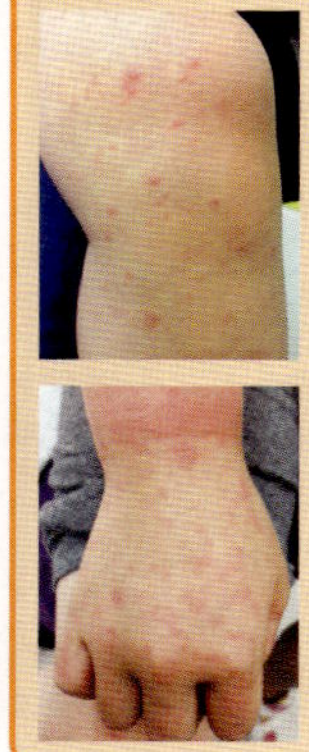

【部位《ぶい》】手《て》、足《あし》、口《くち》、おしり、上肢《じょうし》、下肢《かし》など
【特徴《とくちょう》】ウイルス感染《かんせん》によって、2～3mmほどの小《ちい》さい発疹《ほっしん》ができます。約《やく》1週間《しゅうかん》で治《なお》ります。
【痛《いた》み・かゆみ】痛《いた》み
【熱《ねつ》】38℃前後《ぜんご》の熱《ねつ》
【指導上《しどうじょう》の注意点《ちゅういてん》】治《なお》ったあとでも、便《べん》からウイルスが排泄《はいせつ》されることもあるので、トイレのあとはしっかり手洗《てあら》いをするように指導《しどう》しましょう。
【登校《とうこう》の基準《きじゅん》】全身状態《ぜんしんじょうたい》がよければ登校《とうこう》できます。

蜂《ほう》か織炎《しきえん》

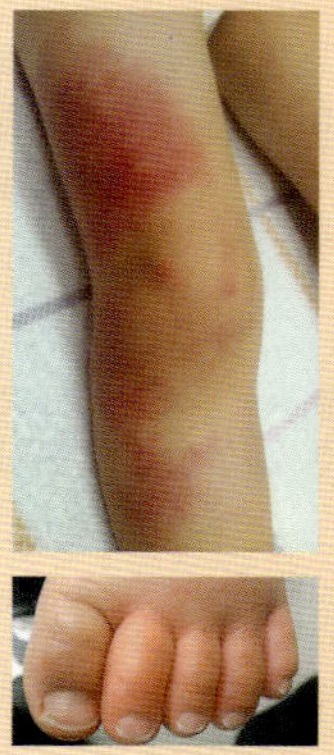

【部位《ぶい》】顔《かお》、四肢《しし》
【特徴《とくちょう》】虫《むし》さされや傷口《きずぐち》などから細菌《さいきん》が入《はい》ることによって、皮膚《ひふ》の深《ふか》い部分《ぶぶん》で炎症《えんしょう》が起《お》こります。広《ひろ》い範囲《はんい》の皮膚《ひふ》が熱《ねつ》を持《も》ち、赤《あか》く腫《は》れ上《あ》がり、痛《いた》みが強《つよ》く、触《さわ》ると痛《いた》がります。
【痛《いた》み・かゆみ】強《つよ》い痛《いた》み
【熱《ねつ》】あり
【指導上《しどうじょう》の注意点《ちゅういてん》】悪寒《おかん》、頭痛《ずつう》、関節痛《かんせつつう》などの症状《しょうじょう》が現《あらわ》れることもあります。皮膚《ひふ》が破《やぶ》れて、うみや、傷《いた》んだ皮膚《ひふ》が流《なが》れ出《で》て深《ふか》い潰瘍《かいよう》ができることもあります。ひどくなると、痛《いた》みで歩《ある》けなくなることもあります。安静《あんせい》にして、患部《かんぶ》を冷《ひ》やし、早《はや》めに皮膚科《ひふか》や小児科《しょうにか》を受診《じゅしん》するように指導《しどう》しましょう。
【登校《とうこう》の基準《きじゅん》】発疹《ほっしん》の症状《しょうじょう》と、主《おも》な症状《しょうじょう》（赤《あか》みや痛《いた》み）が治《なお》れば登校《とうこう》できます。

じんましん

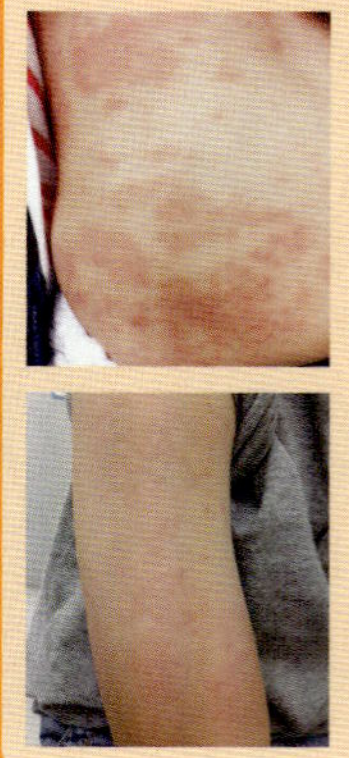

【部位《ぶい》】全身《ぜんしん》
【特徴《とくちょう》】境界《きょうかい》がはっきりした円状《えんじょう》や輪状《りんじょう》の赤《あか》い発疹《ほっしん》ができ、皮膚《ひふ》が盛《も》り上《あ》がったように見《み》えます。数十分《すうじっぷん》～数時間《すうじかん》で消《き》えますが、半日《はんにち》～1日《にち》続《つづ》くものもあります。特定《とくてい》の食品《しょくひん》を食《た》べたり、薬《くすり》を飲《の》んだりしたことで起《お》こる場合《ばあい》もあるので、発疹《ほっしん》が出《で》る前《まえ》に食《た》べたものや薬《くすり》などを確認《かくにん》しましょう。また、肌《はだ》のこすれや急激《きゅうげき》な温度変化《おんどへんか》、ストレスなどが原因《げんいん》で起《お》こることもあります。
【痛《いた》み・かゆみ】かゆみ
【熱《ねつ》】なし
【指導上《しどうじょう》の注意点《ちゅういてん》】風呂《ふろ》やシャワーで体《からだ》が温《あたた》まると、悪化《あっか》することがあるので注意《ちゅうい》が必要《ひつよう》です。
【登校《とうこう》の基準《きじゅん》】特《とく》に感染《かんせん》するものではないので登校《とうこう》できますが、体温《たいおん》が上《あ》がる運動《うんどう》はさせないようにしましょう。

皮膚《ひふ》に発疹《ほっしん》のできる病気《びょうき》は、春《はる》から夏《なつ》にかけて多《おお》くなります。
発疹《ほっしん》ができている部位《ぶい》や大《おお》きさ、発疹《ほっしん》自体《じたい》が熱《ねつ》を持《も》っているか、児童《じどう》が発熱《はつねつ》しているかどうかなどを見《み》ることで、発疹《ほっしん》の原因《げんいん》がわかるようになります。
汚《よご》れた手《て》で患部《かんぶ》を触《さわ》ると悪化《あっか》するので、触《さわ》らせないことと、手洗《てあら》い指導《しどう》を徹底《てってい》し、早《はや》めに受診《じゅしん》することをすすめましょう。

指導　たんぽぽこどもクリニック 院長　石川 功治 先生

児童《じどう》を見《み》るときのポイント

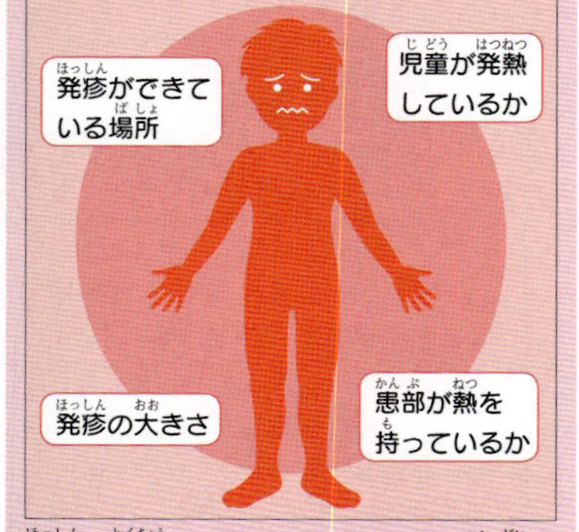

発疹《ほっしん》の特徴《とくちょう》はもちろんですが、それ以外《いがい》の症状《しょうじょう》をしっかり見《み》ることも大切《たいせつ》です。

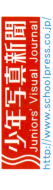

少年写真新聞
Juniors' Visual Journal
http://www.schoolpress.co.jp/

小学保健ニュース

No.1107
2016年(平成28年)
6月28日号
494.8 皮膚科学 8739

夏《なつ》に向《む》けて増《ふ》える「虫《むし》さされ」に注意《ちゅうい》

野外活動《やがいかつどう》では長《なが》そで・長《なが》ズボンを着用《ちゃくよう》し、生《い》けがきには近《ちか》づかないようにしましょう

長《なが》くとがった口《くち》で皮《ひ》ふをさして血《ち》を吸《す》う「カ」

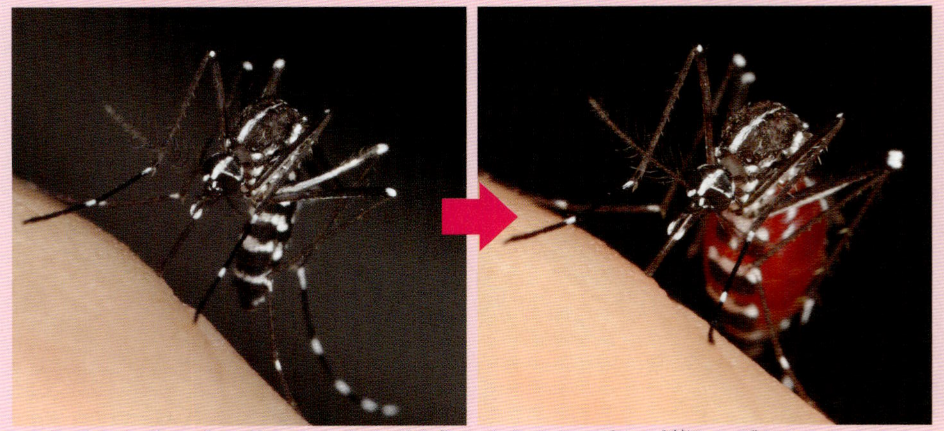

カが血《ち》を吸《す》う際《さい》に口《くち》から出《だ》すだ液《えき》によってかゆみを引《ひ》き起《お》こします。かゆみが出《で》たら、流水《りゅうすい》などで冷《ひ》やしておさえましょう。

体《からだ》に生《は》えている毛《け》が皮《ひ》ふにささる「チャドクガ」

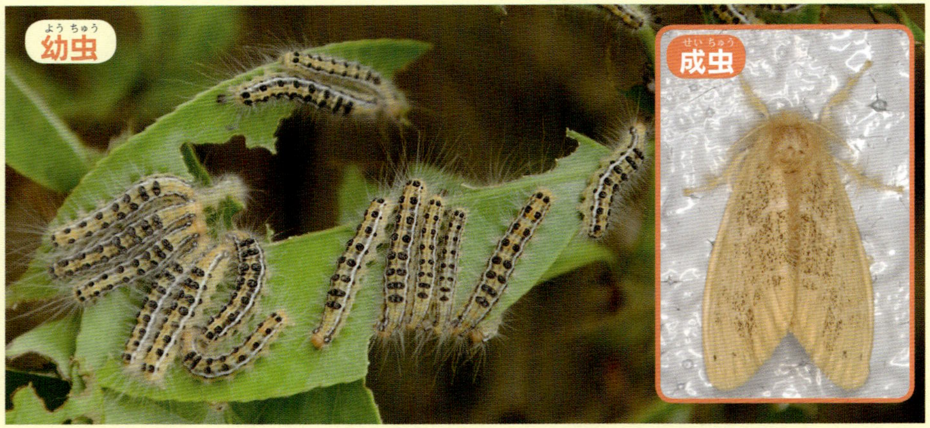

チャドクガの毛《け》には毒《どく》があり、皮《ひ》ふに付《つ》くと赤《あか》くはれて、強《つよ》いかゆみが出《で》ます。ささったら病院《びょういん》でみてもらいましょう。

カにさされないようにするには

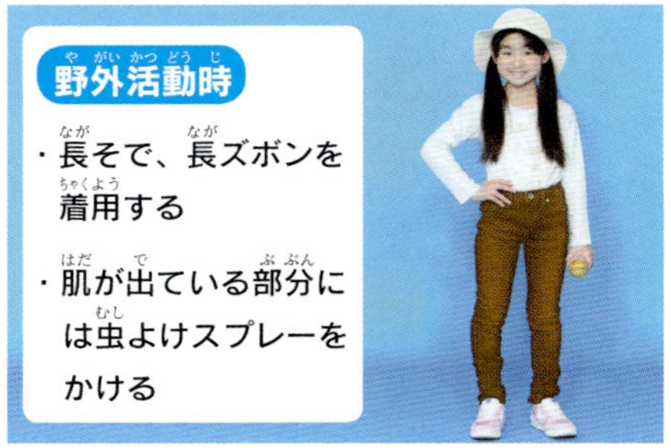

野外活動時《やがいかつどうじ》

- 長《なが》そで、長《なが》ズボンを着用《ちゃくよう》する
- 肌《はだ》が出《で》ている部分《ぶぶん》には虫《むし》よけスプレーをかける

虫《むし》よけスプレーは「ディート」の成分《せいぶん》が入《はい》ったものを選《えら》び、使用上《しようじょう》の注意《ちゅうい》を守《まも》って使《つか》いましょう。

カにさされて高熱《こうねつ》が出《で》たときは注意《ちゅうい》

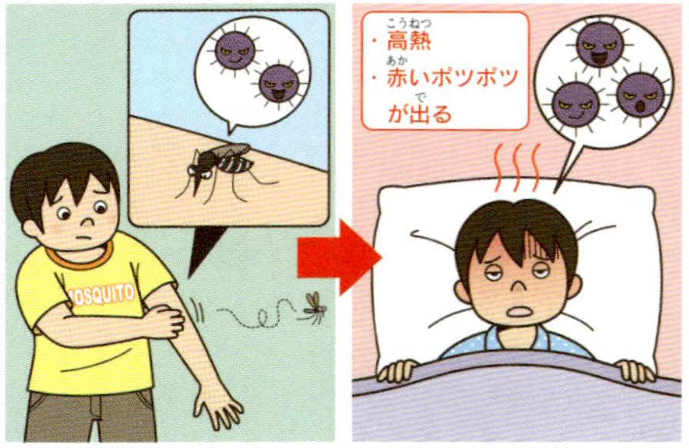

カが持《も》っていたウイルスに感染《かんせん》して、高熱《こうねつ》を出《だ》すことがあるので、そのときはすぐに病院《びょういん》でみてもらいましょう。

チャドクガの毛《け》がささらないようにするには

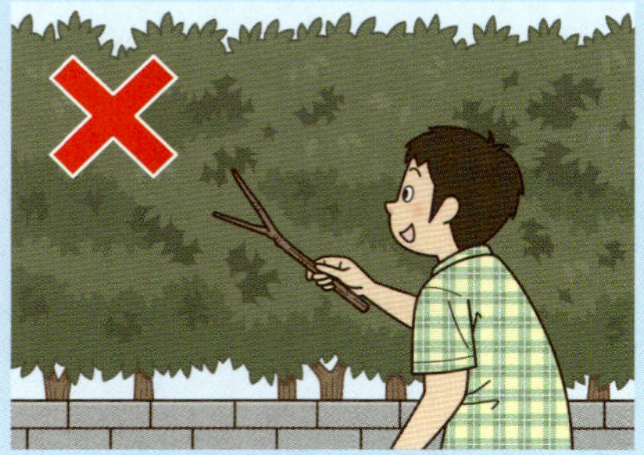

ツバキなどの生《い》けがきには、チャドクガがいることが多《おお》いので、近《ちか》づかないようにしましょう。

カは、とがった口《くち》で皮《ひ》ふをさして、血《ち》を吸《す》いますが、そのときに、カが出《だ》すだ液《えき》によってかゆみが出《で》ます。チャドクガの場合《ばあい》、幼虫《ようちゅう》や成虫《せいちゅう》に無数《むすう》に生《は》えているとがっていて毒《どく》のある毛《け》が、皮《ひ》ふにささることで赤《あか》くはれて、強《つよ》いかゆみが出《で》ます。

これらの虫《むし》さされを予防《よぼう》するには、野山《のやま》などで活動《かつどう》するときは、長《なが》そで、長《なが》ズボンを身《み》に着《つ》け、チャドクガのいる生《い》けがきに近《ちか》づかないことです。

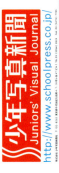

指導 神奈川県立こども医療センター 皮膚科部長 馬場直子 先生
カ・チャドクガ(成虫)の写真 国立感染症研究所

少年写真新聞 Juniors' Visual Journal 2016年6月28日発行 第1107号付録 ©少年写真新聞社2016年
株式会社 少年写真新聞社 〒102-8232 東京都千代田区九段南4-7-16 市ヶ谷KTビルI

小学保健ニュース

夏場に多い虫刺され

神奈川県立こども医療センター 皮膚科
部長　馬場 直子

夏に多い虫刺されの特徴

子どもは大人よりも虫に刺されやすいですが、その理由は、短いズボンやスカートのために露出部位が多いこと、戸外で遊ぶことを好み、虫と接触する可能性のある時間が長いこと、新陳代謝が活発で体温も高く、虫に刺されやすいことなどが影響していると思われます。そして、子どもが虫に刺されると大人以上に重症化しやすいのは、虫刺されの経験がまだ少なく免疫ができていないこと、汗をかきやすく体温も高いためにかゆみを感じやすいこと、かゆみを我慢せずにかきむしるために炎症を悪化させ、とびひなどを併発しやすいことなどによると考えられます。

虫刺されの種類で多いのは、蚊、ブヨ、蜂、ムカデ、毛虫などが挙げられます。中でも蚊が圧倒的に多く、蚊に刺されたときの反応は年齢によって異なり、刺された経験のない乳児は無反応、経験の乏しい乳幼児は強い遅延型反応（24～48時間でピークとなる高度な紅斑、熱感、腫脹《しゅちょう》）、幼児～青年期は即時型反応（刺された直後の膨らんだ紅斑）と遅延型の両方、壮年期は即時型のみ、そして老年期は無反応となります。ブヨに刺されると、長期間かき続けることによって硬い難治性の結節性痒疹《ようしん》に移行することがあります。また、蜂やムカデに刺された後、15分以内に全身の発赤、腫脹、膨疹があれば即時型アレルギーを疑います。めまい、吐き気、胸痛、呼吸困難、意識混濁などを伴えばアナフィラキシーショックの危険性があり、エピペン®注射などの緊急処置が必要です。また、ドクガ、チャドクガ、モンシロドクガなどの毒針毛が、ヒトの皮膚に触れると、広範囲に激しいかゆみと皮膚炎を引き起こします。

虫刺されの対処法

虫に刺されたら、すぐ洗う、蜂などでは針を取る、冷却、ステロイド外用、抗ヒスタミン薬外用・内服、更にアナフィラキシー症状があれば、エピペン®の筋肉注射などが大切です。虫に刺されないための予防対策としては、昆虫忌避薬（ディート入り）を塗る、長袖、長ズボン、帽子などで露出部を少なくすることが重要です。

蚊が媒介する感染症、デング熱

デング熱は、蚊が媒介する感染症の一種ですが、デングウイルスを持っているのはヒトスジシマカとネッタイシマカの２種類だけで、日本にいるのはヒトスジシマカ、いわゆる“やぶ蚊”のみです。デングウイルスを持つ蚊に刺されると、２～５日の潜伏期間の後に、発熱や発疹、頭痛、吐き気、関節痛などの症状が出ます。デング熱のウイルスを持っている人の血を吸った蚊が、ほかの人を刺すと感染が広がりますが、人から人には感染しません。

デング熱の症状はかぜにとても似ているため、デング熱と気がつかないこともあります。普通のかぜと違うのは熱が出てしばらくたつと、発疹が出ることです。もっとも多いのは、風疹のようなポツポツした赤くて細かい発疹です。このような発疹と発熱がある場合は、デング熱を疑った方がいいでしょう。また、皮膚に、紫色の斑点（紫斑）が現れた場合は出血傾向が出ていると考え、早急に血液検査ができる病院にかかってください。

少年写真新聞 Juniors' Visual Journal 2016年7月8日発行 第1108号付録 ©少年写真新聞社2016年
株式会社 少年写真新聞社 〒102-8232 東京都千代田区九段南4-7-16 市ヶ谷KTビルI

小学保健ニュース

冷房シーズンの到来

実践女子大学生活科学部生活環境学科
教授　山崎 和彦

全員が満足することはない

空調学の領域においてよく知られている、デンマーク工科大学のファンガー教授が1967年に提唱したPMV（予測平均温冷感申告）の要点は、理想的な空調でも５％は不満と感じる（2.5％ずつが「暖かい」および「涼しい」と感じる）というものです。これ以外の95％の内訳は、55％が「暑くも寒くもない」、20％が「やや暖かい」、20％が「やや涼しい」と感じます。

私が以前行った、気温の感受性に関する実験では、同じ気温に対し、夕方では朝方より暑く感じることがわかりました。また、別に行った、65歳以上の高齢女性と女子大学生の体温調節能力について比較する実験（下腿《かたい》部を水に浸して冷却したあと、皮膚温が回復していく様子を観察する）では、高齢女性の多くは手足がホカホカしていることもわかりました。たまたまそうした方々が集まったのかもしれません。同一条件であっても感じ方はさまざまであり、大勢が集まるほど、空調に不満を覚える人は増えていくことになります。

変化に対処する能力

ロンドン大学のコリンズらは、室温を上昇または下降させる２つのボタンを被験者自身に操作させる実験を行いました（1981年）。成人若年者は細かく制御し、室温は24℃に向け収束していったのですが、高齢者は温度変化を感じがたく、室温は収束せず、大きな変動を繰り返しました。

急いで駅に到着し、ほてった状態で冷房の効いた電車に乗ったとき、最初は快適であるものの、やがて冷えを感じてしまうことがあります。湯冷めもこれに似ています。冷房病の原因については、長時間にわたる身体冷却のほか、暑い屋外と冷房環境との行き来によるヒートショックがあります。

変化に対する感受性や調節能力には個人差があり、身体機能がうまく対応できないとき、体調不良がもたらされることがあるのです。

冷房への対処

着脱が容易な衣類を準備することは基本といえます。衣類だけでは不足するとき、自動販売機の熱い飲料、使い捨てカイロなどに救われることがあります（冷房に強い男性でも衣類を携行し、寒がりの女性に着せてやれば、株が上がるかもしれません）。

衣類の準備を怠り、後悔することはよくあります。そこで、弱冷房車、日が当たる側の座席、空調の気流が当たらない場所（空調装置が発する不快な気流をドラフトと称します）などへ移動を試みるわけですが、混み合った場所では概して困難です。

冷房が強すぎると感じたとき、あるいは、自分は満足していても、具合が悪そうにしている人を見かけたとき、空調の管理者や関係スタッフに温度設定を変えてもらうようにお願いすることは重要です。このように勇気を持って行動することができる人物を育成する必要があります。また、空調を管理する立場にある先生方は、人の温度の感じ方は多様であることを念頭におき、一度だけ温度設定を行って済ませるのではなく、絶えず全体に気配りをする必要があります。

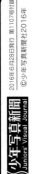

学校　　年　　月　　日発行

目《め》にごみが入《はい》ったときは どうすればいいの？

指導　東海大学 医学部 専門診療学系 眼科学 特任教授　河合 憲司 先生

目《め》にほこりなどのごみが入《はい》ったときに、つい手《て》で目《め》をゴシゴシとこすっていませんか？ 手《て》で目《め》をこすると、目《め》の中《なか》に入《はい》ったごみで目《め》の表面《ひょうめん》（角膜《かくまく》）を傷《きず》つけてしまうことがあります。目《め》にごみが入《はい》ったときは、まばたきをして涙《なみだ》とともに落《お》とすか、水《みず》の中《なか》でまばたきをして落《お》としましょう。それでもとれない場合《ばあい》は病院《びょういん》でみてもらいましょう。

目《め》にごみが入《はい》ったときの対処法《たいしょほう》

①まばたきをして落《お》とす

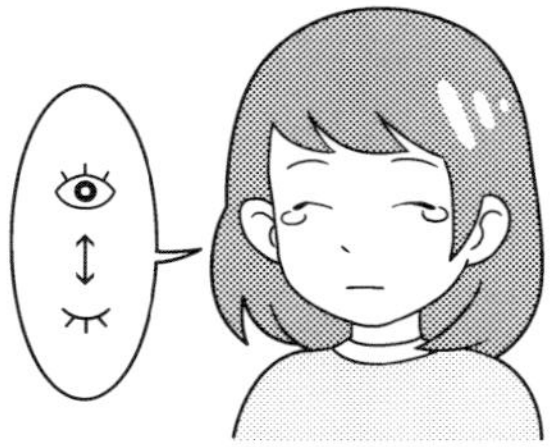

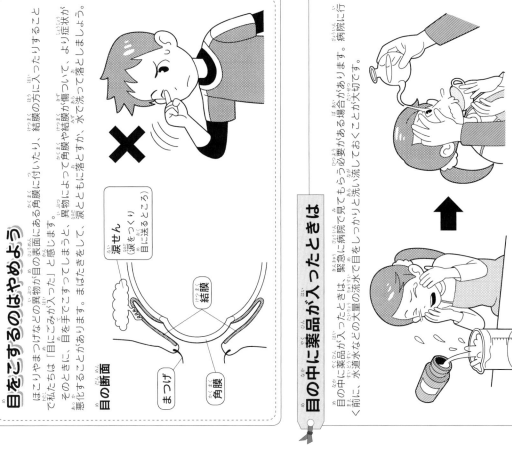

多《おお》くの場合《ばあい》、まばたきをすることで、涙《なみだ》とともにごみも落《お》ちます。

②水《みず》の中《なか》でまばたきをして落《お》とす

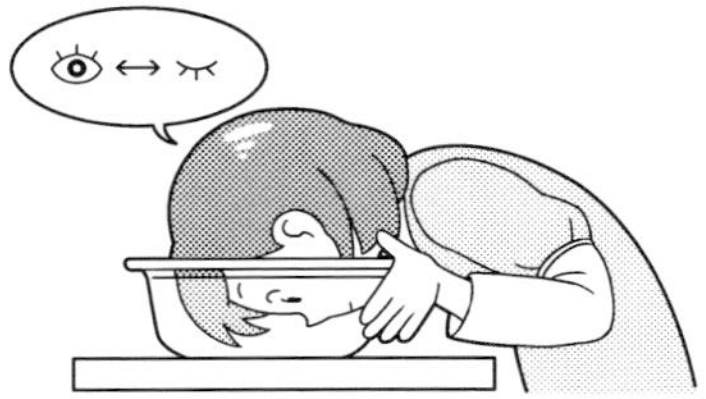

水《みず》を張《は》った洗面器《せんめんき》などの中《なか》でまばたきをして目《め》を洗《あら》い、ごみを落《お》とします。

こんなときはすぐに病院《びょういん》へ

強《つよ》い痛《いた》みがある

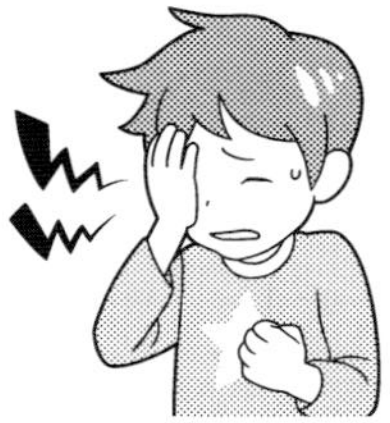

水《みず》の中《なか》でまばたきをしても落《お》ちない

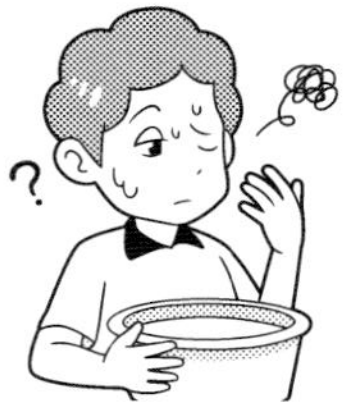

鉛筆《えんぴつ》のしんなどのとがったものが入《はい》った

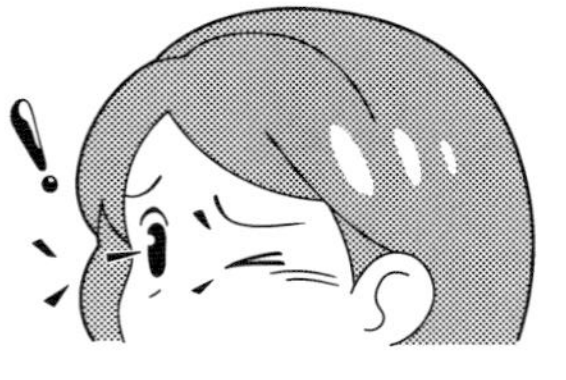

目《め》をこするのはやめよう

ほこりやまつげなどの異物《いぶつ》が目《め》の表面《ひょうめん》にある角膜《かくまく》に付《つ》いたり、結膜《けつまく》の方《ほう》に入《はい》ったりすることで私《わたし》たちは「目《め》にごみが入《はい》った」と感《かん》じます。

そのときに、目《め》を手《て》でこすってしまうと、異物《いぶつ》によって角膜《かくまく》や結膜《けつまく》が傷《きず》ついて、より症状《しょうじょう》が悪化《あっか》することがあります。まばたきをして、涙《なみだ》とともに落《お》とすか、水《みず》で洗《あら》って落《お》としましょう。

目《め》の断面《だんめん》

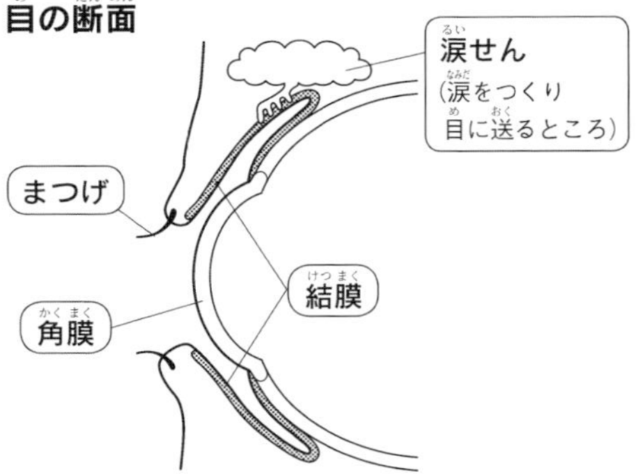
涙《るい》せん
（涙《なみだ》をつくり
目《め》に送《おく》るところ）
まつげ
結膜《けつまく》
角膜《かくまく》

目《め》の中《なか》に薬品《やくひん》が入《はい》ったときは

目《め》の中《なか》に薬品《やくひん》が入《はい》ったときは、緊急《きんきゅう》に病院《びょういん》で見《み》てもらう必要《ひつよう》がある場合《ばあい》があります。病院《びょういん》に行《い》く前《まえ》に、水道水《すいどうすい》などの大量《たいりょう》の流水《りゅうすい》で目《め》をしっかりと洗《あら》い流《なが》しておくことが大切《たいせつ》です。

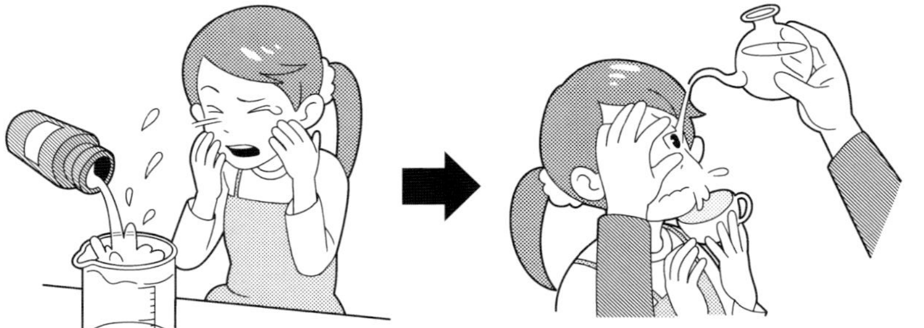

病院《びょういん》に行《い》く際《さい》には、病院《びょういん》で対処《たいしょ》がしやすくなるように、事前《じぜん》に電話《でんわ》で目《め》に入《はい》った薬品名《やくひんめい》を伝《つた》え、実際《じっさい》の薬《やく》品《ひん》を持《も》っていくとよいでしょう。

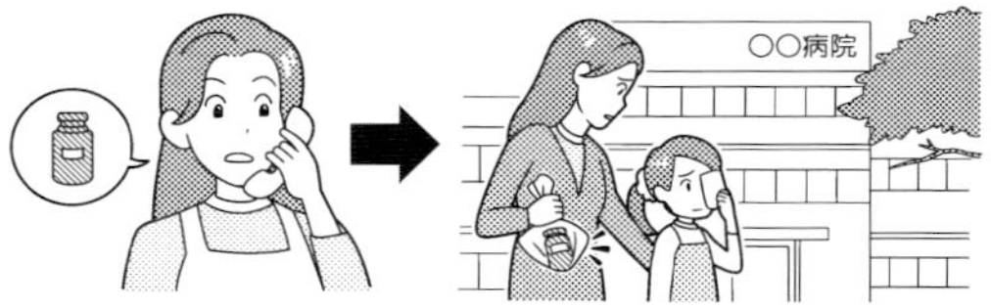
○○病院

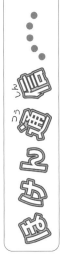

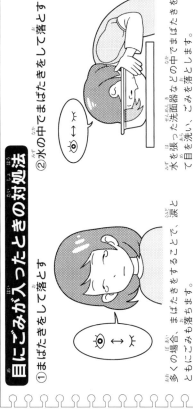

少年写真新聞
Juniors' Visual Journal
http://www.schoolpress.co.jp/

小学保健ニュース

No.1108
2016年(平成28年)
7月8日号
374.97 健康教育 2416

冷《れい》ぼうを使《つか》う季節《きせつ》を快適《かいてき》に過《す》ごすためには

人《ひと》によって寒《さむ》さの感《かん》じ方《かた》がちがうことが、実験《じっけん》をした結果《けっか》、わかりました

人《ひと》によって「寒《さむ》さ」の感《かん》じ方《かた》はちがいます

実験方法《じっけんほうほう》　半《はん》そで、短《たん》パンになり、気温《きおん》28℃、しつ度《ど》50％の部屋《へや》で30分過《ぷんす》ごしたあと、サーモグラフィー（体《からだ》の皮《ひ》ふの温度《おんど》をはかる機械《きかい》）で写真《しゃしん》をとりました。

「ちょうどよい」と感《かん》じた人《ひと》

「寒《さむ》い」と感《かん》じた人《ひと》

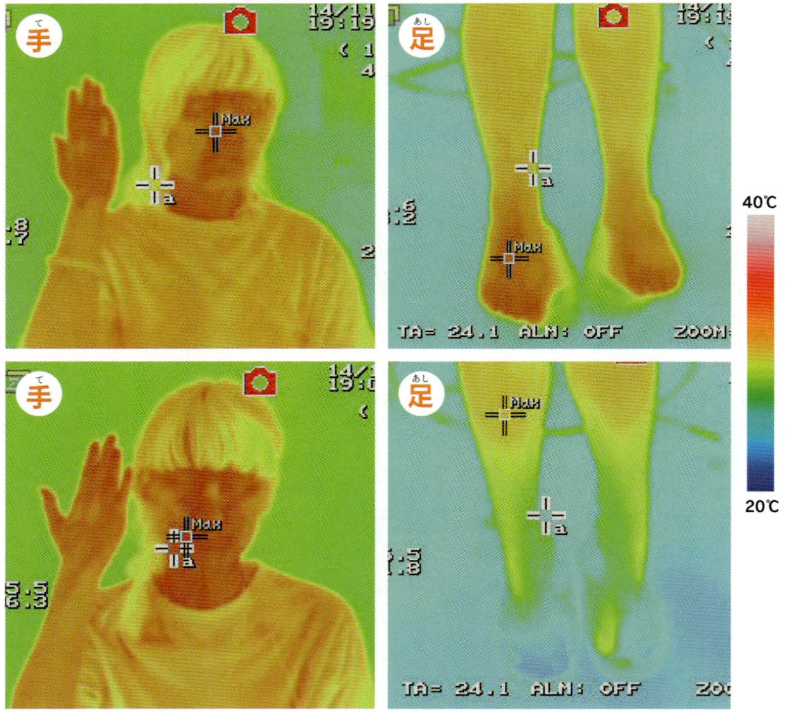
手《て》
足《あし》
手《て》
足《あし》
TA= 24.1 ALM: OFF
40℃
20℃

同《おな》じ条件《じょうけん》のもとで過《す》ごしても、「ちょうどよい」と感《かん》じる人《ひと》と、「寒《さむ》い」と感《かん》じる人《ひと》がいることがわかりました。「ちょうどよい」と感《かん》じた人《ひと》の体《からだ》は冷《ひ》えていませんが、「寒《さむ》い」と感《かん》じた人《ひと》の足《あし》は冷《ひ》えていました。

あなたは「寒《さむ》がり」？「暑《あつ》がり」？

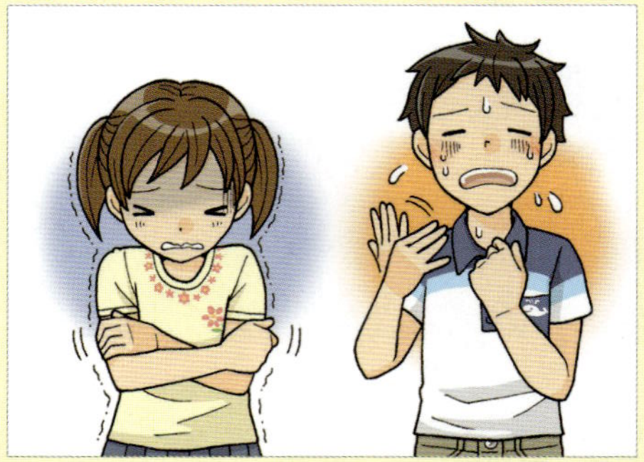

自分《じぶん》が寒《さむ》がりなのか、暑《あつ》がりなのかを知《し》ることは、夏《なつ》や冬《ふゆ》を快適《かいてき》に過《す》ごすために大切《たいせつ》なことです。

これからの季節《きせつ》は、冷《れい》ぼうを使《つか》うようになりますが、人《ひと》によって、「ちょうどよい」「寒《さむ》い」などの感《かん》じ方《かた》はそれぞれです。

いつでも、自分《じぶん》の思《おも》い通《どお》りに冷《れい》ぼうの設定《せってい》温度《おんど》を変《か》えられるわけではないので、快適《かいてき》に過《す》ごせるくふうをすることが大切《たいせつ》です。

冷《れい》ぼうの設定温度《せっていおんど》を変《か》えられる場合《ばあい》でも、自分《じぶん》だけで決《き》めるのではなく、周《まわ》りの意見《いけん》も聞《き》いて、なるべくその場《ば》にいる多《おお》くの人《ひと》が快適《かいてき》だと思《おも》える温度《おんど》にしましょう。

指導　実践女子大学 生活科学部 生活環境学科 教授　山崎 和彦 先生

快適《かいてき》に過《す》ごすためのくふう

衣類《いるい》を持《も》ち歩《ある》く

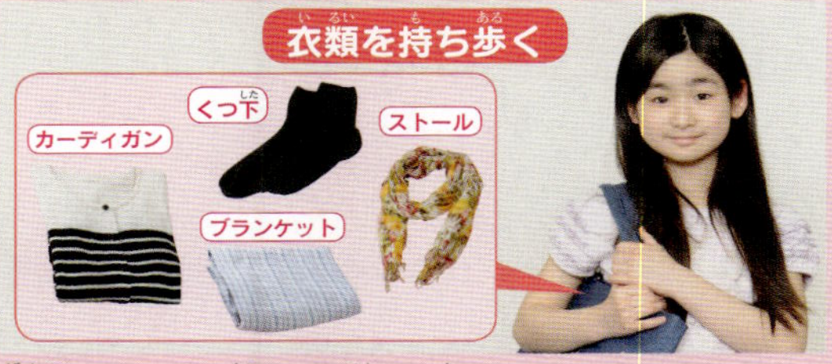
カーディガン
くつ下《した》
ストール
ブランケット

場所《ばしょ》によっては、冷《れい》ぼうが強《つよ》めに効《き》いているところもあるので、半《はん》そでの上《うえ》に着《き》る衣類《いるい》などを持《も》ち歩《ある》くようにしましょう。

具合《ぐあい》が悪《わる》くなる前《まえ》に行動《こうどう》する

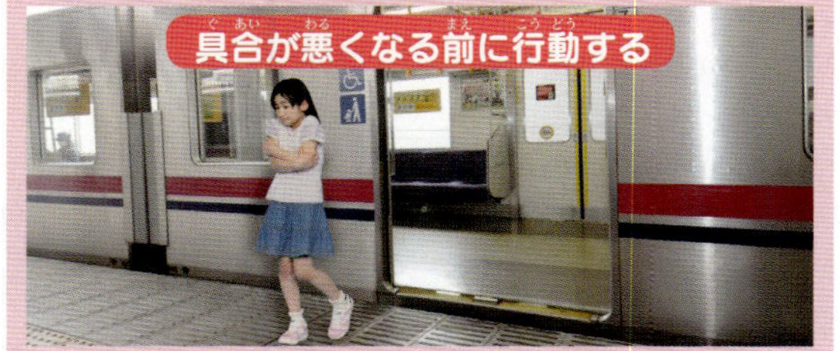

例《たと》えば、電車《でんしゃ》は「弱冷《じゃくれい》ぼう車《しゃ》」へ移動《いどう》する、その場《ば》から少《すこ》しはなれるなど、体調《たいちょう》が悪《わる》くなる前《まえ》に行動《こうどう》するようにしましょう。

周《まわ》りへの気配《きくば》りも忘《わす》れずに

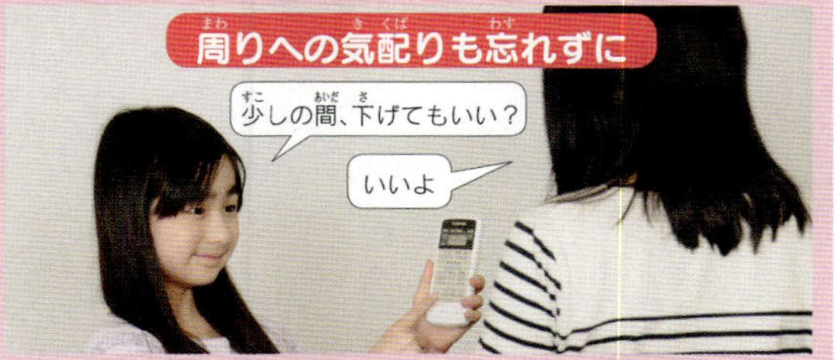
少《すこ》しの間《あいだ》、下《さ》げてもいい？
いいよ

冷《れい》ぼうの設定温度《せっていおんど》を変《か》えるときは、自分《じぶん》の感覚《かんかく》だけではなく、周《まわ》りの人《ひと》にも相談《そうだん》するようにしましょう。

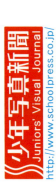

少年写真新聞
Juniors' Visual Journal
http://www.schoolpress.co.jp/
株式会社 少年写真新聞社 〒102-8232 東京都千代田区九段南4-7-16市ヶ谷KTビルⅠ TEL03（3264）2624 FAX 03（5276）7785

小学保健ニュース

昭和57年1月30日第3種郵便物認可 2016年7月18日発行 第1109号 旬刊 毎月3回（8・18・28日）発行 1か年定価17,640円
★定期刊行物は終わる期間を予定しない刊行物です。年度が替わりましても、購読中止のお申し出がない場合、引き続きニュースをご送付申し上げます。

No.1109
2016年（平成28年）
7月18日号
491.322 血小板 2416

けがをしたときに傷《きず》をふさぐ「血小板《けっしょうばん》」

出血《しゅっけつ》した場所《ばしょ》に、多《おお》くの血小板《けっしょうばん》が集《あつ》まることで傷口《きずぐち》をふさぎ、止血《しけつ》をしてくれます

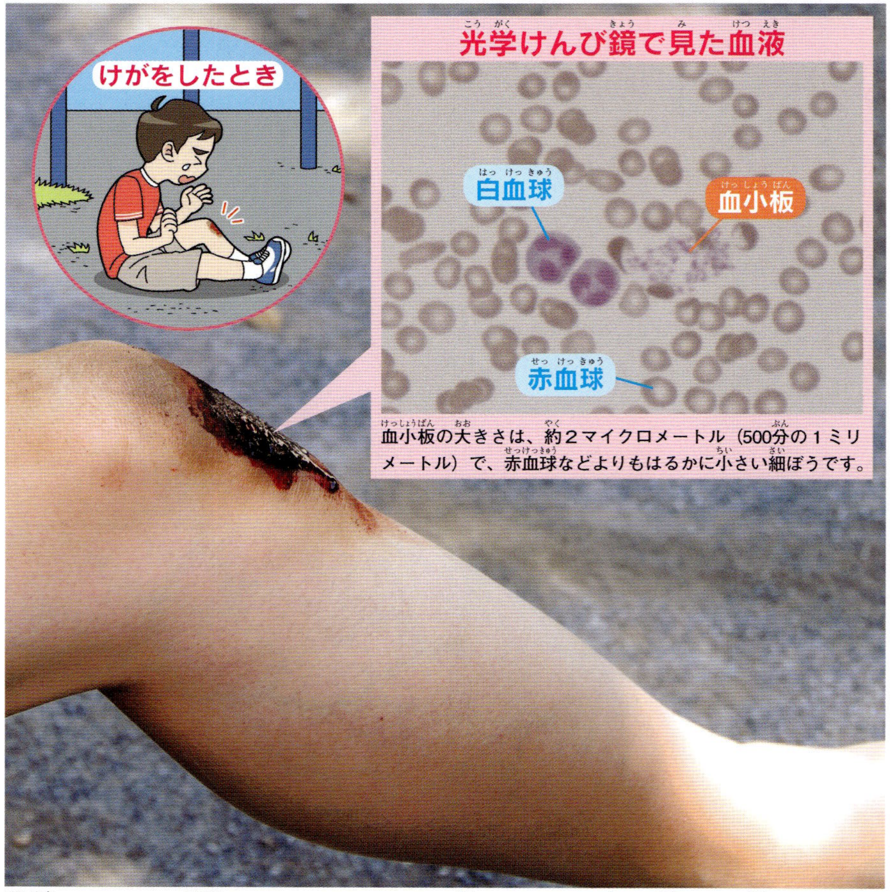
けがをしたとき
光学《こうがく》けんび鏡《きょう》で見《み》た血液《けつえき》
白血球《はっけっきゅう》
血小板《けっしょうばん》
赤血球《せっけっきゅう》

血小板《けっしょうばん》の大《おお》きさは、約《やく》2マイクロメートル（500分《ぶん》の1ミリメートル）で、赤血球《せっけっきゅう》などよりもはるかに小《ちい》さい細《さい》ぼうです。

血小板《けっしょうばん》は、けがなどで出血《しゅっけつ》したときに、すぐにたくさん集《あつ》まってくっつき合い、傷《きず》をふさぐ働《はたら》きがあります。

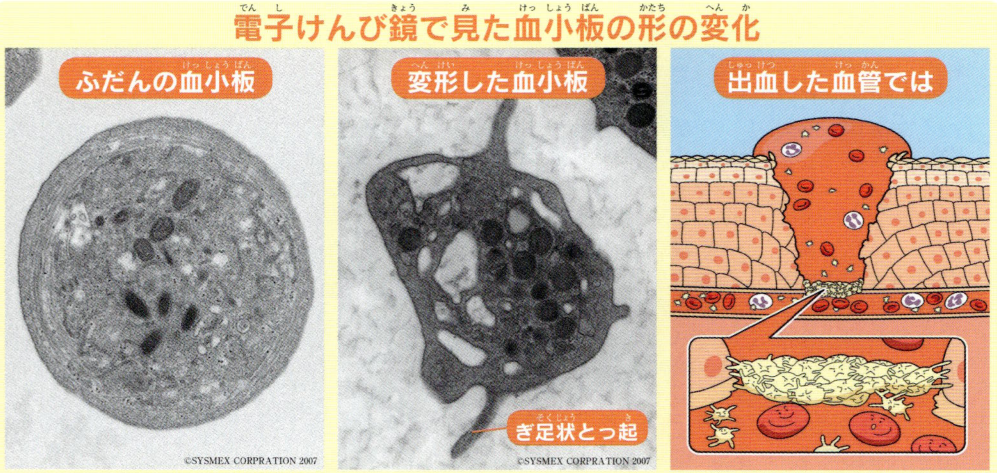
電子《でんし》けんび鏡《きょう》で見《み》た血小板《けっしょうばん》の形《かたち》の変化《へんか》
ふだんの血小板《けっしょうばん》
変形《へんけい》した血小板《けっしょうばん》
ぎ足状《そくじょう》とっ起《き》
出血《しゅっけつ》した血管《けっかん》では
©SYSMEX CORPRATION 2007
©SYSMEX CORPRATION 2007

血小板《けっしょうばん》は、血管《けっかん》が傷《きず》ついたときなどに変形《へんけい》して「ぎ足状《そくじょう》とっ起《き》」を出《だ》すことで、ほかの血小板《けっしょうばん》とくっつきやすくなります。

血小板《けっしょうばん》は、血液中《けつえきちゅう》のとても小《ちい》さな細《さい》ぼうで、けがをして血管《けっかん》が傷《きず》ついたときに、止血《しけつ》をする働《はたら》きを担《にな》ってます。血小板自体《けっしょうばんじたい》はとても小《ちい》さいですが、血液中《けつえきちゅう》から傷《きず》ができた場所《ばしょ》にすぐに集《あつ》まって、たがいにくっつくことで傷《きず》をふさぎます。

そのため、けがをして出血《しゅっけつ》したら、すぐにけがをした場所《ばしょ》を流水《りゅうすい》で洗《あら》い、傷《きず》がふさがる前《まえ》に、細菌《さいきん》などが傷《きず》に入《はい》らないようにすることが大切《たいせつ》です。

指導 杏林大学 医学部 解剖学教室 教授 松村 譲兒 先生

けがをしたときは、すぐに洗《あら》おう

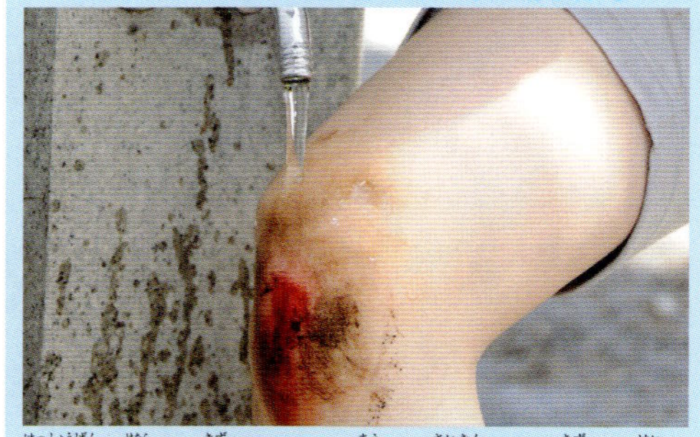

血小板《けっしょうばん》の働《はたら》きで傷《きず》がふさがる前《まえ》に、細菌《さいきん》などが傷《きず》から入《はい》らないように、出血《しゅっけつ》した場所《ばしょ》やその周囲《しゅうい》を流水《りゅうすい》で洗《あら》いましょう。

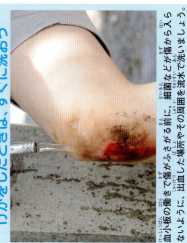

少年写真新聞 Juniors' Visual Journal 2016年7月18日発行 第1109号付録
©少年写真新聞社2016年
株式会社 少年写真新聞社 〒102-8232 東京都千代田区九段南4-7-16 市ヶ谷KTビルI
小学保健ニュース
★定期刊行物は終わる期間を予定しない刊行物です。年度が替わりましても、購読中止のお申し出がない場合、引き続きニュースをご送付申し上げます。
★著作権法により、本紙の無断複写・転載は禁じられています。
少年写真新聞社のホームページ
http://www.schoolpress.co.jp/

血小板の働き

杏林大学医学部解剖学教室 教授　松村 讓兒

転んでけがをして出血しても、軽傷であれば自然に血が固まって止血されます。この止血の仕組みを「血液凝固」といい、これには血小板が大きな役割を担っています。

血液凝固の仕組み

ふだん、血管を流れている血液が固まること（血液凝固）はありませんが、血流が滞ったり、血管の壁が傷ついたりすると血液の塊（凝血塊・血栓）がつくられることがあります。また、血管が破れて血液が流出すると、血液は固まることで傷口を塞ごうとします。この「傷口を塞ぐ仕組み」の最初の段階で働くのが血小板です。

ただ、何らかの原因で血管内に血栓ができたとき、その血栓が血管を詰まらせてしまうことがあります。血管が詰まるとその先の組織に血液が流れず、組織の壊死《えし》や機能障害が生じます。これを血栓症といい、脳梗塞や心筋梗塞、下肢の静脈でできた血栓が肺に詰まるロングフライト症候群（旧名：エコノミークラス症候群）の原因になります。

反対に、血小板が減少したり、血液凝固に働く物質（血液凝固因子）が欠乏したりすると血液が固まりにくくなり、出血しやすくなります（出血傾向）。血液凝固因子の多くは肝臓でつくられるので、肝臓疾患では出血傾向が現れます。つまり、血液凝固は強ければ「血栓症の原因」に、弱ければ「出血の原因」にもなるのです。

血小板とは

血小板は骨髄で赤血球や白血球とともにつくられます。巨核球という巨大細胞の細胞質が細かく分離してできた小片が血小板です。このため、血小板には細胞核はありませんが、血液凝固に働く物質を含む顆粒《かりゅう》を持ち、これが止血に働きます。

血小板は血液1μL（1／100万L）中に20～40万個含まれていて、血液中の血小板数が減少すると出血しやすくなります。血液1μL中の血小板数が5万個以下になると鼻腔や歯茎からの出血、皮下出血が起こりやすくなり、3万個以下になると脳出血や腸管出血の危険が高まります。

生成された血小板は骨髄から血管内に入って全身を循環します。その間、出血などが生じると傷口に集まってこれを塞ぐのに働きますが、何事もない場合、10日ほどで脾臓《ひぞう》に向かい、ここで破壊処理されます。

血小板と止血

血管内の血小板は、ふだんは直径2～4μm、厚さ約0.9μmの円盤状ですが、刺激を受けると球状に変形し、偽足を出して互いに密着します。血管の壁が傷つくと壁内のコラーゲンに触れて粘着性を増し、重なり合うように集まって塊（血小板血栓）をつくり、血管の傷を塞ぎます（一次止血）。

血小板がつくる血栓自体は一時的に傷口を塞ぐだけですが、集まった血小板からは顆粒内の物質が放出され、血液凝固の第2段階が始まります（二次止血）。血小板から放出された物質は血液中の凝固因子を活性化し、血液中のフィブリノゲンから糸状「フィブリン」をつくるのに働きます。フィブリンは網のように広がり、赤血球をからめてより強い凝血塊（血栓）をつくります。この血栓は傷口を完全に塞ぎ、血管壁が修復されるまで働くので「最終的止血」とも呼ばれています。

少年写真新聞 Juniors' Visual Journal 2016年8月8日発行 第1110号付録
©少年写真新聞社2016年
株式会社 少年写真新聞社 〒102-8232 東京都千代田区九段南4-7-16 市ヶ谷KTビルI
小学保健ニュース
★定期刊行物は終わる期間を予定しない刊行物です。年度が替わりましても、購読中止のお申し出がない場合、引き続きニュースをご送付申し上げます。
★著作権法により、本紙の無断複写・転載は禁じられています。
少年写真新聞社のホームページ
http://www.schoolpress.co.jp/

性同一性障害の児童が希望を持てる関係性づくりを

ちあきクリニック 院長　松永 千秋

性同一性障害を発達的視点から理解する

まず、性同一性障害を理解する上で最も大切なことを説明しましょう。

一人ひとりの顔や性格が異なるように、私たちの性のあり方も、実は一人ひとり異なっています。多くの場合、人は大人になる過程で、社会的に容認された男女の枠に自分をはめ込みながら、統合された人格として成長していきます。しかし、性同一性障害ではそれが困難なのです。性同一性障害は、一般的に「心と体の性が一致しない」と説明されていますが、詳しくは、「非典型的で個性的な性のあり方を持つために、典型的で社会的に容認された男性性・女性性という枠組みに基づく人格統合が困難な状態」と言いかえることができます。

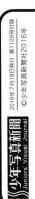

大切なのは、性同一性障害という診断がつけられるか否かではなく、個性的な性のあり方を持ちながら、それを全体としての自己のあり方に統合し、人格的に成熟していくことができるかどうかです。児童から性別違和感の訴えがあったときは、このような理解に基づく対応がなされなければなりません。児童期は、幼児期から二次性徴を経て青年期に至る、人格発達にとって非常に大切な時期であるため、発達的視点に立った理解と対応が特に求められるのです。

児童の気持ちに寄り添った対応をする

小学校においても性に違和感を持つ児童が少なからず存在するという事実を、まずはきちんと把握しておきましょう。そのような認識がなければ、児童が出しているサインに気づけないだけではなく、知らないうちにその児童を傷つけ、自分の気持ちを表現できないようにさせてしまいます。

実際に、性同一性障害、あるいは性に違和感のある児童がいたとしても、周囲がそれに気がつきにくい場合が少なからず存在します。たとえば、性別違和感があっても、親や先生、仲間集団の価値観に合わせるために、それを否認することで自己防衛をしている場合です。そのような状況では、本人でさえ、自分の性別違和感に気づけていないことがあります。また、性別違和感をはっきりと自覚し、苦しんでいたとしても、周囲から奇異の目で見られたり、いじめの対象になったりしないために、本人がそれを隠していることもよくあります。否認をしたり、隠そうとしたりする場合だけではなく、本人がみずから性別違和感を訴える場合であっても、彼らの気持ちの根底にあるのは不安や恐怖心です。

ですから、そのような児童と話をするときには、「性別違和感を無理やり暴かれようとしている」という印象を与えないように配慮しなければなりません。聞き出そうとするのではなく、「話せばわかってもらえるかもしれない」という希望を、児童が自然に持てるようにするのです。そのためには、日ごろから、性の多様性を認めるという学校の方針を全児童にわかりやすく説明し、浸透させておくこと、そして、「自分の気持ちに寄り添ってもらえる」と期待してもらえるような関係性を、児童との間にしっかりと育んでおくことが必要となります。

ほけん通信《つうしん》・・・・

学校　年　月　日発行

毎日《まいにち》、しっかりと眠《ねむ》るためには

指導　小児神経学クリニック 院長　星野 恭子 先生

私《わたし》たち人間《にんげん》は、昼間《ひるま》に活動《かつどう》して夜《よる》に眠《ねむ》るというリズムをもっている動物《どうぶつ》です。そのため、睡眠《すいみん》不足《ぶそく》の日《ひ》が続《つづ》くと、心《こころ》や体《からだ》の仕組《しく》みがうまく働《はたら》かなくなって、能力《のうりょく》を十分《じゅうぶん》に発揮《はっき》できなくなるだけでなく、リズムそのものが乱《みだ》れてしまい、さらに寝《ね》つけなくなってしまいます。

毎日《まいにち》しっかりと眠《ねむ》るためには、規則正《きそくただ》しい生活《せいかつ》を送《おく》り、決《き》まった時刻《じこく》に眠《ねむ》りにつくことが大切《たいせつ》です。自分《じぶん》に合《あ》った「入眠儀式《にゅうみんぎしき》」を見《み》つけて、小学生《しょうがくせい》のうちは夜《よる》9時《じ》には寝《ね》るように心《こころ》がけましょう。

● 入眠儀式《にゅうみんぎしき》って、どんなもの？ ●

毎日《まいにち》寝《ね》る前《まえ》に同《おな》じ行動《こうどう》を同《おな》じ順番《じゅんばん》で行《おこな》っていると、やがて脳《のう》は、その行動《こうどう》を行《おこな》うことで「もう寝《ね》る時間《じかん》だ」と感《かん》じるようになり、自然《しぜん》と眠《ねむ》りにつけるようになってきます。このような一続《ひとつづ》きの行動《こうどう》を「入眠儀式《にゅうみんぎしき》」といいます。入眠儀式《にゅうみんぎしき》には、決《き》まったものはありません。それを行《おこな》うことで、自分《じぶん》がリラックスできることが大切《たいせつ》です。

〔入眠儀式《にゅうみんぎしき》の例《れい》〕

パジャマに着《き》がえる

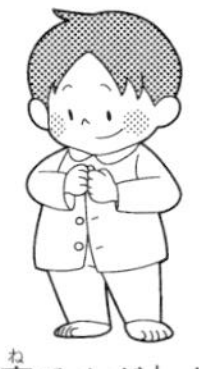

「これから寝《ね》るんだ」と、意識《いしき》が切《き》り替《か》わります。

ゆっくりとストレッチをする

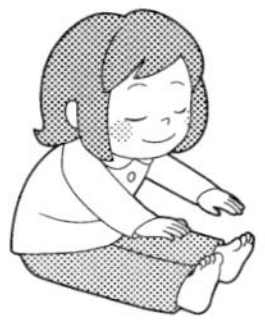

筋肉《きんにく》がほぐれて、リラックスすることができます。

本《ほん》を読《よ》む

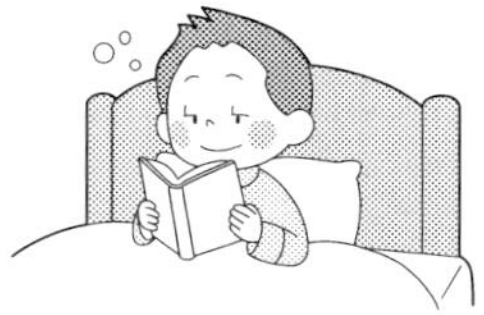

じっとして本《ほん》を読《よ》むと、心《こころ》が落《お》ちついて、眠《ねむ》くなります。

ぬいぐるみに話《はな》しかける

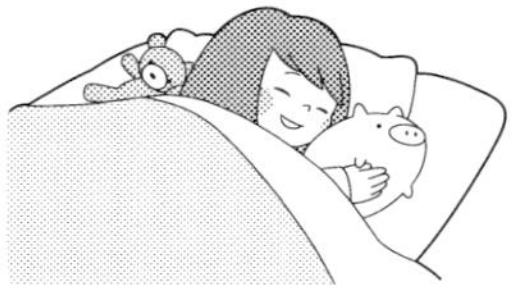

はだざわりのよいぬいぐるみは、気持《きも》ちをほぐしてくれます。

見《み》たい夢《ゆめ》の内容《ないよう》を思《おも》い描《えが》く

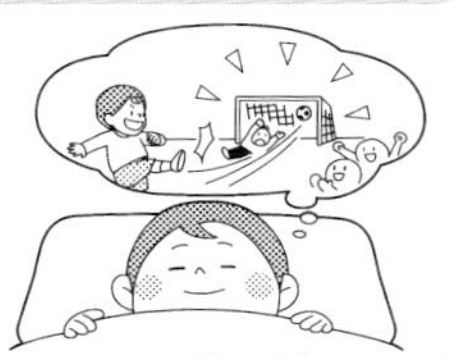

楽《たの》しいことを思《おも》い描《えが》くと、良《よ》い気分《きぶん》で眠《ねむ》りにつけます。

オルゴールを聴《き》く

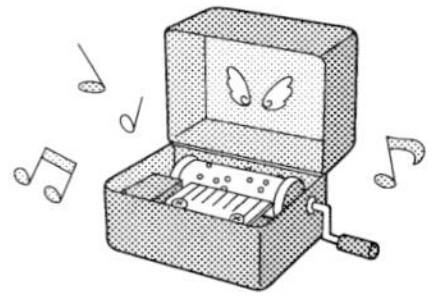

静《しず》かなメロディーは、眠気《ねむけ》を誘《さそ》います。

睡眠不足《すいみんぶそく》が心身《しんしん》に与《あた》える影響《えいきょう》

人間《にんげん》は、寝《ね》ている間《あいだ》に脳《のう》を休《やす》ませたり、成長《せいちょう》のためのホルモンを分泌《ぶんぴつ》したりして健康《けんこう》を保《たも》っています。睡眠不足《すいみんぶそく》が続《つづ》くと、こうした体《からだ》のリズムが乱《みだ》れて、心《こころ》や体《からだ》にさまざまな悪影響《あくえいきょう》が現《あらわ》れるようになります。小学生《しょうがくせい》のうちは、毎日《まいにち》9～11時間《じかん》の睡眠《すいみん》をとり、元気《げんき》に過《す》ごしましょう。

集中《しゅうちゅう》できない・やる気《き》が出《で》ない

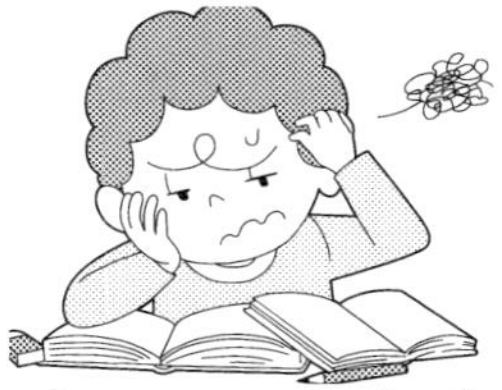

脳《のう》の疲《つか》れが取《と》れないため、やる気《き》が出《で》ず、集中力《しゅうちゅうりょく》が低下《ていか》します。

頭痛《ずつう》や腹痛《ふくつう》などの体調不良《たいちょうふりょう》

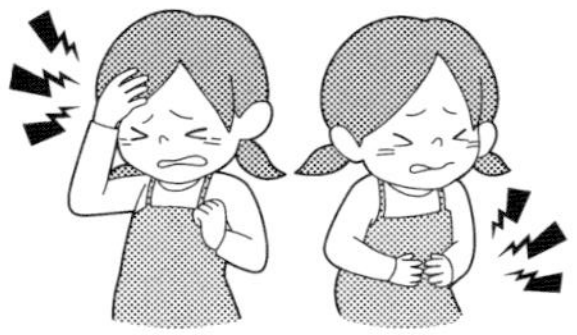

ホルモンや体温《たいおん》などのリズムが乱《みだ》れ、体調不良《たいちょうふりょう》が起《お》こりやすくなります。

朝起《あさお》きられず、夜寝《よるね》つけない

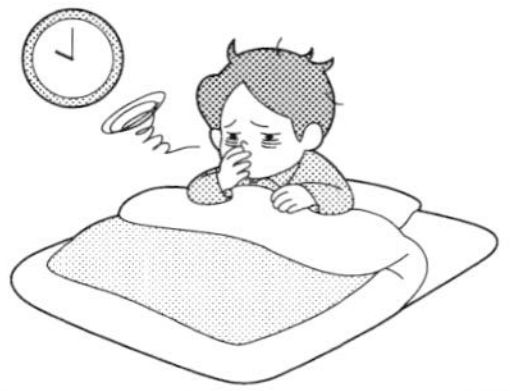

生体時計《せいたいどけい》がずれて時差《じさ》ボケのような状態《じょうたい》となり、ますます寝《ね》つけなくなります。

イライラしやすい

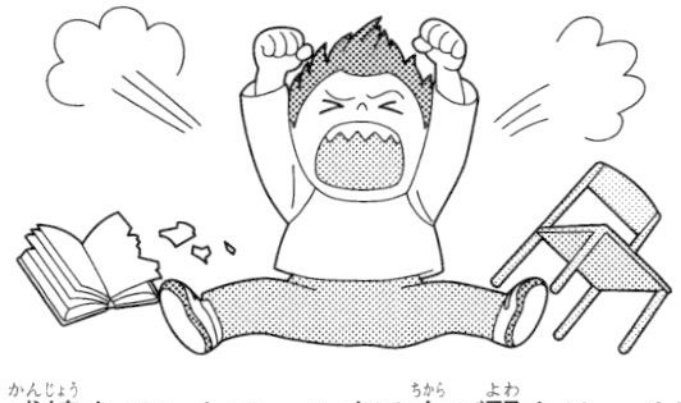

感情《かんじょう》をコントロールする力《ちから》が弱《よわ》まり、イライラしやすくなります。

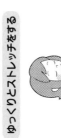

1日《にち》24時間《じかん》でできることは限《かぎ》られています

宿題《しゅくだい》、遊《あそ》び、塾《じゅく》、ゲーム、見《み》たいテレビなど、みなさんは、毎日《まいにち》やることがたくさんあるでしょう。しかし、1日《にち》が24時間《じかん》しかないことも、夜《よる》に眠《ねむ》る私《わたし》たちの体《からだ》のリズムも変《か》えることはできません。リズムを無視《むし》して夜《よ》ふかしばかりしていると、やがて心身《しんしん》の調子《ちょうし》がくずれて、やりたいことをやることもできなくなってしまいます。

それが本当《ほんとう》に今日《きょう》やらなければいけないことなのかを自分《じぶん》で考《かんが》え、選《えら》ぶ力《ちから》を身《み》につけましょう。

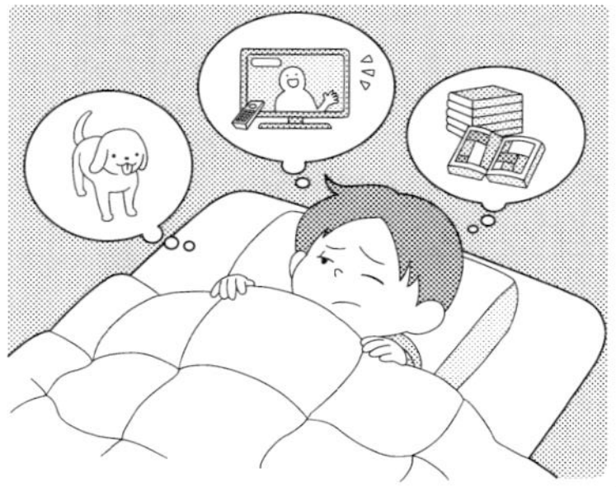

2016年10月18日発行　©少年写真新聞社

小学保健ニュース No.1116付録　©少年写真新聞社

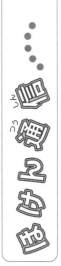

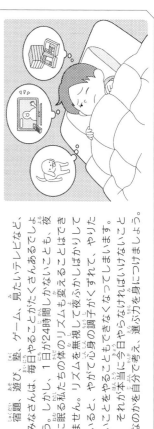

少年写真新聞
Juniors' Visual Journal
http://www.schoolpress.co.jp/

小学保健ニュース

No.1110
2016年(平成28年)
8月8日号
367.98 性同一性 2416

教職員《きょうしょくいん》指導用《しどうよう》

“いない”のではなく“言《い》えない”だけかも

どの学校《がっこう》にも「性同一性障害《せいどういつせいしょうがい》」の児童《じどう》がいる可能性《かのうせい》があります

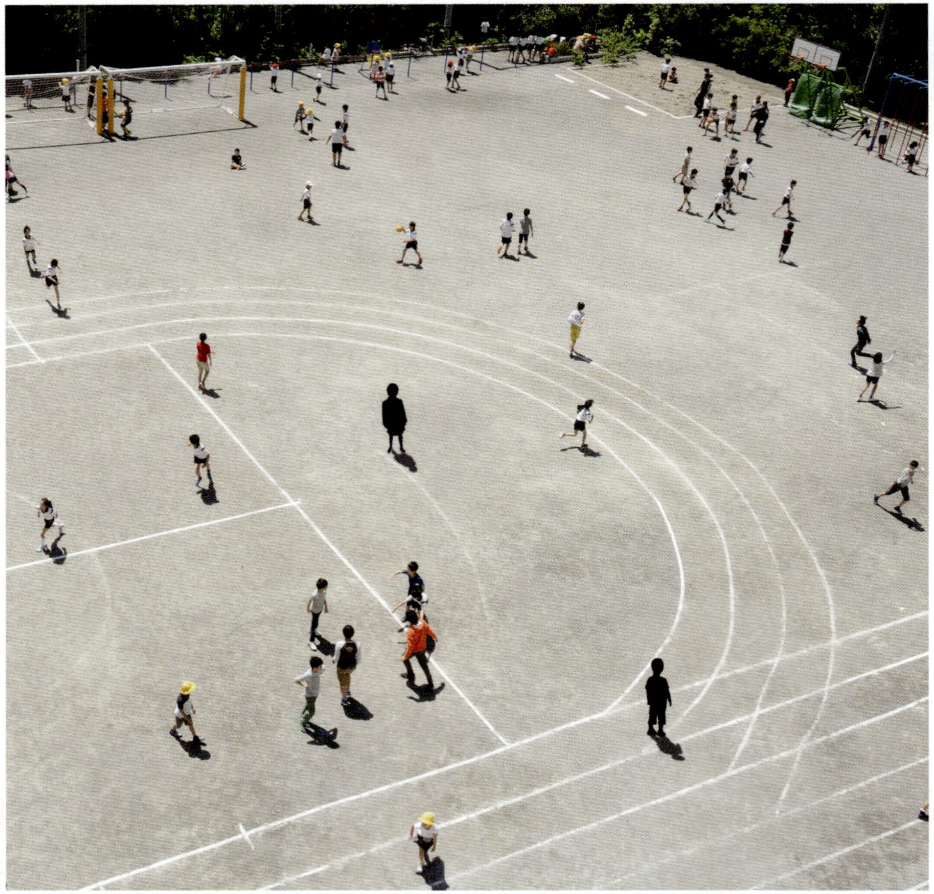

性《せい》に違和感《いわかん》を持《も》つ児童《じどう》は、男女《だんじょ》に二分《にぶん》した指導《しどう》に人知《ひとし》れず傷《きず》ついているかもしれません。

※写真はイメージです。

性同一性障害《せいどういつせいしょうがい》の児童《じどう》は、こんな場面《ばめん》で悩《なや》んでいます

服装《ふくそう》

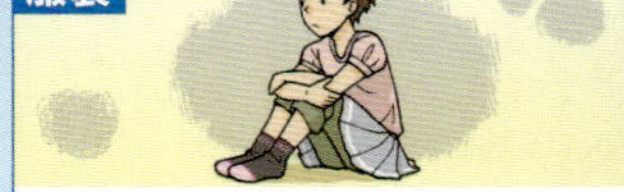

服装《ふくそう》が乱《みだ》れているのは、悩《なや》んでいるせいかもしれません。

着《き》がえ・健康診断《けんこうしんだん》

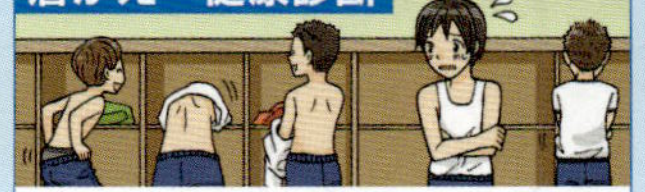

はだかを見《み》たり、見《み》られたりすることに苦痛《くつう》を感《かん》じています。

宿泊行事《しゅくはくぎょうじ》

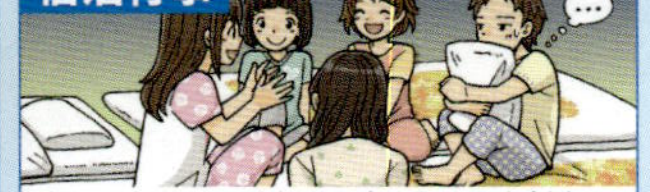

性《せい》が異《こと》なると感《かん》じる相手《あいて》との入浴《にゅうよく》や同部屋《おなじへや》に違和感《いわかん》を感《かん》じています。

トイレ

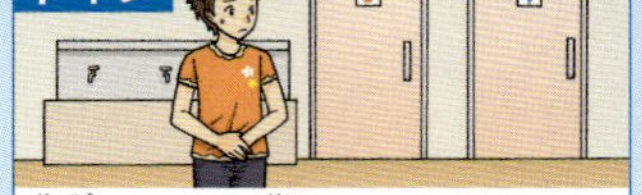

学校《がっこう》でトイレに入《はい》ることをがまんしている場合《ばあい》があります。

プール

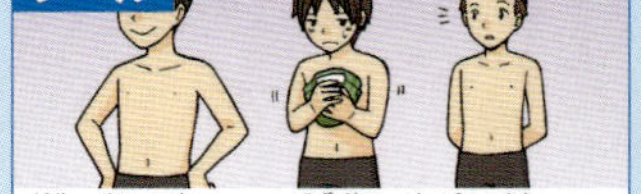

体《からだ》の性《せい》に合《あ》わせた水着《みずぎ》に苦痛《くつう》を感《かん》じています。

男女《だんじょ》に分《わ》けての指導《しどう》

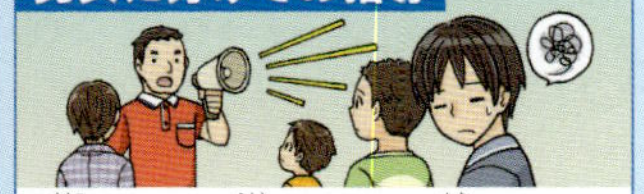

「男《おと》らしさ」「女《おんな》らしさ」を求《もと》められることに悩《なや》んでいます。

児童《じどう》が相談《そうだん》しやすい保健室《ほけんしつ》をつくりましょう

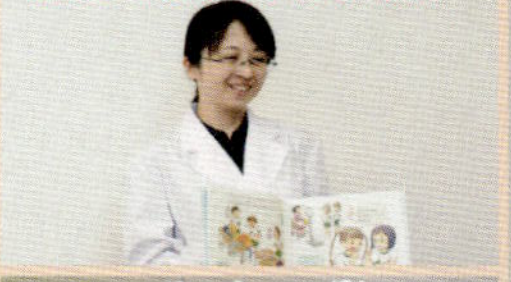

日《ひ》ごろから保健指導《ほけんしどう》などで、性《せい》の多様性《たようせい》についてふれる。

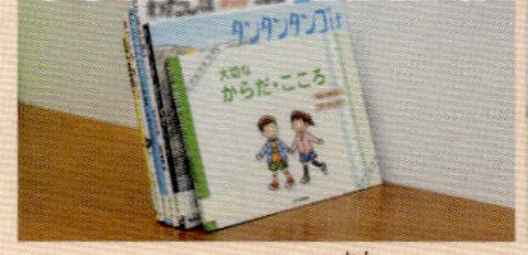

だれもが手《て》に取《と》れる場所《ばしょ》に、参考《さんこう》となりそうな書籍《しょせき》を置《お》く。

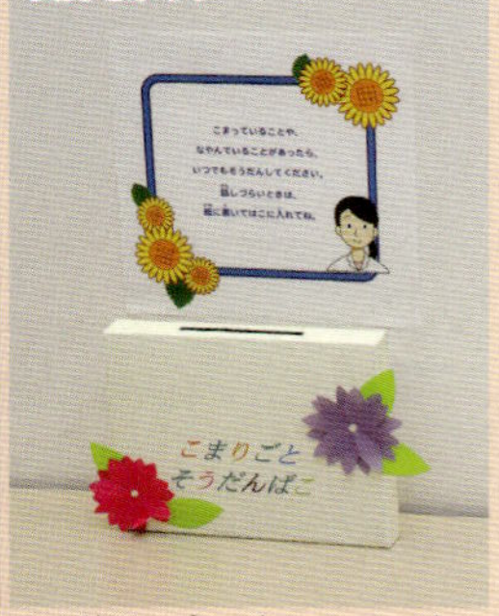

「いつでも相談《そうだん》に乗《の》る」という姿勢《しせい》を示《しめ》す。

セクシュアリティに関《かん》することは、本人《ほんにん》が打《う》ち明《あ》けるのを待《ま》つのが基本《きほん》です。無理《むり》やり聞《き》き出《だ》そうとするのはひかえましょう。

体《からだ》と心《こころ》の性《せい》が同《おな》じでない性同一性障害《せいどういつせいしょうがい》の児童《じどう》は、「男《おとこ》らしさ」や「女《おんな》らしさ」を一様《いちよう》に押《お》しつける指導《しどう》に傷《きず》つきます。

小学生《しょうがくせい》のうちは、性《せい》の意識《いしき》が定《さだ》まらないこともあるので、性同一性障害《せいどういつせいしょうがい》の児童《じどう》を見《み》つけることが重要《じゅうよう》なのではなく、多様《たよう》な性《せい》の形《かたち》を認《みと》める姿勢《しせい》を示《しめ》すことが大切《たいせつ》です。

児童《じどう》が相談《そうだん》しやすい環境《かんきょう》をつくり、本人《ほんにん》の違和感《いわかん》に寄《よ》りそった対応《たいおう》を心《こころ》がけましょう。

指導 ちあきクリニック 院長 松永千秋 先生
撮影協力 江東区立豊洲北小学校

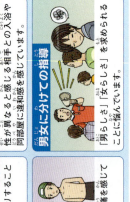

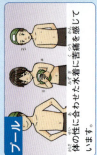

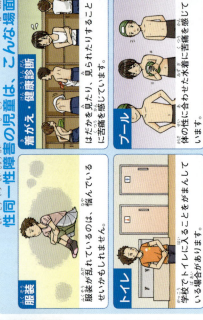

少年写真新聞
Juniors' Visual Journal
http://www.schoolpress.co.jp/

小学保健ニュース

No.1111
2016年(平成28年)
8月28日号
494.7 整形外科学 2416
昭和57年1月30日第3種郵便物認可　2016年8月28日発行　第1111号　旬刊　毎月3回(8・18・28日)発行　1か年定価17,640円
★定期刊行物は終わる期間を予定しない刊行物です。年度が替わりましても、購読中止のお申し出がない場合、引き続きニュースをご送付申し上げます。

打《だ》ぼく・ねんざは、4つの「あ」で手当《てあて》をしよう

痛《いた》めた場所《ばしょ》を心臓《しんぞう》より「あ」げて、「ア」イシングを行《おこな》い、「あ」っぱくして、「あ」ん静《せい》にしましょう

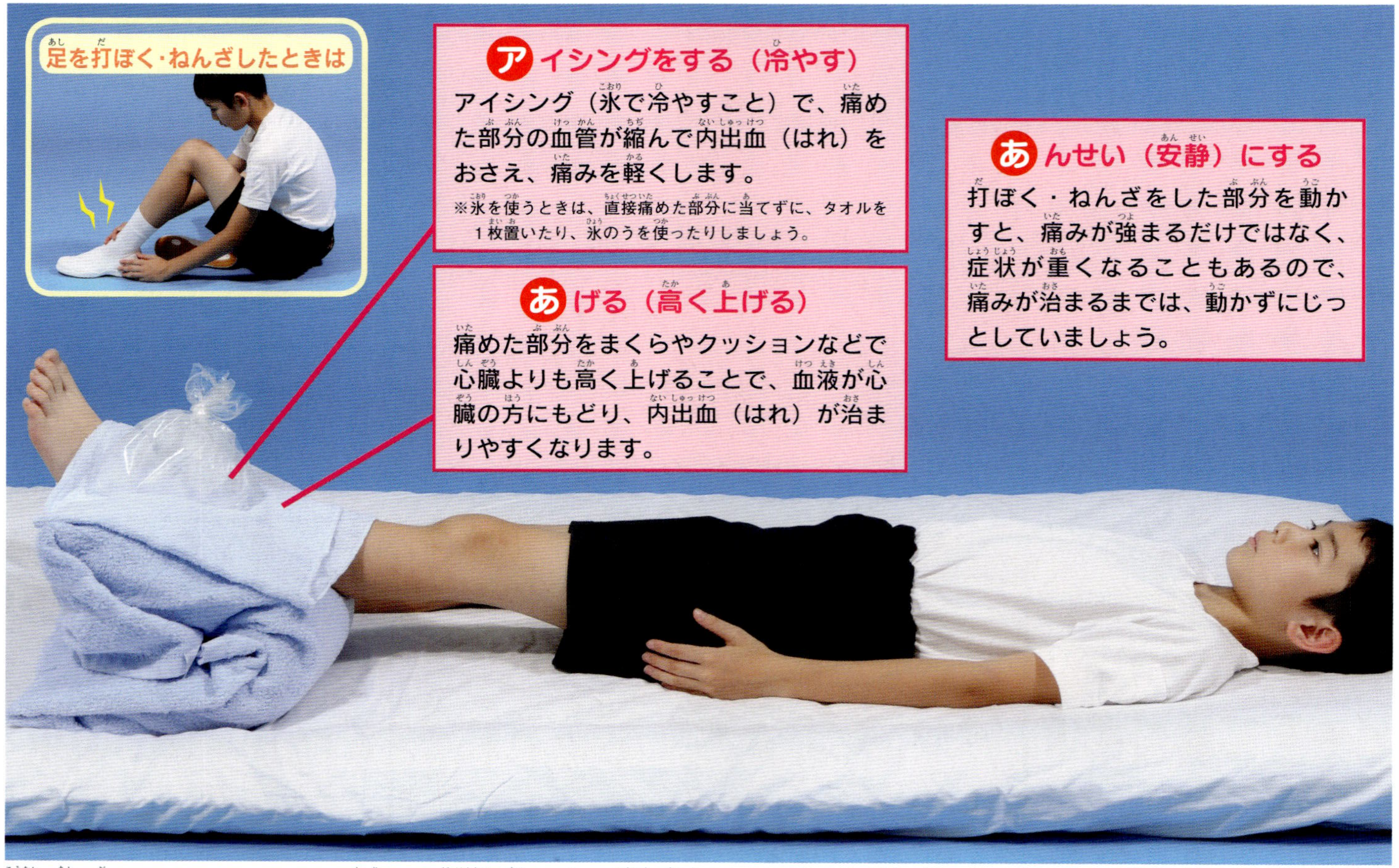

ア イシングをする（冷《ひ》やす）

アイシング（氷《こおり》で冷《ひ》やすこと）で、痛《いた》めた部分《ぶぶん》の血管《けっかん》が縮《ちぢ》んで内出血《ないしゅっけつ》（はれ）をおさえ、痛《いた》みを軽《かる》くします。

※氷《こおり》を使《つか》うときは、直接《ちょくせつ》痛《いた》めた部分《ぶぶん》に当《あ》てずに、タオルを1枚《まい》置《お》いたり、氷《ひょう》のうを使《つか》ったりしましょう。

あ げる（高《たか》く上《あ》げる）

痛《いた》めた部分《ぶぶん》をまくらやクッションなどで心臓《しんぞう》よりも高《たか》く上《あ》げることで、血液《けつえき》が心《しん》臓《ぞう》の方《ほう》にもどり、内出血《ないしゅっけつ》（はれ）が治《おさ》まりやすくなります。

あ んせい（安静《あんせい》）にする

打《だ》ぼく・ねんざをした部分《ぶぶん》を動《うご》かすと、痛《いた》みが強《つよ》まるだけではなく、症状《しょうじょう》が重《おも》くなることもあるので、痛《いた》みが治《おさ》まるまでは、動《うご》かずにじっとしていましょう。

あ っぱくすることも大切《たいせつ》です

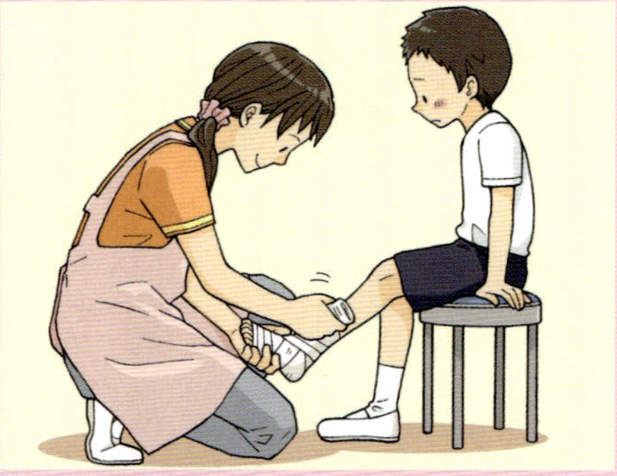

痛《いた》めた部分《ぶぶん》を包帯《ほうたい》で強《つよ》くおさえて圧《あっ》ぱくしてもらうことで、内出血《ないしゅっけつ》（はれ）をおさえ、痛《いた》みを軽《かる》くできます。

打《だ》ぼくは、体《からだ》を強《つよ》くぶつけたときに、皮《ひ》ふの内側《うちがわ》で出血《しゅっけつ》が起《お》こることによって、ねんざは手《て》や足《あし》をひねって関節《かんせつ》の周囲《しゅうい》が傷《きず》つくことによって起《お》こります。

痛《いた》めた部分《ぶぶん》を心臓《しんぞう》よりも高《たか》く上《あ》げて、氷《こおり》などで冷《ひ》やすことで、皮《ひ》ふの内側《うちがわ》での出血《しゅっけつ》がおさえられて、痛《いた》みが軽《かる》くなっていきます。

また、痛《いた》みが軽《かる》くなるまでは、安静《あんせい》にしていることも、早《はや》く治《なお》すのに大切《たいせつ》です。

指導　板橋区医師会病院　院長　泉　裕之　先生

校内《こうない》で足《あし》の打《だ》ぼくやねんざをしたときには、無理《むり》をして保健室《ほけんしつ》に歩《ある》いて行《い》くと症状《しょうじょう》が悪化《あっか》することがあるので、周囲《しゅうい》の人《ひと》にかたを借《か》りて行《い》くか、先生《せんせい》を呼《よ》んできてもらいましょう。

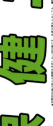

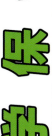

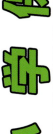

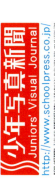

少年写真新聞 Juniors' Visual Journal　2016年8月28日発行　第1111号付録
©少年写真新聞社2016年
株式会社 少年写真新聞社 〒102-8232 東京都千代田区九段南4-7-16 市ヶ谷KTビルI
小学保健ニュース
★定期刊行物は終わる期間を予定しない刊行物です。年度が替わりましても、購読中止のお申し出がない場合、引き続きニュースをご送付申し上げます。
★著作権法により、本紙の無断複写・転載は禁じられています。
少年写真新聞社のホームページ
http://www.schoolpress.co.jp/

子どもの打撲・捻挫への対応

板橋区医師会病院 院長　泉 裕之

体育時や休み時間、登下校時など、学校管理下で打撲や捻挫などのけが（外傷）を見ることが少なくありません。悪化させないためには、初期対応が重要です。

打 撲

打撲は、転倒したり、ものに強くぶつかったりして体外からの衝撃により、皮下組織や筋肉の損傷が見られるもので、体表に出血を伴わないものを指します。頭部、顔面、躯幹《く かん》、四肢などの全身のあらゆる部位に起こる可能性があります。打撲した部分やその周辺が腫れや熱を帯びて皮膚が青紫色に変色している場合は、皮下出血（いわゆる内出血）を起こしていることがあります。頭部の打撲では、こぶができることもあります。

軽度の打撲では、1～2週間程度で発赤と腫脹《しゅちょう》が治ります。ただし、下記のような兆候があるときには、速やかに医療機関に受診するようにしてください。特に、頭部打撲や胸腹部打撲後に急変した際には、救急車の利用が必要です。

頭部打撲で、目、鼻、口などから出血があれば、重症の可能性があります。繰り返す嘔《おう》吐《と》、意識がはっきりしない、痙攣《けいれん》があるようなときには、頭蓋内出血の可能性もあります。胸や腹などの打撲では、一見元気そうに見えても、内臓を損傷していることがあり、しばらくしてから状態が悪くなることがあります。手足に皮下出血を認め、腫れがひどく、痛みを強く訴えるときには、骨折している可能性があります。

捻 挫

捻挫は、四肢などの関節に、生理的稼働許容範囲を超えた動きがあった際に起こります。骨と骨をつなぐ可動部関節周辺部位の損傷、関節を包む関節包や骨と骨をつなぐ靭帯《じんたい》及び軟部組織（内臓・骨以外の総称）を損傷した状態を指します。疼痛《とうつう》や腫脹、熱感を伴います。突き指は指の捻挫です。

脱臼や骨折の場合もありますので、痛みや腫れ、内出血がひどい、変形している、動かせない、しびれているなどの症状があるときには、速やかに医療機関に受診するようにしてください。

救急処置

打撲や捻挫では初期の救急処置が重要です。医療機関に受診する前に適切な処置を行うことにより、痛みや腫れなどの症状が軽減され、悪化を防ぐことができ、回復を早めるために役立ちます。安静（Rest）、冷却（Icing）、圧迫（Compression）、挙上（Elevation）を行うRICE処置が推奨されています。まずは患部を動かさないように、休ませます。患部を中心に氷のうや氷水などで冷やします。冷やし過ぎないようにする必要があります。内出血や腫れを防ぐために、患部を圧迫します。弾力包帯やテーピングを利用するとよいでしょう。また、患部を心臓より高い位置に保って、内出血や腫れを防ぎます。

子どもには、4つの「あ」、すなわち安静、アイシング、圧迫、上げると説明するとよいかもしれません。

予 防

急に運動を始めると、転倒や衝突の原因になることがあります。けがを防ぐためにも準備体操が重要です。柔軟体操を十分に行い、筋肉と関節をほぐします。特に、捻挫をしやすい手首や足首を入念に行うとよいでしょう。

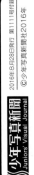

少年写真新聞 Juniors' Visual Journal　2016年9月8日発行　第1112号付録
©少年写真新聞社2016年
株式会社 少年写真新聞社 〒102-8232 東京都千代田区九段南4-7-16 市ヶ谷KTビルI
小学保健ニュース
★定期刊行物は終わる期間を予定しない刊行物です。年度が替わりましても、購読中止のお申し出がない場合、引き続きニュースをご送付申し上げます。
★著作権法により、本紙の無断複写・転載は禁じられています。
少年写真新聞社のホームページ
http://www.schoolpress.co.jp/

朝食指導は多面的に

神奈川工科大学応用バイオ科学部
教授　饗場 直美

朝食摂食の重要性

朝食の英語表記はbreakfastですが、これは、夕食と朝食の間隔が最も長いことから、fast（断食）をbreak（壊す）するということを意味しています。空腹である朝にしっかりと朝食を食べて胃が膨れると、胃腸反射によって大腸の蠕動《ぜんどう》運動が高まり排便が促されることになります。飲み物などの水分をとるだけではなく、しっかりと朝食を食べることの意味がここにあります。朝食指導では、生活習慣を整え、塾などで夕食が遅くなる子どもたちには、夕食の回数を分けて1回の食事量を減らす工夫をするように指導するなど、朝食を食べられる状態（朝の空腹感）にさせることが重要です。

また、食べる際によくかむと、胃での消化が助けられ、口を運動させることで顔の温度が上昇し、顔や脳の血流もよくなることが期待できます。食物摂取は、血糖値を上昇させ、脳活動の準備態勢を整えます。食事による食事誘発性熱産生によって体温が上昇し、体が目覚めることになります。

このように、朝食は一日を始めるための重要なスイッチであり、しっかりとよくかんで食べることの習慣化が望まれます。

朝食欠食の課題

平成27年度に実施された内閣府の食育の意識調査結果*によると、全世代で「朝食をほとんど毎日食べる」と答えた人は83.9%であり、「ほとんど食べない」と答えた人は8.2%にとどまっていました。しかしながら、性別、年代別では、20歳代の男性の23.6%が「ほとんど食べない」と答えており、同年代の女性（11.6%）やほかの年代に比べて比率が高くなっています。一方、子どもの朝食欠食は4.4%（平成27年）でしたが、学童期には朝食を食べていた子どもたちが、成長とともに朝食欠食に移行する姿が想像され、特に男性においてその傾向があります。

学童期の朝食摂食の習慣を定着させるためには、教科と学校給食の連携（教諭と栄養教諭・学校栄養士の連携）、学校と家庭との連携が必須です。例えば朝食摂食の指導では、規則正しい生活習慣の実践と、朝食を食べる意義、食品選択の仕方、献立作成や調理技術を学校で指導し、それをもとに家庭での朝食摂食につながる流れを作ることが必要であると考えます。

朝食の食べ方
～誰とどのように食べるか～

第三次食育推進基本計画には、家族で食事を共にする「共食」の頻度を増やすという目標が含まれています。私たちが小中学生の保護者を対象に実施した家庭での食事状況調査では、小学生よりも中学生の朝食欠食率が高く、家族そろって朝食を食べる割合も低いことがわかりました。子ども1人で食事をとる「孤食」は朝食欠食につながり、食事内容もバランスの悪いものになっていました。小中学生に朝食摂食を勧める際には、家族で朝食を楽しく食べることを勧めてください。

食行動（習慣）は関連する要因を総合的にとらえることが必要であり、学童期の朝食摂食の習慣化を生涯の食生活の基礎づくりとした多面的指導が必要です。

*「食育に関する意識調査報告書」（平成28年3月）より

ほけん通信《つうしん》

学校　　年　　月　　日発行

免疫細胞《めんえきさいぼう》の力《ちから》を高《たか》めて病気《びょうき》を予防《よぼう》しよう

指導　大和高田市立病院 小児科 部長　清益 功浩 先生

寒《さむ》くなってくると、かぜやインフルエンザなどの病気《びょうき》が流行《りゅうこう》します。かぜやインフルエンザは「感染症《かんせんしょう》」と呼《よ》ばれる、ウイルスや細菌《さいきん》が原因《げんいん》となって起《お》こる病気《びょうき》で、手洗《てあら》いやうがいなどでウイルスや細菌《さいきん》を体内《たいない》に入《い》れないことが予防《よぼう》になります。

また、ウイルスや細菌《さいきん》が体内《たいない》に入《はい》っても、病気《びょうき》にならないように、体《からだ》の中《なか》で戦《たたか》ってくれる細胞《さいぼう》がいます。それらは「免疫細胞《めんえきさいぼう》」と呼《よ》ばれ、細胞《さいぼう》の力《ちから》を高《たか》めるには、毎日《まいにち》の生活習慣《せいかつしゅうかん》がカギとなります。

代表的《だいひょうてき》な免疫細胞《めんえきさいぼう》

好中球《こうちゅうきゅう》・マクロファージ

好中球《こうちゅうきゅう》やマクロファージは白血球《はっけっきゅう》の一《いっ》種《しゅ》で、体《からだ》の中《なか》に入《はい》った細菌《さいきん》などの病原体《びょうげんたい》を「食《た》べる」ことで攻撃《こうげき》します。また、マクロファージは、食《た》べた細菌《さいきん》の情報《じょうほう》を、「リンパ球《きゅう》」と呼《よ》ばれる別《べつ》の免疫細胞《めんえきさいぼう》に伝《つた》える役割《やくわり》もあります。

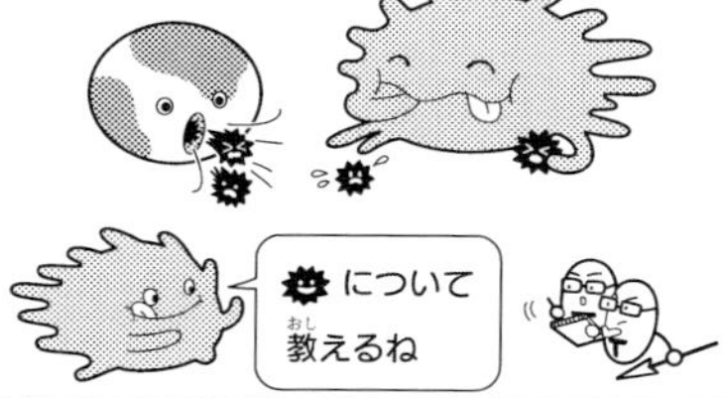

リンパ球《きゅう》（T細胞《さいぼう》、NK細胞《さいぼう》）

リンパ球《きゅう》は、T細胞《さいぼう》やNK細胞《さいぼう》など、働《はたら》きによって様々《さまざま》な種類《しゅるい》に分《わ》かれます。

T細胞《さいぼう》はマクロファージから受《う》け取《と》った情報《じょうほう》をもとに、ウイルスや細菌《さいきん》に感染《かんせん》した細胞《さいぼう》を攻《こう》撃《げき》して破壊《はかい》します。NK細胞《さいぼう》は、病気《びょうき》に感染《かんせん》した細胞《さいぼう》を情報無《じょうほうな》しで、すぐに攻撃《こうげき》する免疫細胞《めんえきさいぼう》で、「がん」になった細胞《さいぼう》もやっつけてくれます。

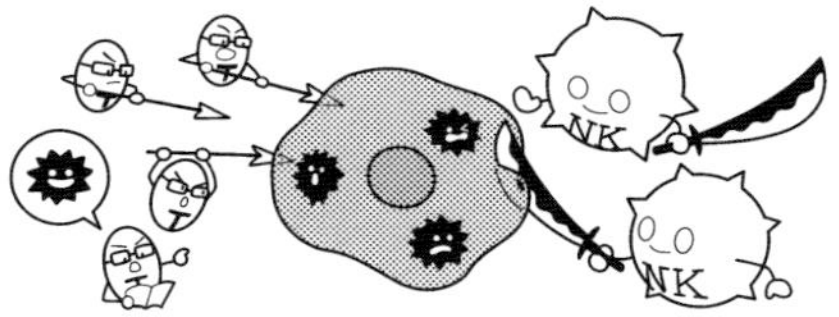

免疫細胞《めんえきさいぼう》はどこでつくられるの？

好中球《こうちゅうきゅう》やマクロファージのもととなる単球《たんきゅう》、リンパ球《きゅう》の多《おお》くは、骨《ほね》の中《なか》にある「骨髄《こつずい》」と呼《よ》ばれる部分《ぶぶん》でつくられて、血管《けっかん》を通《つう》じて全身《ぜんしん》に送《おく》られます。

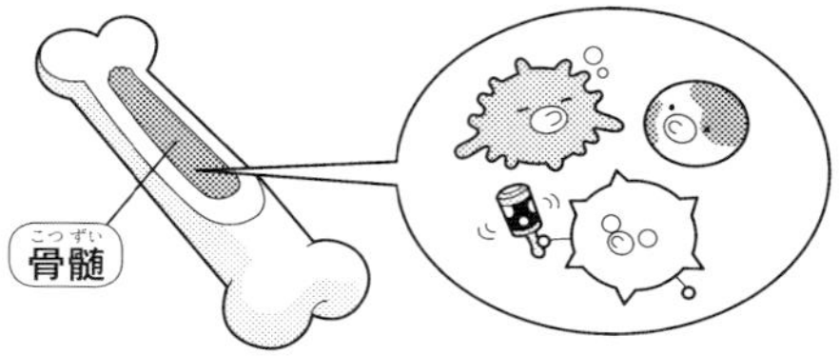

免疫細胞《めんえきさいぼう》の力《ちから》を高《たか》めるには

栄養《えいよう》バランスのよい食事《しょくじ》をとる

好中球《こうちゅうきゅう》などの免疫細胞《めんえきさいぼう》は骨髄《こつずい》でつくられます。新《あら》たな免疫細胞《めんえきさいぼう》をつくるには、たんぱく質《しつ》や脂肪《しぼう》、ビタミンなどの様々《さまざま》な種類《しゅるい》の栄養《えいよう》が必要《ひつよう》になります。

また、免疫細胞《めんえきさいぼう》自体《じたい》の力《ちから》を高《たか》めるためにも、多種類《たしゅるい》の栄養《えいよう》を食事《しょくじ》の中《なか》でとることが欠《か》かせません。

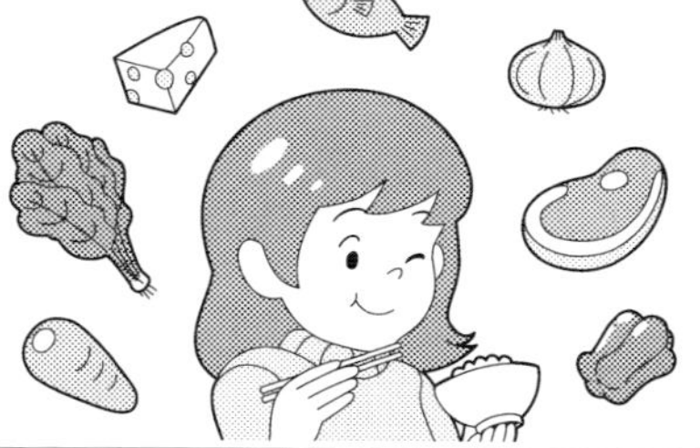

しっかりと休養《きゅうよう》・睡眠《すいみん》をとる

睡眠不足《すいみんぶそく》によって体調《たいちょう》が悪《わる》くなると、免疫《めんえき》の機能《きのう》は落《お》ちてしまいます。免疫細胞《めんえきさいぼう》の機能《きのう》が落《お》ちると、細菌《さいきん》などの病原体《びょうげんたい》に負《ま》けやすくなるため、さらに体調《たいちょう》が悪《わる》くなってしまいます。毎日《まいにち》しっかりと睡眠《すいみん》をとることで、免疫《めんえき》細胞《さいぼう》の力《ちから》を高《たか》めましょう。

ストレスをためない

ストレスをためると、睡眠不足《すいみんぶそく》や体調不良《たいちょうふりょう》など、心《こころ》や体《からだ》のバランスを崩《くず》すため、ストレスも免疫細胞《めんえきさいぼう》の力《ちから》を低下《ていか》させる要因《よういん》になります。体《からだ》を動《うご》かす、好《す》きな本《ほん》を読《よ》む、音楽《おんがく》を聴《き》く、腹式呼吸《ふくしきこきゅう》をするなど、自分《じぶん》に合《あ》った方法《ほうほう》でストレスをコントロールしていきましょう。

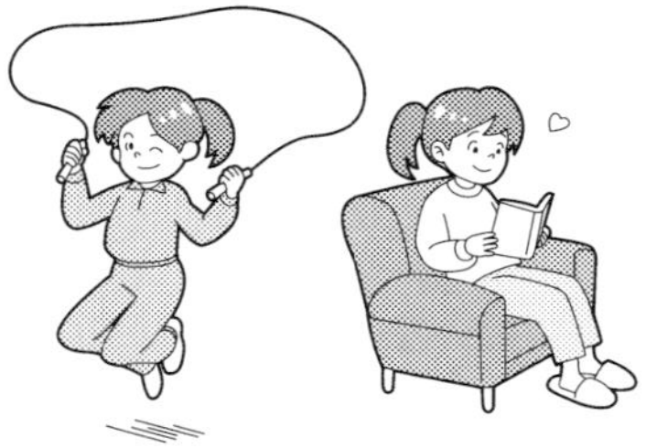

手洗《てあら》い・うがいも忘《わす》れずに

秋《あき》から冬《ふゆ》にかけての、気温《きおん》が下《さ》がり、空気《くうき》も乾燥《かんそう》する季節《きせつ》には、かぜやインフルエンザの原《げん》因《いん》となるウイルスの力《ちから》が強《つよ》まり、免疫細胞《めんえきさいぼう》が負《ま》けて、病気《びょうき》にかかりやすくなります。

そのため、手洗《てあら》いやうがいをこまめに行《おこな》い、病原体《びょうげんたい》を体《からだ》の中《なか》に入《い》れないようにすることも大《たい》切《せつ》です。

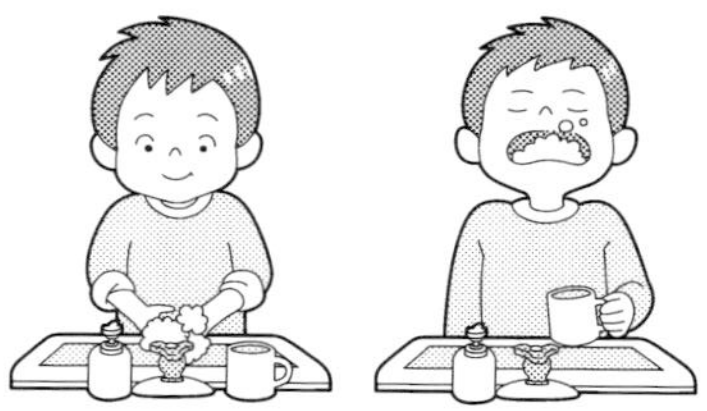

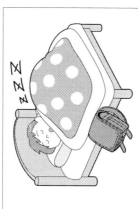

2016年11月18日発行　©少年写真新聞社

小学保健ニュース No.1119付録 ©少年写真新聞社

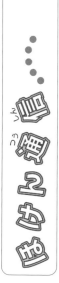

少年写真新聞
Juniors' Visual Journal
http://www.schoolpress.co.jp/

小学保健ニュース

No.1112
2016年(平成28年)
9月8日号
374.93 健康管理 2416

しっかり朝《あさ》ごはんを食《た》べないと起《お》こる体《からだ》の不調《ふちょう》

脳《のう》や体《からだ》のスイッチが入《はい》らず、集中《しゅうちゅう》できなかったり、体調《たいちょう》が悪《わる》くなったりします

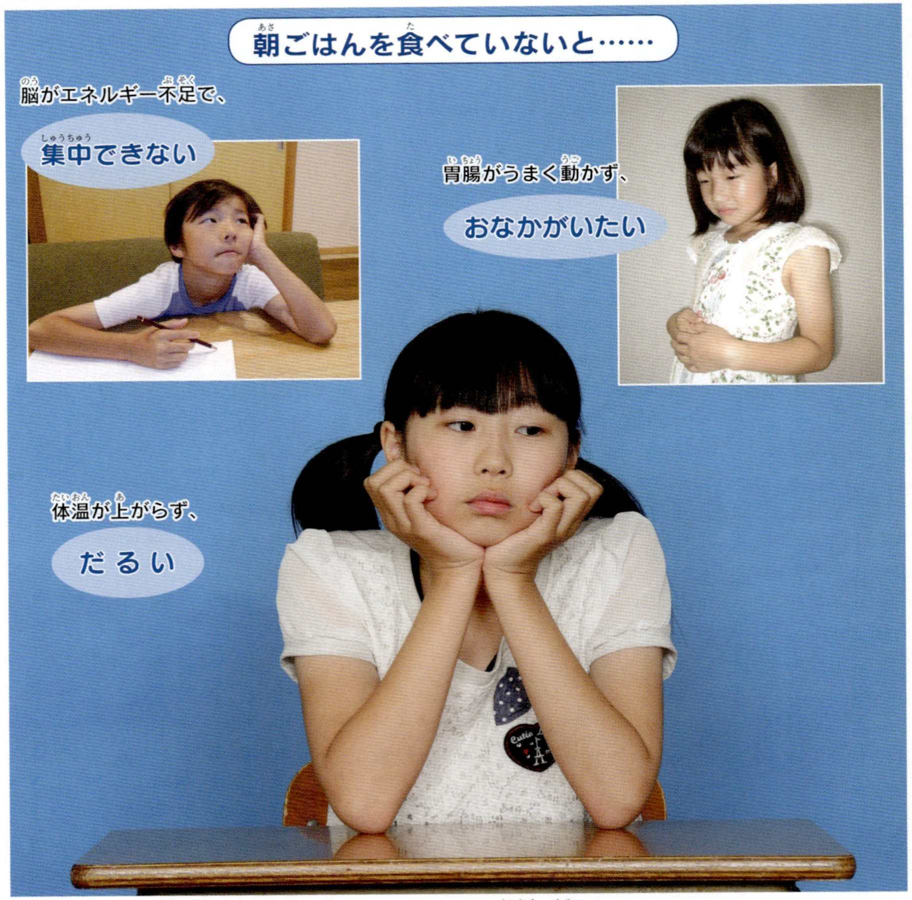
朝《あさ》ごはんを食《た》べていないと……
脳《のう》がエネルギー不足《ぶそく》で、
集中《しゅうちゅう》できない
胃腸《いちょう》がうまく動《うご》かず、
おなかがいたい
体温《たいおん》が上《あ》がらず、
だるい

脳《のう》や体《からだ》がうまく目《め》を覚《さ》ますことができず、体調《たいちょう》が悪《わる》くなることがあります。

しっかりと朝《あさ》ごはんを食《た》べると、脳《のう》や体《からだ》のスイッチが入《はい》ります

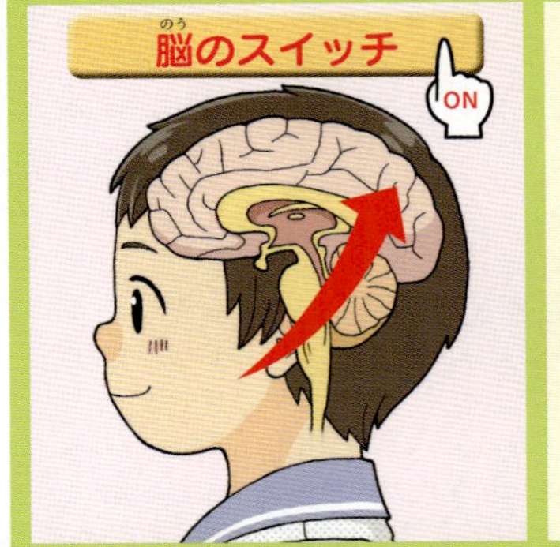
脳《のう》のスイッチ
ON

朝《あさ》ごはんでエネルギー源《げん》が補給《ほきゅう》され、脳《のう》や体《からだ》の働《はたら》きが活発《かっぱつ》になります。

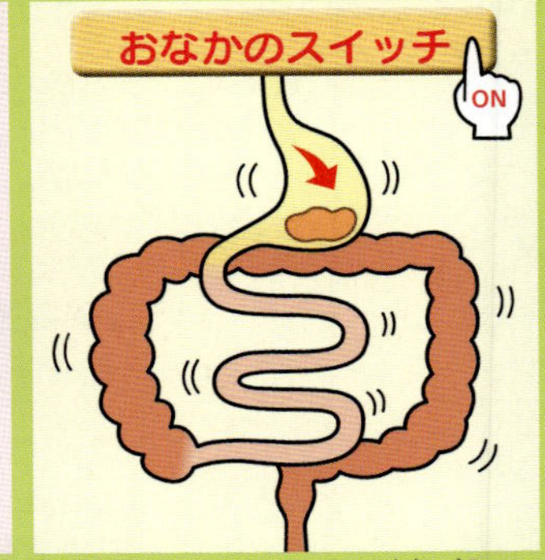
おなかのスイッチ
ON

食《た》べ物《もの》で胃《い》がふくらむと、腸《ちょう》が動《うご》きだし、うんちが出《で》やすくなります。

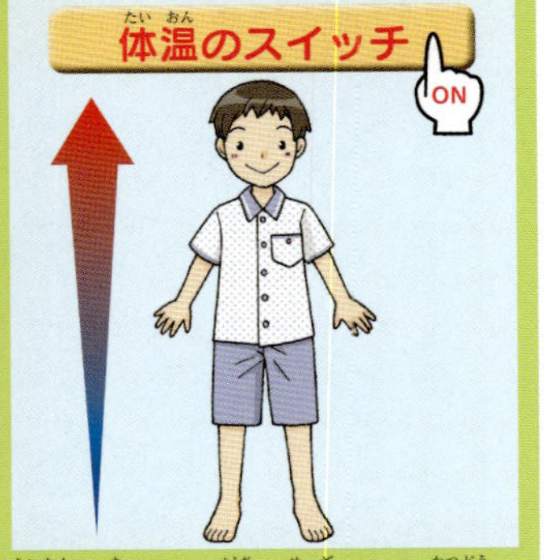
体温《たいおん》のスイッチ
ON

体温《たいおん》が上《あ》がり、体《からだ》が目覚《めざ》めて、活動《かつどう》の準備《じゅんび》ができます。

よくかんで食《た》べると、さらによいことがいっぱい

食《た》べ物《もの》の味《あじ》を、よく感《かん》じられる
口《くち》のまわりの筋肉《きんにく》が動《うご》き、顔《かお》や脳《のう》の血流《けつりゅう》がよくなる
口《くち》のまわりの筋肉《きんにく》が発達《はったつ》し、表情《ひょうじょう》が豊《ゆた》かになる
あごが発達《はったつ》して、かむことがもっとじょうずになる
食《た》べ物《もの》が細《こま》かくなってだ液《えき》とまざるので、飲《の》みこみやすくなったり、消化《しょうか》しやすくなったりする
かみしめる力《ちから》が育《そだ》ち、固《かた》い物《もの》など、いろいろな物《もの》が食《た》べられるようになる
だ液《えき》がたくさん出《で》て口《くち》の中《なか》をきれいにし、むし歯《ば》を予防《よぼう》する

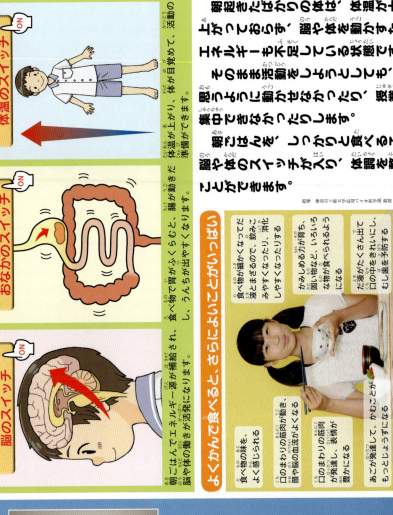

飲《の》み物《もの》ややわらかい物《もの》だけの食事《しょくじ》ではなく、ごはんやおかずを一口《ひとくち》につき30回《かい》かんで、よく味《あじ》わって食《た》べるように心《こころ》がけましょう。

指導 神奈川工科大学応用バイオ科学部 教授 饗場 直美 先生

朝起《あさお》きたばかりの体《からだ》は、体温《たいおん》が十分《じゅうぶん》に上《あ》がっておらず、脳《のう》や体《からだ》を動《うご》かすためのエネルギーも不足《ふそく》している状態《じょうたい》です。

そのまま活動《かつどう》をしようとしても、体《からだ》を思《おも》うように動《うご》かせなかったり、授業《じゅぎょう》にも集中《しゅうちゅう》できなかったりします。

朝《あさ》ごはんを、しっかりと食《た》べることで、脳《のう》や体《からだ》のスイッチが入《はい》り、体調《たいちょう》を整《ととの》えることができます。

少年写真新聞
Juniors' Visual Journal
http://www.schoolpress.co.jp/

小学保健ニュース

No.1113
2016年(平成28年)
9月18日号
496 眼科学 2416

目《め》にごみが入《はい》ったときの対《たい》処《しょ》法《ほう》

手《て》で目《め》をこすらずに、水中《すいちゅう》でまばたきをすることなどで、目《め》に入《はい》ったごみを落《お》としましょう

①まばたきをして、なみだといっしょにごみを出《だ》す

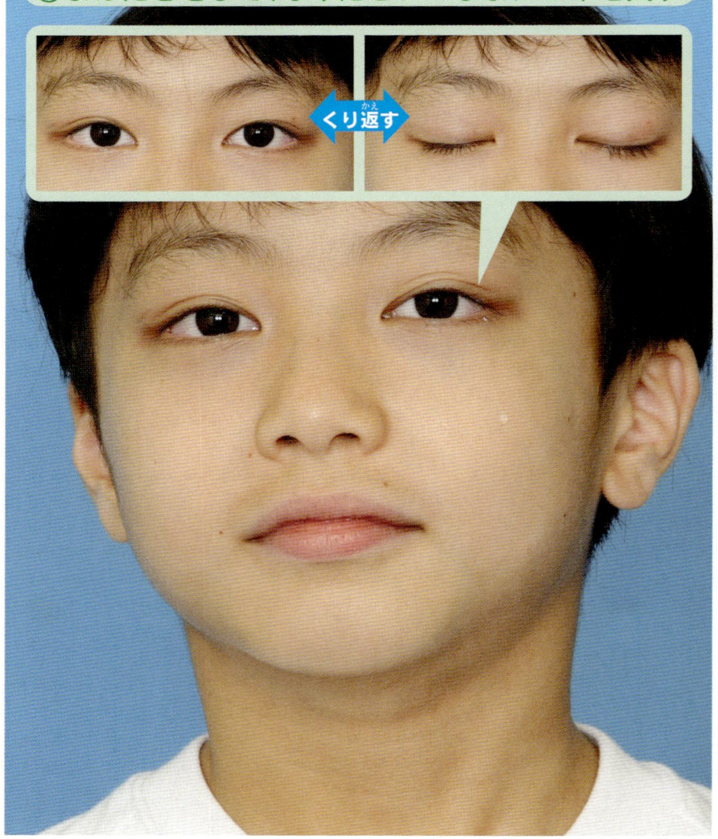

②水中《すいちゅう》でまばたきをしてごみを出《だ》す

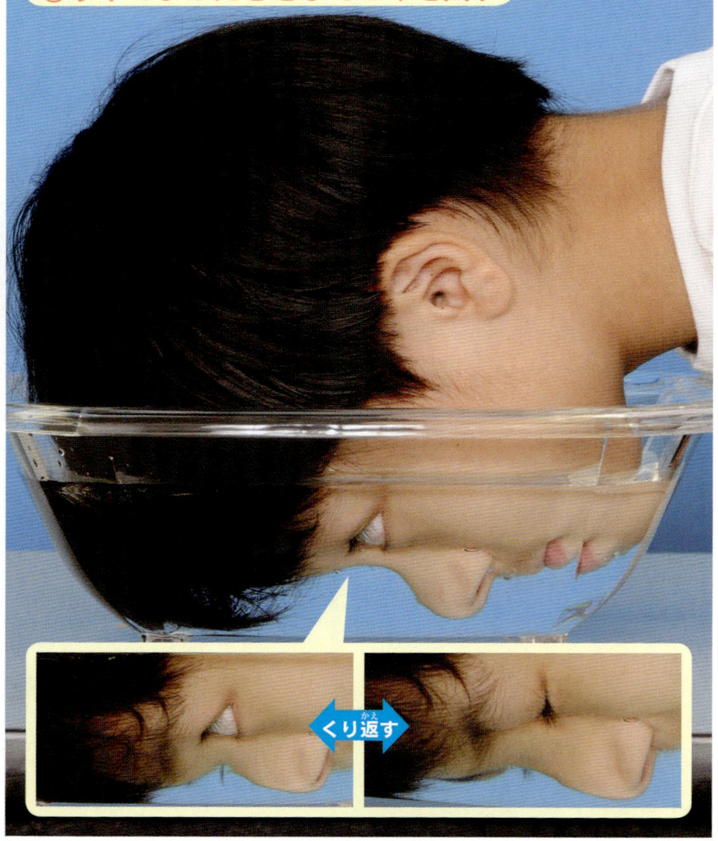

目《め》に強《つよ》い痛《いた》みがあったり、①や②の方法《ほうほう》でもごみがとれなかったりしたときは、すぐに眼科《がんか》でみてもらいましょう。

手《て》で目《め》をこすってはいけません

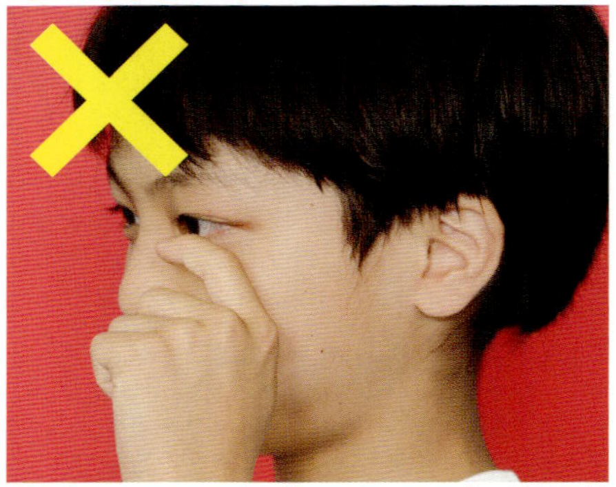

手《て》で目《め》をこすると、目《め》に入《はい》ったごみが、目《め》の表面《ひょうめん》（角《かく》まく）を傷《きず》つけてしまうことがあります。

目《め》にごみが入《はい》っても、まばたきをすることによって、なみだといっしょに流《なが》し落《お》とすことができます。

なかなか落《お》ちないときは、水《みず》を入《い》れた洗面器《せんめんき》でまばたきをしたり、流水《りゅうすい》で目《め》を洗《あら》ったりすることで、目《め》に入《はい》ったごみを落《お》とせます。

手《て》で目《め》をこすると目《め》の表面《ひょうめん》を傷《きず》つけて、さらに症状《しょうじょう》を悪化《あっか》させることがあるのでやめましょう。

指導　東海大学 医学部 専門診療学系 眼科学 特任教授　河合憲司 先生

少年写真新聞 Juniors' Visual Journal 2016年9月18日発行 第1113号付録 ©少年写真新聞社2016年
株式会社 少年写真新聞社 〒102-8232 東京都千代田区九段南4-7-16 市ヶ谷KTビルI
小学保健ニュース
★定期刊行物は終わる期間を予定しない刊行物です。年度が替わりましても、購読中止のお申し出がない場合、引き続きニュースをご送付申し上げます。
★著作権法により、本紙の無断複写・転載は禁じられています。
少年写真新聞社のホームページ
http://www.schoolpress.co.jp/

目に異物が入ったら

東海大学 医学部 専門診療学系 眼科学
特任教授　河合 憲司

結膜異物

結膜は、目の表面を覆う粘膜組織で、眼瞼《がんけん》結膜と眼球結膜と円蓋《えんがい》結膜からなります。まぶたの裏にあるのが眼瞼結膜、眼球をエリマキのように包み覆っているのが眼球結膜で、まぶたの奥で袋状になっていて、眼瞼結膜と眼球結膜をつないでいる部分が円蓋結膜です。和服の袂《たもと》のようになっており、結膜は異物が眼球の奥へ入り込まないように防御しています。目に入った異物はたいてい涙とまぶたの開閉運動によって流され、結膜の袋から自然に排出されることが多いです。しかし、上まぶたの結膜の溝にはまり込んだ異物はなかなか出てきません。

結膜異物とは、目に入る大きさならどんなものでも異物になってしまいます。多くは小石、細かい金属の破片、時にコンタクトレンズが目の中で破れて、その破片が残っていることもあります。稲の殻や抜けたまつげが入っていることもあり、挙げたらきりがないほど多種多様です。

結膜異物は眼科では、たいていはピンセットのような異物鑷子《せっし》か綿棒で除去します。異物が入れば、角膜などに傷がついたり、結膜炎を併発したりすることがあるので、抗生物質の点眼と、痛みが強いときは軟膏《なんこう》を塗布し、圧迫眼帯をして帰ってもらうこともあります。乳幼児に眼帯をすると弱視になることがあるので要注意です。

目にごみが入ったら洗眼すれば改善することがあります。目をこすると目が腫れたり、角膜の傷が深くなり痛みが強くなったりするので、こすってはいけません。

目に薬品が入ったら

日用品で目に入ったら注意しなければならない薬品についてですが、酸性とアルカリ性の薬品で症状が異なります。

酸：トイレ用洗剤の一部やバッテリー液は酸性のため、角膜や結膜のたんぱくを表面的に白く濁らせてしまいます。アルカリと違い表面的にとどまっていることが多いので、重症例は少ないです。

アルカリ：セメント、生石灰、モルタル、中性でない家庭用洗剤、カビ取り剤、パーマ液、毛染め剤、脱毛剤などのアルカリを多く含んだ薬品（アルカリ剤）が目に入ると、表面にとどまらず、どんどん奥深くしみ込んでゆくので非常に危険です。それは、アルカリは脂肪に溶けやすく数秒以内に0.5mmある角膜から眼内まで入り込んでゆくためで、時に失明することもあります。

ほかに塩素系漂白剤なども目に入るとたんぱく凝固作用が働き、表面が白く濁ってしまうこともあります。ペンキ、化粧水、香水、ベンジン、クレゾール、コンタクトケア用品などは、有機性薬剤といわれ、目に入ると目の表面が白く濁ることもあります。

予期せぬ出来事が発生した場合、まずしてほしいことは、目を水でよく洗うことです。大事なのは、受傷直後、病院へ来る前に水道水で10分間以上（少なくとも2～3分間）洗うことです。特にアルカリ剤の場合は、pHが中性になるまで30分以上水で目を洗います。アルカリ剤が目に入って10秒後には眼球の中まで浸透し、目の奥まで影響するといわれます。できるだけ早く大きく目を開けた状態で洗い、飛入した薬剤を希釈することが大切です。

少年写真新聞 Juniors' Visual Journal 2016年9月28日発行 第1114号付録 ©少年写真新聞社2016年
株式会社 少年写真新聞社 〒102-8232 東京都千代田区九段南4-7-16 市ヶ谷KTビルI
小学保健ニュース
★定期刊行物は終わる期間を予定しない刊行物です。年度が替わりましても、購読中止のお申し出がない場合、引き続きニュースをご送付申し上げます。
★著作権法により、本紙の無断複写・転載は禁じられています。
少年写真新聞社のホームページ
http://www.schoolpress.co.jp/

毎日の清潔習慣を

佐藤皮膚科小児科クリニック 院長　佐藤 德枝

ちゃんと顔を洗っていますか？

小学生でも4～5年生になると、性ホルモンのアンドロゲンの分泌が多くなります。アンドロゲンは皮脂腺を刺激するため、皮脂の分泌も多くなり、皮脂の分泌が多くなると毛穴が詰まるので、白ニキビや黒ニキビができやすくなります。さらにその部分が炎症を起こすと、赤ニキビになります。

ニキビ（尋常性痤瘡《ざそう》）は、かつては青春のシンボルといわれ、いずれ治るものだからと軽視されがちでした。日本はニキビ治療の後進国ともいわれていましたが、2008年にニキビの治療薬が認可されたことなどによって、ニキビも「病院で治療するもの」という認識が出てきました。

ニキビは、適切な治療を行わないと瘢痕が残る可能性があり、将来のコンプレックスにつながる恐れもあるため、早期からの治療が望ましいといえます。ニキビには、薬での治療も必要ですが、保険適用は12歳からということもあり、やはりもっとも大切なのはスキンケアです。小学生のころからの正しい朝夕の洗顔が、中高生になってからのニキビ予防に役立ちます。

肌の健康を守る洗顔・入浴

＜朝の洗顔の仕方＞

1．髪の毛が顔にかからないようにヘアバンドなどで押さえる。
2．手を洗う。清潔な手で洗うことが大切。
3．石けんをネットなどでよく泡立て、細かい泡を作る。
4．泡をTゾーン（おでこ、鼻、あご）から頬に乗せて、強くこすらないように優しく洗う。
5．ぬるま湯、または水で十分にすすぐ。すすぎは十数回以上しっかりと行い、石けんや洗顔料が肌に残らないようにする。
6．洗顔後はやわらかい清潔なタオルで押さえ、水気を拭き取る。
7．ただちに保湿をする。
8．外に出る前には、日焼け止めを使用する。

＜お風呂の入り方＞

1．浴室に入ったら、まず、足、おしり、陰部にお湯をかけて、汚れをよく洗い流す。
2．次に浴槽に数分間入る（入らずに洗い始めても構いません）。
3．浴槽から出たら、洗い場でまず髪の毛を洗う。
①お湯で髪の汚れを洗い流す（予洗い）。
②シャンプーを手に取って泡立て、泡を毛先から髪の毛全体へとつけていき、頭皮を指でマッサージするように洗う。
③シャンプーを十分に洗い流す。リンス等を使用したときも、十分にすすぐ。髪の毛の生え際、耳の後ろ、耳の前はシャンプーやリンスが残りやすい部位なので、念入りに洗い流す。
4．洗い終わったら、タオルなどで髪の毛をまとめ、髪が顔や首すじ、耳に触れないようにする。
5．朝と同じ要領で顔を洗う。
6．体や腕、足などを、よく泡立てた泡で優しくこすり洗う。石けんやボディシャンプーも十分に洗い流すことが大切。
7．浴槽に入るときは、洗った髪の毛が浴槽の湯に触れないようにする。
8．浴槽から出たら、できれば少し低い温度のぬるま湯で体を流してから出るとよい。温度差に慣れることにより、自律神経を鍛えることができるため。
9．顔や体を拭いたら、必要に応じて保湿をする。
10．髪の毛は、タオルで十分に水気を取り、ドライヤーで乾かす。

洗顔や入浴といった基本的な清潔習慣を指導し、体を毎日清潔に保つ、自分の体を大切にするといった意識を小学生のころから身につけさせておくことは、子どもたちの将来の健康管理につながります。

ほけん通信《つうしん》

学校　　年　　月　　日発行

かぜやインフルエンザになると、どうして熱《ねつ》が出《で》るの？

指導　早稲田大学・人間科学学術院 教授　永島 計 先生

みなさんは、かぜやインフルエンザにかかったときに、熱《ねつ》が上《あ》がって苦《くる》しい思《おも》いをしたことがあるでしょう。しかし、熱《ねつ》は、病気《びょうき》のもとになる細菌《さいきん》やウイルスなどが上《あ》げているのではありません。私《わたし》たちの血液中《けつえきちゅう》にある白血球《はっけっきゅう》が、病気《びょうき》のもとが体《からだ》に入《はい》ってきたとき、体《からだ》を守《まも》るために上《あ》げているのです。

熱《ねつ》で苦《くる》しい思《おも》いをしないためには、病気《びょうき》のもとを体《からだ》に入《い》れないようにすることが大切《たいせつ》です。また、ふだんから白血球《はっけっきゅう》などが体《からだ》を守《まも》る力《ちから》（「めんえき」という）を強《つよ》くして、病気《びょうき》に負《ま》けないようにしましょう。

病気《びょうき》のもとから体《からだ》を守《まも》る仕組《しく》み

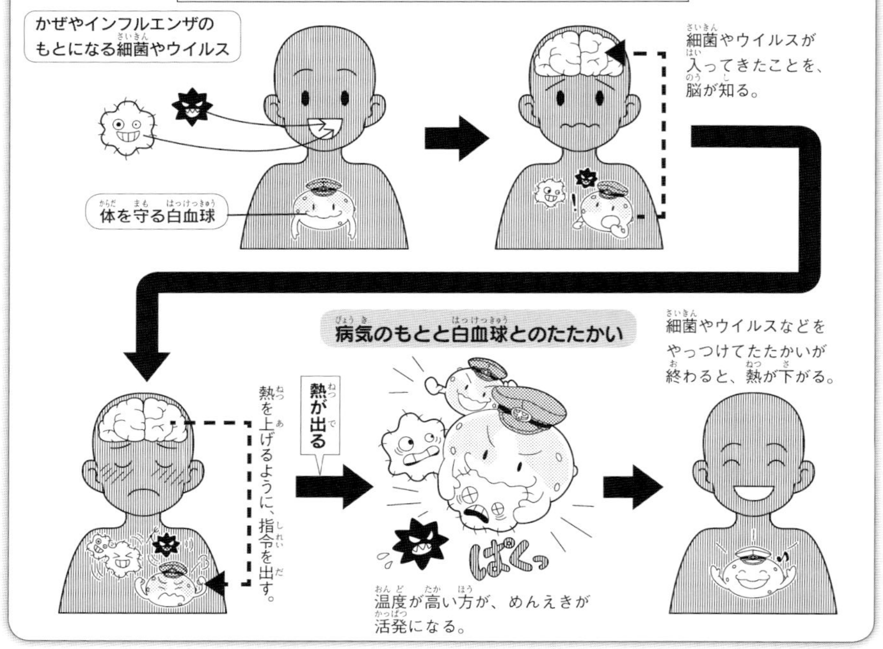

かぜやインフルエンザのもとになる細菌《さいきん》やウイルス
体《からだ》を守《まも》る白血球《はっけっきゅう》
細菌《さいきん》やウイルスが入《はい》ってきたことを、脳《のう》が知《し》る。
熱《ねつ》を上《あ》げるように、指令《しれい》を出《だ》す。
熱《ねつ》が出《で》る
病気《びょうき》のもとと白血球《はっけっきゅう》とのたたかい
ぱくっ
温度《おんど》が高《たか》い方《ほう》が、めんえきが活発《かっぱつ》になる。
細菌《さいきん》やウイルスなどをやっつけてたたかいが終《お》わると、熱《ねつ》が下《さ》がる。

熱《ねつ》が出《で》たときの対応《たいおう》

かぜやインフルエンザにかかったときに出《で》る熱《ねつ》は、白血球《はっけっきゅう》が体《からだ》を守《まも》るために上《あ》げているものなので、心配《しんぱい》し過《す》ぎる必要《ひつよう》はありません。次《つぎ》のような対応《たいおう》をして、様子《ようす》を見《み》ましょう。しかし、激《はげ》しいせきが出《で》たり、けいれんが起《お》こったりする場合《ばあい》、高熱《こうねつ》が長引《ながび》くときなどは、ほかの病気《びょうき》の可能性《かのうせい》もあるので、すぐに病院《びょういん》へ行《い》きましょう。

体温《たいおん》	熱《ねつ》が上《あ》がっていくとき	熱《ねつ》がもっとも高《たか》いとき	熱《ねつ》が下《さ》がっていくとき
体《からだ》の様子《ようす》	体《からだ》をぶるぶるとふるわせて、熱《ねつ》を作《つく》る。	顔《かお》が赤《あか》い。	あせをかいて、熱《ねつ》を下《さ》げる。
対応《たいおう》	あたたかくする。	温《あたた》かい飲《の》み物《もの》をとる。ゆっくり休《やす》む。	冷《つめ》たい飲《の》み物《もの》をとる。こまめにあせをふいて、着《き》がえる。

熱《ねつ》でつらい思《おも》いをしないために

病気《びょうき》のもとを体《からだ》に入《い》れない

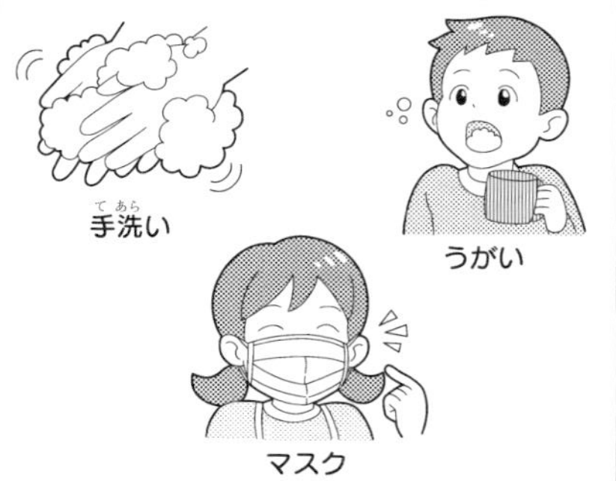

手洗《てあら》い
うがい
マスク

病気《びょうき》に負《ま》けないために

めんえきを強《つよ》くする

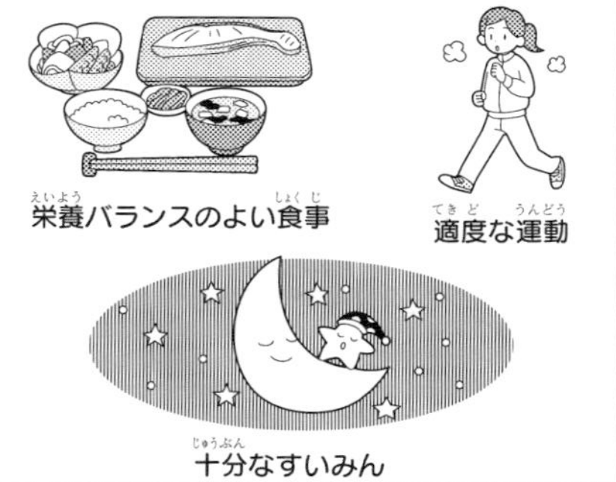

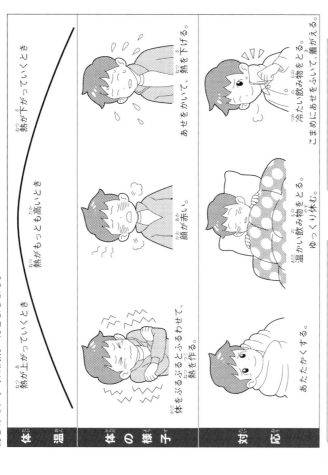

栄養《えいよう》バランスのよい食事《しょくじ》
適度《てきど》な運動《うんどう》
十分《じゅうぶん》なすいみん

少年写真新聞
Juniors' Visual Journal
http://www.schoolpress.co.jp/

小学保健ニュース

No.1114
2016年(平成28年)
9月28日号
498.07 衛生教育 2416

はだの清潔《せいけつ》を保《たも》つじょうずな顔《かお》の洗《あら》い方《かた》

よごれていないように見《み》えても、朝《あさ》や夕方《ゆうがた》のはだはよごれています

顔《かお》を洗《あら》う前《まえ》のはだの様子《ようす》を見《み》てみよう

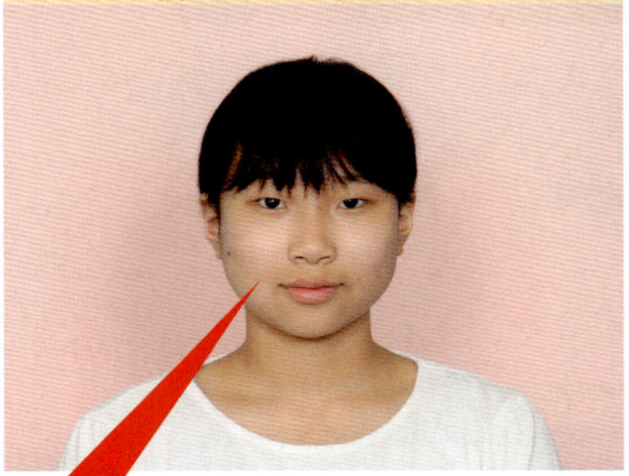

よごれの原因《げんいん》となるもの

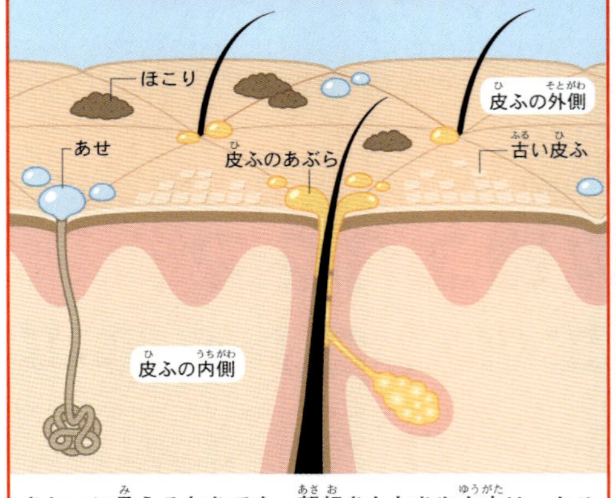

きれいに見《み》えるときでも、朝起《あさお》きたときや夕方《ゆうがた》は、あせやほこりなどでよごれています。

じょうずな顔《かお》の洗《あら》い方《かた》

①かみの毛《け》がぬれないようにまとめ、長《なが》そでの服《ふく》を着《き》ていたら、そでをまくります。

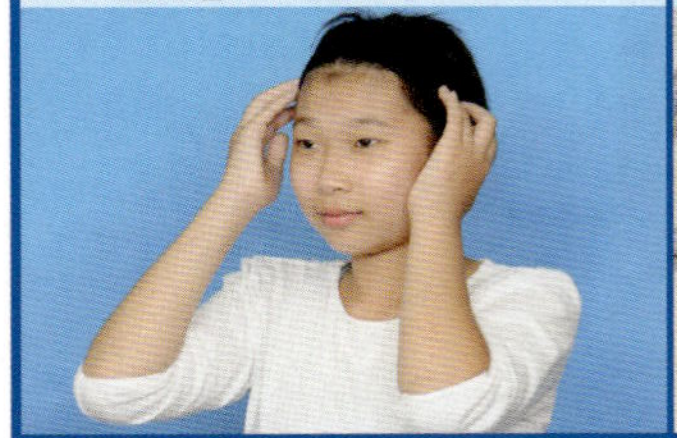

②水《みず》を出《だ》し過《す》ぎないように調節《ちょうせつ》し、はじめに手《て》を洗《あら》い、顔《かお》をぬらします。

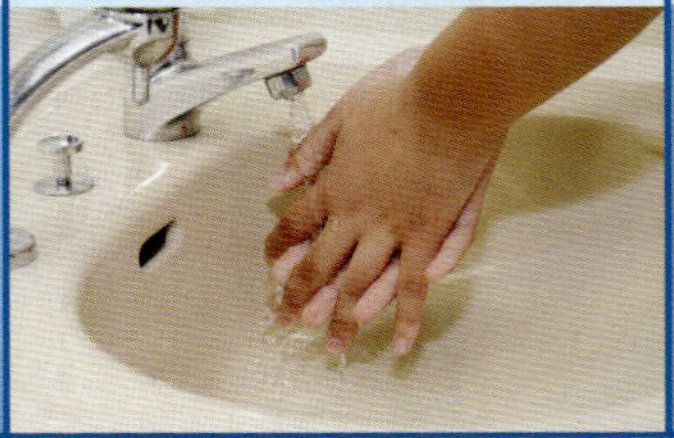

③石《せっ》けんをしっかりとあわ立《だ》て、ピンポン玉《だま》ぐらいの大《おお》きさのあわを作《つく》ります。

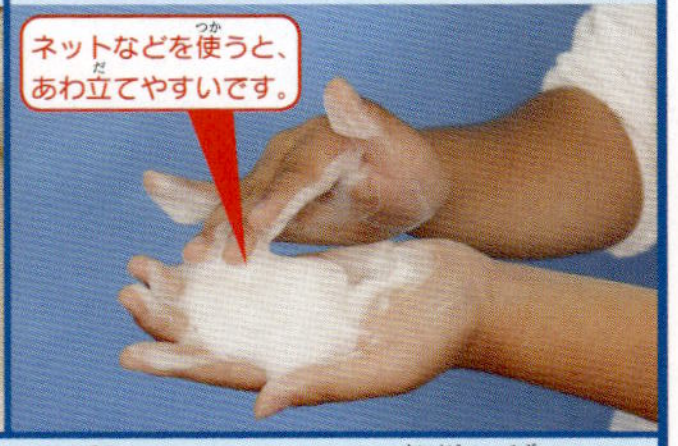

④あわを顔《かお》にのせてすみずみまで広《ひろ》げたあと、円《えん》をえがくようにやさしく洗《あら》います。このとき、はだを強《つよ》くこすらないように注意《ちゅうい》しましょう。

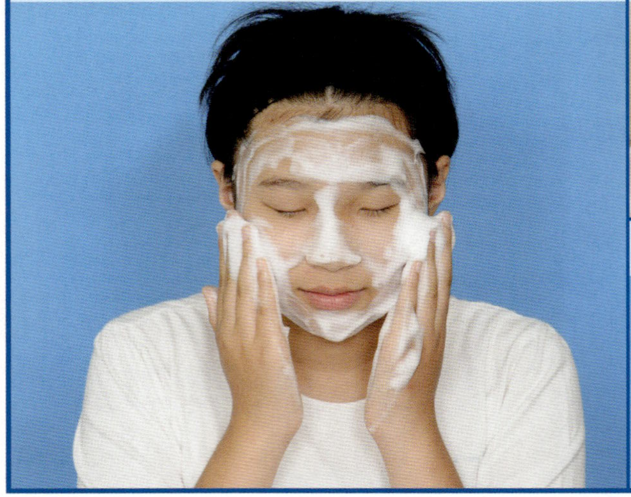

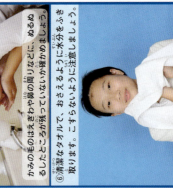

⑤すすぎ残《のこ》しのないように、水道《すいどう》の水《みず》でしっかりとすすぎます。

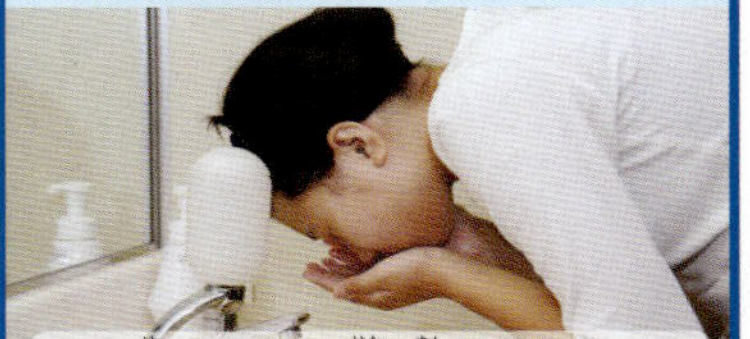

かみの毛《け》のはえぎわや鼻《はな》の周《まわ》りなどに、ぬるぬるしたところが残《のこ》っていないか確《たし》かめましょう。

⑥清潔《せいけつ》なタオルで、おさえるように水分《すいぶん》をふき取《と》ります。こすらないように注意《ちゅうい》しましょう。

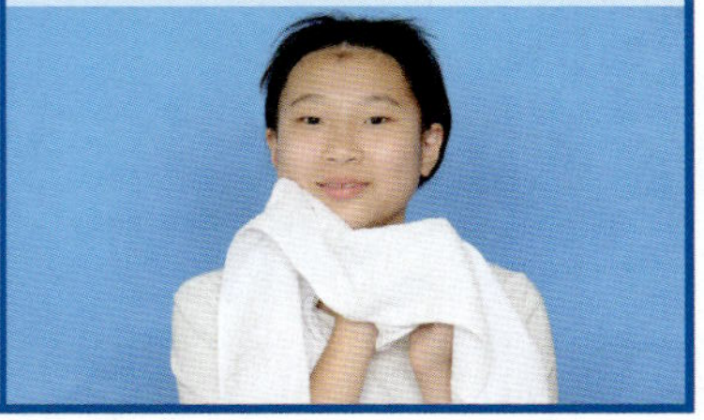

1日《にち》に何度《なんど》も洗《あら》い過《す》ぎたり、石《せっ》けんのすすぎ残《のこ》しがあったりしても、はだがあれる原因《げんいん》となります。はだがかんそうするときは、洗顔後《せんがんご》にクリームをぬっておきましょう。また、学校《がっこう》にいるときなどは、水洗《みずあら》いだけでもよいでしょう。

どんな石《せっ》けんを使《つか》えばいいの？

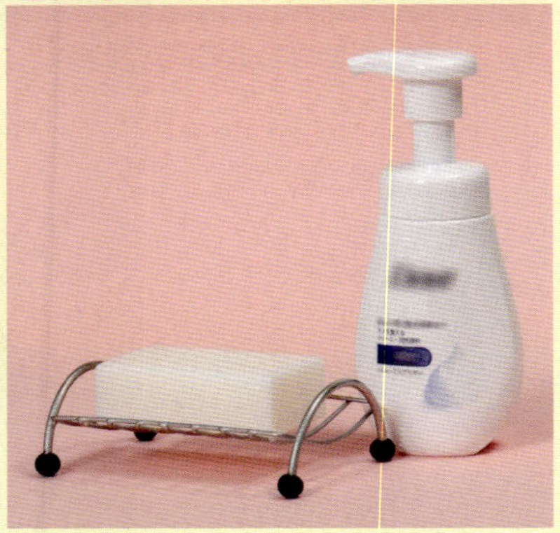

おうちの人《ひと》に相談《そうだん》して、香料《こうりょう》などが少《すく》なく、自分《じぶん》のはだに合《あ》ったものを選《えら》んでもらいましょう。

私《わたし》たちのはだは、よごれがないように見《み》えるときでも、ほこりやあせ、古《ふる》い皮《ひ》ふなどでよごれています。

そのままにしておくと、はだの上《うえ》によごれがたまり、ニキビやはだあれの原因《げんいん》となります。

朝起《あさお》きたときやあせをかいたあと、おふろに入《はい》ったときには、ていねいに顔《かお》を洗《あら》い、はだを清潔《せいけつ》にしましょう。

指導　佐藤皮膚科小児科クリニック 院長　佐藤 徳枝 先生

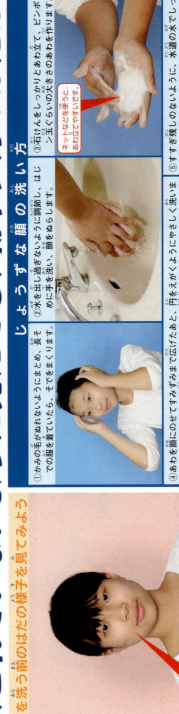

少年写真新聞
Juniors' Visual Journal
http://www.schoolpress.co.jp/

小学保健ニュース

No.1115
2016年(平成28年)
10月8日号
496.42 めがね 2416

黒板《こくばん》の文字《もじ》がぼやけて見《み》えたら「眼鏡《めがね》」をかけよう

目《め》から入《はい》った情報《じょうほう》を脳《のう》が記《き》おくするため、きちんと見《み》えていることが脳《のう》の発達《はったつ》につながります

黒板《こくばん》の文字《もじ》がぼやけて見《み》える(近視《きんし》の)状態《じょうたい》でいると……

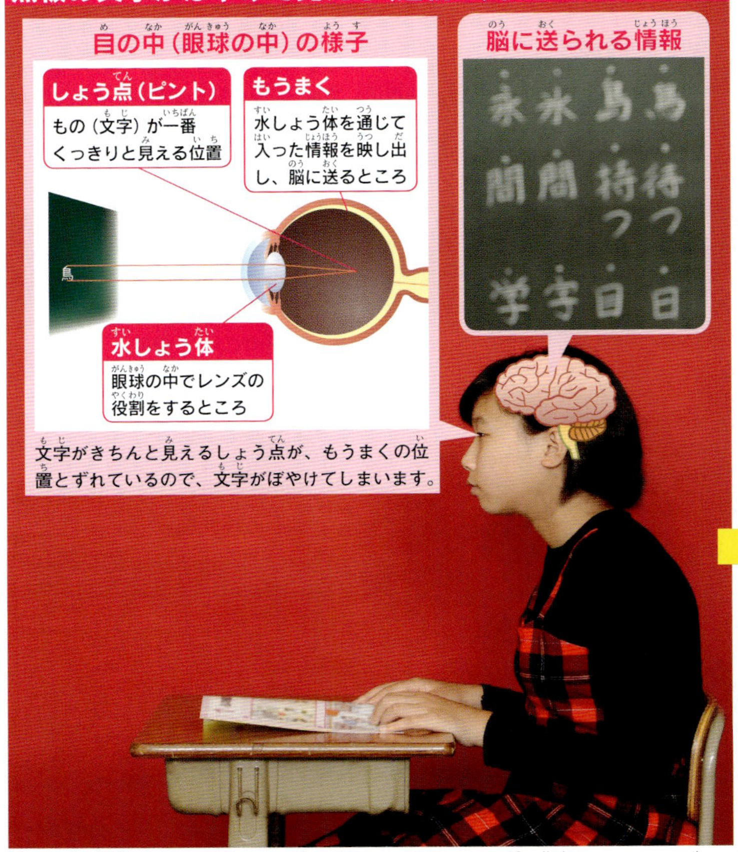
目《め》の中《なか》(眼球《がんきゅう》の中《なか》)の様子《ようす》
しょう点《てん》(ピント)
もの(文字《もじ》)が一番《いちばん》くっきりと見《み》える位置《いち》
もうまく
水《すい》しょう体《たい》を通《つう》じて入《はい》った情報《じょうほう》を映《うつ》し出《だ》し、脳《のう》に送《おく》るところ
水《すい》しょう体《たい》
眼球《がんきゅう》の中《なか》でレンズの役割《やくわり》をするところ
脳《のう》に送《おく》られる情報《じょうほう》
文字《もじ》がきちんと見《み》えるしょう点《てん》が、もうまくの位《い》置《ち》とずれているので、文字《もじ》がぼやけてしまいます。

自分《じぶん》の視力《しりょく》に合《あ》った眼鏡《めがね》をかけると

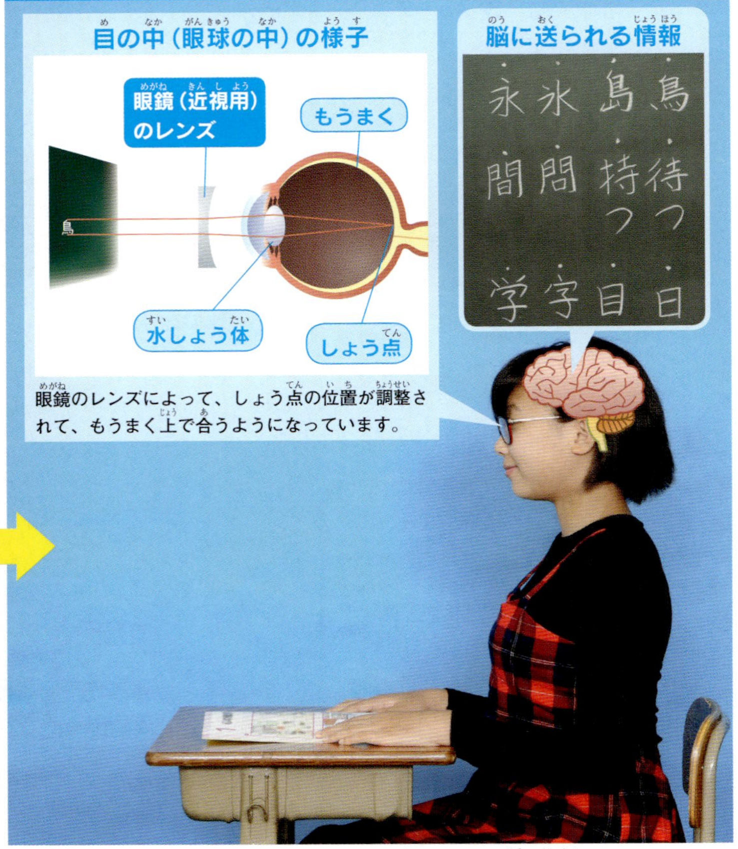
目《め》の中《なか》(眼球《がんきゅう》の中《なか》)の様子《ようす》
眼鏡《めがね》(近視用《きんしよう》)のレンズ
もうまく
水《すい》しょう体《たい》
しょう点《てん》
脳《のう》に送《おく》られる情報《じょうほう》
永 氷 島 鳥
間 問 持 待
つ つ
学 字 日 日
眼鏡《めがね》のレンズによって、しょう点《てん》の位置《いち》が調整《ちょうせい》されて、もうまく上《じょう》で合《あ》うようになっています。

まずは眼科《がんか》で検査《けんさ》を受《う》けよう

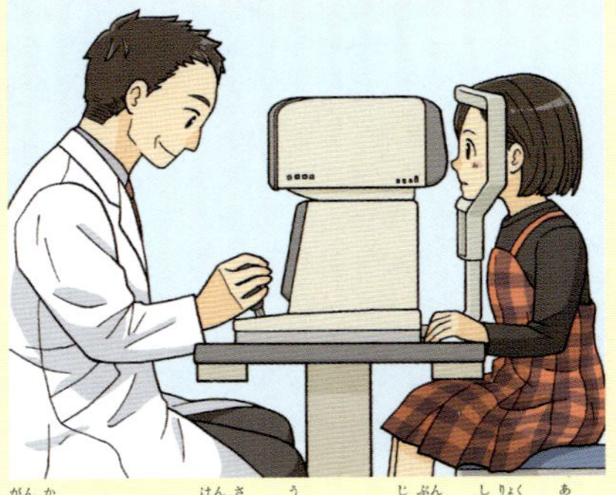

眼科《がんか》できちんと検査《けんさ》を受《う》けて、自分《じぶん》の視力《しりょく》に合《あ》ったレンズの眼鏡《めがね》をかけましょう。

黒板《こくばん》に書《か》かれた文字《もじ》が、ぼやけて見《み》えていると、脳《のう》もぼやけた状態《じょうたい》で覚《おぼ》えるので、授業《じゅぎょう》の内容《ないよう》が理解《りかい》できません。

自分《じぶん》の視力《しりょく》に合《あ》った眼鏡《めがね》をかけることで、ぼやけて見《み》えていたものがきちんと見《み》えて、脳《のう》の発達《はったつ》にもつながります。

ものや文字《もじ》がぼやけて見《み》えているときは、まずは眼科《がんか》で検査《けんさ》を受《う》けて、自分《じぶん》の視力《しりょく》に合《あ》わせた眼鏡《めがね》をかけるようにしましょう。

指導　西葛西・井上眼科病院 顧問　宮永 嘉隆 先生
撮影協力 筑波大学附属小学校

脳《のう》から出《で》る神経《しんけい》のうち、3分《ぶん》の1が目《め》と関係《かんけい》する神経《しんけい》であり、脳《のう》が発達《はったつ》するためには目《め》から入《はい》る情報《じょうほう》が欠《か》かせません。そのため、くっきりと見《み》えることは脳《のう》の発達《はったつ》にもつながります。

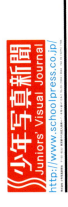

少年写真新聞
Juniors' Visual Journal
2016年10月8日発行 第1115号付録
©少年写真新聞社2016年
株式会社 少年写真新聞社 〒102-8232 東京都千代田区九段南4-7-16 市ヶ谷KTビルⅠ
小学保健ニュース
★定期刊行物は終わる期間を予定しない刊行物です。年度が替わりましても、購読中止のお申し出がない場合、引き続きニュースをご送付申し上げます。
★著作権法により、本紙の無断複写・転載は禁じられています。
少年写真新聞社のホームページ
http://www.schoolpress.co.jp/

子どもの眼鏡

西葛西・井上眼科病院 顧問　宮永 嘉隆

眼鏡はいつから

人は成人しても自分が眼鏡をかけ始めたときのことはよく覚えています。それは一つの人生の節目といっていいでしょう。物がはっきりと見えたときの感動、「眼鏡をかけた」という容貌の変化をどう感じるか、そして、そのときから生活に新しい発展があったとすると、眼鏡をかけるという単純な行為も人生に与える影響は大きいものです。では、眼鏡はいつからかけたらよいのでしょうか。

まず、小学校に入学したときに裸眼視力が0.3以下であれば眼鏡は必要となります。実際の教室で一番前の中央の席に座ったとして、黒板の字が読める最低の視力が0.3であるということです。

ですから、矯正して0.3以上の視力になるように眼鏡の必要な子どももいます。また、0.3以下は教育的弱視といい、場合によっては、小学校の普通学級に入学しにくくなってしまうこともあります。

小学校で必要な視力は

３年生までであれば、必要な最低視力は0.5くらいです。この時期、黒板に書かれる字は直径10cmの大きさで大板書といいます。0.5あれば大体見えるので大丈夫です。小学校の３年生の後期になると小板書となり字の直径は５cmくらいになります。この時期に必要な視力は0.7以上です。勉強もだんだん難しくなり、読解力が求められるようになります。３年生の夏休みになったら眼科で視力検査を受けて、0.6以下の視力であれば眼鏡をかけるようにしましょう。

もっとも１年生から眼鏡が必要な子どもは強度近視か強い遠視がほとんどですから、成長とともに定期的に視力検査をして、いつも0.8以上の視力を保てるようにしたいものです。ちなみに視力が悪くても、眼鏡をかけない子どもは、原則がわかれば応用がきく算数はできても、国語が苦手なようです。国語ができなければ読解力は向上しません。

近視や遠視の眼鏡のちがいは

近視の場合近くは見えますから、本を読んだり、机上で書いたりするのには不具合はありません。弱視にもなりません。遠視の強い人は遠くも近くも十分に見えないことが多く、弱視になります。したがって遠視の診断を受けたら、幼少期でも眼鏡が必要になります。いずれにしても、眼鏡をかけ始めるときは眼科に相談して眼鏡の処方せんを書いてもらって眼鏡を作るようにしましょう。

眼鏡の選び方

眼鏡をかけ始めるときに注意することとして、レンズは小学生、中学生であれば成長とともに１、２度は交換しなければなりません。一般的なレンズであれば大丈夫ですが、フレーム選びはかなり重要です。子どもは眼鏡をかけることをいやがることがしばしばあります。眼鏡をかけることによって容貌が変わり、仲間の目も気にします。自分の気に入ったフレームにするのが第一です。眼鏡をかけるのを拒むようであれば、必要であることを根気づよく親切に話してください。フレームは３年ごとに新しくするのもよいでしょう。

また、コンタクトレンズは12歳以上になって眼科医が必要と認めたときに始めましょう。

少年写真新聞
Juniors' Visual Journal
2016年10月18日発行 第1116号付録
©少年写真新聞社2016年
株式会社 少年写真新聞社 〒102-8232 東京都千代田区九段南4-7-16 市ヶ谷KTビルⅠ
小学保健ニュース
★定期刊行物は終わる期間を予定しない刊行物です。年度が替わりましても、購読中止のお申し出がない場合、引き続きニュースをご送付申し上げます。
★著作権法により、本紙の無断複写・転載は禁じられています。
少年写真新聞社のホームページ
http://www.schoolpress.co.jp/

「早寝早起き」は報酬系で
～例えば入眠儀式～

小児神経学クリニック 院長　星野 恭子

入眠儀式とは

先日、某県の養護教諭の会で講演する機会をいただきました。皆様大変熱心に聴いてくださいました。その後の座談会で、小学校の先生から「低学年のA君は深夜までゲームをして、母親が止めようとすると殴る蹴るなど、手がつけられない。父親の協力も得られない。母親も精神の疾患がある。養護教諭としてどうしたらよいか」と相談がありました。

今回のテーマである入眠儀式は、一般的に乳幼児の睡眠習慣をつけるために行うものが多く、例えば、お風呂→歯磨き→「おやすみ」→ベッド。また、必ず絵本を１冊読む、などです。いわゆるルーチンであり、さまざまな方法があります。小学生にとっては暗示の意味もあると思われます。

しかし、ここで大きな問題があります。小学生は乳幼児とは異なり、入眠儀式は「寝よう」と思ってからのことであるということです。「寝かせたい」は大人が思うことであり、「寝よう」と思うのは子ども自身であるため、子どもの自主性・決意が主体となるのです。つまり子ども自身が「寝よう」と思い、ゲームなどを「やめよう」とする動機づけがないと難しいのです。

動機づけと繰り返しの指導

では、どうしたら子どもは「寝よう」と思うのでしょうか。学校ではどのような工夫ができるでしょうか。例えば、早朝のクラブ活動、朝の校庭での遊び、朝早く起きたらポイントをあげる、などの方法で早起きを促すことが考えられます。そして、「寝るのは気持ちがいいね、入眠儀式もやってみて」というような、報酬系を活性化するようなアイデアが考えられます。

また、睡眠について意識させるための睡眠表の記載は、認知行動療法的なアプローチです。ぜひ、学校の特色を生かして、これらの方法を考えていただきたいと思います。年２回、２週間ずつ睡眠表の記載をさせる取り組みや、４年生だけに毎年睡眠の授業をするような学校もあります。単回の講演会だけでは子どもたちの記憶に残らないこともあるので、先生方からの繰り返しの指導が必要です。そして本気で取り組むためには、校長先生を巻き込むことが大切です。

一方、保護者に対して、データを提示することも重要です。筆者が最も問題と思うデータは、平成26年度文部科学省「家庭教育の総合的推進に関する調査研究—睡眠を中心とした生活習慣と子供の自立等との関係性に関する調査」の中にある、睡眠不足と易刺激性（何でもないのにイライラする）の上昇との関連、自尊心（自分のことが好き）の低下に関連がみられることです。自分を大事にできなければ他人を大事にすることはできません。

さて、冒頭のA君ですが、結局私はその養護教諭に、「母親にオセロなどのボードゲームを一緒にやることを提案したらどうか。先生は、母親が心を開けるような友人になってください」と話しました。ゲームよりも大切で、唯一有効な入眠儀式は、保護者の温かいかかわりであり、その保護者を支えるのが先生方の役割ではないか、と考えるからです。

子ども一人ひとりが安定した成人に成長し、すばらしい個性を100％発揮できる幸せな人生を送ってほしいと切に願います。

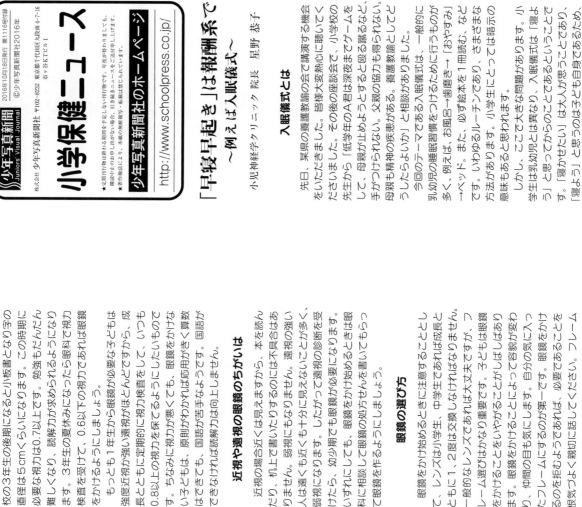

ほけん通信《つうしん》

学校　　年　　月　　日発行

生活習慣病予防《せいかつしゅうかんびょうよぼう》は、小学生《しょうがくせい》のうちから

指導　東京家政学院大学現代生活学部健康栄養学科 教授　原 光彦 先生

健康《けんこう》によくない生活習慣《せいかつしゅうかん》を続《つづ》けていることが原因《げんいん》でかかる病気《びょうき》を、「生活習慣病《せいかつしゅうかんびょう》」といいます。生活習慣病《せいかつしゅうかんびょう》は、以前《いぜん》は大人《おとな》がかかる病気《びょうき》だと考《かんが》えられていました。しかし近年《きんねん》は、油《あぶら》っぽい食事《しょくじ》が好《この》まれるようになったことや外遊《そとあそ》びが減《へ》ったこと、夜《よ》ふかしの子《こ》どもが多《おお》くなったことなどが原因《げんいん》で、小学生《しょうがくせい》の中《なか》にも生活習慣病《せいかつしゅうかんびょう》になる人《ひと》が増《ふ》えてきました。

生活習慣病《せいかつしゅうかんびょう》は、気《き》がつかないうちに悪《わる》くなってしまうものが多《おお》く、気《き》がついてから治《なお》すのは大変《たいへん》です。長年《ながねん》の生活習慣《せいかつしゅうかん》を大人《おとな》になってから変《か》えることは難《むずか》しいため、小学生《しょうがくせい》のうちから正《ただ》しい生活習慣《せいかつしゅうかん》を身《み》につけて、予防《よぼう》することが大切《たいせつ》です。

間違《まちが》った生活習慣《せいかつしゅうかん》が原因《げんいん》でかかる主《おも》な病気《びょうき》

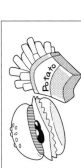

栄養《えいよう》の偏《かたよ》った食事《しょくじ》

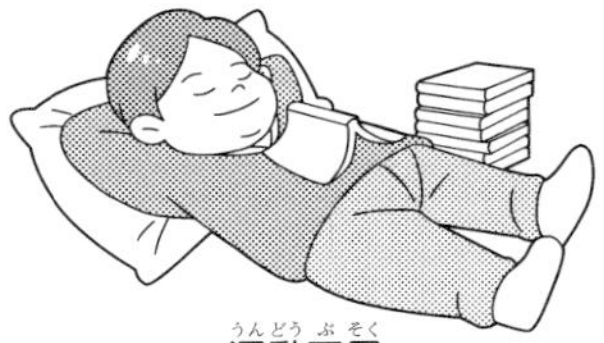

運動不足《うんどうぶそく》

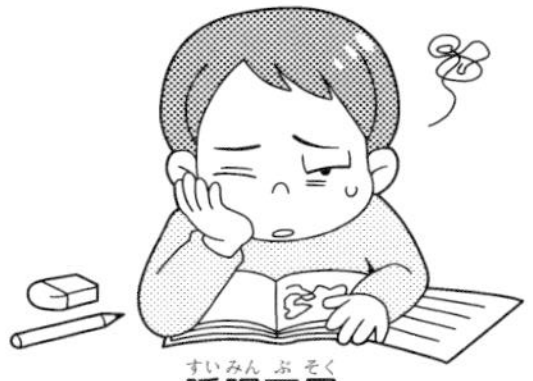

睡眠不足《すいみんぶそく》

肥満症《ひまんしょう》

太《ふと》り過《す》ぎて、体《からだ》の具合《ぐあい》が悪《わる》くなった状態《じょうたい》や、腸《ちょう》の周《まわ》りに脂肪《しぼう》がたまった状態《じょうたい》のこと。

脂質異常症《ししついじょうしょう》

血液《けつえき》の中《なか》の脂肪《しぼう》が必要《ひつよう》以上《いじょう》に多《おお》くなってしまう病気《びょうき》。血液《けつえき》がドロドロになり、血管《けっかん》がつまって、心筋梗塞《しんきんこうそく》や脳卒中《のうそっちゅう》などの危険性《きけんせい》が高《たか》まる。

高血圧《こうけつあつ》

血管《けっかん》に加《くわ》わる力《ちから》（血圧《けつあつ》）が高《たか》い状態《じょうたい》のこと。高血圧《こうけつ》は、血液《けつえき》を送《おく》り出《だ》すポンプの役割《やくわり》をする心臓《しんぞう》や血管《けっかん》に大《おお》きな負担《ふたん》をかける。

2型糖尿病《がたとうにょうびょう》

血液中《けつえきちゅう》の糖《とう》の量《りょう》（血糖《けっとう》値《ち》）を調節《ちょうせつ》することができなくなる病気《びょうき》。糖尿病《とうにょうびょう》が進《すす》むと、目《め》や腎臓《じんぞう》、神経《しんけい》など、全身《ぜんしん》に異常《いじょう》が起《お》こってくる。

＊糖尿病には生まれつきのものもありますが、これは生活習慣病ではありません。

予防《よぼう》には、3つの正《ただ》しい生活習慣《せいかつしゅうかん》が大切《たいせつ》です

生活習慣病《せいかつしゅうかんびょう》を予防《よぼう》するためには、子《こ》どものうちから正《ただ》しい生活習慣《せいかつしゅうかん》を身《み》につけておくことが大切《たいせつ》です。次《つぎ》のようなことに注意《ちゅうい》して、一生《いっしょう》を健康《けんこう》に過《す》ごしましょう。

食事習慣《しょくじしゅうかん》

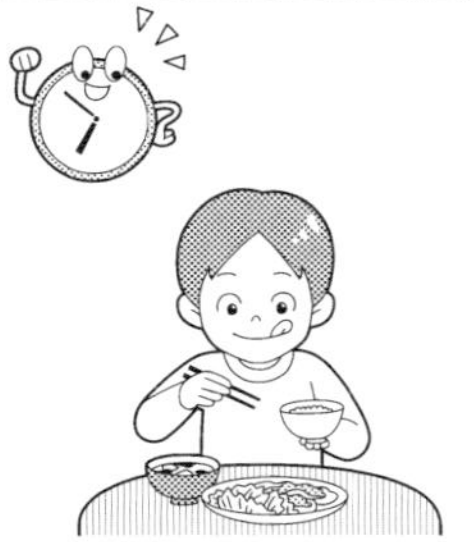

朝昼晩《あさひるばん》ほぼ決《き》まった時間《じかん》に、3食《しょく》きちんと食《た》べる。

好《す》き嫌《きら》いをせず、1日《にち》30品目《ひんもく》を目標《もくひょう》によくかんで食《た》べる。

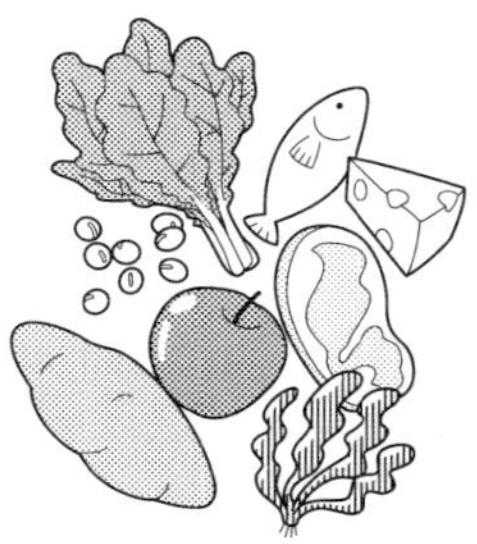

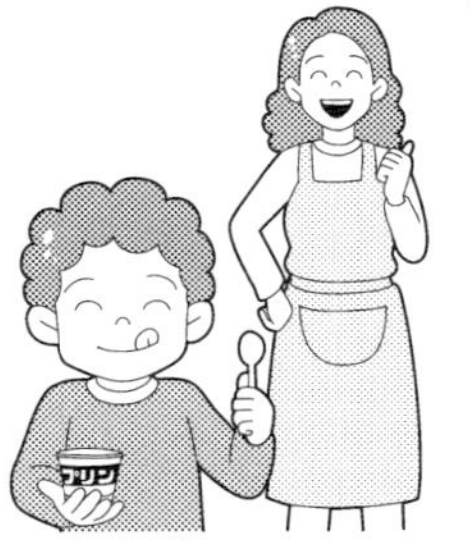

おやつは、食《た》べる量《りょう》や時間《じかん》を決《き》めてとり、食《た》べ過《す》ぎに注意《ちゅうい》する。

運動習慣《うんどうしゅうかん》

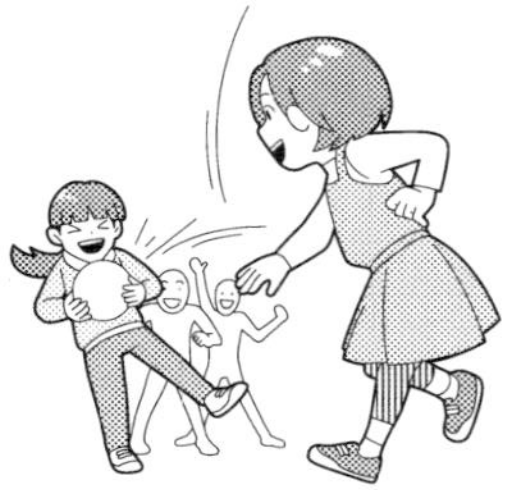

日中《にっちゅう》は、外遊《そとあそ》びやスポーツをして、できるだけ体《からだ》を動《うご》かす。

家《いえ》の手伝《てつだ》いをすることも、よい運動《うんどう》になる。

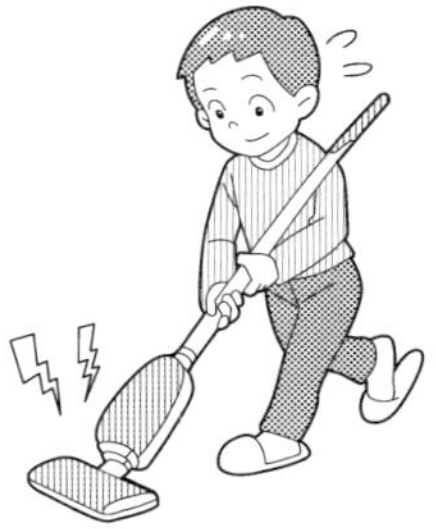

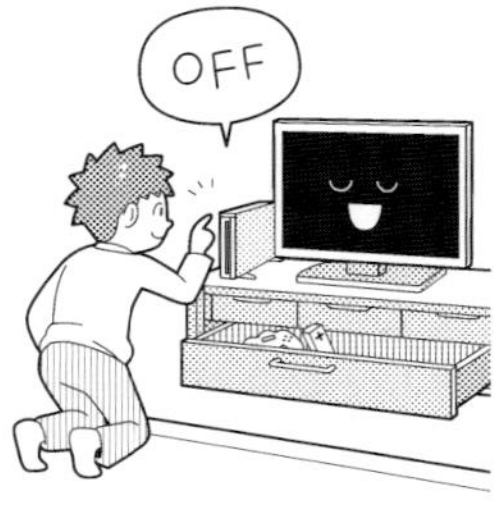

テレビやゲームは時間《じかん》を決《き》めて行《おこな》い、やり過《す》ぎに注意《ちゅうい》する。

睡眠習慣《すいみんしゅうかん》

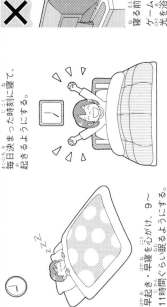

早起《はやお》き・早寝《はやね》を心《こころ》がけ、9～11時間《じかん》ぐらい眠《ねむ》るようにする。

毎日《まいにち》決《き》まった時刻《じこく》に寝《ね》て、起《お》きるようにする。

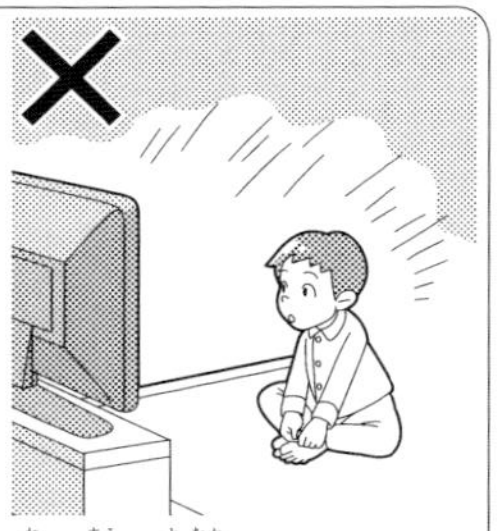

寝《ね》る前《まえ》や夜中《よなか》は、テレビやゲーム、スマートフォンの光《ひかり》を浴《あ》びないようにする。

2017年1月18日発行　©少年写真新聞社

小学保健ニュース No.1124付録　©少年写真新聞社

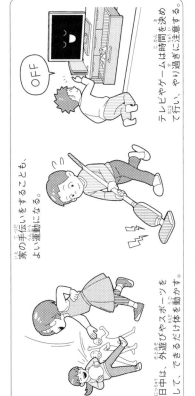

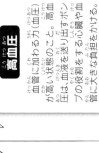

少年写真新聞
Juniors' Visual Journal
http://www.schoolpress.co.jp/

小学保健ニュース

No.1116
2016年（平成28年）
10月18日号
498.36 睡眠、安眠 2416

早《はや》くねるための「入眠儀式《にゅうみんぎしき》」

ねる前《まえ》に毎日《まいにち》同《おな》じ行動《こうどう》をすることで、ねむりにつきやすくなります

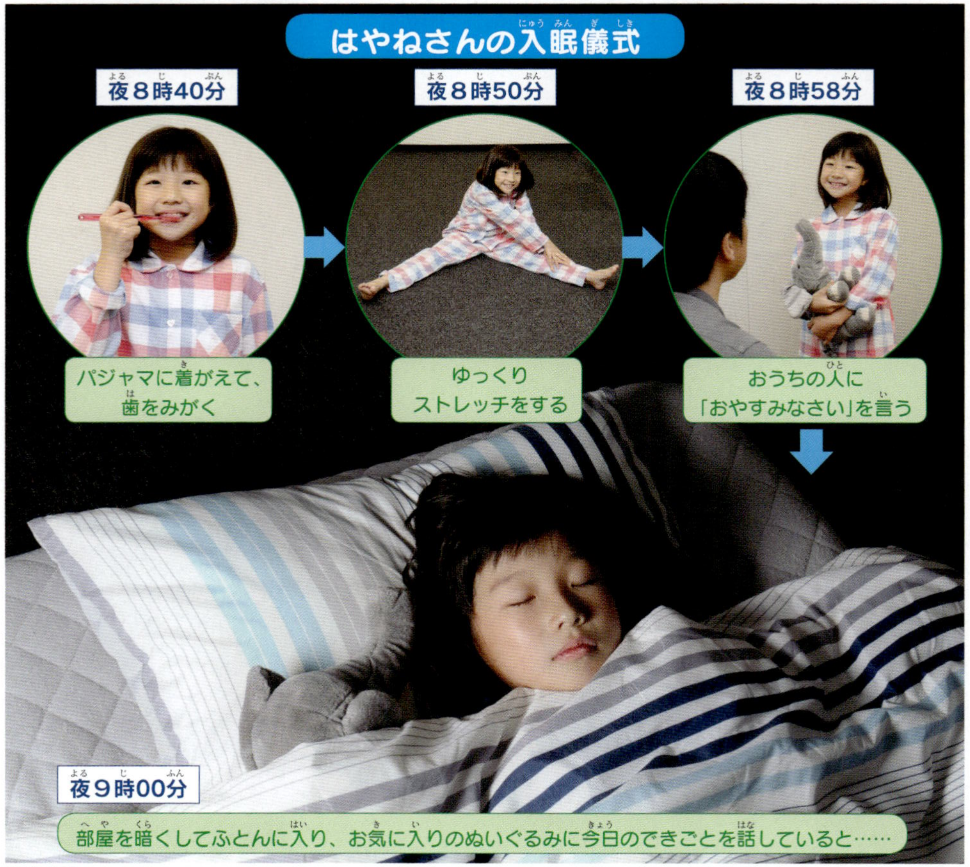
はやねさんの入眠儀式《にゅうみんぎしき》
夜《よる》８時《じ》40分《ぷん》
パジャマに着《き》がえて、
歯《は》をみがく
夜《よる》８時《じ》50分《ぷん》
ゆっくり
ストレッチをする
夜《よる》８時《じ》58分《ふん》
おうちの人《ひと》に
「おやすみなさい」を言《い》う
夜《よる》９時《じ》00分《ふん》
部屋《へや》を暗《くら》くしてふとんに入《はい》り、お気《き》に入りのぬいぐるみに今日《きょう》のできごとを話《はな》していると……

入眠儀式《にゅうみんぎしき》には、決《き》まったものはありません。自分《じぶん》がリラックスできる行動《こうどう》を見《み》つけて毎日行《まいにちおこな》ってみましょう。小学生《しょうがくせい》のうちは、夜《よる》９時ごろにねるようにすると、毎日元気《まいにちげんき》に活動《かつどう》することができます。

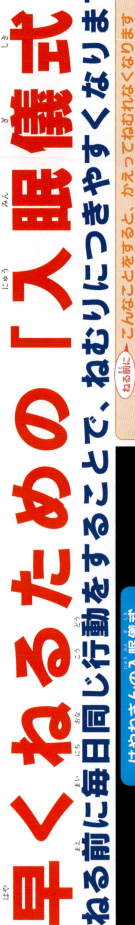

ねる前《まえ》に こんなことをすると、かえってねむれなくなります

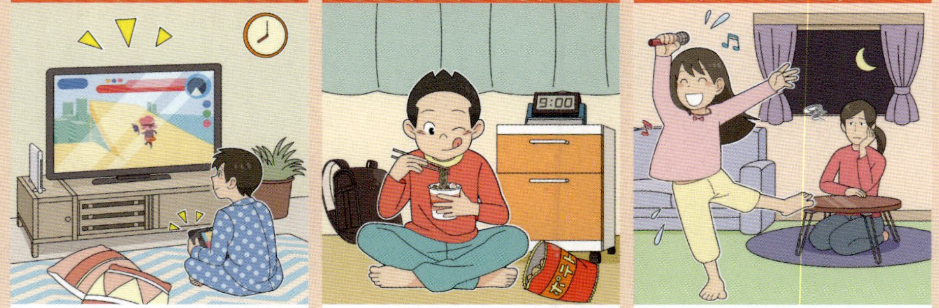

ゲームをする・テレビを見《み》る
ゲームやテレビの画面《がめん》の光《ひかり》が神経《しんけい》を興奮《こうふん》させ、ねむれなくなります。

夜食《やしょく》やおやつを食《た》べる
食《た》べ物《もの》を消化《しょうか》するために、胃腸《いちょう》が活動《かつどう》を始《はじ》め、ねむりが浅《あさ》くなります。

激《はげ》しい運動《うんどう》をする
激《はげ》しい運動《うんどう》で体温《たいおん》が上《あ》がってしまい、ねつけなくなります。

入眠儀式《にゅうみんぎしき》とは、ねる前《まえ》に行《おこな》う決《き》まった行動《こうどう》のことで、これを毎日続《まいにちつづ》けていると、やがて、その行動《こうどう》をすれば、脳《のう》が自然《しぜん》と「もうねるんだ」と感《かん》じるようになって、すんなりねむりにつけるようになります。

人間《にんげん》は、毎日《まいにち》しっかりねむらないと、心《こころ》や体《からだ》がうまくはたらかず、持《も》っている力《ちから》を発揮《はっき》することができません。

自分《じぶん》なりの入眠儀式《にゅうみんぎしき》を見《み》つけて、毎日《まいにち》早《はや》くねるようにしましょう。

指導　小児神経学クリニック　院長　星野恭子先生

入眠儀式《にゅうみんぎしき》におすすめの行動《こうどう》

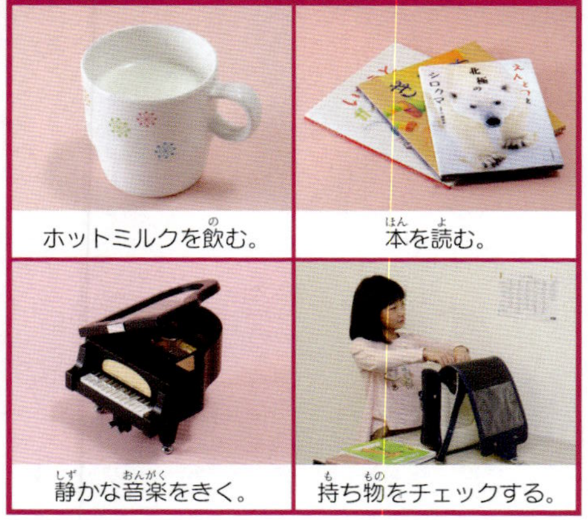
ホットミルクを飲《の》む。
本《ほん》を読《よ》む。
静《しず》かな音楽《おんがく》をきく。
持《も》ち物《もの》をチェックする。

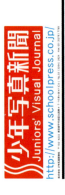

少年写真新聞
Juniors' Visual Journal
http://www.schoolpress.co.jp/

小学保健ニュース

No.1117
2016年（平成28年）
10月28日号
491.343 そしゃく

保健《ほけん》クイズ 食《た》べ物《もの》をよくかむことで起《お》きていること

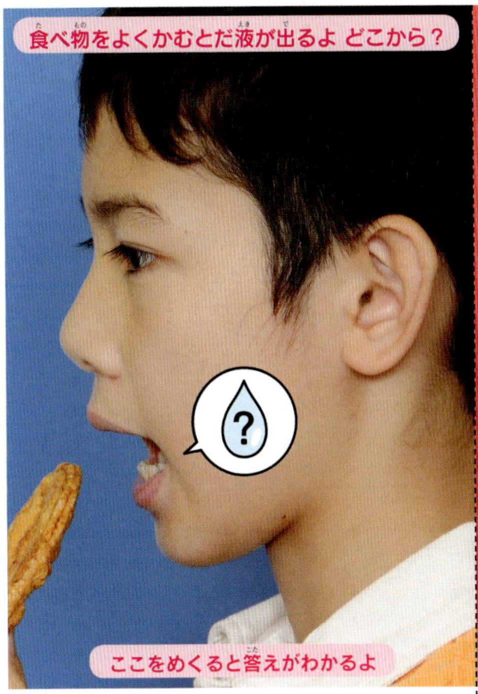
食《た》べ物《もの》をよくかむとだ液《えき》が出《で》るよ どこから？
?
ここをめくると答《こた》えがわかるよ

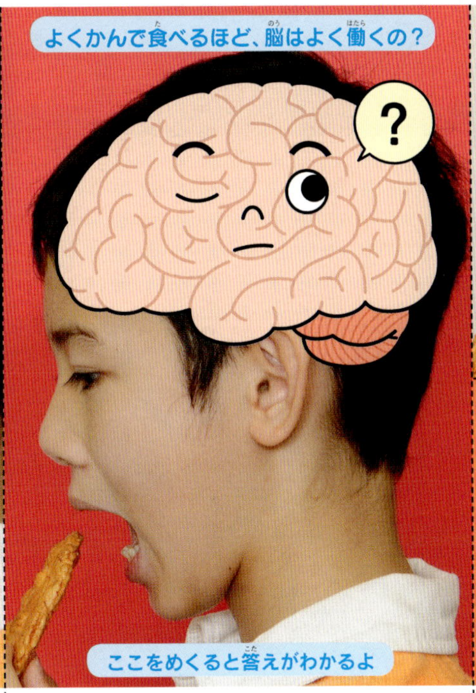
よくかんで食《た》べるほど、脳《のう》はよく働《はたら》くの？
?
ここをめくると答《こた》えがわかるよ

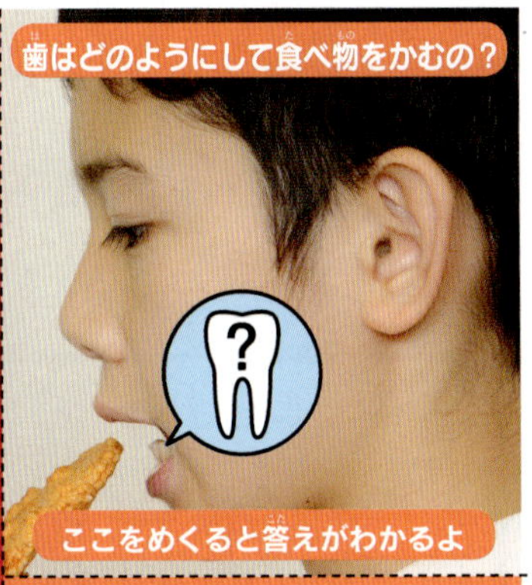
歯《は》はどのようにして食《た》べ物《もの》をかむの？
?
ここをめくると答《こた》えがわかるよ

「よくかんで食《た》べること」の効果一覧《こうかいちらん》

- 食《た》べ物《もの》を消化《しょうか》しやすくする
- むし歯《ば》や歯肉炎《しにくえん》を防《ふせ》ぐ
- 脳《のう》の働《はたら》きが活発《かっぱつ》になる
- 脳《のう》が満腹《まんぷく》だと感《かん》じて、食《た》べ過《す》ぎをおさえる
- 顔《かお》の表情《ひょうじょう》を豊《ゆた》かにする
- 心《こころ》を落《お》ち着《つ》かせる（リラックスする）
- 食《た》べ物《もの》がよりおいしく感《かん》じられる
- 言葉《ことば》の発音《はつおん》がはっきりする　など

---------線を切り、この四角の内側にのりをぬって、タイトルの部分が重なるように上下２枚を貼り合わせてください。
（作り方の詳細はＢ５判解説付録４ページ目をご覧ください）

だ液《えき》は耳《みみ》や舌《した》の下《した》あたりにある「だ液《えき》せん」と呼《よ》ばれるところから出《で》ます。出《で》るだ液《えき》の量《りょう》は、１日《にち》に約《やく》１リットルといわれていますが、よくかんで食《た》べることでたくさん出《で》て、歯《は》や体《からだ》の健康《けんこう》に役立《やくだ》ちます。

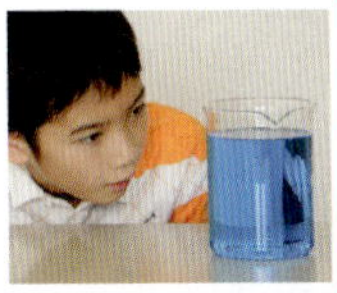

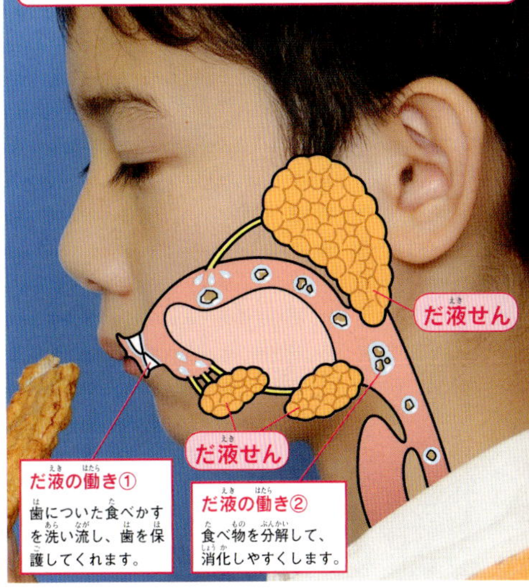
だ液《えき》せん
だ液《えき》せん
だ液《えき》の働《はたら》き①
歯《は》についた食《た》べかすを洗《あら》い流《なが》し、歯《は》を保護《ほご》してくれます。
だ液《えき》の働《はたら》き②
食《た》べ物《もの》を分解《ぶんかい》して、消化《しょうか》しやすくします。

食事《しょくじ》のときには、頭《あたま》からあごの下《した》にかけてある「そしゃく筋《きん》」が働《はたら》いて、あごを動《うご》かして食《た》べ物《もの》をかんでいます。そしゃく筋《きん》が働《はたら》くことで脳《のう》が刺激《しげき》を受《う》けて、脳《のう》の働《はたら》きも活発《かっぱつ》になります。

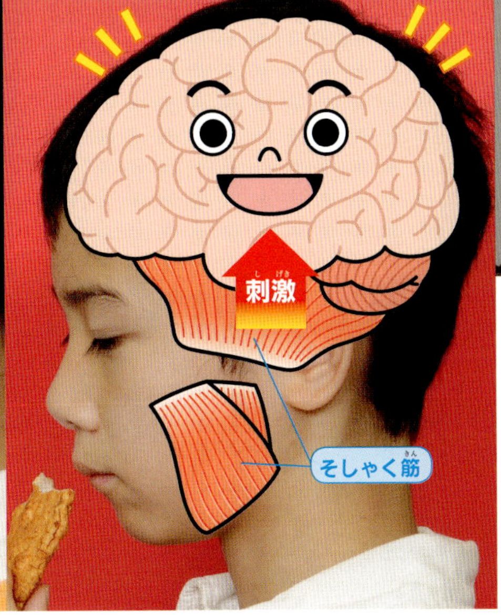
刺激《しげき》
そしゃく筋《きん》

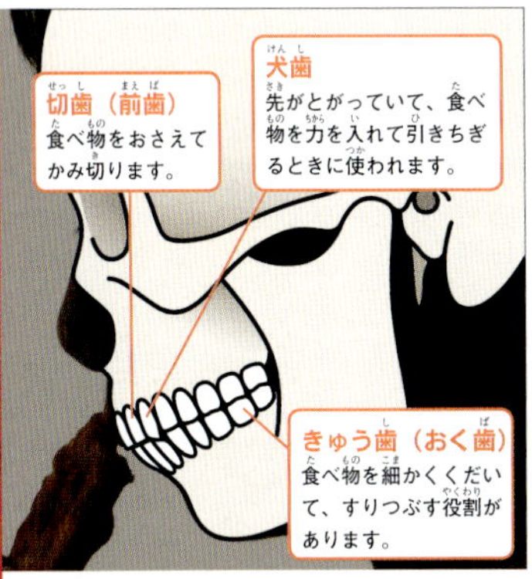
切歯《せっし》（前歯《まえば》）
食《た》べ物《もの》をおさえてかみ切《き》ります。
犬歯《けんし》
先《さき》がとがっていて、食《た》べ物《もの》を力《ちから》を入《い》れて引《ひ》きちぎるときに使《つか》われます。
きゅう歯《し》（おく歯《ば》）
食《た》べ物《もの》を細《こま》かくくだいて、すりつぶす役割《やくわり》があります。

よくかんで食《た》べることで、だ液《えき》がたくさん出《で》て、食《た》べ物《もの》と混《ま》ざって、消化《しょうか》を助《たす》け、むし歯《ば》も防《ふせ》ぎます。

また、たくさんかむことによって、脳《のう》の働《はたら》きが活発《かっぱつ》になり、食《た》べ過《す》ぎをおさえてくれます。

歯《は》ごたえのあるものを食《た》べるときだけではなく、やわらかい食《た》べ物《もの》を食《た》べるときも、何回《なんかい》もかんで食《た》べるようにしましょう。

指導　日本歯科大学 生命歯学部 衛生学講座 教授　福田雅臣 先生

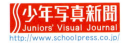

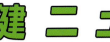

少年写真新聞 Juniors' Visual Journal
2016年10月28日発行 第1117号付録
©少年写真新聞社2016年
株式会社 少年写真新聞社 〒102-8232 東京都千代田区九段南4-7-16 市ヶ谷KTビルⅠ
小学保健ニュース
★定期刊行物は終わる期間を予定しない刊行物です。年度が替わりましても、購読中止のお申し出がない場合、引き続きニュースをご送付申し上げます。
★著作権法により、本紙の無断複写・転載は禁じられています。
少年写真新聞社のホームページ
http://www.schoolpress.co.jp/

咀嚼《そしゃく》と唾液の役割

日本歯科大学 生命歯学部 衛生学講座
教授　福田 雅臣

学齢期と口腔機能の発達

国民の歯の健康づくりの一環として8020運動が提唱されています。「80」とは生涯を通して、「20」とは少なくとも20本以上の歯があれば、ほとんどの食べ物を"咀嚼"しておいしく食べることができるという意味があります。咀嚼機能を保持・増進することは、口腔保健の目指すところであり、QOLの維持・向上のための大切な役割を担っています。子どもが、幼稚園、小・中・高等学校へと進学していく過程で、口の中は乳歯列から永久歯列となり、かみ合わせが完成し、咀嚼機能も発達していきます。学齢期は、口腔機能の発達期・習熟期という重要な時期ということになります。

咀嚼とは

以前、国語の教科書に掲載されていた"「かむ」ことの力"では、咀嚼に関して、次のような文章で説明されていました。

「食べ物を上あごと下あごの歯でかむと、食べ物の様子が脳に伝わります。脳は、その知らせを受けて『この食べ物は、このようにかみなさい』と、よくかみくだけるように、あごを動かす筋肉に指令も出します。そうして、かめばかむほど、食べ物は口の中でだえきとまじり、だんだん小さく、やわらかくなっていきます。こうすることで飲みこみやすくなった食べ物は、初めてごっくんと食道に送りこまれるのです。これらのひとつのつながりを『そしゃく』といいます。そしゃくは、食べ物に直接触れる歯、あごの骨、あごの関節、ほお、した、くちびるなど、多くの部分がたがいにうまく協力しないとできません。」(国語４年生(上)22-27：光村図書出版より)。

このように「咀嚼」は、誰もが食物を摂取していく中で行っている機能なのです。少し専門的に説明すると、咀嚼運動の主体は下顎骨に付着している口を開けたり閉じたりする筋肉によって、顎関節がリズミカルに反復・周期性運動するものです。また、舌との協調が必須であり、顔面の表情筋活動の関与も必要とする運動です。

咀嚼の役割

咀嚼の役割は、消化と吸収能力を高めることです。食物をかみ砕き、味覚が発現し、その過程で唾液の分泌が促進され、唾液とよく混ぜ合わされます。また、咀嚼することにより、歯触り、舌触りといった食感を認知し、食物のにおいを感じ、食べ物をかんだときの音を聞くこともできます。口の中を洗浄する作用、食物中の異物の認知、顎顔面の成長促進などの役割も持っています。全身への影響としては、脳活性作用、老化や肥満防止作用、精神安定作用、血管循環促進作用、肥満防止作用、がん予防作用などの効果が期待されています。

唾液の役割

咀嚼によって分泌促進がもたらされる唾液の役割には様々な働きがあります。特に口腔衛生的に重要な意義を持っているのは、唾液がたくさん分泌されることによる浄化作用、唾液の中に含まれる免疫グロブリンなどによる抗菌作用、唾液中の糖たんぱく質が歯面に吸着してペリクルが形成されることによる歯質保護作用、唾液pHを酸性に傾かせないようにする緩衝作用、生えてきた歯のエナメル質を成熟させる作用、再石灰化作用などが挙げられます。

少年写真新聞 Juniors' Visual Journal
2016年11月8日発行 第1118号付録
©少年写真新聞社2016年
株式会社 少年写真新聞社 〒102-8232 東京都千代田区九段南4-7-16 市ヶ谷KTビルⅠ
小学保健ニュース
★定期刊行物は終わる期間を予定しない刊行物です。年度が替わりましても、購読中止のお申し出がない場合、引き続きニュースをご送付申し上げます。
★著作権法により、本紙の無断複写・転載は禁じられています。
少年写真新聞社のホームページ
http://www.schoolpress.co.jp/

考えよう！ あなたの未来とケータイ・スマホ
～知っていますか？ 自分の体のこと～

子どものネットリスク教育研究会・
元 白梅学園大学 特任教授　成田 弘子

ケータイやスマホ（インターネット）使用による問題は次々と起きていますが、現場での対策は進んでいるのでしょうか？

警察やアプリ業者などによる啓発講座を実施している学校も多いと思いますが、ここでは、日頃子どもたちに接しておられる先生方に「メディアリテラシー教育の授業モデル」を提案したいと思います。この授業モデルのテーマは、メディア機器には「メリット・デメリット」があるので、使うのならば、デメリット（自分の心身への悪影響）を自分の問題として把握し、その対策を考えることができる人を目指そうと呼びかけるものです。

子どもへのアプローチ授業の流れ

①「目の疲労と睡眠への影響」を知る　長時間使用による目の疲労はもちろん、近年報道されているように、LEDのブルーライトが睡眠障害をもたらすと言われています。

②「視力への影響」を知る　岩手県の眼科医・鈴木武敏博士の調査によると、スマホ使用により「両眼視異常」（小さい画面を見ることで寄り目〈輻輳《ふくそう》〉になり、一方の目が他眼の働きを抑制して立体視や遠近感に異常を来すこと）になる可能性があるとされています*。

③「体への影響」を知る　外遊びが激減し、体を動かす体験が不足することから、筋力や柔軟性などが衰え、「ロコモティブシンドローム予備軍」になることが危惧されています。

④「脳への影響」を知る　学習や記憶など、大切な働きをする脳の前頭前野が、ある種のゲームをしているときには一部分しか働いていないことが、脳科学で判明しています。

⑤　まとめ　「今の君たちは、体や心・人と関わる力がもっとも成長しているとき⇒友だちとのリアルな遊び・運動が必要⇒失敗やトラブルを乗り越えて成長する」といったメッセージが伝わるとよいと思います。

⑥　つくってみようマイルール　従来行われてきたトップダウン式のルールづくりは、「上から決めつけられた」と感じる子どもたちや保護者がいることも事実です。児童自身がルール策定に関わるような、ボトムアップ式のルールづくりをすると、より効果が高いと思われます。

家庭へのアプローチ

家庭に対しては、次のような事項を提案していただきたいと考えます。

①　子どもを守るために、ケータイ・スマホは適切な時期・年齢まで持たせない。

②　メディアリテラシー教育を、年齢に応じて継続的に行う（学校と家庭両面で）。

③　我が子のメディアリテラシーの力（適切な判断力）を見守りながら、適切な時期に持たせる。

④　ケータイ・スマホによる問題が起きたら、一度預かり、話し合って、再チャレンジの機会を与える。

やがて自分でケータイ・スマホの使い方をコントロールし、適正な判断ができるように成長していくためには、保護者が我が子を注意深く見守り、時には顔を合わせて話し合っていくといった支援が必要と考えます。

＊出典：「あたらしい眼科（Vol.31臨時増刊号）」メディカル葵出版（2014）

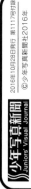

※成田先生が所属する「子どものネットリスク教育研究会」では、指導用PDFを配布しています。ご希望の方は、下記まで。
Eメール：outmediakanto@gmail.com

ほけん通信《つうしん》……

学校　　年　　月　　日発行

耳《みみ》に悪《わる》い生活《せいかつ》をしていませんか？

指導　川越耳科学クリニック 院長　坂田 英明 先生

耳《みみ》は音《おと》を聞《き》くのに大切《たいせつ》な器官《きかん》です。私《わたし》たちに見《み》えている「耳《みみ》」は「耳介《じかい》」と呼《よ》ばれる部分《ぶぶん》で、耳介《じかい》に開《あ》いている穴《あな》（耳《みみ》の穴《あな》）の奥《おく》には、鼓膜《こまく》や耳小骨《じしょうこつ》、蝸牛《かぎゅう》などのさまざま器官《きかん》があり、空気《くうき》の振動《しんどう》によって伝《つた》わる「音《おと》」の情報《じょうほう》を電気信号《でんきしんごう》に変《か》えて脳《のう》に送《おく》っています。

これらの耳《みみ》の器官《きかん》は、大《おお》きな音《おと》や刺激《しげき》などで異常《いじょう》を起《お》こしやすい部位《ぶい》でもあります。また、耳《みみ》の器官《きかん》の異常《いじょう》は、耳《みみ》だけではなく体《からだ》にも影響《えいきょう》を与《あた》えることがあるので、健康《けんこう》のために耳《みみ》によい生活《せいかつ》を心《こころ》がけるようにしましょう。

大《おお》きな音《おと》でテレビを見《み》たり、音楽《おんがく》を聞《き》いたりしていると……

周《まわ》りの人《ひと》がうるさく感《かん》じるような音《おと》でテレビを見《み》ていたり、ヘッドホンやイヤホンから音《おと》が漏《も》れるほどの大《おお》きな音量《おんりょう》で音楽《おんがく》を聞《き》いたりしていませんか？

耳元《みみもと》で大音量《だいおんりょう》の音《おと》を聞《き》き続《つづ》けていると、耳《みみ》の奥《おく》にある内耳《ないじ》と呼《よ》ばれる部分《ぶぶん》に異常《いじょう》が起《お》こり、音《おと》が聞《き》こえづらくなったり、めまいや立《た》ちくらみを起《お》こしたりすることがあります。テレビなどの音量《おんりょう》は大《おお》きくし過《す》ぎないようにし、ヘッドホンやイヤホンの連続使用《れんぞくしよう》は30分程度《ぶんていど》までにしましょう。

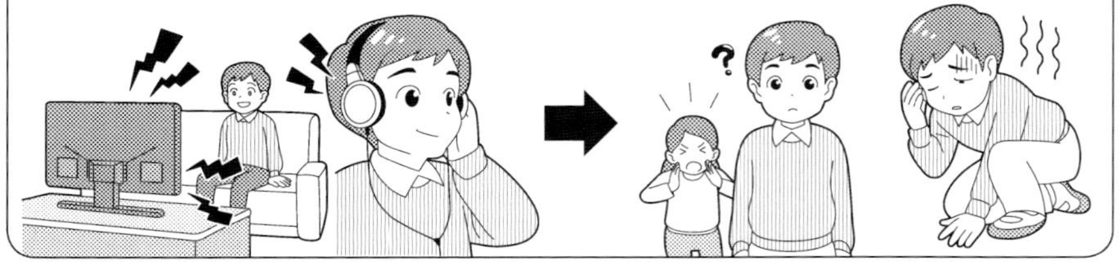

なぜ、内耳《ないじ》に異常《いじょう》が起《お》こると「めまい」が起《お》こるの？

耳《みみ》は、「外耳《がいじ》」「中耳《ちゅうじ》」「内耳《ないじ》」にわかれています。一番奥《いちばんおく》にあるのは内耳《ないじ》で「蝸牛《かぎゅう》」と呼《よ》ばれるかたつむりのような形《かたち》をした器官《きかん》があり、音《おと》の情報《じょうほう》を脳《のう》に送《おく》っています。また、蝸牛《かぎゅう》についている「三半規管《さんはんきかん》」と呼《よ》ばれる器官《きかん》は、体《からだ》のバランスを感《かん》じ取《と》って情報《じょうほう》を脳《のう》に送《おく》ります。

大《おお》きな音《おと》が原因《げんいん》でめまいや立《た》ちくらみが起《お》こるのは、内耳《ないじ》に異常《いじょう》が起《お》こり、三半規管《さんはんきかん》の働《はたら》きが乱《みだ》れて、つながっている自律神経《じりつしんけい》や脳《のう》に影響《えいきょう》を与《あた》えるからです。

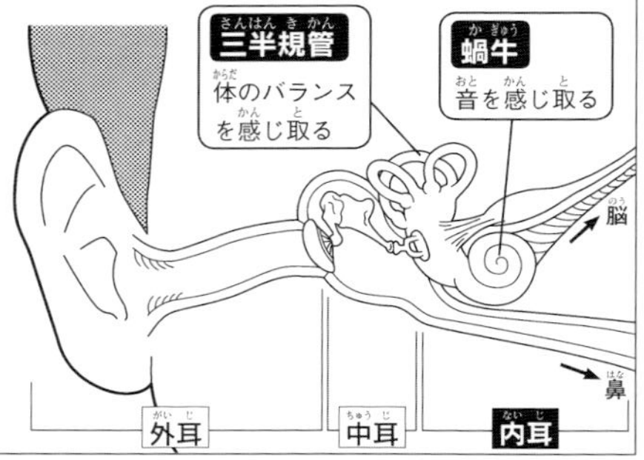

三半規管《さんはんきかん》
体《からだ》のバランスを感《かん》じ取《と》る
蝸牛《かぎゅう》
音《おと》を感《かん》じ取《と》る
脳《のう》
鼻《はな》
外耳《がいじ》
中耳《ちゅうじ》
内耳《ないじ》

指《ゆび》で耳《みみ》の穴《あな》をかくのはやめよう

指《ゆび》で耳《みみ》の穴《あな》をかくことで、耳《みみ》の穴《あな》の内側《うちがわ》にある「外耳道《がいじどう》」をつめで傷《きず》つけてそこから細菌《さいきん》が入《はい》り、強《つよ》い痛《いた》みやかゆみが出《で》ることがあります。また、外耳道《がいじどう》の耳《みみ》あかは自然《しぜん》に取《と》れることが多《おお》いのですが、外耳道《がいじどう》に指《ゆび》を突《つ》っ込《こ》むと耳《みみ》あかが奥《おく》に入《はい》ってしまって詰《つ》まることもあります。指《ゆび》で耳《みみ》をかくのはやめましょう。

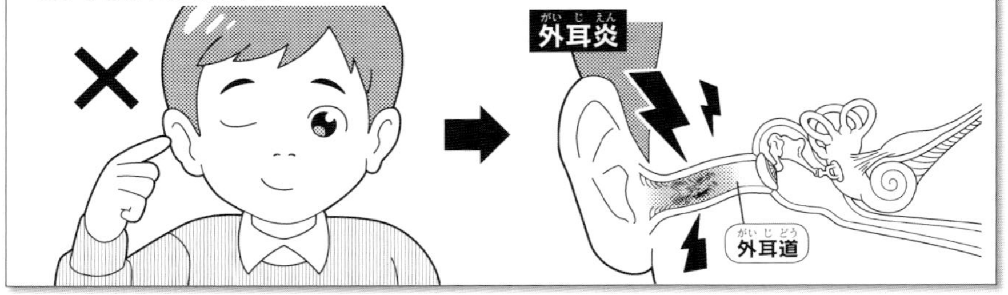

外耳炎《がいじえん》
外耳道《がいじどう》

勢《いきお》いよく、鼻水《はなみず》を吸《す》い込《こ》むと……

耳《みみ》と鼻《はな》は、耳管《じかん》を通《つう》じてつながっています。鼻水《はなみず》を勢《いきお》いよく吸《す》い込《こ》むと、耳管《じかん》を通《つう》じて中耳《ちゅうじ》にも鼻水《はなみず》に含《ふく》まれる細菌《さいきん》が入《はい》り込《こ》むことがあります。

急性中耳炎《きゅうせいちゅうじえん》は、かぜをひいたときに、中耳《ちゅうじ》に細菌《さいきん》などの病原体《びょうげんたい》が入《はい》り込《こ》んで起《お》こることが多《おお》いのですが、鼻水《はなみず》を吸《す》い込《こ》むことで、鼻水《はなみず》に含《ふく》まれている細菌《さいきん》が中耳《ちゅうじ》に入《はい》って、急性中耳炎《きゅうせいちゅうじえん》になることもあります。鼻水《はなみず》は吸《す》い込《こ》まずに、こまめにかんで外《そと》に出《だ》すことが大切《たいせつ》です。

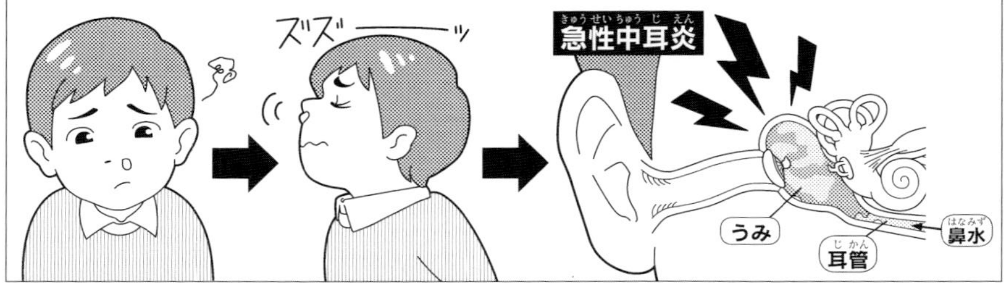

ズズ――ッ
急性中耳炎《きゅうせいちゅうじえん》
うみ
耳管《じかん》
鼻水《はなみず》

鼻《はな》をかむときは

鼻《はな》をかむときは、片方《かたほう》の鼻《はな》の穴《あな》をふさぎ、反対《はんたい》の鼻《はな》の穴《あな》から小刻《こきざ》みに息《いき》を出《だ》して、かみましょう。しっかりと出《だ》し終《お》えたら、反対《はんたい》の穴《あな》でも同《おな》じように行《おこな》います。

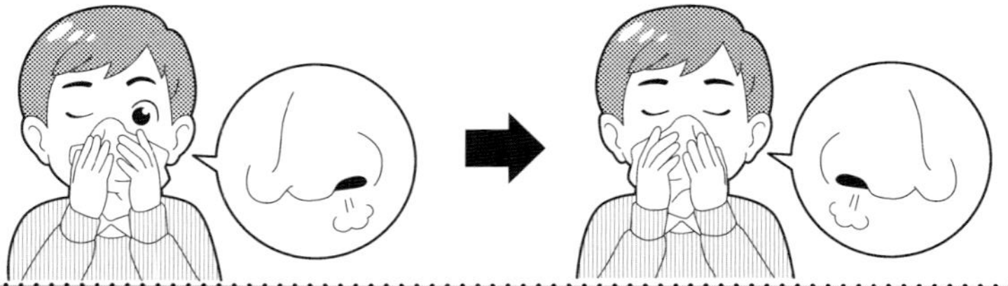

少年写真新聞
Juniors' Visual Journal
http://www.schoolpress.co.jp/

小学保健ニュース

No.1118
2016年(平成28年)
11月8日号
498.3 健康法 2416

ケータイやスマホ(スマートフォン)を使《つか》うときには

できるだけ日中《にっちゅう》・短時間《たんじかん》の使用《しよう》を心《こころ》がけて、心《こころ》と体《からだ》の健康《けんこう》を守《まも》りましょう

使《つか》い方《かた》や使用時間《しようじかん》について、おうちの人《ひと》と相談《そうだん》しておきましょう

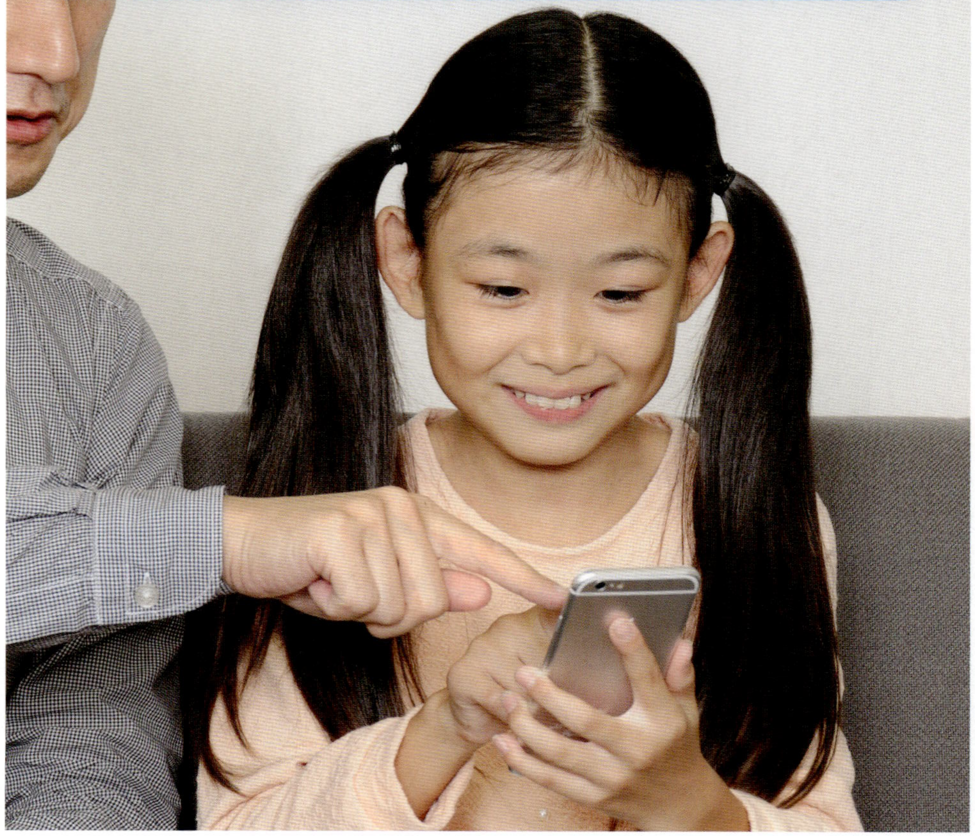

ケータイやスマホの使用《しよう》で、健康《けんこう》をそこねないようにしましょう。

ケータイやスマホのまちがった使用《しよう》が、心《こころ》や体《からだ》にあたえるえいきょう

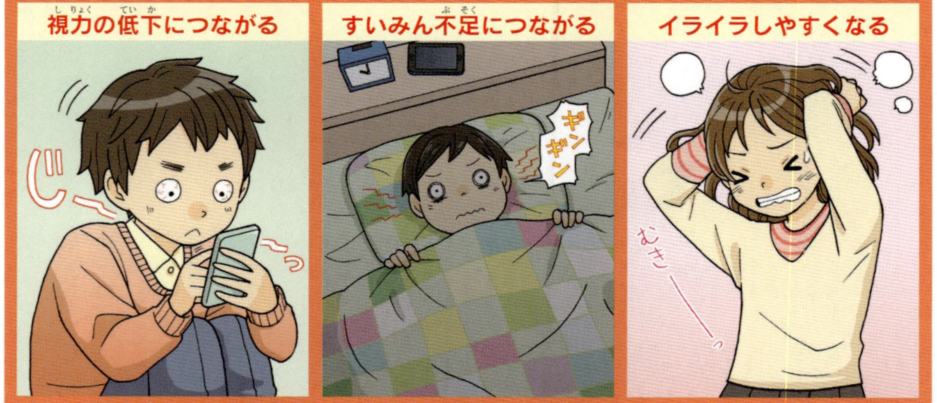
視力《しりょく》の低下《ていか》につながる
じ〜
〜っ
すいみん不足《ぶそく》につながる
ギン ギン
イライラしやすくなる
むき〜っ

画面《がめん》を長《なが》く見続《みつづ》けると、目《め》がつかれて、視力低下《しりょくていか》につながります。

ねる直前《ちょくぜん》まで使《つか》っていると、画面《がめん》の光《ひかり》の刺激《しげき》でねつけなくなります。

ねる前《まえ》の使用《しよう》でね不足《ぶそく》になると、脳《のう》のつかれがとれず、イライラしやすくなります。

ケータイやスマホは、さまざまなことに使《つか》える大変便利《たいへんべんり》なものですが、長時間《ちょうじかん》使《つか》い続《つづ》けたり、夜《よる》おそくまで使《つか》っていたりすると、視力《しりょく》の低下《ていか》やすいみん不足《ぶそく》などの不調《ふちょう》を招《まね》きます。

小学生《しょうがくせい》のうちは、心《こころ》や体《からだ》が成長《せいちょう》のとちゅうにある大切《たいせつ》な時期《じき》です。

一生《いっしょう》を健康《けんこう》に過《す》ごすためにも、今《いま》のうちから、ケータイやスマホの安全《あんぜん》な使《つか》い方《かた》を考《かんが》えて、実行《じっこう》しましょう。

指導 子どものネットリスク教育研究会・元白梅学園大学特任教授 成田弘子先生

ケータイ・スマホで困《こま》ったら……

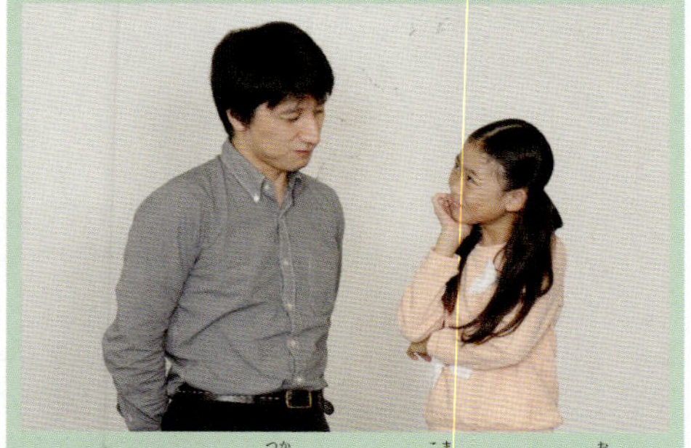

ケータイやスマホを使《つか》っていて、困《こま》ったことが起《お》きたら、すぐに先生《せんせい》やおうちの人《ひと》に相談《そうだん》しましょう。

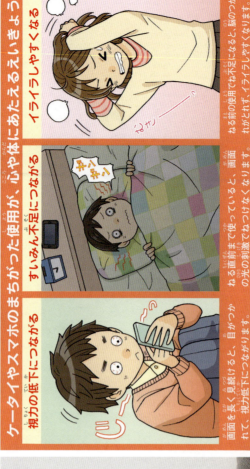

少年写真新聞
Juniors' Visual Journal
http://www.schoolpress.co.jp/

小学保健ニュース

No.1119
2016年(平成28年)
11月18日号
491.8 免疫学 2416

めんえき細《さい》ぼうの力《ちから》を高《たか》めて病《びょう》気《き》を防《ふせ》ごう

栄《えい》養《よう》バランスのよい食《しょく》事《じ》や十《じゅう》分《ぶん》なすいみん、ストレスをためないことなどがポイントです

「めんえき細《さい》ぼう」とは？

電《でん》子《し》けんび鏡《きょう》で見《み》た代《だい》表《ひょう》的《てき》な「めんえき細《さい》ぼう」

マクロファージ

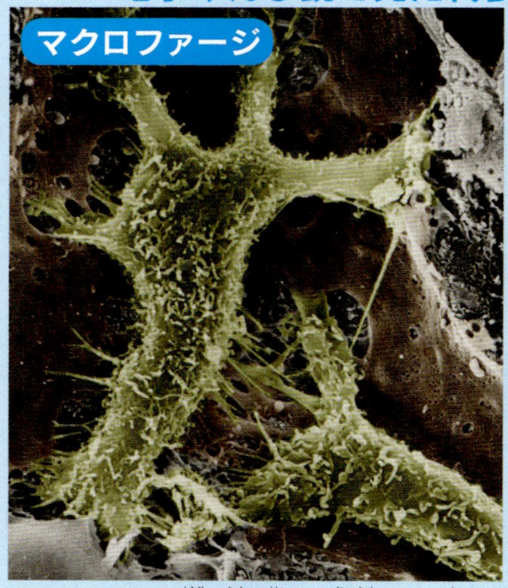

リンパ球《きゅう》

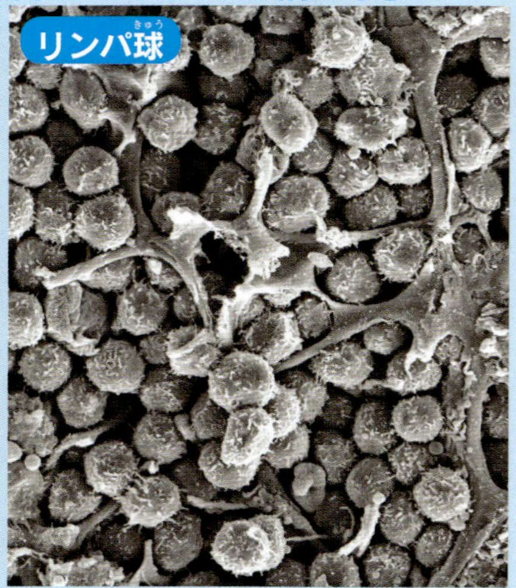

マクロファージは体《からだ》の中《なか》に入《はい》った細《さい》菌《きん》などを食《た》べて自《じ》分《ぶん》の中《なか》に取《と》りこみ、リンパ球《きゅう》はウイルスの感《かん》染《せん》などによって異《い》常《じょう》を起《お》こした細《さい》ぼうと戦《たたか》い、こわします。

めんえき細《さい》ぼうは骨《ほね》の中《なか》にある「骨《こつ》ずい」と呼《よ》ばれる部《ぶ》分《ぶん》で作《つく》られ、病《びょう》気《き》の原《げん》因《いん》となるウイルスや細《さい》菌《きん》と戦《たたか》います。

めんえき細《さい》ぼうの働《はたら》きを高《たか》めるには

栄《えい》養《よう》バランスのよい食《しょく》事《じ》をとる

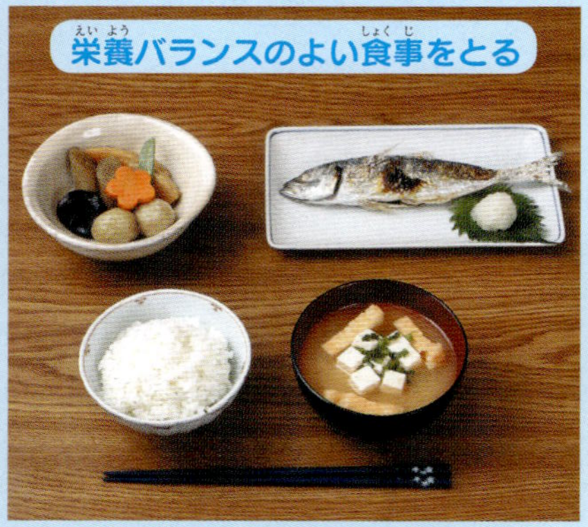

たんぱく質《しつ》やしぼう、ビタミンなど、さまざまな栄《えい》養《よう》をとることでめんえき細《さい》ぼうが豊《ほう》富《ふ》につくられ、活《かっ》発《ぱつ》に働《はたら》きます。

しっかりと休《きゅう》養《よう》・すいみんをとる

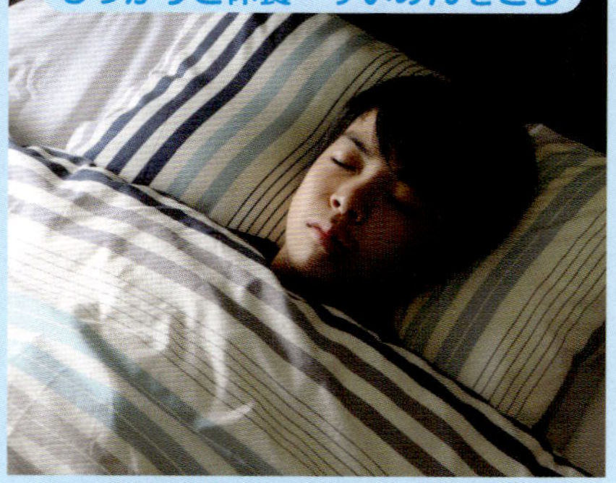

すいみん不《ふ》足《そく》の状《じょう》態《たい》だと、めんえき細《さい》ぼうの働《はたら》きも弱《よわ》まり、細《さい》菌《きん》やウイルスに負《ま》けて、感《かん》染《せん》しやすくなります。

ストレスをためないことも大《たい》切《せつ》です

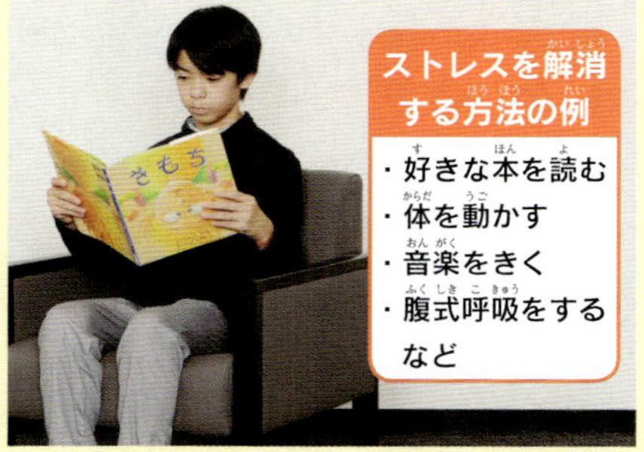
ストレスを解《かい》消《しょう》する方《ほう》法《ほう》の例《れい》
・好《す》きな本《ほん》を読《よ》む
・体《からだ》を動《うご》かす
・音《おん》楽《がく》をきく
・腹《ふく》式《しき》呼《こ》吸《きゅう》をする
など

ストレスもめんえき細《さい》ぼうの力《ちから》を弱《よわ》めるため、自《じ》分《ぶん》に合《あ》った方《ほう》法《ほう》でストレスを解《かい》消《しょう》しましょう。

私《わたし》たちが、体《からだ》の中《なか》に持《も》っている「めんえき細《さい》ぼう」は、体《たい》内《ない》に入《はい》ったウイルスや細《さい》菌《きん》をたおすために働《はたら》いています。

栄《えい》養《よう》バランスのよい食《しょく》事《じ》をとって、十《じゅう》分《ぶん》なすいみんをとり、ストレスをためないことがめんえき細《さい》ぼうの力《ちから》を高《たか》めることにつながり、かぜなどの病《びょう》気《き》の予《よ》防《ぼう》にもなります。

手《て》洗《あら》いで、病《びょう》気《き》に感《かん》染《せん》する原《げん》因《いん》となる細《さい》菌《きん》やウイルスを体《たい》内《ない》に入《い》れないことも大《たい》切《せつ》です。

指導　大和高田市立病院 小児科 部長　清益 功浩 先生
マクロファージ：電子顕微鏡写真(着色)の提供　藤田 恒夫・牛木 辰男 著「カラー版 細胞紳士録」(岩波書店刊)より
リンパ球：電子顕微鏡写真の提供　新潟大学大学院 医歯学総合研究科 顕微解剖学分野 教授　牛木 辰男 先生

少年写真新聞 Juniors' Visual Journal
2016年11月18日発行 第1119号付録
©少年写真新聞社2016年
株式会社 少年写真新聞社 〒102-8232 東京都千代田区九段南4-7-16 市ヶ谷KTビルI
小学保健ニュース
★定期刊行物は終わる期間を予定しない刊行物です。年度が替わりましても、購読中止のお申し出がない場合、引き続きニュースをご送付申し上げます。
★著作権法により、本紙の無断複写・転載は禁じられています。
少年写真新聞社のホームページ
http://www.schoolpress.co.jp/

自然免疫について

大和高田市立病院 小児科 部長　清益 功浩

免疫とは

人の体には良い状態を保つ恒常性が備わっていて、体温、心拍、呼吸数を常に一定に保とうとします。体内に何か異常があれば、その異常を元に戻すシステムがあるわけです。この異常とは、病原体が侵入したために組織の破壊が起こったり（感染症）、体内に不要なものがたまってしまったり、がん細胞が出現したりしている状態です。免疫システムによって、人は、病原体を攻撃したり、破壊された組織や不要なものを掃除したり、がん細胞を攻撃したりして体を正常化することができます。特に、感染症は人から人へうつる病気で、伝染病ともいわれ、伝染病である疫（えき）から免れる（まぬかれる）のが、「免疫」なのです。

この免疫は、大きく自然免疫と獲得免疫に分かれます。獲得免疫は、一度感染すると、二度と感染しない免疫システムです。一方、自然免疫は、病原体全体に対して反応する免疫システムです。そのため、まず、病原体侵入に働くメカニズムとしては重要です。病原体には、細菌、ウイルス、カビなどの真菌、寄生虫などがあります。

自然免疫

自然免疫に関わる細胞は、マクロファージ、好中球、ナチュラルキラー細胞（NK細胞）などのリンパ球です。マクロファージは主に細胞組織に普段から存在し、好中球は血液中を流れています。そして、体の隅々まで監視し、異常に対して速やかに対応しようとしているわけです。

病原体が侵入すると、マクロファージ、好中球が、病原体を食べて細胞内で消化して（貪食《どんしょく》）、体の中から排除します。ナチュラルキラー細胞は、発生したがん細胞を破壊します。これらは自然免疫として働くとともに、獲得免疫への橋渡しをします。特に、マクロファージと呼ばれる細胞は、病原体の一部の情報を獲得免疫に関わるリンパ球（Tリンパ球）に伝えて、次の病原体に侵入に備えます。そのため、自然免疫の力は重要なのです。

自然免疫を高めるためには

自然免疫に関わる細胞の数が足りなくなると、免疫力が下がってしまいます。そこで、数を増やすためには、細胞分裂に必要な栄養をとらなくてはなりません。葉酸、コレステロール、アミノ酸など、細胞に必要な栄養を摂取する必要があります。バランスのとれた食事を規則正しくとることによって、一定の細胞が作られることになるのです。

私たちは、体の機能を一定に保つために、外からの様々な刺激に対して、交感神経と副交感神経と呼ばれる自律神経によって体をコントロールしています。そのため、この自律神経のバランスが崩れると、体の変調を起こし、さらに免疫が低下します。自律神経のアンバランスは、心身に加わるストレスによって起こるので、ストレスを解消することが重要になります。また、睡眠不足はストレスの原因にもなり、結果にもなりますから、十分な睡眠が必要になります。上手なストレスコントロールが求められます。

体が疲れてきたら、免疫も疲れています。休めるときには休みましょう。

少年写真新聞 Juniors' Visual Journal
2016年11月28日発行 第1120号付録
©少年写真新聞社2016年
株式会社 少年写真新聞社 〒102-8232 東京都千代田区九段南4-7-16 市ヶ谷KTビルI
小学保健ニュース
★定期刊行物は終わる期間を予定しない刊行物です。年度が替わりましても、購読中止のお申し出がない場合、引き続きニュースをご送付申し上げます。
★著作権法により、本紙の無断複写・転載は禁じられています。
少年写真新聞社のホームページ
http://www.schoolpress.co.jp/

苦しいときは助けてもらおう

駒澤大学文学部心理学科 教授　有光 興記

「助けて」を言えるようにするには

勉強の問題が解けない、友だちとのトラブルなど、子どもたちは結構悩みを抱えています。困ったときに「助けて」と言えない子どもがいて、周囲に教師や友だちがいたとしても、助けを求められずに、一人ぼっちになってしまうことがあります。最悪の場合は、ひどいいじめにあっても、誰にも相談できずに命を絶ってしまうケースが報告されています。自殺の原因の多くは、友だちに仲間はずれにされた、先生や親に叱られたなどの、人間関係の悩みです。助けてくれるはずの友人、先生、親が、かえって傷つけている加害者になっている場合もあるのです。今、どうやって子どもたちが相談できる環境をつくっていくのかが、私たち大人の課題となっています。

相談できる環境＝信頼される大人になること

子どもが困っているときに、親や教師は「相談してもらえれば……」と言いますが、日頃から叱ってばかりの親や、日頃は無関心の先生に、子どもが「何とかしてくれる」と思って相談するでしょうか。私たちが「いつでも相談に乗ってあげる」と思っていても、子どもは「誰も助けてくれない、助けてくれそうにない」と感じていることがあります。子どもがせっかく相談しても、大人が「取るに足らないこと」とか「むしろ自分のせいだろう」などと考え、叱責しては、子どもは救われません。子どもの悩みを努力不足、未発達であると断じるのは簡単です。でも、そうした考えでは「助けてあげたい」と思っている我々も救われないのです。

子どもの目線に立って日頃から様子を観察し、良い所をほめたり、一緒に笑って話をしたりしていくと、「相談に乗ってもらえそう」という感覚が芽生えてきます。信頼関係ができて初めて、相談がしやすい教師や親として子どもに認めてもらえます。

相談を受けるこつ、受けたときのこつ

悩みは、重ければ重いほど相談はしにくいものです。そうなる前に、子どもの感情の変化に気づいてあげることが必要になってきます。例えば、友だちが挨拶を返してくれなかっただけで、「嫌われた」と考えて思い悩む子がいます。「嫌われた」と思ってしまうと、次は「何か悪いことをしたかな」、「私は何もしていないのに、腹が立つ」などと、どんどんイヤな気分になって、一大事になってきます。こんなとき、最初から相談できる子ばかりではありません。子どもの何気ないサイン、例えば曇った表情、イライラ、食欲の変化、帰宅時間などに気を配っておいて、こちらから「どうしたの」などと声をかけてみると、「実は……」と話がしやすくなります。

また、相談を受けたとき、私たちは「挨拶しなよ」、「嫌われてないよ」と子どもの考えや行動を否定しがちです。子どもの気持ちを受け止めつつ、「たまたまじゃないかな」とか「忙しいのかな」などと、違う可能性を提示してあげられれば、子どもは、また今度挨拶してみようという気になってきます。大勢の子どもの様子を見るのは大変ですが、私たち大人には「あれ？」と思って助けられる力があるはずです。一緒に頑張りましょう！

連載　児童虐待の発見と対応

後編　養護教諭ができる児童への対応

【横浜市立大学 医学部 医学科 法医学教室 助教　南部 さおり】

はじめに

前回（3月8日号掲載）は、児童に傷を見つけた際に、児童虐待によるものかを判断するポイントなどについて解説しました。今回は、虐待を受けた児童の心の状態、学校での対応などについて解説します。

学校は、家庭から長時間子どもを委託される教育機関です。そのため、子ども虐待問題の対応が要請される事態に備えて組織的な対応ができるように、常時、校内に体制をつくっておくことが重要です。まず、養護教諭やそのほかの教員が子どもの異変を察知した際は、直ちに学年主任や生徒指導、教頭（副校長）、校長へ情報が伝達され、組織としての対応が速やかに検討されなければなりません。情報を個人が抱え込んだり、判断責任を背負い込んだりすること、「様子見」と称してその管理を一人の教員に丸投げすることなどは、決してあってはなりません。

虐待を受けている子どもの心

幼少時より親からの暴力にさらされ続けている子どもは、常に大人の目に脅えながら、息をひそめるようにして生き延びてきました。親の出す様々なサインから危険を予測し、暴力を避ける方法を瞬時に考え、無理だと知ると身を硬くして暴力をやり過ごそうとします。こうした子どもは、最も安心できるはずの家庭において常に過覚醒の状態でいるのです。そのため、学校でも常に落ち着きがなく過敏・多動などの状態を呈することが少なくありません。学校側は、安易にADHDなどの病名で解釈しがちなのですが、被虐待児は成功体験に乏しく、自己評価が極端に低く、感情のコントロールが困難、ストレス閾値《いきち》が低いために、学校での集団生活に馴染《なじ》むことの困難を後天的に与えられているのです。

養護教諭ができる対応

そこで、子どもの「育ち」の中の困難に気付いた養護教諭は、何とかその子の信頼を得よう、落ち着かせようとして、その子を甘えさせて安心感を与えようという使命感に燃えがちです。しかし、基本的な「信頼感」を持てない子どもは、次々と養護教諭に無理難題を突き付けたり、わざと保健室をめちゃくちゃにするような粗暴な行動を平気でとったりします。これは「リミットテスティング」と呼ばれる行動で、「どこまでやれば相手は怒るのか」「それでも自分を受け入れてくれるのか」を試しているのです。

こういった子どもがとる行動の特徴を知った先生は、それでも何とか頑張ってその子の信頼を得ようとするかもしれません。すると、子どもはその先生と自分との間で、家庭での虐待関係を再現しようとします。子どもは「遊び」の中で、自らの心の問題を表現しようとするのです。

例えば、先生がお人形を使った「ごっこ遊び」をせがまれ、その中で、耐え難いような汚い言葉づかいを聞かされたり、お人形に対する破壊的行動を目の当たりにしたりします。それを見聞きした先生は、その子の鬼気迫る異常な様子にのみこまれてしまい、強いストレスを感じるようになります。子どもにとっては、自分の家庭でのつらい思いを共有してもらいたいのかもしれませんが、そのまま付き合い続けることで、先生の精神状態もネガティブな感情にからめとられ、やがて先生自身も崩壊する危険があります。そのため、子どもの暴力と心の問題に適切に対応するためには、できるだけ早く専門の機関にも介入してもらうことが大切です。

ネグレクト

ネグレクトといえば、愛情不足による親の育児放棄のため放置された子どもを連想することが多かったのですが、近年は、親が生活のために夜間などの長時間の就業を余儀なくされることで、子どもだけを置いて家を空け、子どもの登校時間には疲れて眠りこんでいるなど、貧困からくるネグレクト《状態》が社会問題化しています。こうした家庭の子どもは、親がいない寂しさや小さな弟妹の世話によって十分に眠ることができず、食事も満足にとることができないため、慢性的な疲労と空腹を抱えて登校することになります。また、親に朝起こしてもらえないため、昼前に起きて給食を食べるために学校に来るという話も今や珍しくありません。

養護教諭は、こうした問題を抱える子どもと担任教諭との間に入り、「保健指導」の名目で親との話し合いの機会を持つことができます。養護教諭が家庭の経済的事情に立ち入ることは困難ではありますが、少なくとも、子どもの健全な育ちのために家庭でできること／できないこと、学校ができること／できないことを話し合い、できる部分から援助していく姿勢を示すことはできるかもしれません。

なお最近は、家庭の事情で朝食をとることのできない子どものために、管理職や教職員の有志によってパンや牛乳、おにぎりなどを用意し、登校を促す小学校も増えてきているようです。

反応性愛着障害

子どもは、生まれたときから親からの注目を浴び、適切な世話と肯定的なシグナルを受け続けることによって、「自分は愛されるに値する人間である」という基本的な自尊感情を備えるようになります。感受性の豊かな養育者との安全な愛着関係を繰り返し体験することにより、他者に対する安全感・安心感を獲得していくのです。

しかし、親からの愛情表現やスキンシップが欠如したり、むらのある不適切な養育環境の中で育ったりした子どもは、こうした愛着システムが正しく機能しない状態となります。愛着障害の現れ方としては、他人を過度に警戒して身を硬くする「抑制型」と、誰彼構わずべたべたするなどの無分別な社交性を示す「脱抑制型」の二種類があります。前者は自閉症の状態に似ており、後者はADHDや行為障害、学習障害の状態に似ています。

学校に適応できず、集団に溶け込むことのできない子どもに、むやみにこうした障害名が付けられることがありますが、本当は親との間に情緒的交流が極端に欠けていたため、適切な対人スキルを獲得できていないのかもしれません。そうだとすれば、早急に親子関係を改善する必要があります。

実際、専門家の間でも自閉症と抑制型愛着障害との鑑別はきわめて難しいとされており、子どもの成育歴と乳幼児期からの親の関わり方に立ち返ることが必要となってきます。

おわりに

保健室はすべての子どものための「安全基地」であり、子どもの健全な成長を守るために、「学校ができること」を考えることは望ましいことではあるのですが、より大切なのは、気になる子どもを学校だけで抱え込むべきではないということです。

児童虐待防止法は、学校及び教職員に対して、早期発見の努力義務や関係機関への通告義務などの役割を課しています。したがって、先生や学校が「虐待とまではいえない」と判断したとしても、まずは地域の要保護児童対策地域協議会（要対協）に情報提供を行うことが重要になってきます。子どもは親のものでも学校のものでもなく、未来の社会のための存在なのです。学校だけでできることは少ないことを肝に銘じ、「地域の子どもの問題」として皆で対応してゆく姿勢も求められているのです。

少年写真新聞
Juniors' Visual Journal
http://www.schoolpress.co.jp/

小学保健ニュース

No.1120
2016年(平成28年)
11月28日号
371.4 教育心理学 2416

心《こころ》の成長《せいちょう》シリーズ①

苦《くる》しいときには、助《たす》けてもらおう

あなたの周《まわ》りの人《ひと》たちは、あなたが相《そう》談《だん》してくれるのを待《ま》っています

助《たす》けてもらうのは、はずかしいことではありません。勇《ゆう》気《き》を出《だ》して相《そう》談《だん》しましょう

ある日《ひ》の休《やす》み時間《じかん》……

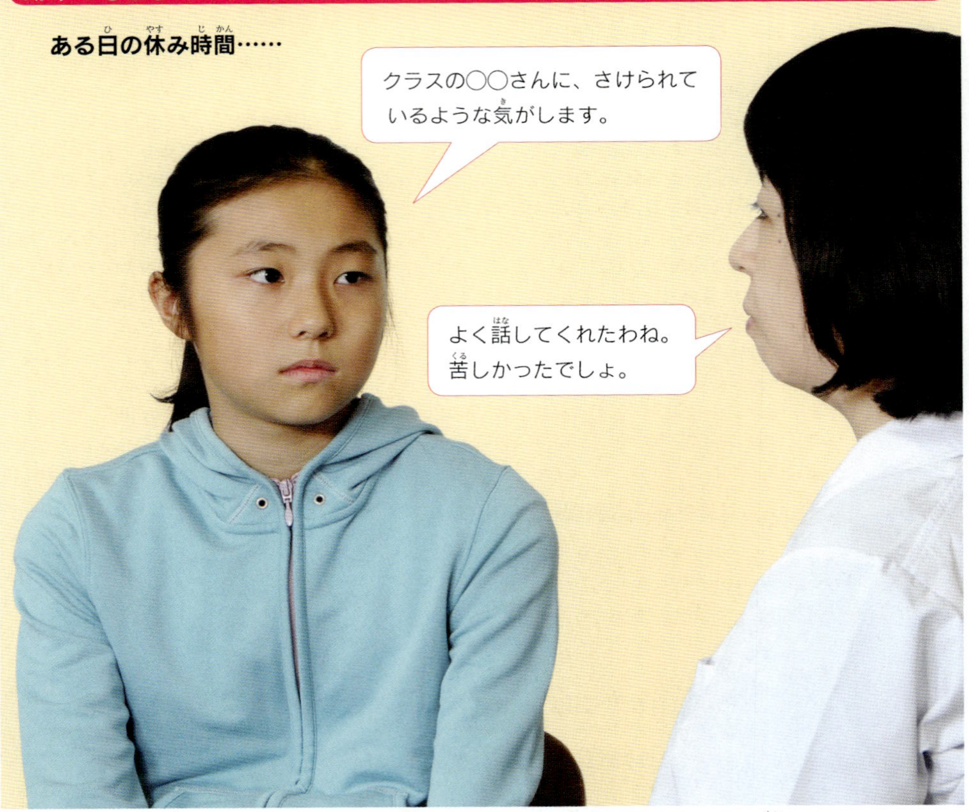
クラスの○○さんに、さけられている
ような気《き》がします。
よく話《はな》してくれたわね。
苦《くる》しかったでしょ。

忙《いそが》しそうにしている人《ひと》でも、あなたがしんけんに話《はなし》をすれば、きっと聞《き》いてくれます。どんな小《ちい》さななやみでも、えんりょせずに話《はな》してみましょう。

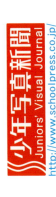

だれに相《そう》談《だん》したらいいの？

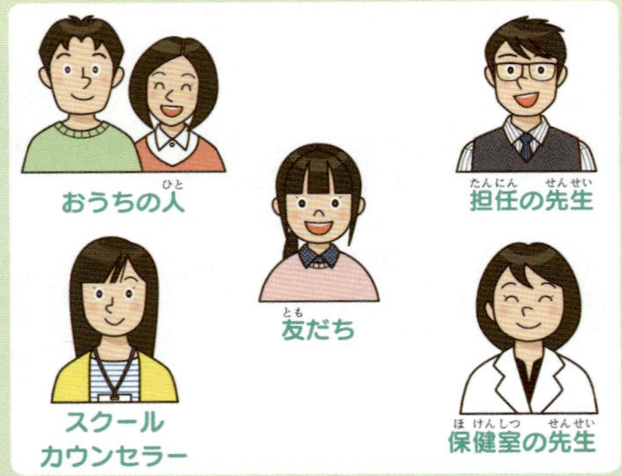
おうちの人《ひと》
担任《たんにん》の先生《せんせい》
友《とも》だち
スクールカウンセラー
保健室《ほけんしつ》の先生《せんせい》

あなたの気《き》持《も》ちをわかってくれる人《ひと》は、きっといます。ひとりの人《ひと》にうまく話《はな》せなくても、ほかの人《ひと》には話《はな》せるかもしれません。

どんな人《ひと》でも、友《とも》だちのことや勉強《べんきょう》のことなど、さまざまなことが思《おも》うようにいかず、なやむことがあります。

自分《じぶん》で、その解決方法《かいけつほうほう》を考《かんが》えることも大切《たいせつ》ですが、だれかに相談《そうだん》をしてみると、気分《きぶん》が楽《らく》になったり、良《よ》いアドバイスをもらえたりします。

困《こま》ったときには、ひとりで考《かんが》え過《す》ぎず、話《はなし》を聞《き》いてくれそうな先生《せんせい》やおうちの人《ひと》、友《とも》だちなどに相談《そうだん》しましょう。

指導　駒澤大学 文学部 心理学科 教授　有光 興記 先生

相《そう》談《だん》するときのポイント

3つに分《わ》けて話《はなし》をすると、うまく伝《つた》わります

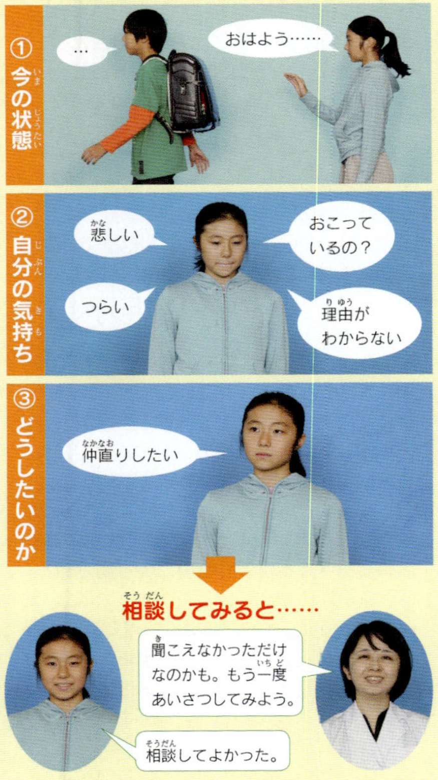
① 今《いま》の状態《じょうたい》
…
おはよう……
② 自分《じぶん》の気持《きも》ち
悲《かな》しい
つらい
おこっているの？
理由《りゆう》がわからない
③ どうしたいのか
仲直《なかなお》りしたい
相《そう》談《だん》してみると……
聞《き》こえなかっただけなのかも。もう一度《いちど》あいさつしてみよう。
相談《そうだん》してよかった。

自分《じぶん》では思《おも》いつかなかったアドバイスがもらえたり、気分《きぶん》が楽《らく》になったりします。

少年写真新聞
Juniors' Visual Journal
http://www.schoolpress.co.jp/

小学保健ニュース

No.1121
2016年(平成28年)
12月8日号
498.07 衛生教育

実験編《じっけんへん》 よごれやすい上《うわ》ばきの内側《うちがわ》

きれいに見《み》えても、あせなどでよごれていて、よごれはいやなにおいの原因《げんいん》にもなります

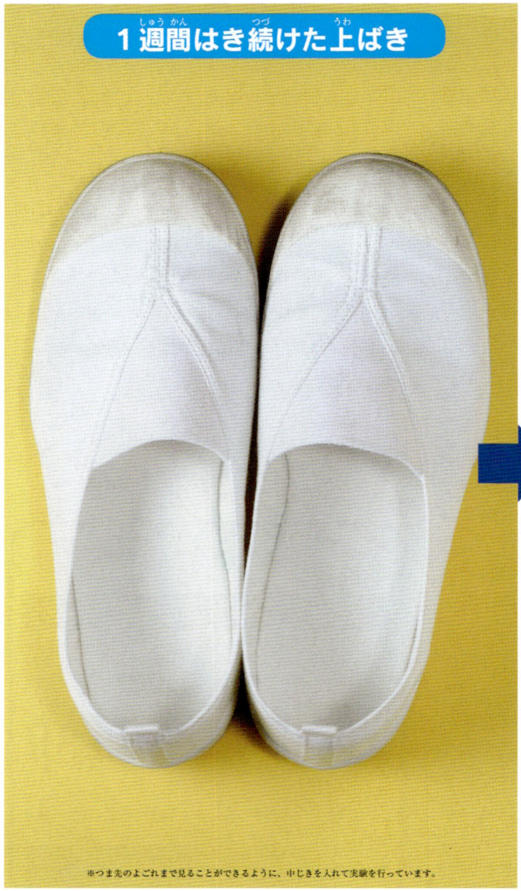
1週間《しゅうかん》はき続《つづ》けた上《うわ》ばき
※つま先のよごれまで見ることができるように、中じきを入れて実験を行っています。

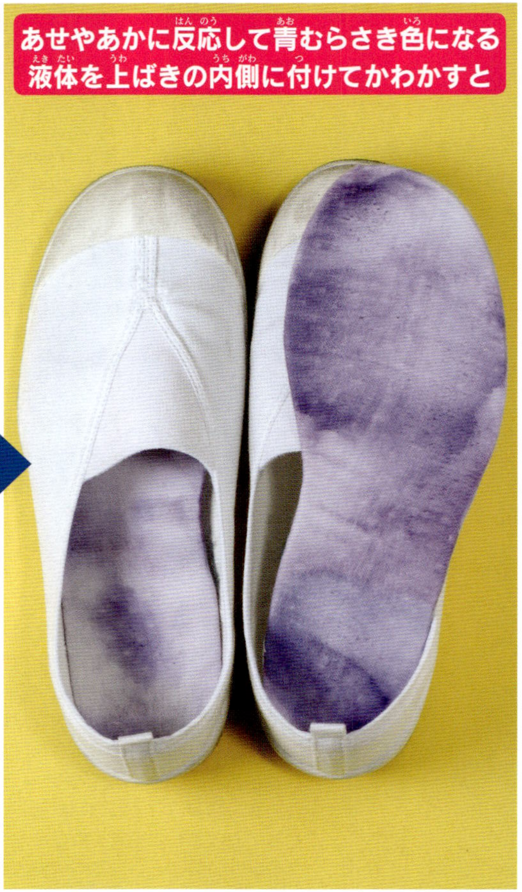
あせやあかに反応《はんのう》して青《あお》むらさき色《いろ》になる液体《えきたい》を上《うわ》ばきの内側《うちがわ》に付《つ》けてかわかすと

1週間《しゅうかん》はいた上《うわ》ばきは、外側《そとがわ》のつま先《さき》を除《のぞ》いてきれいに見《み》えます。しかし、内側《うちがわ》はあせなどでかなりよごれていました。

よごれやすい上《うわ》ばきの内側《うちがわ》

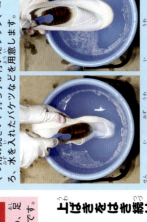

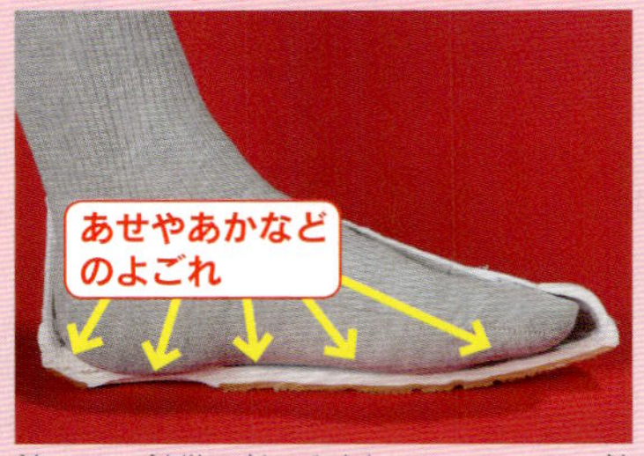
あせやあかなどのよごれ

上《うわ》ばきの内側《うちがわ》は足《あし》と密着《みっちゃく》しているため、足《あし》から出《で》たあせやあかが付《つ》きやすい部分《ぶぶん》です。

上《うわ》ばきをはき続《つづ》けていると、外側《そとがわ》はほこりや砂《すな》などでよごれていきます。

さらに内側《うちがわ》は、足《あし》と密着《みっちゃく》しているため、足《あし》から出《で》たあせやあかなどのよごれが付《つ》き、外側《そとがわ》よりもよごれていきます。

あせやあかなどのよごれは、上《うわ》ばきからいやなにおいを発《はっ》する原因《げんいん》にもなるので、週末《しゅうまつ》などに、上《うわ》ばきを家《いえ》に持《も》ち帰《かえ》ってしっかりと洗《あら》いましょう。

指導 横浜国立大学 教育人間科学部 教授 薗本 弥生 先生

上《うわ》ばきをきれいに洗《あら》うには

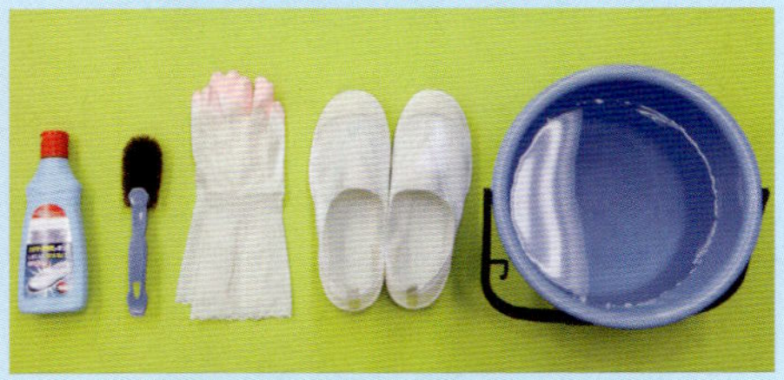

くつ用《よう》の洗《せん》ざい、持《も》ち手《て》が付《つ》いたブラシ、ゴム手《て》ぶくろ、水《みず》を入《い》れたバケツなどを用意《ようい》します。

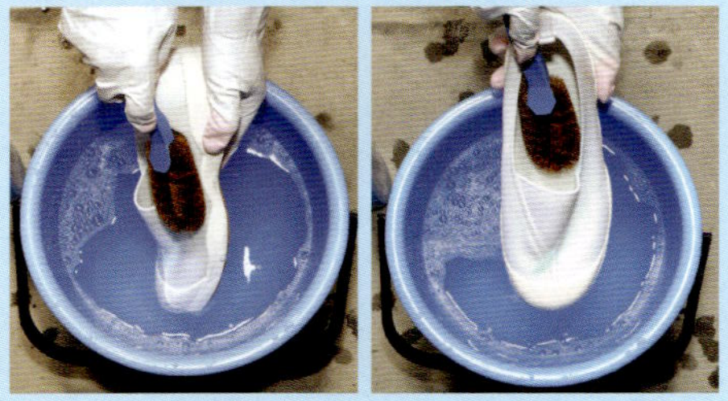

洗《せん》ざいを入《い》れた水《みず》に上《うわ》ばきを入《い》れて、上《うわ》ばきの外側《そとがわ》と内側《うちがわ》をブラシでこすって、よごれを落《お》とします。

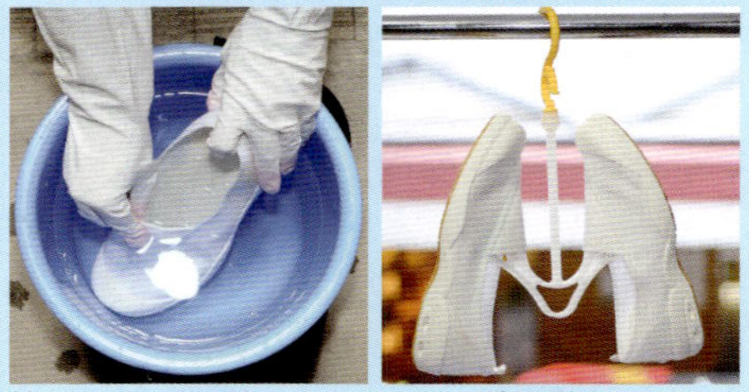

上《うわ》ばきに付《つ》いた洗《せん》ざいをしっかりと洗《あら》い落《お》とし、日《ひ》かげで干《ほ》してかわかします。

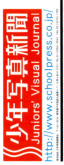

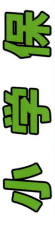

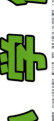

少年写真新聞 Juniors' Visual Journal 2016年12月8日発行 第1121号付録
©少年写真新聞社2016年
株式会社 少年写真新聞社 〒102-8232 東京都千代田区九段南4-7-16 市ヶ谷KTビルI
小学保健ニュース
★定期刊行物は終わる期間を予定しない刊行物です。年度が替わりましても、購読中止のお申し出がない場合、引き続きニュースをご送付申し上げます。
★著作権法により、本紙の無断複写・転載は禁じられています。
少年写真新聞社のホームページ
http://www.schoolpress.co.jp/

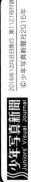

靴の蒸れと衛生

横浜国立大学 教育人間科学部
教授　薩本 弥生

はじめに

靴は本来、歩行時の足を保護し、歩きやすくする役割があります。しかし、閉塞性のある靴の場合は靴自体が足先を覆うため、靴の蒸れが問題になります。

小学生の上履きを洗う頻度は小学校低学年ではクラス担任が自宅に持ち帰って洗うように指導する傾向があるので頻度が高いですが、学年が上がるにつれ、教員や家庭の生活上の指導が減少するため、上履きの洗濯頻度は低下する傾向があります。水分の除去が円滑に行われなければ、足に蒸れ感を生じ、足の衛生上また健康上にもさまざまな問題が生じると考えられます。ここでは、上履きに限らず、さまざまな靴の着靴中の靴内環境や換気に注目し、その実態を紹介します。

靴の蒸れの原因

靴内気候には次の三要因が影響します。１つ目は人体要因、２つ目は生活環境要因、３つ目は靴による要因です。

１つ目の人体要因について説明します。人の足は、かつては手と同様、木の枝をつかむ能力を持っていました。その際のすべり止めの役割を果たすために手掌部、足底部には高い発汗能力が備わっており、現在でも機能しています。すなわち、足底部は温熱性の発汗とは異なり、精神的に緊張したときに発汗します。「手に汗握る」といいますが、足底部も精神的に緊張したときに発汗します。足には動静脈吻合《ふんごう》という血液を大量にバイパスする血管があり、暑い季節には血管が拡張して放熱を促進します。これらにより足の温度は上昇し、靴内温度を高めます。

２つ目の生活環境について述べます。近年、快適性よりファッション性を優先して、つま先のとがった靴を履き、歩行しているうちに、靴自体で足を傷つけることがあります。温熱的な問題に絞ると、ファッション性を優先して、ブーツなどの閉塞性が高い靴をはいた場合も、不快な靴内環境となる場合があります。また、同じ靴を履き続けることでも、水分が蓄積して蒸れた靴内環境になります。

３つ目は靴の要因です。靴の素材はほかの衣服の素材よりも透湿抵抗が大きく、蒸れやすいです。雨靴は防水性が重視されるためラバー（天然ゴム）やPVC（塩化ビニール）素材のものが多いですがこれらは透湿しません。革靴の場合、天然皮革＜人工皮革＜合成皮革の順に透湿抵抗が大きくなります。人工皮革は性能がかなり向上しましたが、それでも天然皮革の1.8倍程度の透湿抵抗があります。合成皮革は基本、透湿しません。素材を確認して蒸れにくいものを選ぶとよいでしょう。

児童が学校で室内履きとして履いている上履きの素材は、比較的通気性が高い布製の素材が使われているため、１回の着用で靴内にとどまる発汗した汗による水分は、靴を通じて透湿しやすいと考えられます。しかし、長期間洗わずに放置すると徐々に水分が蓄積するため、靴内の気候が徐々に高湿になり、不衛生になりやすいです。

上履きは、毎日取り換えられないため、１週間に一度とか、間隔を決めて洗濯して干して靴の内外の汚れを落とし、靴内にたまった湿気も乾かすとよいでしょう。衛生面でも、温熱的快適性の面でも望ましいです。

少年写真新聞 Juniors' Visual Journal 2016年12月18日発行 第1122号付録
©少年写真新聞社2016年
株式会社 少年写真新聞社 〒102-8232 東京都千代田区九段南4-7-16 市ヶ谷KTビルI
小学保健ニュース
★定期刊行物は終わる期間を予定しない刊行物です。年度が替わりましても、購読中止のお申し出がない場合、引き続きニュースをご送付申し上げます。
★著作権法により、本紙の無断複写・転載は禁じられています。
少年写真新聞社のホームページ
http://www.schoolpress.co.jp/

熱について

早稲田大学・人間科学学術院 教授　永島 計

体温とは

体温は我々の体にとって非常に大事なものですが、普段意識することは少ないかもしれません。最近は血圧計を備えている家庭も増えてきましたが、昔からほとんどの家庭に必ずある医療機器が、体温計です。その大きな目的は、体の調子が悪く「熱があるのでは」と思ったときに確認するためだといえるでしょう。しかし、熱があること（正確には発熱といいます）については、未だ誤解が多くあり、その対処については、専門家の間でさえ議論の分かれる部分があります。

誤解のひとつは、何度からが発熱なのかという点です。まず、体温を測る際には、今でも腋《わき》の下の温度（腋窩温《えきかおん》）がよく用いられます。しかし、本当に正確に体温を知るためには、直腸内などの体の深部の温度を測定する必要があります。腋窩温は、体の深部の温度をよく反映するといわれていますが、やはり体表から測るものであるため、誤差や個人差が大きいといえます。

また、一般に37℃が正常体温の基準、37.5℃を超えれば発熱とされていますが、ヒトの腋窩温は１℃ぐらいのばらつきがありますし、実は、すべての人に共通な「ここから発熱」という温度はありません。大事なことは普段の自分の平熱を知っておくことで、そこから１℃も上がっていれば、「発熱している」といえます。

発熱の意味

体温は、脳の視床下部というところで決められています。発熱は、この機能の「異常」などではなく、高い体温に視床下部の「設定値が変わった状態」です。発熱の始まりで、まだ体温が上がっていないときは、寒気を感じます（視床下部の設定値より実際の体温が低いから）。実際の体温を上げるためには、鳥肌が立ったり（ヒトが毛に覆われていた頃の名残で、熱を逃がさないための反応です）、ふるえて筋肉で熱をつくろうとしたりするのです。一方、熱が下がるときは、視床下部は体温を元の状態に戻そうとします。今度は、急に暑く感じるため（視床下部の設定値より実際の体温が高いから）、汗をかいて熱を逃がすのです。

では、なぜ視床下部での設定値が変わるのでしょうか？ これには、感染の原因となる細菌やウイルスを排除するのに重要な白血球が関わっています。感染の際、白血球は細菌やウイルスと闘うとともに、免疫物質を血液中に出します。免疫物質は視床下部に達し、発熱を引き起こすのです。発熱は免疫反応の一つであるといえます。免疫物質は同時に、頭痛や関節の痛み、倦怠《けんたい》感やむかつきの原因にもなります。

体の調子を悪くしてまで発熱することに、いったいどのような意味があるのでしょうか？ それは、体温の上昇は、一般に細胞の機能を上昇させる働きがあるからです。特に、感染のときは、免疫に関わる細胞の活動を上昇させる（活発にさせる）のに重要なのです。解熱剤は、これらの免疫物質が関わる反応を抑制してしまいます。したがって安易に解熱剤を飲んで熱を下げるのは間違いだといえます。また、体温の上昇そのもので体が脅かされることはありません。

しかし、発熱は多くのエネルギーを必要とします。長く続いて、食欲もない状態では、体が消耗してきます。医師と相談のうえ、解熱剤の服用が必要な場合も存在します。

新連載

意外と知らない“へその緒”の役割

前編　へその緒と胎盤の役割

【聖マリアンナ医科大学　産婦人科　准教授　長谷川 潤一】

はじめに

赤ちゃんは羊水中で生活をしているため、肺呼吸で酸素を取り入れることができません。出生して元気に声をあげて泣くことで肺の中にたまった羊水を吹き飛ばし、初めて肺呼吸で酸素を取り入れることができるのです。では、赤ちゃんは羊水中でどうやって酸素を取り込んでいるのでしょうか。

１つの細胞である受精卵が分裂を繰り返して赤ちゃんが形づくられますが、実は胎児付属物というへその緒や胎盤も受精卵からつくられるのです。すなわち、赤ちゃんは、自分が子宮内の羊水中で生活できるようにするために、自ら受精卵の一部からへその緒や胎盤をつくり、それらを用いてお母さんから酸素や栄養を吸収しているのです。

この興味深い胎内生活をつかさどる胎盤やへその緒の発生や仕組みについて、２回にわたって解説します。

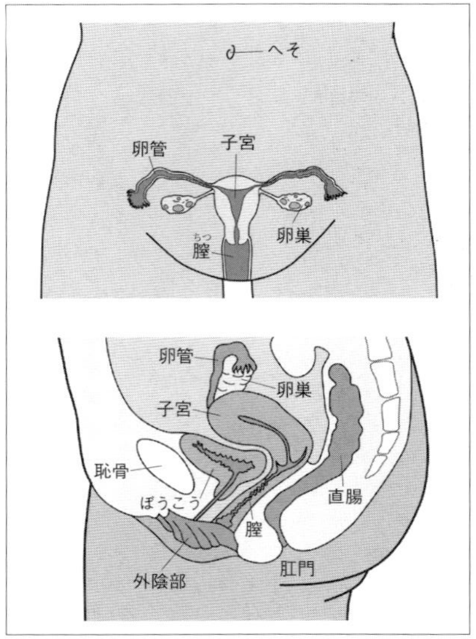

図１　女性生殖器の位置

子宮は赤ちゃんを育てる大事な袋

子宮、卵巣を中心とする女性生殖器は子孫を残すのに適した臓器です（図１）。卵巣には多数の卵子が含まれており、思春期以降、毎月の排卵で妊娠の機をうかがっています。卵巣に含まれる卵子の数は、女性の体ができたときから（赤ちゃんのころから）決まっており、そこから毎月の排卵で使われて、減っていきます。卵巣は排卵をする以外に、いろいろなホルモンを分泌し、子宮に妊娠の準備を働きかけます。赤ちゃんを産んだ後、乳汁を分泌するのにも影響を与えます。

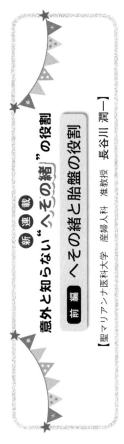

子宮は筋肉でできた袋のようなものです。妊娠中は、赤ちゃんや胎盤を包み込みます（図２）。

分娩《ぶんべん》になるまではしっかりと赤ちゃんを包み込み、外から力がかかっても容易にへこんだり、押されたりしない仕組みになっています。しかし、分娩になるときは、子宮の筋肉は強い力で収縮し、赤ちゃんを産道へと誘導し、押し出します。３kgにもおよぶ赤ちゃんを狭い産道へと導くため、その子宮の収縮力は計り知れません。

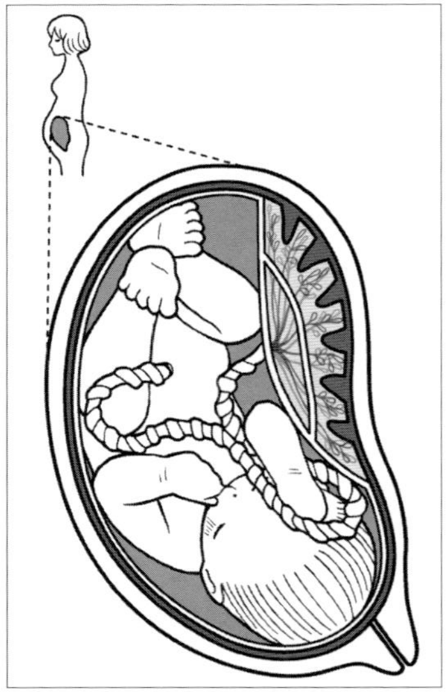
図２　子宮に包まれた赤ちゃん

へその緒と胎盤の役割

ヒトを含む哺乳類の赤ちゃんは、お母さんのおなかの中で、栄養や酸素の供給を受けながら育ちます。その赤ちゃんを育てるための臓器がへその緒や胎盤で、その妊娠に限ってつくられた臓器なのです。胎盤は妊娠中に成長し続け、10か月ではおよそ500gのだ円形をした臓器となり、子宮の壁にへばりついています（写真１）。

子宮にはお母さんが摂取した栄養や酸素、水などが血液に溶けて運ばれてきます。お母さんの血液は、子宮の壁から胎盤内に吹き込まれます。その胎盤の反対側（赤ちゃん側）にはへその緒がついており、赤ちゃんのおへそまでつながっています（写真２）。

図３は、胎盤の中の血液の流れを表したものです。へその緒の中では、赤ちゃんの心臓の力によって送られた胎児血液が胎盤内に送られてきます（さい帯動脈）。胎盤の中では、お母さんの血液と赤ちゃんの血液が流れていますが、２つの血液が直接混ざるのではなく、

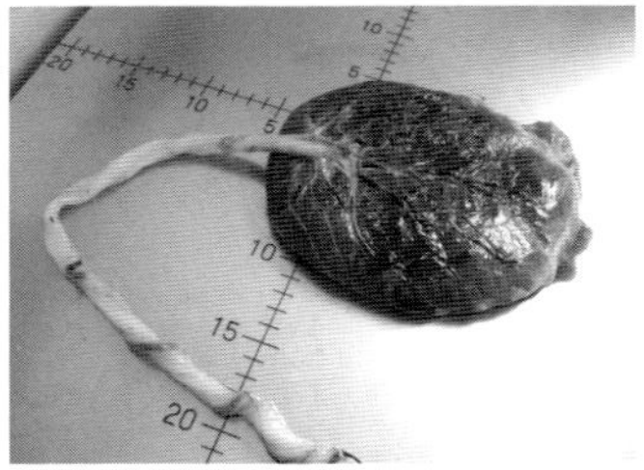
写真１　胎盤

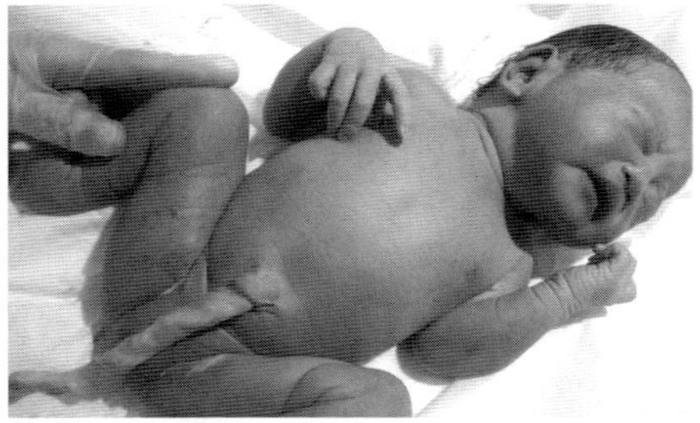
写真２　へその緒がついた赤ちゃん

栄養や酸素、水を赤ちゃんへ、赤ちゃんの体でできた老廃物をお母さんへ引き渡す仕組みとなっているのです。胎盤でお母さんから受け取った大事なものを含む血液は、へその緒を通って赤ちゃんへ送られます（さい帯静脈）。

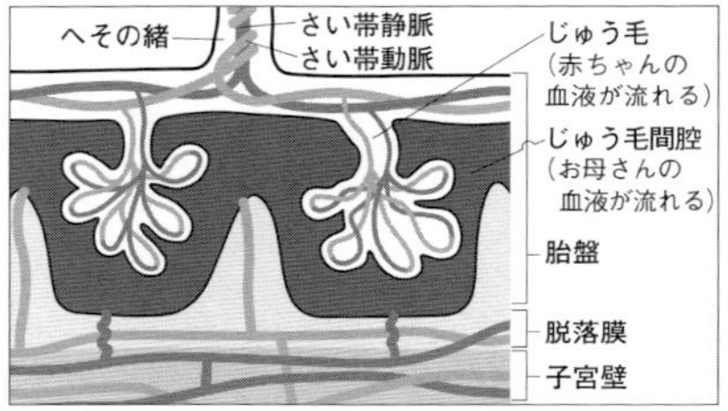

図３　胎盤の中の血液の流れ

つまりへその緒は、胎盤で交換する物質を輸送する重要なパイプであり、赤ちゃんの命綱であるといえます。赤ちゃんが生まれたあと、役目を終えたへその緒と胎盤は速やかに娩出され妊娠が終了するのです。

次回はへその緒や胎盤のつくりと、羊水について解説します。

少年写真新聞
Juniors' Visual Journal
http://www.schoolpress.co.jp/

小学保健ニュース

No.1122
2016年(平成28年)
12月18日号
491.361 体温 発熱 2416

熱《ねつ》が出《で》ているときに、体《からだ》の中《なか》で起《お》こっていること

かぜなどで熱《ねつ》が上《あ》がるのは、体《からだ》が病気《びょうき》を治《なお》すためにたたかっているからです

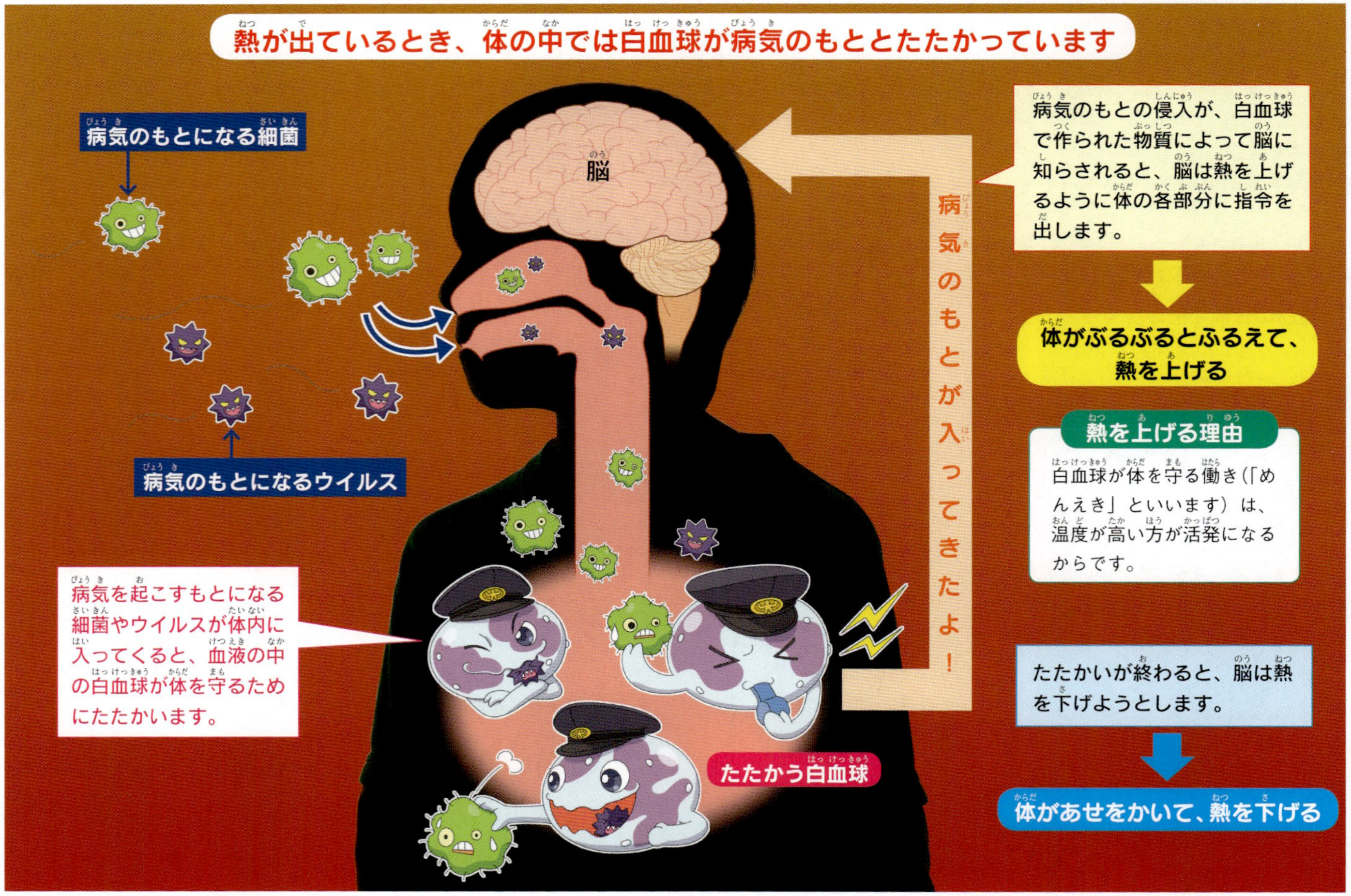
熱《ねつ》が出《で》ているとき、体《からだ》の中《なか》では白血球《はっけっきゅう》が病気《びょうき》のもととたたかっています
病気《びょうき》のもとになる細菌《さいきん》
病気《びょうき》のもとになるウイルス
脳《のう》
病気《びょうき》のもとが入《はい》ってきたよ！
病気《びょうき》を起《お》こすもとになる細菌《さいきん》やウイルスが体内《たいない》に入《はい》ってくると、血液《けつえき》の中《なか》の白血球《はっけっきゅう》が体《からだ》を守《まも》るためにたたかいます。
たたかう白血球《はっけっきゅう》
病気《びょうき》のもとの侵入《しんにゅう》が、白血球《はっけっきゅう》で作《つく》られた物質《ぶっしつ》によって脳《のう》に知《し》らされると、脳《のう》は熱《ねつ》を上《あ》げるように体《からだ》の各部分《かくぶぶん》に指令《しれい》を出《だ》します。
体《からだ》がぶるぶるとふるえて、熱《ねつ》を上《あ》げる
熱《ねつ》を上《あ》げる理由《りゆう》
白血球《はっけっきゅう》が体《からだ》を守《まも》る働《はたら》き（「めんえき」といいます）は、温度《おんど》が高《たか》い方《ほう》が活発《かっぱつ》になるからです。
たたかいが終《お》わると、脳《のう》は熱《ねつ》を下《さ》げようとします。
体《からだ》があせをかいて、熱《ねつ》を下《さ》げる

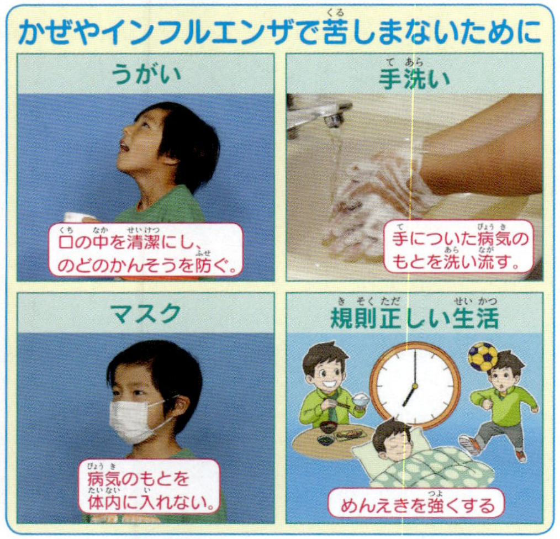
かぜやインフルエンザで苦《くる》しまないために
うがい
口《くち》の中《なか》を清潔《せいけつ》にし、のどのかんそうを防《ふせ》ぐ。
手洗《てあら》い
手《て》についた病気《びょうき》のもとを洗《あら》い流《なが》す。
マスク
病気《びょうき》のもとを体内《たいない》に入《い》れない。
規則正《きそくただ》しい生活《せいかつ》
めんえきを強《つよ》くする

かぜやインフルエンザにかかると、熱《ねつ》が出《で》て、体《からだ》がだるくなったり関節《かんせつ》が痛《いた》くなったりします。

熱《ねつ》が出《で》るのは、血液《けつえき》の中《なか》の白血球《はっけっきゅう》が、体《からだ》に入《はい》ってきた病気《びょうき》のもととたたかっていることが原因《げんいん》なので、心配《しんぱい》し過《す》ぎる必要《ひつよう》はありません。

しかし、長《なが》く続《つづ》く熱《ねつ》や高過《たかす》ぎる熱《ねつ》は体《からだ》を弱《よわ》らせ病気《びょうき》を重《おも》くしてしまうので、日《ひ》ごろから病気《びょうき》のもとを体《からだ》に入《い》れないことが大切《たいせつ》です。

指導　早稲田大学・人間科学学術院　教授　永島 計 先生

少年写真新聞
Juniors' Visual Journal
http://www.schoolpress.co.jp/

小学保健ニュース

No.1123
2017年(平成29年)
1月8日号
493.87 インフルエンザ 2416

インフルエンザにかかってから治《なお》るまで

ウイルスに感染《かんせん》して高熱《こうねつ》が出《で》たら、こまめに水分補給《すいぶんほきゅう》を行《おこな》い、安静《あんせい》にしていましょう

感染《かんせん》ルート1 ウイルスが体内《たいない》に入る《はい》

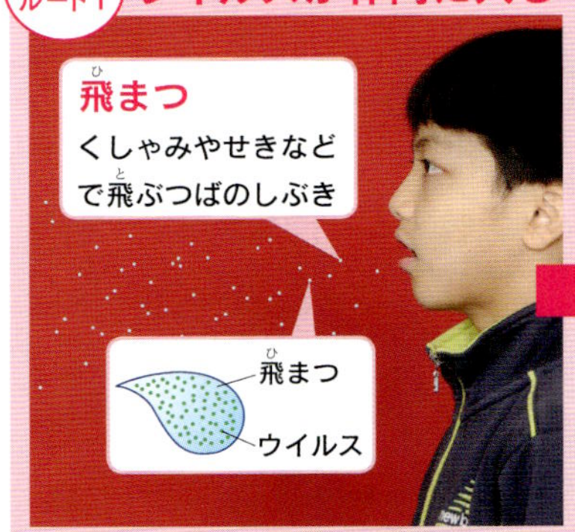
飛《ひ》まつ
くしゃみやせきなど
で飛《と》ぶつばのしぶき
飛《ひ》まつ
ウイルス

ウイルスをふくんだ飛《ひ》まつが鼻《はな》や口《くち》などから入《はい》ることで、ウイルスに感染《かんせん》します。

感染《かんせん》ルート2 手《て》を通《つう》じて入《はい》ることも

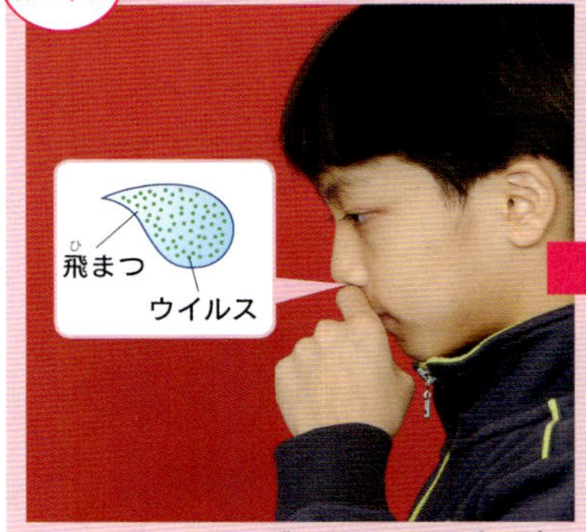
飛《ひ》まつ
ウイルス

ウイルスをふくんだ飛まつにふれた手《て》を通《つう》じて、ウイルスが体内《たいない》に入《はい》ることでも感染《かんせん》します。

発症《はっしょう》 高熱《こうねつ》（38～40度《ど》の熱《ねつ》）が出《で》る（4～5日《にち》）

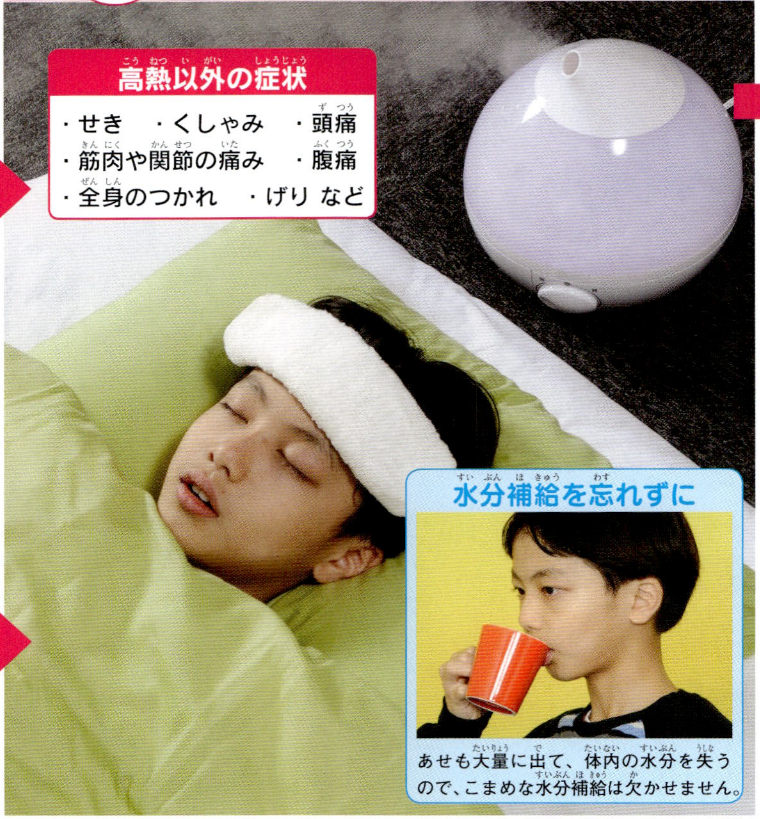
高熱《こうねつ》以外《いがい》の症状《しょうじょう》
・せき　・くしゃみ　・頭痛《ずつう》
・筋肉《きんにく》や関節《かんせつ》の痛《いた》み　・腹痛《ふくつう》
・全身《ぜんしん》のつかれ　・げり など

水分補給《すいぶんほきゅう》を忘《わす》れずに
あせも大量《たいりょう》に出《で》て、体内《たいない》の水分《すいぶん》を失《うしな》うので、こまめな水分補給《すいぶんほきゅう》は欠《か》かせません。

加《か》しつをすることで、鼻《はな》やのどのねんまくを守《まも》り、症状《しょうじょう》をやわらげることができます。また、かん気《き》をすることも大切《たいせつ》です。

熱《ねつ》が下《さ》がっても……

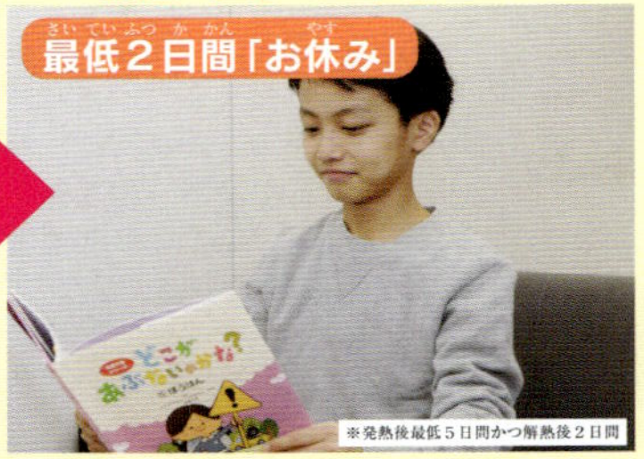
最低《さいていふつ》２日間《かかん》「お休《やす》み」
※発熱後最低５日間かつ解熱後２日間

ウイルスが体内《たいない》に残《のこ》っているので、熱《ねつ》が下《さ》がってから最低《さいていふつ》２日過《かす》ぎないと登校《とうこう》できません。

インフルエンザウイルスは、感染《かんせん》した人《ひと》がせきなどで飛《と》ばす飛《ひ》まつを通《つう》じて、ほかの人《ひと》の体内《たいない》に入《はい》り、増《ふ》えていきます。
発症《はっしょう》すると、せきやのどの痛《いた》みが出《で》て、急激《きゅうげき》に熱《ねつ》が高《たか》くなり、頭痛《ずつう》、体《からだ》の痛《いた》みなども出《で》ます。
手洗《てあら》いやうがいをして予防《よぼう》するだけではなく、熱《ねつ》やせきが出《で》たら、ほかの人《ひと》にうつさないようにマスクをつけることも大切《たいせつ》です。

指導　かねこクリニック院長　金子光延先生

インフルエンザにかからないために

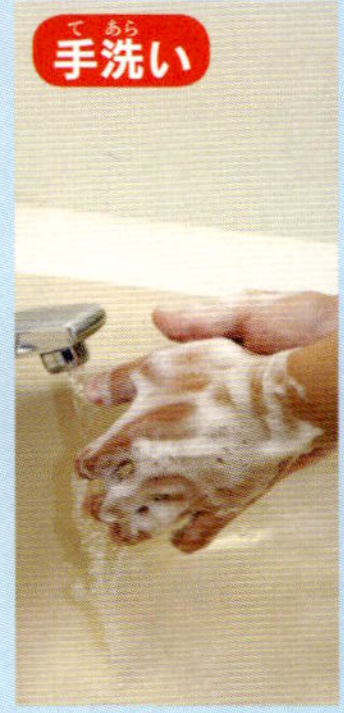
手洗《てあら》い

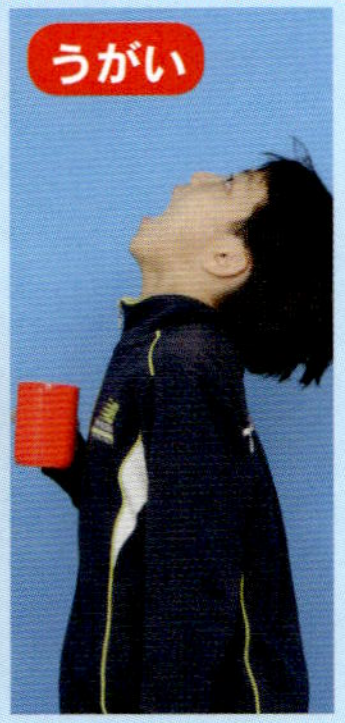
うがい

特《とく》に手洗《てあら》いが大事《だいじ》です。石《せっ》けんを使《つか》って、手《て》のすみずみまで洗《あら》うようにしましょう。

インフルエンザをうつさないために

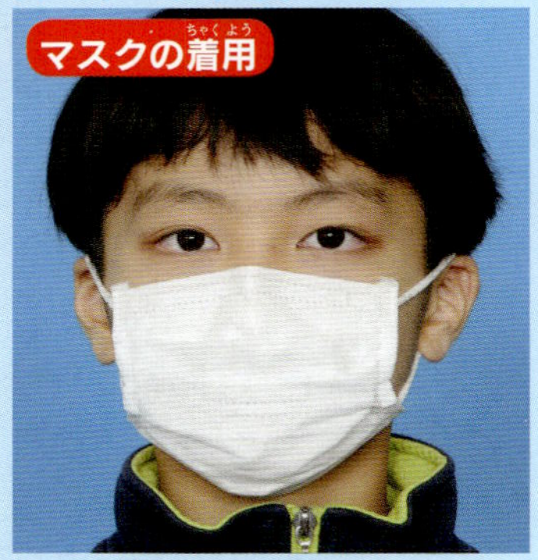
マスクの着用《ちゃくよう》

熱《ねつ》などの症状《しょうじょう》があるときは、マスクをつけて、ほかの人《ひと》に飛《ひ》まつが飛《と》ぶのを防《ふせ》ぎましょう。

少年写真新聞
Juniors' Visual Journal
2017年1月8日発行 第1123号付録
©少年写真新聞社2017年
株式会社 少年写真新聞社 〒102-8232 東京都千代田区九段南4-7-16 市ヶ谷KTビルⅠ
小学保健ニュース
★定期刊行物は終わる期間を予定しない刊行物です。年度が替わりましても、購読中止のお申し出がない場合、引き続きニュースをご送付申し上げます。
★著作権法により、本紙の無断複写・転載は禁じられています。
少年写真新聞社のホームページ
http://www.schoolpress.co.jp/

インフルエンザ

かねこクリニック 院長 金子 光延

特徴

インフルエンザはウイルスによる感染症です。鼻や喉の粘膜で増殖し感染が成立します。感染後1～2日の潜伏期間後、発症します。症状は、初期には倦怠感《けんたいかん》、軽い咽頭痛、鼻水、せきですが、半日ほどで突然高熱が始まり、せきや鼻水が悪化します。初期の倦怠感や咽頭痛はごく軽いので、突然の高熱で気づかれることが多いです。発熱は通常3～5日程度続きます。特徴的なのは、一度解熱した後、1日ほどで再度熱が出る二峰性の発熱があることです。

感染様式・予防法

インフルエンザは強い感染力がありますが、通常は飛沫《ひまつ》感染であり、せきや鼻水などに含まれるウイルスが感染を起こします。感染力を持つ飛沫は、せきなどにより1メートルほど飛散します。ウイルスは飛沫から、または飛沫で汚染された手指などから鼻や喉の粘膜に付着し、約20分で定着します。ウイルスにはいくつかの型があり、1シーズンで複数回かかることもあります。

予防には、まずワクチン接種を考えます。毎年インフルエンザの流行する型が変化するので、流行する前に毎年予防接種を受ける必要があります。ワクチンは絶対的な効果はありませんが、まったく効かないわけでもありません。

飛沫感染を防ぐためには、こまめに手指を洗い、うがいをすることが必要です。せきや鼻水が出る場合には、せきエチケット（せきを人に向けない、マスクをする、口を袖などで押さえる）を徹底しましょう。熱またはせきや鼻水が顕著になる前でもインフルエンザは感染します。だるさを訴える、元気がない、顔が火照っているなどが初期症状である場合は多く、流行時期にはこうした症状がある子どもには注意をする必要があります。特にクラスにインフルエンザの発生があった場合、次々に子どもが発症して感染が拡大することがよくあります。インフルエンザの流行期、または発生時には、注意深く子どもたちを観察しましょう。また保護者への注意喚起も大切です。

かかった子どもへの注意点

教室内で症状に気づいたら保健室などで休ませ、保護者に連絡をして医療機関受診を促しましょう。発症して48時間以内は治療薬による治療が効果的です。診断はインフルエンザの検査キットと診察で行われますが、検査キットは早期には陰性率が高く、検査キットで陰性だからインフルエンザではないとはいえないのです。子どもの状態で総合的に診断されます。また、治療薬は症状の期間を短縮しますが感染力はそのままです。

インフルエンザを疑う子どもに対して画一的に「すぐに医療機関を受診をするように」勧めるのは問題です。保護者には状態を正確に伝えた上で、家でまず子どもの様子をみて、状態が悪ければ早く、そうでなければ半日ほどして状態を把握してから、必ず受診するように勧めましょう。インフルエンザは治療薬で症状が軽快しても感染力は変わらないので、インフルエンザの学校の出席停止期間は発症した後5日を経過し、かつ、解熱した後2日を経過するまでです。保護者には感染拡大予防の重要さを理解し、守ってもらうようにしましょう。

また、この基準を満たしてもせきや鼻水が多ければ、感染を広げる可能性があります。子どもが元気になるまではしっかり休ませること、せきが残る場合はマスクの着用とせきエチケットの励行を指導しましょう。

少年写真新聞
Juniors' Visual Journal
2017年1月18日発行 第1124号付録
©少年写真新聞社2017年
株式会社 少年写真新聞社 〒102-8232 東京都千代田区九段南4-7-16 市ヶ谷KTビルⅠ
小学保健ニュース
★定期刊行物は終わる期間を予定しない刊行物です。年度が替わりましても、購読中止のお申し出がない場合、引き続きニュースをご送付申し上げます。
★著作権法により、本紙の無断複写・転載は禁じられています。
少年写真新聞社のホームページ
http://www.schoolpress.co.jp/

小児生活習慣病予防のための指導ポイント

東京家政学院大学 現代生活学部 健康栄養学科
教授 原 光彦

生活習慣病とは

生活習慣病とは、食習慣、運動習慣、休養などの生活習慣が、発病や進行に深く関わっている病気のことで、高血圧、脂質異常症、2型糖尿病、肥満症などがその代表です。これらの病気は、動脈硬化を進行させ、動脈硬化が進行すれば、心筋梗塞や脳卒中などの命に関わる重大な病気になる危険性が高まります。動脈硬化の進行を遅くすることができれば、健康に過ごせる期間が長くなり、夢をかなえるチャンスが広がります。子どもの頃に、健康的な生活習慣を身につけさせることは、極めて重要な教育的価値があります。今回は、小児生活習慣病として最も頻度が高い子どもの肥満について解説いたします。

子どもの肥満

子どもの肥満は、肥満度法※を用いて診断します。肥満度が+20%以上なら「肥満傾向児」とします。肥満傾向児の年次推移は、1970年から2000年までは2～3倍に増加しましたが、2000年以降はやや減少傾向で、最近の11歳の肥満傾向児の頻度は約9%です。肥満は、高血圧や、脂質異常症、2型糖尿病などの生活習慣病の温床となりやすく、腹腔内に脂肪が蓄積している内臓脂肪型肥満は、特に生活習慣病を合併しやすいことが知られています。このため、肥満に伴う健康障害を合併する例や、内臓脂肪型肥満の場合には医学的管理を要する「肥満症」として扱われています。

肥満は、高度化するほど、また、肥満の継続期間が長いほど治療が難しく、生活習慣病発症の危険性が高まります。このため、肥満予防が極めて重要です。

肥満予防には

我が国や欧米の疫学調査によれば、小児肥満の主な原因は、両親の肥満の有無（遺伝的な背景）、運動不足、睡眠不足が挙げられます。肥満の原因というと、真っ先に過食や偏食が思い浮かびますが、食育の成果か、食事内容には個人差が大きいためか、疫学調査では食事性の要因は抽出されにくいようです。我が国では、「食育」が普及しており、今後も子どもに対する食育を継続する必要があります。

一方で、現在、肥満予防の観点から最も行うべき対策は、身体活動を増やす取り組みです。適切な運動は、肥満予防ばかりではなく、記憶力や社会性を高め、ストレスを解消し、生涯スポーツの基礎となるなどの様々な効用があり、運動習慣のない子どもたちには、まずは、スマートフォンや携帯ゲーム、テレビやDVD視聴に費やす時間（スクリーンタイム）を1日2時間以内に制限するとよいでしょう。子どもの身体活動ガイドラインによれば、運動強度にかかわらず、毎日60分以上の身体活動が勧められています。

さらに、日本人は、世界でも最も睡眠時間が短い民族の一つといわれています。睡眠不足は内分泌系に強い影響を及ぼし、食欲を亢《こう》進《しん》するグレリンの分泌を高め、食欲を抑制するレプチンの分泌を低下させることが知られています。米国の睡眠協会によれば、年齢群別の必要な睡眠時間は、小学生が9～11時間、中高生が8～10時間と報告されており、日本の児童生徒の睡眠時間との乖離《かいり》に驚かれた方もいらっしゃるのではないかと思います。肥満予防との関連だけでなく、子どもたちに十分な休息を与えるためにも、睡眠不足とならないための生活指導が必要です。

※肥満度＝{(実測体重－標準体重)／標準体重}×100
標準体重は、性別年齢別身長別標準体重。

連載
意外と知らない“へその緒”の役割
後編 へその緒と胎盤の仕組み・羊水の働き

【聖マリアンナ医科大学　産婦人科　准教授　長谷川 潤一】

へその緒や胎盤はどのようにできる？

卵管の中で卵子と精子が受精し、そこでできた受精卵は細胞分裂を繰り返して大きくなっていきます。最初は、胚盤胞《はいばんほう》といって、胎盤や卵膜になって赤ちゃんを包み込む受精卵の外周（じゅう毛膜）と、主に赤ちゃんになる部分（内細胞塊）が形成されます（写真１）。

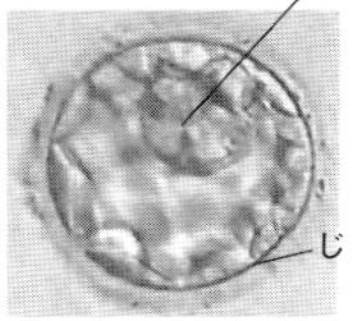

写真１　胚盤胞

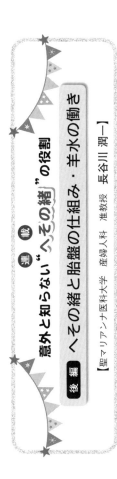

下図は、初期の胎芽（胎齢＊８週未満の赤ちゃん）とへその緒の発生を段階的に表したものです。内細胞塊からできる胚盤は胎芽に成長する部分で、その端でじゅう毛膜へつながっている部分を付着茎といい、へその緒のもとになります。

受精卵は、成長しながら卵管の中を移動し、子宮の中へ入ってきます。そして、子宮の中にある子宮内膜にじゅう毛膜がくっつきながら入り込んでいきます。これを着床といいます。このころのじゅう毛膜は、いずれの場所も胎盤へ発達する能力を持っていますが、まだどこが胎盤になるかは決まっていません。

一方、へその緒のもとである付着茎の中には徐々に血管がつくられ始め、赤ちゃんと胎盤を橋渡しするようになります。受精卵と子宮内膜が十分に密着し、発達したあとに、胎盤になる場所のじゅう毛膜はどんどん厚くなり、それ以外は、じゅう毛膜無毛部といわれる薄い膜となります。すなわち、胎盤よりもへその緒のほうが先につくられているのです。

へその緒が妊娠経過とともに長くなるのは、胎動（お母さんのおなかの中で赤ちゃんが動くこと）によって引っ張られるからだと考えられています。引っ張りすぎも問題になることがありますが、赤ちゃんの動きによってへその緒も成長しているというのは興味深いことです。

＊赤ちゃんがお母さんのおなかの中で過ごした期間

大事なへその緒を守る仕組み

赤ちゃんは、へその緒１本で栄養、酸素を取り入れ、不要物を胎盤へと送ることで、胎内生活を送っています。へその緒は、赤ちゃんが羊水中で自由に動き回ることを可能にするため、細長い形をしています。しかし、その細長いという特徴のために、ときにはトラブルも発生します。へその緒には、重要なさい帯動静脈を通すのに、トラブルを起こさないようにするためのいくつかの天与の機構が存在するのです。

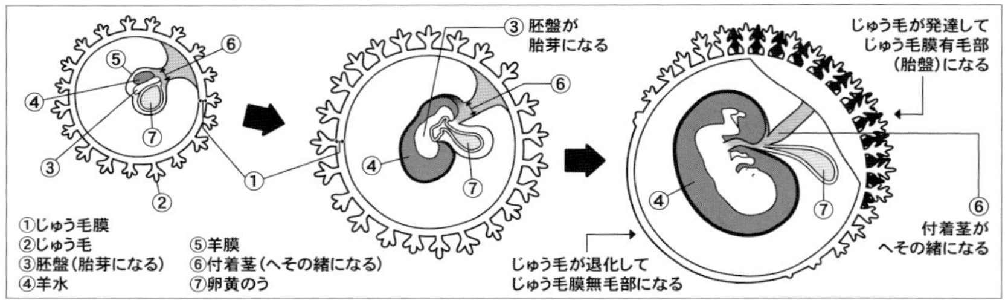

初期の胎芽・へその緒の発生

へその緒は、弾力のあるワルトン膠質《こうしつ》とよばれる堅いゴムのようなものでできています（写真２）。

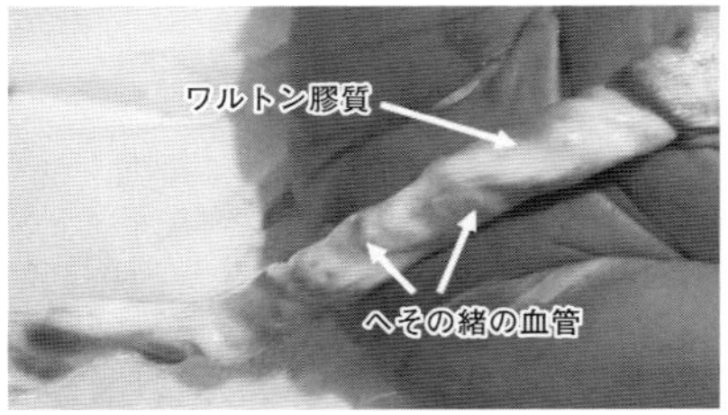

写真２　ワルトン膠質

膠質がへその緒を流れる血管を包むことで、外力から、へその緒の血管の循環不全が起こることを防ぐ働きをしています。生まれたての赤ちゃんは、周りのものが何かをわかっていなくても、手や足に何かが触れると、そのものをつかもうとする習性があります（把握反射）。そのため、おなかの中でも、へその緒が手に当たれば握ってしまうかもしれません。そんなことがあっても、膠質が守ってくれることになっているのでしょう。

また、へその緒は適度にねじれた構造になっています。これも、電話の受話器のコードのように、中を通るさい帯動静脈の血流を守りつつ、赤ちゃんの可動性を損なわないようにするための仕組みとして存在すると考えられています。ねじれている構造は、妊娠９週には超音波検査で確認できます（写真３）。

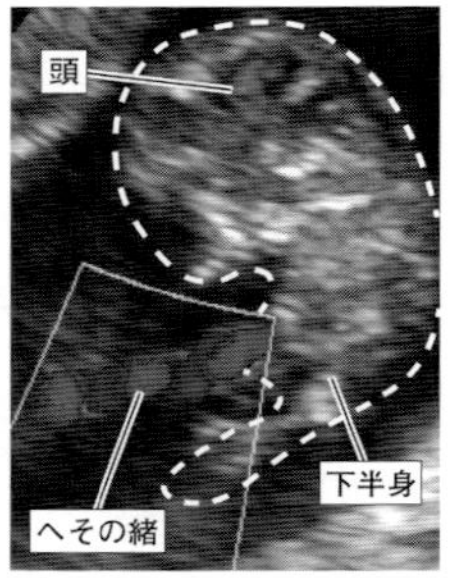

写真３　妊娠９週のへその緒

さらに、へその緒を流れる動脈は赤ちゃんのおへその直前で２つに分かれたのち、胎盤に入るところで再度１本に合流します。そして、一度合流した血管は、再度枝分かれして胎盤の隅々へと分岐します。これは、へその緒が何らかの外力で圧迫を受けて、血液の流れが悪くなったとしても、その血圧を分散させ、胎児循環を安定させるために備わった仕組みであると考えられます。

羊水の働き

羊水は妊娠初期からあります。最初は赤ちゃんや胎盤を取り巻く卵膜から染み出た水が成分なのですが、妊娠中期以降はその大半は赤ちゃんのおしっこです。ですので、薄い黄色で透明に近い色をした液体です。羊水は、子宮の中での圧力を分散させる働きがあります。赤ちゃんは、羊水中で、活発に動くことで、筋力をつけていきます。羊水がないと体が固まってしまい、育ちません。また、そのときに、子宮を強く蹴っても、お母さんに強い痛みが伝わらないようになっています。逆に、お母さんが動いたり、外から子宮に刺激が加わったりしても、赤ちゃんに直接力がかからないようにもなっているのです。分娩《ぶんべん》時の強い陣痛であっても、赤ちゃんが大丈夫なのは、羊水があるからなのです。

おわりに

今回の連載で、赤ちゃんの胎内生活を可能にする脇役である胎児付属物について解説してきました。今までお話ししてきたように、胎児付属物であるへその緒も胎盤も実は受精卵からつくられていて、赤ちゃんが出生したあと、しばらくして娩出されます。赤ちゃんの出生は、親御さんとの新しい生活の始まりでありますが、片割れである娩出されたへその緒や胎盤はそこで役目を終えます。でも、妊娠中、それらは、子宮の中で赤ちゃんを育てるための主役であったのです。へその緒や胎盤に備わったさまざまな神秘的、かつ安全な仕組みも、受精卵にプログラミングされていたものなのです。

へその緒の一部をとって桐箱にしまっておく習慣は日本だけのもので、海外ではまったくありません。きっと、箱の中の干からびたへその緒を見ても、その胎内での素晴らしい働きをイメージできないでしょう。しかし、へその緒や胎盤について少しでも科学的に理解を深めることで、それらが、自分をこの世に送り込んでくれた大事な何かであるということを感じさせてくれるのではないでしょうか。

少年写真新聞
Juniors' Visual Journal
http://www.schoolpress.co.jp/

小学保健ニュース

No.1124
2017年(平成29年)
1月18日号
493.18 生活習慣病 2416

「生活習慣病《せいかつしゅうかんびょう》」にならないために

小学生《しょうがくせい》のうちから、規則正《きそくただ》しい生活習慣《せいかつしゅうかん》を心《こころ》がけることが大切《たいせつ》です

乱《みだ》れた生活習慣《せいかつしゅうかん》が招《まね》く、「生活習慣病《せいかつしゅうかんびょう》」

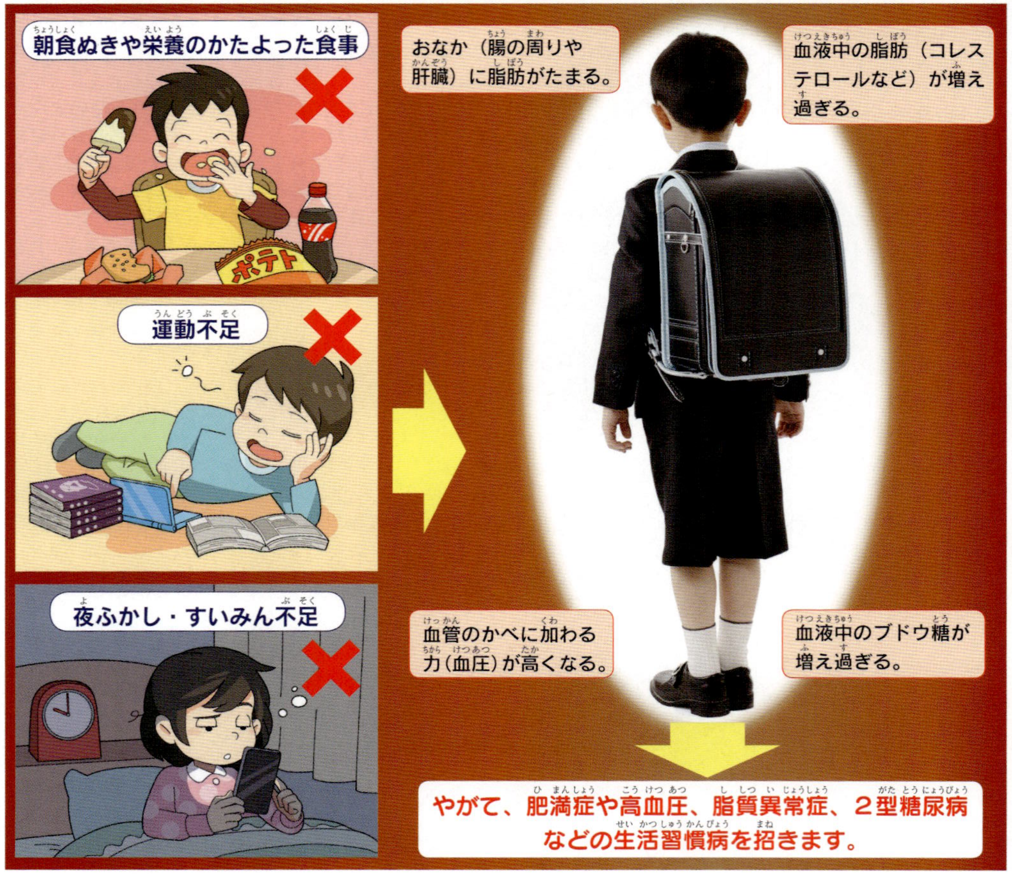
朝食《ちょうしょく》ぬきや栄養《えいよう》のかたよった食事《しょくじ》
ポテト
運動不足《うんどうぶそく》
夜《よ》ふかし・すいみん不足《ぶそく》
おなか（腸《ちょう》の周《まわ》りや肝臓《かんぞう》）に脂肪《しぼう》がたまる。
血液中《けつえきちゅう》の脂肪《しぼう》（コレステロールなど）が増《ふ》え過《す》ぎる。
血管《けっかん》のかべに加《くわ》わる力《ちから》(血圧《けつあつ》)が高《たか》くなる。
血液中《けつえきちゅう》のブドウ糖《とう》が増《ふ》え過《す》ぎる。
やがて、肥満症《ひまんしょう》や高血圧《こうけつあつ》、脂質異常症《ししついじょうしょう》、２型糖尿病《がたとうにょうびょう》などの生活習慣病《せいかつしゅうかんびょう》を招《まね》きます。

健康《けんこう》によい生活習慣《せいかつしゅうかん》

栄養《えいよう》バランスのとれた３度《ど》の食事《しょくじ》

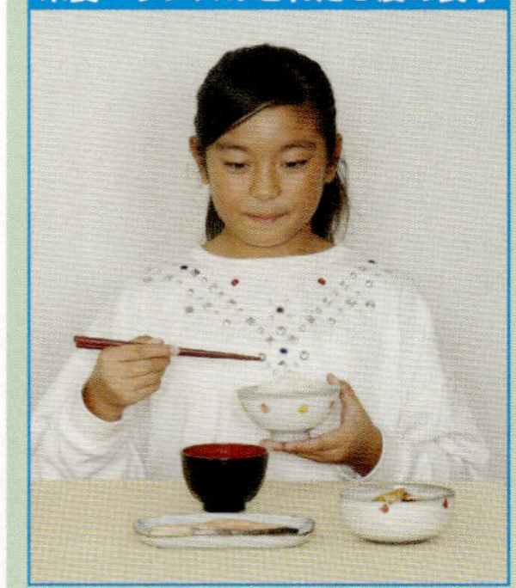

さまざまな栄養《えいよう》をバランスよくふくんだ食事《しょくじ》を、３食《しょく》きちんと食《た》べましょう。

適度《てきど》な運動《うんどう》

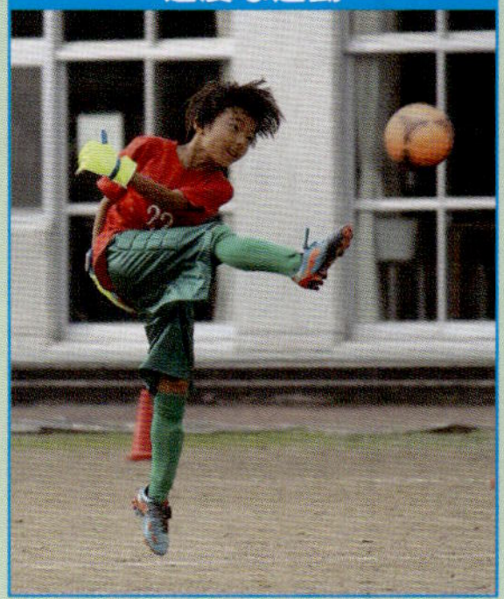

スポーツや外遊《そとあそ》び、家《いえ》の手伝《てつだ》いなどで、毎日体《まいにちからだ》を動《うご》かす習慣《しゅうかん》をつけましょう。

早起《はやお》き・早《はや》ね

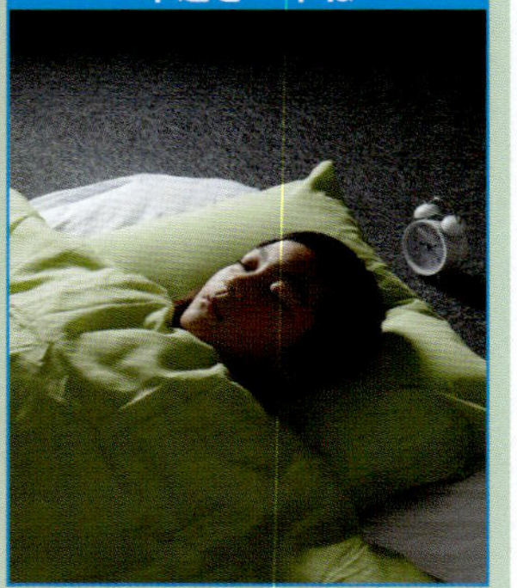

早起《はやお》き・早《はや》ねをすると、日中元気《にっちゅうげんき》に活動《かつどう》できて、体《からだ》に脂肪《しぼう》がたまるのを防《ふせ》げます。

なぜ生活習慣病《せいかつしゅうかんびょう》はこわいの？

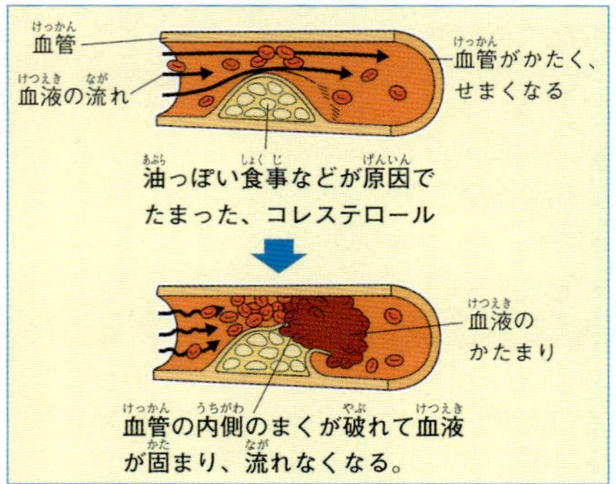
血管《けっかん》
血液《けつえき》の流《なが》れ
血管《けっかん》がかたく、せまくなる
油《あぶら》っぽい食事《しょくじ》などが原因《げんいん》でたまった、コレステロール
血液《けつえき》のかたまり
血管《けっかん》の内側《うちがわ》のまくが破《やぶ》れて血液《けつえき》が固《かた》まり、流《なが》れなくなる。

生活習慣病《せいかつしゅうかんびょう》を放《ほう》っておくと、血管《けっかん》がつまるなどして血液《けつえき》の流《なが》れがさまたげられ、脳梗塞《のうこうそく》などの重大《じゅうだい》な病気《びょうき》につながります。

栄養《えいよう》のかたよった食事《しょくじ》や運動不足《うんどうぶそく》、すいみん不足《ぶそく》など、毎日《まいにち》の生活習慣《せいかつしゅうかん》が原因《げんいん》でかかる病気《びょうき》を「生活習慣病《せいかつしゅうかんびょう》」といいます。

生活習慣病《せいかつしゅうかんびょう》は、以前《いぜん》は大人《おとな》の病気《びょうき》と思《おも》われていましたが、近年《きんねん》は小学生《しょうがくせい》の中《なか》にも、生活習慣病《せいかつしゅうかんびょう》になりそうな人《ひと》やなってしまう人《ひと》が増《ふ》えています。

今《いま》のうちから、体《からだ》によい生活習慣《せいかつしゅうかん》を心《こころ》がけ、一生《いっしょう》を健康《けんこう》に過《す》ごしましょう。

指導 東京家政学院大学 現代生活学部 健康栄養学科 教授 原 光彦 先生

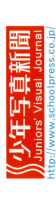

少年写真新聞
Juniors' Visual Journal
http://www.schoolpress.co.jp/

小学保健ニュース

No.1125
2017年(平成29年)
1月28日号
493.14 食物アレルギー 2416

教職員《きょうしょくいん》指導用《しどうよう》

“迷《まよ》ったら打《う》つ”エピペン®の使《つか》い方《かた》

アナフィラキシーを起《お》こした児童《じどう》にすぐに打《う》てるように、使《つか》い方《かた》を覚《おぼ》えておきましょう

①エピペン®を使《つか》う準備《じゅんび》をする

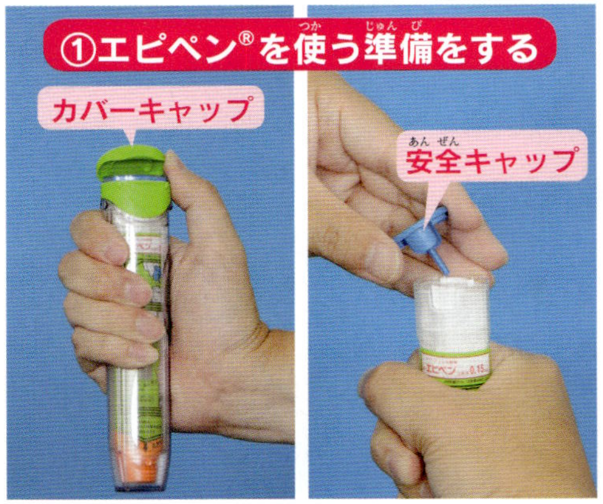

ケースのカバーキャップを指《ゆび》で押《お》し開《あ》けてエピペン®を取《と》り出《だ》し、エピペン®の真《ま》ん中《なか》を握《にぎ》って、安全《あんぜん》キャップを外《はず》します。

②エピペン®をしっかりと握《にぎ》る

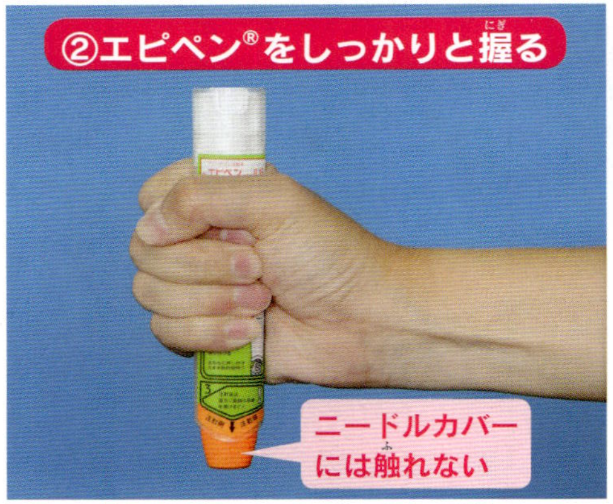
ニードルカバーには触《ふ》れない

オレンジ色《いろ》のニードルカバーを下《した》に向《む》けた状態《じょうたい》で、エピペン®の中央《ちゅうおう》を利《き》き手《て》でしっかりと握《にぎ》ります。

③太《ふと》ももの中心《ちゅうしん》から外側《そとがわ》あたりに注射《ちゅうしゃ》する

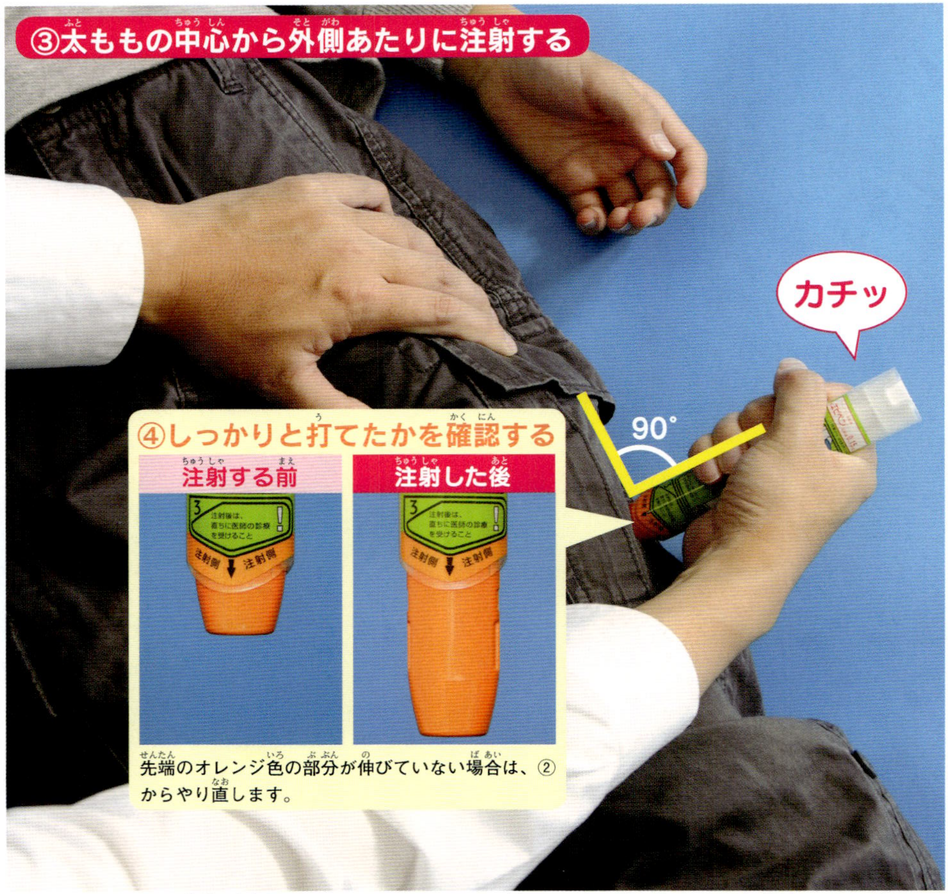

④しっかりと打《う》てたかを確認《かくにん》する

注射《ちゅうしゃ》する前《まえ》

注射《ちゅうしゃ》した後《あと》

先端《せんたん》のオレンジ色《いろ》の部分《ぶぶん》が伸《の》びていない場合《ばあい》は、②からやり直《なお》します。

エピペン®が太《ふと》ももの外側《そとがわ》と垂直《すいちょく》になるようにして、カチッと音《おと》がするまで押《お》し当《あ》て、3～10秒《びょう》待ってから抜《ぬ》きます。

エピペン®を打《う》ち終《お》えたら

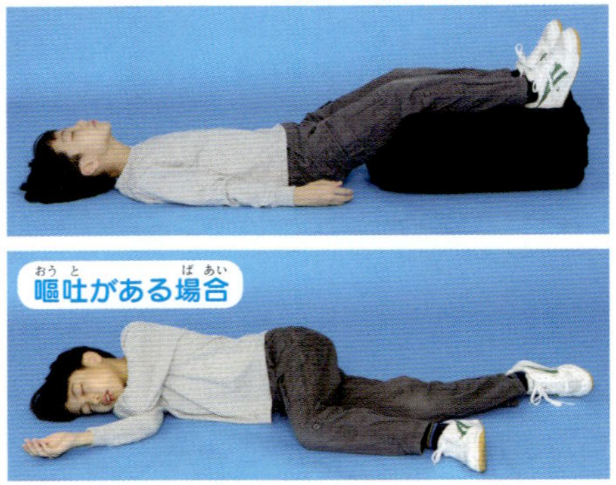
嘔吐《おうと》がある場合《ばあい》

気道《きどう》を確保《かくほ》し、下肢《かし》を頭《あたま》より高《たか》くします。嘔吐《おうと》がある場合《ばあい》は、横向《よこむ》きにして嘔吐物《おうとぶつ》が気道《きどう》に入《はい》るのを防《ふせ》ぎます。

エピペン®はアナフィラキシー出現時《しゅつげんじ》の補助治療薬《ほじょちりょうやく》です。

エピペン®を処方《しょほう》された児童《じどう》が、校内《こうない》でアナフィラキシーを起《お》こしても、本人《ほんにん》がエピペン®を打《う》つことは難《むずか》しいので、どの教職員《きょうしょくいん》も使《つか》えるようにしておきましょう。

また注射《ちゅうしゃ》を行《おこな》う際《さい》は、周《まわ》りの教職員《きょうしょくいん》に応援《おうえん》を要請《ようせい》して、一一九番《ひゃくじゅうきゅうばん》への通報《つうほう》や、保護者《ほごしゃ》への連絡《れんらく》、エピペン®を打《う》つときの補助《ほじょ》を行《おこな》ってもらうことも大切《たいせつ》です。

指導　こまたアレルギー科小児科クリニック 院長　小俣 貴嗣 先生

少年写真新聞 Juniors' Visual Journal
2017年1月28日発行 第1125号付録
©少年写真新聞社2017年
株式会社 少年写真新聞社 〒102-8232 東京都千代田区九段南4-7-16 市ヶ谷KTビルⅠ
小学保健ニュース
★定期刊行物は終わる期間を予定しない刊行物です。年度が替わりましても、購読中止のお申し出がない場合、引き続きニュースをご送付申し上げます。
★著作権法により、本紙の無断複写・転載は禁じられています。
少年写真新聞社のホームページ
http://www.schoolpress.co.jp/

アナフィラキシーを起こさないために

こまたアレルギー科小児科クリニック
院長　小俣 貴嗣

アナフィラキシーとは？

アナフィラキシーとは、「アレルゲンなどの侵入により、複数臓器や全身にアレルギー症状が惹起《じゃっき》され、生命に危機を与え得る過敏反応」をいいます。特に「血圧低下や意識障害を伴う場合」をアナフィラキシーショックと呼んでいます。食物アレルギーを有する小学生の児童は4.5%程度と考えられています。また小学生の0.6%にアナフィラキシーの既往があるといわれています（エピペン®保持者は0.4%）。

アナフィラキシーの診断基準の１つは皮膚症状（全身の発疹、かゆみまたは赤み）、または粘膜症状（唇、舌、口蓋垂の腫れなど）のいずれかが存在し、急速に発現する症状で、さらに呼吸困難感、喘鳴《ぜんめい》（ゼーゼー）といった呼吸器症状が伴うか、血圧低下、意識障害といった循環器症状が伴う場合に、アナフィラキシーと診断します。症状の重症度は中等度から重度まであります。例えば全身に蕁麻疹《じんましん》と喘鳴が出現したら中等度のアナフィラキシー症状といえます。また全身蕁麻疹に、喘鳴、意識低下が認められれば、アナフィラキシーショック状態といえます。

アナフィラキシーの多くは食物で起こりますが、実際は食物だけに限らず、医薬品や昆虫（ハチ毒が多い）刺傷などもありえます。

アナフィラキシーの症状の進行は速く、分単位で進展していきますので、発症早期の発見と対処が重要です。

アナフィラキシー出現時の対応

症状出現時の第１選択はエピペン®であり、ほかの緊急時薬は第２選択です。エピペン®保持者はエピペン®を注射後、大至急救急車を要請し、医療機関へ搬送してください。救急車を待つ間、児童の下肢を挙上し、血圧を維持できるようにしましょう。

アナフィラキシーを起こさないために【食物アレルギーの場合】

アナフィラキシーを起こさないためには、原因となる食物を摂取しないことが最も基本的な対策です。しかし原因となる食物の完全除去が必ずしもいいわけではなく、安全性を確保しながら、必要最低限の除去が食物アレルギー患者の治療の原点です。

ただし学校などの集団生活の場においては、中途半端な除去解除は誤食事故の原因となり得ます。そのため、自宅での原因食物の摂取量が少ない場合、あるいはときどき軽度の症状が出るが自宅では食べているなどの訴えがある場合には、原則、学校での解除は行わないほうが無難です。その日の体調や運動が加わっても症状が出現しやすくなる場合があります。

また加熱処理が均等に行われず、不十分であった場合なども症状は出現しやすくなります。そのためにも、学校での解除は自宅での症状陰性が十分に確認されてから（十分な量の摂取と体調での変化がないことを確認してから）解除を行うことが望ましいと考えます。

そのためには医療機関からの正しい情報提供と連携が必要であり、生活管理指導表などを活用し、医療機関から指示された除去を適確に行うことが大原則です。

少年写真新聞 Juniors' Visual Journal
2017年2月8日発行 第1126号付録
©少年写真新聞社2017年
株式会社 少年写真新聞社 〒102-8232 東京都千代田区九段南4-7-16 市ヶ谷KTビルⅠ
小学保健ニュース
★定期刊行物は終わる期間を予定しない刊行物です。年度が替わりましても、購読中止のお申し出がない場合、引き続きニュースをご送付申し上げます。
★著作権法により、本紙の無断複写・転載は禁じられています。
少年写真新聞社のホームページ
http://www.schoolpress.co.jp/

子どもの体幹

早稲田大学 スポーツ科学学術院
教授　金岡 恒治

体幹とは

体幹を鍛えると、スポーツのパフォーマンスが上がったり、腰痛を予防したり、良い姿勢をとることができるようになったりする、といわれています。

背骨は骨盤の上に24個の椎骨が連なった積み木のような構造で、筋肉によって支えられなければ、ぐらぐらしてまっすぐになっていられません。この体幹の筋肉には体の表面にある浅層筋（グローバル筋）と、背骨に直接くっついている深部筋（ローカル筋）があり、これらの筋肉がうまく協調することで、背骨の位置をコントロールしています。もしもこれらの筋肉がうまく働かないと、側彎《そくわん》や猫背などの姿勢不良になったり、体の動きによって椎骨どうしがぐらついて腰痛を起こしたりします。また、運動しているときの体のバランスをとることが難しくなり、足の捻挫や膝の怪我を引き起こしたり、転びやすくなったりもします。

筋肉の協調

体のバランスをとるときには、椎骨に直接付着するローカル筋が働いて椎骨どうしを安定させておいてから、強く速い力を出す役割のグローバル筋を使うことが求められます。このような協調性のある筋肉の働きにより、走るとき、泳ぐとき、投げるとき、蹴るときに、四肢の動きによって背骨に加わる外乱（背骨をぐらつかせようとする力）に対して、背骨を良い位置に保持させておくことができます。こうした身体機能が備わっていると、速く走れたり、遠くに投げられたりするようになります。

日常生活の動作を見ることで、この体幹安定機能をチェックすることができます。例えば、窓拭きをするときに、手の動きに連れて体幹がグラグラしている子や、雑巾がけをするときに体幹が安定していない子は、この機能が劣っていると考えられます。

体幹機能の鍛え方

では、どのようにすればこの機能は高められるのでしょうか？

筋肉の鍛え方には、たくさん負荷をかけて筋力を高めるものと、複数の筋肉の協調性を高めるものとがあります。バランス保持機能が重要な体幹筋には、協調性を高める鍛え方が求められます。特に、成長期の子どもは神経系の発育段階にありますので、協調性を高めるには絶好の世代です。きつい体幹トレーニングは必要ありません。バランスをとるために必要とされるさまざまな筋肉を、うまくコーディネートさせるために、多くの運動機会をもつことこそが必要なのです。

木登り、雲梯《うんてい》、ブランコなどのバランスをとる必要のある、ある意味では怪我をする危険性のある危ない運動の経験によって、人間の体のバランス保持能力は整えられていくという面があります。成長期にこれらの経験をすることで、うまくできた動きは神経に“記憶”され、うまくいかなかった動きは忘れていくと思われます。そうして得られた体の使い方は、自転車に一度乗れると一生乗れるように、生涯にわたって使える身体機能となります。発育期には、ぜひ多くの運動経験を積ませて、身体機能を高めることを心がけましょう。

第1回 スマホ時代のSNS

【千葉大学教育学部　教授・副学部長　藤川 大祐】

SNSとは？

情報技術が進み、インターネットが普及して、さまざまな新しい言葉が生まれています。その一つが、SNSという言葉です。この言葉は、「ソーシャル・ネットワーキング・サービス」を略したものです。

言葉の意味を確認しておきましょう。「ソーシャル」というのは、「社会の」ということですから、SNSとは、社会的なネットワークをつくっていくサービス、ということになります。

典型的なSNSには、以下のようなものがあります。

Facebook　利用者が基本的に実名で自分のページを作って投稿し、「友達」となっている人の投稿を読んだり、そこにコメントしたりできるサービス。公開・非公開のグループを作ったり、イベントページを作ったりして、人間関係を広げたり深めたりすることができる。

mixi　Facebookと同様に、利用者が自分のページを作って投稿し、ほかの利用者と交流するサービス。実名でなくハンドルネーム（ネット上のニックネーム）で利用する人が多い。

また、以下のものは、典型的なSNSとはいえないかもしれませんが、少なくともSNSの仲間といえます。

Twitter　利用者が短い文を投稿する（「ツイートする」という）サービス。ほかの人のツイートを読んだ人が、それを「リツイート」することで拡散できるので、注目が集まった投稿は短時間で広がる。

YouTube　動画投稿サイト。利用者が動画を投稿し、ほかの利用者は動画を検索する等して視聴することができる。

インターネットに関係するサービスには多様なものがあり、次々と新しいサービスが生まれています。SNSのような言葉をあまり狭く限定することに意味はないので、この連載ではSNSというものを広くとらえて、多くの人が発信して交流できるインターネット関連のサービス全般をSNSと呼ぶことにします。

スマホの普及でアプリによる利用へ

ここ数年で、iPhone、Android端末といったスマートフォン（以下「スマホ」）が急速に普及しています。青少年のデータを見ると、平成25（2013）年度に従来型の携帯電話とスマホの利用率が逆転し、27（2015）年度には青少年全体の半分以上、高校生だけで見れば９割以上がスマホ利用者となっています（図）。

スマホ普及前、SNSの利用はパソコンからが中心でしたが、スマホ普及後はスマホからの利用が中心となったと考えられます。またパソコンの場合には、ほかの種類のサイトと同様、ブラウザ（インターネット・エクスプローラ、Safari等）からの利用が中心でしたが、スマホの場合には専用アプリからの利用が中心となっています。

この、サイトからアプリへの移行という点が、スマホでのSNS利用を特徴づけています。

スマホの最大の特徴は、アプリを自由に入れて使えることです。アプリというのは、アプリケーション・ソフトウェアすなわち応用ソフトのことで、基本ソフトが動いている上で動くソフトという意味です。パソコンで言えば、WindowsやMac OSといった基本ソフトが動いている上で動くソフトがアプリということになります。

スマホでは、何らかのサービスを使う際にそのサービス専用のアプリを使うことが一般的です。TwitterにはTwitter用のアプリ、FacebookにはFacebook用のアプリというように、各サービスごとに専用のアプリを使うわけです。

アプリを使うと、スマホのさまざまな機能との連携がスムーズになります。たとえば、写真を撮ってそれをSNSに載せたり、現在地の位置情報をSNSに載せたりといったことが簡単にできるようになるのです。

スマホから利用されることにより、SNSはいつでもどこからでも、カメラや位置情報といった機能を活用して使われるようになりました。そして、スマホならではの新たなSNSが人気を集めることとなります。

多くの人が利用するLINE

現在、SNS的なもので最も利用者が多いのが、LINEです。LINEは、「無料通話アプリ」と呼ばれますが、よく使われる機能は文字などのメッセージを交換するチャット機能です。スマホの電話帳と連携して、電話帳に載っている人とつながれるようにしたことで、多くの人が利用するようになりました。LINEはそもそも個人間の連絡用のアプリですが、現在では数名以上のグループでのコミュニケーションで使われることが多く、事実上、SNSとして活用されるようになっています。

この連載では、LINEも含めた現代のSNSが、児童生徒の生活にどのような影響を与えているのかを見ていきます。次回は、さっそくLINEを取り上げます。

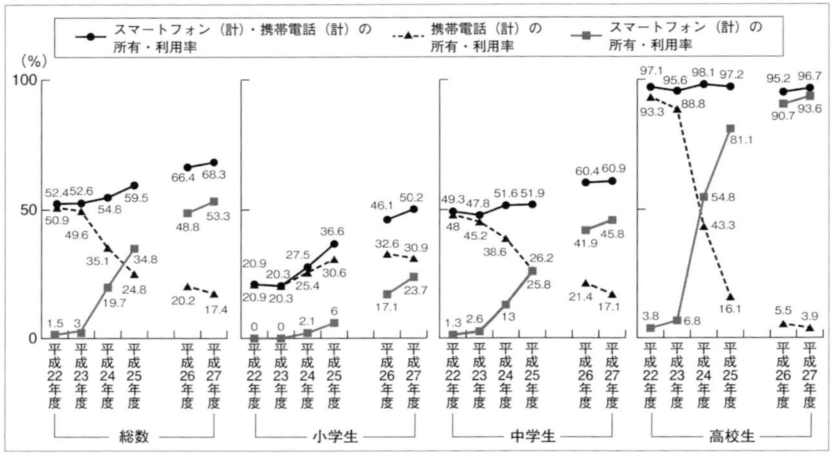

図　青少年のスマートフォン・携帯電話の所有・利用状況

（平成22年度～平成27年度　内閣府「平成27年度青少年のインターネット利用環境実態調査」より）

（＊）平成26、27年度では、「スマートフォン（計）」は、「スマートフォン」、「いわゆる格安スマートフォン」、「子供向けスマートフォン」、「携帯電話の契約が切れたスマートフォン」のいずれかを利用すると回答した青少年、「携帯電話（計）」は、「携帯電話」、「子供向け携帯電話」のいずれかを利用すると回答した青少年。平成25年度では、「スマートフォン（計）」は、「スマートフォン」、「子供向けスマートフォン」のいずれかを持っていると回答した青少年、「携帯電話（計）」は、「携帯電話」、「子供向け携帯電話」のいずれかを持っていると回答した青少年。平成24～22年度では、「スマートフォン（計）」は、「スマートフォン」を持っていると回答した青少年、「携帯電話（計）」は、「携帯電話」、「子供向け携帯電話」のいずれかを持っていると回答した青少年。

（＊）平成22～25年度の調査では、「スマートフォン」及び「携帯電話」の「所有」について択一回答、平成26、27年度の調査では、「スマートフォン（4機種）」及び「携帯電話（2機種）」の「利用」について複数回答。平成26年度より調査方法等を変更したため、平成25年度以前の調査結果と直接比較できない。

（＊）平成26、27年度は複数回答のため、「スマートフォン（計）の所有・利用率」と「携帯電話（計）の所有・利用率」の合計値は、「スマートフォン（計）・携帯電話（計）の所有・利用率」と一致しない。

少年写真新聞
Juniors' Visual Journal
http://www.schoolpress.co.jp/

小学保健ニュース

No.1126
2017年(平成29年)
2月8日号
781 遊戯 2416
昭和57年1月30日第3種郵便物認可　2017年2月8日発行　第1126号　旬刊　毎月3回(8・18・28日)発行　1か年定価17,640円
★定期刊行物は終わる期間を予定しない刊行物です。年度が替わりましても、購読中止のお申し出がない場合、引き続きニュースをご送付申し上げます。

全身《ぜんしん》を使《つか》って遊《あそ》ぶと強《つよ》くなる「体幹《たいかん》」

体幹《たいかん》が強《つよ》くなると、スポーツがうまくなったり、けがをしにくくなったりします

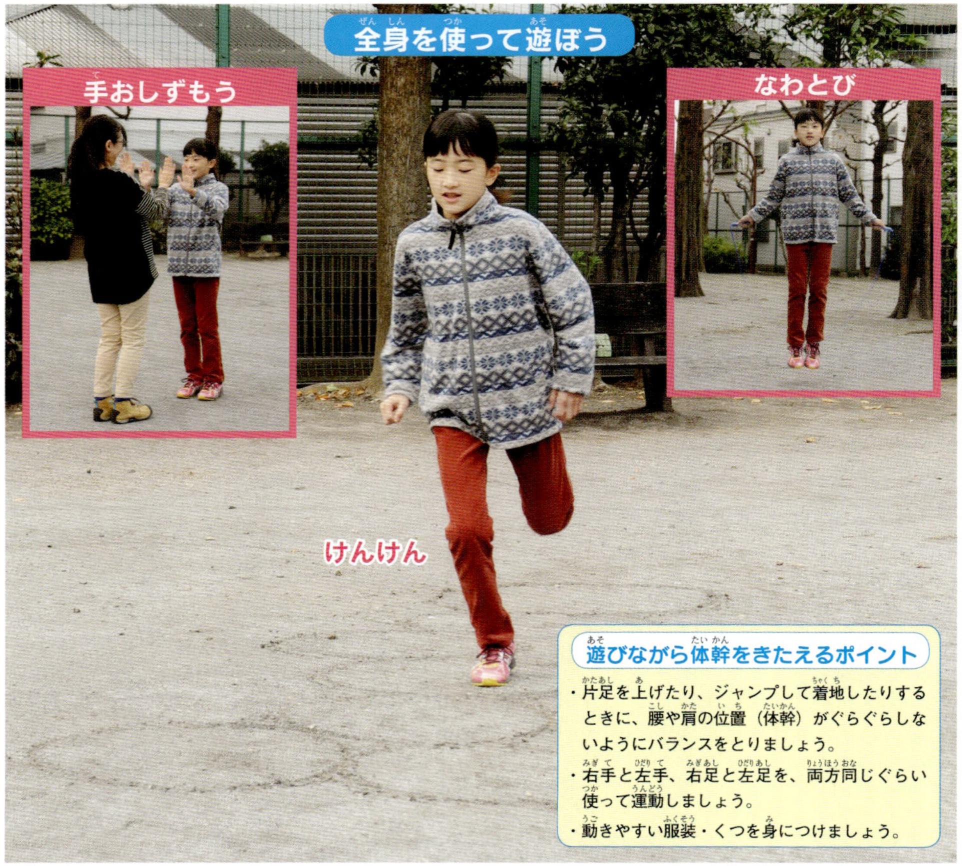
全身《ぜんしん》を使《つか》って遊《あそ》ぼう
手《て》おしずもう
なわとび
けんけん

遊《あそ》びながら体幹《たいかん》をきたえるポイント

- 片足《かたあし》を上《あ》げたり、ジャンプして着地《ちゃくち》したりするときに、腰《こし》や肩《かた》の位置《いち》（体幹《たいかん》）がぐらぐらしないようにバランスをとりましょう。
- 右手《みぎて》と左手《ひだりて》、右足《みぎあし》と左足《ひだりあし》を、両方同《りょうほうおな》じぐらい使《つか》って運動《うんどう》しましょう。
- 動《うご》きやすい服装《ふくそう》・くつを身《み》につけましょう。

片足《かたあし》で立《た》ったり、ジャンプをしたり、たおれそうになったりしたときなどに、私《わたし》たちは自然《しぜん》と体《からだ》をまっすぐにして、バランスを保《たも》とうとします。このようなときに、体幹《たいかん》の筋肉《きんにく》が使《つか》われ、きたえられます。

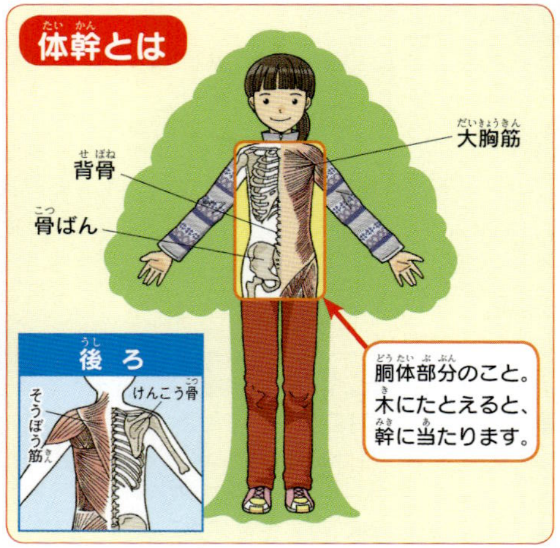
体幹《たいかん》とは
大胸筋《だいきょうきん》
背骨《せぼね》
骨《こつ》ばん
胴体部分《どうたいぶぶん》のこと。木《き》にたとえると、幹《みき》に当《あ》たります。
後《うし》ろ
けんこう骨《こつ》
そうぼう筋《きん》

頭《あたま》やうで、足《あし》以外《いがい》の胴体部分《どうたいぶぶん》のことを「体幹《たいかん》」といい、この部分《ぶぶん》には体《からだ》を支《ささ》える大《おお》きな筋肉《きんにく》や骨《ほね》が集《あつ》まっています。

体幹《たいかん》が強《つよ》くなると、全身《ぜんしん》のバランスがよくなり、手足《てあし》をうまく動《うご》かせるようになるので、スポーツがうまくなったり、けがをしにくくなったりします。

体幹《たいかん》を強《つよ》くするためには、ふだんから全身《ぜんしん》を使《つか》って遊《あそ》んで、いろいろな動《うご》きを経験《けいけん》しておくことが大切《たいせつ》です。

指導　早稲田大学 スポーツ科学学術院 教授　金岡 恒治 先生

体幹《たいかん》が大切《たいせつ》なわけ

～ オリンピック選手《せんしゅ》の体幹《たいかん》トレーニングを指導《しどう》している金岡先生《かねおかせんせい》に聞《き》きました ～

問《とい》 なぜ、全身《ぜんしん》を使《つか》って遊《あそ》ぶと「体幹《たいかん》」が強《つよ》くなるのでしょうか？

答《こたえ》 たとえば、転《ころ》んでしまったら、次《つぎ》は転《ころ》ばないようにちがう動《うご》きをするでしょう？　どうしたらもっと高《たか》くとべるかとか、うまくよけられるかとか、遊《あそ》びの中《なか》でいろいろな体《からだ》の使《つか》い方《かた》をしますよね。そういうとき、私《わたし》たちは自然《しぜん》と体幹《たいかん》の筋肉《きんにく》を使《つか》って、体《からだ》をまっすぐに支《ささ》えているのです。だから、きたえられるのです。

問《とい》 体幹《たいかん》が強《つよ》くなると、どんないいことがあるのでしょうか？

答《こたえ》 体《からだ》を支《ささ》える力《ちから》がつくので、姿勢《しせい》がよくなったり、転《ころ》びにくくなったりします。また、腰痛《ようつう》にもなりにくくなります。運動《うんどう》では、泳《およ》ぐのも速《はや》くなりますね。たとえばボートをこぐとき、ぐにゃぐにゃしたゴムボートよりも、かたい木《き》でできたボートの方《ほう》が、ずっと速《はや》く進《すす》みますよね。同《おな》じように、体幹《たいかん》がかたくて強《つよ》い方《ほう》が、速《はや》く泳《およ》げるわけです。体《からだ》のじくが安定《あんてい》するので、サッカーのドリブルや野球《やきゅう》のバッティングも上手《じょうず》になると思《おも》います。

小学生《しょうがくせい》のうちに筋肉《きんにく》の使《つか》い方《かた》を覚《おぼ》えておけば、体《からだ》は一生《いっしょう》忘《わす》れません。ぜひ、今《いま》のうちから、できるだけいろいろな遊《あそ》びをやってみてほしいと思《おも》います。

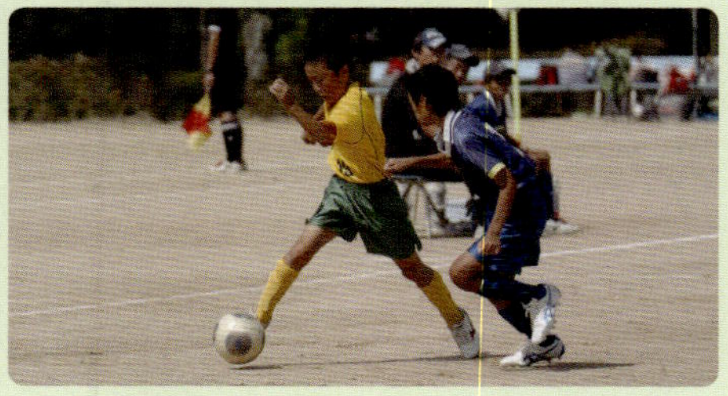

少年写真新聞
Juniors' Visual Journal
http://www.schoolpress.co.jp/

小学保健ニュース

No.1127
2017年(平成29年)
2月18日号
496.6 耳科学

「耳《みみ》」に悪《わる》い習慣《しゅうかん》で起《お》こる体《からだ》へのえいきょう

耳元《みみもと》で大《おお》きな音《おと》を聞《き》き続《つづ》けると、音《おと》が聞《き》こえにくくなり、立《た》ちくらみを起《お》こすこともあります

大《おお》きな音《おと》でテレビを見《み》たり、音楽《おんがく》を聞《き》いたりしていると……

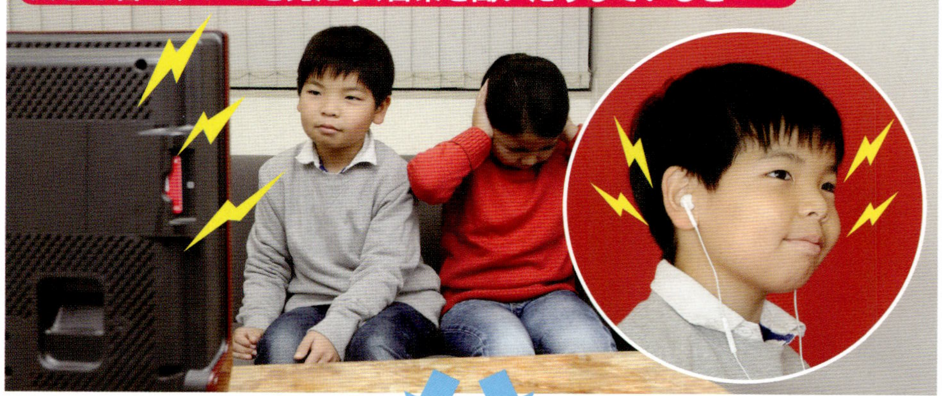

音《おと》が聞《き》こえにくくなる

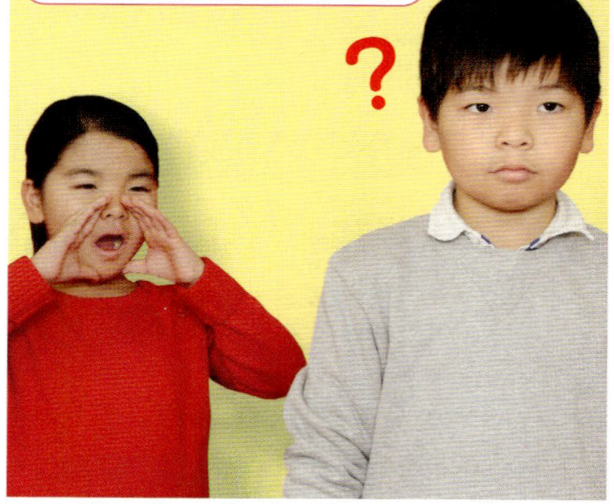

めまい・立《た》ちくらみ

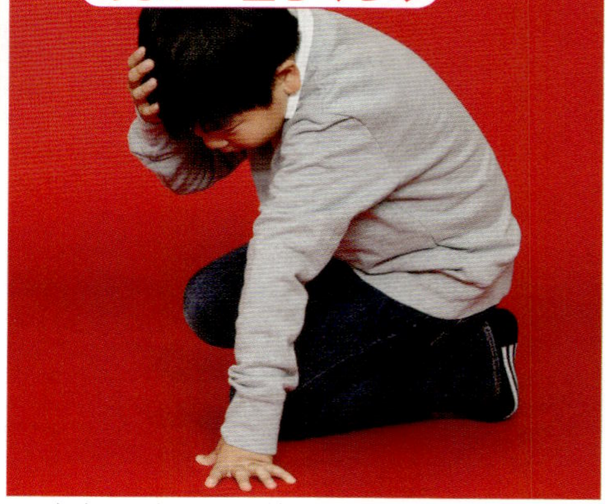

耳元《みみもと》で大《おお》きな音《おと》を聞《き》き続《つづ》けていると、耳《みみ》のおくにある「内耳《ないじ》」と呼《よ》ばれる部分《ぶぶん》をいためてしまいます。

なぜ「めまい」が起《お》きるの？

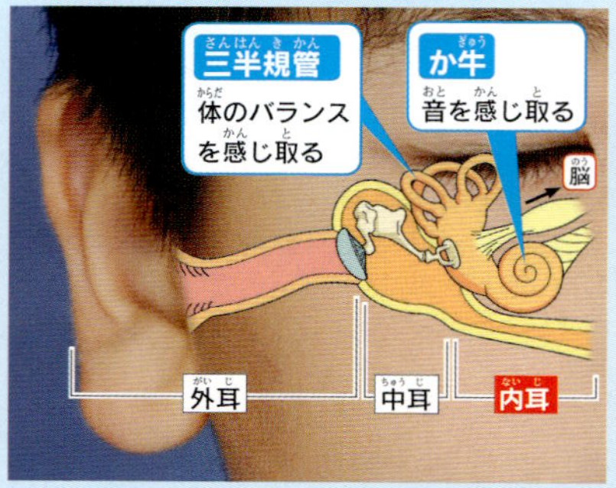

内耳《ないじ》をいためると、体《からだ》のバランスがとりづらくなり、それが脳《のう》にも伝《つた》わり、立《た》ちくらみを起《お》こします。

耳《みみ》は、「外耳《がいじ》」「中耳《ちゅうじ》」「内耳《ないじ》」にわかれています。

一番《いちばん》おくにある内耳《ないじ》には、音《おと》を脳《のう》に伝《つた》える「か牛《ぎゅう》」や、体《からだ》のバランスを感《かん》じ取《と》って脳《のう》に伝《つた》える「三半規管《さんはんきかん》」などがあります。

大《おお》きな音《おと》を聞《き》き続《つづ》けると、内耳《ないじ》をいため、うまく働《はたら》かなくなって、音《おと》を聞《き》き取《と》りづらくなったり、体《からだ》のバランスがとれずにめまいや立《た》ちくらみを起《お》こしたりすることがあります。

指導　川越耳科学クリニック 院長　坂田 英明 先生

病気《びょうき》につながる「耳《みみ》」に悪《わる》い習慣《しゅうかん》

指先《ゆびさき》で耳《みみ》の穴《あな》をかくと……

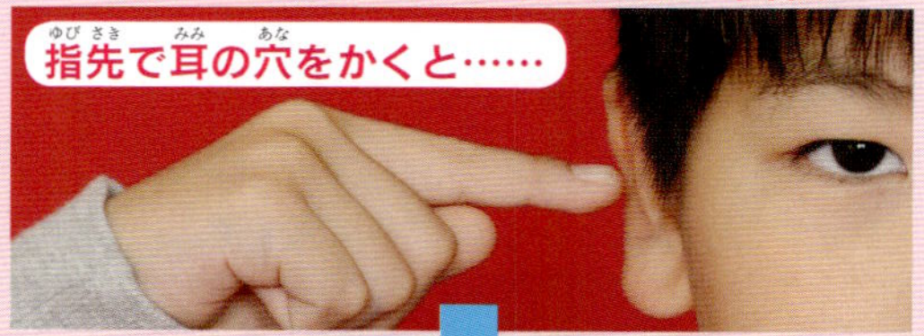

外耳炎《がいじえん》

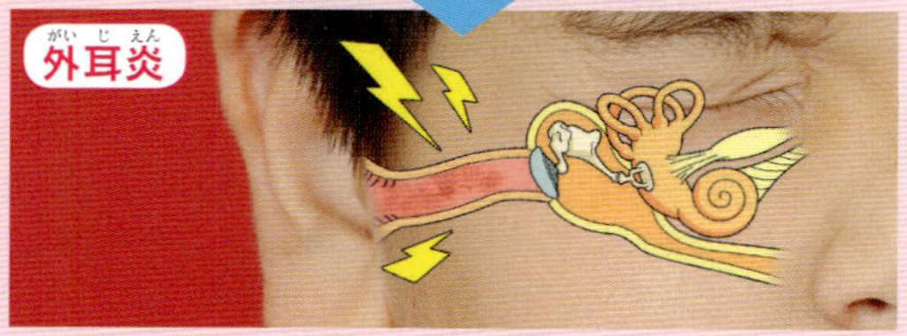

指先《ゆびさき》で耳《みみ》の穴《あな》をかいていると、つめによって外耳《がいじ》が傷《きず》つき、そこから細菌《さいきん》が入《はい》って炎症《えんしょう》を起《お》こし、強《つよ》いかゆみや痛《いた》みが出《で》ます。

鼻水《はなみず》を強《つよ》く吸《す》いこむと……

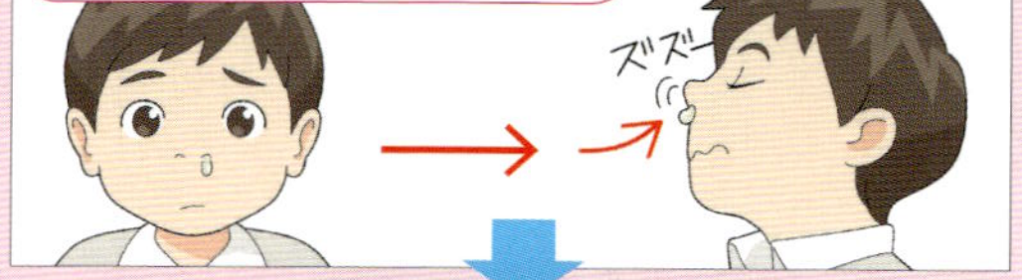

急性中耳炎《きゅうせいちゅうじえん》

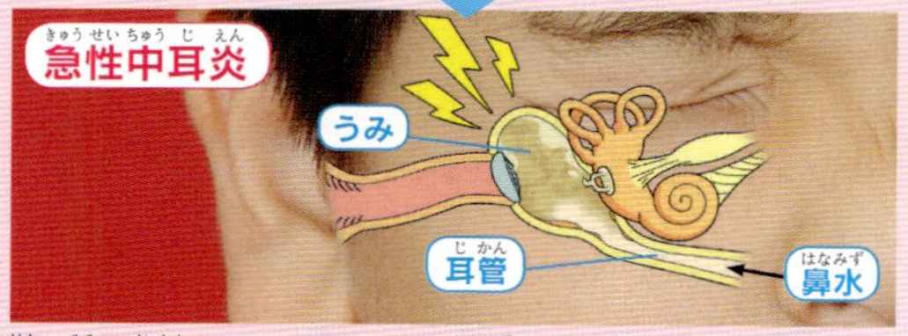

鼻《はな》と耳《みみ》は耳管《じかん》でつながっており、鼻水《はなみず》を強《つよ》く吸《す》いこむと、鼻水《はなみず》にふくまれていた細菌《さいきん》が耳管《じかん》から耳《みみ》に届《とど》き、炎症《えんしょう》を起《お》こすことがあります。

少年写真新聞 Juniors' Visual Journal 2017年2月18日発行 第1127号付録
©少年写真新聞社2017年
株式会社 少年写真新聞社 〒102-8232 東京都千代田区九段南4-7-16 市ヶ谷KTビルI
小学保健ニュース
★定期刊行物は終わる期間を予定しない刊行物です。年度が替わりましても、購読中止のお申し出がない場合、引き続きニュースをご送付申し上げます。
★著作権法により、本紙の無断複写・転載は禁じられています。
少年写真新聞社のホームページ
http://www.schoolpress.co.jp/

耳のトラブルにつながる危ない習慣

川越耳科学クリニック 院長 坂田 英明

耳は人の臓器の中で、最もか弱い臓器といえます。そのため、低酸素や血行障害である虚血に対して、すぐ症状が出てしまいます。今回は、耳に関して注意することについて、耳介や外耳道、中耳、内耳、耳管にわけて解説します。

耳介・外耳道

耳介はいわゆる「パラボラアンテナ」の役割があり、音を集めやすくしています。耳介は軟骨のみでできており、汚れた手でいじって細菌に感染すると、すぐ赤く腫れる傾向があります。また、ピアスによる細菌感染などで腫れるとしばしば悪化しやすくなります。

外耳道は直線ではなく異物が入りにくくなるように曲がっています。また異物を排出しやすくなっており、毛が入り口方向を向いています。耳がかゆいからと綿棒や手でいじるなどの行為は絶対してはいけません。また定期的に耳掃除として入浴後などに綿棒でいじることもよくありません。外耳道の上皮が傷ついたり細菌に感染したりすると、外耳道炎になり厄介です。カビ（真菌）も発生しやすくなります。

中耳

中耳は体の中で最も小さい骨が3つあり、音を振動させて内耳に送り込む働きがあります。学童期の中耳炎は乳幼児期に比べてかなり少なくなりますが、かかることもあります。鼻すすりやプール後は特にかかりやすいです。中耳炎は痛みの症状があるのでわかりやすいです。外耳炎と中耳炎の鑑別は耳を引っ張って痛ければ外耳炎、引っ張っても痛くなければ中耳炎を疑います。中耳炎には急性中耳炎と滲出性《しんしゅつせい》中耳炎があります。急性は痛み、耳だれ、発熱などの症状が出ますが、滲出性中耳炎はあまり症状がありません。ほかにも中耳炎の症状として、耳の閉塞感や聞こえの悪さが出ることもあります。

内耳

内耳は蝸牛《かぎゅう》と三半規管、前庭からなります。骨で構成されており、中は「リンパ液」という液体で満たされています。三半規管は回転感を感じるところです。前庭は直線加速度と重力が関係しています。これらは自律神経とも関係していて、寝不足・生活習慣の乱れがあると、ふらふらしたりめまいが起こりやすくなったりします。

蝸牛は外耳道、中耳と入ってきた振動エネルギーを電気エネルギーに変えるところです。かなり繊細で約3500の細胞があり、摩擦を起こして発生した電気エネルギーが脳へと伝わる重要な器官です。耳元で大きな声で話されたり、大きな音が耳に入ったりすると音響外傷を起こし、耳鳴りや難聴、音の過敏や響きなどの違和感につながることがあります。運動会や音楽会、イヤホンで大きな音を聞く場合は注意が必要です。まれですが突発性難聴といった疾患につながることもあります。音が響く、閉塞感があるなどの症状が出た場合は、すぐに耳鼻科を受診する必要があります。

耳管

耳管とは耳と鼻をつないでいる管のことです。飛行機に乗ったときやエレベーターの昇降時などで、耳に痛みが出る場合は耳管の異常です。通常は唾液を飲めばおさまりますが、耳管機能が低下している場合は、おさまらずに耳が痛くなってなかなか治らなくなります。痛みが治らない場合は、耳鼻科で診てもらいましょう。

少年写真新聞 Juniors' Visual Journal 2017年2月28日発行 第1128号付録
©少年写真新聞社2017年
株式会社 少年写真新聞社 〒102-8232 東京都千代田区九段南4-7-16 市ヶ谷KTビルI
小学保健ニュース
★定期刊行物は終わる期間を予定しない刊行物です。年度が替わりましても、購読中止のお申し出がない場合、引き続きニュースをご送付申し上げます。
★著作権法により、本紙の無断複写・転載は禁じられています。
少年写真新聞社のホームページ
http://www.schoolpress.co.jp/

舌の役目を知り、動かし、十分な栄養を
～本来はお目付け役？ 毒見役？～

はくらく耳鼻咽喉科・アレルギー科クリニック
院長 生井 明浩

味を感じる機能を担う味覚器は、単細胞生物においては体全体にありますが、進化に従い舌に限局して存在するようになりました。脊椎動物の味覚器は、味蕾《みらい》（味細胞の塊）といい、成人のヒトでは舌に約5000個、口腔、咽頭、喉頭などに約3000個あります。

ところで動物は、自身以外の生物から栄養を摂取（食べる）しなければ生きられません。食べることは、単細胞生物からヒトに至るまで、生命維持に必要なことです。ところが、食べられると思うものの中には、植物が身を守るために備えた毒が存在する、食餌《しょくじ》そのものが腐敗している、などといったことがあります。食べることには、必ず危険が潜んでいるのです。通常、口に含んだものに変な味がすると、味蕾がおかしな味ということを瞬時に脳に伝えて認識し、即座に吐き出すように行動します。これらのことから、本来の舌（味覚器）の最も重要な役割は、毒見役といえるでしょう。現在は、ヒトではその役割よりは、豊かな味を楽しむための役割が重要になっています。

味覚以外にも重要な役割

味覚以外にも舌には重要な役割があります。1．声を適切な音に変化させる（日本語では「ラ行」などに重要）。2．食餌を口腔から咽頭・食道方向にうまく輸送する（嚥下《えんげ》に関与）。3．両棲類《りょうせいるい》や鳥類などでは、獲物を捕食処理する、などです。

また、舌を動かすことで様々な効用があります。1．口腔内を刺激することで、唾液の分泌が増加し、消化を促進して口臭の予防になる。2．舌周りの筋肉も強くなり、開口状態が改善され、口呼吸から鼻呼吸になり、かぜなどにかかりにくくなる。3．脳も刺激されてボケ防止になる、などです。

反面、舌を頻繁に使用しないでいると、舌の筋力が低下し、睡眠時に舌が喉の方に下がってしまって気道をふさぎ、一時的に呼吸が止まってしまうことがあります。このことは、肥満の人や高齢者などに多くみられる睡眠時無呼吸症候群の原因に深く関連します。友達などとの会話が多い、仕事でよく話す、歌を毎日歌う人などは、舌もよく使用しているので問題ないと思います。しかし、一人暮らしの人や機械相手の仕事で、ほとんど会話のない人は、意識的に本や詩の朗読、カラオケなどをすることで、声の衰えとともに、舌の筋肉の弱りによる弊害を改善する必要があります。

舌（味覚）を守ろう

栄養バランスの悪い食事をとり過ぎたりすると、亜鉛などの味覚に重要な微量元素が不足して味覚障害になることがあります。また、子どものうちから、やわらかい物ばかりを食べて、きちんとかまない食事を続けることや、会話を十分しないことなどにより、舌の筋肉などが衰えて、睡眠時無呼吸症候群の原因となったりします。おいしい食事を楽しめ、病気にならないためにも、「日頃からバランスのよい食事を心がけ、よくかんで、会話をする（舌の味蕾に栄養を与え、動かす）ことの大切さ」を念頭におくように、指導してください。そうすることで、味覚は、偽装された食品の判別、腐敗の鑑別にも、嗅覚とともに重要な感覚であり続けるでしょう。

2016年度 年間連載「スマホ・SNSの現在」

第2回 LINEの特徴と問題になる使い方

【千葉大学教育学部　教授・副学部長　藤川 大祐】

スマートフォン（以下、「スマホ」）が普及して、最も多く使われている機能が、通信アプリのLINEです。今回は、このLINEについてQ&A形式でご説明していきます。

Q. 1　LINEとはどういうものですか？

LINEはもともとは「無料通話アプリ」などと呼ばれ、携帯電話回線を使わずにデータ通信を使って、知り合いなどと音声通話ができるアプリとして注目されました。しかし、実際に使われるのは、通話機能よりもメッセージ機能です。電話帳に登録されている知り合いでLINEを使っている人がいると自動的にLINEの「友だち」に登録され、メールアドレスを登録することなく、「友だち」にメッセージを送ることができます。また、3名以上のグループでメッセージを送り合うこともできます。文字だけではなく、写真や動画や文書ファイルなどを送ることもできますし、位置情報を送ることもできます。

このように、LINEは手軽な操作で知り合いなどと連絡がとれることからスマホの普及とともに急速に普及し、スマホ利用者の多くが使うようになっています。図1のように、LINEは子どもたちが最も多く使っているアプリです。

なお、LINEは、スマホだけでなく、一部のタブレットや音楽プレイヤー、従来型の携帯電話等でも使うことができ、親などのスマホを一時的に借りてLINEを使う子どもも多いようです。

Q. 2　LINEでつながるには？

LINEでほかの人と一対一で連絡をとり合うには、「友だち」になることが必要です。「友だち」になるのは、次のようにいくつかの方法があります。

（1）先述のように、電話帳に登録されている人がLINEを利用していれば、自動的にLINEの「友だち」に登録されます。ただし、自動登録をしない設定を相手か自分のどちらかがしている場合には登録されません。

（2）相手が自分を「友だち」にしていると、自分も相手を「友だち」にできます。

（3）近くにいる人同士がスマホで一定の操作をして端末を振ると、互いに「友だち」になれます。（「ふるふる」機能）

（4）所定の操作でQRコードを表示してもらい、そのQRコードをスマホで読むと相手を「友だち」にできます。

（5）連絡先として「LINE ID」を設定することができ、相手の「LINE ID」を検索することで相手を「友だち」にできます。（「LINE ID」の作成も「LINE ID」の検索も、18歳以上という確認がとれた人のみが使用できる機能です。）

（6）「友だち」にその人の「友だち」を紹介してもらう。

（7）同じグループに入っている人を「友だち」にする（同じグループに入っている場合、「友だち」登録をしていなくてもやりとりはできる）。

LINEは知り合いと連絡をとり合う手段として誕生したといえますが、実際にはこのようにさまざまな形でつながることができます。いくつものLINEグループを束ねた1万人規模のLINEグループもあり、子どもたちは容易にさまざまな人とつながることができるのです。

こうして、子どもたちは日々、学校などの友だちに加えて、ネットで知り合った人ともコミュニケーションをとり続けることとなります。

Q. 3　LINEの問題になる使い方にはどのようなものがありますか？

LINEで問題になる使い方には、次のようなものがあります。

第一に、長時間利用です。メッセージのやりとり（チャット）がなかなか終わらず、長時間利用につながりがちです。睡眠不足にもつながります。

第二に、ネットいじめです。LINEでの文字のやりとりから誤解が生じていじめに発展することもありますし、誰か一人がいないグループを作って、いない人の悪口を言うこともあります。恥ずかしい写真や動画を撮影して、LINEグループで拡散するといったこともあります。

第三に、犯罪被害です。少し前まで、LINEなどのIDを交換する「ID交換掲示板」に起因する児童買春や児童ポルノ製造などの犯罪被害が急増していました（図2）。現在はLINEのID利用は18歳以上に限定されており被害は少なくなっていますが、LINEは従来のSNSと異なり管理者がルール違反の投稿を削除することがないため、性的な写真などを拡散するリベンジポルノの被害などが生じる可能性があり、引き続き注意が必要です。また、LINEグループで知り合った人と会って犯罪被害に遭う恐れもあります。

LINEは大変便利なアプリであり、家族や友人間で注意して使用すれば、円滑に連絡がとれ、人間関係がよくなることも期待できます。しかし、犯罪やトラブルにも便利に使われてしまうという面もあり、使う場合にはリスクを理解し、適切にリスクを回避できるようにする必要があります。

(内訳)	(%)
男子小学生（4～6年生）	39.8
女子小学生（4～6年生）	35.9
男子中学生	60.2
女子中学生	71.8
男子高校生	94.2
女子高校生	96.1

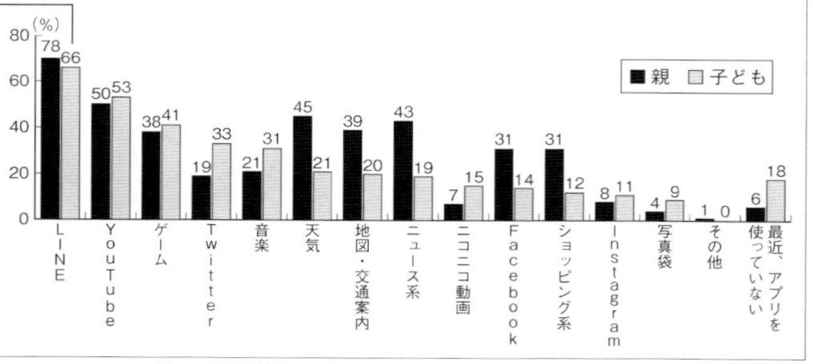
(%)
■親　□子ども
LINE 78 66
YouTube 50 53
ゲーム 38 41
Twitter 19 33
音楽 21 31
天気 45 21
地図・交通案内 39 20
ニュース系 43 19
ニコニコ動画 7 15
Facebook 31 14
ショッピング系 31 12
Instagram 8 11
写真袋 4 9
その他 1 0
最近、アプリを使っていない 6 18

図1　使用頻度の高いアプリ
デジタルアーツ株式会社「未成年者の携帯電話・スマートフォン利用実態調査」2016年2月より

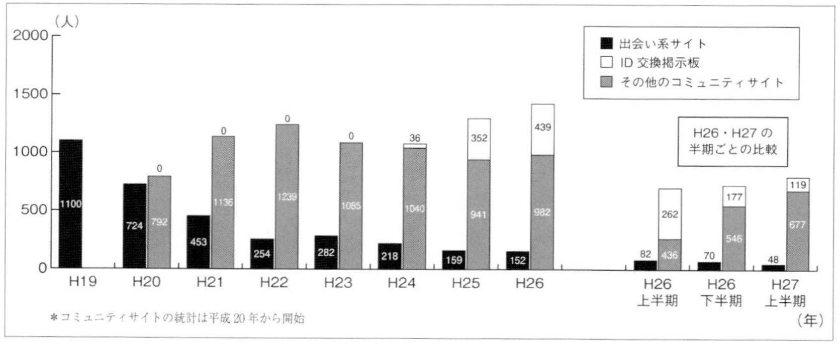
(人)
■出会い系サイト
□ID交換掲示板
■その他のコミュニティサイト
H26・H27の半期ごとの比較
H19 1100
H20 724 792 0
H21 453 1136 0
H22 254 1239 0
H23 282 1085 0
H24 218 1040 36
H25 159 941 352
H26 152 982 439
H26上半期 82 436 262
H26下半期 70 546 177
H27上半期 48 677 119
(年)
＊コミュニティサイトの統計は平成20年から開始

図2　出会い系サイト及びコミュニティサイトに起因する事犯の被害児童数の推移
警察庁「平成27年上半期の出会い系サイト及びコミュニティサイトに起因する事犯の現状と対策について」より

少年写真新聞
Juniors' Visual Journal
http://www.schoolpress.co.jp/

小学保健ニュース

No.1128
2017年(平成29年)
2月28日号
491.143 舌

舌《した》のつくりと働《はたら》きについて知《し》ろう

舌《した》は、食《た》べ物《もの》を食《た》べるのを助《たす》けたり、いろいろな味《あじ》を感《かん》じたりします

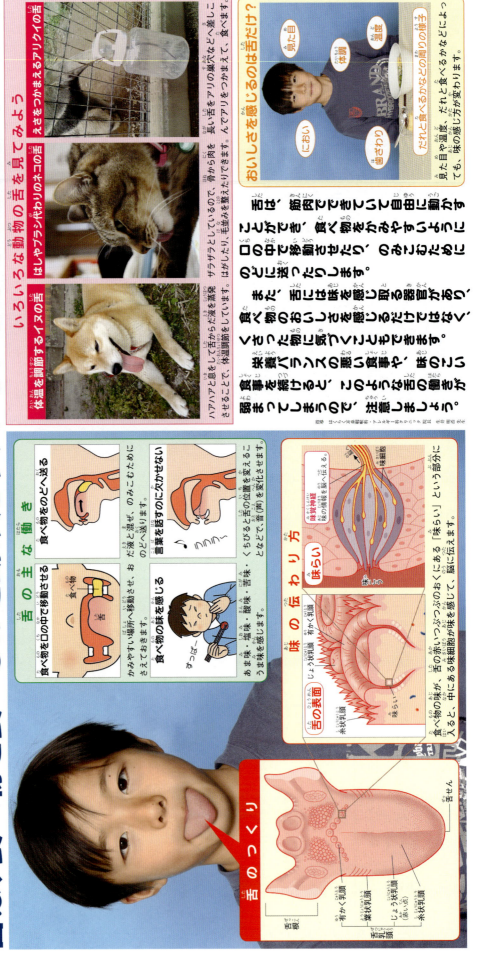

舌《した》の主《おも》な働《はたら》き

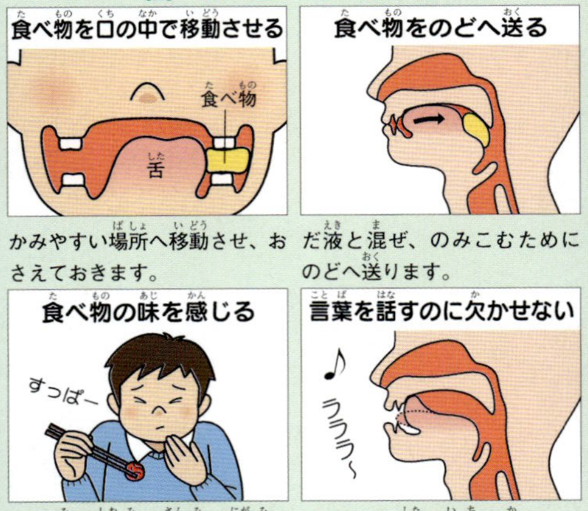

食《た》べ物《もの》を口《くち》の中《なか》で移動《いどう》させる

かみやすい場所《ばしょ》へ移動《いどう》させ、おさえておきます。

食《た》べ物《もの》をのどへ送《おく》る

だ液《えき》と混《ま》ぜ、のみこむためにのどへ送《おく》ります。

食《た》べ物《もの》の味《あじ》を感《かん》じる

あま味《み》・塩味《しおみ》・酸味《さんみ》・苦味《にがみ》・うま味《み》を感《かん》じます。

言葉《ことば》を話《はな》すのに欠《か》かせない

くちびると舌《した》の位置《いち》を変《か》えることなどで、音《おと》(声《こえ》)を変化《へんか》させます。

舌《した》のつくり

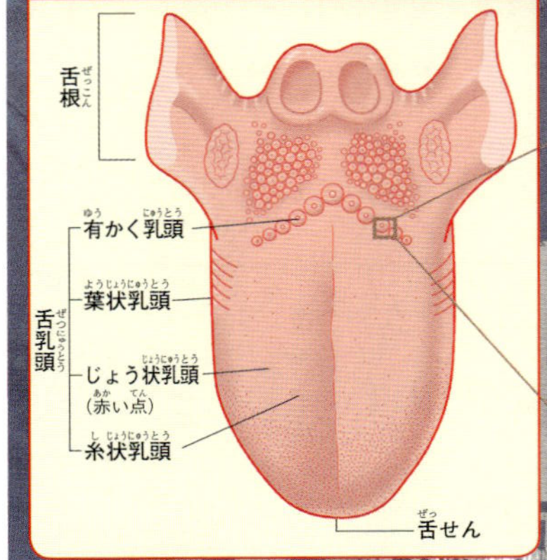

味《あじ》の伝《つた》わり方《かた》

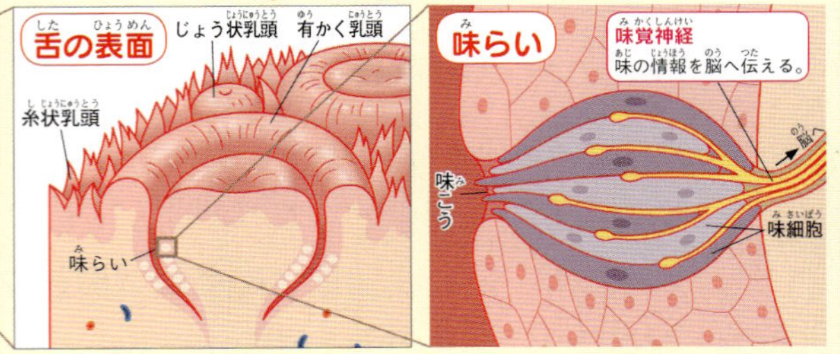

食《た》べ物《もの》の味《あじ》が、舌《した》の赤《あか》いつぶつぶのおくにある「味《み》らい」という部分《ぶぶん》に入《はい》ると、中《なか》にある味細胞《みさいぼう》が味《あじ》を感《かん》じて、脳《のう》に伝《つた》えます。

いろいろな動物《どうぶつ》の舌《した》を見《み》てみよう

体温《たいおん》を調節《ちょうせつ》するイヌの舌《した》

ハアハアと息《いき》をして舌《した》からだ液《えき》を蒸発《じょうはつ》させることで、体温調節《たいおんちょうせつ》をしています。

はしやブラシ代《が》わりのネコの舌《した》

ザラザラとしているので、骨《ほね》から肉《にく》をはがしたり、毛並《けな》みを整《ととの》えたりできます。

えさをつかまえるアリクイの舌《した》

長《なが》い舌《した》をアリの巣穴《すあな》などへ差《さ》しこんでアリをつかまえて、食《た》べます。

舌《した》は、筋肉《きんにく》でできていて自由《じゆう》に動《うご》かすことができ、食《た》べ物《もの》をかみやすいように口《くち》の中《なか》で移動《いどう》させたり、のみこむためにのどに送《おく》ったりします。

また、舌《した》には味《あじ》を感《かん》じ取《と》る器官《きかん》があり、食《た》べ物《もの》のおいしさを感《かん》じるだけではなく、くさった物《もの》に気《き》づくこともできます。

栄養《えいよう》バランスの悪《わる》い食事《しょくじ》や、味《あじ》のこい食事《しょくじ》を続《つづ》けると、このような舌《した》の働《はたら》きが弱《よわ》まってしまうので、注意《ちゅうい》しましょう。

指導　はくらく耳鼻咽喉科・アレルギー科クリニック　院長　生井明浩先生

おいしさを感《かん》じるのは舌《した》だけ？

見《み》た目《め》や温度《おんど》、だれと食《た》べるかなどによっても、味《あじ》の感《かん》じ方《かた》が変《か》わります。

少年写真新聞
Juniors' Visual Journal
http://www.schoolpress.co.jp/

小学保健ニュース

No.1129
2017年(平成29年)
3月8日号
491.146 腸 2416

栄養《えいよう》を吸収《きゅうしゅう》する小腸《しょうちょう》・水分《すいぶん》を吸収《きゅうしゅう》する大腸《だいちょう》

小腸《しょうちょう》と大腸《だいちょう》を合《あ》わせると7メートル以上《いじょう》の長《なが》さがある、とても長《なが》い臓器《ぞうき》です

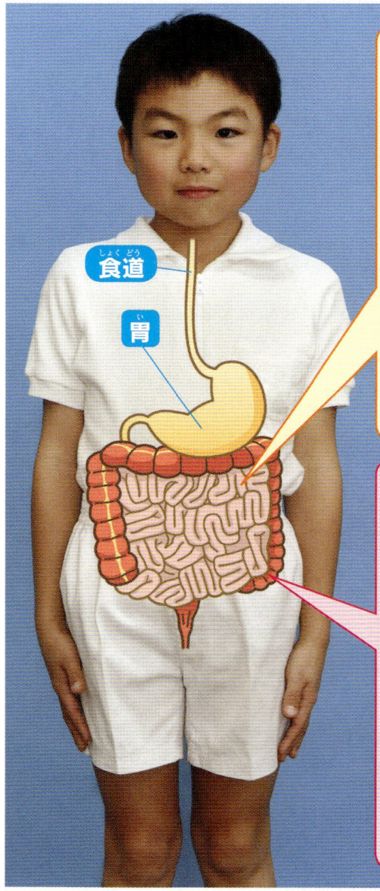
食道《しょくどう》
胃《い》

小腸《しょうちょう》　食《た》べ物《もの》から栄養分《えいようぶん》を吸収《きゅうしゅう》する

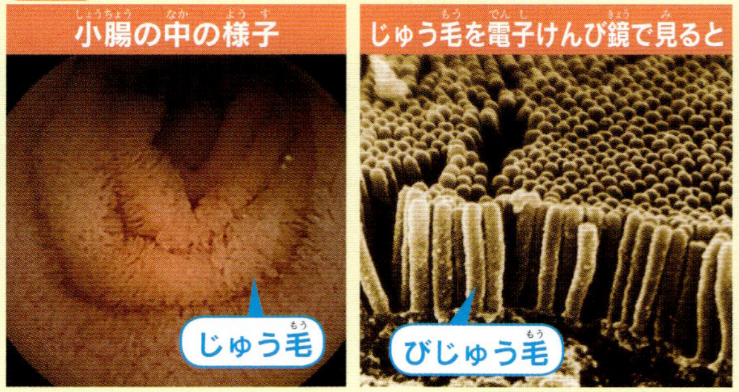
小腸《しょうちょう》の中《なか》の様子《ようす》
じゅう毛《もう》を電子《でんし》けんび鏡《きょう》で見《み》ると
じゅう毛《もう》
びじゅう毛《もう》

小腸《しょうちょう》の内側《うちがわ》はじゅう毛《もう》でおおわれ、このじゅう毛《もう》の表面《ひょうめん》にある「びじゅう毛《もう》」で食《た》べ物《もの》から栄養分《えいようぶん》を吸収《きゅうしゅう》し、細菌《さいきん》などの異物《いぶつ》ともたたかいます。

大腸《だいちょう》　うんちをつくる

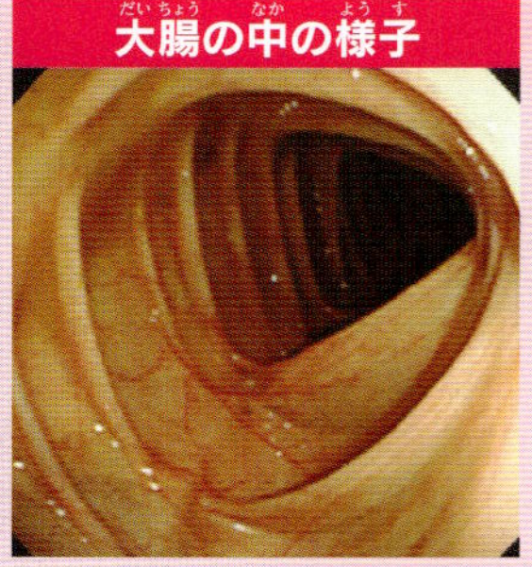
大腸《だいちょう》の中《なか》の様子《ようす》

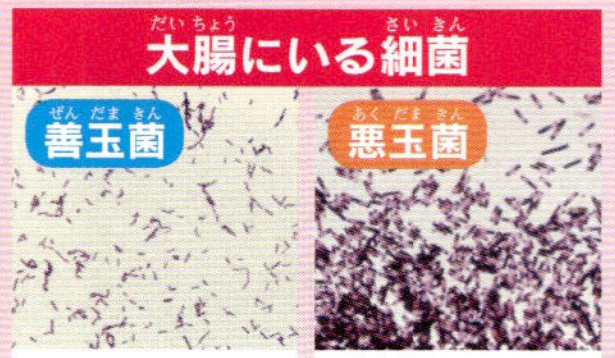
大腸《だいちょう》にいる細菌《さいきん》
善玉菌《ぜんだまきん》
悪玉菌《あくだまきん》

善玉菌《ぜんだまきん》	悪玉菌《あくだまきん》
ビフィズス菌《きん》 乳酸菌《にゅうさんきん》 など	大腸菌《だいちょうきん》 ウェルシュ菌《きん》 サルモネラ菌《きん》 ディフィシル菌《きん》 など

大腸《だいちょう》には多《おお》くの細菌《さいきん》がいて、腸《ちょう》の健康《けんこう》を保《たも》つ善玉菌《ぜんだまきん》、げりや便秘《べんぴ》の原因《げんいん》になる悪玉菌《あくだまきん》などがいます。悪玉菌《あくだまきん》が多《おお》いとうんちのにおいも強《つよ》くなります。

胃《い》で消化《しょうか》された食《た》べ物《もの》は、小腸《しょうちょう》で栄養分《えいようぶん》を吸収《きゅうしゅう》され、大腸《だいちょう》で水分《すいぶん》を吸収《きゅうしゅう》されて、「うんち」になります。

小腸《しょうちょう》と大腸《だいちょう》をまっすぐにのばした長《なが》さは？

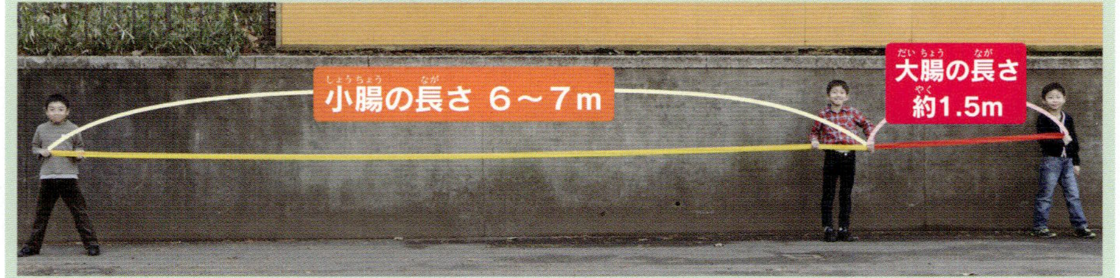
小腸《しょうちょう》の長《なが》さ 6～7m
大腸《だいちょう》の長《なが》さ 約《やく》1.5m

胃《い》から送《おく》られた食《た》べ物《もの》は、小腸《しょうちょう》を約《やく》6時間《じかん》かけて通《とお》り、大腸《だいちょう》の中《なか》で12～24時間《じかん》かけてうんちになります。

小腸《しょうちょう》は六《ろく》～七《なな》メートル、大腸《だいちょう》は約《やく》一《いち》・五《ご》メートルの長《なが》さがあり、折《お》り重《かさ》なった状態《じょうたい》で体《からだ》の中《なか》にあります。

小腸《しょうちょう》では、胃《い》より送《おく》られてきた食《た》べ物《もの》の栄養分《えいようぶん》を吸収《きゅうしゅう》し、その残《のこ》りかすが大腸《だいちょう》に送《おく》られ、水分《すいぶん》がぬき取《と》られて、「うんち」となって体《からだ》の外《そと》に出《だ》されます。

食物《しょくもつ》せんいの多《おお》く入《はい》った食品《しょくひん》や発《はっ》こう食品《しょくひん》を食《た》べて、適度《てきど》な運動《うんどう》を習慣《しゅうかん》として続《つづ》けると、腸《ちょう》が元気《げんき》に働《はたら》き、バナナのような形《かたち》の健康《けんこう》なうんちが出《で》ます。

指導　順天堂大学 医学部 小児科学講座 准教授　工藤 孝広 先生
微絨毛の写真提供　日本電子株式会社 技術顧問　近藤 俊三 先生
ビフィズス菌、ディフィシル菌の写真　米疾病対策センター
撮影協力　筑波大学附属小学校

腸《ちょう》が元気《げんき》に働《はたら》くためには……

食物《しょくもつ》せんいが多《おお》い食品《しょくひん》や発《はっ》こう食品《しょくひん》を食《た》べる

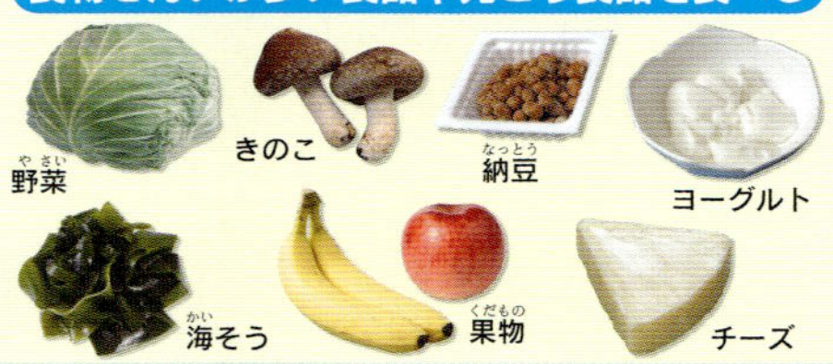
野菜《やさい》
きのこ
納豆《なっとう》
ヨーグルト
海《かい》そう
果物《くだもの》
チーズ

毎日《まいにち》運動《うんどう》をする

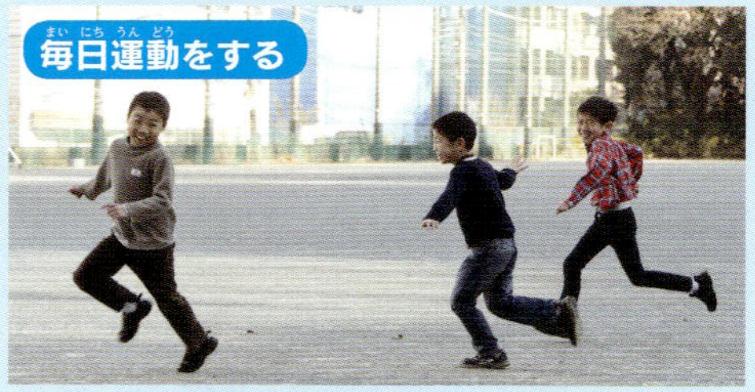

ほかにも、朝食《ちょうしょく》・昼食《ちゅうしょく》・夕食《ゆうしょく》をしっかりと食《た》べること、うんちが出《で》そうなときはがまんをしないことなどが大切《たいせつ》です。

少年写真新聞 Juniors' Visual Journal 2017年3月8日発行 第1129号付録
©少年写真新聞社2017年
株式会社 少年写真新聞社 〒102-8232 東京都千代田区九段南4-7-16 市ヶ谷KTビルⅠ
小学保健ニュース

小腸・大腸の働き

順天堂大学 医学部 小児科学講座
准教授　工藤 孝広

小腸・大腸の大きさ

小腸は、十二指腸、空腸、回腸の３つに分けられます。十二指腸は約20cm、空腸は小腸の上部約５分の２、回腸は下部約５分の３ほどの長さがあります。小腸の大きさは、大人で全長６～７m、直径３～４cmです。生まれてすぐの赤ちゃんでも長さが約3.5mもあります。

大腸は、小腸の周りを囲むように位置し、小腸から送られてきたドロドロの食べ物の残りかすから水分を吸収し、便をためておいたり排便させたりします。大腸の長さは大人で約1.5m、直径５～７cmです。生まれたての赤ちゃんは約60cmの長さがあります。

小腸の働き

小腸の機能は大きく２つあります。１つは消化吸収機能です。小腸の内側に腸管ヒダ、絨毛《じゅうもう》、微絨毛が存在し、凹凸によって表面積を大きくして、できるだけ消化吸収が多く行われるような構造になっています。そのため、小腸の表面積は、テニスコート1.5面分に相当するといわれています。胃から送られてきた食べ物は、十二指腸で膵液《すいえき》や胆汁と混じり合って消化されます。空腸、回腸では腸液が１日２～３Ｌ分泌され、消化された食べ物と混和し、分子レベルにまで分解されます。栄養素を含んだ腸液の約85%が小腸で吸収されます。消化吸収機能で重要な因子が腸管ぜん動です。ぜん動運動がなければ食べ物を移動させることができず消化吸収ができません。腸管は第２の脳といわれるほど神経細胞が多く存在し、腸管の運動は自律神経で調節されています。ぜん動は副交感神経で亢進《こうしん》し、交感神経で抑制されます。

２つ目が免疫機能です。小腸は人体の中で最大の免疫臓器といわれていて、さまざまな免疫機能を持っています。体外から侵入してきた有害な細菌やウイルスを排除する一般的な免疫機能です。ほかにも腸管には粘液が粘膜の上に産生されていて、粘液やその中に含まれる抗体などにより、有害なものを洗い流す機能もあります。さらに、食べ物への免疫反応を抑制している経口免疫寛容という機能があります。本来は、小腸でも免疫機能として食べ物を攻撃し排除するはずですが、食べ物を排除すると人は生きてはいけないので、免疫機能を働かなくしています。これを経口免疫寛容といい、過剰な免疫反応が起こることを抑えるための生体機能といえます。

大腸の働き

大腸では食べ物から栄養素を吸収することはほとんどなく、主に水分と電解質を吸収します。小腸から送られてきたドロドロの残りかすは、ぜん動により大腸内を移動します。その移動中に大腸粘膜から水分や電解質が吸収されることで便が徐々に硬くなっていき、塊になります。また、大腸には腸内細菌叢《さいきんそう》があり、ビフィズス菌や大腸菌などが多数存在します。腸内細菌により便が発酵したり腐敗したりする途中で炭酸ガス、メタンなどが産生され、「おなら」になります。

腸が健康であるために

腸を健康に保つためには、適切な食事（暴飲暴食をしない、バランスよく食べる）、適度な運動、規則正しい生活、ストレスをためない、排便を我慢しないなどの健康的な生活を送ることが大切です。

少年写真新聞 Juniors' Visual Journal 2017年3月18日発行 第1130号付録
©少年写真新聞社2017年
株式会社 少年写真新聞社 〒102-8232 東京都千代田区九段南4-7-16 市ヶ谷KTビルⅠ
小学保健ニュース

特別でなくても、一番でなくても大丈夫

駒澤大学文学部心理学科 教授　有光 興記

「人と違うこと」は、子どもたちにとって重大事

我が国の小学校では、列に並んだり、授業を聞いたり、問題を解いたり、絵を描いたり、さまざまな場面で周りの児童と同じ行動をすることが求められます。そうした環境で育った子どもたちは、自分がやっていることが「正しいのか」が気になってしまいます。「正しい」基準は、先生や親にほめられるかどうかもありますが、友だちからどう思われるのかによっても変わってきます。

「隣の子と違う答えになったらどうしよう」、「変な絵を描いていないかな」、と気になる子がいます。私たち大人は、「人と違っても大丈夫」と教えているつもりでも、子どもたちは、「人と違っていたら大変。恥ずかしい、直さなきゃ」と思うことも多いのです。

友だちと自分を比べてばかりいると関係を悪くする

人と自分自身を比べることは、私たちにとって必要なことです。人と比べて、自分がよくできていると思って自分をほめたり、できていないと思って努力したりすることで、成長できます。ただ、自分よりも身長が高い、かわいい、かっこいい、たくさんゲームを持っている、成績がすごく良いなど、優れた特徴を持っているように見える同級生に対しては、良い感情を持たずに、かえって関係を悪くすることがあります。自分が欲しいものを持っている人に、強いねたみを感じたら、避けたり、嫌みを言ったりし、時には集団でのいじめに発展することすらあります。

一方、自分よりも劣っている人に対して優越感を持って、それを自分の自信にしている場合もあります。自分よりもできていない子を見つけて、ひどいことを言ったり、仲間はずれにしたりします。いずれも、自分自身に不満があり、それを解消するために他者を攻撃するという心理の現れなのです。

人との違いを受け入れていくには

人と違っていても、今現在の等身大の自分自身に自信を持てるようにするには、どうすればよいのでしょうか。

「将来の夢」というテーマは、自分らしさを表現できる課題の一つです。子どもたちは、それぞれ個性を持っていて、夢も一人ひとりで違っているはずなのです。けれど将来の夢を絵に描いてみても、周りと同じような絵を描こうとすることがあります。先生の立場からすると、周りを意識して同じ答えを出したり、似たような絵を描いたりする子どもは「特に問題がなく、そのままで大丈夫」と思われるかもしれません。ただ、子どもたちは、人と比べて自分が「変わっている」、「よくない」などと批判されるのを恐れて、自由に表現できないでいることがあります。

子どもたちに大きな影響力を持つ先生方は、子どもたちの面白い色の使い方、誰にも考えつかないような視点などをどんどんほめて、個性や独特な考え方を大切に扱ってあげてください。そうすることで、「人と違っても自分は認められている」という自己肯定感が育ち、自分にも他者にもやさしい気持ちになれると思います。

2016年度 年間連載「スマホ・SNSの現在」

第3回 Twitterの特徴と問題になる使い方

【千葉大学教育学部　教授・副学部長　藤川 大祐】

Twitterは、スマートフォン（以下、「スマホ」）が普及する以前から広く使われているサービスです。今回は、このTwitterについてQ&A形式でご説明していきます。また、Twitterとは別サービスではありますが、ツイキャスというサービスについても取り上げます。

Q. 1　Twitterとはどういうものですか？

Twitterは、短文投稿サービス、ミニブログ、ある種のSNSなどと説明されるサービスです。基本的には、利用者は140文字以内の文章を投稿することができ、また自分が「フォロー」している利用者の投稿を「タイムライン」という画面で時系列順に読むことができます。

Twitterの投稿、あるいは投稿する行為は、「ツイート」と呼ばれます。よく「つぶやき」といわれますが、「ツイート」の本来の意味は（鳥の）さえずりです。いろいろな人がさえずりあう仕組みが、Twitterです。

これだけなら、もともとフォローしあっている人同士の間で情報をやりとりするだけということになりますが、Twitterには広く情報を拡散することができる仕組みがあります。その一つが、「リツイート」です。リツイートというのは、他者によるツイートを自分から再発信し、自分をフォローする人が読めるようにすることです。多くの人が注目しそうな内容のツイートがあれば、瞬く間に何重にもリツイートがなされ、多くの人に情報を拡散させることが可能です。

また、ハッシュタグという仕組みもあります。ハッシュタグとは、ハッシュ（半角の#）という記号を頭につけた文字列のことで、ハッシュタグをつけたツイートが容易に検索できます。このため、特定の話題に関するツイートは、フォローしているかどうかにかかわらずその話題に関心を持って検索した人に共有されることになります。たとえば、私がときどき出演する東京MXテレビの「モーニングCROSS」という番組では、ハッシュタグを「#クロス」と決めていて、番組を見ている方がこのハッシュタグをつけて感想や意見を書いてくれます。番組ではスタッフも出演者も「#クロス」のついたツイートを追っていて、番組中でも臨機応変に取り上げています。

Q. 2　Twitterに関連する問題にはどのようなものがありますか？

次のような問題があります。

（1）問題ある投稿と炎上

迷惑行為や違法行為を行い、そのことをツイートしたり、差別的な発言をツイートしたりすることがきっかけで、いわゆる「炎上」という事態に陥ることがあります。最近では、高校生が地下鉄の進路に侵入した様子を動画で撮影してツイートした事件や、高校生がサッカー選手に対して人種差別的発言をツイートした事件がありました。

ネットではこうしたツイートは「バカッター」などと呼ばれ、こういうツイートを積極的に探す人もいるようです。こうした問題あるツイートが発見されると、多くの場合、巨大掲示板「2ちゃんねる」に新たなスレッド（投稿の流れ）が設けられ、そこに関連する話題がどんどん集められていきます。たとえば、前述のような高校生による迷惑行為についてのツイートが見つかれば、その高校生に関するネット上の情報が集められ、氏名、学校名、学年、住んでいる場所、過去の行為等が記されていきます。問題あるツイートをする人は、過去にもさまざまな発信をしていることが多く、多くの人の力で数時間のうちに関連する情報が集められ共有されます。その後、「まとめサイト」が作られ、問題あるツイートに関する情報は半永久的にネット上に残ることとなります。

（2）児童買春、淫行等

出会い系サイトは規制され、ほかのサービスでも児童買春等の犯罪が起きないように対策がとられている中で、Twitterがきっかけとなる犯罪被害が増えています。2016年4月14日の朝日新聞記事「少女ら被害のサイト、『ツイッター』『ぎゃるる』が倍増」によれば、警察庁が発表した昨年の児童買春等、青少年が被害に遭う犯罪で、最も被害者数が多かったサービスがTwitterであり、被害者数は前年の2倍以上の203人でした。実際、Twitterで「#援交」などと検索すると、露骨に援助交際を誘うツイートが多く見つかります。

数年前までTwitterがきっかけとなるこの種の犯罪はほぼゼロだったのですが、ほかのサービスが防犯対策を進める一方で、不特定多数の人と匿名で関わることができる上に個人間のメッセージのやりとりもできるTwitterを出会いに使う者が増えていると考えられます。少なくとも、直接的に援助交際等を誘うような投稿については削除やアカウント停止の措置を徹底すべきでしょう。

Q. 3　ツイキャスとは何ですか？

ここ数年、「ツイキャス」というサービスが若い人に人気となっています。これは、正式名称をTwitCastingという動画配信サービスで、Twitterとは直接の関係はありません。Ustreamやニコニコ生放送といった先行のサービスと比較して、手軽にスマホ等を使って生放送ができるサービスです。手軽に使えるために、中高生などが個人で繰り返し配信していることが多いようです。

配信する人も見る人もTwitterと連動して使っている人が多く、たとえばツイキャス上で気になる配信を見つけ、Twitterでコメントを書き、その後も配信者とTwitterでやりとりをするということが可能です。

見るだけであれば、ツイキャスのサイトにアクセスするとすぐに配信中の動画を探して見ることができます。動画は種類別に分けられていて、「女子：顔出し」や「女子：JCJK」（JCは女子中学生、JKは女子高校生の意）といった種類を見れば、顔を出しながら配信している女子中高生を見つけることができます。もちろん下着姿や裸などの姿を流す等の性的な配信は禁止されていて、違反者には利用停止等の措置がとられます。

とはいえ、こういうサービスで女子中高生と知り合って性的な関心を持って実際に会おうとする者が利用している可能性は高いと考えられます。現状で、ツイキャスが犯罪被害に結びついているかどうかははっきりしませんが、女子中高生が顔を出して自分の部屋などから配信しているため、犯罪被害やストーカー被害につながる可能性について、注意が必要です。

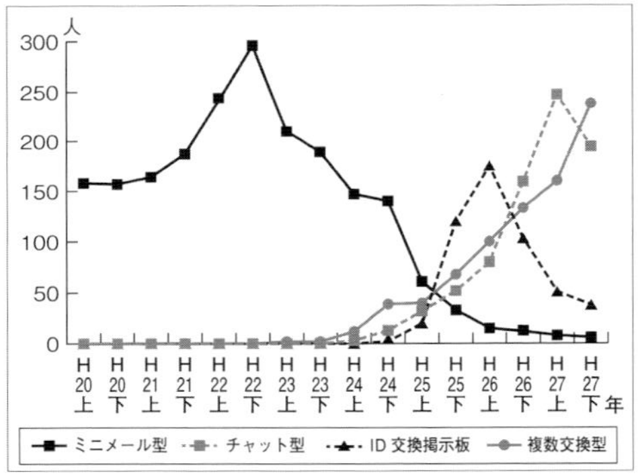

図　主なコミュニティサイト種別の被害児童数の推移

（Twitterは「複数交流型」に含まれると考えられる。警察庁「平成27年における出会い系サイト及びコミュニティサイトに起因する事犯の現状と対策について」（平成28年4月14日発表）より）

※ミニメール型：コミュニケーションの主たる手段として面識のない利用者同士がミニメール等により交流するコミュニティサイト

チャット型：コミュニケーションの主たる手段として面識のない利用者同士が1対1のチャットにより交流するコミュニティサイト

ID交換掲示板：コミュニケーションの主たる手段として面識のない利用者同士が無料通話アプリのIDを交換することにより交流するコミュニティサイト

複数交流型：上記以外で広く情報発信や同時に複数の友人等と交流する際に利用されるコミュニティサイト

※平成20年以降、各種別ごとに累計の被害児童数が多かった上位3サイトの合計を算出した。

少年写真新聞
Juniors' Visual Journal
http://www.schoolpress.co.jp/

No.1130
2017年（平成29年）
3月18日号
371.4 教育心理学 2415

小学保健ニュース

心《こころ》の成長《せいちょう》シリーズ②

“特別《とくべつ》”でなくても、“一番《いちばん》”でなくても、だいじょうぶ

だれとも比《くら》べられない、ありのままの自分《じぶん》を大切《たいせつ》にしましょう

同《おな》じテーマで絵《え》をかいても、何《なに》をどうえがくかは、人《ひと》それぞれ

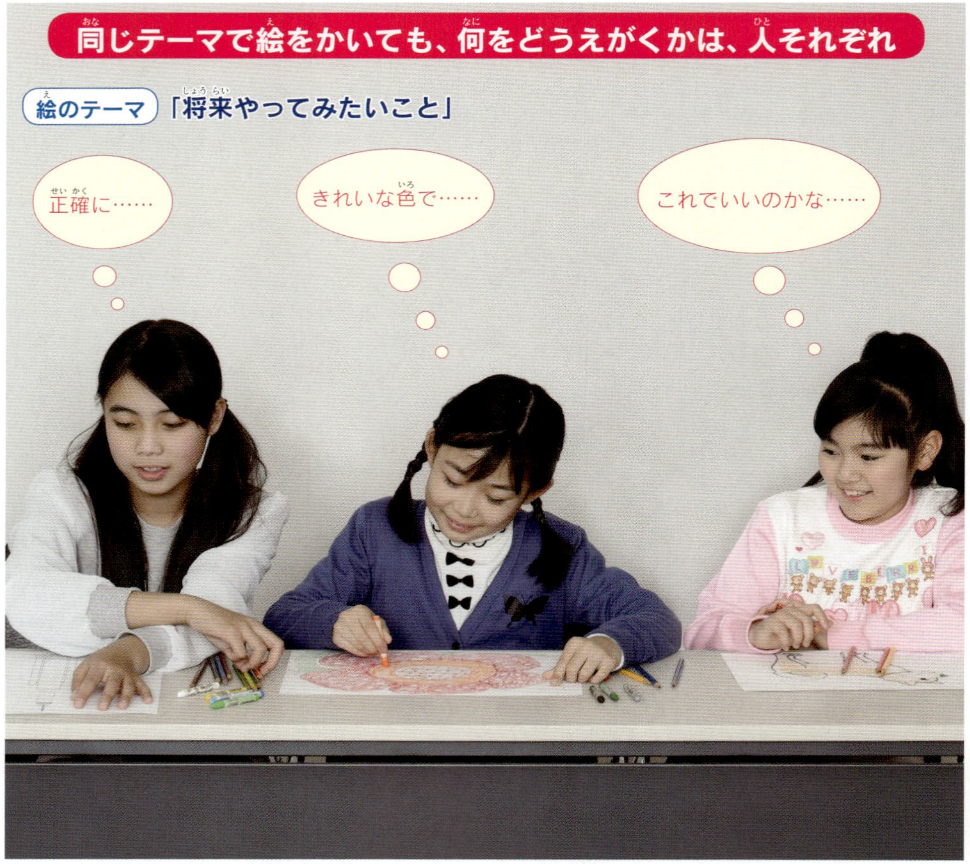
絵《え》のテーマ 「将来《しょうらい》やってみたいこと」
正確《せいかく》に……
きれいな色《いろ》で……
これでいいのかな……

好《す》きなことや表現《ひょうげん》の仕方《しかた》は、友《とも》だち同士《どうし》でもちがっていて当《あ》たり前《まえ》なので、比《くら》べることはできません。ありのままの自分《じぶん》の気持《きも》ちを大切《たいせつ》にしましょう。

興《きょう》味《み》のあることは、一人《ひとり》ひとりでちがいます

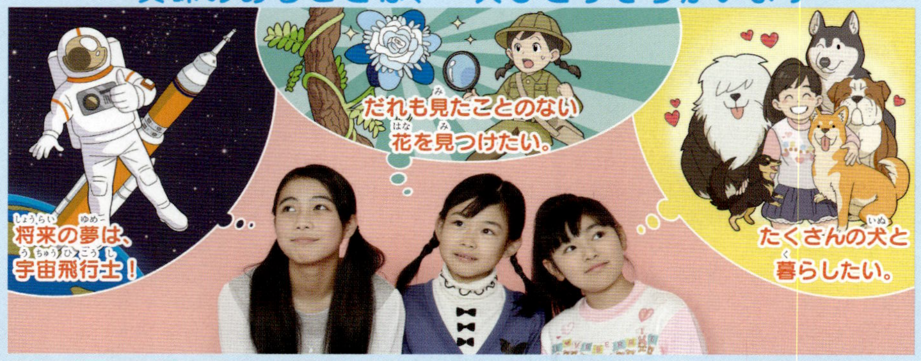
将来《しょうらい》の夢《ゆめ》は、宇宙飛行士《うちゅうひこうし》！
だれも見《み》たことのない花《はな》を見《み》つけたい。
たくさんの犬《いぬ》と暮《く》らしたい。

それぞれ個性《こせい》がちがうからこそ、補《おぎな》い合《あ》うことができるのです

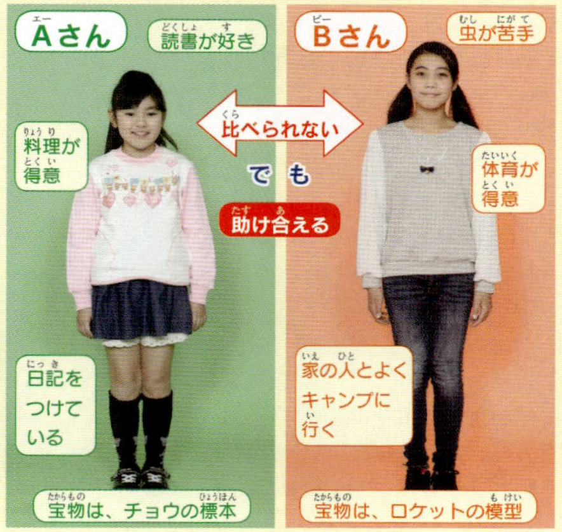
Aさん
読書《どくしょ》が好《す》き
料理《りょうり》が得意《とくい》
日記《にっき》をつけている
宝物《たからもの》は、チョウの標本《ひょうほん》
比《くら》べられない
でも
助《たす》け合《あ》える
Bさん
虫《むし》が苦手《にがて》
体育《たいいく》が得意《とくい》
家《いえ》の人《ひと》とよくキャンプに行《い》く
宝物《たからもの》は、ロケットの模型《もけい》

心《こころ》が大人《おとな》に近《ちか》づいていくと、思《おも》いどおりにできなくて、自分《じぶん》に腹《はら》が立《た》ったり、友《とも》だちが自分《じぶん》よりもすぐれているように見《み》えたりして、落《お》ちこむことがあります。

しかし、いつも思《おも》いどおりにいくわけではありませんし、自分《じぶん》と友《とも》だちが同《おな》じではないからこそ、補《おぎな》い合《あ》ったり、助《たす》け合《あ》ったりすることができるのです。

人《ひと》とは比《くら》べられない自分自身《じぶんじしん》の気持《きも》ちや、自分《じぶん》にできることを大切《たいせつ》にしましょう。

指導　駒澤大学 文学部 教授　有光 興記 先生

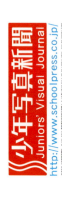

タバコの害《がい》シリーズ① 呼吸器《こきゅうき》（気管《きかん》・肺《はい》）へのえいきょう

タバコを吸《す》っていない人《ひと》の肺《はい》

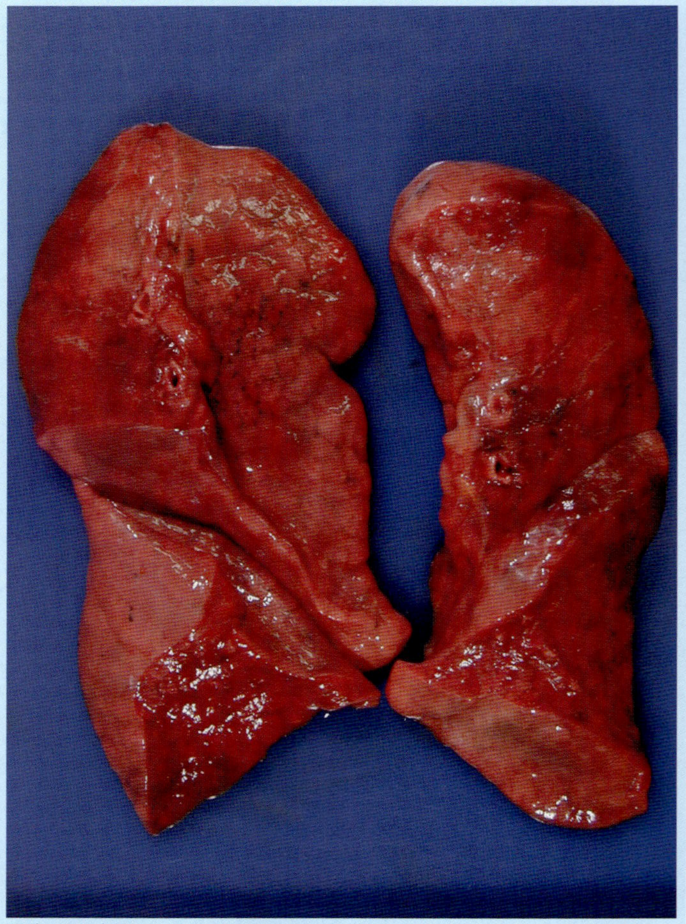

健康《けんこう》な肺《はい》は赤色《あかいろ》やピンク色《いろ》をしています。肺《はい》は、鼻《はな》や口《くち》から吸《す》いこまれた空気《くうき》にふくまれている酸素《さんそ》を取《と》りこみ、血液中《けつえきちゅう》の二酸化炭素《にさんかたんそ》を体外《たいがい》に出《だ》します。

長期間《ちょうきかん》タバコを吸《す》っていた人《ひと》の肺《はい》

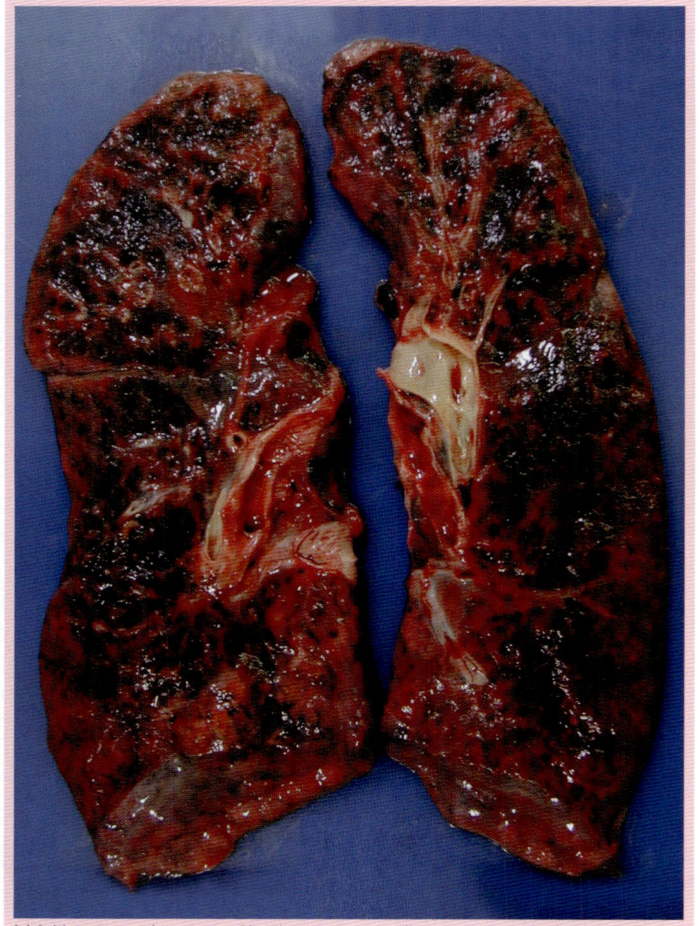

長期間《ちょうきかん》タバコを吸《す》っていた人《ひと》の肺《はい》は、タバコに入《はい》っているすす（炭粉《たんぷん》）が付《つ》いて黒《くろ》くなっています。肺《はい》がうまく働《はたら》かず、酸素《さんそ》を十分《じゅうぶん》に取《と》りこむことができません。

タバコを吸《す》うことによる線毛《せんもう》へのえいきょう

タバコを吸《す》っていない人《ひと》の気管《きかん》の線毛《せんもう》

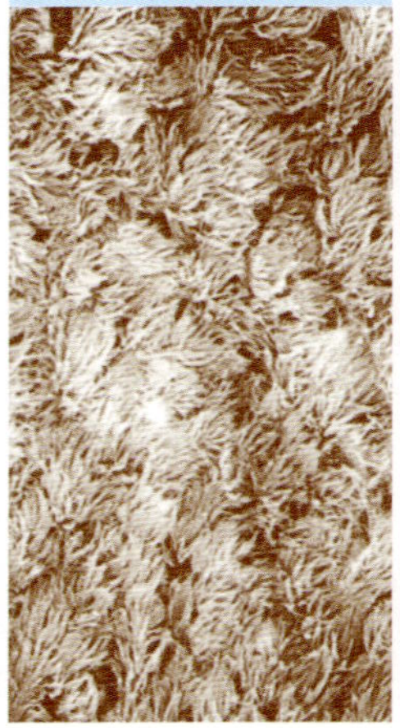

長期間《ちょうきかん》タバコを吸《す》っていた人《ひと》の気管《きかん》の線毛《せんもう》

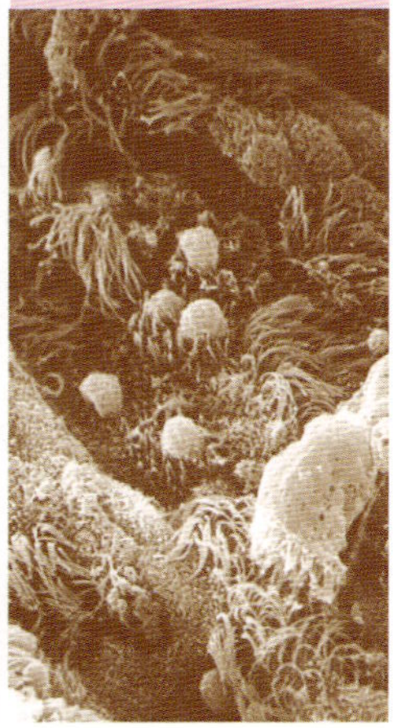

のどや気管《きかん》、気管支《きかんし》は無数《むすう》の線毛《せんもう》におおわれていますが、タバコを吸《す》っている人《ひと》の線毛《せんもう》ははがれてしまっています。

気管《きかん》や肺《はい》には、タバコのけむりが直接《ちょくせつ》入《はい》るため、タバコを吸《す》うことで、異常《いじょう》が起《お》こりやすくなります。

気管《きかん》にある線毛《せんもう》は、呼吸《こきゅう》するとき、鼻《はな》や口《くち》から入《はい》ったごみや細菌《さいきん》などを、外《そと》に出《だ》してくれる働《はたら》きがありますが、タバコを長期間《ちょうきかん》吸《す》うことによって、その働《はたら》きが弱《よわ》まってしまいます。

また、タバコにふくまれる有害《ゆうがい》な物質《ぶっしつ》が肺《はい》に付《つ》くと、肺《はい》の働《はたら》きが悪《わる》くなって、呼吸《こきゅう》がしにくくなり、がんなどの病気《びょうき》になることもあります。

指導 東京女子医科大学 内科学第一講座 助教 切士 紗織 先生
肺の写真提供 北澤 吉昭 先生

2016年度 年間連載「スマホ・SNSの現在」

第4回 Facebookの特徴と問題になる使い方

【千葉大学教育学部　教授・副学部長　藤川 大祐】

Facebookは、世界的によく使われているSNS（ソーシャル・ネットワーキング・サービスの略、会員制交流サービスのこと）です。今回は、このFacebookについてQ&A形式でご説明していきます。

Q. 1　Facebookとはどういうものですか？

Facebookは、米Facebook社が提供しているSNSであり、世界で最も多くの人が使っているサービスの一つといえます。2004年にハーバード大学の学生だったマーク・ザッカーバーグ氏が大学の学生の交流を図るためのサービスとして始めたのがFacebookの起源で、数年で世界中の人に利用が広がりました。無料で利用でき、追加の課金もありません。

Facebookは「実名主義」をとっており、基本的に個人が自分の名前でアカウント（利用権）を得ることとなります。利用者は自分のウォール（壁）と呼ばれる機能に日記のような形で投稿を行い、ほかの利用者はタイムラインという機能で自分の「友達」の投稿を見ることができます。ほかにも、個人間でのメッセージのやりとり、グループでの交流、イベントの告知等、豊富な機能があります。

Facebookは実名主義なので、ともすれば個人のプライバシーが広く知られることにつながりますが、他方で投稿がGoogleの検索対象とならないように設定できることや非公開グループでのコミュニケーションは外から全く見られないことなど、上手に使えば有効に使えるサービスです。国際的には、2010年～2011年のチュニジアでのジャスミン革命や2011年のエジプト革命などで民主化勢力によって活用されたことが、よく知られています。

日本では、Facebook普及以前に、日本発のSNSであるmixiが多くの人に利用されていましたが、Facebookの普及とともにmixi利用者はかなり減り、特に若い人でmixiを利用する人は非常に少なくなっています。また、GoogleがFacebookに対抗してGoogle+というSNSを提供していますが、Facebookから利用者を奪うほどの人気はありません。

ただし、Facebookは利用資格が13歳以上であり、中高生などが実名を出してコミュニケーションすることへの抵抗も強いようで、日本の10代のFacebook利用者は決して多くはありません（表参照）。日本の10代では、知人との交流にはFacebookではなくLINEが利用されることが一般的だと考えられます。なお、利用資格が13歳以上であるにもかかわらず小学生で利用している人がいることや、女子高校生に限ってはFacebookよりInstagramの利用者が顕著に多いことに注意しておきたいと思います（写真中心のSNSであるInstagramについては、別の回で取り上げる予定です）。

表　LINE、Twitter、Facebook、Instagramの男女別・学校段階別利用率

（複数回答可）

N＝618	LINE	Twitter	Facebook	Instagram
男子小学生（4～6年生）n=103	39.8	6.8	14.6	2.9
女子小学生（4～6年生）n=103	35.9	9.7	14.6	4.9
男子中学生　n=103	60.2	17.5	10.7	2.9
女子中学生　n=103	71.8	19.4	17.5	3.9
男子高校生　n=103	94.2	66.0	16.5	18.4
女子高校生　n=103	96.1	75.7	9.7	33.0

単位％

デジタルアーツ「第9回未成年者と保護者のスマートフォンやネットの利活用における意識調査」（2016年2月発表）より（携帯電話・スマートフォンのアプリで使用頻度の高いものとして、これらのサービスを挙げた者の割合

Q. 2　Facebookに関連する問題にはどのようなものがありますか？

Facebookに関する問題として最も注意が必要なのは、プライバシーに関する情報の発信についてです。Facebookは実名制であり、多くの人が日々の出来事や写真などを掲載しているので、その人がどういう人でどんなことをしているのかがよくわかってしまいます。たとえ情報の公開範囲を「友達」に限定したとしても、あまり親しくない知人に自分のプライバシーを公開することになりかねません。自分では気をつけていても、同じ学校の友人などが公開で多くの情報を発信していれば、知らない人にプライバシーを知られてしまうことになります。

学生でも社会人でも、自分の顔と名前をオープンにして活動する人にとっては、Facebookは多くの人とつながることができる非常に便利な道具です。しかし、顔や名前を出さずに知人とだけ関わりたい人にとっては、自分の発信に関して注意することはもちろん、知人にも自分に関する情報の発信を注意してもらう必要があります。たとえば、一緒に撮った写真を許可なく載せたりしないように写真を撮る機会ごとに頼んだり、そもそも一緒に写真を撮ることを控えたりしなければなりません。

また、Facebookでは会員同士がゲームアプリなどでコミュニケーションできる機能がありますが、これを悪用して作られているスパムアプリ（迷惑なメッセージを「友達」に広く送るアプリ）が出回ることがあります。たとえば、「〇〇診断」などとうたっているアプリにはこのようなものが多く、注意が必要です。Facebookで「友達」からアプリの招待メッセージが届いたとき、それをクリック（許可）するとアプリが利用できるのですが、今度はその人のほかの「友達」にも招待メッセージが勝手に送られてしまうものがあるのです。こうしたアプリからウイルス感染する危険性もあるので、「友達」から招待が来てもむやみに応じてはなりません。仮に問題ある招待に応じてしまうと、今度は自分の「友達」に次々と招待が送られることになってしまいます。

そして、「友達申請」（相手のFacebook画面の「友達になる」ボタンをクリックすること。相手が承認するとつながりが成立）にも注意が必要です。Facebookのスマートフォン用アプリにはスマートフォン内の電話帳の連絡先情報を取り込んで、その中のFacebook利用者に「友達申請」を送ったり、それ以外の人にも招待メールを送ったりすることができる機能がありますが、共通の「友達」がいる見知らぬアカウントから「友達申請」が届き、実はそれが商業的な宣伝用アカウントだということもあるのです。よくわからない人と「友達」になってしまうと、「友達」限定の情報が悪用されてしまうことになります。

さらに、Facebookのアカウントが乗っ取られる恐れもあります。FacebookのIDをいつも使っているメールアドレスにし、パスワードをほかのサービスと共通にしていると、どこかで流出した情報でFacebookが使われ、アカウントを乗っ取られることがあります。そうなると、プライバシーに関する情報が見られてしまったり、「友達」にスパムメッセージが送られたりする可能性もあります。

Facebookはもともと、同じ大学に通う大学生が顔と名前を出して交流する目的で作られたものです。ですから、プライバシーを守ることより、知り合いとの間で交流をしやすいことが優先されています。小学生がルールに反して使うことはもちろん許されませんし、中高生でも簡単に使いこなせるものとはいえません。使うことを推奨できるのは、プライバシーが知られるリスク以上に、多様な人との交流に活用できるメリットがある場合に限られますし、それでも慎重に注意して使ってもらう必要があります。

2016年度 年間連載「スマホ・SNSの現在」

第5回 画像系SNSの特徴

【千葉大学教育学部　教授・副学部長　藤川 大祐】

スマートフォンが普及し、スマートフォンで撮影した画像を少しおしゃれに加工して共有する画像系のSNSが人気を集めています。今回は、この画像系のSNSを、Instagramというサービスを中心に取り上げます。

Q. 1　画像系SNSとはどういうものですか？

TwitterやFacebookなどでも、スマートフォン等で写真を撮影して共有することができます。しかし、中には写真の共有を中心にしたサービスで人気を集めているものもあります。これが、画像系SNSです。

画像系SNSの代表は、Instagram（インスタグラム）です。Instagramは、2010年に公開されたアプリで、写真を撮影し、画像を加工し、共有する機能をもっています。Instagramによる画像加工機能は「フィルター」と呼ばれ、色合いを変えたり背景をぼかしたりすることができます。このフィルターによって、写真がおしゃれな雰囲気になるのです。なお、Instagramは2012年にFacebook社に買収されており、現在は同社のサービスとなっています。

SNSとしての機能は基本的にTwitterと同様で、利用者は、知り合いや有名人をフォローし、フォローした人の投稿を見ることができます。投稿は、写真が中心で、文字による説明もつけられます。写真だけではなく短い動画を投稿することも可能です。ほかの人の投稿にコメントをつけたり「いいね」をつけたりする機能もあります。ハッシュタグ（#をつけた文字列）を使った検索にも対応しています。

ただし、Instagramには、Twitterの「リツイート」やFacebookの「シェア」にあたる拡散の機能はありません。ほかの人の投稿を拡散できないので、自分でオリジナルの投稿をすることが促されます。

Instagramの一つの特徴は、基本的にスマートフォンで利用しなければならないことです。パソコンでは閲覧はできるものの基本的に投稿はできません。パソコンからの投稿ができない上、サービス全体の雰囲気が写真中心となっていることから、長文の文章が投稿されることはほとんどありません。

Instagramの利用者は20代を中心とした世代の女性が多く、利用者の約3分の2は女性です。モデル兼女優の水原希子などの女性に人気の高い女性有名人が利用することもあって、女性の利用者が広がっています（https://dekiru.net/article/13896/ などを参照）。

同じ会社のサービスとなったFacebookは実名主義なので、実名を公表したくない人にはハードルが高かったり、気に入らない人から友達申請があったらどうするかなどを不安に思ったりする人もいるでしょう。一方、Instagramでは実名を公表せずIDでの利用となります。こうした特徴があるためか、女性を中心に、主に利用するSNSを、FacebookからInstagramへと移している人が多いようです（図1参照）。

なお、画像系SNSにはほかに、FlickrやPinterestといったサービスがありますが、その中でもInstagramは「自撮り」など、よりプライベートな写真が多く投稿される傾向にあります。

Q. 2　子どものInstagram利用で気をつけるべきことはありますか？

InstagramはFacebookと同様に、13歳未満の人がアカウントを作成することを認めていません。ですから、13歳未満の人が使ってはならないことは当然です。日本では中高生の利用が少しずつ増えてきた段階であり、まだ目立った問題は見えてきません。

しかしながら、Instagramは基本的に写真によって交流するものですので、以下の点に注意が必要です。

第一に、写真による情報の流出に注意が必要です。設定によっては写真に位置情報が載り、自宅住所等が特定される可能性があります。また、写真に写っている風景等から、学校や自宅の場所が推測される恐れもあります。写真は一般に情報量が多く、写り込んだ小さなものや写している角度からも、場所のヒントが読み取れます。ネットでの発信をしていると、恋愛関係がもつれたり誰かから恨みを買ったりする可能性がゼロではありません。そうした際に自宅住所等を知ることが可能になっていると危険ですので、不用意に情報を出さないようにする必要があります。

第二に、撮影行為や写真を公表する行為によって、他者に迷惑をかけないようにする必要があります。インパクトのある写真を撮ろうと思って撮影禁止の場所で撮影しようとしたり、公表した写真にほかの人が写り込んでしまっていたりすれば、当然迷惑となります。言葉であればうわさ話や冗談で済むことでも、写真の場合には写真自体が動かぬ証拠となって迷惑行為がはっきりした形で残ります。写真が拡散すれば、さらに迷惑が大きくなりますので、撮影する段階からマナーを守ることが必要です。

第三に、過剰な演出がストレスになりうるということがあります。Instagramにおしゃれな写真を載せないと友人たちに恥ずかしいという思いが働いて、無理をしておしゃれな場所に行って変わった料理を食べようとするなどということがありえます。少々背伸びしておしゃれをする程度ならむしろ刺激になってよいでしょうが、本当の自分とは全く異なる自分を演出し続けていると感じられるような場合には、ストレスが大きくなりすぎる恐れがあります。画像系に限りませんが、SNSの利用は楽しいと思える範囲で行うようにするとよいでしょう。

Q. 3　フィルタリングに加入すると、Instagramは使えないのですか？

携帯電話各社が採用している標準的なフィルタリング・サービスでは、SNSはすべて「コミュニケーション」という分類に入っており、この分類では第三者機関であるEMA（モバイルコンテンツ審査・運用監視機構）が認定したサービス以外はフィルタリングでブロックされます。2016年7月現在InstagramはEMA認定を受けていないので、フィルタリングでブロックされることになります。ですから、保護者が子どもにInstagramを使わせたくない場合には、フィルタリングに加入すればよいこととなります。

他方、フィルタリングに加入していてもInstagramだけは使いたいという場合には、NTTドコモとauに限って言えば、「カスタマイズ」を行うことによってInstagramだけを使えるようにすることが可能です。手続きについては販売店等でご確認ください。ソフトバンクはカスタマイズ機能を提供しておらず、TwitterやFacebookを利用できる「ウェブ利用制限（弱）プラス」というフィルタリング・サービスでもInstagramは利用できませんので、フィルタリングに加入しつつInstagramだけを使うことはできません。

Instagramが事件につながることは現状ではあまりありませんが、Instagram利用のためにフィルタリングを外してしまうと、ほかのサービスで危険な目に遭う可能性が高くなるので、注意が必要です。

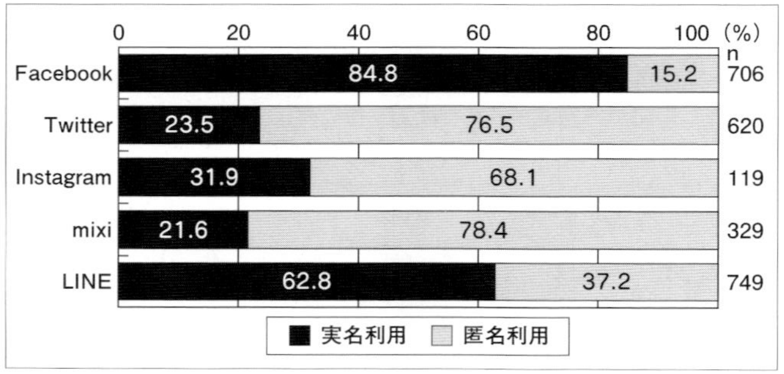

図1　SNSの実名利用率

（出典）総務省「社会課題解決のための新たなICTサービス・技術への人々の意識に関する調査研究」（平成27年）

タバコの害《がい》シリーズ②　血管《けっかん》（血流《けつりゅう》）へのえいきょう

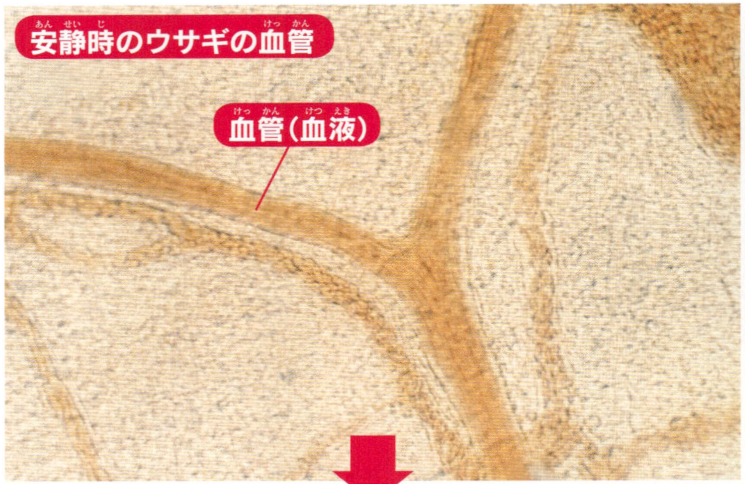
安静時《あんせいじ》のウサギの血管《けっかん》
血管《けっかん》（血液《けつえき》）

タバコのけむりを吸《す》った直後《ちょくご》のウサギの血管《けっかん》

タバコのけむりを吸《す》わせたことで、血管《けっかん》が収縮《しゅうしゅく》してしまい、安静時《あんせいじ》に見《み》られた血液《けつえき》の流《なが》れる様子《ようす》が見《み》られなくなっています。

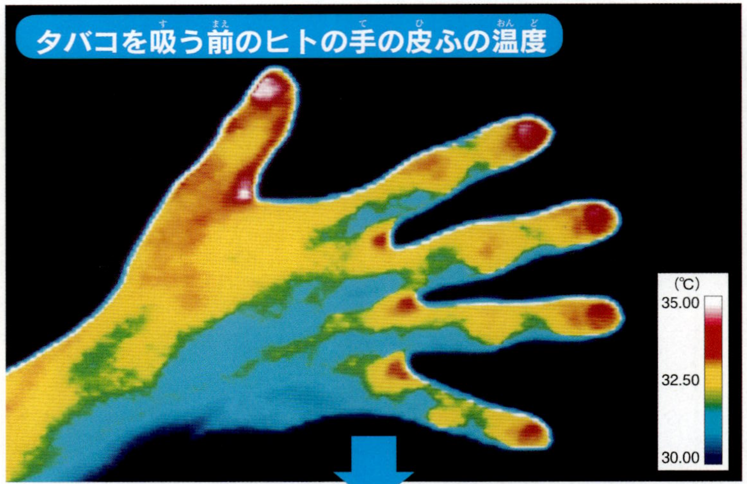
タバコを吸《す》う前《まえ》のヒトの手《て》の皮《ひ》ふの温度《おんど》
(℃)
35.00
32.50
30.00

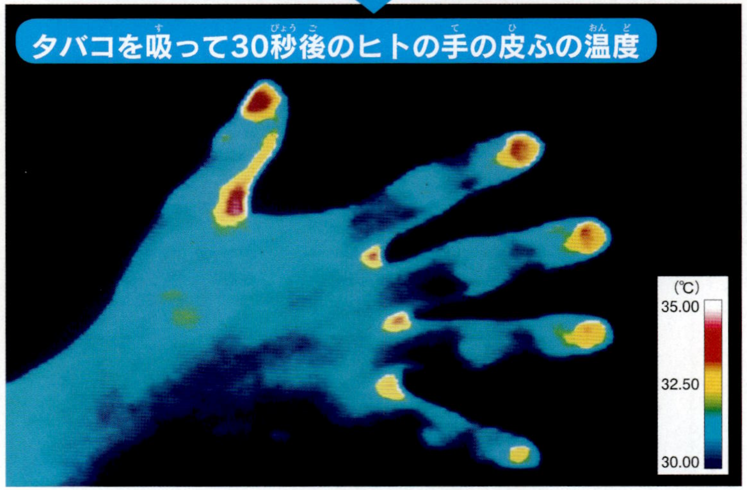
タバコを吸《す》って30秒後《びょうご》のヒトの手《て》の皮《ひ》ふの温度《おんど》
(℃)
35.00
32.50
30.00

タバコを吸《す》った後《あと》に皮《ひ》ふの温度《おんど》が下《さ》がっているのは、タバコの成分《せいぶん》によって、皮《ひ》ふの血管《けっかん》が収縮《しゅうしゅく》して血液《けつえき》の流《なが》れる量《りょう》が減《へ》ったためです。

タバコによる血管《けっかん》の収縮《しゅうしゅく》が続《つづ》くと

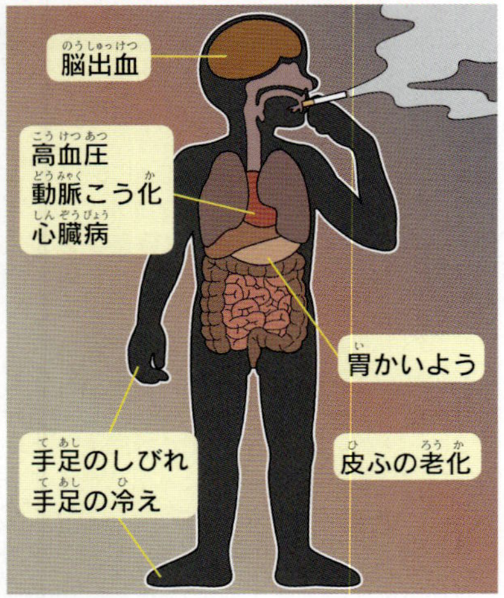
脳出血《のうしゅっけつ》
高血圧《こうけつあつ》
動脈《どうみゃく》こう化《か》
心臓病《しんぞうびょう》
胃《い》かいよう
手足《てあし》のしびれ
手足《てあし》の冷《ひ》え
皮《ひ》ふの老化《ろうか》

血液《けつえき》は全身《ぜんしん》に栄養《えいよう》を送《おく》っているため、血管《けっかん》の収縮《しゅうしゅく》が続《つづ》くと、全身《ぜんしん》に悪《わる》いえいきょうをあたえます。

血管《けっかん》は、全身《ぜんしん》にあみの目《め》のように張《は》りめぐらされ、血液《けつえき》は心臓《しんぞう》から全身《ぜんしん》へと、血管《けっかん》の中《なか》を流《なが》れて送《おく》られます。

しかし、タバコのけむりを吸《す》いこむと、血管《けっかん》が収縮《しゅうしゅく》するため、血液《けつえき》の流《なが》れる量《りょう》が減《へ》ってしまいます。

そのため、タバコを吸《す》い続《つづ》けていると、血液《けつえき》が全身《ぜんしん》に流《なが》れにくくなり、心臓《しんぞう》にも負担《ふたん》がかかって、重《おも》い病気《びょうき》になることがあるのです。

指導　一般財団法人 電気安全環境研究所 電磁界情報センター 所長　大久保 千代次 先生

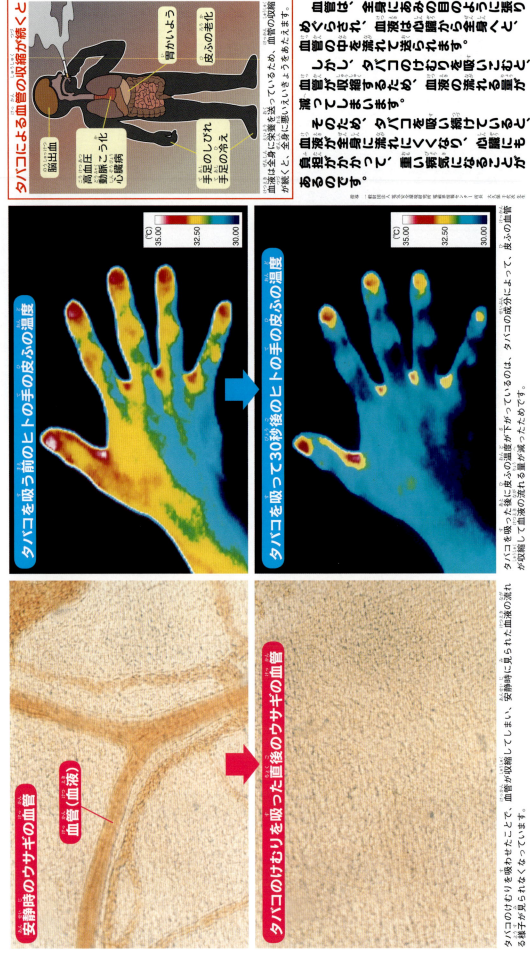

タバコの害《がい》シリーズ③ 実験《じっけん》で見《み》る「タバコの害《がい》」

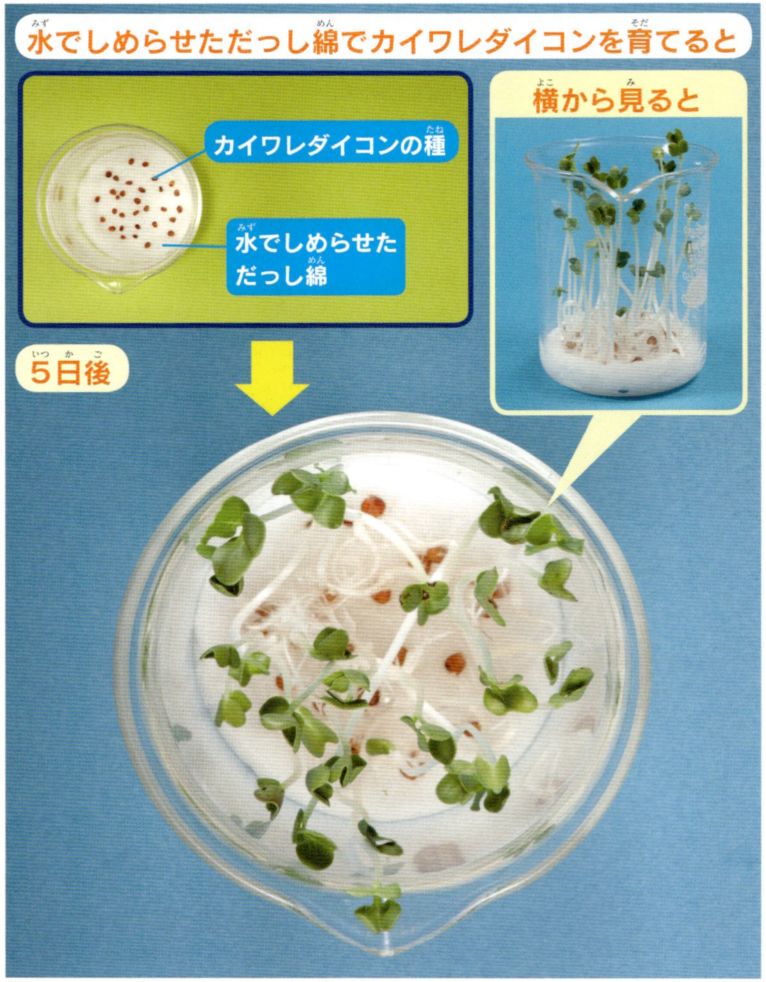
水《みず》でしめらせただっし綿《めん》でカイワレダイコンを育《そだ》てると
カイワレダイコンの種《たね》
水《みず》でしめらせただっし綿《めん》
横《よこ》から見《み》ると
5日後《いつかご》

水《みず》をあたえたカイワレダイコンは、1日《にち》で芽《め》が出《で》て、5日《いつか》ほどで5～6cmくらいまで成長《せいちょう》しました。

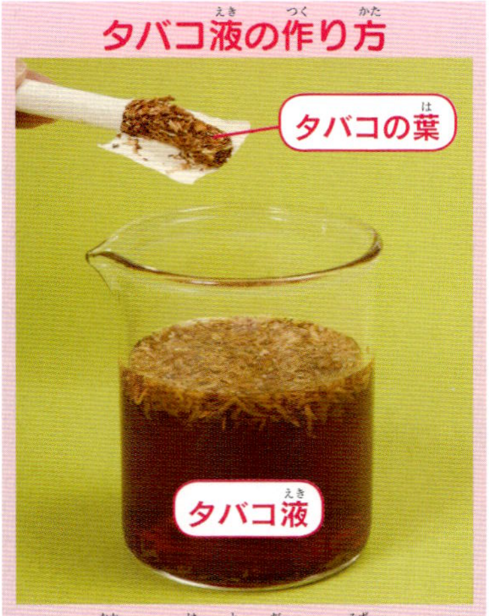
タバコ液《えき》の作《つく》り方《かた》
タバコの葉《は》
タバコ液《えき》

タバコの中《なか》にある葉《は》を取《と》り出《だ》して、水《みず》につけるとタバコの成分《せいぶん》をふくんだ「タバコ液《えき》」ができます。

タバコの成分《せいぶん》をふくんだ水《みず》で植物《しょくぶつ》を育《そだ》てたところ、成長《せいちょう》しませんでした。

成長《せいちょう》しなかったのは、タバコの中《なか》に有害《ゆうがい》な物質《ぶっしつ》が入《はい》っているためであり、その物質《ぶっしつ》は、植物《しょくぶつ》だけではなく、人間《にんげん》にも有害《ゆうがい》です。

また、タバコを吸《す》うときに出《で》るけむりにも入《はい》っているため、空気中《くうきちゅう》のけむりを吸《す》いこむことで、タバコを吸《す》っていない人《ひと》の体《からだ》にも、害《がい》をあたえてしまうのです。

指導　静岡市保健所 所長　加治 正行 先生

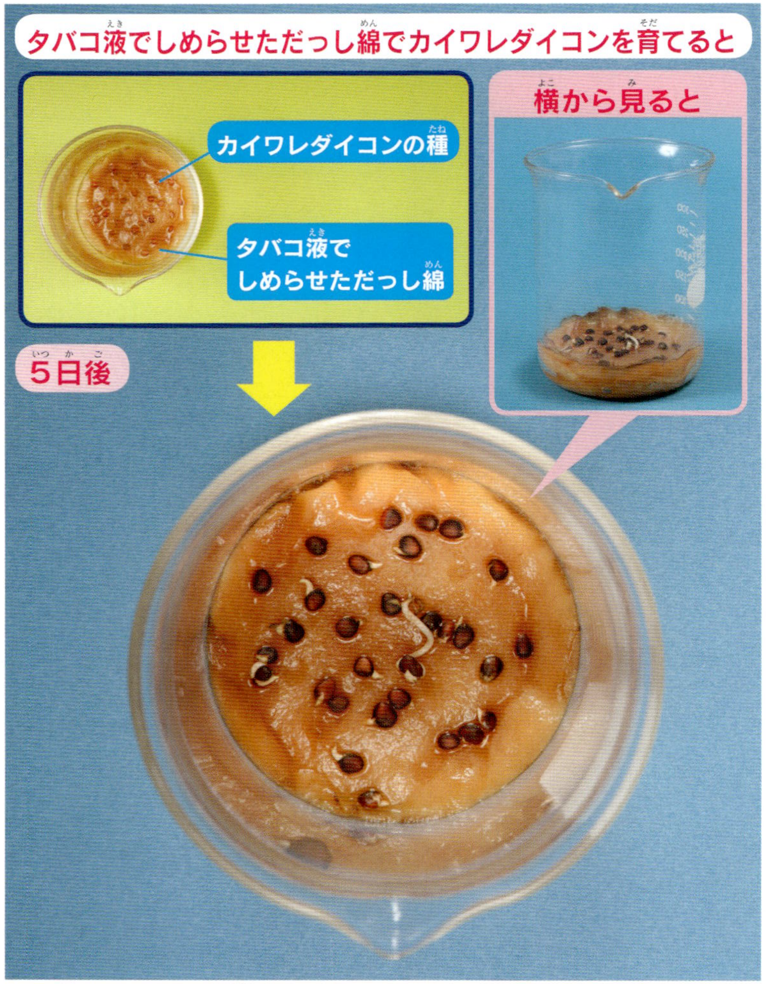
タバコ液《えき》でしめらせただっし綿《めん》でカイワレダイコンを育《そだ》てると
カイワレダイコンの種《たね》
タバコ液《えき》でしめらせただっし綿《めん》
横《よこ》から見《み》ると
5日後《いつかご》

タバコ液《えき》には、たくさんの有害物質《ゆうがいぶっしつ》が入《はい》っているため、そのえいきょうで、カイワレダイコンの種《たね》からはほとんど芽《め》が出《で》ませんでした。

2016年度 年間連載「スマホ・SNSの現在」

第6回 ゲームアプリ「ポケモンGO」について知っておきたいこと

【千葉大学教育学部　教授・副学部長　藤川 大祐】

7月に公開されたスマートフォン（以下、「スマホ」）用アプリ「ポケモンGO」。公開当初の熱気は落ち着いてきた感がありますが、ポケモンが多く出るらしき公園に人が集まったり、ポケモンGOで遊んでいた人が事故や事件に遭ったり、深夜徘徊による補導の増加など、さまざまな現象が起きています。今回は、このポケモンGOを取り上げます。

Q.1　ポケモンGOはなぜこれほど話題になったのですか？

ポケモンGOは、米グーグル社から独立したナイアンティック社と、任天堂などが出資している株式会社ポケモンとが、共同で開発したスマホ用ゲームです。ナイアンティック社は2013年に「イングレス」というゲームを公開しており、このイングレスの仕組みがポケモンGOでも使われています。

イングレスやポケモンGOは、「位置情報ゲーム」と呼ばれ、GPS（全地球測位システム）によってスマホ端末の位置を特定し、AR（拡張現実）によってその場の風景とゲーム世界とを重ね合わせた表現をしています。ポケモンGOは、世界中のさまざまな場所に行き、その場に隠れている（ことになっている）ポケモンをつかまえてコレクションし、自分がもっているポケモンを鍛え、「ジム」と呼ばれる場所でほかのポケモンと闘わせるなどして遊ぶゲームです。

ポケットモンスター（以下ポケモン）は、1996年にシリーズ最初のゲームソフトが発売されてから現在まで、世界中で人気のある作品で、アニメーションにもなっています。ポケモンには、収集、分類、闘い、冒険といった子どもにとって魅力的な要素が多く含まれている上に、対戦をしてもポケモンや人が死ぬことはありません。その意味では、安心感があるすぐれた子ども向け作品であるといえます。このポケモンという作品が、実際にさまざまな場所を歩き回って遊べる位置情報ゲームとなり、しかも（一定年齢以上であれば）多くの人が持っているスマホで遊べるゲームとなったことから、大人気となりました。

ほかの多くのゲームとは異なり、ポケモンGOは、歩いて出かけなければ楽しむことができません。しかもかなり多くの人が遊んでいるので、ポケモンGOについて話をしたり、家族や友人と一緒にポケモンGOをしに出かけたりといったことにもつながります。また、ゲームに必要なアイテムをもらえる「ポケストップ」には、現実世界の特徴ある建造物やオブジェが指定されていることが多く、ポケストップを探して歩くことで地域を再発見することもできます。こうしたことから、ポケモンGOで遊ぶことは、運動不足解消やストレス解消にも有効と考えられます。

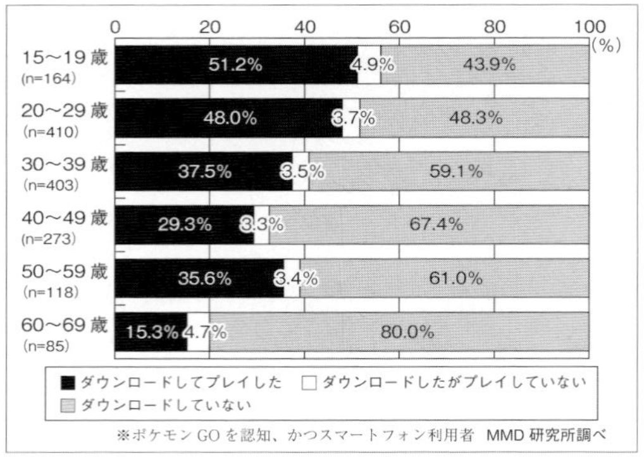

図1　ポケモンGOのプレイ率（年代別）

出典　https://mmdlabo.jp/investigation/detail_1589.html

このように、ポケモンという作品の魅力と、外出を楽しくする位置情報ゲームという仕組みとが組み合わさったことで、ポケモンGOは、ほかに類を見ないほどの人気ゲームとなったと考えられます。

なお、MMD研究所※が今年7月25日～26日に行った調査では、図1のように15～19歳では約半数の人がポケモンGOをプレイしていると回答しています。

Q.2　「ポケモンGO」の利用に関してどのような問題がありますか？

ポケモンGOのような位置情報ゲームがこれほど流行したことは過去に例がなく、新たな問題が生じています。

まず、外でゲームに夢中になることに関連する問題があります。

歩きながらポケモンGOで遊ぶ「歩きスマホ」の問題に加え、自転車や自動車を運転しながらスマホを操作して遊ぶ危険運転の問題があります。

ポケモンGOにはポケモンが出現すると振動や音で通知される仕組みがありますので、動くときには画面を見ず、通知に気づいたら周囲を確認して立ち止まり、遊ぶといった配慮が求められます。

運転中の使用に至ってはとんでもないことですが、死亡事故も発生しています。子どもより大人のマナーのあり方が深刻に問われるべきです。

また長時間、外で歩き回ることにより、熱中症等の問題が生じることも考えられます。本号が出るのは秋ですが、天候によっては水分補給なく長時間歩き回ることによって熱中症等の状況に陥る可能性があります。また、寒い時期には、身体を冷やしてかぜをひくことにも注意が必要となります。

これら以外にも、立入禁止の場所に入り込んだり、ゲームで遊ぶことがふさわしくない宗教施設等の場で遊んでしまったりすることが懸念されていますし、ポケモンGOをきっかけに声をかけて誘拐したり、ポケモンGOに夢中になっている人が盗難や暴行の被害に遭ったりするといった犯罪被害が生じることも考えられます。

Q.3　「ポケモンGO」に関して学校や家庭でどのような指導が必要でしょうか？

「ポケモンGO」は大人気のゲームですが、ゲーム機でなくスマホ（一部タブレットでも使用可能）で遊ぶゲームであり、すべての子どもが遊んでいるわけではありません。ですから、少なくとも学校においては、「ポケモンGO」に特化した指導をするのでなく、「ポケモンGO」をきっかけにあらためて安全や健康についての指導をするとよいでしょう。

たとえば、歩きスマホや自転車スマホなどによる交通事故の危険性、暑い日に外にいる際の熱中症の危険性、知らない人から声をかけられることに関する危険性などについて、健康教育や安全教育として扱う機会を設けるとよいでしょう。

また、家庭においては、「ポケモンGO」のようなゲームで遊ばせるのであれば、安全や健康について保護者が責任をもち、子どもとよく話し合う必要があります。状況によっては、学校から保護者に対して、この種のゲームで遊ばせることについての注意喚起を行う必要があるかもしれません。

なお、私が関わっている「安心ネットづくり促進協議会」という団体では、図2の5項目を『ポケモンGO』で遊ぶときの5つのお願い」として公表しています。こうしたものも参考にしていただけるとありがたいです。

その1：歩きスマホはダメ、しっかり前を見て歩こう

○画面に夢中になっていると思わぬ事故を招きます。周囲にはきちんと注意しましょう。
○モンスターが現れたら震えて知らせてくれる機能を使いましょう。震えたら周りを確認してから立ち止まり、他人の邪魔にならないところで操作しましょう。

その2：必ず“安全な場所”で遊ぼう

○道路や人の気配がないような場所では、遊ばないようにしましょう。
○危険な場所や治安が悪い場所にうっかり立ち入らないよう、気をつけて遊びましょう。

その3：危険！知らない人からの誘いは断ろう

○ポケストップやジムで偶然出会った人に誘われても、ついて行ってはいけません。
○情報交換サイトやその他の交流サイトで、ゲームにかこつけて「会おう」と誘われても、安易に会いに行ってはいけません。（良い情報をくれる人が良い人だとは限りません）

その4：個人情報に注意しよう　※注：13歳未満の登録には、保護者の協力が必要です。

○トレーナー登録するときには、本当の名前がわからないニックネームを使いましょう。
○写真を撮るときには、場所が特定できるものが写っていないかどうか注意しましょう。

その5：ルールやマナーを守って使おう

○立ち入りが禁止されている場所や区域には、絶対に入ってはいけません。
○その他、建物や場所により決められたルールやマナーを守りながら遊びましょう。

図2　安心ネットづくり促進協議会のHPに掲載されている「スマートフォンを安心・安全に使うために『ポケモンGO』で遊ぶときの5つのお願い」

※モバイルマーケティングデータ研究所。

2016年度 年間連載「スマホ・SNSの現在」

第7回 動画投稿サービスの特徴

【千葉大学教育学部教授・副学部長　藤川 大祐】

スマートフォンには高機能のカメラが搭載されており、静止画だけではなく動画でも高画質のものが撮影できます。そして、一般の人が撮影した動画を投稿して公開するサービスの利用が広がっています。今回は、こうした動画投稿サービスについて取り上げます。

Q.１「ユーチューバー」とはどのような人たちですか？

今年春、小学生の将来の夢に「ユーチューバー」が挙がったというニュースが話題になったことがありました。ユーチューバーとは、動画投稿サービスYouTubeに動画を投稿し、そこで広告収入を得て生活している人のことをいいます。音楽やダンス、メイクなどの特技を見せたり、通販サイトで大量注文したものを紹介したりと、ユーチューバーが投稿する動画は多様です。

動画の投稿だけで儲かるのかという疑問が生じるかもしれません。実際、動画投稿による広告収入で生計を立てることは、容易ではないはずです。YouTubeなどのサービスで得られる広告収入の額ははっきりしませんが、１回の再生あたり0.1円から0.3円くらいという説があります。生計を立てるためには、毎月コンスタントに100万回くらい再生される必要があります。

もちろん、人気のユーチューバーはこれより多くの再生回数を得ているわけですが、ユーチューバーとして生計を立て続けるのは、有名プロ野球選手として生活できるようになるのと同じくらい難しいと考えてよいでしょう。

しかも、安易に再生回数を稼ごうとすると、違法行為や迷惑行為を行って動画を撮影するということになりかねません。小学生がお年玉を開封する様子の動画を投稿したところ、誰からいくらもらったかを言うことが批判されて炎上したことがあったり、ゲームを違法ダウンロードしてプレイしている様子を小中学生が投稿したところ炎上したことがあったりと、さまざまな問題が起きています。そもそもYouTubeのアカウントは13歳以上に限定されており、小学生が動画を公開することはルール違反でもあります。ユーチューバーへの道は甘くないということを、子どもたちには理解してもらわなければなりません。

Q.２ 動画SNSとはどのようなものですか？

YouTubeは動画を公開して楽しむものであり、TwitterやInstagramに動画をアップすることはありますが、こうしたものとは別に、近年、動画の投稿を中心としたSNSが人気を集めています。

15～19歳を対象とした調査で、現在利用しているSNSとしてMixChannelとVineがそれぞれ10%以上の人から挙げられています（表）。

MixChannelは女性の利用者が多く、地域別では西日本の利用者が多いことが表からわかります。Vineは男女の違いが小さく、やや東日本の利用者が多いといえます。これらはどのようなものなのでしょうか。

まず、Vine（バイン）から見ていきましょう。Vineとは最長６秒のループ動画を共有できるSNSで、2013年にスマートフォン用アプリとして提供開始となりました。スマートフォンのカメラで撮影した最長６秒の動画が、ひたすら繰り返される形で再生されます。撮影時には、画面上で一時停止もできるので、１秒から２秒ずつ撮影してつなぐ動画を作ることも可能です。このサービスは、提供開始前に米Twitter社に買収されているので、Twitter社のサービスということになります。Vineの動画がTwitterで宣伝されることによって広がります。

表　15～19歳の人が利用しているSNS（地域別）

		n	LINE	Twitter	Face-book	Insta-gram	Mix-Channel	Vine	Snapchat	その他	現在利用しているSNSはない	わからない
全体		533	93.8%	74.9%	37.5%	34.0%	11.1%	12.2%	4.9%	0.6%	2.1%	0.8%
男性	北海道	16	100.0%	62.5%	37.5%	25.0%	6.3%	6.3%	6.3%	0.0%	0.0%	0.0%
	東北地方	15	86.7%	73.3%	33.3%	20.0%	0.0%	20.0%	0.0%	0.0%	0.0%	0.0%
	関東地方	86	88.4%	72.1%	39.5%	25.6%	2.3%	17.4%	2.3%	0.0%	4.7%	1.2%
	中部地方	64	98.4%	65.6%	37.5%	15.6%	6.3%	12.5%	3.1%	0.0%	0.0%	0.0%
	近畿地方	49	98.0%	65.3%	40.8%	24.5%	4.1%	8.2%	6.1%	0.0%	0.0%	0.0%
	中国地方	10	100.0%	80.0%	40.0%	0.0%	0.0%	0.0%	0.0%	0.0%	0.0%	0.0%
	四国地方	2	100.0%	100.0%	50.0%	0.0%	0.0%	0.0%	0.0%	0.0%	0.0%	0.0%
	九州地方	25	84.0%	68.0%	40.0%	24.0%	0.0%	16.0%	4.0%	0.0%	0.0%	12.0%
女性	北海道	13	100.0%	69.2%	30.8%	46.2%	7.7%	15.4%	7.7%	0.0%	0.0%	0.0%
	東北地方	16	93.8%	81.3%	25.0%	31.3%	12.5%	12.5%	0.0%	0.0%	6.3%	0.0%
	関東地方	85	92.9%	87.1%	36.5%	52.9%	15.3%	12.9%	9.4%	3.5%	3.5%	0.0%
	中部地方	53	92.5%	77.4%	37.7%	34.0%	17.0%	5.7%	3.8%	0.0%	1.9%	0.0%
	近畿地方	46	97.8%	84.8%	26.1%	52.2%	32.6%	8.7%	6.5%	0.0%	2.2%	0.0%
	中国地方	19	94.7%	73.7%	47.4%	63.2%	26.3%	26.3%	0.0%	0.0%	5.3%	0.0%
	四国地方	8	100.0%	50.0%	37.5%	25.0%	0.0%	12.5%	0.0%	0.0%	0.0%	0.0%
	九州地方	26	92.3%	80.8%	50.0%	46.2%	19.2%	7.7%	11.5%	0.0%	0.0%	0.0%

出典　株式会社ジャストシステム「10代限定！ SNS利用実態調査」（2015年12月）

Vineでの人気動画はさまざまあるものの、いわゆる面白動画にVineらしさが見られます。たとえば、少し前にVineに独特の面白動画を投稿して人気者となった大関れいかさんという人がいます。大関さんの動画は、小学校教師にありそうな場面や、交際中の男女などのふとした瞬間を豊かな表情でコミカルに表現するものです。こうした面白動画は、男女問わず人気があるようです。（大関れいかさんは、私が番組委員をつとめるNHKEテレの高校講座「社会と情報」にレギュラー出演中です。）

Vineをめぐっては、中学生が自ら喫煙している動画を公開して炎上するなどの問題が出始めています。今後も、面白さを安易に追求することで問題ある動画が投稿される危険があります。

他方、MixChannel（ミックスチャンネル）は日本の企業であるドーナツ社が2013年に開始したサービスで、Vineより少し遅く始まっています。最大10秒の動画を投稿し、共有できるものです。MixChannelは「リア充」動画アプリともいわれ、恋人同士の様子や学校の友人たちとの共同作業の様子などが多く投稿されています。黒板アニメーションなど、コマ撮りした静止画をパラパラ漫画のように見せるアニメーション作品もあります。Vineは基本的にカメラ撮影で動画を作るのに対して、MixChannelはスマートフォン内にある写真などの素材を組み合わせて動画を作ることが多いのが特徴です。

MixChannelでは、高校生カップルなどがキスしたり抱き合ったりする動画が多く投稿されており、そうしたカップルの姿を好意的に受け止めている利用者が多くいます。しかし、こうした動画に対し、自分たちは肯定的に受け止めていても、就職活動などの文脈では否定的に見られることが考えられます。たとえば、教育実習を希望する学生がキス動画を公開していたら、実習先の小学校や中学校で問題になる可能性があります。

スマートフォンの普及で動画が手軽に扱えるようになり、新たな人気サービスが生まれるとともに、常識やモラルが問われる事態が生じています。利用する子どもたちには、自分が発信した情報が今身近な人にどう受け止められるかだけではなく、時間がたって多様な人が目にした場合にどのような影響があるかということまでを意識できるようになってもらわなければなりません。

小学保健ニュース No.1118付録　2016年（平成28年）11月８日発行

タバコの害《がい》シリーズ④ タバコを吸《す》わない人《ひと》にも害《がい》をあたえる「副流煙《ふくりゅうえん》」

副流煙《ふくりゅうえん》はどれくらい空気中《くうきちゅう》に流《なが》れるの？

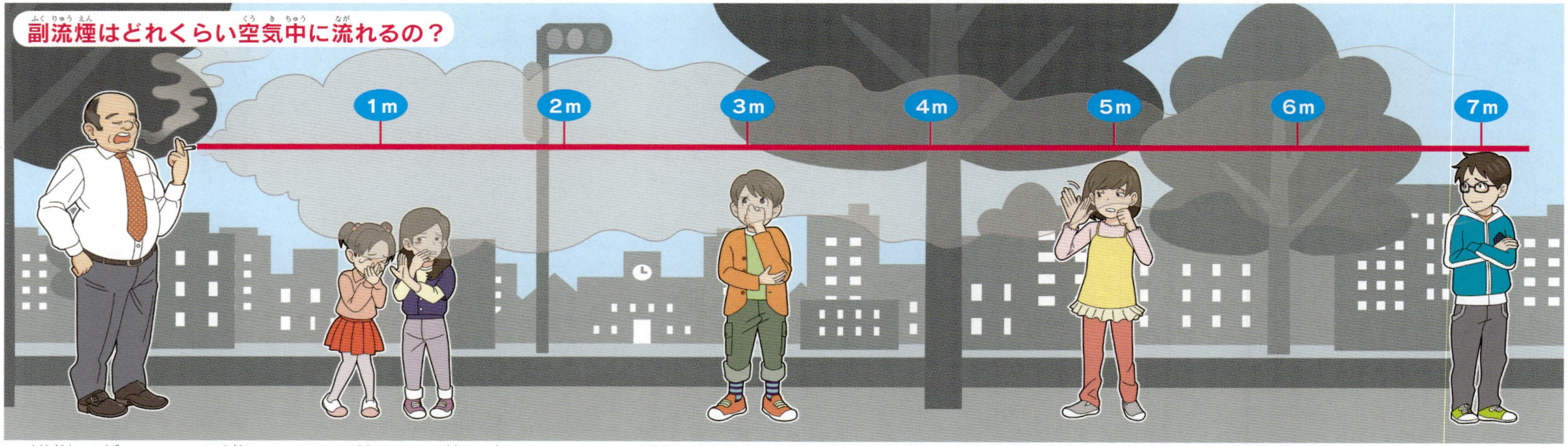
1m
2m
3m
4m
5m
6m
7m

副流煙《ふくりゅうえん》は、風《かぜ》がふいていない状態《じょうたい》でもタバコから約《やく》７メートル先《さき》まで飛《と》ぶとされています。副流煙《ふくりゅうえん》が体内《たいない》に入《はい》ると、目《め》やのどに痛《いた》みが出《で》たり、将来《しょうらい》、歯《は》ぐきが黒《くろ》ずんだり、脳《のう》や肺《はい》、心臓《しんぞう》などの病気《びょうき》の原因《げんいん》になることもあります。

タバコの2つのけむり「主流煙《しゅりゅうえん》」と「副流煙《ふくりゅうえん》」

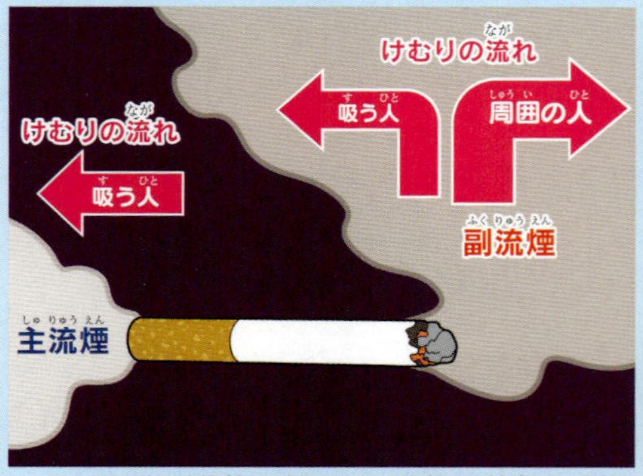
けむりの流《なが》れ
吸《す》う人《ひと》
周囲《しゅうい》の人《ひと》
けむりの流《なが》れ
吸《す》う人《ひと》
副流煙《ふくりゅうえん》
主流煙《しゅりゅうえん》

タバコから出《で》る副流煙《ふくりゅうえん》の中《なか》には、主流煙《しゅりゅうえん》の数倍《すうばい》もの有害《ゆうがい》物質《ぶっしつ》が入《はい》っています。

時間《じかん》がたっても残《のこ》る副流煙《ふくりゅうえん》の有害物質《ゆうがいぶっしつ》

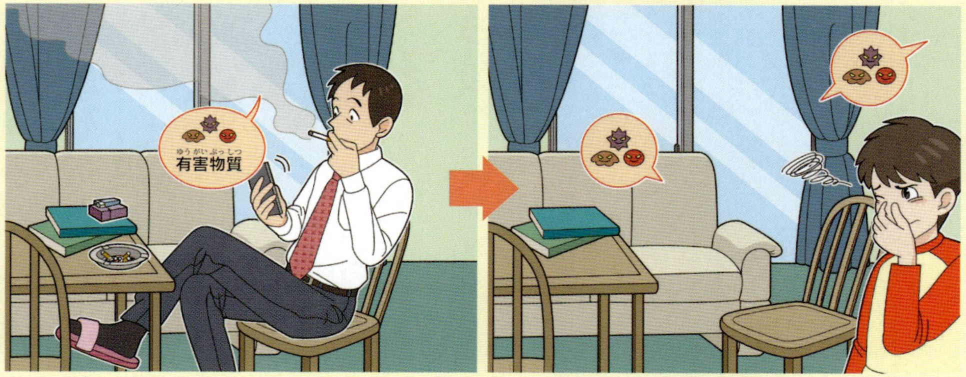
有害物質《ゆうがいぶっしつ》

タバコを吸《す》った人《ひと》がいた部屋《へや》のかべやカーテンなどに残《のこ》った「タバコくさい」においにも、有害物質《ゆうがいぶっしつ》がふくまれています。

タバコから出《で》るけむりは、吸《す》っている人《ひと》の体内《たいない》に入《はい》る「主流煙《しゅりゅうえん》」と、タバコの先《さき》から出《で》る「副流煙《ふくりゅうえん》」があります。

副流煙《ふくりゅうえん》は、タバコを吸《す》っている人《ひと》から、七《なな》メートルはなれたところまでも届《とど》き、吸《す》いこんだ人《ひと》の体《からだ》に害《がい》をあたえます。

さらに、タバコを吸《す》っている人《ひと》がはく息《いき》や、タバコを吸《す》った人《ひと》がいたところに残《のこ》ったタバコのにおいを吸《す》いこんでも、体《からだ》に害《がい》があるのです。

指導　静岡市保健所 所長　加治正行 先生

タバコの害《がい》シリーズ⑤　タバコのさそいは、はっきりと断《ことわ》ろう

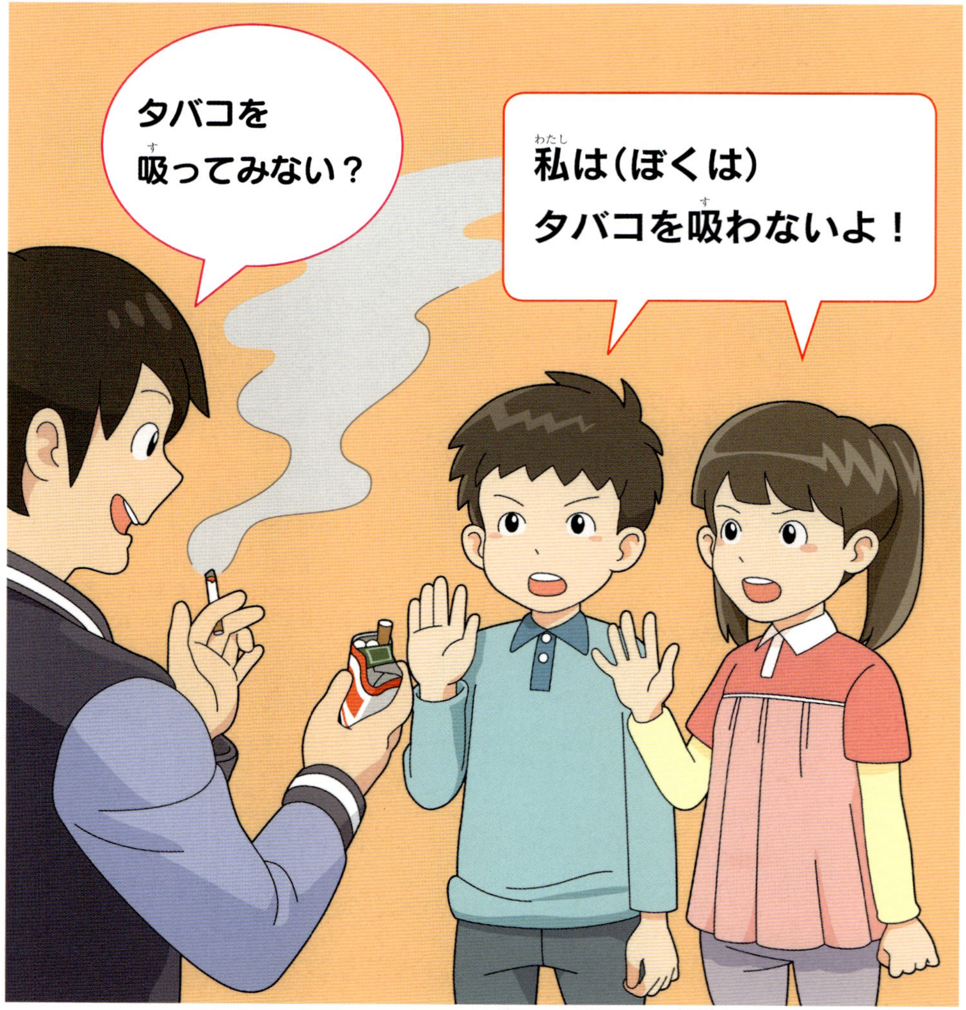
タバコを
吸《す》ってみない？
私《わたし》は（ぼくは）
タバコを吸《す》わないよ！

タバコをすすめられたときは、その場《ば》ですぐに断《ことわ》ることが大切《たいせつ》です。

はっきりと断《ことわ》らないと……

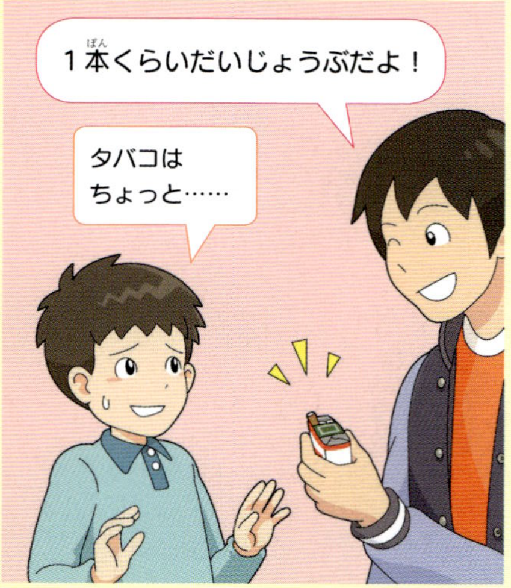
１本《ぽん》くらいだいじょうぶだよ！
タバコは
ちょっと……

弱気《よわき》な態度《たいど》で断《ことわ》ると、タバコをすすめた相手《あいて》から強《つよ》くさそわれて、さらに断《ことわ》りづらくなる場合《ばあい》があります。

ほかの人《ひと》からタバコをすすめられたときは、すぐにはっきりと断《ことわ》ることが大切《たいせつ》です。

相手《あいて》が年上《としうえ》の人《ひと》だと断《ことわ》りづらいかもしれませんが、はっきりと伝《つた》えないと、相手《あいて》からさらに強《つよ》くさそわれてしまうこともあります。

どんな状況《じょうきょう》でも、タバコのさそいをはっきりと断《ことわ》ることができるように、自分《じぶん》に合《あ》った断《ことわ》り方《かた》を考《かんが》えて、覚《おぼ》えておくとよいでしょう。

指導　静岡市保健所 所長　加治正行 先生

はっきりと断《ことわ》るには

「断《ことわ》り方《かた》」を考《かんが》えておこう

〈断《ことわ》り方《かた》の例《れい》〉

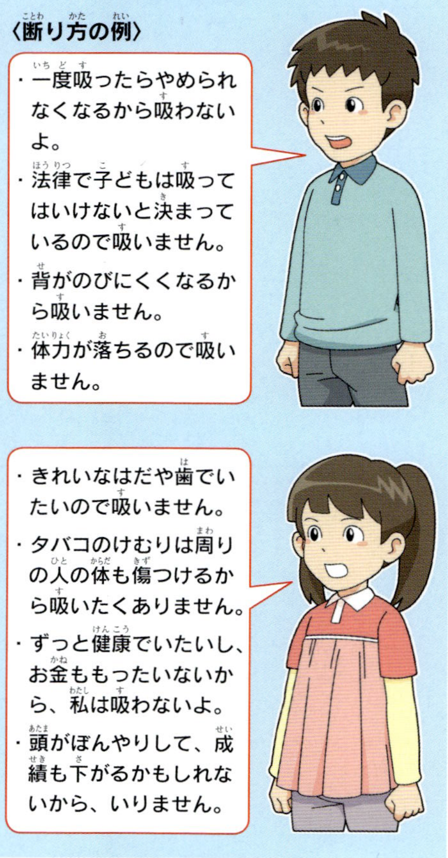
・一度《いちど》吸《す》ったらやめられなくなるから吸《す》わないよ。
・法律《ほうりつ》で子《こ》どもは吸《す》ってはいけないと決《き》まっているので吸《す》いません。
・背《せ》がのびにくくなるから吸《す》いません。
・体力《たいりょく》が落《お》ちるので吸《す》いません。
・きれいなはだや歯《は》でいたいので吸《す》いません。
・タバコのけむりは周《まわ》りの人《ひと》の体《からだ》も傷《きず》つけるから吸《す》いたくありません。
・ずっと健康《けんこう》でいたいし、お金《かね》ももったいないから、私《わたし》は吸《す》わないよ。
・頭《あたま》がぼんやりして、成績《せいせき》も下《さ》がるかもしれないから、いりません。

自分《じぶん》に合《あ》った断《ことわ》り方《かた》を考《かんが》えて、覚《おぼ》えておきましょう。また、タバコの話題《わだい》から話《はなし》を変《か》えるのもよいでしょう。

2016年度 年間連載「スマホ・SNSの現在」

最終回 出会いにつながるサービスの特徴

【千葉大学教育学部教授・副学部長　藤川 大祐】

スマートフォンの普及とともに、ネットサービスがきっかけとなる児童買春や児童ポルノなどの事件が増加しています。本連載最終回となる今回は、出会いにつながるサービスの特徴を取り上げます。

Q. 1　スマートフォンの普及で、児童買春や児童ポルノ等の犯罪被害の状況はどう変化していますか？

警察庁の発表によれば、出会い系サイトやコミュニティサイト（出会い系サイト以外の双方向サービス）に起因する児童買春等の事犯の被害者数は図１のようになっており、2013(平成25)年以降、コミュニティサイトに起因する被害が増加の一途をたどっています。

この種の事件につながるサービスといえば、不特定多数の異性と関わることができる出会い系サイトが想起されるかもしれません。しかし、出会い系サイトは、出会い系サイト規制法という法律によって、利用者が18歳以上であることの確認が義務づけられるなどの規制がなされており、被害は大きく減少しています。

他方、コミュニティサイトは2008(平成20)年の調査開始から出会い系サイトより被害者が多く、各種対策の効果が見え始めた2011(平成23)年から2012(平成24)年にかけて、いったん被害の減少が見られました。しかし、スマートフォンが中高生に普及した2013(平成25)年から再び被害が増加し、その後は毎年過去最高を更新しています。

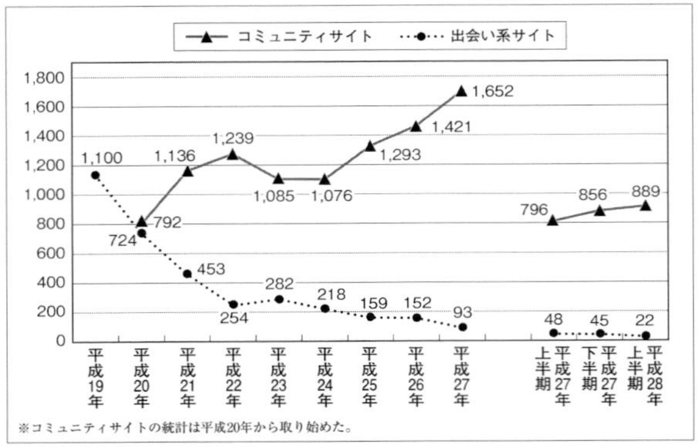

図１　コミュニティサイト及び出会い系サイトに起因する事犯の被害児童数の推移（ここで言う児童は18歳未満の者）

出典　警察庁広報資料「平成28年上半期におけるコミュニティサイト等に起因する事犯の現状と対策について」（平成28年10月20日）

Q. 2　どのような種類のサービスが、児童買春などの被害につながっていますか？

コミュニティサイトに起因する事犯を、サイトの種類別に見てみましょう（図２）。サイトの種類ごとに増減が異なっているのがわかります。

かつて被害が多かったのは、「ゲーム、アバター系」でしたが、大手の「モバゲー」や「グリー」が出会いにつながる投稿に対する監視を徹底するなど、各事業者が被害を未然に防ぐ取り組みを進め、現在では被害はほとんどなくなっています。

これに代わって、2013(平成25)年頃から被害が急増したのが「ID、QRコード交換系」です。これはもともとLINEなどの連絡先であるIDを交換して友達をつくろうというものでしたが、一部のサービスでは児童買春などにつながる投稿が多く、事件が増える大きな要因となりました。現在ではLINEが18歳未満の利用者がIDを利用できなくする等、対策が進んでいます。なお、QRコード（二次元バーコード、右図参照）を表示させることによって友達をつくることもできるため、最近ではQRコードを知らせるサービスもあり、注意が必要です。

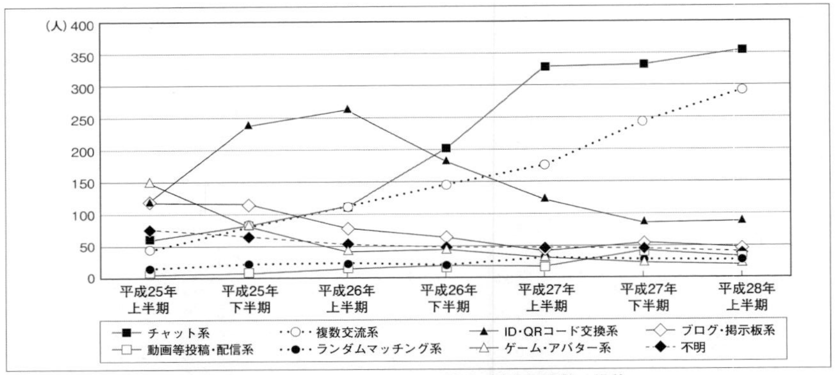

図２　主なコミュニティサイト種別の被害児童数の推移

チャット系：面識のない利用者同士がチャットにより交流するサイト／**複数交流系**：広く情報発信や同時に複数の友人等と交流する際に利用するサイト／**ID・QRコード交換系**：LINE、カカオトーク、スカイプ等のIDを交換することにより交流するサイト／**ブログ・掲示板系**：趣味やカテゴリー別のコメント、日記等を掲載し、それを閲覧した利用者と交流するサイト／**動画等投稿・配信系**：動画や画像、音声等を投稿、配信し、それを閲覧した利用者と交流するサイト／**ランダムマッチング系**：ランダムにほかの利用者と結び付き、その利用者と交流するサイト／**ゲーム・アバター系**：主にゲーム等のキャラクターやアバターとしてほかの利用者と交流するサイト／**不明**：サイトやアプリを特定するに至らなかったもの

出典　警察庁広報資料「平成28年上半期におけるコミュニティサイト等に起因する事犯の現状と対策について」（平成28年10月2日）

図３　QRコードの例
（これはLINE用ではありません。スマートフォン等のバーコードリーダーアプリで読み取ってみてください）

種類別で現在最も被害に多くつながっているのが、「チャット系」です。これは、位置情報を活用して、近くいるチャット（文字でのおしゃべり）の相手を探しチャットができる、スマートフォン用アプリのことです。地理的に近くにいる人を探して１対１で連絡がとれるため、児童買春等に使われやすくなっています。こうしたアプリでは18歳未満利用禁止をうたってはいるものの、チェックがなされない場合が多く、18歳未満の人が利用して被害に遭うことが多くなっています。

そしてもう一つ、「複数交流系」でも被害が多くなっています。これは、Twitter、Facebook、LINEといった世界規模の多機能なサービスを指します。ここ数年、Twitterでの被害が多くなっています。Twitterでは、「#援交」「#援助交際」といったハッシュタグ（検索用文字列）を含む投稿が多く見られ、こうした投稿を検索した後、１対１のメッセージである「ダイレクトメッセージ」で連絡を取り合うことが多く行われているようです（図４）。

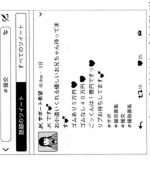

図４　Twitterアプリで「#援交」という文字列で検索した画面の例（実際の投稿をもとにした架空の例です）

このように、状況はいたちごっこであり、被害につながりやすいサービスで対策が進むと、別の種類のサービスで被害が生じるということが繰り返されています。事件の暗数（明るみに出ていない件数）も多いと考えられ、この種の犯罪については今後も警戒が必要です。

新連載
小学校での「いじめ」への接し方

前編
小学校でのいじめの特徴

【聖徳大学 児童学部 児童学科 教授　鈴木 由美】

はじめに

文部科学省の平成26年度「児童生徒の問題行動等生徒指導上の諸問題に関する調査」によると、小学校でのいじめの認知（発生）件数は、122,721件になっており、その前年より3.3％増加しています。中学校では4.1％減少していますので、小学校のいじめは、現在気になる状態にあると考えられます。

小学生の「心」といじめ

ハーバード大学教育研究科のセルマン教授は「相手の気持ちを推測し、理解する能力」を「役割取得能力」と名づけ、レベルを設定しました。小学校の１年生（６歳から７歳）は「主観的役割取得」といい、自分の視点と他者の視点を区別して理解するが、同時に双方を関連づけることができない、「他者が笑っていれば幸せだ」と表面的な行動から感情を判断するところがあると述べています。つまり小学校の１年生は、本人は困っていても、顔が笑っていれば、「この子は楽しいのだ」と理解してしまうのです。クラスの中で自分の言ったことで、誰かが嫌な気持ちになっても、だれも顔に表さなければ、本人は気づかないので、「いじめ」をしているという認識はないのです。

小学校２年生から５年生（８歳から11歳）は「二人称相応的役割取得」といい、他者の視点に立って自分の思考や行動について深く考えてみることができ、「人の心を正しく理解するのは限界がある」ことを認識できるようになると述べています。ただ、実際の児童を観察してみると、小学校の２年生から３年生では、二人称相応的役割取得は難しいように思われます。心の発達が早いといわれている女子でも４年生ぐらいからでないと相手の気持ちを自分なりに推測し、理解するのはできないかもしれません。自分が相手の立場だったら、どんな気持ちになるのかを考えることで、例えば宿題を忘れたＡちゃんが先生に怒られているときに、謝れなくて黙っていても、自分に置き換えて、「もし自分が怒られたら、言葉では言えないけれど、本当は謝りたいのかな」とＡちゃんの心が理解できます。

小学校６年生以降（12歳から14歳）は、「三人称相互的役割取得」といい、自分と他者の視点の外、第三者的視点をとることができるようになります。したがって、自分と他者以外の観点からそれぞれの立場を考慮することができるようになると述べています。例えば、小学校の６年生になると、廊下で２人でかけっこをして競争していたら、先生に「もう６年生なのにまだそんなことしているの」と思われるのは恥ずかしいから、ゆっくり歩こうと思うことです。心の発達には個人差があり、第三者的視点をとれる児童は、とれない児童を見て「幼い」と感じることもあります。そのことが「こんなこともわからない、信じられない」などの不信感を生み、結果的に「いじめ」につながる可能性があります。

小学校ではどんないじめがあるのか

平成26年度「児童生徒の問題行動等生徒指導上の諸問題に関する調査」のいじめの様相によると、小学生は「冷やかしやからかい、悪口や脅し文句、嫌なことを言われる」が全体の63.4％を占めています。次が「軽くぶつかられたり、遊ぶふりをして叩《たた》かれたり、蹴られたりする」の24.4％です。中学生においても、同様な結果でした。さきほどは心の発達を説明しましたが、小学校と中学校では相手の気持ちの理解が違っていると考えられます。

小学校の低学年では、「悪口を言っている」という認識が本人にはないと思われます。自分が思ったことを口にしただけで、そのことで他者がどんな気持ちになるのかを考えられないのです。背が高いから「のっぽ」背が小さいから「ちび」と言っただけであって、そのことは事実でも言ってはいけないことだと理解していないのです。言った本人は怒られても「なんで事実を言ってはいけないのかな」と不思議に思います。

しかし５年生から６年生になると、相手の気持ちが理解できるようになり、こういった嫌な気持ちになることが推測されるのです。そうして、わざと嫌なことを言って傷つくのを確認するなどの行為が出てきます。また仲間同士の結束を深めるために誰かの悪口を言って、同調する仲間が本当の仲間だと確認することもあります。特に女子のいじめに多く見られ、悪口を直接本人に言うのではなく、陰で言いながら結局本人にわかるような態度で示すなどもするのです。男子に見られるのは、プロレスの技の練習だと言い遊んでいるように見えるのに、本当は叩いたり、蹴ったりして痛い思いをさせるものです。中学生になると集団で陰湿なプロレス遊びになることもあるのですが、小学生は自分より体力的に弱いと考えられる相手に対して、自分の方が優れていることを示したいとか、自分の不満を相手にぶつけるために「いじめ」を行うと考えられます。

いじめの理解と対応

こころの発達から考えると１年生から３年生と、４年生から６年生とを分けて考える必要があると思います。小学校の１年生から３年生は、どうして悪口を言ってはいけないのかを教える必要があります。つまり怒っても意味がありません。なぜならどうしてこれが「悪口」なのかを理解していないからです。その際に大切なことは、他者理解になります。しかし他者の気持ちに気づくのは難しいことです。そこで同じ立場で他者を理解するのには絵本がおすすめです。絵本を読み聞かせることで、登場人物の気持ちを先生と言い合ってみるのです。それぞれの考える主人公の気持ちがびっくりするほど違っていることがあります。おすすめは『たった　さんびきだけの　いけ』（宇治勲 絵と文　PHP研究所刊）です。主人公は「おたまじゃくし」でカメやさかなをいじめてしまいます。おたまじゃくし・カメ・さかなの気持ちを一緒に考えることで、児童の気持ちが理解でき、他者の気持ちを教えることができます。絵本の主人公は自分ではないので、距離をおいて冷静に理解することが可能になります。

４年生から６年生は、自分たちが「いじめた」という認識があります。人は人をいじめるには必ず理由があります。理由は一つではなくいくつもあることが多いと思います。小学生なら相手に対して気に入らないことがあり、そのことで腹が立って「悪口や嫌なこと」を言うなどをするのです。まずは理由を聴くことが大切です。いじめられた児童に対しても話をじっくり聴くことが必要です。次にどうしたら「いじめ」をなくせるのかを考える必要があります。聴くだけでは解決しません。お互いに努力することも必要でしょう。すべての人と仲良くできるとは限りません。しかしお互いを認め合い距離を置きながらも、上手に付き合うことは重要です。友だちは「親友・友だち・知り合い」３つのパターンがありますが、「知り合い」がたくさんいてもいいのです。

おわりに

大学生になっていても小学校で「いじめ」にあった記憶は深く本人を傷つけています。ぜひ小学校のときに納得のいく解決方法を探していただけたらと願うばかりです。次回はいじめにあっている児童の発見と対応についてより具体的に詳しく解説します。

タバコの害《がい》シリーズ⑥ パッケージから見《み》る日本《にっぽん》と海外《かいがい》のタバコ対策《たいさく》

オーストラリア

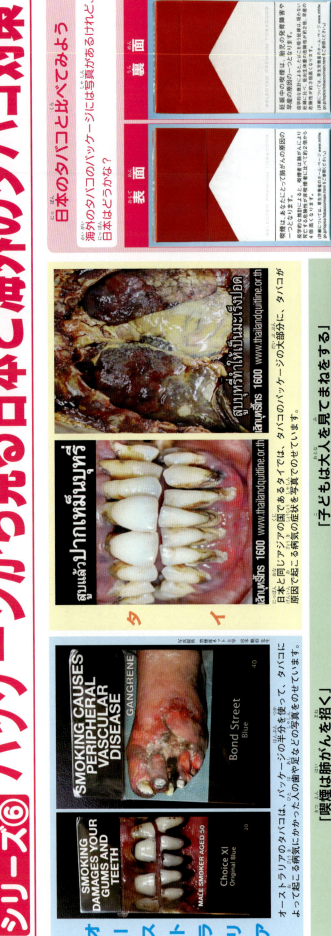

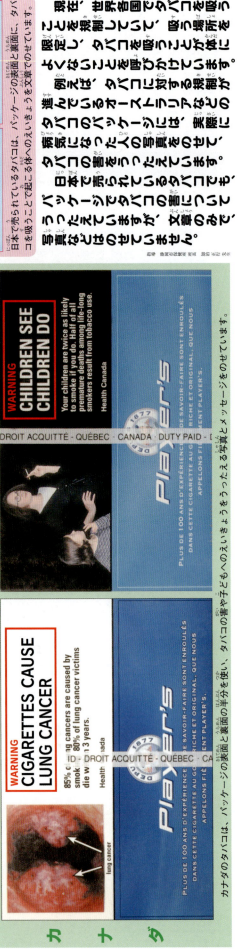

写真提供　禁煙席ネット 主宰　宮本 順伯 先生

オーストラリアのタバコは、パッケージの半分《はんぶん》を使《つか》って、タバコによって起《お》こる病気《びょうき》にかかった人《ひと》の歯《は》や足《あし》などの写真《しゃしん》をのせています。

タイ

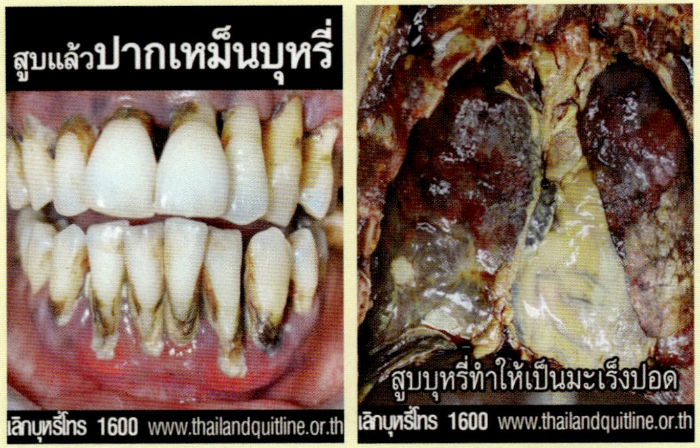

日本《にっぽん》と同《おな》じアジアの国《くに》であるタイでは、タバコのパッケージの大部分《だいぶぶん》に、タバコが原因《げんいん》で起《お》こる病気《びょうき》の症状《しょうじょう》を写真《しゃしん》でのせています。

日本《にっぽん》のタバコと比《くら》べてみよう

海外《かいがい》のタバコのパッケージには写真《しゃしん》があるけれど、日本《にっぽん》はどうかな？

表面《おもてめん》　裏面《うらめん》

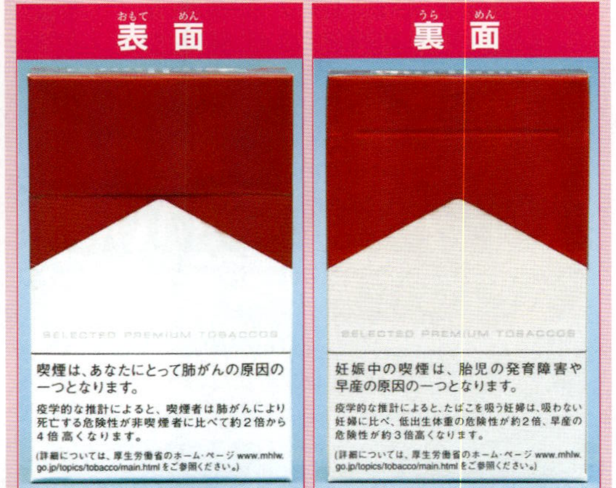

日本《にっぽん》で売《う》られているタバコは、パッケージの表面《おもてめん》と裏面《うらめん》に、タバコを吸《す》うことで起《お》こる体《からだ》へのえいきょうを文章《ぶんしょう》でのせています。

カナダ

「喫煙《きつえん》は肺《はい》がんを招《まね》く」

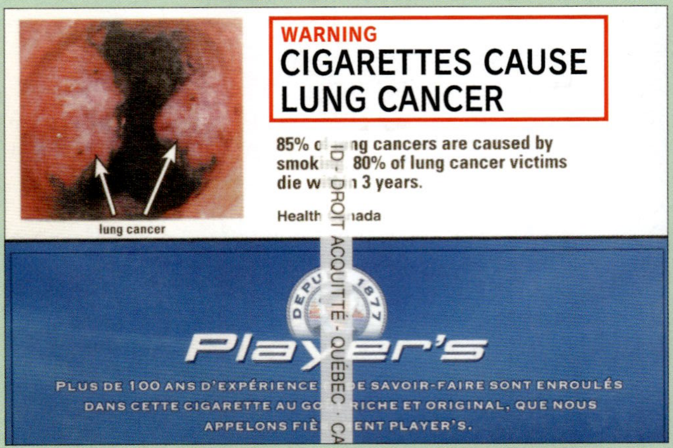

「子《こ》どもは大人《おとな》を見《み》てまねをする」

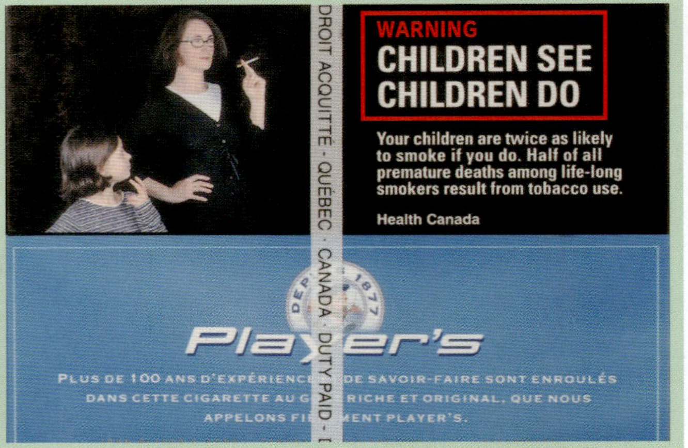

カナダのタバコは、パッケージの表面《おもてめん》と裏面《うらめん》の半分《はんぶん》を使《つか》い、タバコの害《がい》や子《こ》どもへのえいきょうをうったえる写真《しゃしん》とメッセージをのせています。

現在《げんざい》、世界各国《せかいかっこく》でタバコを吸《す》うことを規制《きせい》していて、吸《す》う場所《ばしょ》を限定《げんてい》し、タバコを吸《す》うことが体《からだ》によくないことを呼《よ》びかけています。

例《たと》えば、タバコに対《たい》する規制《きせい》が進《すす》んでいるオーストラリアなどのタバコのパッケージには、実際《じっさい》に病気《びょうき》になった人《ひと》の写真《しゃしん》をのせて、タバコの害《がい》をうったえています。

日本《にっぽん》で売《う》られているタバコでも、パッケージでタバコの害《がい》についてうったえていますが、文章《ぶんしょう》のみで、写真《しゃしん》などはのせていません。

指導　静岡市保健所 所長　加治 正行 先生

保健室常掲用

平成29年度版は平成30年２～３月頃ご購読校様へお届けいたします。

平成28年度 学校保健統計調査速報

文部科学省学校保健統計調査速報より

区分	身長（cm）平均値 6歳 男子	6歳 女子	7歳 男子	7歳 女子	8歳 男子	8歳 女子	9歳 男子	9歳 女子	10歳 男子	10歳 女子	11歳 男子	11歳 女子	体重（kg）平均値 6歳 男子	6歳 女子	7歳 男子	7歳 女子	8歳 男子	8歳 女子	9歳 男子	9歳 女子	10歳 男子	10歳 女子	11歳 男子	11歳 女子
全国	116.5	115.6	122.5	121.5	128.1	127.2	133.6	133.4	138.8	140.2	145.2	146.8	21.4	20.9	24.0	23.5	27.2	26.4	30.6	29.8	34.0	34.0	38.4	39.0
本校																								
北海道	116.7	115.8	122.7	121.8	128.7	127.7	134.7	133.9	139.1	140.8	146.6	148.0	21.5	21.0	24.6	23.8	28.3	27.0	32.6	30.8	34.9	34.5	41.0	40.9
青森	117.2	117.0	123.6	123.0	128.9	128.7	134.7	134.6	140.0	142.1	146.3	149.1	22.2	22.1	25.1	24.7	28.3	28.1	32.5	31.3	35.7	36.1	40.0	41.6
岩手	117.0	116.1	123.4	122.7	128.6	127.8	133.7	134.0	139.1	141.0	145.5	147.3	21.9	21.9	25.0	24.6	28.2	27.2	31.0	30.8	35.3	35.2	39.0	40.4
宮城	117.0	116.4	122.8	122.3	128.3	127.9	134.0	134.1	139.3	140.7	146.4	147.0	21.9	21.4	24.4	23.8	28.0	27.6	31.4	31.2	35.6	35.1	41.1	39.5
秋田	117.4	116.7	123.5	122.9	128.8	128.4	134.8	135.0	140.4	141.0	147.0	148.2	21.9	21.5	25.1	24.8	28.1	27.5	32.3	31.3	35.9	35.1	40.2	40.5
山形	117.0	116.9	123.5	122.2	129.0	128.3	134.0	134.2	139.7	141.3	146.2	148.2	21.7	21.7	24.9	24.3	28.1	27.0	31.7	30.5	35.5	35.6	40.2	40.7
福島	116.8	116.0	122.7	121.6	128.7	127.6	133.6	133.5	139.9	140.1	145.6	146.5	21.8	21.5	24.8	23.8	29.0	26.9	31.1	30.9	36.2	35.3	39.5	39.7
茨城	116.7	116.0	122.4	121.9	127.7	127.2	133.8	133.9	139.0	140.6	145.2	146.9	22.0	21.4	24.3	24.2	27.3	26.7	31.2	30.7	34.4	34.9	38.7	39.6
栃木	116.5	115.3	122.3	121.6	128.2	127.6	133.8	133.5	138.5	139.7	145.4	146.4	21.4	21.1	24.2	23.8	27.7	27.0	31.5	30.3	34.6	34.1	39.4	39.2
群馬	116.5	115.7	122.3	121.8	128.3	126.9	133.3	133.6	138.5	140.2	145.2	146.4	21.6	21.2	24.3	23.9	27.5	26.6	30.4	30.2	34.5	34.5	38.3	38.8
埼玉	116.8	115.8	122.7	121.3	127.8	127.3	133.7	133.3	138.7	140.5	145.3	146.7	21.4	21.1	24.1	23.3	27.3	26.5	30.5	29.4	33.9	34.2	38.8	38.4
千葉	116.6	115.8	122.8	122.2	128.4	127.6	134.0	133.6	139.1	140.1	145.0	147.2	21.5	21.0	24.4	23.6	27.2	26.9	30.7	29.5	34.1	34.2	38.2	39.3
東京	116.4	115.7	122.8	122.1	128.5	127.1	133.6	133.8	139.3	140.5	145.8	147.2	21.3	20.9	24.1	23.6	26.9	26.2	30.1	29.7	34.3	33.9	38.8	38.8
神奈川	116.9	115.6	122.8	121.4	128.8	126.6	134.2	133.4	139.1	140.2	145.1	147.3	21.3	20.8	24.1	23.3	27.2	25.9	31.0	29.6	34.0	33.5	37.8	38.9
新潟	117.3	116.5	123.3	122.6	128.9	128.2	134.3	134.2	139.8	141.3	146.0	147.3	21.6	21.3	24.3	23.8	27.4	26.9	31.1	30.2	35.1	34.9	38.9	39.2
富山	116.8	115.3	122.7	121.4	128.7	127.9	134.1	133.7	139.3	140.7	146.1	147.7	21.3	20.6	24.4	23.5	27.5	26.9	30.7	30.1	34.3	34.1	39.5	38.9
石川	116.8	116.0	122.8	122.0	128.4	127.6	134.0	133.0	139.8	140.9	145.8	147.2	21.3	21.0	24.3	23.6	27.5	26.6	30.5	29.4	34.6	34.4	39.2	39.5
福井	116.6	115.5	122.3	121.4	128.2	127.6	134.2	133.5	139.2	140.4	145.6	147.0	21.4	20.6	23.9	23.3	27.3	26.4	31.1	29.4	33.5	34.1	38.3	38.6
山梨	116.3	115.6	122.3	121.2	127.8	126.7	133.4	133.1	138.8	140.1	145.9	147.4	21.4	21.0	24.1	23.2	27.0	26.2	30.4	29.5	34.6	34.0	39.6	39.5
長野	116.3	115.8	121.9	121.4	127.7	127.3	133.8	133.0	138.6	139.5	145.1	146.8	21.0	20.7	23.5	23.4	26.9	26.1	30.1	29.6	33.3	33.2	38.0	38.8
岐阜	115.7	115.1	122.5	121.5	127.7	127.2	133.1	133.2	138.8	140.0	145.3	146.6	21.0	20.9	24.0	23.3	26.5	26.3	30.1	29.7	33.8	33.9	38.4	38.5
静岡	116.2	115.3	122.4	121.0	127.6	127.0	133.4	132.3	138.4	139.4	144.6	146.5	21.3	20.7	24.1	23.5	26.7	26.2	30.4	29.2	33.6	33.4	37.8	38.8
愛知	116.4	115.3	122.2	120.9	128.0	127.2	133.2	132.9	138.3	139.7	144.9	146.4	21.2	20.6	23.7	23.3	27.3	26.1	29.9	29.4	33.1	33.4	38.0	38.2
三重	116.3	115.1	122.3	121.3	128.1	127.1	133.6	133.4	139.0	139.8	145.3	146.4	21.2	20.4	23.8	23.4	27.2	25.9	30.3	29.5	34.1	33.3	38.3	38.5
滋賀	116.7	115.5	122.0	121.4	128.1	127.5	133.4	133.2	139.0	140.0	144.8	146.9	21.1	20.7	23.7	23.1	26.8	26.0	29.6	29.1	33.3	33.0	37.1	38.5
京都	116.3	115.6	123.1	121.5	127.9	127.3	133.3	133.3	139.5	139.8	145.0	146.8	21.1	20.8	24.3	23.1	26.7	26.3	30.2	29.4	33.8	33.3	37.3	38.5
大阪	116.6	115.4	122.3	121.3	127.7	127.6	133.6	133.1	138.6	140.3	144.5	146.8	21.3	20.5	23.7	23.3	26.7	26.6	30.4	29.4	34.0	34.0	37.4	39.1
兵庫	116.5	115.5	122.4	121.0	128.1	126.9	133.4	133.2	138.6	139.6	144.8	146.5	21.3	20.7	23.7	23.0	27.1	25.9	29.9	29.7	33.4	33.7	37.4	37.9
奈良	116.7	115.5	122.7	121.4	128.0	127.5	133.3	133.4	139.1	140.2	144.7	146.5	21.2	20.8	24.0	23.4	27.0	26.6	30.2	29.6	33.6	33.5	37.8	38.2
和歌山	116.3	115.8	122.0	121.2	127.8	127.5	133.7	133.8	139.2	140.3	144.8	146.2	21.4	21.2	23.9	23.2	27.1	26.9	30.8	30.5	34.4	34.0	38.3	38.2
鳥取	116.5	115.1	122.6	121.9	128.1	127.3	133.5	134.0	138.7	139.3	145.5	147.2	21.2	20.6	23.8	23.6	26.9	26.4	30.2	29.9	33.8	33.3	38.0	39.1
島根	115.5	114.6	122.0	120.8	127.6	126.5	133.0	133.0	138.2	139.4	144.4	145.5	20.9	20.6	23.7	23.3	26.6	26.1	30.1	29.2	33.0	33.5	37.8	37.7
岡山	116.6	115.3	122.2	120.9	127.8	126.6	132.7	132.7	138.6	139.6	144.6	146.0	21.4	20.8	23.8	23.1	26.7	26.3	30.1	29.3	33.7	33.8	37.8	38.2
広島	115.8	115.1	121.9	120.9	127.6	126.5	133.0	132.6	138.0	139.0	144.7	145.9	21.0	20.7	23.8	23.0	26.7	25.8	30.6	29.5	33.5	33.4	38.2	38.5
山口	116.3	114.6	122.0	120.9	127.2	126.9	132.6	132.4	137.8	139.5	144.4	146.0	21.6	20.8	23.8	23.3	26.3	26.2	30.2	29.7	33.4	33.6	37.8	38.2
徳島	116.3	115.3	122.5	121.5	128.4	127.6	133.3	133.5	139.2	139.9	144.8	146.6	21.4	20.9	24.4	23.6	27.8	26.7	30.5	30.7	35.2	34.3	38.3	39.3
香川	116.4	115.0	122.2	121.4	127.4	127.0	133.0	133.9	138.3	140.3	145.0	147.2	21.5	20.6	24.0	23.8	26.6	26.1	30.8	30.4	33.2	34.2	38.3	39.7
愛媛	116.3	115.0	122.4	121.0	127.9	126.6	133.6	133.5	138.3	139.3	144.3	145.6	21.4	20.7	24.0	23.2	27.0	26.0	30.7	30.4	33.1	33.2	37.5	38.2
高知	116.0	114.9	121.8	120.8	127.6	127.5	132.5	133.6	137.9	139.7	144.1	146.9	21.4	20.6	23.8	23.4	27.0	27.0	29.9	30.1	33.3	34.2	37.6	39.7
福岡	115.9	115.2	121.7	120.8	127.9	127.2	133.0	133.6	138.1	140.4	144.6	146.5	21.2	20.7	23.6	23.2	26.8	26.6	30.0	30.1	33.2	34.5	37.6	38.9
佐賀	116.3	115.2	122.3	121.2	127.7	127.1	133.3	132.9	138.6	140.0	144.6	146.8	21.3	20.7	24.1	23.5	26.8	26.6	30.7	29.8	34.0	34.4	38.0	39.6
長崎	115.5	116.0	122.0	121.3	127.8	126.9	133.4	132.9	138.6	140.0	144.9	146.4	21.0	21.3	23.8	23.5	27.1	26.3	30.4	29.9	34.4	33.9	37.6	39.2
熊本	116.3	116.0	122.4	121.3	127.8	127.4	133.9	133.5	138.5	140.8	144.5	147.3	21.2	21.2	24.4	23.9	27.3	26.8	31.6	30.5	34.2	34.7	38.0	40.2
大分	116.5	114.8	121.3	121.3	127.5	126.6	132.6	133.5	138.2	139.6	144.9	146.8	21.4	20.6	23.4	23.6	27.1	26.5	29.6	30.4	34.3	34.0	38.8	39.5
宮崎	116.2	115.2	122.1	120.9	127.2	127.2	133.0	134.0	138.6	140.1	144.7	146.6	21.3	21.0	23.9	23.4	27.1	26.3	30.4	30.7	34.7	34.3	38.5	39.4
鹿児島	115.4	115.3	121.2	120.5	127.1	126.7	132.5	132.8	138.3	140.1	144.2	146.1	21.1	20.8	23.4	23.0	26.5	26.1	29.8	29.7	33.4	34.0	37.4	39.2
沖縄	115.7	114.9	121.3	120.5	126.8	126.8	132.5	133.2	137.9	139.8	144.8	146.4	21.0	20.8	23.5	23.1	27.0	26.4	30.3	30.2	34.3	34.3	38.8	39.4

※平成28年度から座高が廃止され、身長と体重のみが公表されたため、昨年度までとレイアウトを変えています。

連載
小学校での「いじめ」への接し方

後編
いじめられている児童の発見とケア

【聖徳大学 児童学部 児童学科 教授　鈴木 由美】

いじめられている兆候を発見するポイント

いじめの兆候を発見するのは難しいといわれています。それは児童が担任や両親に「いじめ」をなかなか告白できないからです。しかし近年のいじめは、「無視する」「悪口を言う」「軽くたたく」「物を隠す」のような軽いものから、「給食に消しゴムのかすを入れる」「虫を食べさせる」などの度を越したものも多く報告されています。いじめがエスカレートして、児童を苦しめるのです。ここで大切なことは教師や保護者がいじめに気がつくことだと考えられます。いじめられている児童がなかなか言い出せないのであれば、大人がその変化に気づき、早い段階での介入が必要です。

いじめの兆候を発見するポイントは、子どものかばんや体操服、靴、教科書、文房具を見ることです。例えばかばんにいたずら書きがしてある、靴がたびたびなくなる、または靴の中が汚れている、鉛筆や消しゴム・定規がなくなる、教科書が破られているなど、少し関心を持って子どもの持ち物を観察すると、以前との違いに気づくと思います。もし変化に気づいたときの対応は慎重さが必要です。

子どもが状況を話さない場合、考えられることは2つあります。１つは「たまたまなくなった」と考えるタイプです。頻繁に汚れたり､なくなったりしているのに､どうして「たまたま」と考えるのか不思議に思うかもしれませんが。自分がいじめられていると認めたくない児童は、自分がいじめられている状況を受け入れられなくて、このように考えると思われます。このときの対応は、なぜ汚れているのか、破れているのか、その理由や犯人捜しをするのではなく、本人が今の状況でどんな気持ちになっているのか、まずその気持ちに気づき、つらいのなら泣き、この悲しい気持ちを解決するにはどうしたらいいのかを、話し合うことが必要です。

もう１つのタイプは誰にも言わず、いつか仕返しをしてやると心に誓っている場合です。この場合はけんかやトラブルにつながる可能性があります。対応としては、やられたから、やり返すのではなく、私たちは話して解決する力を持っているので、お互いの気持ちを話してみようと説得する必要があるでしょう。ではこのような対応は誰が行うことになるのでしょうか。

いじめられている児童への相談

文部科学省の平成26年度「児童生徒の問題行動等生徒指導上の諸問題に関する調査」のいじめられた児童生徒の相談の状況では、小学校の場合「学級担任に相談」が74.5%、「保護者や家族等に相談」が28.1%、「友人に相談」7.8%、「学級担任以外の教職員に相談（養護教諭、スクールカウンセラー等の相談員を除く）」5.7%になっています。学級担任の先生に相談する児童が７割を超えていることから、いじめられたときには、担任の先生の対応が重要になってきます。担任のいじめ相談への適切な対応が求められるのです。

ではどのようにいじめ相談を行えばいいのでしょうか。いじめられている子、いじめている子の話をじっくり聴くことが最初の一歩だと思います。児童が何か行動をするには、必ず理由があります。この理由を聴いてあげることです。子どもの心の発達を考えると、小学生は他者の気持ちを理解することは難しく、ときには間違った他者理解をすることもあります。できればいじめられている子といじめている子で別々に話を聴いてみることです。

子どもは自分の気持ちを表すのに時間がかかります。自分なりの考えをまとめている時間を待ってあげることです。基本として３分間は「そうなのね、うん、それで」と聴きます。３分後に子どもの考えを要約してあげるといいでしょう。３分以内に要約したり、まとめたりすると、子どもは自分の言いたいことが言えなかったと不全感を持ちます。「この３分間は聴く時間」と決め、受容的に関わることが大切です。

担任の先生が相談を聴く際の注意点は、自分のクラスの子どもたちはすべて大切に思っているという態度です。いじめられている子に「○○ちゃんのことを先生もよくないと思っていましたよ」と言ってしまうと、○○ちゃんはクラスで悪者になり、今度はそこにいじめが起こるかもしれません。「先生はこのクラスが大好きでみんなを大切に思っています。○○ちゃん（いじめている子）がどんな気持ちでいるのか、先生が聴きますから待っていてください」として、お互いがどんな気持ちでいるのかを、確認する必要があるでしょう。

うまく交流が持てない２人を同時に面接する方法もありますが、小学生の場合、相手を思いやる気持ちがまだ育っていない可能性があるので、２人で話し合うことでお互いに傷ついてしまう場合もあり、注意が必要です。以前５年生の担任の先生に頼まれて、いじめられている子といじめた子の２人が話し合う場所に同席したことがあります。いじめている子が「私は○○ちゃんのすぐ何でもやりたがるところが嫌いなの、だから意地悪をしたの」といじめ行動の理由を話しました。私はドキドキでしたが､いじめられている子が「わかった、じゃーこれからは何でも私はやると言わないから、それでいい？」と解決方法を提案したのです｡すると「私も悪いところあったから、友だちにももういじめないように言うから、それでいい」とお互いの妥協点を見いだしたのです。

この話し合いで印象的だったのは、この２人が「私たちは今後も仲良くはなれないと思うけど、いじめたり、無視したりしません」と担任に話したところでした｡無理をして「これからは仲良くします」と言わなかったところに感動しました。

その後何回か小学校にうかがったのですが、２人が仲良く校庭で遊んでいる姿を見ました。２人は距離感を持ちながらも友だちとして交流していたのだと思いました。ここでも担任の役割の大きさを感じました。子どもたちの性格特性を理解し、適切に指導できたことが、解決の糸口になったのではないでしょうか。

もしいじめで不登校になってしまったら

「学校に行きたくない」という気持ちには、いくつかの理由があります。１つのいじめだけで学校に行かなくなったということではないのです。いくつも重なって嫌なことがあったと考えられます。そこで大切なことは、子どもの考えや気持ちです。学校に行きたくない強い気持ちを理解することです。そして学校に行く大切さも話す必要があると思います。今後子どもたちには多くの困難なことが訪れるでしょう。ときには折り合いをつけて学校に行く勇気も必要かもしれません。

２回にわたって「いじめ」について、書かせていただきました。クラス全員が仲良くできればいいのですが、自分と気が合わない友だちもいると思います。しかし気が合わなくても、クラスの中で距離を保ちながら一緒に過ごせることが大切なのではないでしょうか。気の合う子、普通の子、あまり合わない子がうまく溶け合うクラスが理想だと思います。

新連載 増える低体温児

第1回 データから見る低体温児の現状

【大和高田市立病院 小児科部長 清益 功浩】

体温とは

ほ乳類であるヒトは、は虫類や昆虫と違って、体温を一定に保つ恒温動物です。筋肉を細かく収縮させてブルブル震えたり、食べ物を消化・吸収して代謝するときのエネルギーで熱が発生したり、発汗や皮膚への血管を拡張させることによって熱を放出したりして、体温を一定に保っています。このように体温を調節しているのは、脳の中にある自律神経を支配している視床下部です。ときには、病原体が侵入して、免疫細胞が自ら免疫を高めるために、プロスタグランジンという発熱物質や免疫細胞を活発にする化学物質であるサイトカインを出して、視床下部に働くことで体温を上げます。体温を上げることで、病原体が一般的に弱まり、免疫細胞も活性化されます。子どもの場合は、初めて感染する病気が多く、何度も発熱して、免疫で病原体を排除していきます。小学生にもなれば、発熱するのはインフルエンザのときぐらいになる子も多いかもしれません。一方、体温が下がると、身体の代謝が低下します。

平熱とは何度のことでしょうか？

年齢によっても異なりますし、同じ年齢でも男女で差があり、個人差もあります。また、個人でも、1日のうちで体温は変動しますので、いつ測定するかによって異なります。自分の身体がしんどくない体温こそが平熱だといえるのです。とはいえ、一定の基準が必要で、一般的な健康な人の体温を測定した統計*1に基づき、36.1℃以上37℃未満を平熱としています。体温は体のどの部位で測定するかによっても異なります。口や脇、直腸などが一般的ですが、体温計によっては耳に当てたり、おでこに当てて測定するものがあったりして、どの数字を信じていいのか難しいかもしれません。最も外気の影響が少ないのは、直腸温（肛門に専用の体温計を入れて測る体温のこと）です。自分にとって最も取り入れやすい方法で体温測定を繰り返し、その平均を目安にすると、異常な値がわかりやすくなります。普段の平温と発熱を知るには、日頃から測定方法を決めておくことが大事なのです。

子どもの体温は

子どもの体温は通常、大人より高く、36.5℃～37℃程度で、朝より午後の方が高くなります。体温計についても注意が必要で、電子体温計は、水銀体温計より0.1℃～0.3℃高く表示される傾向があるといわれています。乳児ぐらいまでは、直腸温を測定することがありますが、脇より0.5℃～1℃程度高くなります。前述の統計をとったときの測定を脇下で行ったので、脇下検温が中心になりました。これに基づき、37.5℃以上を発熱として、予防接種などでは37.5℃以上ではワクチン接種ができません。一方、36℃以下が低体温になります。低体温は、体の内部を含めた温度の低下ですから、冬だけでなく、夏でも冷房などによって起こりうる現象です。

子どもの低体温の現状は

2004年に早稲田大学の前橋明先生が『体育学研究』で発表された論文*2の、保育園に通園している5歳児181名を対象に調査した結果によると、朝の登園時の体温が36℃未満の幼児は14.4％、36℃～36.9℃は70.1％、37℃以上は15.5％であったと報告されています。さらに、朝の2時間における幼児の体温の変動幅で1℃以上低下した子どもが、平成8年0％、平成9年2.5％、平成10年3.1％と増加しています。

2012年10月に施行した全国の小児科医107名を対象にした「子どもの低体温傾向とその対策に関する調査」（キリンビバレッジ株式会社）によると、小児科で診察してきた子どもたちの中に低体温の子どもが増えていると感じている医師は、全体の78.5％で、多くの医師が子どもの低体温の増加を実感されています。低体温の子どもに共通する主な特徴は、「やせ気味」で「疲れやすい」ということです。

あとでも述べますが、低体温の主な原因は、代謝の低下、睡眠不足、食生活の乱れ、冷暖房の過度な使用による体温調節機能の低下、運動不足などがあります。これらは、生活習慣の乱れが原因ともいえます。冷暖房や食生活の乱れは代謝の低下につながりますから、それぞれ、密接に関係しています。

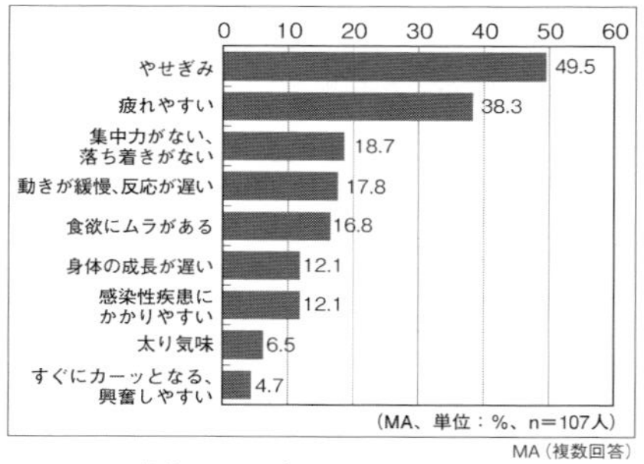

低体温の子どもに共通する特徴

キリンビバレッジ株式会社より

子どもの低体温が免疫、成長に影響を

子どもは成長期にありますので、代謝は大人より活発です。そのため、体温は大人より高めです。前述した通り、低体温の原因の一つに代謝の低下が挙げられますが、体温が下がると、代謝も下がりますので、代謝と体温はお互いに関連しています。代謝は、身体にとって必要なエネルギーをつくり出しますので、エネルギーが不足すると、疲労物質がたまって、疲れやすくなり、細胞の動きが悪くなります。特に、免疫細胞の動きが悪くなると、免疫力の低下につながり、かぜをひきやすくなり治りにくくなります。体温が1℃下がると、免疫力が30～40％低下するといわれています。代謝の低下は、エネルギーの産生低下となり、成長にも影響してしまいます。熱を発生する筋肉が少なくなってしまうと、低体温になりやすくなります。筋肉を減らさないためにも運動が必要で、運動するためにはエネルギーが必要です。さらに、低体温になると、末梢《まっしょう》の血管が収縮して、体から熱が逃げないようにするために、手足の血行が悪くなります。いわゆる、しもやけを起こします。そのため、手足の血色が悪かったり、赤く腫れたり、かゆみや痛みがあったりします。

子どもの低体温の原因は？

低体温は、体温調節がうまくできない結果によるものですが、その原因は自律神経の働きの悪さが関係しています。この自律神経の働きを悪くする原因は、夜遅くまで起きていて就寝時刻が遅い、睡眠不足、朝食の欠食または不十分である食生活の乱れ、栄養バランスの偏った食事、排便がない、冷暖房の使用および過剰使用による体温調節機能の低下、テレビやビデオなどの視聴、ゲーム時間の増加、運動不足です。原因が一つだけの場合もあれば、複数が関与している場合もあります。夜遅くまでゲームをしていると寝る時間が遅くなって睡眠不足になりますし、食生活が乱れていると便秘になりますし、テレビ・ビデオ・ゲームなど室内で過ごすことが増えることで運動不足になります。こうした原因によって、自律神経の乱れが起こり、低体温を起こすとともに、イライラしたり、集中力がなくなったり、対人関係に問題が発生したり、怒りやすくなったりするのです。

次回は、低体温と深く関わる睡眠について解説します。

＊1 田坂定孝他「健常日本人腋窩温の統計値について」『日新醫學』44(12)：633-638, 1957

＊2 前橋明「子どものからだの異変とその対策」『体育学研究』49：197-208, 2004

連載 増える低体温児

第2回 低体温を改善するためによりよい睡眠を

【大和高田市立病院 小児科部長 清益 功浩】

イライラしたり、集中力がなくなったり、対人関係に問題が発生したり、疲れやすかったりするなどの症状を訴える児童がいたら、一度、体温を測定してみましょう。できれば、保護者の協力を得て、毎日測定し、36℃以下であれば、低体温が原因かもしれません。低体温の改善方法としては、まずは生活習慣を見直します。1日の生活リズムは、大きく分けて睡眠・食事・運動によって成り立っていますが、まずは睡眠時間について考えてみましょう。

子どもの睡眠事情

就寝時刻が遅くなると、睡眠不足になります。社団法人日本小児保健協会が実施している幼児健康調査によると、1980年と2000年での睡眠事情を比較すると、22時以降に就寝する幼児の割合は、1歳6か月児で25%→55%の増加、2歳児では29%→59%、3歳児では22%→52%、4歳児では13%→39%、5～6歳時では10%→52%と、すべての年代において増えています。起床時刻には変化が少ないので、睡眠時間が減っている子どもが多くなっていることになります。2002年に石原金由先生が発表した論文*1によると、小学生以上の児童の平均就床時刻は小学生で22時台、中学生で23時半、高校生では0時半とかなり遅く、1970年に比べて睡眠時間は50分～1時間短くなっています。同時に睡眠不足を感じている子どもは、小学生で約60%、中学生で67%、高校生で74%と報告されています。このように、今の子どもは睡眠時間が足りないのです。これは下校後の生活の変化、受験勉強、塾などの学習、夜間のテレビ、ビデオ、ゲーム、インターネットなどが原因として考えられ、さらに最近では、携帯電話、スマートフォン（スマホ）なども原因になっていると考えられます。2015年にカリフォルニア大学バークレー校のファルビー先生が、2012年～2013年にマサチューセッツ州の小児肥満の研究に登録された平均年齢10.6歳の2,048人の子どもを対象に調査*2した結果、スマホなどの携帯電子端末を自分のそばに置いて寝た子どもは、そうでない子どもに比べて、1日当たりの睡眠時間が20.6分有意に短く、休息や睡眠が不十分だと感じている割合も39%多かったという結果が出ました。原因として、スマホなどの携帯電子端末やビデオゲームは、画面に対して反応する双方向のメディアであることで興奮状態におかれ、睡眠の乱れを起こします。また、機器を目に近づけることで、メラトニン分泌を遅らせる可能性があります。メラトニンは脳内にある松果体と呼ばれる部分から分泌される、自然に睡眠を誘導する、いわゆる睡眠ホルモンです。光を浴びることで、メラトニンの分泌は抑制されます。

しっかりと睡眠を取る3つのポイント

●寝つきの悪さを解消すること

①寝る前のリラックス

寝る4時間前には、刺激物やカフェインを含むコーヒー、紅茶、ココア、緑茶、チョコレートなどを避けます。入浴はぬるめのお湯にします。寝る前には読書はよいと思いますが、なるべく単純な話の本がお勧めです。照明は暗めにし、寝る3時間前までに夕食を済ますように指導しましょう。寝室にはおもちゃやゲームを持ち込まずに、物をなるべく置かないようにしましょう。蒸し暑さや乾いた寒さでは寝づらくなるので、夏なら冷房やドライ、冬なら暖房を上手に使いましょう。また、寝る前にはスマホを控えるように指導しましょう。

②眠くなってから床につくようにする

眠くなるということは、体が睡眠を欲しているわけですから、そこを我慢すると、いざ寝ようとしても寝られなくなります。さらに、だらだら床についていると、眠ろうと思えば思うほど寝られなくなり、寝つきが悪くなります。眠くなったら我慢せずに床につきます。

③規則正しい生活

普段の就寝時刻を決めておくと、体のリズムによって、その時間になると入眠できるようになります。

●より深く眠るために意識すべきこと

①3度の食事と運動生活

適度な運動をすると、適度な疲労を感じ、睡眠が深くなります。

②睡眠時間にこだわらない

睡眠時間は個人差が多く、人それぞれです。また、季節による変動もあります。「8時間睡眠」や「ぐっすり眠ること」にこだわりすぎると、かえって入眠しにくくなり、さらに睡眠自体も浅くなり、寝た気がしないことになります。

③睡眠中にいびき、不規則な呼吸がないかどうかを知っておく

睡眠中にいびきや不規則な呼吸がある場合は、深い睡眠に入ることができていない可能性があります。そのため翌日、長時間寝たつもりでも眠気が残っています。その場合は、睡眠時無呼吸症候群の可能性がありますから、耳鼻科、睡眠外来を受診しましょう。

●すっきり起きるために

①朝の光を浴びる

晴れた日の早朝の自然光は2,500ルクス以上あり、この光によってヒトの体内時計がリセットされます。眠気を起こす、脳にあるメラトニンというホルモンが、網膜に強い光を浴びると抑えられ、眠気がとれるのです。光を浴びてから14～16時間後に再びメラトニンが出てきて、眠気が出てきます。そのため、何日か不規則な生活が続いても、早朝に強い光を浴びれば、規則正しい睡眠リズムをつくることができます。

②寝だめせずに休日でも同じ時刻に起床

起床時刻を一定の時刻にすることで、体内時計が整い、全体的な体調をよくします。

③眠りが浅いときには、起きてしまう

眠りが浅いままベッドや布団の中に長くいることで、よく眠れたという感覚がなくなってきます。その場合は思い切って体を起こし、翌日からの睡眠リズムの回復を目指します。

さらに、生活の注意点として

●テレビ、ゲーム、インターネットの時間を決めておく

寝る時間が決まっているなら、その1～2時間前には光刺激のあるテレビ、ゲーム、インターネット、スマホなどを控えるようにしましょう。これらは、屋内で一定の姿勢ですることが多いため、長時間になれば、筋肉量の低下を招きます。プシビルスキ先生が2014年に発表した10歳～15歳の子ども4,899人を対象にした調査*3によると、ゲームをしない子どもたちと、1日1時間以内ゲームをする子ども、1日3時間以上ゲームをする子どもを比較したところ、ゲームをしない子どもたちと、1日1時間以内ゲームをする子どもは生活への満足度が高く、社交的で、内外の問題が少なかったそうですが、3時間以上ゲームをしている子どもは逆の結果が出ました。このようなことからも、メディアに接触する時間は、1時間以内が望ましいといえます。

●適切な冷暖房の使用

快適な睡眠のために、冷暖房を使うことがありますが、その使い方が大切です。1日の中で、寒暖差が少ない状態にすることが望ましいです。寒暖差が大きいほど、体温調整への負担から自律神経のバランスが崩れやすくなり、低体温になる原因となります。春や秋の朝夕の寒暖差により体調を崩しやすくなり、低体温になることがありますが、それだけでなく、夏に冷房で冷え過ぎたり、冬に暖房で暑すぎたりすることでも起こります。外気との差を少なくすることが大切で、冷房は28℃前後、暖房は20℃前後が望ましいといわれていますが、体感温度は個人差がありますので、その点を考慮して温度設定を調整しましょう。

最終回では、低体温の予防法である運動、食事、水分補給について解説します。

＊1 石原金由「学校教育における睡眠障害の問題点」『Pharma Medica』20 (Suppl.)：93-97, 2002
＊2 E. M. Taveras et al. "Design of the Massachusetts Childhood Obesity Research Demonstration (MA-CORD) Study" *CHILDHOOD OBESITY* 11（1）：11-22,2015
＊3 A. K. Przybylski "Electronic Gaming and Psychosocial Adjustment" *Pediatrics* 134（3）：e716-e722,2014

連載 増える低体温児

最終回 「運動」「食事」「水分補給」で低体温を改善

【大和高田市立病院 小児科部長　清益 功浩】

生活リズムの乱れは、低体温の大きな原因ですが、生活リズムの一つである、運動、食事、水分補給について改善のための対策を考えてみましょう。

運動

体温がピークになる時間に体を動かすと効果的です。朝7時に起床すれば、午後3～5時ごろに体温のピークになります。特に、学童期以降では、日中の活動から体力が回復してくる時間でもあるので、クラブ活動などをするのがよいといえます。一方、体温のピークが早めに訪れる幼児～小学校低学年は、午前中に遊ぶことで生活リズムが整います。体を動かすことで、体で熱を作り出す「産熱」と、熱を放散する「放熱」の機能が活性化され、自律神経の働きがよくなります。自律神経の働きによって、体温が低くなると上昇させ、体温が高くなると低下させて、体温を一定に保つことができるようになります。継続的に運動していくと、筋肉量が増え、体温が上がるため、代謝がよくなり、ホルモンの状態もよくなります。生活リズムが整い、十分な睡眠時間をとることができるようになります。

朝方になると、元気や意欲を引き出す物質であるβ-エンドルフィンなどが分泌のピークとなり、体温を上げ、体が動くようになります。筋肉はエネルギーを使って動きますので、熱が発生します。体を動かしていると、体が熱くなるかと思いますが、1日の熱産生量の50～60%は、筋が動くことによる代謝です。このエネルギーを生み出す源が食事です。

午前中から元気に過ごすには食事が必要

運動するためのエネルギーを確保するためには、しっかりと毎日、朝食をとる必要があります。ですが、文部科学省による子どもたちの朝食の状況を見てみると、小学校6年生の11.3%が朝食をとっていないと報告されています（図1）。中学生になると、さらにその割合は増加します。調査からは、朝食を毎日食べないと体力合計点が低くなっていることもわかっています（図2）。このことからも、しっかりと朝食をとることが重要になります。

朝食ではなく、夜食をとるようになると、夜に元気になってしまい、遅寝の夜型生活になりやすくなります。夜食を食べない工夫として、夕食をしっかりと食べて、歯磨きを済ませてしまい、早く寝ることなどがあります。ちょっとした工夫で、朝型の生活にすることができるのです。

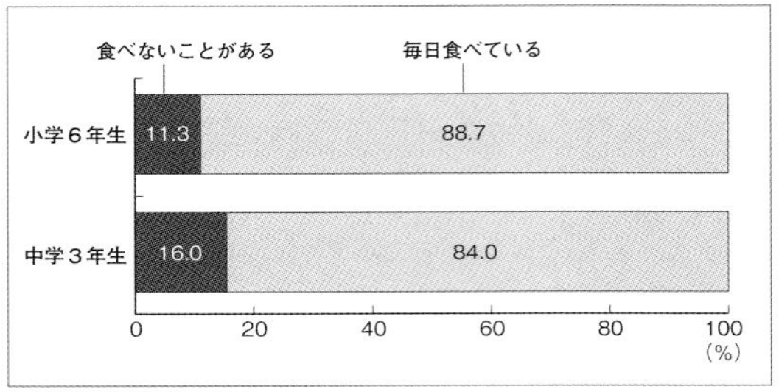

図1　朝ごはんを食べないことがある小・中学生の割合
平成24年度　文部科学省「全国学力・学習状況調査」より

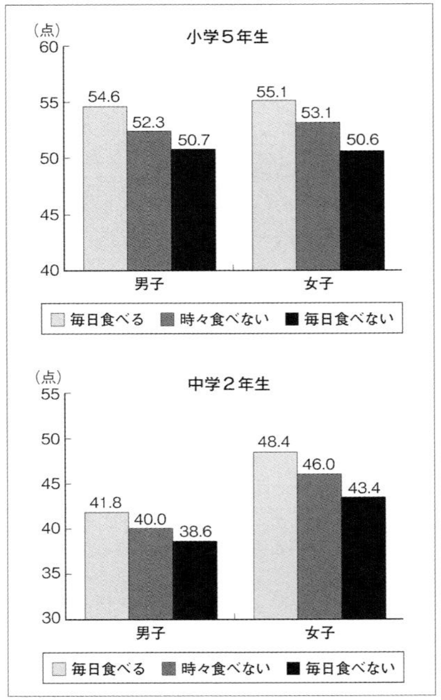

図2　朝食の摂取と体力合計点との関係
平成24年度　文部科学省「全国学力・学習状況調査」より

排便習慣も重要で、朝食をしっかりとることで朝に排便する習慣がつきます。排便習慣によって、腸の動きが整い、運動する準備ができ、自律神経のバランスも整います。

食事内容は、炭水化物を含むごはん・パンの主食、魚や肉、卵、大豆製品などを主材料にした主菜（たんぱく質や脂質はエネルギー源になります）、野菜やいも、海藻などを主に使った副菜（カルシウムやビタミン、食物繊維などを多く含むもの）、薄味でバランスの良いメニューがお勧めです。

水分補給

運動すると、汗をかいて代謝が上がるため、体内の水分が不足しがちになります。そこで、運動による水分不足を補うために、冷たすぎず、熱すぎない水分をこまめに摂取することが大切です。

2012年10月に実施した全国の小児科医107名を対象にした「子どもの低体温傾向とその対策に関する調査」（キリンビバレッジ株式会社）によると、10歳前後の子どもが1日に必要とする水分量は、「1～2L」と答えた医師が94.4%いました。1日1～2Lの水分補給をさせるように心がけましょう（図3）。

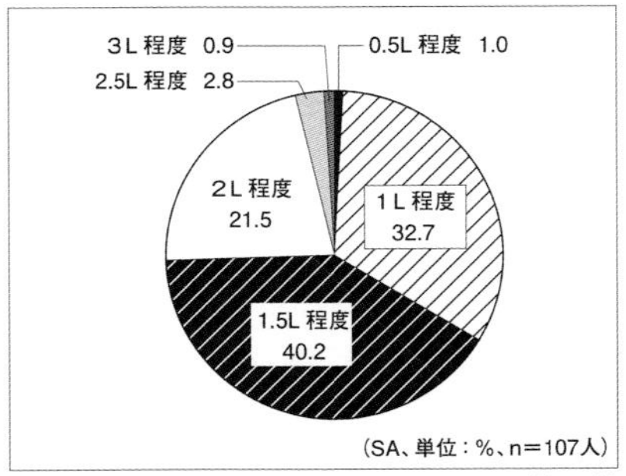

SA（単一回答）
図3　10歳前後の子どもが1日に必要とする水分量
キリンビバレッジ株式会社より

水分のとり方としては、少量をこまめに飲むことが勧められます（図4）。一気に飲んでも余分な水分は尿として排出されてしまうからです。運動した後には、水分補給を促します。水分の温度が冷たいと、体を冷やすことになりますので、常温または人肌程度に温めて飲むとよいでしょう。

運動、食事、水分は3つとも相互に関係して、低体温対策になるのです。

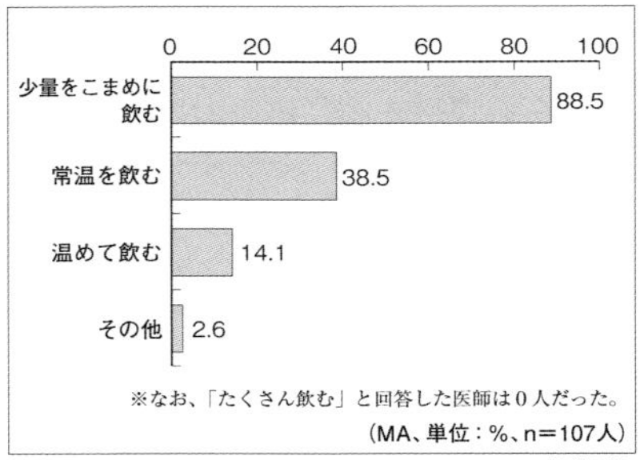

MA（複数回答）
図4　子どもの低体温対策として有効な水分補給の方法
キリンビバレッジ株式会社より

新連載　心療科病棟における「こころと身体の安全教育」

前編　ケアキットプログラムの実践報告

棚瀬 佳見　あいち小児保健医療総合センター 診療支援部診療支援室 チャイルドライフ担当
保育士・HPS（ホスピタル・プレイ・スペシャリスト）

はじめに

当センターは、5つの病棟（内科系・外科系・心療科系）とICUからなる小児専門病院です。

心療科病棟の特徴

当センターの心療科は、国内の虐待治療において先駆的な役割を担っており、虐待を受けた子どもたちの入院も多くあります。性的虐待児やその疑いのある子どもも入院治療を行うことがありますが、性被害を受けた子どもは、繰り返しの性被害や性加害を行うなどの性化行動が見られやすいといわれており、児童福祉施設でも施設内性加害・被害の問題が後を絶ちません。

ケアキットプログラムとは何か

当センターでは、ケアキットを用いて性教育の指導を行っています。ケアキットプログラムは、カナダで用いられている紙芝居型の教材「c.a.r.e.kit」を使って、2名の保育士で行います。ケアキットは、①「こころと身体について学ぶ」、②「タッチ（接触）について学ぶ」、③「自分を守る方法について学ぶ」の3部構成となっています。プログラムは紙芝居（写真1）とパペットを用いて進行し、子どもにぬり絵を配布します。

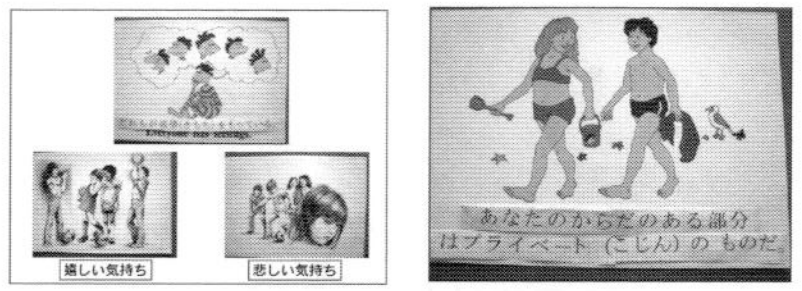
嬉しい気持ち
悲しい気持ち
あなたのからだのある部分はプライベート（こじん）のものだ

写真1　紙芝居の内容

当センターでのプログラム導入の経緯

このプログラムは当センターの臨床心理士がカナダで研修し、その後、日本の児童養護施設で実施し、成果を得たので、当センターの心療科病棟にも導入することになりました。ケアキットプログラムは、心療科病棟に入院している小学生を対象とし、1学期ごとに1回（3つの内容にわたって実施）、年3回実施しています。プログラム時には、進行役の保育士のほかに、医師、看護師、心理士が同席し、子どもを観察し、不穏時にはすぐに対応できるような体制をとっています。

外国語の紙芝居を使用するにあたり、カナダ赤十字が同プログラムの責任を担っていますが、日本赤十字医療センター国際救援部が代行していることから、そこで日本語訳の承認を得ました。また、センターの倫理委員会にも申請し、承認を得て実施しています。

一方、職員への事前準備として、地域の小中学校教諭による「いのちの学習会」講義や、当センター保健師によるセクシャリティーの座談会、CAP（子どもへの暴力防止プログラム）の「おとなワークショップ」というものを企画し、ケアキットプログラムに関わるすべての職員を対象に勉強会を開催しました。さらに、当センターと隣接する特別支援学校の教諭を対象とし、シミュレーションを実施しました。

子どものこころの叫びを聞きながら

参加児童の中には、進行役の保育士にこころの叫びをぶつけたり、反抗的な態度を見せたりする子どももいました。大きくこころを揺さぶられたあまり、持っていた色鉛筆を飛ばしてしまう子どもの姿も見られました。当初、自分の身体を大切にすることや危険な場面を回避し、大人に助けを求める必要性はすべての子どもたちに伝えるべきだと判断し、すべての小学生を対象にプログラムを実施してきました。しかし、虐待を受けてきた子どもたちや認知のゆがみがある子どもたちにとっては、このようなメッセージは今まで生きてきた中で与えられた常識を揺るがし、プログラムの中で提示した危険な場面は、自身の被害と重なって感じられるものとなっていました。そこで感じた不安や動揺は、プログラム終了後の逸脱行動や精神的不安による性化行動、暴力となって表現され、プログラムを安定した形で実施することが難しくなりました。参加児童の中には、認知のゆがみやトラウマ体験のフラッシュバックなどの問題がプログラム中に表現される子どももいて、場が混乱することもあり、安全にプログラムを実施するためには、場の統制が必要となりました。そこで、子どもの治療経過や病状を考慮し、参加の有無を医師と検討することを始めました。さらに、実際のプログラムでも絵カードの提示方法をホワイトボードから紙芝居ケースへ変更したり、気分が不安定になりやすい子どもの横には看護師を配置したりして、子どもにとって安心できる場になるように席の配慮もしました（下図参照）。

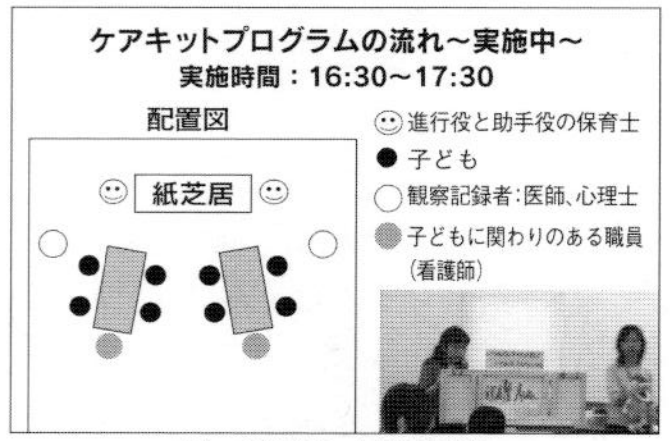
ケアキットプログラムの流れ～実施中～
実施時間：16:30～17:30
配置図
紙芝居
進行役と助手役の保育士
子ども
観察記録者：医師、心理士
子どもに関わりのある職員（看護師）

図　変更した配置図

これらの改善から、プログラム終了後に進行役の保育士に被害を開示をする子どももありました。また、毎日、下校後に実施する集団保育活動の遊び場面で、子ども同士がお互いの距離やタッチについても注意し合う場面が見られました。大人が関与しない場所で自らが発言できることは、ケアキットプログラムの効果だと実感しました。

新たに個別ケアキット導入

ケアキットを改善したことにより、参加児童の検討（参加児童は10名程度）、席の配慮、紙芝居ケースを使用することなどで、子どもの注意が集まりやすく、他児の発言に翻弄されたり、プログラムが見当違いの方向に進んだりすることが少なくなり、プログラムをより安定した形で実施することが可能となりました。ただし、参加の可否を検討することで、プログラムに参加できない子どもの問題が浮上しました。

集団ケアキットプログラムから外れてしまった子どもには、①認知のゆがみや集団学習が困難、性被害の治療が停滞しているなど、子どもの特性への配慮が必要な場合と、②プログラムの開始後に入院や治療外泊によって欠席した場合があり、その際に個別ケアキットプログラムを提供しました（写真2）。

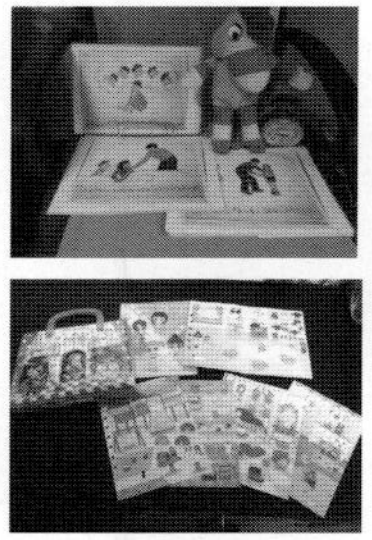
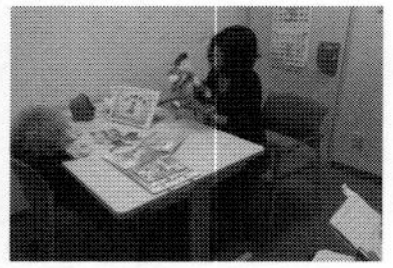

写真2
個別での様子と使用するツール

集団プログラムを基本に、各児の病状や目的に合わせてツールの工夫を重ね、評価者として看護師も同席し、子どもの様子を記録してもらいました。子どものニーズや病状、発達に合わせたオーダーメイドの内容を用意し、看護師も同席することで、安全で安心できる場を設定しました。

まとめ

集団ケアキットプログラムについては、サポートする側（隣接する特別支援学校の職員、児童養護施設の職員、保健師など）が参加することで、今後の支援に必要な意識を共有することができました。このように、子どもをサポートする大人の参加は、子どもにとっての守られ感になり、安心につながりました。

個別ケアキットの導入によって、集団実施は難しい子どもへの支援が可能になり、1対1の場面は、集団場面に比べると個々の子どもに合ったプログラムで向き合うため、より正しい知識の獲得や被害の開示につながったと考えます。また、性的虐待児においても、安心できる場所で信頼した職員が対応することで、被害の開示につながることにもなりました。これらのことから、安全で安心した環境下の実施により、効果的なプログラムの実践となりました。

このような取り組みは、病棟内の安全な文化の確立につながると考えます。

おわりに

今後は、当センターにとどまらず、地域の施設での活用が広がることを目指しています。地域の児童養護施設の職員と勉強会を重ね、大人が子どもを守る環境を整えていきたいと思っています。

連載 心療科病棟における「こころと身体の安全教育」

後編 ケアキットプログラムの実践報告

大橋 陽子（あいち小児保健医療総合センター 診療支援部心理指導科 臨床心理士）

性教育は“独自の常識”を修正し、社会的な共通認識を育むために行う

前編（2016年6月8日号掲載）でご紹介したケアキットはカナダで作られ、1982年から実践されている性虐待防止プログラムです。当センターの心療科病棟ではケアキットを用いて心理教育的な予防プログラムを実施しています。子どもたちはプログラムの中で自分の気持ちや身体を大切にすることや、危険な場面とその対処方法について学びます。

なぜ性虐待防止プログラムのような性教育が病棟で必要なのでしょうか。それは不適切な養育環境で育った子どもたちの心のあり方や人との関係の持ち方、物事の認知の仕方と関係しています。例えば、暴力的な環境では、間違った力の用い方がなされ、自分と人との間の心や身体の境界線は容易に侵害され、子どもは無力感を与えられます。力は相手をコントロールするために用いられ、支配と服従が対人関係の基盤になります。またネグレクトのような環境では、人が持つ気持ちや考えに関心を払われることはなく、自他の境界は意識に上らない自己完結的な世界の中で、子どもは生きていくことになります。また病棟には、社会的な知識の学習が苦手な子どもたちも入院しています。彼らには、独自の着目点や認知の仕方があり、他者との共通感覚を直感的にうまく持てないことがあります。病棟で性教育を行うことによって、子どもは今までなじんできた“独自の常識”とは違う正しい知識を学び、新しい対人関係のあり方を知る機会になります。また、みんなで一緒に学ぶことで、子どもたちの中に共通認識が生まれ、それが集団生活を送る上での子どもたち自身の規範となっていきます。

知識を与えることだけが性教育ではない

性教育は、子どもたちに正しい知識を提供します。しかし、正しい知識はときに子どもたちに動揺を与え、間違った探索行動や過度の不安を生じさせることがあります。“寝た子を起こすな”のような性教育への批判は、知識先行型の性教育がもたらした結果へ向けられたものかもしれません。正しい知識を提供する大人は、与えたことで大人が満足する性教育になっていないかに注意する必要があります。大事なことは、子どもが情報をどう受け取り、どう理解したかです。また、その情報が子どもにどう役に立つのかという具体的なイメージを大人が持っていることです。

そのため、病棟で実施しているケアキットプログラムでは子どもの反応を大切にします。どのような意見も、子どもの体験として尊重します。あるとき、「信頼する大人に相談しましょう」と伝えると、「信頼する大人なんていない」と叫ぶ子どもがいました。「嫌なことをされたら嫌と言おう」と伝えると「言えない」とつぶやく子どももいました。正しい知識は、子どもを追い込むことがあるのです。そういうとき、必要なことは「あなたはそう思うんだね」と、子どもの体験を受け止めることであり、子どもの抱えるつらさや痛みを乗り越える新しい方法を一緒に探すことです。

子どもは言葉だけではなく、表情や行動で気持ちを表します。ケアキットプログラムでは、子ども一人ひとりにぬり絵を配布しており、描画の仕方からも子どもの心の状態をアセスメントします。優等生的に振る舞っていても、描画では暗い印象の塗り方をするなど、見えている態度と子どもの心の中は、必ずしも一致していないことがあるのです。

他職種連携と情報共有

ケアキットプログラムは病棟での取り組みの一つですが、保育士のほかに、医師、看護師、心理士などが関わり、他職種連携で行っています。集団保育のプロであり、子どもを楽しませる工夫・技術を持っている保育士が進行役を務めることで、硬くなりがちな性教育を、明るく、和やかな雰囲気の中で実施することができます。医師は子どもの病状把握や治療を含めた包括的な管理をし、看護師はプログラム中およびその前後での子どもの心身へ直接的なケアを行い、心理士は情報を統合して子どもの心理面のアセスメントをしています。それぞれが専門性を発揮することで、子どもにとって安全な環境の中で治療につながる取り組みが実現しています。

他職種連携で鍵となるのは、情報共有のあり方です。ケアキットプログラム後には毎回、参加したスタッフ全員で事後ミーティングを行っています。そこで、既にある子どもの情報と、プログラムの中で新たに得られた情報とを統合し、見立てと対応の共有、治療へと役立てます。大事な情報ほど、一人で抱えないことが連携では重要ですが、前提として、情報共有のあり方に対するスタッフ間におけるコンセンサスや信頼関係が大切になってきます。情報は子どもの理解のために役立てるものです。大したことがないように思える情報でも、すべてが子どもの理解につながります。情報は想像を働かせ、役立てようとする人がいるかどうかで、生きた情報にも死んだ情報にもなるのです。

与えられたものの価値は子どもが気づいていくもの

病棟でのケアキットプログラムは平成21年度から始まり、入院した多くの子どもたちがプログラムを体験しました。参加する子どもたちのタイプによって受講時の雰囲気は変わるため、子どもたちの反応は、プログラムが始まるまでどういう形で出てくるかわかりません。挙手をして積極的に参加する子どももいれば、ぬり絵に手をつけず、身動きせずにじーっと紙芝居を見ている子どももいます。また、挑発的なことやばかにするようなことを言うなどして、反抗的な態度をとる子どももいます。

子どもたちの姿は気持ちや思いが体現されたものであり、私たちは態度からその思いを推測することしかできません。積極的に参加しているように見える子は、相手から何かを言われる前に言いたいのかもしれませんし、没頭することで他事を思いつかないようにしているのかもしれません。じーっと見ている子は、興味を持っているのかもしれませんし、自分の体験と重なって心が固まるような思いをしているのかもしれません。反抗的に見える子どもも、本人にとっては、どんな態度でも自由に表現してもよいと思える場なのかもしれません。

与えることよりも、相手を理解しようとすることの方がずっと難しく、しかし価値があることだと感じています。ある子がプログラム後に「僕にもリボンがついているんだね」と言いました。プログラムでは一人の子どもの身体をリボンで囲うような紙芝居のシーンがあり、「一人ひとりは大切だよ」と伝えていました。学んだことがすぐに生きる子もいれば、渇いた土に染み込んだ一滴に過ぎず、その子の中で充満するにはまだまだ時間がかかる子もいます。これからも子どもたちの体験を聞きながら、新しい学びにつながる取り組みを続けていきたいと思っています。

新連載 **愛着障害**

前編 愛着障害とは

【福井大学 子どものこころの発達研究センター 教授 友田 明美】

愛着障害の原因

愛着（アタッチメント）は、「子どもと特定の母性的人物に形成される強い情緒的な結び付き」です。乳幼児期に家族の愛情に基づく情緒的な絆、すなわち愛着が形成され、安心感や信頼感の中で興味・関心が広がり、認知や情緒が発達します。ボウルビィ(Bowlby)は、「生後１年以内の乳児にもその乳児における母性的人物に対する特有の愛着行動パターンが生得的に備わっている」と考えました。子どもは養育者に愛着行動を示すことにより、養育者を自分のほうに引き寄せ、養育者との距離を近くに保つことによって欲求を充足し、外敵から身を守っていると考えられます。

一方、愛着障害は基本的に安全が脅かされる体験があっても愛着対象を得られない状態です[1)]。文字通り、養育者との愛着関係（絆）がうまく形成されないことによる障害で、深刻な虐待がその背景にあるとされています。コミュニケーション上の問題や行動上の問題など、一見すると従来の発達障害の子どもと似た特徴を示す場合もあります。子どもの基本的な情緒的欲求や身体的欲求の持続的無視、養育者が繰り返し変わることにより安定した愛着形成が阻害されることが病因とされています。特に、児童虐待・ネグレクトを含む（マルトリートメント：不適切な関わり）によって高頻度に発症する反応性愛着障害（reactive attachment disorder：RAD）は、感情制御機能に問題を抱えており、多動性行動障害、解離性障害、大うつ病性障害、境界性パーソナリティ障害などの重篤な精神疾患へ推移するとされます。

現在、愛着障害のある青少年たちの社会適応困難が深刻化しています。

愛着障害児の特徴・脳への影響

RADの神経基盤を探るために、同患者群、注意欠如・多動症（ADHD）群、定型発達群の３群を対象に、金銭報酬課題を用いた機能的磁気共鳴画像（fMRI）法を実施し脳の活性化を比較しました。この調査では、子どもたちにカード当てのゲームをしてもらいました。ゲームは３種類あり、ひとつは当たったらたくさん小遣いがもらえる（高額報酬）課題、もうひとつは少しだけ小遣いがもらえる（低額報酬）課題、最後は全く小遣いがもらえない（無報酬）課題および休憩時間で構成されています。課題の実施中に、fMRIを用いて脳の活性化領域を調査しました[2)]。

定型発達の子どもは、小遣いが多くても少なくても、脳が活性化しました。つまり、どんな状況下でもモチベーションが高いということです。一方でADHDの子どもは、小遣いがたくさんもらえるゲームのときは脳が活性化しましたが、少しの小遣いだと反応がなく、それだけ「やる気になりにくい」ことが見てとれました。しかし、薬物治療を行った後で調べると、少額のゲームでも活性化が見られました。

一方、RADの子どもは、いずれのゲームでも活性化が見られませんでした。つまり、高報酬のみに反応したADHD群と違い、RADでは高額報酬課題にも低額報酬課題にも反応しませんでした（右上図１）[2)]。それだけ脳が反応しにくいということを意味します。RADの子どもたちは自己肯定感が極端に低く、叱るとフリーズして固まってしまい、褒め言葉はなかなか心に響かない特徴があります。周囲との関係でも、親密さを回避したり必要以上に近寄ったりと、安定しないことが知られています。

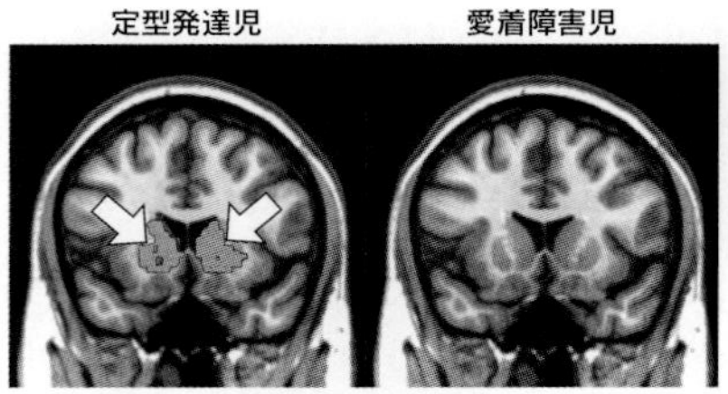

図１　定型発達群と反応性愛着障害（RAD）群における金銭報酬課題fMRI所見

矢印で指した部分が活性した部分で、定型発達群と比べて、RAD群では金銭報酬（低額報酬・高額報酬いずれの）課題時にも腹側線条体の活性が低下していた。文献２）より引用。

また、感受性期（脳の発達に大きな影響がある時期）の脳を解析することにより、１歳前後に虐待・ネグレクトを受けたことが、RAD児の大脳にある線条体の活動低下に最も強く影響を及ぼしていました。線条体は意思決定の機能にもかかわっていると考えられるため、虐待・ネグレクトが、先述した報酬への反応の低下にもつながっていると考えられます（図２）[2)]。

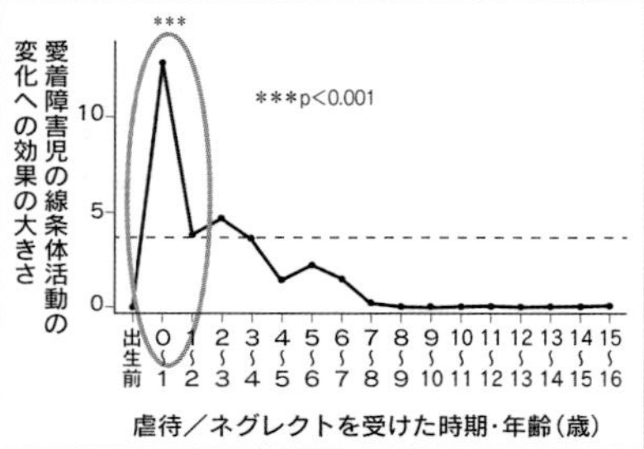

図２　虐待・ネグレクトを受けた時期の脳活動（腹側線条体）への影響

感受性期解析により、１歳前後までに虐待・ネグレクトを受けたことがRAD児の線条体の活動低下に最も強く影響を及ぼしていた。文献２）より引用。

さらに、RAD児21人の脳皮質容積を調べてみると、定型発達児22人に比べて、左半球の一次視覚野（ブロードマン17野）の容積が20.6％減少していました（図３、４）[3)]。

一次視覚野の容積減少は、RAD児が呈する過度の不安や恐怖、心身症状、抑うつなどとも関連しています。また、子ども時代に虐待を受けた成人でも視覚野の灰白質容積減少があり、しかもそれらの成人は後頭

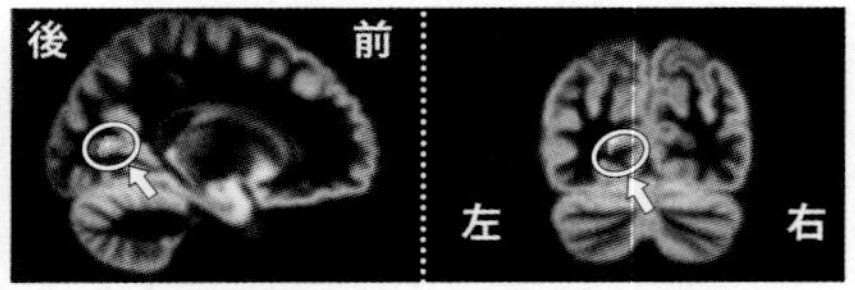

図３　視覚野（ブロードマン17野）の位置

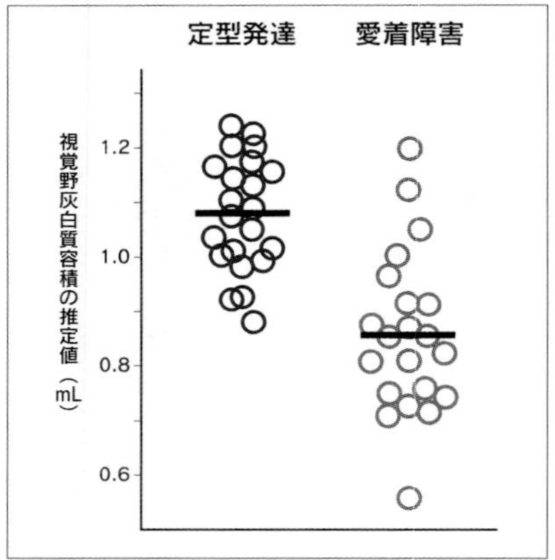

図４　定型発達群と反応性愛着障害（RAD）群の視覚野の容積

から側頭領域を結ぶ下縦束（visual limbic pathwayの一部）の白質線維も減少していました。視覚野は知覚や認知処理だけではなく、下縦束を介して大脳辺縁系（扁桃体《へんとうたい》や海馬）とともに先述した視覚的な感情処理に関連する領域です。さらに、その形態学的変化はRAD児が呈する内向的な問題行動または感情調整機能の低下に影響を及ぼしていることも示唆されます。ただ、経験や学習などの中で脳神経はつねに変化をしており、対応によって元の状態に戻ることも考えられます。

後編では、愛着障害のある児童への対応について解説します。

文献
1）友田明美『新版いやされない傷―児童虐待と傷ついていく脳』診断と治療社刊、2012年
2）Takiguchi, S., Fujisawa, T. X., Mizushima, S., et al."Ventral striatum dysfunction in children and adolescents with reactive attachment disorder: A functional MRI study" British Journal of Psychiatry Open 1（2）: 121-128, 2015
3）Shimada, K., Takiguchi, S., Mizushima, S., et al.: Reduced visual cortex grey matter volume in children and adolescents with reactive attachment disorder. *NeuroImage: Clinical*, 9 : 13-19, 2015

連載 愛着障害

後編 愛着障害のある児童と親にできること

【福井大学 子どものこころの発達研究センター 教授 友田 明美】

愛着障害のある児童・親への対応

原則はまず、子どもたちの安心・安全を確保することです。可能な限り早期に虐待状況から救出し、手厚い養育環境を整えてあげることは、子どもの発達を考える上でも重要です。親子関係の改善と促進のために、児童相談所や保健センターなどの地域の関係機関と連携を持ちながらサポートを行うことも必要になるでしょう。学校現場での発見そして地域の関係機関との連携が、その虐待を受けた子どもの長い治療の始まりといっても過言ではありません。虐待を受けた子どもたちをどのようにして社会に健全に返してあげるか、そのために学校関係者として何が継続的にできるのかを、常に考慮した対応、支援が求められます。

親には、きょうだいへの対応も含め、生活の支援として育児支援ヘルパー、一時保育、ショートステイなどの利用を促し、子育てから休息する時間を確保します。経済的に困難な家族に対して生活支援のための福祉資金や自立支援が必要と判断される場合は、福祉事務所につなげます。また、保健センターの保健師、病院・子育て支援センターの臨床心理士などによるカウンセリングで、知的障害、うつ、パーソナリティ障害などの精神障害、発達障害がある親の場合、必要に応じて精神科医への紹介など医療的な支援を行います。

愛着障害児への治療

薬物療法は特に慢性期の治療に有効です。また最初の安定、安全の回復のために危機介入を行うこともあり、必要に応じて薬物療法を行います。被虐待児の中で、心的外傷体験を持つ子どもの心的外傷後ストレス障害(PTSD)、特に睡眠障害、集中困難、易刺激性に対して抗精神病薬は効果的です。抑うつ状態を伴う際には抗うつ薬を慎重に、少量から投与すれば有効です。また、心理療法は大きくトラウマに対する心理療法と、愛着（アタッチメント）に対する心理療法に分けられます。また、援助者と言葉を交わすことができない子どもなどには遊戯療法が有効です。

愛着障害児たちが虐待の現場から引き離された後に生活する主な場所は、児童養護施設です。その中で、周りに信頼できる大人の存在があることで、適切な自己イメージを形成するとともに生きるための自信を得ていきます。また里親という形で被虐待児たちを引き取ってもらい、温かい家庭生活を経験させることも、子どもたちの健やかな成長のために意義深いことです。

もちろん、子どもたちに治療をしたからといって外科手術のように全てがきれいさっぱりなくなるわけではありません。本人は、時の経過とともに、自分にとってその出来事がどんなことだったのかと何度も考え直すはずです。しかし、一度専門家のサポートのもと適切な関わりを経験し、トラウマに関する心理教育（自分が体験した出来事の理解や、現在出している症状への理解をすること）がなされていれば、過去のトラウマティックな出来事を思い出しても、心的外傷後成長（ポスト トラウマティック グロウス：PTG）視点で自分の経験を見られるようになります。これが一番重要なことです。

私たちができること
被虐待児のこころのケアの重要性

前編（2016年8月8日号掲載）では、愛着障害の神経基盤に関する知見を概説しました。児童虐待への曝露《ばくろ》が脳に及ぼす数々の影響を見てみると、人生の早い時期に幼い子どもがさらされた想像を超える恐怖と悲しみの体験は、子どもの人格形成に深刻な影響を与えずにはおきません。子どもの安全が保障されないと発達も阻害され、それは子どもにとって重大な害となります。このことは、一般社会にも認知されてきたようです。

子どもたちは深い心の傷（トラウマ）を抱えたまま、人生の様々な困難に立ち向かわなければなりません。それは厳しい道のりで、挫折してしまうことが多くあります。そして、被虐待児が心に負った傷は容易には癒やされないことが予想されます。

しかし脳の傷は決して治らない傷ばかりではありません。環境や体験、ものの見方や考え方が変わることで脳も変化します。子どもの脳は発達途上であり、可塑性というやわらかさを持っています。早いうちに手を打てば回復するでしょう。そのためには、専門家によるカウンセリングや解離に対する心理的な治療、トラウマに対する心のケアを、慎重に時間をかけて行っていく必要があります。トラウマによる傷つきが回復するのに必要なことは、子どもでも大人でも、基本的に同じです。安心・安全な環境、自分に起きていることの理解（心理教育）、過去の体験と感情を安全な場で表現する、そして健康に生きるためのライフスキルを習得することが重要です。

近年、人生の最初期における愛着形成、信頼の形成が人間の発達にとって決定的に重要であるとの認識が広まっているのは意義深いことです。というのは、そこから生まれてくるのは子どもたちに対する視点だけではなく、同時に、親になった者たちの困難さにも寄り添うことにつながるからです。少子化・核家族化が進む社会の中で、育児困難に悩む親たちは容易に支援を受けることができず、ますます深みにはまっていきます。養育者である親を社会で支える体制は、いまだ乏しいのが現実です。児童虐待は家庭内の問題ではなく、社会が早期に介入する必要に迫られています。そういう意味では、虐待を減少させていくためには、多職種と連携し、また、子どものみならず親たちとも信頼関係を築き、根気強く対応していくことから始めなければなりません。

親に寄り添うこと「養育者支援」

要支援家庭とは「保護者の状況、子どもの状況、養育環境に何らかの問題を抱え、それを放置することで養育が困難な状況に陥る可能性がある家庭」のことで、保護者が自ら支援を必要と考えていない場合も含みます。また要支援家庭には、既に虐待が起こっている家庭、虐待のリスクを抱えた家庭、育児不安や負担感を抱えた家庭など、さまざまな段階があります。

現在、子ども虐待の通告や対応件数が増え続けている中で、学校で子どもに関わる立場の人は、子どもがその親から虐待をされていることを知ると、「とんでもない親だ」と感じるのも無理のないことです。しかし、そういう親御さんも、もとは虐待されたり放ったらかしにされたりしてきたのかもしれません。

今この瞬間にも、全国で心の病を抱えながら虐待もしてしまう人たちがいます。本当は、そういう親になりたいなどとは思ってもいないし、そういう子育てだけはしまいと思っていたにもかかわらず虐待をしてしまうのです。

私は、そうした「虐待をしてしまう親」は、幼少期から虐待を受け、不適切な養育環境に育ちながらも、必死に懸命に生きぬいてこられた“サバイバー”であると思います。私たちは、この“サバイバー”の方々に敬意を払い、そしてその方が“子どもだった過去”と、“親になった現在”の状況や心のありように思いを馳せながら接すること、すなわち「養育者支援」が重要であると思っています。

文　献
友田明美 著『新版 いやされない傷―児童虐待と傷ついていく脳』診断と治療社 刊、2012年
友田明美 著『子どものPTSD―脳科学から見たPTSD』診断と治療社 刊、2014年

新連載 子どもに多い運動器の障害

第1回 子どもに多い運動器疾患 ― 脊柱側弯症《そくわんしょう》

【林整形外科 院長　林 承弘】

今年の4月から学校の健康診断に運動器検診が加わりました。健康診断でスクリーニングされる運動器の異常は、以下の3つに大別されます。

1．運動器疾患（先天性のもの、原因不明のもの、形態異常を含む）
2．姿勢・運動不足などの生活習慣から来る運動器機能不全（子どもロコモ）
3．スポーツ障害（オスグッド病、野球肘など）

第1回目として、1．運動器疾患について紹介します。

運動器疾患には、脊柱側弯症、先天性股関節脱臼、内反足、ペルテス病、股関節炎などが挙げられ、O脚・X脚、凹足・扁平足《へんぺいそく》、内反肘・外反肘、足指変形などの形態異常も含まれます。

今回は、運動器検診で問題となる代表的疾患の一つ、脊柱側弯症についてお話しします。

脊柱側弯症とは？

背骨を医学用語で脊柱といいます。正常な脊柱は、後ろから見るとほぼまっすぐです。脊柱側弯症では、脊柱が左右に曲がっていて多くの場合ねじれを伴います。

原因によって、主に次の4つに分けられます。

① 特発性：思春期の女子に多く発生し、原因不明です。側弯症の中で約80%と最も頻度が高く、一般に側弯症といえば、この特発性を指します。
② 先天性：生まれつき脊椎の構造に異常があり、成長期に左右の成長に差が出ることから側弯症に進展します。泌尿器系や心臓などの奇形を伴っている場合が少なくありません。
③ 二次性：脳性まひなど、生まれつき筋肉や神経に異常があって生じた側弯症です。
④ 機能性：腰痛や姿勢不良などから、一時的な側弯になった状態をいいますが、ねじれは伴わず、原因となった腰椎椎間板ヘルニアなどを治療すれば、弯曲がなくなります。

「側弯症疑い」として、学校健診で引っかかる場合がありますが、通常側弯症の治療は要しません。

脊柱側弯症の問題点と早期治療の重要性

脊柱側弯症では、次のようなことが問題となります。

① 進行し弯曲が強くなると、容姿に問題が生じ、精神的にコンプレックスを感じたり、うつ状態に陥ったりする場合もあります。
② 進行し弯曲が強くなると、胸郭変形による圧迫で、呼吸機能が低下します。また心臓の働きにも悪影響を及ぼすことがあります。
③ 進行し弯曲が強くなると、背部痛や腰痛も生じます。脊椎の老化が進む中年以降で、さらに痛みを訴えることが多くなります。

10歳以下での発症や、女子では初潮前など、骨の成熟が未熟な時期の発症は進行しやすく、注意が必要です。早期発見・治療により、進行を食い止め、手術例をできるだけ少なくすることができます。

脊柱側弯症の頻度

全体としては約1～2%ですが、女子中学生では2.5%と頻度が高く、特に注意が必要です。ただし装具対象となるコブ角（図2参照）20～30度以上の側弯症はもっと少なく、0.3～0.5%、すなわち1000人に3～5人といわれています。

家庭でのチェック

学校健診での側弯症検診は、校医が内科や小児科などの、整形外科医でない場合が多く、一次検診の限られた時間内で正確に診断するのは難しいかもしれません。

そこで、保護者が児童生徒の側弯の状態を事前にチェックできていたら、とても良いスクリーニングになると思います。家庭で、お母さんが一緒に入浴しながら背中を流して気づくとか、日常生活の中で気づくこともあり、保護者による事前チェックはとても大事です。

側弯症チェック法（図1）

立位検査：後ろ向きにまっすぐ立った、気をつけの姿勢で行います。

① 肩の高さに左右差があるかどうか。
② 肩甲骨の高さと突出の程度に左右差があるかどうか。
③ ウエストライン（腰の脇線）が左右非対称であるかどうか。

前屈検査：両方の手のひらを合わせ、肩の力を抜いて両腕を自然に垂らし、膝を伸ばしたままでゆっくりおじぎをさせます。

④ 前屈テストで、肋骨《ろっこつ》や腰に左右いずれかに盛り上がりがあり、左右の高さに差があるかどうか。

＊①、③は鏡で見ながら自分でチェックすることが可能です。

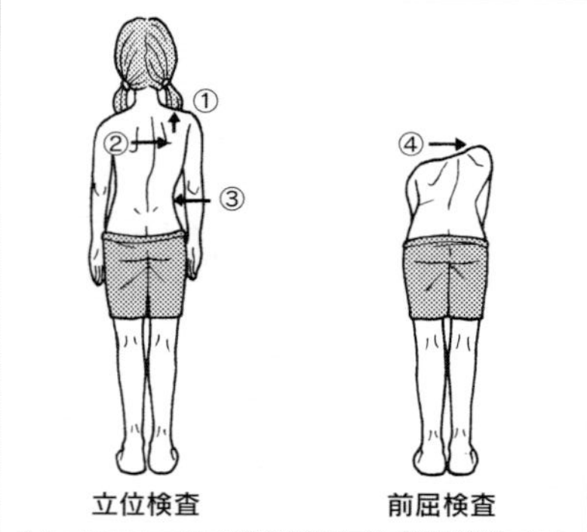

図1　側弯症チェック法

診断

まずは保健調査票などで、保護者によりチェックしてもらいます。そして養護教諭による確認、さらに校医の二次検診への受診勧告を経て、最終的には、医師による立位X線診断で確定します。

弯曲の程度は、国際的な指標であるコブ角（図2）が用いられ、コブ角10度以上が「側弯あり」とされています。ただし、X線検査の結果で機能性側弯や治療を必要としない程度の特発性側弯症と診断されても、それが進行するかどうかに十分注意し、経過観察する必要があります。

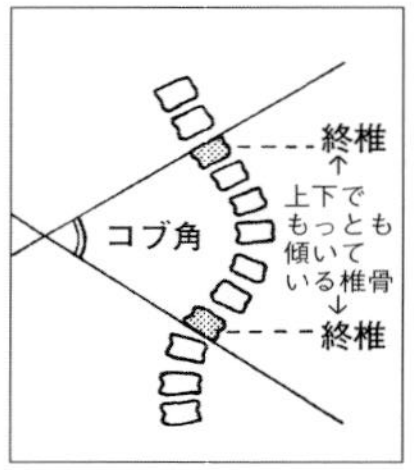

図2　コブ角とは

治療（図3）

① 経過観察：コブ角20～25度未満の軽い側弯では3～6か月ごとに経過観察をします。
② 装具療法：コブ角25～40度までの軽症～中等度の側弯症に行われます。目的は脊柱をまっすぐに戻すことではなく、あくまで側弯の進行防止にあります。装具で矯正しながら成長させ、骨成熟が終了したら外します。10～12歳の場合、コブ角30度以上の側弯は90%の確率で進行するといわれています。また骨成熟終了時にコブ角35度以上であれば年齢とともにさらに進行し、将来手術が必要になることもあり、要注意です。
③ 手術療法：コブ角50～60度以上が対象になります。手術は曲がった脊柱を矯正して、元に戻らないように固定する方法が行われます。目的の一つは、呼吸障害が出る前に手術によって進行を止めること、もう一つは体の形を少しでもよくすることにあります。その方法は、年齢や弯曲の部位、程度などで異なり、手術する際は主治医と十分に話し合う必要があります。

コブ角10°以上	経過観察
コブ角25°以上	装具療法
コブ角30°以上	進行しやすい
コブ角50°以上	手術療法

図3　コブ角と治療の目安

連載 子どもに多い運動器の障害

第2回 子どもロコモ（運動器機能不全）

【林整形外科 院長　林 承弘】

第２回は、今年度から保健調査票でチェックの対象となった、運動器機能不全すなわち子どもロコモ（ロコモティブシンドロームの略）について紹介します。子どもロコモは、学校運動器検診において、片脚立ちでふらつく、しゃがみ込みができないなど、保護者や養護教諭が目で見て容易にチェックしやすいため、学校医の判断を経て、整形外科に受診勧告される頻度が高いと予想されます。

子どもロコモとは？

ロコモとは、年齢とともに足腰が衰えて移動能力が低下し、進行すると寝たきりになるリスクが高い状態を意味します。

近年、スマートフォン・ゲームの普及による姿勢の崩れ、そして外遊びの減少による運動不足などの生活習慣の乱れにより、子どもの体にも異変が生じています。実際、学校現場などから、子どもの姿勢が悪く肩こりや腰痛を訴える、雑巾がけで転んで歯を折ってしまう、転ぶときに手が出ない、組体操の下段で支えられない、すぐ骨折してしまう等々、子どもの体の異変を訴える声が次々と寄せられています。このように体がかたい、バランスが悪い、あるいは体の動かし方がわからないなど、子どもの運動器機能が低下した状態を「運動器機能不全」または「子どもロコモ」と呼んでいます。

子どもロコモのチェック法（図１）

子どもロコモのチェックは、以下の基本動作４項目です。

① 片脚立ち：左右とも片脚で５秒以上ふらつかずに立てるか
② しゃがみ込み：途中で止まらず、かかとが上がらず、後方に転倒せずにできるか
③ 肩挙上：上肢を垂直に挙上できるか
④ 体前屈：膝を伸ばしたまま、指先が楽に床につくか

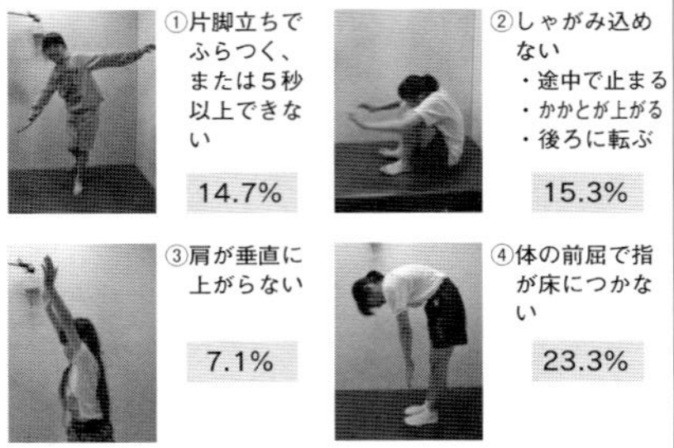

これら４項目のうち、１つでも問題がある児童生徒等は、実に41.6%であった。

図１　子どもロコモチェック４項目
うまくできない例（幼稚園・小中学生 1343名中）

＊これら４項目のうち、1つでもできなければ「子どもロコモ」の疑いがあります。

私たち埼玉県医師会が行った運動器検診モデル事業（平成22～24年度）では、対象となる幼稚園～中学までの学年全体（1343名）のうち、片脚立ちに問題あるものが14.7%、しゃがみ込みに問題あるものが15.3%、肩挙上は7.1%、体前屈は23.3%であり、これらの１つでも問題あるものは、実に41.6%でした。学年別に見ると、片足立ちは、学年が上がるにつれて静的バランスが良くなるとともに、ふらつきも改善傾向にありますが、中学でもふらつく子が数%いました。このように、基本動作ができていない子どもが多く、運動器検診モデル事業の結果は子どもロコモの実態を裏づけるものでした。

子どもの骨折率および体育事故数の増加（図２）

独立行政法人日本スポーツ振興センターの統計によると、子ども全体の骨折率は、40年間で2.5倍に増加しました。中・高校の骨折率は、2000年頃からさらに増え続け、2011年には、1970年の3倍以上になりました。一方、小学校は横ばい、保育所・幼稚園は減少傾向にあります。

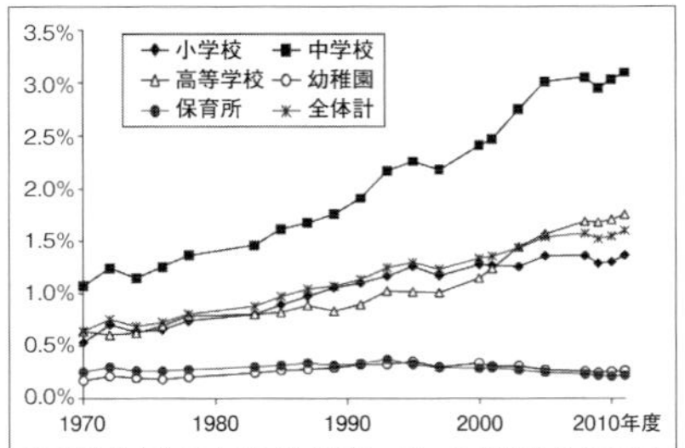

40年間で全体の合計では2.5倍、ゲームが普及する2000年頃より、中高ではさらに増加し、３倍以上に。一方、小学校では横ばい、保育所・幼稚園は減少傾向。

図２　子どもの骨折率・年次推移
独立行政法人日本スポーツ振興センター統計より筆者作成

これは外遊び場が減少し、携帯用ゲーム器が低年齢層にも普及してきた時期に重なります。こうした背景から、子どもたちは小さなけがを経験する機会もなくなり、子どもロコモとなって、十分な危険回避能力が身につかないまま成長してしまい、その結果、中学になっていきなり専門的なスポーツ活動を始めると、骨折などの大けがにつながってしまうものと推測されます。

子どもロコモの対処法

子どもロコモは、以下に示す方法で家庭や学校で対処すれば、70～80%は改善します。ただし、そのまま放置しておくと、体がかたいままとなってけがをしやすくなり、将来ロコモになってしまう可能性も危惧されます。気がついた時点で早目に対処すれば、改善はそれほど難しいものではありません。そのためにも保護者が子どもの異変に気づき、子どもと一緒に対処することを勧めます。まずは良い姿勢をしっかり身につけること、そして家庭で、あるいは学校の体育の授業で、肩甲骨、股関節を意識した体操を毎日継続して行うことが重要です。

１．良い姿勢を意識する（図３）

① 立位では、壁を背にし、かかと→尻→背中→頭の４点がすべて壁につくのが良い姿勢です。
② 座位では、まずすねと太ももを直角にし、次いで骨盤を立てて太ももと背骨を直角にして、顎を後ろに引き、肩の力を抜く、これで正しい座り方になります。

２．肩甲骨および股関節を意識した子どもロコモ体操（図４）

① 頭の後ろに手を組んで、大きく息を吸いながら両肩甲骨を寄せるように両肘を引き、次いでゆっくりと息を吐きながら肩甲骨を開くように肘を前方にもっていきます。これを３回繰り返します。
② 両手を組んだまま、手のひらを上に向けて、両肩甲骨を突き上げるように両腕を垂直に伸ばします。この際、つま先立ちをして、ばんざいの姿勢のまま、しばらく止まります。次いでかかとを下ろし、両腕を耳の後ろにもっていってから、体を股関節で折るように、また両腕を肩甲骨からだらりと垂らすようにして、体前屈します。これを３回繰り返します。

＊①、②を組み合わせて１セットとし、ゆっくり正確に行うことが大事です。１セットは１～２分間で終わります。１日３回、少なくとも１回は毎日行いましょう。家庭で行う場合、親子やきょうだいで行えば、より効果的で長続きします。

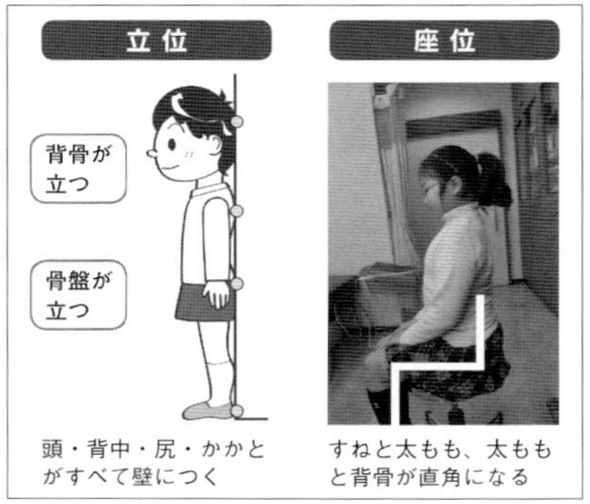

図３　良い姿勢

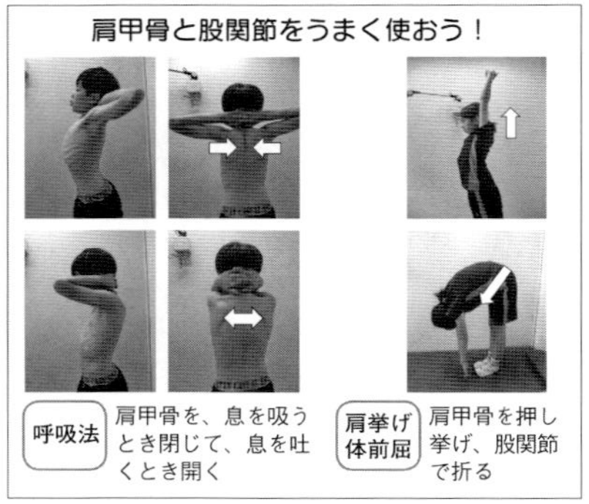

図４　子どもロコモ体操

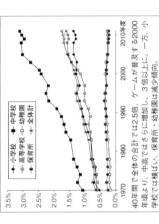

連載 子どもに多い運動器の障害

最終回 スポーツ障害

【林整形外科 院長　林 承弘】

第３回は、運動のやり過ぎから起こるスポーツ障害について紹介します。学校の保健調査票における運動器のチェックで、側弯症や子どもロコモに次いで引っかかる率が高いと予想されるのがスポーツ障害です。代表的なのは、上肢では野球肘、下肢ではオスグッド病です。

野球肘では、肩挙上や肘屈伸で引っかかり、オスグッド病では片脚立ちやしゃがみ込みなどで引っかかります。野球肘の場合、ふだんはあまり痛みを伴わなくても、関節の動く範囲に左右差が生じるのでわかることがあります。またオスグッド病では、運動時だけではなく日常生活動作でも痛みを伴うため、片脚立ちでふらついたり、しゃがみ込みの際に途中で止まったりしてしまいます。このように学校運動器検診において、四肢の動きに左右差があったり、痛みを伴ったりする場合が、スポーツ障害です。

野球肘

【野球肘とは】

野球肘とは、成長期に野球などでボールを投げ過ぎたことによって生じる肘の障害をいいます。投球時や投球後に肘が痛くなります。肘の伸びや曲がりが悪くなり、急に動かせなくなることもあります。障害される肘の部位により、主に内側型、外側型の２つに分けられます。放置すると、肘の痛みだけではなく、成長軟骨をいため関節機能障害を起こして、手術となる場合もあり要注意です。したがって、早期発見・早期治療が鍵となります。

内側型では投球動作時、肘の内側部に牽引《けんいん》力《りょく》が加わり、靭帯・成長軟骨が障害されます。

外側型では肘の外側で前腕と上腕の骨どうしがぶつかって、骨・成長軟骨が剥がれたり、変形を起こしたりします（図１）。

【野球肘の診断ポイント】

まず、両腕の動く範囲を見ます。両肘を屈曲したときに手が肩につくかどうか、また伸展したときに真っ直ぐ伸びるかどうかです。伸展では特に横から観察することがポイントです。たとえば、問題となる肘が、一見真っ直ぐに見えても、反対と比べて左右差があるときは要注意です（図２）。さらに肘の内側ないし外側を押したとき、痛む箇所（圧痛点）がはっきりあれば野球肘の可能性があります。

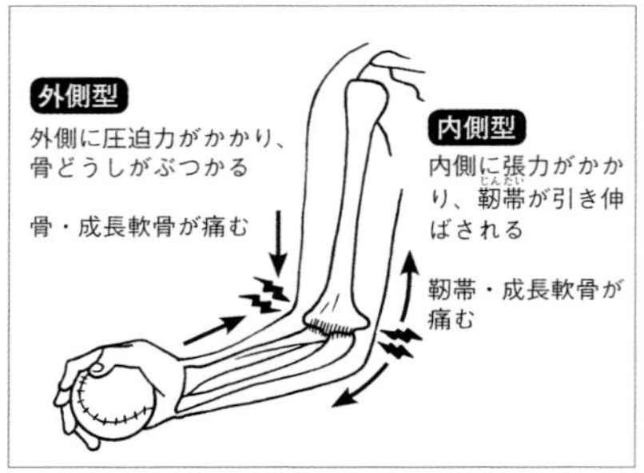

図１　野球肘

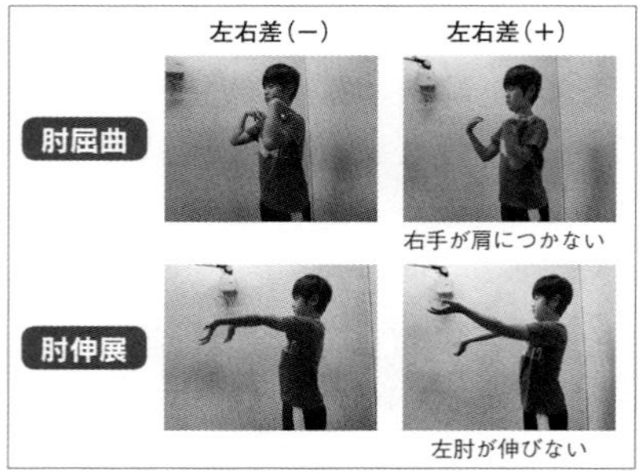

図２　肘屈伸で左右差がないか

正式な診断は、レントゲン・ＣＴ・ＭＲＩなどで行いますが、初期にはエコーが有用とされます。

エコーは被爆がなくハンディーなため、少年野球の検診などによく用いられます。

【野球肘の治療と予防】

治療は痛みがある箇所について、痛みを和らげる温熱治療などを行います。またふだんの練習中から常にケアが必要なので、ストレッチなどの指導をします。さらに、再発予防のため、肘に負担のかからない投球フォームをしっかり身につけることが大切です（図３）。

野球肘は、早期発見・早期治療がとても大切です。早期発見・治療を行うと、５～６か月ぐらいで治る場合がほとんどです。しかし、長期間放置していると、骨・成長軟骨が剥離・変形を起こし、手術になる場合も出てきます。長く、楽しく野球を続けるためにも、肘に違和感を感じたらすぐに医療機関を受診しましょう。そのためには保護者などによる観察・助言など、周囲のサポートも必要になります。

オスグッド病

【オスグッド病とは】

オスグッド病は、10～15歳の成長期の子どもが、跳躍やボールをけるスポーツをやり過ぎたときに発生します。発育期のスポーツ少年に起こりやすい代表的なスポーツ障害です。

症状としては、膝のお皿の下の骨が徐々に突出してきて、痛くなります。時には、赤く腫れたり、熱を持ったりして平地歩行でさえ、

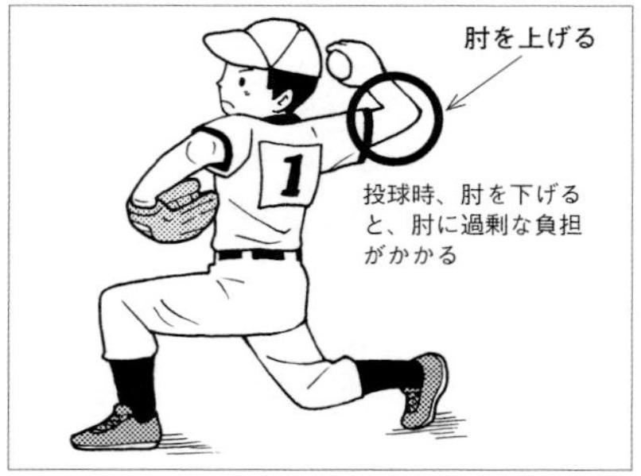

図３　正しいフォーム

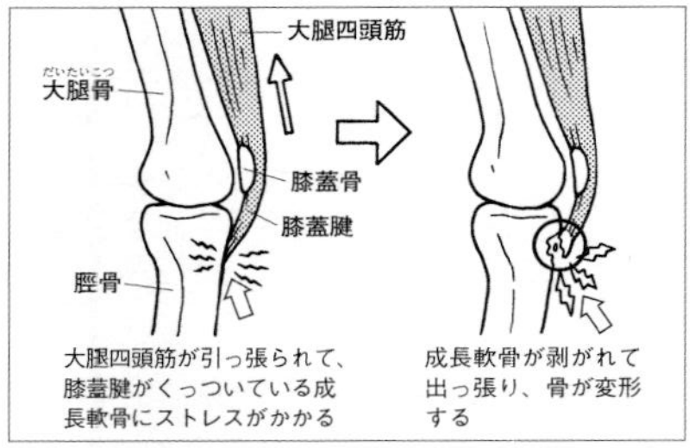

図４　オスグッド病

痛がることもあります（図４）。休んでいると痛みは無くなりますが、スポーツを始めるとまた痛みが再発する、といった具合に繰り返しやすいのが特徴です。

【オスグッド病の診断ポイント】

痛みのため、片脚立ちでふらついたり、しゃがみ込み動作がうまくできなかったりします。痛い方のお皿の下が出っ張っていて、圧痛を伴います。

正式にはＸ線で診断されますが、出っ張っている部分に一致して骨の変形を認めます。

【オスグッド病の治療と予後】

治療は野球肘と同様に、痛みがある箇所について、痛みを和らげる温熱治療などを行います。また日頃から大腿ストレッチングで膝を伸ばす筋肉（大腿四頭筋）を柔らかくしておく必要があります（図５）。また運動直後の患部のアイシングも有効です。要するに、こうした地道なケアを毎日しっかり継続することが大切なのです。野球肘と異なり、成長軟骨が大人の骨に変わる17歳前後になれば、９割方は改善し、手術に至ることはまれです。

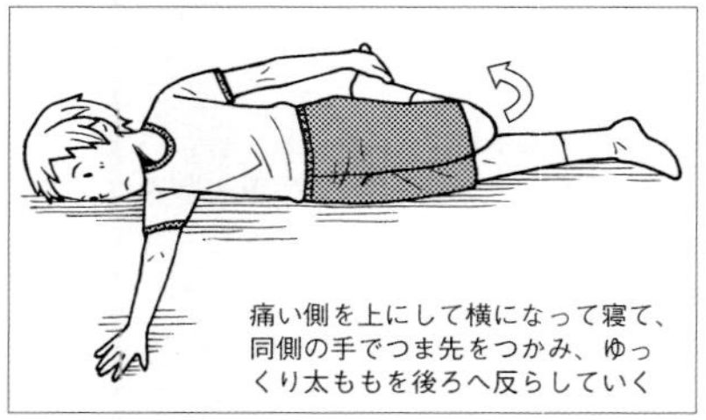

図５　大腿ストレッチング

新連載 成長曲線からわかること

第1回 成長曲線から見る肥満・思春期の変化

【十文字学園女子大学 人間生活学部 幼児教育学科 教授　加藤 則子】

成長曲線とは

横軸に年齢をとり、縦軸に体重や身長の計測値をとり、年齢ごとの体重や身長の値に点を打ってそれらを継時的に結んでいったものを「成長曲線」といいます。体の大きさや成長にも個人差があり、一人ひとり特有なパターンで大きくなっていきます。成長曲線を描くことによってその子どもの成長パターンがわかり、成長の経過を確認することができます。成長曲線は基準曲線に重ねて書くことが多く、基準曲線の代表的なものは、母子健康手帳に載っている発育グラフです。保健指導や臨床で用いられるものは、それより詳しくなっています。

体の大きさが違っても、それぞれの基準曲線のカーブに沿っているかどうかを見て、成長の経過を確認します。実際に描いた成長曲線が基準曲線を横切ってどんどん上向きあるいは下向きになっている場合、成長に何か問題が起こっていると考えます。

単純性肥満

図１は単純性肥満の成長曲線の例です。単純性肥満は取り入れられたエネルギーが十分使われず体にたまり、体重が標準以上に増加している状態です。

図１では体重が7、8歳の頃急に増え始め、これが肥満のなり始めといえます。子どもが肥満傾向になると身長の伸びがよくなりますが、この傾向は思春期頃には見られなくなります。小児期の肥満はそのときに明らかな医学的問題を起こさなくても、それらの代謝の変化が蓄積して成人期に持ち越し、その結果として動脈硬化性疾患を発症する可能性が高くなるので、早期の対応が望まれます。

なお、成長曲線について、図１は基準曲線が平均より標準偏差の何倍大きいか小さいかという表し方になっていますが、後述する図２や３のようにパーセンタイル法※によって表されることの方が多いです。

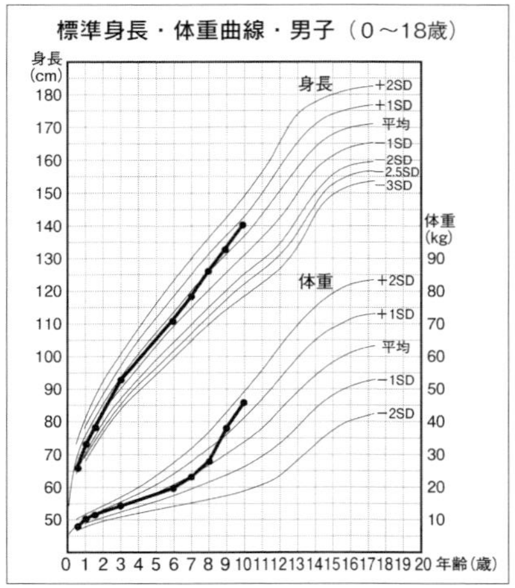

図１　単純性肥満の成長曲線

平成12年乳幼児身体発育調査結果報告書（厚生労働省）および平成12年度学校保健統計調査報告書（文部科学省）のデータを基に作成

症候性肥満

肥満の原因がホルモンの異常などの疾患である場合は、「症候性肥満」と分類されます。症候性肥満では、身長が低いのが特徴です。

右上の図２は、症候性肥満の一例で、甲状腺機能低下のため、身長の成長率の低下と肥満の進行が起こっています。特に６歳以降成長率が急激に低下していますが、それと比べて体重の方が増え続けていることがわかります。11歳のときには、低身長が著明で、高度の肥満となっていました。

甲状腺機能の低下が心配なときは、便秘がないか、皮膚が冷たくないか、腫れぼったい顔になっていないか、脈が遅くないかなどのチェックを行います。本例は甲状腺ホルモンの経口投与により甲状腺ホルモン値が正常化し、身長が伸び始めて成長の追いつきが起こり、平均身長に達して肥満は解消しました。

※多くの子どもを背の低い順に１列に並べたときに、ある子どもの身長が低い方から何パーセントのところに位置するかを見たもの。

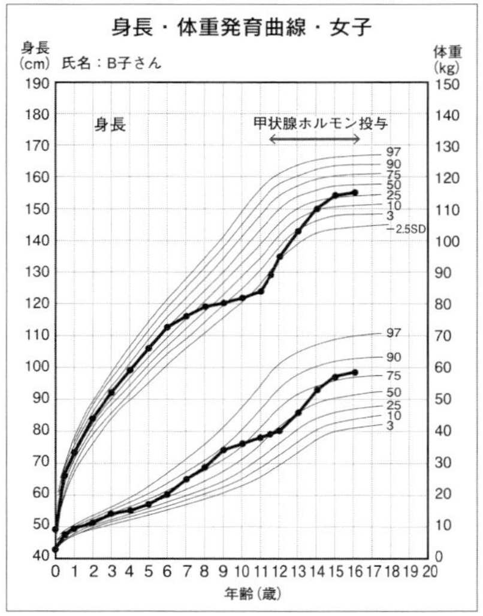

図２　症候性肥満の例（甲状腺機能低下）

（提供　たなか成長クリニック 院長　田中 敏章 先生）

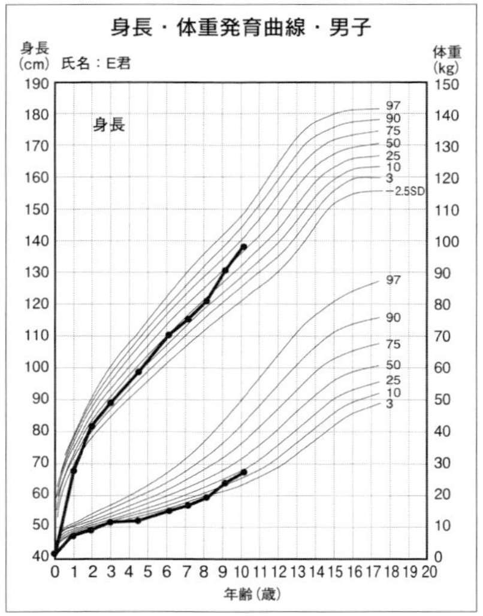

図３　思春期早発の例（SGA児）

（提供　たなか成長クリニック 院長　田中 敏章 先生）

思春期早発と思春期遅発

図３は、妊娠週数に比べて小さく生まれた子ども（SGA：small for gestational age と呼ばれます）が、思春期早発を示した男子の例です。SGAで生まれた子どもの中には、思春期が早く来る子どもが見られます。

出生時に小さかった身長が３歳頃までに追い上げ、その後ほぼ基準成長曲線に沿って発育しましたが、９歳頃からまた急に伸び出して、10歳２か月に陰毛に気づかれ、受診となりました。陰毛があることで衣服を脱ぐのをとても嫌がることから異常が発見されることもあります。本例は男性ホルモンがすでに成人レベルで、性ホルモンを抑える治療が始まりました。こういった治療を行わないでいると、成長が早く終わってしまい、最終身長が結果的にとても低くなるので、注意が必要です。

思春期が早く来ることで基準成長曲線よりも大きくなる現象が現れても、保護者は成長が良好になったと誤解し、安心することで、治療の必要性を感じず、放置することによって結果的に小さい最終身長につながったという事例が少なくありません。思春期が早く来ることは問題なのだと保護者に伝えられる機会を逃したくないものです。

また、思春期遅発症では、思春期が遅く来ます。二次性徴が思春期の年齢になっても現れずに遅れます。思春期が現れれば問題がなくなるので一つの体質といえますが、診断を確定するには思春期が来ることを確認する必要があります。思春期が遅い傾向は親と似ることが多いので、父親の身長が何歳のときに急に伸びたかとか、母親の初潮が何歳だったかなどを尋ねます。骨年齢や、性腺刺激ホルモン・性ホルモンを測定するほか、下垂体の機能をチェックします。社会生活上で心理的苦痛を感じる場合は性ホルモンの投与を行うこともありますが、問題を感じなければそのまま経過を観察します。

連載 成長曲線からわかること

第2回 成長曲線から見る「低身長」

【十文字学園女子大学 人間生活学部 幼児教育学科 教授　加藤 則子】

低身長とは

低身長は、身長が平均よりも標準偏差の2倍以上低い場合をいうことが多いですが、これは標準値より外れているということで、その場合のすべてが病気であると断定できるものではありません。成長障害を考えるときに重要な視点は、成長のスピードです。身体計測値を基準曲線上に描き入れてみて、標準成長曲線の線と交差して小さい方にずれてゆくかどうかで、伸びが悪いかどうかを判断します。低身長であっても基準曲線に並行して増えていれば、伸び自体は正常範囲であり、問題がないことが多いです。

身長の伸びが悪く、気になるときは医療機関を受診します。成長曲線のパターンと保護者の話だけで診断することは難しく、検査を受けることになりますが、大抵受けるのが骨年齢の検査です。両手を広げて撮影したレントゲン写真で、骨成熟の状態を判断します。これが遅れているか進んでいるかで、どのような成長障害であるかの判断に役立ちます。

成長ホルモン分泌不全性低身長症

成長ホルモンは脳の中央部にある脳下垂体という部分で作られ、このホルモンの働きで骨が伸びます。ですから、成長ホルモンの分泌が低下すると、身長の伸びが悪くなります。伸びが悪い状態が続くと、身長が基準曲線に比べてどんどん下に降りていって、平均よりも標準偏差の2倍以上低い身長となります。

低身長であるけれども成長速度に問題のない場合、成長ホルモン分泌不全性低身長症かどうかの区別が難しいです。こういった場合、親の身長をチェックします。親の身長が低ければ子どもの身長も低くなります。これを家族性低身長といい、特に病気ではなく問題ありません。

成長ホルモン分泌不全性低身長症と診断されれば成長ホルモンを足す治療を行います。成長ホルモンは経口では与えられず、注射のみとなります。また、まとめて打つよりも毎日続けて打った方がより大きい効果が得られるので、自宅で家族または本人が注射することが多いです。そのため、成長ホルモンの製剤は、注射液の準備に家族や本人の手間がかからないように工夫されています。成長ホルモンが有効であれば、身長の正常化が期待できます。治療は長期間かかり、多くの場合、高校生の頃まで治療が続きます。

成長ホルモン分泌不全性低身長症の成長曲線の実例が図1です。1歳ですでに71cmと身長が低かったのですが、小学校に入ってからの成長の速さは更に低下してきました。

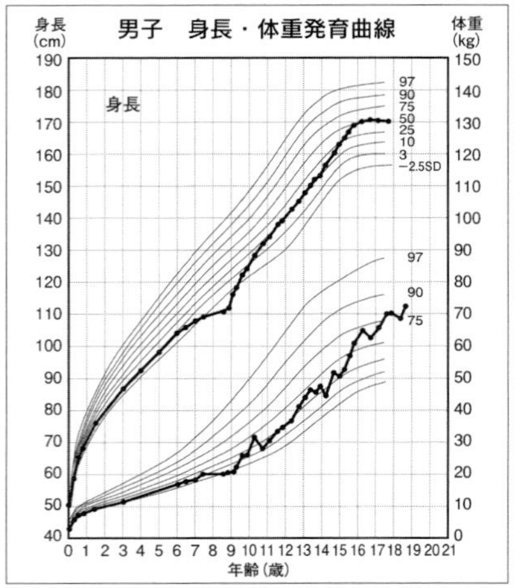

図1　成長ホルモンと甲状腺刺激ホルモンの分泌不全例
（提供　たなか成長クリニック 院長　田中 敏章 先生）

入院して調べると、この例は成長ホルモンと甲状腺刺激ホルモンの両方が足りないことがわかりました。9歳頃に成長ホルモンと甲状腺ホルモンの治療が始まり、著明に成長が促進しました。17歳頃、最終的にほぼ平均的な成人身長になりました。

脳腫瘍による低身長

脳下垂体の近くに発生した脳腫瘍によって脳下垂体の機能が異常になり、成長ホルモンの分泌が低下することがあります。脳下垂体では、様々なホルモンが作られていますので、このように脳下垂体が障害を受けると、低身長以外に不活発や多尿など、様々な症状を起こすことがあります。また、脳下垂体の近くにある視神経が圧迫されると、視野の障害などが起こります。

図2の例は最近の視力低下を主訴として、7歳のときに医療機関を受診したケースです。

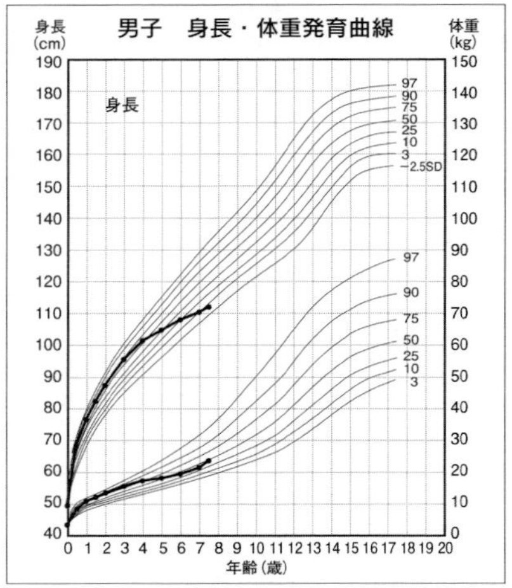

図2　脳腫瘍による低身長の例
（提供　たなか成長クリニック 院長　田中 敏章 先生）

成長曲線を見ると、4歳以後成長率が急激に低下しています。この例では、頭蓋咽頭腫という脳下垂体の近くにできる脳腫瘍が発見されました。手術によって腫瘍は摘出されましたが、視力は回復しませんでした。この場合、成長曲線をつけていれば、低身長になる前に成長率の低下に気がつくことができ、脳腫瘍の早期発見にもつながっていたかもしれません。

ターナー症候群

ターナー症候群は20世紀の前半、アメリカのターナー医師によって提唱されたもので、二次性徴を欠く、低身長、翼状頸《よくじょうけい》、外反肘《がいはんちゅう》などを備えた女性をいいました。その後、染色体のことが詳しくわかるようになり、X染色体が一つだけである染色体異常によって起こることが判明しました。

ターナー症候群は、幼児期には低身長や身長の伸びの低下があまりはっきりしません。しかしながら思春期になると、周りの子どもが伸び始めるので、低身長が目立ってきます。年齢とともに低身長の程度が強くなるといえます。

図3はターナー症候群の子どもの成長曲線で、5歳以降、低身長を示しています。

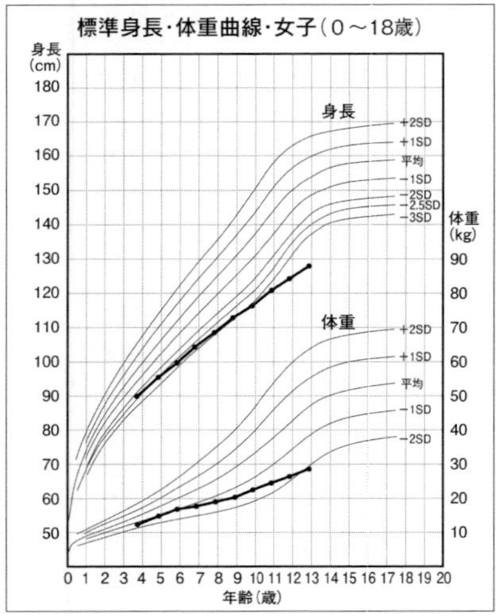

図3　ターナー症候群の例
（提供　日本赤十字北海道看護大学 看護学部 教授　伊藤 善也 先生）

ターナー症候群の低身長に対しては、成長ホルモンが投与されます。数年の投与によって、治療しない場合より5～10cm高い最終身長が望めます。性腺の異常に対しては、女性ホルモンが内服投与され、女性らしい体つきなどが得られます。

最終回　成長曲線から見られる児童虐待・心の病気

【十文字学園女子大学 人間生活学部 幼児教育学科 教授　加藤 則子】

児童虐待と愛情遮断症候群

子どもにとって良くない生育環境のひとつとして「児童虐待」が挙げられています。

児童虐待防止法は頻繁に改正され、その効果が期待されていますが、子どもたちが虐待やネグレクトで亡くなっている事件は毎日テレビや新聞で報道されています。なかなか介入しづらい面があるのですが、早期に発見し、早急な対応が急がれます。成長曲線は早期発見を可能にするツールのひとつといえます。低栄養によるものだけではなく、内分泌異常による低身長もあります。健康診断での計測結果に注意を傾けて気づいてあげましょう。

劣悪な家庭環境などによって生じる低身長を「心理社会的低身長」といい、愛情遮断症候群ともいわれ、成長ホルモンがほとんど分泌されない場合もあります。年少乳幼児に見られることの多いネグレクト（育児放棄）や、食行動の異常を伴うもの、下垂体機能不全で低身長が起こっているが劣悪な家庭環境から離すだけで改善してゆく場合など、さまざまな類型があります。

図１に示したのは愛情遮断症候群の例です。児童虐待による養育環境の問題で子どもに精神的負荷がかかり、成長ホルモン分泌に影響が及んでいる特異的なケースです。この症例の場合、入院させて養育環境を改善したことで、身長・体重ともに増えがよくなっています。

図２の例では、１歳になる前からすでに身長も体重も増加が遅く、その後も、成長のひどい遅れが続いています。

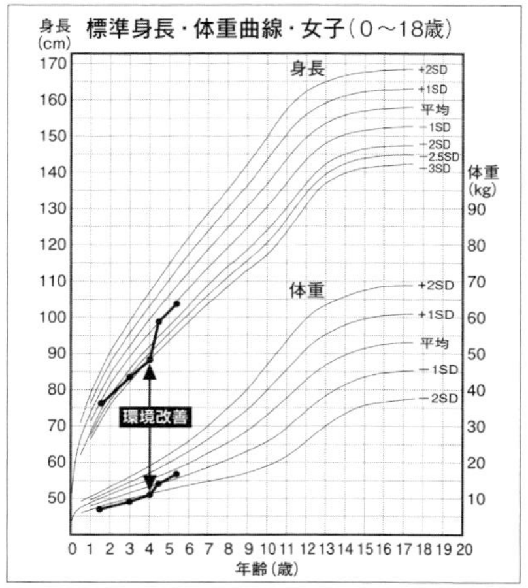

図１　愛情遮断症候群の例

平成12年度幼児身体発育調査結果報告書（厚生労働省）及び平成12年度学校保健統計調査報告書（文部科学省）のデータを基に作成

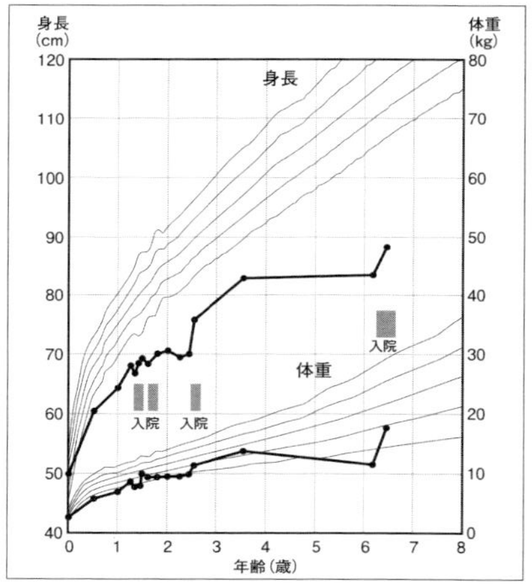

図２　劣悪な家庭環境による成長障害

（提供　たなか成長クリニック 院長　田中 敏章 先生）

この男子の場合は、４回の入院がありますが、よく見ると、入院している間に急速な身長と体重の増加があり、退院すると再び激しい成長の遅れを生じました。家庭環境が劣悪・有害であるために家庭内では正常な成長が著しく損なわれることが現れています。十分な食事が与えられないことで身長の増加も明らかに妨げられています。

思春期やせ症

思春期やせ症は神経性食欲不振症とも呼ばれ、摂食障害のひとつの病型です。発症年齢は、思春期の時期に多く、14歳と18歳頃よく起こるといわれますが、初経発来前の若年発症や結婚後の発症も増加しているのが近年の特徴です。

発症には、学校や家庭での対人関係から生じる精神的葛藤などが根底に見られることが多く、複数の要因が複雑かつ相互に関連し合って発症します。やせを礼賛する社会的風潮があるために、女性の自己評価が身体評価と深く結びつき、細くて美しいことに価値が置かれる現代の状況があります。思春期やせ症になる女性はがんばり屋で成績が良い一方、他者からの評価に敏感で、自己評価が低く、完全主義的傾向が強く精神的に苦しみを抱えています。乳幼児期の母子関係における母親との情緒的交流の障害や父性の希薄さなども原因のひとつといわれています。

思春期やせ症は、体重の増加を強く恐れ、自己の身体の認知に重大な障害を呈するような患者の症状や異常行動によって診断がなされます。体重が標準身長から算出した体重の80%以下であることも診断基準のひとつです。女性では無月経は必発です。本症には、誤ったダイエットが原因で比較的治りやすいものから、深い心的外傷や精神的問題を抱えるものまでさまざまなケースが含まれるので、それぞれの状況に応じた理解と対応が大切となります。

図３に思春期やせ症の成長曲線を示します。10歳の後半（Cの時期）から体重減少が始まっていますが、よく見ると、４歳頃（Aの時期）から体重の増加がゆっくりとなり、７歳過ぎ（Bの時期）から体重の変動が出現するとともに身長増加が明らかに遅くなり、10歳の後半（Cの時期）から体重減少とともに身長増加が完全に停止していました。

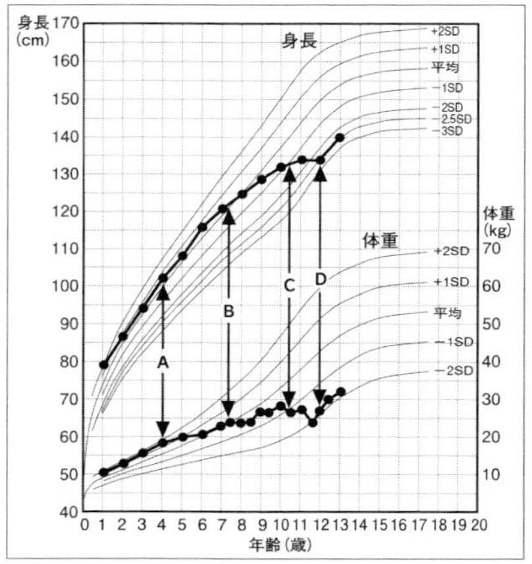

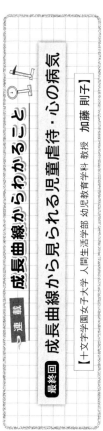

図３　思春期やせ症の例

（提供　たなか成長クリニック 院長　田中 敏章 先生）

治療により体重が上向きになると、やや遅れて12歳頃（Dの時期）より身長増加が回復してきていきました。

まとめ

成長曲線から見つかる病気などについて、肥満や成長ホルモン分泌不全、虐待による影響など、発育の実例を挙げて、３回にわたって掲載しました。健全な発育ということは、単に早く大きくなったとか、体重が重い、身長が高いということだけではありません。身体と、それに伴った心の発達を総合的に評価し、それを子どものからだ全体として見ていく必要があります。

健康に育つということは、それぞれの持って生まれた生きる力が妨げられることなく、存分に発揮できる環境にあって初めて実現されるものであります。子どもの健全な成長を、教育、保健、医療、福祉などの各分野が連携して見守っていくことが重要となっていきます。

新連載

複写式来室記録用紙“ほけんしつカード”を用いた保健管理（前編）

【北海道札幌市立幌西小学校 養護教諭　佐藤 智子】

本校の保健室での課題

本校は札幌市中央区に古くからある住宅街に位置し、児童数は990名と市内有数のマンモス校で養護教諭は複数配置となっています。3年前に本校に転勤してきたときには、一日に最大70名の来室がありました。平成27年度は多い日で50名の来室があり、年間来室者数は4,721名でした。

昨今、多種多様な危機管理が求められる中、保健室にはより慎重な対応が求められます。本校においても、来室状況を「担任へ伝え、必要に応じて保護者へ伝える。場合によっては関係教職員と連携し、課題解決に向けて外部機関へとつなげる」ことを滞りなく行うことが求められますが、日々の来室者の多さに「報告～連絡～相談」がもれなくできるのかと、不安になりました。そして、下記の3つの課題が見えてきました。

課題① 来室児童に対して的確な対応をし、記録化する
課題② 保健室での対応を明確に担任に伝える
課題③ 必要に応じて確実に保護者へ伝える

この3点を確実に行うためのアイテムが必須であると考えました。

複写式来室記録用紙の活用

そこで、保健室での来室記録用紙を地元の印刷会社に依頼して、かつては「カーボン紙」と呼ばれた、2枚組の用紙で筆圧を通じて下の紙に伝わり、1枚目の内容が2枚目に写る紙を用いた複写式の“ほけんしつカード”を作成しました。1枚は保健室で保管し、もう1枚は担任へ渡すという方法を考えたのです（写真1、2、3）。

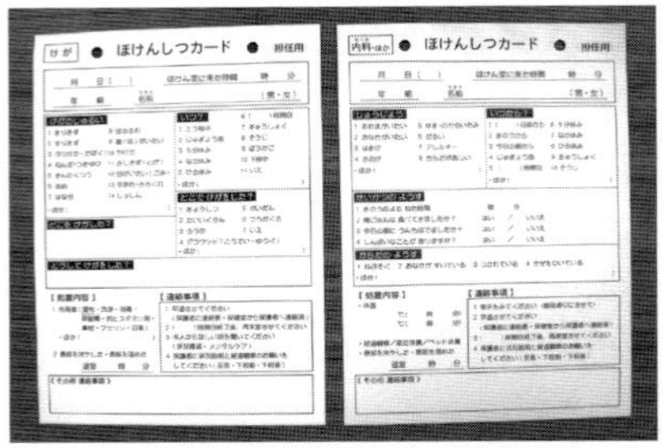

写真1　ほけんしつカード（左：けが、右：内科ほか）

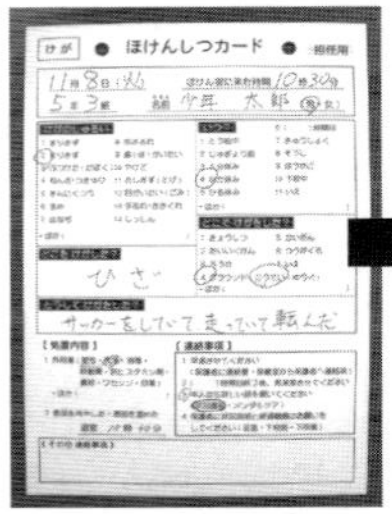
写真2　記入例1枚目（担任用）

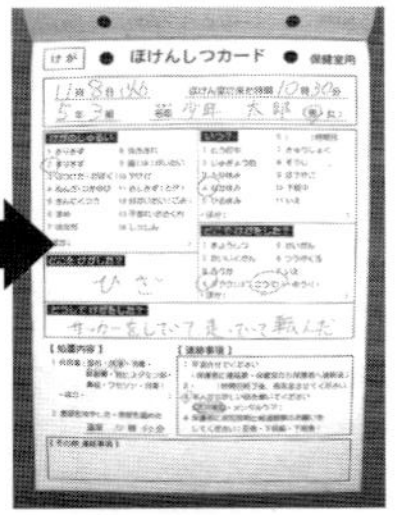
写真3　記入例2枚目（保健室用）

“けが”と“内科”の2種類のカードがあり、“けが”のカードには、「いつ」「どこで」「どんなけがをしたか」「どのような状況でけがをしたか」「保健室での処置内容」などが記録されます。

“内科”のカードには、「いつから・どんな症状か」に加え「せいかつのようす」「からだのようす」などが記録されます。

このほかに“けが”、“内科”カードに共通して保護者連絡のための項目を設けました。「保護者に状況説明と経過観察のお願いをしてください。（至急・下校前・下校後）」という項目です。養護教諭の見立てとして保護者への連絡が必要と判断した場合は、この項目に丸を付けます。担任はカードの記入内容を確認し、保護者へ連絡を入れることができます。

使用の実際

この複写式カードを本校では、保健室へ来室した全児童が記入しています。A5のバインダーにカードを挟み、内科用・けが用を3セットずつ用意しています（写真4）。

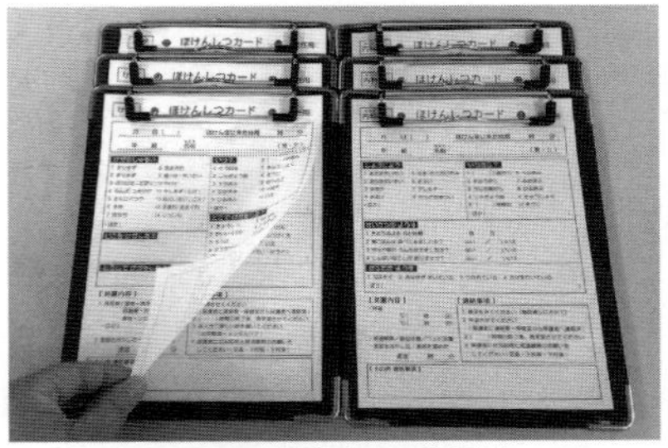
写真4　保健室での使用例

記入は児童もできるように項目を精査したものになっていますので、保健室混雑時には養護教諭が簡単な聞き取りをした後、「書きながら待っていてね」と、バインダーを渡して自分で記入させます（写真5、6）。そして処置時に再度聞き取りを行い、処置内容を記入します。

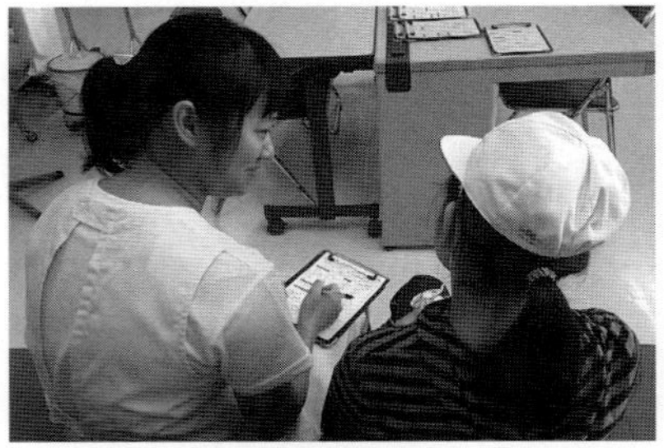
写真5　記入の様子（養護教諭による聞き取り）

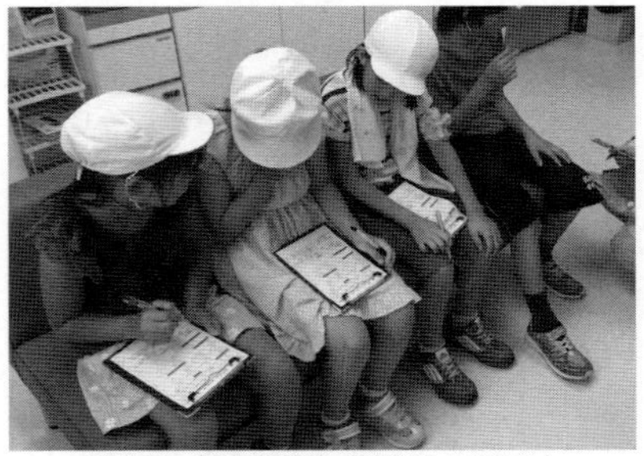
写真6　記入の様子（児童による記入）

内科のカードでは、生活の様子や体の様子を記入する項目があるので、相談活動にも活用することができます。

退室時には、1枚目を担任へ渡すように持たせます（2枚目は保健室で保管）。担任は“ほけんしつカード”を受け取り、内容を確認します。特に「保健室での処置内容」、「保護者への連絡事項」欄に着目し、事後の保護者への対応に活用しています。

“ほけんしつカード”の成果

“ほけんしつカード”を使用し始めたことによる成果として、まず保健室来室児童の状況が担任へ確実に伝わり、また記録として残すことができるようになりました。

複写式にしたことで担任の手元にも保健室来室者の詳細な記録が渡り、保健室での情報を確実に伝えることができます。本校では、全ての来室児童に対して“ほけんしつカード”を利用することで、担任に知らせずに来室した場合でもその状況を伝えることができ、学級経営にも役立てることができました。

また、保護者連絡の内容も詳細に引き継ぐことができました。この“ほけんしつカード”には、保健室での処置内容とともに保護者への対応が記録化されるため、担任はカードの内容を確認し、保護者に状況の説明や経過観察のお願いなどを確実に行うことができます。保護者への連絡漏れなどがなくなり、保護者対応でのトラブルを未然に防ぐことができるようになりました。

複写式カードの担任用はそのまま担任が保管し、保健室用は放課後にまとめて保健日誌と一緒に教頭へ提出します。そうすることで、教職員間で情報を共有することができ、万一下校後に保護者から問い合わせなどがあった場合でも、養護教諭・担任はもとより、誰もがカードを見て答えることができます。

さらに、子どもが体の様子を自分事として捉えることができ、今後に生かすことができるようになりました。

（143ページへつづく）

連　載

複写式来室記録用紙“ほけんしつカード”を用いた保健管理（後編）

【北海道札幌市立幌西小学校 養護教諭　佐藤 智子】

本校では、筆圧を通じて１枚目の内容が２枚目に写る用紙を用いた複写式の来室記録用紙“ほけんしつカード”を印刷所に依頼して作製し、けがや体調不良などで来室した児童の管理に用いています。

前編（2016年11月８日号掲載）では、“ほけんしつカード”の概要や、保健室での児童の記入の様子などについて紹介しました。後編では、複写式の来室者記録用紙“ほけんしつカード”による保健室と教職員や管理職との連携と、他校で“ほけんしつカード”を利用した養護教諭の感想などについて紹介します。

教職員との連携

本校では、保健室来室者全員が“ほけんしつカード”を記入することで、的確に状況を把握するとともに教職員で情報を共有し、教育活動に役立てています。

職員室黒板のチェックシートに記入

けがや高熱など保護者への連絡が必要なケースは、“ほけんしつカード”の連絡事項欄に記入するとともに内線で職員室へ連絡し、連絡を受けた教職員が職員室黒板に掲示してある「家庭連絡確認票」に内容を記入します（写真１、２）。放課後、担任が連絡状況を記入し、最後に教頭が連絡漏れがないかを確認しています。

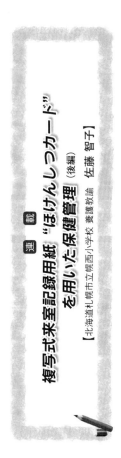

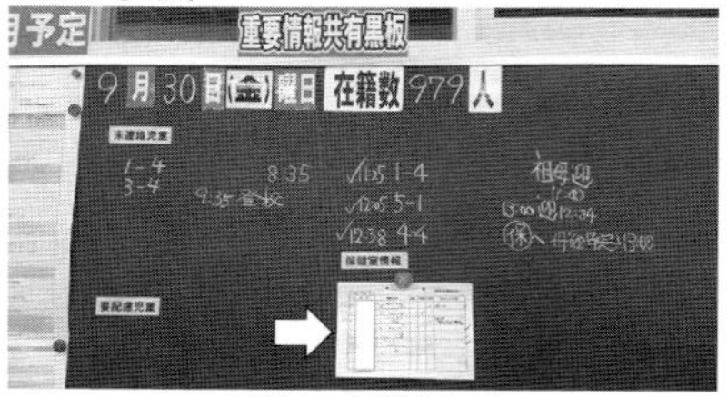

写真１　保健室黒板
（矢印で指しているものが「家庭連絡確認票」）

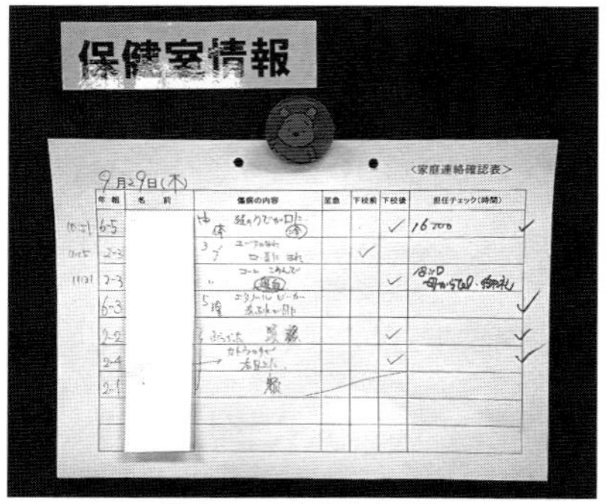

写真２　家庭連絡確認票

保健日誌への添付と回覧

養護教諭は放課後、“ほけんしつカード”を見ながらパソコン上の来室記録システムに入力した後、保健日誌とともに回覧します。本校では、校長・教頭・主幹教諭・教務主任・保健主事が目を通し、一日の来室者の状況と保護者への連絡内容などを把握して、情報を共有しています（写真３）。

記録用紙の保管

記録用紙の担任用は、各担任が当年度内は保管しています。記述内容や枚数（来室数）から子どもの変化に気づくことがあるからです。その中で、養護教諭と担任で情報交換し、子どもへの指導や学級経営に役立てています。

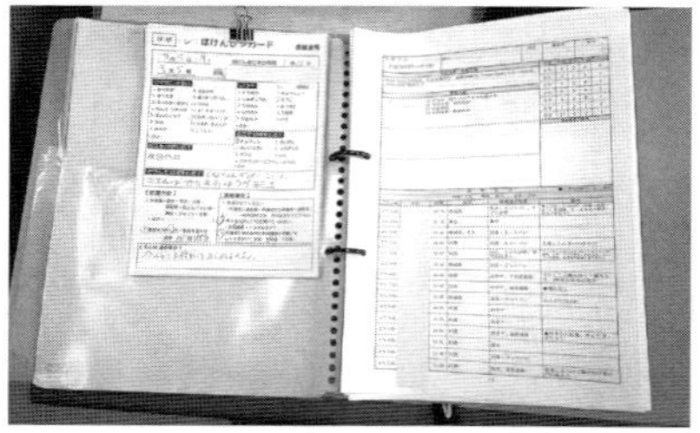
写真３　保健日誌

また、保健室用は翌年度まで保管し、後日確認の必要がある場合に備え、日付を付せんに記入して月ごとにとじています（写真４）。長引くけが、気になる出来事などがあったものにも付せんをつけています。

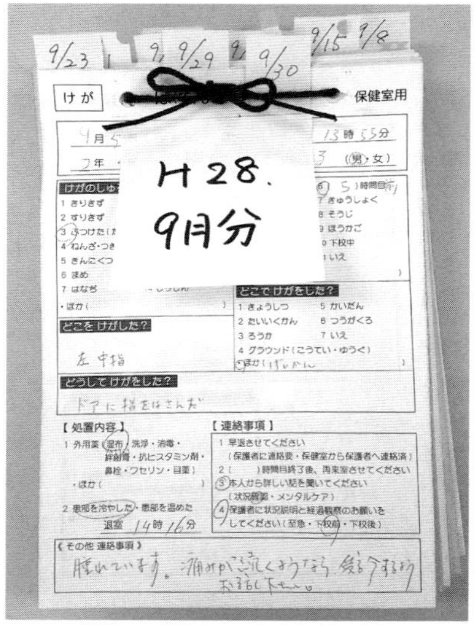

写真４　保健室での記録用紙の保管

本校教職員・他校の養護教諭の感想

教職員に対して“ほけんしつカード”を使用した感想を聞いてみたところ、下記のような感想をもらいました。

＊ちょっとしたことなど、うっかり忘れてしまうことがありましたが、カードがあることにより忘れずに子どもや保護者に声をかけることができとてもよいです。

＊子どもの状況を正確に知ることができ確実な伝達方法で画期的です！

＊保護者への連絡を忘れることが無くなりました。

＊子どもが保健室に行ったことを伝えないなどの、伝言ミスがなくなりよかったです。担任側としてはとてもありがたいです。

＊伝えるべきことが整理されているので、保護者への電話連絡の際、大変役に立ちました。

教職員の感想を踏まえ、管理職や事務職員と「費用はかかりますが、それ以上の効果が得られているので継続して使用できるようにしましょう」と話し合っています。

また、昨年度“ほけんしつカード”を本校以外でも試験的に活用してもらいました。下記はそのときの各校の養護教諭の感想です。

＊基本的に聞かなければならないことをうっかり忘れることもなく、問診の流れをつかむことができました。

＊担任と話す時間が無い場合も多く「ちゃんと連絡してくれた？」と気軽に声をかけられないときでも、“カード”を渡してあるので、正確に・確実に伝わる、記録に残るということで頼りになるカードです。これをきっかけに、担任とのコミュニケーションがよくなりました。

＊就寝時間や朝食摂取の有無などの項目から継続的に子どもを見とることもでき保健指導にも役立ちました。

＊子どもと担任が一緒にカードを見ながらけがの原因など確認できることで、保健指導的に効果があったと思います。

＊子ども自身がカードに記入しながら、けがの様子を思い起こし、内科のカードでは生活の様子や体の様子を振り返ることができて、自分事と捉えることができてよいと思いました。

放課後の安心感が違います！

自校で“ほけんしつカード”を使用し、そのよさを実感し始めたころから「この安心感をみなさんに伝えたい！」という強い願いが生まれました。「あの子は、大丈夫だったかしら？」「えっ、保護者への連絡は？担任は入れてくれたかしら？」と放課後にハッとした経験はありませんか？　元気な子どもの顔を見るまで気がかりになる不安を解消するため、そして子どもたちの安全・教職員の安心、保護者への信頼を得るために、本校では“ほけんしつカード”の活用が大きな成果をあげています。

新連載 子どもの可能性を引き出す「スクールソーシャルワーク」

第1回 スクールソーシャルワークってなに？

【NPO 法人日本スクールソーシャルワーク協会 名誉会長　山下 英三郎】

はじめに

小中高生の数は、私がスクールソーシャルワーカーとして活動を始める前年の1985年と比べると、2014年には約883万人も減っています。それだけ児童生徒数が減ったのであれば、一人ひとりの子どもに対する眼が行き届き、彼らの生活は安定の度合いが高まっていていいはずです。ところが、子どもたちが直面している困難の度合いは逆に深まっています。例えば、不登校の小中学生数は、1985年には31,997人だったのが2014年には122,897人にまで増えています。そのほか、いじめや虐待、貧困など、課題は山積みです。

そのような状況に対して、私たちの社会は無為に子どもたちの窮状を見過ごしてきたわけではありません。それどころか、多くの予算と人材を投入して問題の解決に取り組んできました。教育相談体制や生徒指導対策の強化、適応指導教室の設置、スクールカウンセラー制度の導入などがそうです。

しかし、それらの取り組みが功を奏したように見えないのはなぜでしょうか。その理由は単純ではなく、いろんな要因があると思いますが、それらのひとつとして、大人の思惑と子どもたちのニーズとのズレを挙げることができるでしょう。問題解決に際して、大人たちは真剣に対策を講じますが、困難に直面している子どもたちの声を聴くという発想が抜け落ちています。したがって、対策は大人たちのひとりよがりの内容になりがちです。子どもたちが、そのような働きかけを拒む可能性が高くなるのは、ある意味当然といえます。多岐にわたる対策の強化にもかかわらず、問題が増加の一途をたどる背景として、その点は看過することができないと思います。

もし取り組みの効果を上げたいのであれば、悩み苦しんでいる当事者の声にまず耳を傾けることだと思います。それをしないで、対策の効果が上がると考えるのは楽観的に過ぎるといえるでしょう。

そうした一方通行的なやり方とは異なるひとつの方法として、スクールソーシャルワークがあります。ここでは、スクールソーシャルワークの基本的な考え方と方法について述べ、その従来の方法とは違った点を明らかにしたいと思います。

スクールソーシャルワークとは？

スクールソーシャルワークを、ひと言でわかりやすく説明することは容易なことではありませんが、強いて言えば、さまざまな困難に直面している学齢期の子どもたちをソーシャルワーク（社会福祉）の観点から支援する方法だということです。

ソーシャルワークでは、いろんな困難に直面している人々を多面的な方法によって支援しますが、その根幹にあるのは人間尊重です。これは国籍や人種、宗教、性別、年齢などにかかわらず、あらゆる人を、尊厳を有し尊重されるべき存在として位置づけます。したがってスクールソーシャルワークにおいては、子どもたちをひとりの人間として尊重することを前提とします。彼らとの関係は対等であり、問題解決には、パートナーとして共に取り組み、ソーシャルワーカーが一方的に解決の肩代わりをするという関わり方はしません。子どもたちの意志や考えを十分にくみ取り、彼らのニーズに沿った解決策を協働で探ります。そうすることで、子どものニーズとズレが生じるリスクを避けることができるといえます。

この人間尊重という考え方をベースにして、そこからいろんな理念や方法論がソーシャルワークの中に生み出されてきたのですが、ここではそれらの中から特にふたつの点に焦点を当てて述べることにします。

1）可能性指向（ストレングス・モデル）

私たちは、問題を抱えると、その問題に意識を集中し、なんとかしてその問題をなくそうとする傾向があります。たとえば、子どもが不登校になったりすると、やれ「あの子は社会性がない」とか「親の養育能力が低い」などといって、弱点をあげつらい、それを克服することこそが問題解決に不可欠だと考えがちです。

ところが、ソーシャルワークでは欠点や弱点に注目するのではなく、人が本来有する力、つまり可能性（ストレングス）に焦点を当てます。可能性に関しては、本人が過小評価していたり、あるいはまったく気がついていなかったりするということもあります。スクールソーシャルワーカーは、そうした可能性を引き出し、発揮できるようにサポートします。そこで求められるのは、可能性を信じる信念と子どもたちの可能性を鋭敏にキャッチする力です。

人が変わることがあるとすれば、問題点をあれこれ指摘されることではなく、自分で自分の力に気づき、それを確信することによってだと思います。さまざまな課題を抱えた子どもたちに対しては、どうしても足りない部分や過剰な面に意識が向けられがちです。そして、そこをなんとかしようと苦闘しがちですが、一人ひとりの子どもたちに十分な関心を示し、個々の子どもが有する可能性に気づくことができるならば、道が開けることが少なくないはずです。このストレングス・モデルが学校現場で広く共有されると、子どもたちの姿も変わってくるのではないかと思います。

2）生態学的視点（エコロジカル・モデル）

私たちは、小さくは眼には見えない微生物から、大きくは宇宙の影響までを受けながら生きています。ミクロからマクロまでの生態系の中にあって、何物からも影響を受けずに生きることは不可能です。

ソーシャルワークでは、問題も同様に生態系の中で生じると考えます。私たちはあらゆる事物と日々交流しながら暮らしています。それらの事物とスムーズに交流できていればいいのですが、時々折り合いがうまくつかなくなることがあります。ソーシャルワークでは、その折り合いがうまくつかない部分を問題としてとらえます。ですから、人と人との関係においても、“この人が悪い”とか“あの人が悪い”などとは考えません。問題は、この人とあの人との関係にあるととらえます。したがって問題の解決とは、うまくいかない状態に適合状態を生み出すことにあります。そのためには、人がもともと持っている力を発揮できるようにサポートし、自らが折り合いをつけることができるように支援します。

しかし、個人がいくら力を高めても適合状態をうまく生み出すことができない場面があります。例えば、集団にいじめを受けている場合、ひとりで立ち向かってもなかなか関係の調整ができるものではありません。そんなときは、個人の努力にのみこだわるのではなく、いじめ集団に焦点を転じて彼らに働きかけていじめをしないような状況を作り出すという動きをします。つまり、ソーシャルワーカーは個人と彼・彼女を取り巻く環境の双方に眼を向け、適合状態を作り出すべく努めるのです。

以上、簡単にスクールソーシャルワークの考え方について述べましたが、次回以降もう少し具体的にスクールソーシャルワーカーの動きなどを交えて説明をしたいと思います。

連載 子どもの可能性を引き出す「スクールソーシャルワーク」

第2回 スクールソーシャルワークの可能性

【NPO法人日本スクールソーシャルワーク協会 名誉会長　山下 英三郎】

活動の特徴

スクールソーシャルワークの基本的な考え方は、可能性指向と生態学的視点だということを前回述べましたが、今回は具体的な活動における特徴について触れたいと思います。

スクールカウンセラーとスクールソーシャルワーカーの違いについて説明を求められることが多いので、まずそこから述べると活動のイメージをつかみやすいかと思います。この質問に対して、私はよく「インドア派」と「アウトドア派」の違いだと答えます。カウンセラーは、「心理」カウンセラーともいわれるように、人間の心理、つまりインドアに焦点を当て、さらに活動はカウンセリングルーム（相談室）というインドアで行われます。それに対して、ソーシャルワーカーは、問題を環境との不適合状態ととらえるわけですから、常に環境、つまりアウトドアを意識します。そして活動は、環境調整をするために子どもたちが生活する場（アウトドア）へと足を運ぶことによって展開されます。

したがって、この説明は比較的わかりやすいのではないかと思っています。ただ、これはあくまでも大枠で区別するための便宜的な説明であって、両者が常に明確な線引きされた枠の中で活動しているわけではありません。

学校現場では、「スクールカウンセラーとスクールソーシャルワーカーの使い分けをどうすればいいのかわからない」という言葉をたびたび耳にしてきましたが、たとえば不登校の子どもで経済的に困窮していて身体的な虐待が疑われるケースの場合、心的なダメージに関しては、スクールカウンセラーがじっくりと向き合い、受けた傷を癒やすための心理カウンセリングを行うことが有効だと思われます。同時に、環境面については、就学援助や生活保護の受給などについて公的な機関との連携が必要になる場合がありますし、児童相談所との関わりなども考えられます。さらには、地域にある民間の子どもの居場所などへとつなぐこともありえます。ここではスクールソーシャルワーカーの出番となります。

このように、スクールカウンセラーとスクールソーシャルワーカーとが役割を分担することによって、より効果的な支援が可能になります。

言ってみれば、スクールソーシャルワーカーの機能面での特徴は「連携」です。公的な機関から民間の団体や機関、それに地域の人々と協働して、子どもの生活環境の改善を図ります。これは環境を視野に入れたソーシャルワークの考え方から派生した機能ですが、とかく組織や専門職が独立性を重んじるばかりにバラバラの対応をして、支援に一貫性が欠けがちになるという難点を解消する上では、非常に有効な機能です。ソーシャルワークには「社会資源がなければ作る」という考え方もあり、私はその考え方がとても気に入っています。

実際の活動においては、私が活動を始めた当時はほとんど存在しなかった、不登校の子どもたちの「居場所」を地域の人たちと一緒に作ったり、子どもの不登校に直面して悩んでいる保護者の自助グループを立ち上げたりしました。そうした「資源作り」をしたことで、ソーシャルワーカーが関わる子どもだけではなく、より広範な子どもたちが参加することができる居場所となったり、保護者のグループについても長年にわたって交流を続けるサークルとなったりする、ということがあります。

また学校の立場からすると、スクールソーシャルワーカーの存在は、とかく多忙な教師たちには難しい家庭訪問をしてくれたり、学校と家庭との間に介在してコミュニケーションの円滑化に寄与してくれたりするので、時間的な負担感が軽減されるだけではなく、精神的にも楽になるというメリットがあります。

アウトドア派なだけに行動的な面があるのは当然なのですが、その活動に関する認知度は歴史が浅いため、まだ十分ではありません。以下では、沿革と現状について少し触れてみたいと思います。

沿革と現状

「スクールソーシャルワーカー」という名称を明確に前面に出して活動がなされたのは、1986年に埼玉県所沢市で私が始めた取り組みが初めてのことでした。当時は私だけがスクールソーシャルワーカーと名乗っていましたが、その状態は10年以上も続きました。当初は、なかなか広がらず、果たして日本でスクールソーシャルワークは根づくのだろうかという気持ちもありました。しかし、実際の子どもたちやその家族、そして学校現場との関わりを通して、私は確かな手応えを感じていたので、それほど悲観的になることはありませんでした。

1990年代には1人だけだったものの、2000年代に入ると兵庫県や茨城県、千葉県などでスクールソーシャルワーカーを取り入れる自治体や学校も現れました。さらに、2005年度には大阪府が複数採用し、その影響からか、その後は徐々に配置する自治体が増えてきました。そして、2008年度からは、文部科学省がスクールソーシャルワーカー活用事業を導入して、全国的な展開が図られることになりました。国の制度として正式に位置づけられることになったというわけです。

2008年度は、15億円以上の予算を投じて全国200以上の地域に900人以上のスクールソーシャルワーカーが配置されたのですが、学校現場でまったく認知されていなかったため、かなり難しい面がありました。そもそも、ソーシャルワーカーの人材をいかに確保するかという問題がありました。いわば見切り発車のような形でスタートした事業でした。しかも、翌2009年度には予算も人材も3分の1程度にまで縮小されるという不安定さでした。それでも、活動が評価されたのか、2010年度から徐々に増加して、2014年の時点では1,186人まで増えています。近ごろは、子どもの貧困やいじめなどの問題が論じられるたびに、スクールソーシャルワーカーの増員が喧伝《けんでん》され、最近では全中学校区に配置などという案まで示されるようになりました。

事業の開始時点では、人材不足のために、実にさまざまな人たちがスクールソーシャルワーカーとして雇用されるということになり、雇用された人たち自身もスクールソーシャルワーカーがどういう考えや機能を持っているのかわからないというおかしな現象がありましたが、現在では社会福祉士あるいは精神保健福祉士といった国家資格を持った人たちがスクールソーシャルワーカーとしての採用条件となりつつあります。それでも資格保有者は全体の半数近くのみで、退職校長などの教員免許を有する人たちが30%以上を占めています。ゆえにスクールソーシャルワーカーの専門性をいかに確立するかということは、今後の課題だといえます。また、身分的にも99%以上が非常勤であり、身分保障がないままでの活動を強いられているという現状もあるので、その点も制度の充実化を考えたときには課題となります。

以上、今回はスクールソーシャルワーカーの機能と、歴史と現状を簡単に記しました。次回は、養護教諭との連携について論じたいと思います。

連載 子どもの可能性を引き出す「スクールソーシャルワーク」

最終回 活動形態と養護教諭との連携

【NPO 法人日本スクールソーシャルワーク協会 名誉会長　山下 英三郎】

多様な活動形態

スクールソーシャルワーカーの活動形態は、都道府県レベルで雇用され、教育事務所に所属し、管轄エリアの学校を訪問して個別相談や学校関係者に対する助言などを行う「巡回型」と、市町村レベルの教育委員会や教育センターなどに所属し、要請に応じて地域の学校や家庭に赴いて活動を行う「派遣型」、さらに特定の学校に配属されて活動する「配置型」とがあります。これらの活動パターンの違いは、予算や人数、あるいは地域の特性などによって生じるものです。

活動パターンの多様さに加えて、その内容も地域によって違いがあります。中でももっとも大きな相違点として、困難に直面している子どもと直接会って支援する「直接支援」と、子どもとは面接をしないで教師に対する助言やケース会議への参加、あるいは関係機関との連携に活動を限定する「間接支援」とがあります。本来は、直接支援を行う過程で、学校関係者に対する助言や関係機関との連携などの間接支援へとつながるものであり、直接支援・間接支援と明確に区分けされるものではないのですが、子どもと直接関わることを教育委員会が禁じているところもありますし、直接支援は不要だと公言しているスクールソーシャルワーカーもいます。こうした間接支援に限定した活動のあり方は日本独特のものであり、ソーシャルワークを狭義に適用した取り組みだといえます。

以上のように、スクールソーシャルワークは複雑な活動形態を有するために、子どもとその家族、そして学校関係者や地域の諸機関などとの関わりについて簡潔に説明することが難しいという側面があります。たとえば、モデルケースをひとつ取り上げて、その活動について述べたとしても、「ウチの学校ではそんなことは考えられない」などということがありえます。それは、スクールソーシャルワークが日本に導入されて歴史が浅いために、まだ業務の内容や機能が確立されていないということの証しだと思われます。

養護教諭との連携

スクールソーシャルワーカーの活動形態は多様ですが、他職種や機関間の連携に関しては、どのような形態であっても共通の機能として合意されているということができます。

以下、スクールソーシャルワーカーのイメージをより具体的に思い描いていただけるように、さまざまな連携対象の中で、養護教諭との連携に焦点を当てて記したいと思います。ちなみに、もっとも一般的な市町村自治体の教育委員会(教育センターを含む）配属の派遣型で直接支援の活動スタイルをとる場合をベースにしています。私自身がこのスタイルで活動をしていたので、個人的な経験が多分に反映されていることを、あらかじめつけ加えておきます。

まず、学校現場からのスクールソーシャルワーカーの派遣要請は、通常校長を通じてなされます。要請を受けてワーカーは学校へ赴き、学校長と校長が招集した教員から、支援の対象となる子どもの状況についての説明を受け、その後の活動の進め方などについて確認をします。それから保護者にコンタクトをとり、まずは保護者から子どもの家庭での様子や生育の状況について話を聞きます。そうした経過を経て、子どもとの直接的な接触を図ります。

スクールソーシャルワーカーが要請を受けて関わる子どもの場合、学校との関係が途切れていることが少なくありません。そんな子どもと家庭訪問を通して関係を築いた後、彼・彼女が学校に興味を示し始めることがあります。しかし、長期にわたって不登校状態が続いている子どもの場合などは、いきなり教室へ入ることはとてつもなくハードルが高いものです。そのようなときは、養護教諭と連絡をとり、子どもを保健室で受け入れてくれるように依頼することを考えます。

保健室は、教室とは離れた場所にあることが多く、ほかの児童たちと顔を合わせるリスクが低いですし、出入りする時間も授業時間ごとに区切られてはいないことから、抵抗感が少ないという利点があります。さらに、養護教諭は一般の教師とは異なり、子どもを威圧的に指導したり評価したりする存在ではないため、子どもが安心して接しやすいというよさもあります。そこで、まずは保健室へつなげ、学校に対する緊張感を徐々に軽減できるように配慮するわけです。

また、登校はしつつも、いろんな課題を抱える子どもたちが保健室に出入りしているのは学校の日常的な光景です。彼らはそこで素直に自分の姿をさらけ出しています。スクールソーシャルワーカーは、そんな子どもたちとも関わることがあります。そんなケースでは、養護教諭からスクールソーシャルワーカーのことを話してもらうことができます。信頼している養護教諭の紹介だということで、子どもたちがそれほど抵抗感を示すことなく、関わりを受け入れることがあるからです。

そういった意味で、学校内連携という点では養護教諭はスクールソーシャルワーカーにとって非常に貴重な存在です。配置型ではない限り、スクールソーシャルワーカーは学校にとっては部外者ですから、学校といかに良好な関係を築くかはひとつの課題です。そこで、どのようなアプローチが有効かを考えたときに、保健室が学校内では独立した観があり、養護教諭がアプローチしやすいということは、学校の窓口としては格好の存在だといえるのです。

学校内における養護教諭の独特な位置づけは、スクールソーシャルワーカーの活動の幅を広げてくれるメリットがあり、校内連携を考えた場合は決して除外することができない重要な人的資源だと思います。また、日々多くの子どもたちの声に耳を傾けている養護教諭は、彼らの苦悩や迷いをもっとも知っているだけに、スクールソーシャルワーカーがその知見から多くを学ぶことができるという点でも貴重です。

また、養護教諭にとってもスクールソーシャルワーカーは、気がかりな子どもへの家庭訪問や外部機関との協働など、自らにはできない動きをしてくれる存在として利点があります。さらに、外部の専門家として、養護教諭が仕事をしやすくなるような保健室の環境整備を、管理職に提言するなどの側面支援も期待できます。

このように、スクールソーシャルワーカーと養護教諭との連携には相互にメリットがあり、両者が緊密な協働関係を結ぶことによって、困難を抱える子どもたちの生活の質の向上に、より一層寄与することができると思われます。

以上３回にわたってスクールソーシャルワークについて述べましたが、まだ十分に説明できたとはいえません。それでも、連載を通じて多少なりともスクールソーシャルワーカーのイメージはつかんでいただけたのではないかと思います。

前編　電子機器の視力への影響とブルーライト

【国際医療福祉大学 保健医療学部 視機能療法学科 教授　原 直人】

生活環境の変化

スマートフォン（以下スマホ）やタブレットなどのICT環境の発達に伴って、インターネットの常時接続が可能になり、長時間、いつでもどこでも視聴ができるようになりました。

特にこの数年間で、スマホの使用が広がって、日常生活は大きく変化しました。情報がすぐにその場で得られるユビキタス（ubiquitous）環境となり、使用時間も長時間となっており、起床時から寝るまでデジタル機器の映像を視聴し、見ている映像も３Ｄ映像などのエンターテインメントを求めた強い刺激を与えるものとなってきています。さらに携帯可能な小型の画面であるために、スマホ画面から発せられる青色光を極めて至近距離で視聴するようになっています。

小児期は視覚発達の途中であるため、成長過程において正常な視覚入力が妨げられれば、視機能の発達が阻止される弱視（レンズにより矯正しても視力が出ない状態）となり、あるいは、斜視を発症する可能性があります。また、脳の可塑性は９歳前後までに止まってしまうのですが、逆にこの脳の可塑性が存在する年代におけるデジタル機器やLEDの長時間の暴露が、身体に何らかの影響を及ぼす可能性が高いのです。外部の状況を知る脳の五感機能のうち、80%と最も情報量が多いとされている視覚機能に障害が起これば、子どもたちにとっても深刻な問題となります。

青少年へのデジタル機器の普及

下の表は、平成25年度内閣府発表の青少年のスマホの所有状況です（表１）。携帯電話やスマホを所有している青少年の中で、スマホの割合は、小学生では１割台を超え、中学生では約５割、高校生では８割台前半となっています。

また、青少年の１か月あたりのインターネット平均接続時間は107時間に及んでいます。加えて、教育現場にもデジタル機器導入が進んでおり、文部科学省によれば、全国の公立の小中学校の８割に電子黒板が導入されていて、デジタル教科書として、タブレット端末も７万2000台が導入されています。デジタル教科書のメリットは、文字や写真とともに、音声や動画が利用できることであり、動画とともに音で聞くことができるので教育的な効果がありますが、やはりこれらの映像の視覚機能に対する影響を考慮していく必要があります。

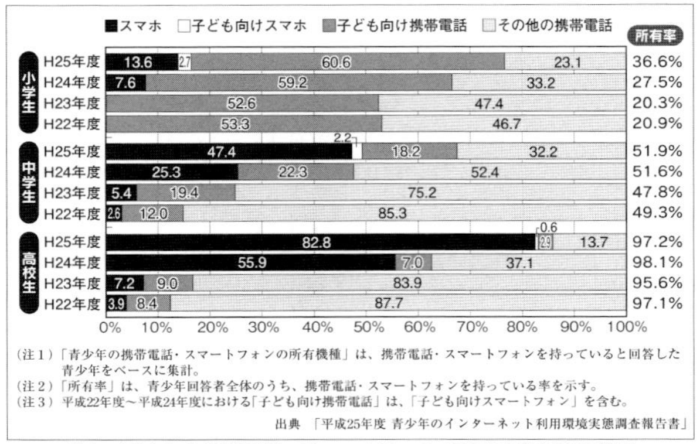

（注１）「青少年の携帯電話・スマートフォンの所有機種」は、携帯電話・スマートフォンを持っていると回答した青少年をベースに集計。
（注２）「所有率」は、青少年回答者全体のうち、携帯電話・スマートフォンを持っている率を示す。
（注３）平成22年度～平成24年度における「子ども向け携帯電話」は、「子ども向けスマートフォン」を含む。
出典　「平成25年度 青少年のインターネット利用環境実態調査報告書」

表１　青少年の携帯電話・スマートフォンの所有率及び所有機種

視覚機能の概略

視覚機能は明暗識別や光源の方向識別、あるいは対象物の形態や動き、対象物までの距離などの識別や色彩の弁別に分けられます。視覚刺激は眼球内の網膜を通り、脳にある視床・外側膝状体で神経線維を一度乗り換えて、後頭葉17野と呼ばれる場所に入力されます。ここから、これらの視覚情報は立体視や奥行き感をつかさどる頭頂葉経路（背側経路）と、視力や色覚をつかさどる側頭葉経路（腹側経路）に大別され、前頭葉でさらに処理されます。特に、スマホなどを近方視状態で見続けることで、「輻湊《ふくそう》（１点に視線を集中させること）」、「レンズ調節（ピント合わせのこと）」、「縮瞳（瞳孔を縮小させること）」の３つの反応（近見反応）といった、高次脳機能をフル回転させています。

近視児童の増加

現在、近視の児童が増えており、2000年時点では世界人口の22.9%に当たる約14億人が近視で、今後も増加して2050年には予測世界人口の49.8%に当たる47億6000万人が近視となり、９億4000万人が強度の近視になると予測されています。これまで遺伝的要素が主たる原因とされていた近視ですが、疫学的調査により、後天的な要素が重要な役割を果たすことがわかってきました。この原因の１つとして、屋外で過ごす時間が減ってきたこと、テレビ、PCおよびスマホなどのデジタル機器の画面を見続ける「生活スタイルの変化」があるとされています。また、至近距離での視聴姿勢で長時間レンズ調節にかかわる毛様体を持続的緊張（調節緊張）状態におくことも、近視化の原因の１つとされています（図１）。

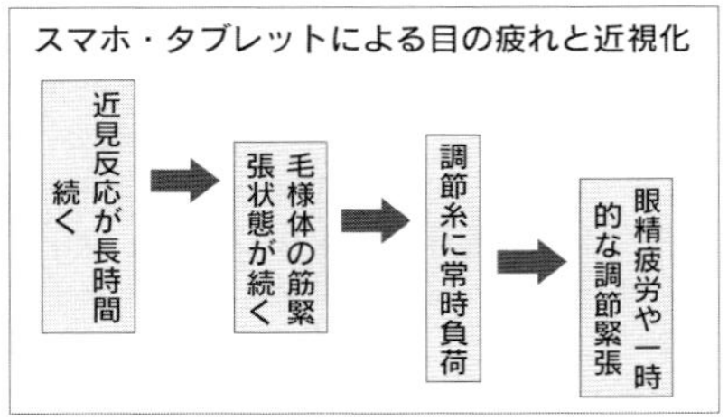

図１　スマホなどのデジタル機器による近視化の仕組み

私たちが行った調査では、新聞や本・雑誌の印字を読む場合、目との距離は約33.6cm、スマホでメール送受信時は約27.8cm、スマホでネット検索の場合には約19.5cmと、極めて至近距離になっていました。

ブルーライトと不眠

東日本大震災後にLED照明が普及したことに伴い、多くの職場・家庭にLED照明は入り込んでいます。また屋外でも、コンビニエンスストアは24時間営業が当たり前となり、人は夜も明るい環境で生活することに慣れきっています。

LEDが放つ青色光は利点もあり、新生児黄疸《おうだん》に対する光線療法、尋常性挫創に対する光線力学的治療、うつ病に対する光線療法などの医学領域では以前から使われています。一方で、LED照明をはじめとした光環境の生体への影響として、室内照明や自動車のヘッド・バックライトにより不快感を伴うまぶしさを訴える人も増えています。

さらにサーカディアンリズム（概日リズム）が崩れ、不眠の症状が出る人もいます。青色光には、カフェインよりも頭をスッキリさせて冴《さ》えわたらせ記憶や警戒態勢、反応時間などの脳の認識機能向上の効果があるとされています。スマホ画面などからの青色光を含む映像が脳に入力されると、体内時計である視交叉上核《しこうさじょうかく》の興奮が松果体に伝わり、この結果、睡眠ホルモンである「メラトニン」の分泌が抑えられてしまい、不眠となってしまうのです（図２）。

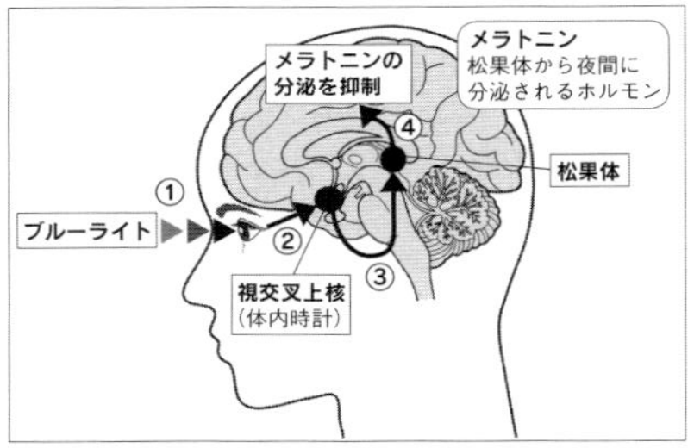

図２　ブルーライトの脳への影響

小児の2048例（平均年齢10.6歳）を対象とした概日リズム障害と不眠症の研究では、携帯電子端末を自分の側に置いて寝ていた子どもは、そうではない子どもに比べて１日あたりの睡眠時間が20.6分優位に短く、休息や睡眠が不十分と感じている割合も39%も多くなっていました。

青色光の生体に対する影響の研究はまだこれからの部分が多いですが、今後、教育の現場にもタブレット端末やパソコンはさらに導入され、映像による教育が進むとなれば、青色光と視覚機能障害についても考慮する必要があることには当然といえるでしょう。

連載 新しい電子機器が目に与える影響

後編 電子機器からの光の影響・映像酔い

【国際医療福祉大学 保健医療学部 視機能療法学科 教授　原 直人】

近年の映像機器や情報ネットワークの発達により、関連する機器から新たな健康安全の問題が生じる可能性が大きく、子どもの発達にも大きな影響を与えています。前編では、スマートフォン（スマホ）などのデジタル機器の普及と、それに伴う近視の増加やブルーライトの影響について解説しました。後編では、光や３Ｄ映像による影響などについて解説します。

光感受性てんかん発作

テレビを見ることは、点滅光の変調、周波数、強度、色といった、潜在的にてんかんを起こし得る様々な物理的視覚刺激としての映像を視聴することになります。1997年12月にテレビ放映されたアニメ番組により引き起こされた、いわゆる「ポケモンショック」事件では、鮮やかな赤・青のフラッシュの画面での繰り返しにより700名程度がけいれんやめまい、吐き気といった症状を起こし、治療を受けました。

しかし、こうした症状はテレビ放映に特有のものというわけではなく、太陽光も古代より重要なてんかんの誘発因子として認識されていました。木漏れ日や回転するヘリコプターの羽根を通した光、雪やさざ波などによる太陽光の反射など、種々の点滅する太陽光が誘発因子として報告されています。

てんかん原性を持つとされる人工の光は、ディスコの照明、白黒模様（ブラインド、らせん階段など）のほか、液晶や有機およびポリマー発光ダイオードなどの、それぞれ異なる方法で光を出しているコンピュータ画面などでも誘発することが認められています。そのため現代社会では、子どもはますますてんかん原性のリスクのある視覚刺激に直面していることになります。特に、子どもは明るい点滅光やコントラストの多い模様を伴うアニメ番組を見ることが多く、さらに低年齢で発作を起こすことが予想されます。また、「ポケモンショック」事件で入院した患者の103例中78例（76％）は誘発された発作が初めてでした。それまで自分が光感受性てんかん発作素因を持つか否かが不明な場合が多く、個人の素因により視覚刺激を受けて、突然繰り返し発作が誘発されることも少なくないようです。

光感受性てんかん発作の予防法としては、テレビとの間に距離を置く、睡眠不足は避ける、抗てんかん薬を服用している小児に対してはさらに刺激が強くなるので注意するなどがあります。

３Ｄ映像による疲労

３Ｄ映像技術は、画像の一部が実際の画面よりもっと近くにあると脳に錯覚を起こさせて立体的に見せるものです。人は目を２つ持っていますが、右目と左目で見た像は微妙に違っているのです。しかし、この２つの目はあたかも１つの目のように働いています。これは、両目で受け入れた感覚を脳で統合して１つの新しい感覚としているためであり、その機能を「融像」といいます。この機能により右目と左目の２つの像を１つに見せて、飛び出して見えたり、引っ込んで奥行きのある像に見えたりもします。同時に、近くを見る場合には、輻湊《ふくそう》、レンズ調節そして瞳孔が縮小する「近見反応」を行っています。通常は、輻湊の距離とレンズ調節で合わせた焦点の距離は一致していますが、飛び出した３Ｄ映像を見ている場合には、輻湊の距離とレンズ調節による焦点の距離は一致していません。この矛盾が奥行き感の差となり不安感やめまい、あるいは映像酔いの状態となります（図１）。

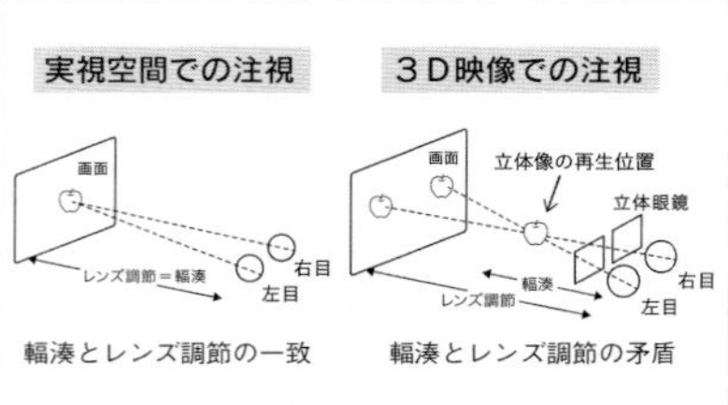

図１　実視空間と３Ｄ映像提示の「近見反応」の違い

我々の脳は、現実世界の中で、子どものころからの種々の学習により脳内プログラム（慣れといった表現）を作り出しています。それに基づいて効率よく行動し、環境変化に際して生後の生活の中で学習によって新しく会得しながら脳内プログラムを修正しています。従って現実と微妙に異なる刺激性の強い映像環境に置かれるようになると、脳がこれに反応して再学習を始めることになり、とても危険な状態になります。

実際に、３Ｄ映像ブームが始まったころに、４歳11か月・男児が、立体映画を見て顕性内斜視が発症し、斜視手術により治療した症例（『日本視能訓練協会誌』16巻, 69-72, 1988）がありました。内斜視発症にかかわる感受性は、６、７歳まで続きますので、この年齢までに脳内プログラムを修正するような仮想現実的な３Ｄ映像を見ると危険なのです。

映像酔い

映像酔いは、乗り物酔いと同じ動揺病の範《はん》疇《ちゅう》に位置づけられます。さらに３Ｄ映像でも激しい画面の動きや奥行き感を含んだ映像によって頭痛やめまい、吐き気を生じることもあり、それらを含めたより広範な定義として「映像酔い」と呼ばれます。2003年に中国地方の学校で起こった映像酔いの例では、カーテンを引いた暗い体育館の中で、米国の授業風景を300名程度の生徒が高精細な大画面のスクリーンで鑑賞する中、手ぶれやズーム操作が多発する画面により30名程度が酔いを起こし、治療を受けました。

また抗結核剤などによる薬剤性前庭神経の障害患者は、映像酔いにならないことから平衡感覚をつかさどる耳石器や三半規管である「前庭系」の役割が重要であると考えられています。ただし動揺病は、宇宙飛行士が無重力で身体が浮いているときには出現しますが、負荷のかかる打ち上げや帰還時には起こらないことから、「内耳前庭過剰刺激説」だけでは説明できません。代わって視覚と頭位との関係や関節や筋肉からの自分の位置を知る「感覚不一致・混乱説」という情報空間認知の混乱・矛盾によって発症する説も提案されています。

また、仮想世界に現実の人間の動きを反映させて、現実ではないが現実のように感じさせるいわゆる「VR（バーチャルリアリティー）」の技術が進化しています。特に最近では、両目を完全に覆う大型の眼鏡のような機器を装着してＶＲを体感するヘッドマウントディスプレー（Head Mounted Display: ＨＭＤ）が市場に出るようになりました。しかし、ＨＭＤは、テレビやスマホなどと異なり、画面の枠が見えない環境となるため、ますます「感覚」と「視界」がずれて、動揺病のような症状を呈する映像酔いの危険性がより高まると考えられています。さらに、アミューズメント施設の体感ゲームや大画面映像のように、人々があえて映像酔いの自覚的兆候を楽しむために工夫された映像や、大型テレビを介してより臨場感のある映像が普及することが考えられますので、それに伴う新たな安全対策が今後不可欠です。

さまざまな映像による人への影響を挙げてきました。最後に、以下の①～⑤を「映像とうまく付き合うための５か条」として、子どもたちの身を守ってください。

①なるべく離れてみる
②長時間の視聴を控える（連続１時間まで）
③休息を必ずとる（１時間に１回、10分程度）
④目がちかちかしたり、疲れたりしたら映像を見ない
⑤疲れない眼鏡の使用を

新 連 載　子どもの耳・鼻・のどの痛み

第1回 子どもの耳の痛み

【大阪市立大学大学院 医学研究科 耳鼻咽喉病態学 准教授　阪本 浩一】

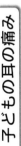

はじめに

耳の痛みは、私たち耳鼻咽喉科医が日常診療でよく見かける訴えです。今回は「耳が痛い」と訴える児童が、どのような原因で痛みを訴えていることが多いのかについて説明し、学校でできる対応について解説します。

耳の痛みの原因

耳は、一番外側より、耳介、外耳、中耳、内耳に区分されます。痛みは、外傷と炎症によって起こることが多く、ほかに心因性の痛みを認めることもあります。耳の痛みを来す病気と、その特徴を表に示します。

	疾患	所見	その他
耳介・外耳	外傷	鼓膜や外耳道の裂傷、異物	耳掃除、昆虫の侵入
	耳せつ	外耳道の狭小、発赤、腫脹《しゅちょう》	耳介牽引痛《けんいんつう》
	耳介軟骨膜炎	耳介の発赤、腫脹、痛み	
中耳・乳突洞	急性中耳炎	鼓膜発赤、腫脹、耳漏	小児に多い、発熱、上気道炎合併
	乳突洞炎	鼓膜発赤、耳漏	発熱、画像にて陰影
その他	顎関節症	鼓膜所見正常	時に開口制限
	扁桃炎《へんとうえん》	鼓膜所見正常、陥凹	嚥下《えんげ》時放散痛

表　耳痛を来す疾患とその所見特徴

表を見ていただくとわかるように、耳が痛いからといって、必ずしも耳に原因があるとは限りません。耳から離れた場所に原因があり、耳に痛みが生じている場合もあることに注意します。

これから、その原因部位より、外耳の疾患、中耳の疾患、その他の原因による疾患の3つに分けて解説します。

外耳の疾患

痛みを伴う外耳の疾患としては、外傷、耳介軟骨膜炎、耳せつ（限局性外耳炎）が挙げられます。まず、外傷ですが、耳介の外傷は創部が観察されることが多いので診断は容易です。外耳道内の外傷の耳鏡所見は、外耳道の裂傷、場合によっては鼓膜の穿孔《せんこう》を認めることもあります。時に出血を認めることもあります。異物の存在が観察されることもあります。原因として、耳掃除の途中に耳かきなどの操作を誤った、昆虫などの侵入などが考えられます。

耳介の炎症に耳介軟骨膜炎があります。これは、虫刺されなどをきっかけに、耳介に炎症が広がったもので、耳介では軟骨と皮膚の間に皮下組織が少ないため炎症が軟骨に波及しやすく、耳介の発赤、腫脹を生じます。早期に十分な治療を行わないと軟骨膜の肥厚、耳介の変形を来します。

耳せつは、耳鏡所見として、外耳道の炎症性腫脹による狭小化、発赤、腫脹が観察されます。耳せつは、耳介後部に腫脹を来すことがあり、やはり、耳介後部の腫脹を来す急性乳様突起炎との鑑別が必要になる場合がありますが、学童期には急性乳様突起炎はまれです。また、難聴の有無（急性乳様突起炎で高度）、開口障害の有無（耳せつでみられる）などで鑑別することができます。

中耳の疾患

耳の痛みを起こす疾患で中耳の疾患では、急性中耳炎が小児では、最も頻度が高く重要です。一般に発熱を伴う上気道炎（かぜ）に続発することが多いです。ただ、明らかな発熱などのかぜ症状がない場合もあるので注意します。耳鏡所見では、鼓膜は発赤、腫脹し、時に耳漏を認めることもあります。急性中耳炎は、小児の耳痛の代表的な疾患です。治療としては、抗生物質の投与、鎮痛剤の投与、痛みが強く発熱などの症状によっては、鼓膜切開による排膿《はいのう》が行われることもあります。

表にもある通り急性乳突洞炎も耳痛を来す疾患です。主に、急性中耳炎がなかなか治らずにいる場合、あるいは一時的によくなったのち再び熱が上がり、多量の耳漏を認めたときは本症を疑います。同時に、耳介がまっすぐ立った状態（耳介聳立《しょうりつ》）や耳介後部の腫脹、圧痛がみられます。強力な抗生物質療法に加えて膿瘍の形成が明らかな場合は、外科的処置が必要になることもあるので気に留めておく必要があります。

その他の原因

咽頭炎、扁桃炎があった場合に耳の痛みを放散痛として感じる場合もあるので、咽頭の発赤を観察しておきます。また、かみ合わせの狂いから生じる顎関節症も耳痛の原因となることがあります。この場合はかかりつけの歯科で適切な治療を受けるように勧めます。

また、学童期には心因性の疾患が多くみられることが知られています。その中で、心因性難聴の頻度が高く、学校検診で発見される難聴の鑑別として重要とされています。心因性難聴の症状としては難聴ばかりではなく、耳鳴り、耳の違和感を訴えることが多くみられます。その症状の中で耳の痛みを訴える児童もいます。心因性難聴は最近増加しているとの報告もあり、耳の痛みを訴える場合に考慮してください。

学校における対応

耳が痛いという児童が来た場合、まず、外傷などの明らかな原因となるエピソードがないかを確認します。けんかや、異物の挿入などの明らかな原因が考えられる場合は、外傷が疑われるので、耳介の傷の確認、あれば止血処置を行います。外耳道内の場合は、外耳道からの出血の有無を確認します。多くの場合出血は軽度のことが多いので、外耳道の入り口を圧迫するのみにとどめます。異物がある場合にさらに異物を押し込んだり、外傷を広げたりすることもあるので、外耳道内へのガーゼの挿入は避けます。耳外での圧迫で止血しない場合は、早急に耳鼻科医を受診させてください。外傷の場合は、難聴、めまいがないかも確認してください。これらの症状がある場合は、鼓膜穿孔に加えて内耳に何らかの影響が出ている可能性があります。

明らかな外傷などのエピソードが無い場合は、全身状態に注目します。かぜの既往歴、発熱、鼻汁などがあれば、急性中耳炎の可能性を考えます。この状態は、鼓膜の内部に炎症があり痛みを呈します。全身状態が安定していれば、耳を冷やす、鎮痛剤の投与で症状は時間とともに軽快することが多いと思います。耳鼻科の受診は救急の必要はありませんが、必ず一両日中に耳鼻科の受診を勧めます。耳漏を見る場合も中耳炎を考えますが、中耳炎は、鼓膜に穿孔を生じて耳漏が出る状態になると、痛みは軽快していることが多く、痛みがある場合は、重症の外耳炎のこともあります。口内から咽頭を観察して、扁桃の発赤など、扁桃炎、咽頭炎の症状がある場合も耳鼻科での診察を勧めてください。

耳、鼻、咽頭の炎症、かぜ症状、発熱などのエピソードも認められない場合に、はじめて心因性の耳痛を考えます。この場合、ほかに心因性の難聴、視覚障害などを伴っている場合もあり、確認しておく必要があります。心因性の難聴、異常感は8～9歳の女児に多い特徴があり、軽度の発達障害が背景にあることもあります。まずは耳鼻咽喉科の受診を勧めてください。耳鼻咽喉科での検査で難聴、炎症などがなく機能性の病気が疑われた場合は、臨床心理士に検査を依頼することがあります。結果により、学校の先生やスクールカウンセラーへのフィードバックを適宜行うこともあります。

おわりに

児童が耳の痛みを訴える場合の原因と学校における対応について説明しました。痛みを訴える児童に対しては、まずその発生の状態、経過を確認することが重要です。よく経過を聞いて、全身状態をよく観察し、的確に耳鼻科の受診を勧めていただければと思います。

連載 子どもの耳・鼻・のどの痛み

第2回 子どもの鼻の痛み

【大阪市立大学大学院 医学研究科 耳鼻咽喉病態学 准教授　阪本 浩一】

はじめに

今回は、「鼻が痛い」と訴える児童が、どのような原因で痛みを訴えていることが多いのかについて示し、学校でできる対応について提案します。また、比較的多く見られる鼻の打撲、骨折、鼻出血の対応も解説します。

鼻の機能

鼻の機能として、冷たい外気が直接肺に入らないように、加温の効果があります。およそ体温の75％程度まで暖められるとされています。また、加湿効果もあり、鼻粘膜の水分が吸気に70～90％の湿度を与えます。さらに、鼻毛による防塵《ぼうじん》作用も発揮されています。鼻の中にある程度のほこりが入ると、くしゃみによって除去する反射が起こります。加えて、鼻は、上部の嗅裂というところにある嗅神経の働きによりにおいを感じるという様態もあります。

鼻は乾燥した空気を加温、加湿し、鼻腔の奥、咽頭の最初にあるアデノイド（咽頭扁《へん》桃《とう》）とともに、ウイルスや細菌に対する最初の防衛を行う重要な働きもしており、鼻呼吸の重要性がわかります。しかし、花粉症、通年性アレルギー性鼻炎などにより、鼻腔の粘膜が腫れて鼻閉（鼻づまり）を引き起こすと、口呼吸を生じます。口呼吸は直接外気が咽頭に侵入するため、咽頭の炎症を起こすことがあります。

鼻の痛みの原因

鼻の痛みの原因としては、外傷と炎症が考えられます。外傷としては、鼻骨骨折、上顎骨骨折があります。上顎骨骨折は交通外傷などによって起こることが多く、学校現場では、鼻骨骨折が最も多く見られます。原因としては、転倒、スポーツ外傷によるものが多いです。鼻への圧力が側方からの外力を受けると斜鼻（鼻筋が左右に曲がる）に、正面からの外力を受けると鞍鼻《あんび》（鼻がへこむ）となります。受傷直後はこの変化が見やすいのですが、時間とともに受傷部が腫脹《しゅちょう》するために変化がわかりにくくなってきます。また、受傷直後は鼻出血を伴うことが多いです。治療は、受傷早期であれば、鉗子《かんし》を用いた徒手的な整復が可能ですが、２週間以上経過すると、手術が必要になります。

鼻の痛みを起こす炎症としては、急性鼻炎、急性副鼻腔炎による顔面痛が、比較的多くあります。顔面の知覚は、大半が三叉《さんさ》神経に支配されており、炎症によって神経が刺激されて痛みを感じるようになります。小児では、急性副鼻腔炎が重要です。鼻副鼻腔領域の炎症、嚢胞《のうほう》による顔面痛の性状は、鈍い持続性の痛みであることが多いとされています。副鼻腔の中でも前額部にある前頭洞に炎症を起こす前頭洞炎の場合はその部位に鈍痛を生じ、頭痛として訴えられることもあります。

副鼻腔炎の診断は、鼻内所見に加えて、画像所見が大切です。ただ、小児は単純Ｘ線では、判断ができない場合があり、ＣＴの診断になることもあります。

顔面を中心とする疼痛《とうつう》がある場合は、副鼻腔炎の存在も考慮しましょう。

アレルギー性鼻炎・鼻出血・異物

直接痛みを伴う疾患ではありませんが、アレルギー性鼻炎は、小児では頻度の高い疾患です。アレルギー性鼻炎の主症状である、くしゃみ、鼻漏、鼻閉のうち、鼻閉は特に口呼吸の原因になり、鼻閉自体も、息苦しさなどの症状、副鼻腔炎の悪化因子としても重要です。アレルギー性鼻炎は、春に流行するスギを代表とする花粉症と、ダニやハウスダストを原因とする通年性アレルギー性鼻炎に分けられます。20代まではダニやハウスダストの通年性アレルギーの有病率がスギよりも高く、５～９歳で通年性22.5％、スギ花粉症13.7％、10歳から19歳では通年性36.3％、スギ花粉症31.4％とされています。小学生では、低学年では通年性のアレルギー性鼻炎による、慢性の鼻閉を示す子どもたちが多く存在し、この状態に、細菌などの感染が併発することで、鼻炎、副鼻腔炎へと進展する下地になっています。通年性アレルギー性鼻炎は、花粉症に比べて、本人、保護者の自覚も少ないため、普段の健康観察や検診での発見と耳鼻咽喉科への受診の勧めが大切です。最近は、薬物療法も副作用の低いものが開発されています。また、舌下免疫療法というアレルギーの根本的な治療もダニとスギに関しては可能になっています。現在は、12歳以上が保険適用となっていますが、将来５歳まで保険適用が拡大される予定ですので、今後期待ができる治療法です。

小児の鼻出血はよく外来で見られる疾患です。鼻出血は鼻腔の前方、特に鼻中隔の前方、キーゼルバッハ部位と呼ばれる部位からの出血がおよそ90％を占めます。多くの場合、洗顔、鼻をかむなどの刺激によることが多いです。うつむいて座らせ、左鼻であれば、左の鼻翼を左手の親指で圧迫を３分間行う方法が勧められています※。この方法で通常の出血の大半は止血できます。実際耳鼻科にて、出血部位の電気焼灼《しょうしゃく》が必要になる例は少数です。

また、鼻に異物が入ることは小児にはよく見られます。鼻は異物を挿入しやすいですが、奥に入った場合に意外に取りにくく、長期にわたって鼻内に存在することがあります。小児は自分自身で遊びながら異物を鼻内に挿入してしまうこともあります。長期にわたり放置された異物は、異臭、膿性《のうせい》鼻汁の原因となることがあり、注意が必要です。

学校における対応

以上、鼻の痛みを認めた場合の原因となる疾患について説明しました。ここからは、実際の学校現場での対処について考えたいと思います。

鼻が痛いという児童が来室した場合、まず、外傷など明らかな原因となるエピソードがないかを確認します。けんかや、異物の挿入などの明らかな原因が考えられる場合は、外傷が疑われるので、鼻の傷の確認を行い、鼻出血があれば止血処置を行います。鼻の変形が高度な場合や鼻出血が継続する場合は、早急に耳鼻咽喉科の受診が必要です。異物がある場合に、さらに異物を押し込んで咽頭に到達していたり、外傷を広げたりする可能性もあるので、早急に耳鼻咽喉科を受診させてください。

外傷の場合は、頭痛、めまいがないかも確認してください。これらの症状がある場合は、頭部外傷の影響が出ている可能性があります。明らかな外傷などのエピソードがない場合は、全身状態に注目します。かぜの既往歴、発熱、鼻汁などがあれば、急性副鼻腔炎の可能性を考えます。この状態は、副鼻腔の急性炎症ですので、痛みのある部位を冷やすなどして、耳鼻咽喉科を受診させてください。全身状態が安定し、時間とともに軽快することが多いと思います。また、鼻アレルギーに伴う鼻閉は放置せずに、耳鼻咽喉科の受診を勧めてください。なお、鼻出血は止血法の説明が重要で、十分な圧迫と時間をかければ、多くの場合は止血できます。そうならない場合は、必ず耳鼻咽喉科の受診が必要です。

おわりに

今回は、児童が鼻の痛みを訴える場合の原因と学校における対策に加えて、鼻アレルギー、鼻出血、鼻異物についても解説しました。痛みを訴える児童に対しては、まずその発生の状態、経過を確認することが重要です。よく経過を聞くこと、全身状態をよく観察し、的確に耳鼻咽喉科の受診を勧めていただければと思います。

＊安岡義人ほか「電子内視鏡で診る小児鼻出血の血管病態と止血法の工夫—母指圧迫止血法（thumb press maneuver：TPM）—」『小児耳鼻咽喉科』36（3）375-380, 2015

連載 子どもの耳・鼻・のどの痛み

最終回 子どもの咽頭（のど）の痛み

【大阪市立大学大学院 医学研究科 耳鼻咽喉病態学 准教授　阪本 浩一】

はじめに

咽頭（のど）の痛みを訴える子どもは多く、私たち耳鼻咽喉科医も日常診療でよく遭遇します。多くは急性咽頭炎（のどかぜ）などによるものがほとんどですが、中には様々な原因によるものがあります。今回、学校で「のどが痛い」と訴える児童が、どのような原因で痛みを訴えていることが多いのかについて説明し、学校でできる対応について解説します。

のどの構造と機能

のどは、人間の生活で非常に重要な部位です。なぜなら、食べたり、しゃべったり、息をしたりすることに深く関わっているからです。のどは、口腔、咽頭（狭い意味ののどで、軟口蓋、扁桃《へんとう》を含みます）、喉頭（声帯と食道の入り口の部分からなります）から構成されています。この部分は、口腔、咽頭、喉頭とひと続きになっており、口に入れた食べ物を咀嚼《そしゃく》して（かんで）、嚥下《えんげ》し（のみ込み）、食道に送り込むという、一連の「物を食べる行為」（摂食・嚥下）が行われます。

また同時にこの部位は、第2回（2月8日号掲載）でも触れたように、気道の入り口としての役割も担っています。鼻腔から取り込まれた吸気は咽頭を経て喉頭より声門を通って気管から肺に至ります。そして、呼気として逆の経路で吐き出されます。これが呼吸で、呼気が喉頭にある声門を通過するときに声を出すことができます。このことをよく理解することが、のどの様々な症状を理解するときに重要です。そのほか、ムンプス（おたふくかぜ）で腫脹《しゅちょう》を来す耳下腺や顎下腺、舌下腺からなる「唾液腺」もこの部位に存在します。

のどの痛みの原因

まず、炎症によるものが考えられます。炎症による疾患を部位別に見ると、口腔では口内炎が重要です。口内炎は、アフタ性口内炎が大半です。口腔内の粘膜や舌に数ミリメートル大の円形の潰瘍ができ、痛みを伴って多発し、再発する傾向があります。発生には自律神経の関与も指摘されています。治療はステロイド軟膏《なんこう》などの対症療法で改善します。難治性の場合は耳鼻科の受診が必要です。

唾液腺炎は、唾液を作る唾液腺の炎症によって起こります。唾液腺は、耳下腺では耳の下の両側が腫れるムンプスが知られています。確定するには予防接種歴の確認と、現段階での流行の確認、小児科の受診と診断が必要です。顎の下の片側が腫れる唾石症は比較的若い人にも見られます。これは、唾液腺で作られた唾液が、腺管を通って出る途中に石で閉塞されて生じます。食事のときに腫れて症状が出るという訴えがあります。

咽頭では、急性咽頭炎、急性扁桃炎が重要です。急性咽頭炎は、多くはウイルス性の感染で生じ、数日で軽快します。急性扁桃炎も扁桃のウイルス感染、細菌感染で生じますが、扁桃は細菌感染が多く、抗生物質の投与が必要です。十分な治療ができずに進行すると、扁桃周囲膿瘍《のうよう》などに進展する可能性もあります。また、急性扁桃炎を繰り返す習慣性扁桃炎も小児では多く見られ、扁桃摘出術が適用になることもあります。

喉頭の炎症では、急性喉頭炎、急性喉頭蓋炎があります。急性喉頭炎は、急性咽頭炎と同じく、のどのかぜであることが多く、嗄声《させい》（声のかすれ）、せきなどがあり数日で改善します。しかし、急性喉頭蓋炎は急速に喉頭蓋（喉頭の蓋にあたり、嚥下時に喉頭を閉鎖する）が腫脹し、窒息の危険がある疾患です。発熱、咽頭痛に嗄声、進行すると含み声（こもって聞こえる声）、嚥下困難が見られます。気道確保の可能な医療機関への迅速な紹介が必要です。

異物は小児には避けて通れないものです。咽頭異物のうち、最も多いのは、魚の骨です。多くは、扁桃などに刺さり、比較的容易に除去できます。しかし、魚の種類によっては、食道を穿通して膿瘍を形成することもあり、違和感が続くようなら、耳鼻科の受診が必要です。また、ふざけて口にくわえたスプーンや箸などが、転倒とともに咽頭に突き刺さる形の外傷が多く見られます。特に箸は、鋭利なため、刺入部が小さくとも、深く刺入されていることがあり、CTなどの精査が必要な場合も見られます。すぐ異物を引きぬくことは避け、できるだけ早く対応可能な病院に搬送する必要があります。

そのほかに声帯結節が小学生で、特に低学年の男子に比較的よく見られます。小児では、大きな声を出すことの多いスポーツなどをしている子に見られ、両側の声帯に結節を生じ、このため嗄声を来します。治療として「沈黙」が必要ですが、小児には難しく、声の使い方の指導を行いつつ、経過観察になることが多いです。男児の場合は変声期で改善する可能性があり、長期間にわたる経過観察が必要です。

最後に、言葉の発音が正しくできない「構音障害」について触れます。日本語の発音は、7歳前後で完成するといわれています。したがって、小学校低学年では、サ行などの最後に習得される構音がまだ習得されていない小児が存在します。耳鼻咽喉科で、舌小帯の動きや、難聴などの検査を行い、適切な言語訓練の紹介が必要なこともあります。相談があった場合には、耳鼻咽喉科にご相談ください。

学校における対応

のどが痛いという児童が保健室に来た場合、まず、外傷など明らかな原因となるエピソードがないかを確認します。けんかや、異物の挿入などの明らかな原因が考えられる場合は、外傷が疑われるので、のどの傷の出血の有無を確認します。箸、歯ブラシ、スプーンなど異物が刺さっている場合は、抜かずにそのままにします。また、抜けていた場合には、抜けた異物を持参して救急病院に搬送します。異物が鋭利ではなく、傷が軽度で出血も軽い場合は、後日の受診でも問題ないことが多いです。しかし、年少児の歯ブラシを母親が抜去し、出血も少なく問題ないと様子を見ていたところ、頸動脈《けいどうみゃく》の鈍的な外傷による遅発性の脳梗塞を起こした例もあるため、意識状態が変化した場合は迷わず、救急車を呼ぶような注意が必要です。[1)]

明らかな外傷などのエピソードがない場合は、全身状態に注目します。かぜの既往歴、発熱、鼻汁などがあれば、急性咽頭炎の可能性を考えます。咽頭を観察し、扁桃の腫大や、白苔《はくたい》（白い膿《うみ》）などの明らかな咽頭の所見がなく、少し赤い程度でのみ込みも可能なら、咽頭の急性炎症であることが多いので、うがい、加湿をしつつ、小児科や耳鼻咽喉科を受診させてください。全身状態が安定していれば、時間とともに軽快することが多いと思います。しかし、咽頭痛がひどく、のみ込みがしにくい場合は、扁桃炎の可能性があり、さらに、含み声や嗄声などがあれば、急性喉頭蓋炎の可能性もあります。少しでもおかしいと思ったときは、早急に耳鼻科の受診をお願いします。

おわりに

児童がのどの痛みを訴える場合の原因と学校における対策について説明し、併せて、声帯結節、構音障害についても解説しました。痛みを訴える児童に対しては、まずその発生の状態、経過を確認することが重要です。よく経過を聞き、全身状態をよく観察して、的確に耳鼻科の受診を勧めていただければと思います。

1）阪本浩一「小児気道異物」山岨達也編『子どもを診る　高齢者を診る―耳鼻咽喉科外来診療マニュアル』中山書店刊、p.184-193、2014

新連載 子どもの色覚異常

第1回 「色覚異常」とは？

【日本眼科医会 常任理事 柏井 真理子】

色覚異常とは

色覚異常とは、色がまったくわからず、白黒写真の世界のように見えるものだと勘違いされることもありますが、そうではありません。色覚異常の場合、区別しにくい色はありますが目に映る風景はカラーの映像です。

第1回の今回は、色覚について少し説明していきましょう。

私たちの「物を見る」という機能には、視力、視野、色覚の3つがあります。これらの機能は、眼球の奥の、カメラでいう「フィルム」にあたる網膜の視細胞の働きに委ねられています。視細胞の中には、図1のように赤に敏感な細胞、緑に敏感な細胞、青に敏感な細胞の3種類の錐体《すいたい》があります。色覚異常は、この3種類の錐体のうち、どれかが足りなかったり、十分に機能しなかったりするために起こります。

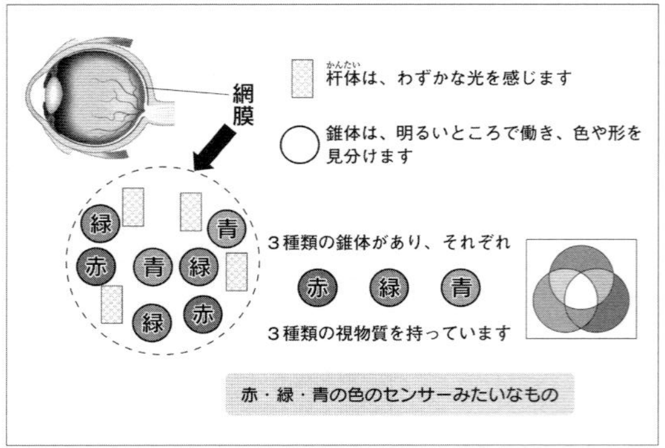

図1　網膜には3種類の錐体があります

先天色覚異常

色覚異常には、先天性と後天性がありますが、今回は先天性について説明します。

先天性では、色覚異常の程度は一生変化せず、また色覚以外の視機能は問題がないことがほとんどです。3種類の錐体のうち、どれかが1つ欠けている場合を2色覚（旧：色盲）、その中で赤を感じる錐体がないタイプを1型2色覚、緑を感じる錐体がないタイプを2型2色覚といいます。3種類あってもどれかが機能低下している場合は異常3色覚（旧：色弱）といい、同様に赤について機能低下しているものを1型3色覚、緑の場合を2型3色覚と呼びます。青に敏感な錐体の機能低下などはかなりまれですので、基本的には先天色覚異常は、赤緑色覚異常ともいわれています。

光の色は、波長によって決まります。虹は七色といわれますが、その順序は、波長の長い方から赤橙《だいだい》黄緑青藍紫です。波長が赤より長い光は赤外線、紫より短い光は紫外線で、人の目には見えません（図2）。すべての色は光の3原色といわれる赤、緑、青の組み合わせで作られます。赤、緑、青に敏感な3種類の錐体がちゃんと機能している場合、波長の長い光から短い光までをバランスよく感じ取れるので、色を正確に認識できます。これに対して錐体の機能に弱い部分がある場合、光の情報が部分的に不足して、識別しにくい色が生じます。

図3は色の模型で、色相環というものです。色覚が正常の場合は、黄色、橙、赤という順に似ているように感じ、赤と緑はそれぞれ反対色であると感じます。先天色覚異常の場合、色の環が赤と緑の方向に圧縮されたような状態となり、さらに色覚異常の程度が強くなるほど圧縮の程度が強くなって、右端のように向かい合わせの色同士、たとえば黄緑と橙、緑と赤、青緑と赤紫がよく似て見えます。そのため色の誤認が生じてくるのです。間違いやすい色の組み合わせは図4に示す通りです。色覚異常の人は、自分が誤認しやすい色を知り、注意することで、色間違いを減らすことはできるでしょう。

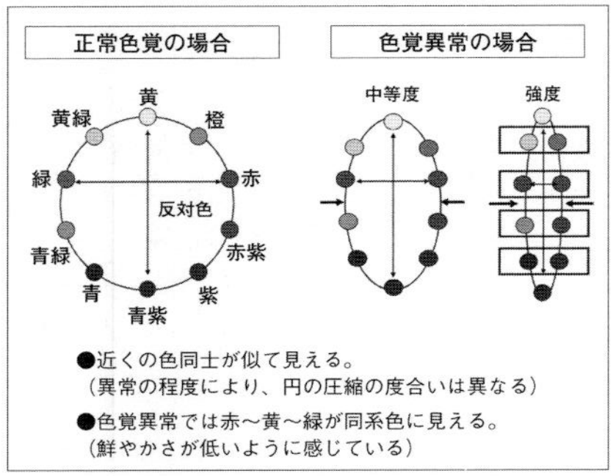

図3　色覚異常を有する人の見え方

また、異常の型や程度によって色の感じ方は異なり、さらに同じ人でも条件によって色誤認しやすくなります。例えば急いでいるとき、暗いとき、くすんだ色を見るとき、対象物の面積が小さいとき、不注意、疲労しているときなどです。そんなときこそ、注意深く見る習慣を身につけることは良いことです。

自分の色覚の特性を知っておくこと

色覚異常でも、日常生活ではほとんど問題のない場合が多いですが、やはり自身の色覚の特性を早い時期に知り、本人も周囲も適切に対応することは大切です。先天性の色覚異常の場合、程度が強度の者であっても、保護者・本人の3割は気がつかず、軽度の者では約7割は気がつかないという報告もあります。

先天色覚異常は、X染色体伴性劣性遺伝というもので、日本人男性の約5％、女性の約0.2％となっています。男性はおよそ20人に1人の割合なので、1クラスにおよそ1人は色覚異常の児童が在籍していることになります。

日本眼科医会が実施した全国調査によりますと、自身の色覚異常を知らないでいろいろと苦労した児童生徒の体験が多く寄せられました。その中には、自身や周囲の者が色覚異常に気づいていたら避けられたことが多々ありました。自身の色覚の特性を知っていることは大切なことなのです。

次回は、「学校での色覚検査」についてお話しする予定です。

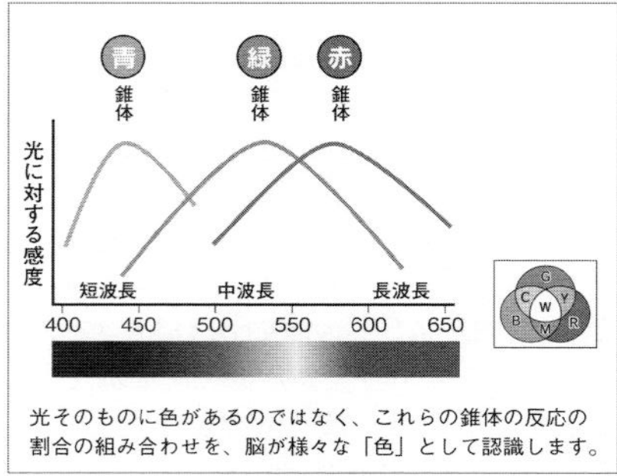

図2　光の波長と色の変化

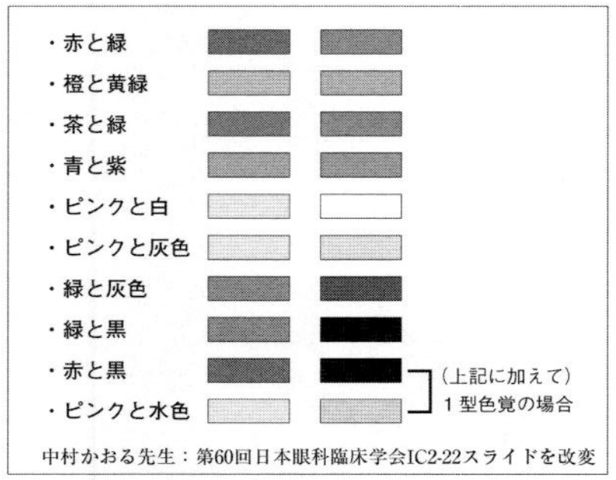

図4　混同しやすい色の組み合わせ

連載 子どもの色覚異常

第2回 色覚検査の留意点と児童対応

【日本眼科医会 常任理事　柏井 真理子】

はじめに

今回は、色覚検査の大切さと実際に学校で実施する検査方法などをお話しします。

平成14年３月の学校保健法施行規則の改正で、学校健診の項目から「色覚検査」が削除され、以後は任意の検査となりました。それまで小学４年生全員に実施されてきた色覚検査は、平成15年度以後になると一部の地域を除き、実施されなくなったのです。当時小学４年生だった児童の多くは、検査を受けることなく平成28年４月には社会人となり、現在も多くの中高生や大学生が、自分の色覚の特性を知ることなく進学・就職と向き合っている現実があります。

日本眼科医会では先天性色覚異常の受診者に関する実態調査で、小学校低学年や、進学・就職時の中高生において、色覚に関する多くの問題があることを把握しました。

小学校低学年では、色誤認をした児童が、先生に訳がわからないまま叱られたこと。また、中高生の受診者の約半数が、自分の色覚の異常に気づかないまま進学・就職と向き合って、さまざまなトラブルに遭遇していたことが確認されました。

このような状況を鑑み、平成26年４月、学校保健安全法施行規則の一部改正に伴う文部科学省の通知において、学校での色覚検査に関わることが、留意事項として提言されました。

色覚検査の進め方

日本眼科医会では図１のような方法を推奨しています。

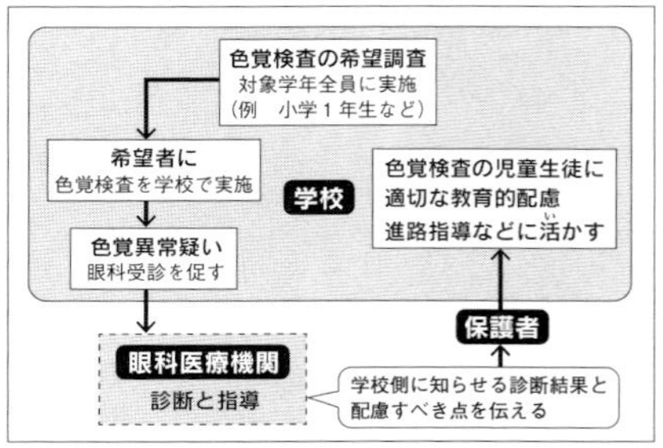

図１　色覚検査のすすめ方（日本眼科医会推奨）

保護者の中には「全員が色覚検査を受けている」、「色覚異常があれば周囲の者が気づくから、あえて検査をする必要はない」などと思われる方がいらっしゃるかもしれません。しかし、検査して初めて異常がわかる人のほうがはるかに多いのです（軽度なら７割程度は気がつかないとの報告もあります）。保健調査票だけでは色覚異常の児童生徒等の把握は難しいです。

一方、色覚検査は任意検査ですので、実施するためには保護者・本人の同意が必要です。そこで色覚検査希望調査票（日本学校保健会『児童生徒等の健康診断マニュアル 平成27年度改訂』p.59参照）に、色覚や色覚検査の大切さの説明を加え、より多くの希望者を募ることをお勧めします。色覚異常であっても、自身の特性を知ることで、色に関する困難の多くは乗り超えられます。

一方色覚検査を通し、学校関係者に色覚への理解が進み、それに伴い学校での色のバリアフリー化も推進されることでしょう。

色覚検査実施方法・留意点

それでは、具体的に色覚検査の方法等を述べていきます。

学校での色覚検査は、あくまで視力検査と同じくスクリーニングですので、養護教諭をはじめとする学校関係者が実施することが可能です。

学校での色覚検査の実施において一番大切なことは、プライバシーを尊重することです。以前は、クラスの子どもたちが周囲にいる中で「自分だけが色覚検査表がまったく読めず、みんなにからかわれたことがとてもつらかった」というようなエピソードが多々ありました。このようなことは決してあってはならないことです。個室、ついたてなどを使用し、検査中の声が漏れないように気をつけてください。

１）検査環境

照明には自然光がよいとされています。ただし、直射日光は避けましょう。昼間の間接光がベストですが、確保できないときは自然光に近いD65光源や昼光色の蛍光灯を使用してください（白熱灯は不可）。またカーテンや壁の色にも影響を受けやすいため、白や灰色などの無彩色のもので対応するように心がけましょう。

２）使用する色覚検査表について

色覚検査表は、医学的に認められているものを使用することになっています。現在は「石原色覚検査表Ⅱコンサイス版14表」（以下、コンサイス版14表）が推奨されています。

３）検査方法

検査表の使用方法を遵守することが大切です。

検査表は机上に提示します。児童生徒は座らせてもよいのですが、目との距離が近くなりがちです。約75㎝になるようにしましょう。学校関係者から「適切に検査ができない……誤答が多いのですが……」という質問が上がってきますが、75㎝程度の距離が取れていない例が多いです。ぜひ距離をしっかりと取ってください。75㎝程度の紙の筒などを使用して距離の目安にするのもよいでしょう。めがねなどを所持する者には装用させ、検査表の呈示時間は３秒以内、時間内の訂正は可とします。「しっかりと答えなさい」とか「これが読めないの」などと、恥ずかしい思いをさせたり、傷つけたりするような言動は避けましょう。

検査に使用するコンサイス版14表では、第１表から第８表（数字表）、そして第14表から第11表の順に使用します。強度の異常では読めない表が続き、不安を覚えることが多いため、読み悩んでいる様子があれば、「もし、数字が書いてあったら読んでね。数字のない表もあるので、なかったら『ない』と、見えたとおりに答えたらいいよ」と説明し、安心させてください。次に第14表から逆に進み第11表までの４つの環状表の切れ目を答えさせます。「輪に切れ目がありますか？あればその場所を教えてください」と話しながら検査を進めてください。検査表購入時には環状表の４表すべてが12時の位置に切れ目がありますが、適宜向きを変えることができるようになっています。第14表は色覚異常の有無にかかわらず正読できます。第12、13表で「（正読の位置を含む）２か所が切れている」との回答があれば、よりはっきりと切れていると思う方を答えさせ、これを選択します。

色覚検査表を誤読する疾病は先天性色覚異常だけではありません。児童生徒によくみられる心因性視覚障害や網膜等の病気などでも誤読します（特に練習用の第１表と第14表も読めないときは、心因性の可能性が高いです）。

検査の判定と事後措置

コンサイス版14表では、上記の12表中、誤読が２表以上の場合を「色覚異常の疑い」と判定し（診断ではなく、あくまで「疑い」としてください）、眼科受診を勧奨します。保護者への通知（前記『健診マニュアル』p.60参照）は、検査を実施したすべての子どもについて行いますが、封書を利用するなど、プライバシーの保護に配慮することが大切です。個人懇談会などで保護者に直接手渡しする学校もあります。

以上が学校での色覚検査の取り組み方です。将来を担う児童生徒が色覚のことで不利益を受けないように、養護教諭の先生方をはじめ学校関係者の色覚検査へのご理解・ご尽力をお願い申し上げます。

学校で異常の疑いがあった児童生徒の対応については、次回にお話しします。

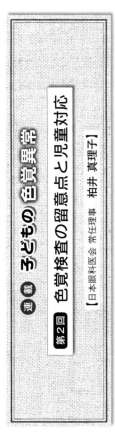

新連載

今、東日本大震災をふりかえる

～教師はどのようにして困難に立ち向かっていったか～（前編）

【山形大学 地域教育文化学部 教授　上山 眞知子】

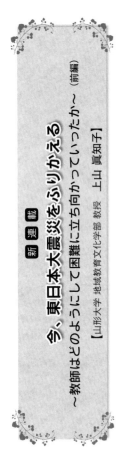

はじめに

東日本大震災から、６年の歳月が流れようとしています。私は震災後、子どもたちにとって最も重要な支援者である教師のための支援活動を行ってきました。私自身の被災体験と宮城県の学校の様子をお伝えしたいと思います。

被災者と呼ばれて

私は現在山形大学で、養護教諭の養成コース及び臨床心理士養成のための大学院のコースを担当しています。大学に赴任する前は、総合病院の常勤臨床心理士として、小児科を受診した子どもたちへの心理療法を中心に仕事をしていました。

勤務先は山形市内ですが、宮城県多賀城市に在住しており、大震災発生では我が家も危うく津波の襲来を受けるところでした。市内で219名の方が亡くなり、私の知り合いもその中に含まれていました。被災地に暮らす支援される側としての私の経験は、心理士としての考え方にも大きな影響を及ぼしました。

大震災発生時、私は、大学入学試験の準備で山形にいました。山形側で受信することができた映像は、見慣れた我が家の近所が津波で流されるというものでした。家族の安否を気遣いながら中止となった入試の後片付けをして、翌日同僚とともに山形と宮城を結ぶ笹谷トンネルを抜けて、帰宅の途につきました。山沿いでは崩壊した住宅が散見され、沿岸部はどうなっているのかという不安でいっぱいでした。多賀城市では、沿岸部の工業地帯で火災が発生し、一帯は黒煙に覆われていました。

家の中はさぞかし大変な状態になっているだろうと覚悟しましたが、転倒防止の対策を行っていたため、ほぼ出かけたときのままの状態でした。私は、1978年にマグニチュード7.4を記録した宮城県沖地震を経験しており、そのときの教訓で、地震への備えを行っていました。約３週間分の水と食料、石油ストーブ、カセットコンロ、簡易トイレやラジオ、懐中電灯など、当座の生活には困らない状態にしてあったのです。夕方近くに帰宅して、夜は、近所の方たちを呼び、食事をともにしました。星の奇麗な夜でした。集まってきた近所の子どもたちは聞きわけがよく、皆で囲むろうそくの明かりで夜を過ごしました。

私自身は家の片づけに労力を割かずにすんだため、臨床心理士として、被害を受けた地域社会のために何かしたいと考えることができました。震災後、一番先に脳裏をよぎったのは、たくさんの子どもたちがPTSDになっているのではないかという懸念でした。すぐにでも以前勤務していた地域の病院に駆けつけたい気持ちになりましたが、しかし、現場を離れて久しい者が入っても迷惑をかけるばかりかもしれないと考え、地域で自分ができることを探す道を選びました。

PTSDへの疑問

東日本大震災発生の直後から、いわゆる「心のケア」の重要性が指摘され、実際に避難所などにも多くのメンタルヘルスの専門家が支援に駆けつけてくれました。インターネットが使えるようになると、私の元に、世界中の専門家から、「PTSD関連の支援に行くので道案内をしてほしい」という依頼が入るようになりました。しかし、時間が経つにつれ、支援者の関心がPTSDに偏りがちであることに違和感を持つようになりました。自分自身も含めて、被災者は思いのほか精神的に健康であり、地域やほかの人たちのために何かしたいという熱意を持った人たちが私の周りには大勢いました。メールで支援を申し出たメンタルヘルスの専門家に、「PTSDは見当たらない」と返信すると、「そんなはずはない」と言われ、被災者自身が立ち直ろうとする気持ちに水をかけられたような気持ちになりました。

避難所での支援活動

震災から４日後の３月15日に、私は多賀城市内の避難所に子どもの遊び場を開設しました。疲労と不安が渦巻く避難所で、子どもたちはひっそりと過ごしていたからです。子どもたちに、今やりたいことを聞いて回ったところ、「友達と遊びたい」「ゲームは飽きた」という声が返ってきました。避難所を運営する市の責任者に掛け合い、暖房のない北向きの通路にブルーシートと段ボールを敷き、私の子どもたちが幼かったころに遊んでいたおもちゃを運び込んで、遊び場を作りました。地域に住む高校生や大学生がボランティアで手伝ってくれました。余震が続き、昼夜消灯することのない避難所で生活をしていた子どもたちは、朝から張り切って遊び場に来るようになりました。親の方々からは、「夜泣きしなくなった」というううれしい声を聞きました。避難所での食事は、段ボールをテーブルにおにぎりという日々が続きましたが、しかし、「今日、遊び場でね……」とその日の出来事を語る食卓は、津波で流された家の夕食時のころの会話と同じだったようです。

こうしているうちに、刻一刻と新学期が近づいてきました。次に気になったのは、学校でした。震災当日、帰宅できずに一晩学校に残っていた子どもたちも大勢いました。知り合いの先生たちは、子どもたちが学校に戻って来てくれるだろうかと心配していました。

教師支援 ～「ケア宮城」の立ち上げ～

こうした教師の不安は、大学で教えている私の友人たちにも届いていました。そこで、宮城県在住の心理関係有資格者有志とともに「ケア宮城」という組織を立ち上げ、新学期を迎える教師への、研修とコンサルテーションを中心とした支援を行うことにしたのです。これは、心理学を専門とする私たちの教え子の中に、教師として勤務していた人たちが多かったこともあります。教え子が奮闘している中で、何とか力になりたいという気持ちがありました。

「ケア宮城」の立ち上げに先立ち、私自身は、国際NGOの協力を得て、2011年４月６日に、多賀城市内の公立の小中学校の教員を対象に、「震災とストレス」と題する研修会を行っていました。雪の舞う寒い日、350人ほどの先生方が参加しました。ストレスマネジメントに関する簡単な話をした後、「ストレス解消法について意見交換をしましょう」をテーマにした、簡単なワークショップ型の研修を行いました。グループに分かれて話し始めたときの先生方の様子を、今でも克明に覚えています。見る間に、先生方の顔に活気が戻り、寒かった体育館は熱気に包まれました。この時私は、同業者同士が話し合うことこそが、震災を乗り越える力になることを確信しました。これから新学期に向けて始まる厳しい日々に立ち向かうには、同僚との結束が大きな力になることを知ったのです。

おわりに

震災後の１か月で私は、日頃の準備こそが減災につながること、仲間と語り合い支え合うことが、大きな力となることを学びました。同時に、異常な事態にあって平常心を保ちながら仕事をしなければならない立場にある人々、すなわち、教師や消防士、警察官、医療従事者などの方々の過酷さを実感しました。私自身、家族の安否を気遣いながらも帰宅できずに仕事をしなければならない経験をしていたからです。こうした経過で、支援者支援を目指した「ケア宮城」が誕生しました。

次回は、「ケア宮城」の活動を通して見た被災地の子どもたちと教師の様子をお伝えしたいと思います。

◆養護教諭の◆
実践紹介

保健室来室時のルールの育成

泉水 春那 先生
千葉県市原市立五井小学校 養護教諭

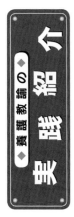

● はじめに ●

本校は、全校37学級、児童数959名、職員数59名の大規模校です。欠席状況は、１日あたり20人程度であり、休み時間になるとたくさんの児童が外で元気よく遊んでいます。

本校の学校教育目標は「自分の考えや思いを表現できる子どもの育成」です。職員全体が同じ考えを持って指導にあたり、自分の状況や考えを言葉で伝えることができる力をつけ、学校全体のルールが守れる児童の育成を図っています。

保健室では、保健室来室時のルールの徹底に取り組んでいます。１日の保健室来室者数は、40名前後です。主訴を明確に伝えられず、友達に説明してもらったり、ただ涙を流していたりするケースも少なくありません。

● 学級担任を中心とした活動 ●

①職員への呼びかけ

７月の夏休み前に、全職員に「保健室の利用の仕方」について、再度共通理解を図りました。また、けがをしたらとりあえず保健室に行かせるのではなく、なぜけがをしたのか担任に状況を把握してもらうようにしています。症状によっては担任と一緒に保健室に来室するようにお願いをしています。

②保健だよりの活用

職員の共通理解を図ったうえで、夏休み明けの９月に学級活動の時間（５～10分程度）を設け、保健室の利用の仕方について、再度確認しました。その際に、保健だより９月号の裏面に掲載した「保健室ってどんなとこ」を活用しました（資料１）。

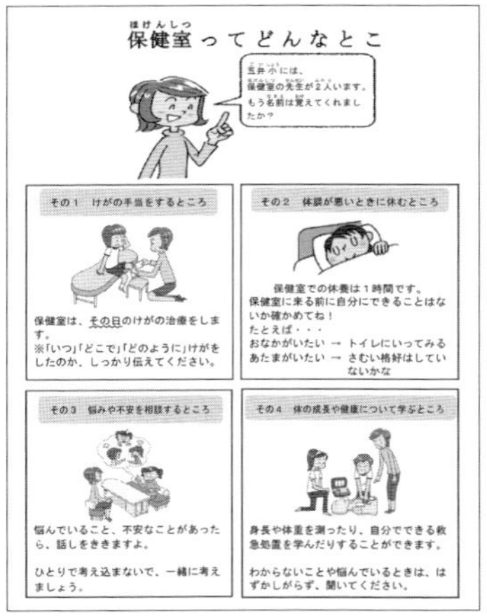

資料１

改めて考える場を設けることで、今までの利用の仕方はどうだったのかを振り返り、これからどのようにしなければいけないのかを考える時間になりました。

学級での指導と保健室来室時の繰り返しの呼びかけにより、どの学年も保健室はもちろん、さまざまな場所での定着がみられました。

● 養護教諭を中心とした活動と支援 ●

①掲示物

保健室前の廊下に「五井小保健室のお約束」を掲示しました（資料２）。

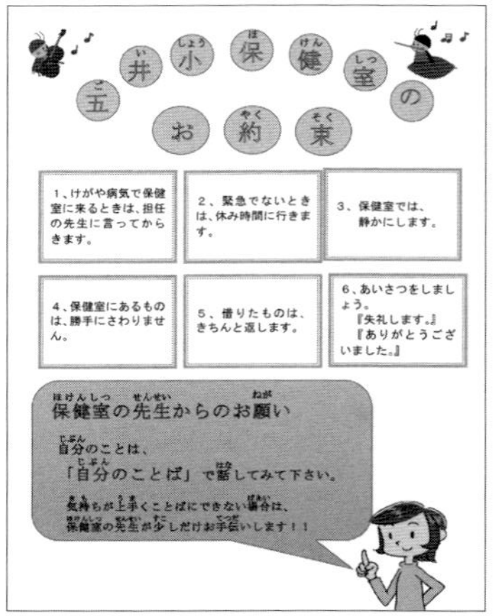

資料２

掲示スペースが少し高い位置にあるため、低学年の目線に合わせた高さに掲示するように工夫しました。入り口に掲示することで、入室する前に児童自身が確認できるようにしました。

②状況説明の問診カード

休み時間になると、保健室にけがや体調不良を訴えて来室してくる児童が多くいます。ほかの児童をみている間にも、次々と来室してくるため、待っている時間を有効に使おうと考え、自分で状況説明ができるように、内科と外科それぞれの問診カードを渡しています（資料３・４）。それを見て、自分の番が来たら答えられるように確認してもらっています。

特に、低学年や特別支援学級の児童は自分の体調を詳しく話すことが難しいため、体の絵や顔の表情を入れて、カードを指して聞いています。

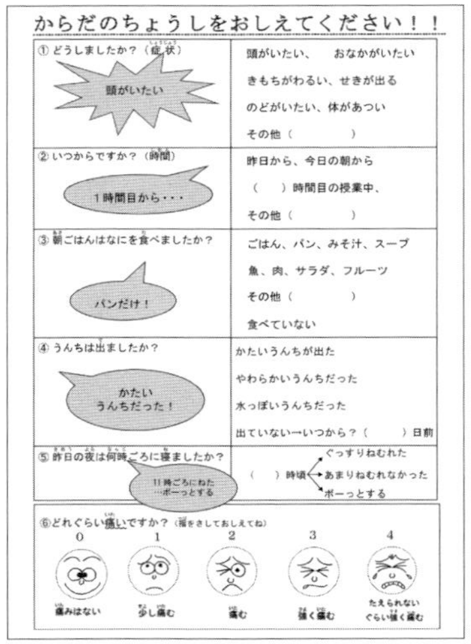

資料３（内科）

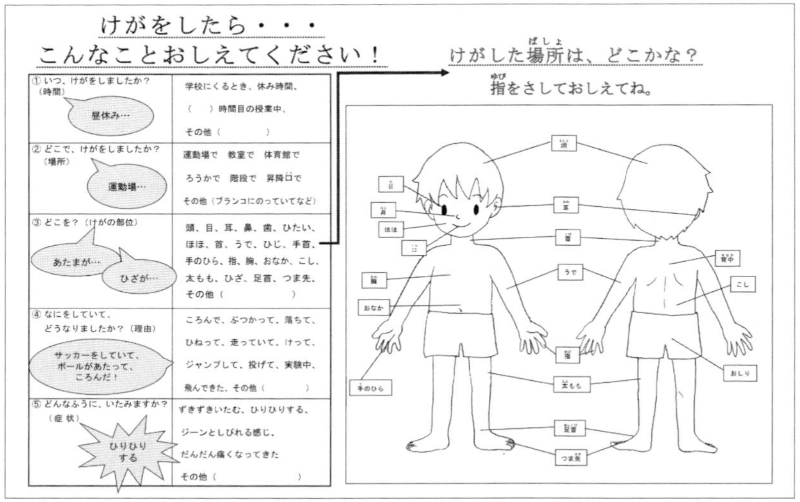

資料４（外科）

● おわりに ●

保健室来室時のルールを確認することで、今までできなかった児童にも自然と一連の動作が身についてきました。今後も取り組みを続ける中で、ルールだけにとらわれて保健室が行きにくい場所にならないように、柔軟に対応していきたいと思います。

養護教諭として今後も心がけていきたいことは、子どもが自分で伝えようと思っていることを遮らないことです。時間がなくて、どうしても子どもを早く教室に戻さないといけない気持ちがあり、焦ってしまいます。でも、できるだけ子どもが自分自身で表現できるように、ゆっくりと耳を傾けていきたいと思います。

◆養護教諭の◆

実践紹介

「歯と口の健康週間」の取り組み

大渕 紗代子 先生
福岡県行橋市立行橋南小学校 養護教諭

● はじめに ●

私は平成27年度に、本校に赴任しました。学校周辺には田畑が残る中、近くには大型ショッピングセンターがある地域です。校内の花壇にはいつも彩り豊かな花が咲き、私の心を和ませてくれます。

児童は310名（平成28年3月現在）在籍し、「明るく元気で素直」ですが、4月に行われた歯科検診の結果から、う蝕《しょく》罹《り》患率《かんりつ》が非常に高いことがわかりました。そこで、6月4～10日の「歯と口の健康週間」を利用し、歯と口の健康について、児童・保護者を啓発していこうと考え、実践した内容を紹介します。

● 学級での保健指導 ●

2・3・4・6年生、特別支援学級で保健指導を行いました。まず、事前にアンケートを実施し、どのくらい口腔内に関する知識や意識があるのかの実態把握をしました。指導内容は、6年生は「歯に良い食べ物について」、6年生以外は「歯みがき指導」です。詳しい内容は担任と話し合い、児童の実態に合ったものにしました。

○歯に良い食べ物について

まず、「むし歯のなり方」の基礎知識について説明しました。次に班に分かれ、17枚の食べ物のカードを「歯に良い食べ物」（さらに「歯の掃除をしてくれる」「歯を強くする」「あごを丈夫にする」の3つのグループに分ける）と「歯に良くない食べ物」に仲間分けすることを3分以内に完成させるよう指示し、ゲーム感覚で行いました。その後、仲間分けしたものを1つの班に発表してもらい、どうしてそのグループに入れたのかの理由も聞きました。そして、ほかの班の意見も聞きながら、養護教諭から一つひとつの説明をしました（資料1）。説明する際は、班に配布した食べ物のカードを拡大し、食品のイラストにマグネットをつけたものを黒板に貼りながら行いました。

＜歯に良い食べ物＞

	食品	理由
歯の掃除をしてくれる	人参、キャベツ、セロリ	食物繊維が豊富で、噛むことで歯の表面をきれいにしてくれる。※ゆでると効果がなくなり、生野菜に効果がある。
歯を強くする	牛乳、チーズ、小魚	カルシウムが豊富
	しいたけ	ビタミンDが含まれていて、カルシウムの吸収を助ける。
	わかめ	アルカリ性食品。虫歯の原因の酸と結びつき中和する役割がある。
あごを丈夫にする	するめ、たくあん	よく噛むことで顎を鍛えてくれる。

＜歯に良くない食べ物＞

食品	理由	
アイス、チョコレート	やわらかい。溶けやすく、歯の表面を覆うことでミュータンス菌のエサが多くある状態となる。	ショ糖が多く含まれている
あめ	なめている間は、ミュータンス菌のエサがずっと口腔内にある状態となる。	
キャラメル	歯にくっつきやすく、ミュータンス菌のエサがずっと口腔内にある状態となる。	
ジュース	口に入れると歯全体にショ糖が広がり、ミュータンス菌のエサがずっと口腔内にある状態となる。	
スナック菓子	塩分が多いと思われがちだが、糖分も沢山含まれている。噛むと歯の周りや歯の溝にくっつきやすい。	
ハンバーガー	やわらかくて噛む回数が少ない。（他にもスパゲッティ、カレー、ハンバーグなどがあることを説明）	

資料1

授業の最後には「歯に良くない食べ物」だからといって、絶対に食べてはいけないわけではなく、食べ方に気をつけること、また「歯に良い食べ物」だからといって食べるだけでよいわけではなく、「食後の歯みがき」も大切だということを説明しました。授業後の感想では「楽しみながらいろいろ知ることができました。次は歯のみがき方について知りたいです」「今まで食べ物についてあまり気にしていませんでした。これからは野菜を生でも食べるようにしたいです」というものがありました。この指導を行うことで、「さらに学びたい」「実際にやってみよう」という意欲を感じ取ることができました。

○歯みがき指導

2年生には「第一大臼歯」の大切さを説明し、歯ブラシの使い方と歯のみがき方について指導しました。それ以外の学年は、2色（古い歯垢《しこう》は“紫”、新しい歯垢は“赤”）に分かれる歯垢染色液を使用し、指導しました（写真）。この2色に分かれる歯垢染色液は、みがき残しがある場所だけではなく、いつごろのみがき残しなのかも児童にとってわかりやすかったようで効果的でした。また、授業後の感想では「紫色になったところを特に気をつけてみがきます」というものがありました。指導を行った後、担任から「給食後、児童が自発的に歯みがきをしていました」といううれしい報告を受けました。

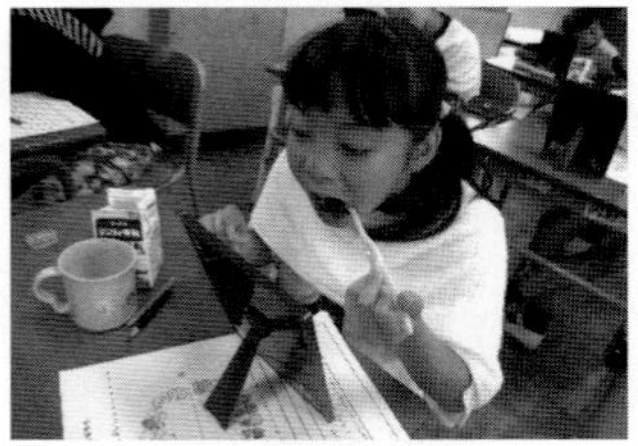

歯みがき指導の様子

特別支援学級は3クラスありますが、全クラス合同で行いました。授業参観時に行ったため、保護者と一緒に歯の状態をチェックし、みがき方を確認できました。児童も保護者の前で必死にみがいたり、発表したりする姿が見られました。

保健指導後は、遅くとも翌日までには学級ごとにほけんだよりを作成し、配布しました（資料2）。「〇年〇組特別号」と記載しているほけんだよりを見て、「このクラスだけ！？」と、児童が喜んでいました。ほけんだよりには「指導内容」「児童の感想」「写真」などを掲載し、児童には学習の振り返りができるように、また、保護者には学校の取り組みの様子とわが子の歯への関心を持ってもらえるように工夫しました。

ほけんだより

平成27年6月9日
行橋南小学校　保健室
2年2くみ　とくべつごう

きょうは、2年2くみのみなさんと「は」についての学しゅうをしました。6さいごろからはえてくる「はの王さま」とよばれている「だい一大きゅうし（ろくさいきゅうし）」についての学しゅうです。

「はの王さま」のみがきかた

- ○ はぶらしを「えんぴつもち」する
- ○ はぶらしをよこから入れる
- ○ はぶらしの「つまさき」をつかう
- ○ は にかるくあてる
- ○ はぶらしをこまかくうごかす

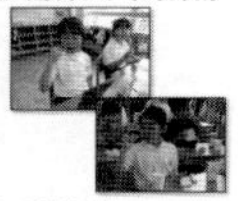

みなさんの「かんそう」や「しつもん」をしょうかいします。

＜かんそう＞

○じぶんの「は」をじぶんでたいせつにする。　○「は」のべんきょうをもっとしたいです。
○たのしかったのでべんきょうしてよかったです。　○もっと「は」のことがしりたいです。
○「は」もせいちょうしていることがわかりました。

＜しつもん＞

○なぜおとなの「は」がはえてくるのですか。
→「は」は、あごの大きさにぴったりあうようにはえています。おとなになると、あごがせいちょうして大きくなります。それにあわせて、「は」もぬけ、大きな「おとなのは」がはえてきます。
○はぐきにほねはありますか。
→はぐきの下、「は」のまわりには「しそうこつ」とよばれるほねがあります。
○「は」はなん本ですか。
→こどもの「は」はぜんぶで20本、おとなの「は」は28本です。「おやしらず」という「は」がはえている人はぜんぶで32本になります。おやしらずは、はえる人とはえない人がいます。

みなさんといっしょに「は」についての学しゅうができて先生はうれしかったです。また、いっしょに学しゅうをしたいとおもっています。　大ぶち　さよ子

資料2

● 担任へのサポートによる啓発 ●

1年生には、歯みがきの大切さを知らせる紙芝居を資料として担任に渡しました。2年生の担任からは、学級懇談会の際、保護者へ向けて説明する資料が欲しいとの依頼を受けたため、「2年生の歯科検診結果（県と全国平均との比較）」「学童期のむし歯予防について」「歯周病から全身病へ」という資料を作成しました。「乳歯は抜けるから……」と思われがちですが、乳歯のうちから歯の健康を守る重要性や、今の歯の状態が将来にも影響することを児童、保護者へ伝えることができました。

さらに、次の指導へつなぐきっかけとして効果的であったと感じています。

● 児童保健委員会による啓発 ●

土日以外の5日間、給食時に歯と口の健康に関する内容（「歯と口の健康を守る方法」「歯と口の健康クイズ」「くちびるについて」など）を放送しました。曜日ごとに担当を決め、保健委員会のメンバー全員が必ず1回は放送するようにしました。保健委員会が放送することで、内容にしっかり耳を傾ける児童が増え、歯と口の健康に対する意識づけには有効でした。

● 歯みがきカレンダーを活用した習慣化の啓発 ●

「歯と口の健康週間」が過ぎても歯みがきは大切であることを実感させ、習慣化させるため、夏休みと冬休みには「歯みがきカレンダー」を作製しました。歯みがきカレンダーには、本人の感想欄だけではなく保護者からのメッセージを書く欄を設けています。保護者から「このようなものがあると、自ら歯みがきをしようとするので助かっています」「授業で習ったように家でも歯をみがいています」という言葉が記入されていました。歯みがきカレンダーは、家庭とつながる一つの手段だと考えています。

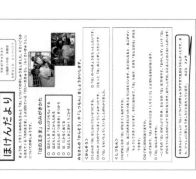

● おわりに ●

今回、取り組みを始める前は職員全体の場で提案し、共通理解を図ることを心掛けました。「歯と口の健康」は終わりがなく、どの年齢においても重要な健康課題だと考えています。今後も教職員・家庭と連携しながら養護教諭としてできることを考え、継続した支援・指導を行っていきたいと思っています。

◆養護教諭の◆
実践紹介

「ことば」で記憶に残す生活リズムの指導

伊藤 真紀 先生
山形県長井市立長井小学校 養護教諭

● はじめに ●

本校は山形県長井市の中央に位置する全校児童654名の小学校です。初めて赴任した2015年度、救急処置等の対応数の多さ、事務量の多さに孤軍奮闘の日々でした。

保健指導に関しては、前任の先生がていねいに積み上げられた生活リズム（アウトメディア含む）の実践を受け継ぎつつ、私は「ことば（キーワード）」を大事にして指導してきました。ここでは1年間の取り組みについて紹介します。

● 1学期「ぐっすりねむって脳・心・体パワーアップ」●

まず、「メディアは時間泥棒。大切な睡眠時間をメディアに奪われないように」と伝えました。睡眠を十分にとって、元気な朝を迎えることに焦点を当て、点検カードを用いた「生活リズムがんばり週間」を行いました。カード名は「ぐっすりねむって 脳・心・体パワーアップカード」です（資料1）。

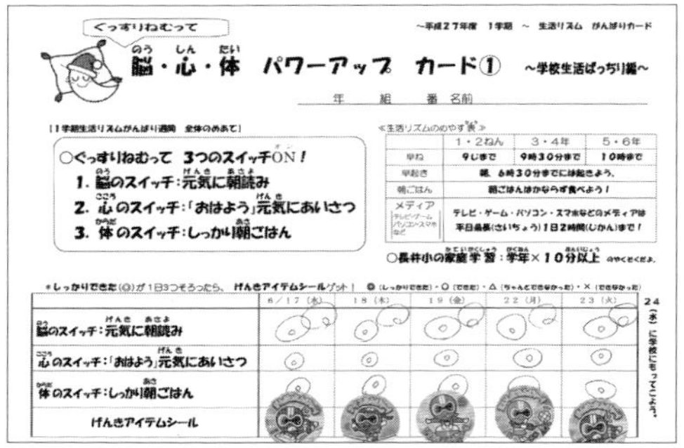

資料1 ぐっすりねむって脳・心・体パワーアップカード（A3、2つ折り表面）

このことばはPTA保健体育部の活動テーマでもあります。とても素敵なネーミングだったので、そのまま活用させていただきました。

全体のめあては「ぐっすりねむって 3つのスイッチON！」とし、具体的には、

1. 脳のスイッチ：元気に朝読み
2. 心のスイッチ：「おはよう」元気にあいさつ
3. 体のスイッチ：しっかり朝ごはん

とし、その3項目がしっかりできたかどうかをチェックしました。

生活全般の記録は「長井市生活リズム改善事業」の取り組みとして、HQCシート（監修：山形大学 鈴木和弘教授）を用いたがんばりカードで行いました（資料2）。

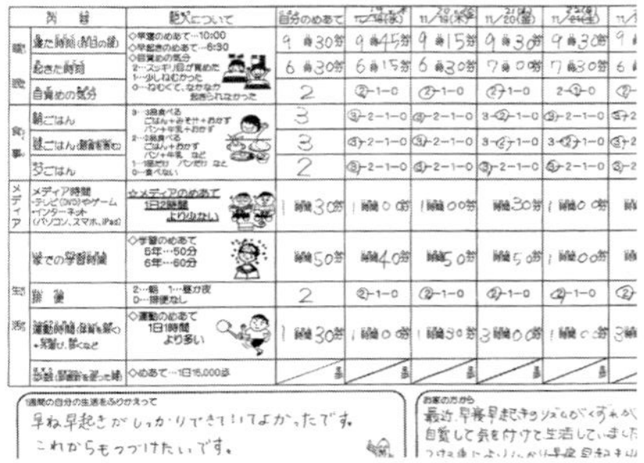
資料2 がんばりカード（A3、2つ折り中面）

● 2学期「生活リズム」と「脳とメディア」の保健指導 ●

秋の身体測定時に、全23クラスで「生活リズム（朝ごはん）」と「脳とメディア 脳の働き」の保健指導を行いました。

◎保健指導：生活リズム（朝ごはん）

食べることの大切さについては細胞の入れ替わりに必要なものとして、以下のように説明してみました。

「私たちの体は60兆個の細胞でできています。その細胞を形作っているもとになるのがたんぱく質です。髪も皮膚も眼も骨も爪も内臓もすべてたんぱく質をもとにした細胞からできています。その細胞は、実は、1日で15兆個も死んで、新しいものと入れ替わっているそうです。数だけでみると20％の数の細胞が新しいものと入れ替わっています。新しいものと入れ替わるときに、そのもとになるたんぱく質・赤の食べ物が足りなかったら、良い細胞はできません。だから、肉・魚・卵・豆・豆製品などの赤の食べ物をしっかり食べてほしいのです」

＊細胞の入れ替わりの数については諸説あり。

◎保健指導：脳とメディア 脳の働き（カエル・ネコ・人間）

脳の働きを大きく3つの層に分けた脳科学の考え（ポール.D.マクリーン氏による「三位一体脳モデル」最下層：は虫類脳、中間層：下等ほ乳類脳、最上層：高等ほ乳類脳・人間脳）を小学生にもわかるように、「最下層（カエルの脳）：生きるための脳」、「中間層（ネコの脳）：自分のやりたいことをやる脳」、「最上層（人間の脳）：よりよく生きるために考える脳」とし（写真）、以下のように説明しました。

「テレビを見ているときやゲームをしているとき、私たちはカエルとネコの脳しか使っていません。みなさんのように、体も脳も成長している時期にメディアばかりに接触していると、人間の脳が成長しなくなって、“自分がよければそれでいい”のネコの脳になってしまいます。ネコみたいに、“ああ、眠くなったから、今日はここで寝るか……”と、みんなが勉強しているときや仕事をしているときに突然寝始めたら大変です。ですから、今のうちに人間の脳をきちんと育ててあげることが大事です。

社会にはルールがあります。守れないと、周りに迷惑をかけたり、警察に捕まったりして、普通に生活ができなくなります。学校にもルールがあります。ルールを守ることで、安全に、安心して元気に遊んだり、勉強したりすることができるのです。これはすべて人間の脳が発達しているからこそできることです」

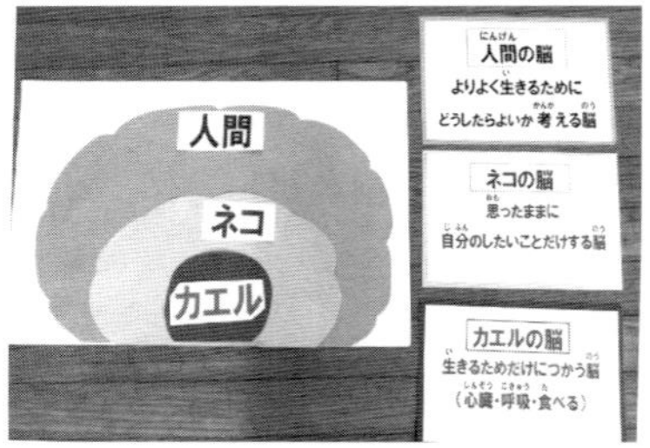

写真 「三位一体脳モデル」のイメージ

● 3学期「メディア3つのやくそく」●

本校では毎月19日を「食育の日・アウトメディアデー」に設定しています。3学期は、長井小で決められた「校外生活のやくそく」や「長期休業中の過ごし方のやくそく」に掲載されているメディアに関するやくそくを3つ集約して、全校放送で確認しました。

【メディア3つのやくそく】
・メディアは1日2時間まで
・ゲームは30分まで
・ゲーム・ネット・メールは9時まで

放送の中には「ネコの脳」というキーワードも入れて、アウトメディアの必要性を想起させつつ、2時間・30分・9時の単純な数字で、メディアとうまく関わる姿を覚えてもらえるようにお話ししました。

「保健室からお話しします。今月19日は食育の日、アウトメディアデーです。どうしてアウトメディアが必要なのでしょうか……。身体測定をしたときのお話を思い出してください。ネコの脳にならないためでしたね。では、アウトメディアの約束を確認します（2時間・30分・9時の約束を確認）。長小っ子は周りのことを考えられる優しい人です。この1週間、早寝早起き朝ごはん、アウトメディアに取り組んで、よりよく生きるための脳、人間らしい脳を育てていきましょう」

放送した日の昼休みに子どもたちが「さっきの放送って先生ですか？」と集団でやってきました。「わかりやすかった！“守ろう”って気持ちになった」と伝えに来てくれたのです。繰り返し、わかりやすい言葉で説明していく大切さを感じた場面でした。

● おわりに ●

子どもたちの生活リズムの活動実践の場は、家庭に戻ってからです。よりよい生活リズムづくりをするには、子どもたち自身の意識変容と家族の協力が必要です。自分の体や生活を知り、かつ自分の体が好きになれるよう、わかりやすく、覚えやすい「ことば（キーワード）」で具体的に伝えることで、子どもたちの意識に残り、行動変容につながってくれることを願っています。

さて、今度はどんな「ことば」で伝えていこうか……思案中です。

◆養護教諭の◆
実践紹介

なるほど！！ と実感できる 体験式掲示物づくりを目指して

雨宮 麻衣子 先生
永田 葉純 先生
東京都国分寺市立第二小学校　養護教諭

● はじめに ●

本校は、国立駅からゆるい坂道を歩いて20分のところにあります。晴れた日は校庭から富士山や夕日が見える最高のロケーションで、児童764人が毎日元気に登校しています。近所に野菜を作っている農家もあり、農家の方のご協力のもとで畑づくり交流も行っています。

本校の児童の実態としては、子どもたちの健康意識も高く、家庭でも、健康診断後の受診率は高いです。習い事をしている児童が多いせいか、少し疲れぎみであったり姿勢が悪かったりする児童を多く見かけます。本校は養護教諭が２人体制であるため、２人で意見交換をしながら、姿勢に関する知識を身に付け、自分の姿勢を知り、正しい姿勢に変えることを目指した体験式掲示物づくりに取り組みました。

● 体験型の掲示物をつくろう！ ●

下の写真１が実際に作製した掲示物です。

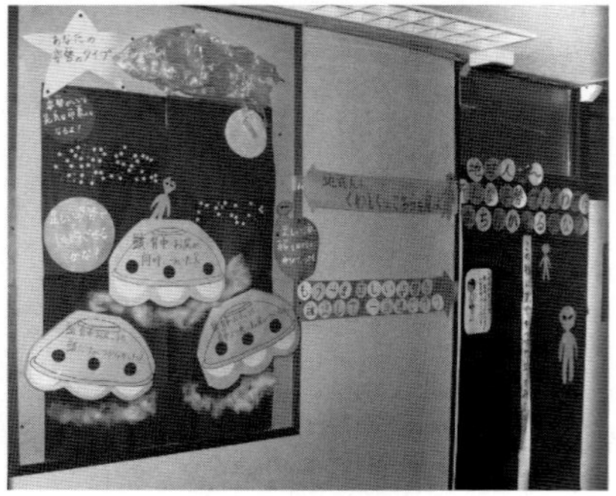

写真１　作製した掲示物

正しい姿勢時の頭・腰・お尻の位置を確認して、自分の姿勢のタイプを知り、自分の姿勢から、生活習慣を見直し、正しい姿勢を意識して過ごせることをねらいとしました。

そして、子どもが興味・関心を持てるように、触れて参加できる教材にし、掲示板のインパクトをつけるために、「宇宙人からのメッセージ」にしました。

掲示物「宇宙人からのメッセージ」体験の手順

①姿勢チェッカー（写真２）の真ん中にあるラインの前に立つ。この時、かかとを壁につけ、顔は真っ直ぐ前を見て自然に立つ。

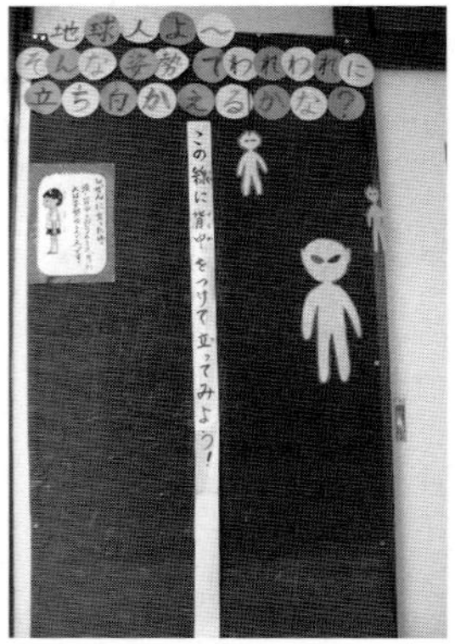

写真２　姿勢チェッカー

②自分の頭・背中・お尻がどのように壁についたかをチェックする（写真３）。

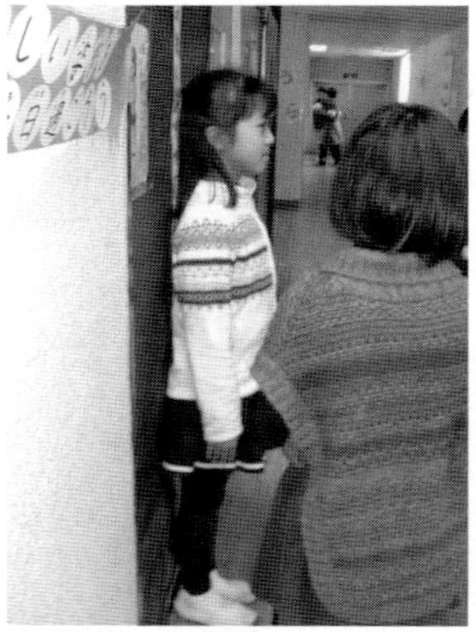

写真３　姿勢チェックの様子

③姿勢チェッカーの横に、めくって見ることができる３つの宇宙船の掲示（写真４）が貼ってあり、宇宙船に書かれた姿勢チェッカーの結果のうち、自分が当てはまるものをめくり、自分の姿勢のタイプを知る。

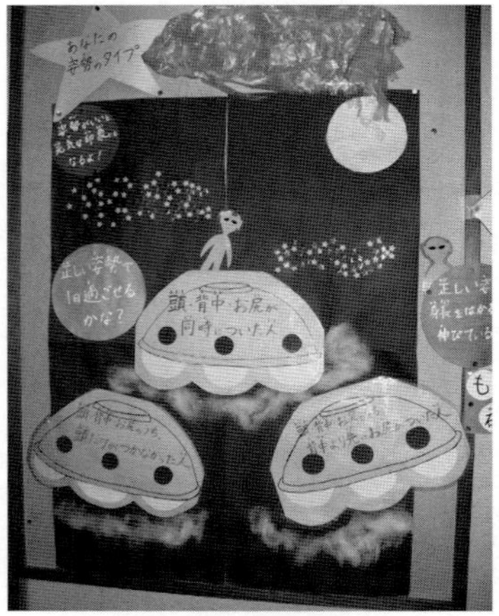

写真４　宇宙船の掲示

◇頭・背中・お尻のうち頭だけがつかなかった人…猫背（写真５、７）
◇頭・背中・お尻のうち背中より先にお尻がついた人…反り腰（写真６、８）

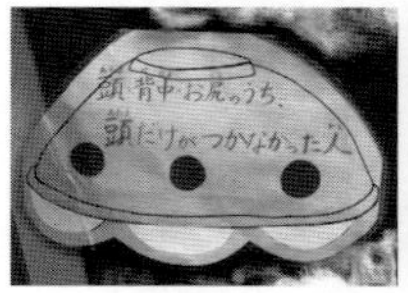

写真５

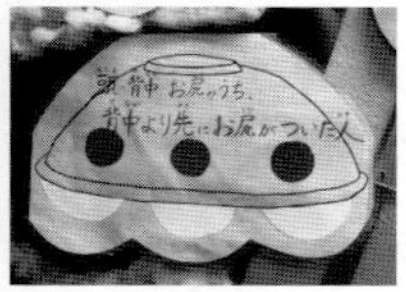

写真６

めくると

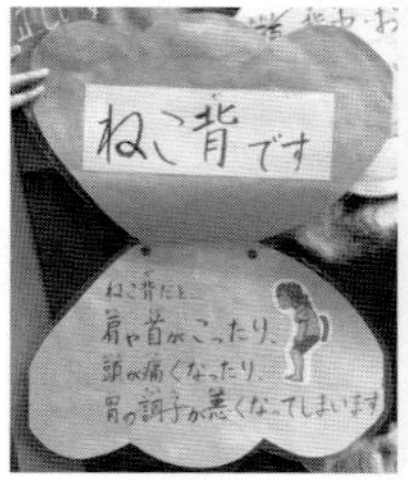

写真７

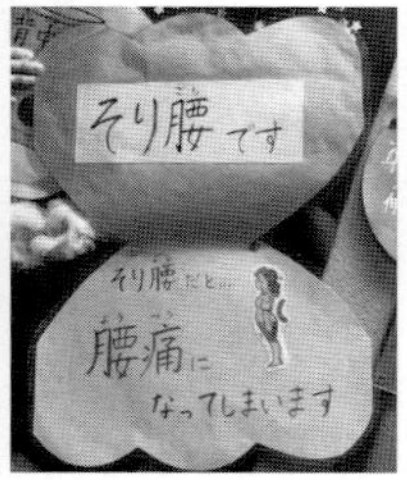

写真８

◇頭・背中・お尻が同時についた人…正しい姿勢（写真９）

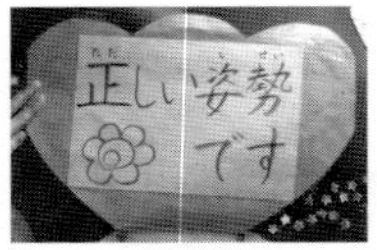

写真９

※「正しい姿勢です」の下には、正しい姿勢のポイントが書いてある。

④もう一度、姿勢チェッカーのラインの前に立ち、正しい姿勢を体感する。
⑤その姿勢のまま歩き出し、一日を過ごすように声かけを行う。

● 子どもの反応 ●

廊下を通るたびに姿勢をチェックする子どもが増えました。また、正しい姿勢を実感すると驚きの声を上げ、やり方をほかの子どもに教えてあげている光景も見受けられました。さらに、「姿勢を正すと身長が伸びるよ！」の声かけをすると、身長を測りにくる児童も増えました。

自分の姿勢のタイプを報告に来てくれる児童もおり、自分は姿勢が悪いと自覚している子もいました。「次は何を作ってくれるの？」「歩き方についてやってほしい」と言われたり……、子どもたちは掲示物を楽しみにしていることも改めて気づかされました。

● おわりに ●

日々、養護教諭は掲示物を利用した保健指導を試行錯誤しながら行っています。ときには子どもの様子をそっとのぞいて反応を確かめ、わかりやすい教材にするために説明文を変えることもあります。その中で、２人体制であることを生かし、意見交換をしながら、お互いの良さを発揮して作製することができ、達成感を感じました。

掲示物はずっと掲示していると風景の一部になってしまう欠点もありますが、新しいものが掲示されたときの児童の目の輝きはすごいものです。児童への保健指導が生活に結びつくように、見せ方や考えさせ方を工夫して、同じ課題を継続的に指導していく必要性を感じています。

これからも、児童の笑顔を思い浮かべて掲示物づくりをしていきたいと思います。

◆養護教諭の◆
実践紹介

歯科保健指導の充実
～歯科予防意識の向上を目指して～

小林 愛 先生
埼玉県深谷市立桜ヶ丘小学校 養護教諭

● はじめに ●

本校は、埼玉県の北部にある深谷市の中心部に位置した、児童数622名の大規模校です。「腰骨を立て、自分からとりくむ桜の子」を学校教育目標に、さらに「あたりまえのことをあたりまえにできる児童の育成」を合い言葉として全教職員がチーム一丸となって日々、児童の指導にあたっています。

本校の歯科保健の課題として、健康意識の低さがあります。一人で複数本う歯を保有していたり、治療をせず放置していたりという実態で、「むし歯はできてしかたがないもの」という意識がありました。さらに、歯みがき習慣が身についていない児童が多くいます。そこで、「むし歯はできないことがあたりまえ」という意識への変革をねらい、歯科予防意識の向上を目指した学校歯科保健全体計画の見直しとそれに基づいた年間指導計画の立案、実施を重ねています。

● 学校保健委員会 ●

年３回の学校保健委員会の、第１回目には、毎年必ず学校歯科医から４月の歯科健診についての振り返りを行っています。本校児童の歯・口腔状況の課題について触れる中で、家庭での改善策などのアドバイスもいただいています。また、PTA役員が授業参観後の学級懇談会で学校保健委員会の内容を必ず報告しています。学校保健委員会後には、「学校保健委員会通信」も全家庭へ配布しますが、合わせて役員から直接口頭で報告することで歯科保健について話題にする機会を増やすことができました。

● 歯科保健指導 ●

年１回全学年１時間ずつ、学級指導扱いの歯科保健指導を実施しています。

３年生には、学校歯科医（２名）が来校し、前半に歯の役割や健康な歯であることの重要性について講話を行い、後半にはブラッシング指導を45分間かけて丁寧に指導してくださっています（写真１）。

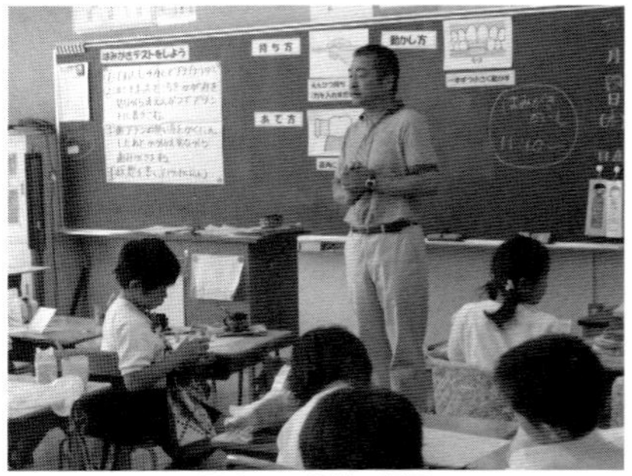

写真１　指導の様子

ほかの学年は、発達段階に応じて立案した歯科保健指導案を担任と養護教諭で児童の実態に合わせて工夫しながらTTで授業を行っています。本来であれば、６月の歯と口の健康週間に合わせて実施したいところですが、本校は大規模校で、ほかにも健康診断や宿泊行事などがあり６月に全てを実施するのはとても難しいことから、いい歯の日（11月８日）のある11月にも実施時期を設定し、全クラスで実施しています。

指導するにあたり、健康課題を自分のものと実感させ、自ら行動を変えようとするきっかけづくりが必要だと思います。例えば、２年生では、第一大臼歯の萌出が顕著な年齢であることから、自分の口の中に第一大臼歯があることを実感させました。また、鏡を使用して担任と養護教諭で机間巡視し、一人ひとりしっかり確認させることを丁寧に行いました。「前から数えて６番目だよ」と伝えると、普段鏡でじっくり口の中を見る経験の少ない児童は、「鏡をしまいましょう」と声をかけるまで、飽きることなく自分の歯を一本一本確認していました。（写真２）。

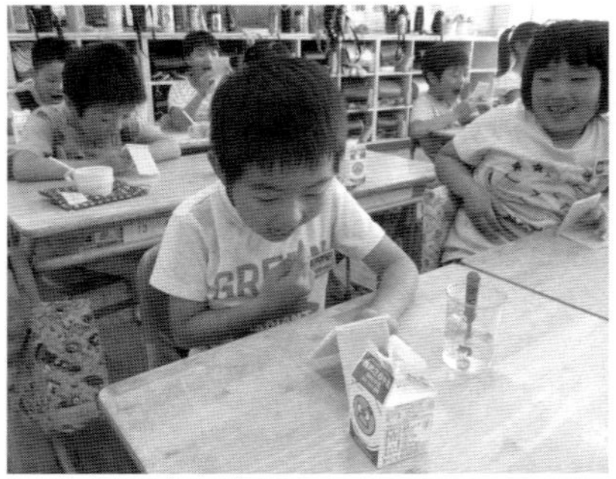

写真２　指導の様子

さらに、その歯がむし歯になりやすい歯だということを、身をもって経験できるように、黒いクッキーを皆で食べ、食べかすの付き方で第一大臼歯の溝が深く物が詰まりやすいということを目のあたりにさせました。そして、どうしたら歯みがきで溝がきれいになるかについて説明したところ、興味津々で聞き入っていました。実際にブラッシングすると、第一大臼歯のブラッシングの難しさを実感し、「だから、まだおうちの人の仕上げみがきをしてもらっていいんだよ」と話すと、「お母さんにもさっそく話さなくちゃ」というつぶやきが聞こえてきました。

授業で行った歯科保健指導後には、児童から保護者へ授業の内容を説明する宿題を出し、授業で使用するワークシートには、保護者からの感想欄を設けて学校と家庭との連携を意識しました。

● そのほかの取組 ●

歯科保健指導で配当されている学級指導の年１時間以外でも、様々な学校保健活動の中で機会を見つけて取組を行いました。

６月の歯と口の健康週間では、全校で歯・口の健康に関する図画・ポスター・標語を作り、各教室前の廊下、校長室前のギャラリーへ一斉に掲示をし、校内の雰囲気づくりを行いました（写真３）。

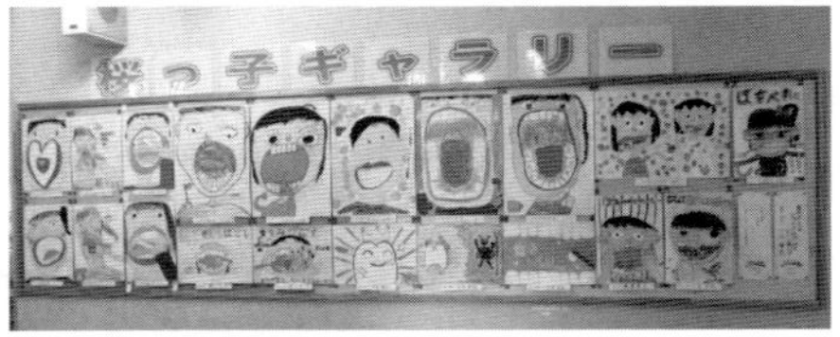

写真３　ギャラリーの様子

また、児童保健委員会による啓発活動を活発に行いました。朝の会や昼の放送時間に呼びかけを行い、給食時に使う歯みがきカレンダーも作製しました。さらに、児童保健委員会が「桜っ子けんこう集会」と名付けた集会活動を担当し、歯と口の健康に関する呼びかけを行いました（写真４）。

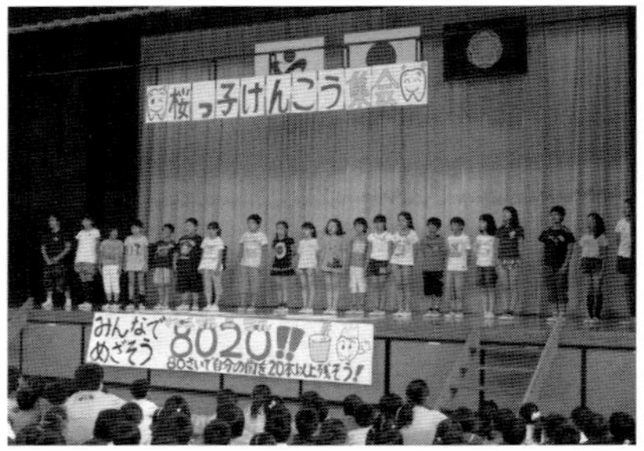

写真４　桜っ子けんこう集会

集会は、低学年から楽しんで理解できるように、クイズ形式で行いました。視覚的なインパクトで興味を持たせる工夫もしました。例えば、咀嚼《そしゃく》の大切さについての説明では、原始人の顔と現代人の顔のお面をかぶって登場し、あごの大きさや食生活の比較を行いました。全校一斉に啓発できる貴重な機会を、印象深くなるように心がけました。

● おわりに ●

歯・口の健康は保健管理と保健教育の両輪で進めていくことが必要です。保健管理においても平成28年度よりフッ化物洗口事業を開始します。今後は、保健教育の一層の充実を図るだけでなく、保健管理の徹底も行い、本校の歯科保健活動をより効果の高いものにしていきたいと思います。

◆養護教諭の◆
実践紹介

感染症の拡大を最小限にするために
（インフルエンザの蔓延《まんえん》防止）

笹原 喜代子 先生
京都府亀岡市立安詳小学校　養護教諭

● はじめに ●

本校は、京都府の中央部に位置する亀岡市にあります。児童数866人の大規模校で、近年の住宅開発により、今なお児童数が増加する傾向にあります。学校目標は「自分を知り自分を活《い》かして 仲間と協同する児童を育成する」とし、すべての児童が学びと育ちを楽しむ学校を目指しています。子どもたちは、体格的には少し小柄ですが、とても明るく元気に過ごしています。昨年度からは、体力づくりの一環として、全校で縄跳びに取り組んでいます。

数年前まで、インフルエンザの罹患率《りかんりつ》が高く、学級閉鎖の実施を余儀なくされていたので、感染症予防に重点を置き、保健指導・保健管理に取り組んできました。

● 保健指導 ●

感染症予防にかかわる保健指導は、健康観察の結果や報道機関からの情報をもとに適宜実施することにしていますが、例年２学期の終業式には、冬休みの暮らし方と関連づけて、感染性胃腸炎・インフルエンザなどの感染症予防の指導をしています。

また、３学期の体重測定時にも、適宜指導することにしています（写真１）。基本的な指導内容は換気や手洗いなどで毎年同じですが、目新しさを出すためにその年によって強調するポイントを変えて指導してきました。

週末には、教職員向けの保健通信「ほけんしつから」（写真２）を発行し、職員朝礼では、健康観察結果に基づいた流行状況と、市内の流行状況等を全職員に情報提供するなどを行い、担任からは、児童に休日の過ごし方について保健指導をしてもらいました。

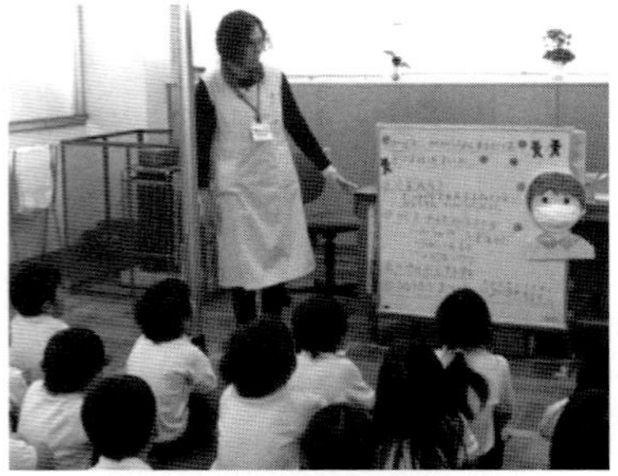

写真１　体重測定時の指導の様子

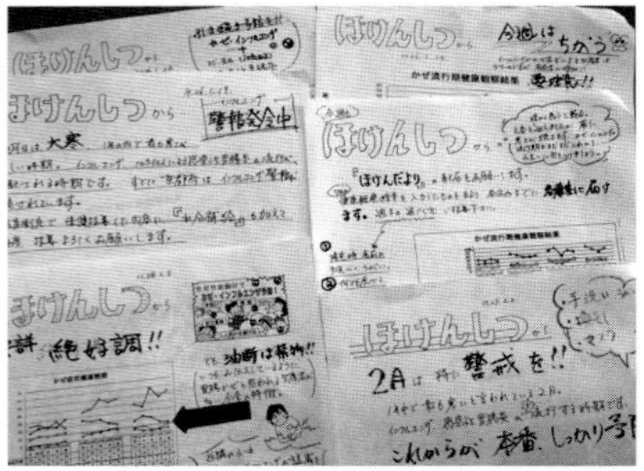

写真２　教師向け保健通信「ほけんしつから」

● 主な指導内容 ●

①換気の必要性

感染症を防ぐのに換気は最重要です。授業時間中は、対角線上に「隙間換気」をし、休憩時間には、窓・扉を開放して必ず換気をするように指導しました。

②手洗いの徹底

「しっかり手洗いをする人は、病気にかかりにくい」といわれます。手洗いは、病気予防の基本と位置づけ、石けん・流水での手洗いとそのタイミングを具体的に指導しました。

③喉を乾燥から守る

教室内の湿度を適度な状態に維持することは難しいため、各自でこまめに水分補給することと、うがいにより喉を潤すことが大切であることを指導しました。また、マスクの着用は、せきエチケット、感染拡大防止に役立つだけではなく、喉の乾燥を防ぐためにも有効であることも指導しました。

④病気に負けない強い気持ちを持たせる

よく「病は気から……」といわれます。流行期においては、級友・家人が感染しても、「自分はかからない」という強い気持ちを持つように指導しました。経験から、免疫力アップに大きな効果があると考えています。

⑤登校前の健康チェック

登校前には、自分の健康状態をチェックし、いつもの体調と変化があるときは、体温測定をするように勧めています。その上で保護者と相談し、登校する場合は無理をすることのないように指導しています。

⑥週末の過ごし方

本校においては、週明けの欠席者が多いという特徴があります。休日前には、毎週のように休日の過ごし方について注意を喚起し、生活習慣の保持・手洗いうがいの徹底・不要なときに人混みに行かないなどの指導をしています。

● 環境整備 ●

①手洗い場の整備

児童保健委員会の活動として、手洗い場の石けんの補充・管理をし、確実に石けんでの手洗いができるようにしました。

②教室の空調管理

換気の必要性については、保健指導で徹底して児童に説明しますが、教室換気は主に教師が行うことから、担任・教職員に、換気の必要性と具体的で効果的な換気の方法を知らせ（写真３）、換気を徹底してもらうように留意しています。

③廊下の換気

教室だけではなく、子どもたちが行き交う廊下の「隙間換気」と、手洗い場の換気も必要です。罹患者が多くいるフロアで蔓延する可能性があります。

④職員室の換気

職員室の換気も意外と効果的です。教職員の健康管理も大切です。自ら職員室で換気の爽快感を体感することにより、教室の換気も日常化しやすくなるようです。また、職員室内でせきをする教職員が出ると、子どもの罹患率も増加します。定期的に換気をし、教職員の健康を保持することは、教職員が感染源にならないようにするばかりか、感染拡大の防止にもつながると考えています。

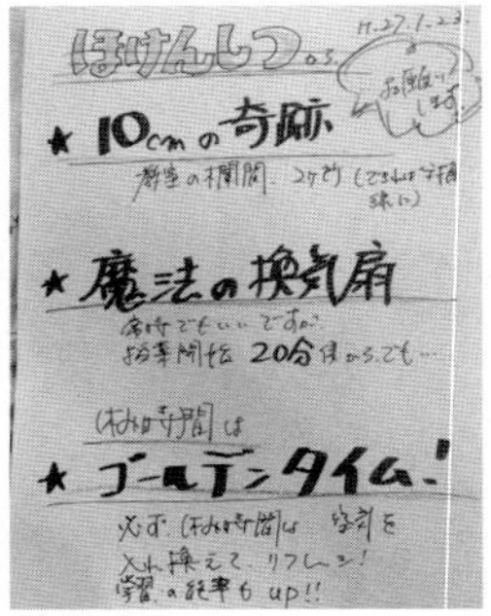

写真３　効果的な換気方法について記載した教師向け保健メモ

⑤異常の早期発見

朝の健康観察だけでなく、各担任は毎時間、子どもたちの表情や体調の変化を観察するように努めています。そこで異常が察知されると、すぐに保健室で対応し、早期に適切な措置がとれるようにしています。

● おわりに ●

毎年冬季になると、インフルエンザの流行に脅かされます。大規模校では、いったん流行し始めると、その猛威をとどめるのが大変難しくなるため、なおさらです。

本校でも、昨年冬は例年になく多くの感染者が出ました。それに加えて、胃腸かぜ（感染性胃腸炎の疑い）での欠席も多く見られました。しかし、感染者が増加しかけたときでも決して動揺することなく、危機感を持ちつつも、学校全体が平常心で対応したことにより、早期に適切に対応できたと思います。とりわけ、前述の換気方法を徹底して実施できたことが、感染拡大の防止に効果的であったと考えています。

◆養護教諭の◆

実践紹介

「健康チェック週間」「学校保健委員会」の取り組み

片瀬 由佳 先生
愛知県豊橋市立下地小学校 養護教諭

● はじめに ●

本校は、豊橋市中心部を流れる豊川流域に位置し、本年度創立143年を迎える歴史ある学校です。

331名の児童たちは、本校のシンボルツリーとなっている校庭に大きく枝を広げる樹齢150年の大いちょうに見守られながら、学校生活を送っています。

昭和57年には、健康教育研究発表会を開催し、「心も元気、体も元気」をスローガンに掲げ、その年より健康づくりのひとつとして豊川横断水泳大会を継続して実施し、今年度で33回目を迎えました。豊川横断水泳を体験した保護者もおり、児童のみならず、保護者や地域住民にも親しまれ、地域の誇りとなっています。

平成22年度からは、健康推進学校として「健やかな心と体づくりを目指し、主体的に行動する下地っ子の育成」を研究主題に健康教育に取り組んできました。「たくましい体づくり」「健やかな体づくり」「輝く笑顔づくり」「安全安心な学校づくり」の4つのプランを「大いちょうプラン」と位置づけ、相乗的な取り組みを通して健康教育の推進にあたっています。

「健やかな体づくりプラン」は、児童や家庭に健康状態や健康向上のための具体的な方法を知らせ、目標を立てる支援をし、実践につなげることをねらいとしています。健康な生活への意識の高まりはあるものの、実践になかなか結びついていかない実態から、取り組んだこのプランの内容の一部について、紹介します。

● 健康チェック週間の取り組み ●

平成24年度より自分の生活を見直す機会として、睡眠や朝食について生活点検をする「健康チェック週間」を定期的に実施しています。養護教諭や保健主事などの5～6人の教諭で構成した保健部で「健康チェックカード」を作製し、毎年カードの見直しを行いながら取り組みを続けています。

平成26年度からは、これまでのカードにチャレンジ目標を加え、自分の特にがんばりたい目標を明確化し、子どもたちがより主体的に自分の生活を見直すことができるようにしました（下図）。

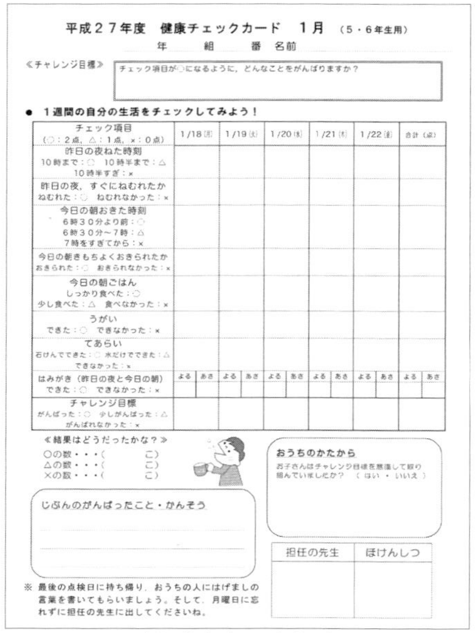

平成２７年度　健康チェックカード　１月　（５・６年生用）
年　組　番　名前

《チャレンジ目標》　チェック項目が○になるように，どんなことをがんばりますか？

● １週間の自分の生活をチェックしてみよう！

チェック項目（○：２点，△：１点，×：０点）	1/18(月)	1/19(火)	1/20(水)	1/21(木)	1/22(金)	合計（点）
昨日の夜ねた時刻　10時まで：○　10時半まで：△　10時半すぎ：×						
昨日の夜，すぐにねむれたか　ねむれた：○　ねむれなかった：×						
今日の朝おきた時刻　６時３０分より前：○　６時３０分～７時：△　７時をすぎてから：×						
今日の朝きもちよくおきられたか　おきられた：○　おきられなかった：×						
今日の朝ごはん　しっかり食べた：○　少し食べた：△　食べなかった：×						
うがい　できた：○　できなかった：×						
てあらい　石けんでできた：○　水だけでできた：△　できなかった：×						
はみがき（昨日の夜と今日の朝）　できた：○　できなかった：×	よる　あさ	よる　あさ	よる　あさ	よる　あさ	よる　あさ	よる　あさ
チャレンジ目標　がんばった：○　少しがんばった：△　がんばれなかった：×						

《結果はどうだったかな？》
○の数・・・（　　こ）
△の数・・・（　　こ）
×の数・・・（　　こ）

じぶんのがんばったこと・かんそう

おうちのかたから
お子さんはチャレンジ目標を意識して取り組んでいましたか？（はい・いいえ）

担任の先生	ほけんしつ

※ 最後の点検日に持ち帰り，おうちの人にはげましの言葉を書いてもらいましょう。そして，月曜日に忘れずに担任の先生に出してくださいね。

図　健康チェックカード

さらに、6年間のカードを継続してとじ込んでいけるように、児童一人ひとりにほけんファイルを作りました。健康チェック週間の際には、前回のカードのふり返りをした上で、各自のチャレンジ目標を決めることができるようにしました。1～3年生は家庭に持ち帰り、保護者と一緒に、4～6年生は教室で朝の会の時間に自分でチェックをします。健康チェックの前には保健だよりで家庭に知らせ、子どもへの支援を依頼し、終了後は保健だよりや掲示などで、集計結果やコメントの紹介を行って、意欲化を図っています。

平成27年度からは、3月を除いた奇数月に実施し、さらに今年度は、就寝時刻の遅さの原因のひとつにもなっているメディアの項目も加え、継続しています。

健康チェックを継続する中で、「おかゆに野菜を入れたり、スープにしたりして、野菜を摂《と》る工夫をしています」「時間が守れたら、本を読んであげる約束が早寝につながりました」「インフルエンザがはやっているので、家庭では、手洗いうがいの指導をしました」など、保護者が子どもたちへの支援と働きかけを積極的に行っていることがわかるコメントも多く見られるようになりました。

● 学校保健委員会での取り組み ●

早寝早起きがなかなか定着しない健康チェックの結果を踏まえ、ここ数年の学校保健委員会では、睡眠の大切さについて知らせ、子どもたちが自分の生活を見直し、少しでも早寝早起きができるようになることを目指しています。

平成26年度は、学校保健委員会の前に、3年生から6年生の各学級で健康チェックの結果を見ながら「早寝早起きのこつ」について話し合いをしました。各学級の代表者が学級で出た意見を発表し、その意見をもとに話し合いを深めました（写真1）。

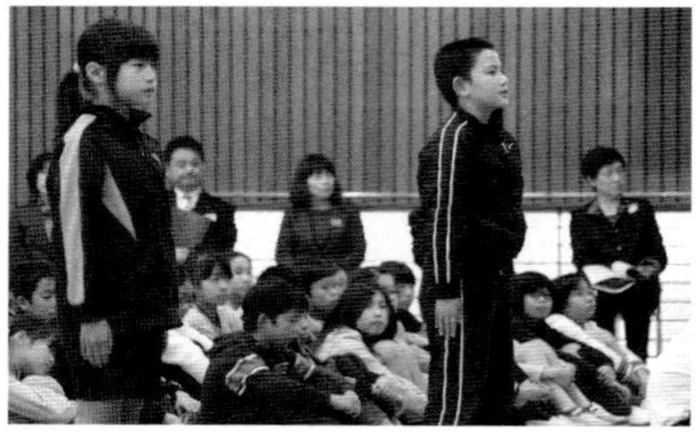

写真1　各学級の代表者による意見発表の様子

事前の話し合いが十分になされていたので、多くの子どもたちが課題意識をもって話し合いに参加することができました。平成27年度には、前年度話し合って出されたアイデアが、どの程度継続されているのかについて、再度話し合う時間をもちました。

また、保健委員の児童が、健康チェックの結果について発表したり、「睡眠博士」に扮して睡眠のひみつについて寸劇で伝えたりしました。毎回登場している睡眠博士は、保健委員会のキャラクターとして定着し、人気があります（写真2）。

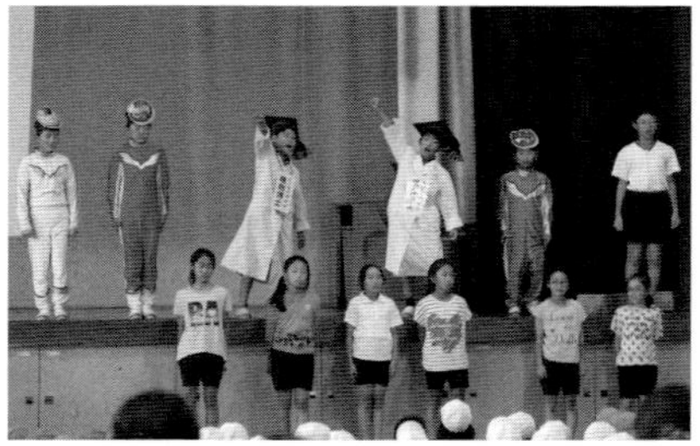

写真2　寸劇の様子（写真中央が睡眠博士）

保健委員の児童も、「睡眠博士がやりたい！」と意欲的に活動を支えてくれています。今年度は、メディアとの上手なかかわり方について考え、定番の睡眠博士の登場に、会場の子どもたちも大いに盛り上がりました。

● おわりに ●

今、実践している取り組みは、すぐに成果の見えるものではありません。また、家庭、地域の力なしには、できないことばかりです。

取り組みをスタートしてから、少しずつではありますが、子どもたちの睡眠状況や朝ごはんの摂取率が改善されており、子どもたちの感想からも「早寝早起きのこつを知り、明日からの生活が楽しみです」「もっと、夜の時間を計画的に過ごそうと思います」などの声が聞かれるようになりました。

健康チェックの分析結果は、さまざまな機会をとらえ、児童や家庭に発信しています。今後も、がんばりを認めて達成感を次のチェックまでつなげていくことができるように、励ましたり、改善点について生活の様子を聞いてアドバイスをしたりしながら、働きかけていくように心がけていこうと思います。

今の生活が生涯の健康につながることを伝え続けていくことが、養護教諭の使命だと感じています。

◆養護教諭の◆ 実践紹介

児童の視力の健康を維持するための保健教育
～自動視力計活用の試み～

米嶋 美智子 先生
川崎医療福祉大学 医療福祉学部
保健看護学科　講師
（前 鳥取大学附属小学校 養護教諭）

● はじめに ●

昨今、日本の小学生の視力低下が低年齢で増加していることが課題となっています。T小学校においても同様で、ここ10年以上も前より、深刻な健康課題となっていました。視力低下の原因は、研究者によりさまざまに語られてきていますが、決定的な要因は明らかになっていません。そこでまずは、この増加に歯止めをかけたいという思いから、平成25年度より香川大学の石井明先生方と共同研究を行っています。まずは、児童自身が視力への関心を高める手立てとして、セルフチェックできる自動視力計を使用し、視力低下防止を試みました。

● 方法 ●

対象は、①平成25年度、小学3～5年生の227名。②平成26年度、小学3～5年生215名で、実施期間は、①平成25年11月～平成26年2月、②平成27年1月～平成27年3月です。

方法は、学級に1週間、自動視力計（ニデックNV-350・写真1）を設置し、児童が休み時間や放課後を利用して、自由にセルフチェックする場を作りました（写真2）。また、使用前後に、アンケート調査を行いました。このほか、対象児童の過去3年間の視力検査の結果をもとに分析を行いました。

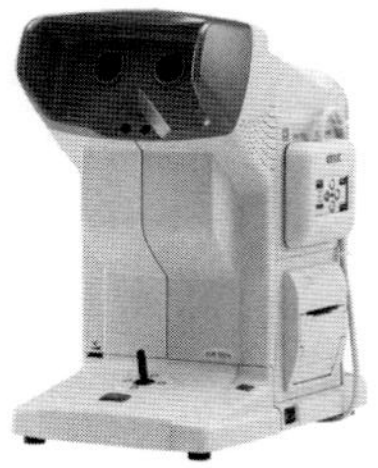

写真1　自動視力計

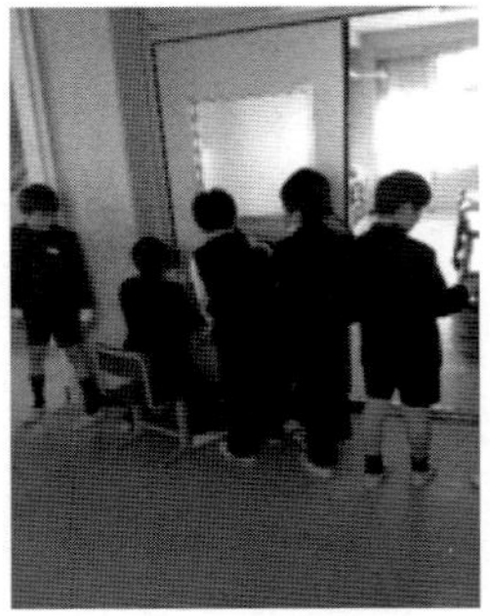

写真2　セルフチェックをする児童

● 結果 ●

1）自動視力計の使用前後のアンケート結果から、①自分で視力を測定することに興味を持つことがわかりました。②自分の視力に関心がなかった児童が関心を持つようになりました。特に、視力がよくない児童に有意に見られました。③児童が自ら視力を低下させないために、字を書くときの姿勢に気をつけたり、寝転がって本を読まないようにしたり、毎日のゲーム時間を減らしたりと、目の健康を考えた保健行動をとり始めることがわかりました。

2）全校の4月の視力検査の結果から、裸眼視力1.0未満の児童の割合は、平成25年が39%、26年が37%、27年が33%と減少してきました。

次に、25年度に自動視力計を使用した3年生から6年生で、自動視力計を使用する前後の視力検査の結果を分析しますと、自動視力計を使用する前の4月から10月の視力検査の結果は、どの学年も視力が低下した児童が増えていました（図1）。しかし、10月の視力検査後に自動視力計を使用すると、翌年の4月の視力検査では、視力が低下した児童が増えにくい結果でありました（図2）。26年度も同様の傾向で、自動視力計を使用すると、翌年4月の視力検査では、視力が低下した児童が増えない、あるいは、視力がよくなる児童が出てくるという喜ばしい結果でした。

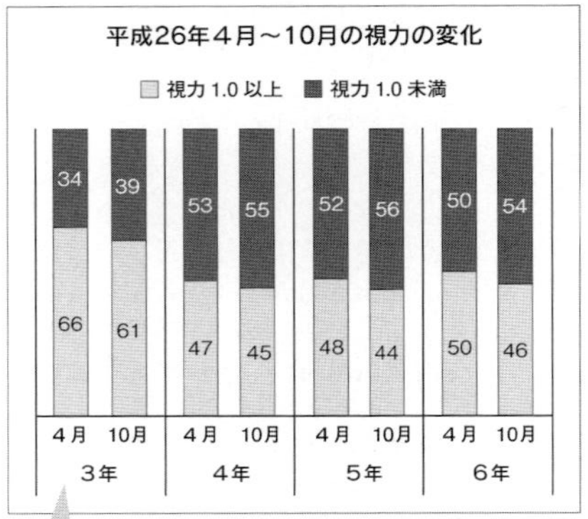
平成26年4月～10月の視力の変化
視力 1.0 以上
視力 1.0 未満
34
39
53
55
52
56
50
54
66
61
47
45
48
44
50
46
4月
10月
3年
4年
5年
6年
4～10月は視力が低下した児童の割合が多かった

図1　平成26年4月～10月の視力の変化

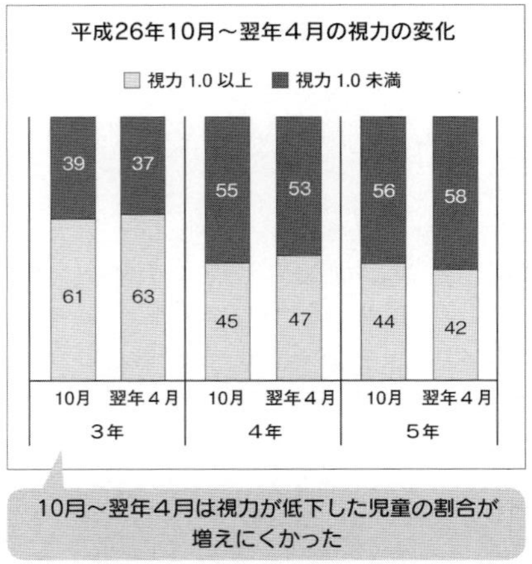
平成26年10月～翌年4月の視力の変化
視力 1.0 以上
視力 1.0 未満
39
37
55
53
56
58
61
63
45
47
44
42
10月
翌年4月
3年
4年
5年
10月～翌年4月は視力が低下した児童の割合が増えにくかった

図2　平成26年10月～平成27年4月の視力の変化

● まとめ ●

今回、図3のモデルのように、3～5年生を対象に実践を行ってきました。その結果、全校の裸眼視力1.0未満の児童の割合が減少してきました。しかし、学年別に見ると、視力のよい学年集団とよくない学年集団があり、その数値に左右されるため、一概に効果があったとはいいがたいところです。また、視力AからBに下がった児童への個別の保健指導の必要性を改めて痛感しました。

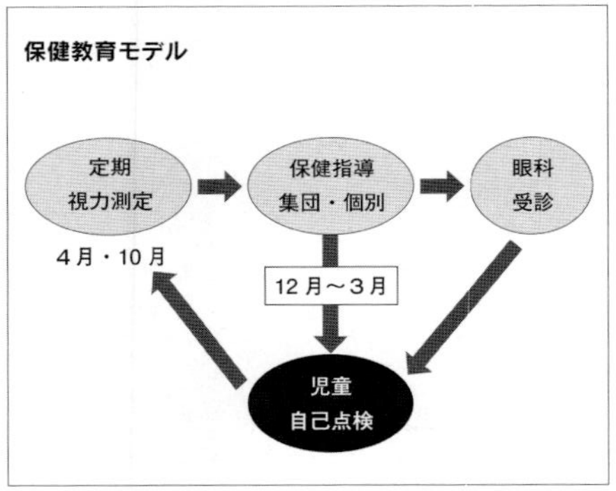
保健教育モデル
定期
視力測定
4月・10月
保健指導
集団・個別
12月～3月
眼科
受診
児童
自己点検

図3　保健教育モデル

一方、自動視力計にてセルフチェックをすることで、児童自身が視力への関心を有意に高めることができました。また、視力が低下する児童の増加を抑えることができているため、自動視力計は、視力への関心を高める手立てとして有効であるのではないかと思います。

最後に、小学生の視力低下が増える中で、学校での視力検査は簡略化されていますが、T校では、視力を正しく捉えるために、1.0以下の児童に対しては、0.1単位で測定しています。今後も丁寧な視力検査を実施し、併せて自動視力計の有効な活用方法を検討して、児童の視力の健康を守る研究を深めていきたいと思います。

参考資料
児童の視力の健康を維持する研究会ホームページ（http://ur0.link/szY7）

◆養護教諭の◆
実践紹介

児童主体の歯科保健活動

塚本 あかね 先生
静岡県沼津市立内浦小学校 養護教諭

● はじめに ●

本校は児童数52名6学級の小規模校です。平成27・28年度に日本学校歯科医会からの委嘱を受けて「生きる力をはぐくむ歯・口の健康づくり推進事業」の研究指定校として、健康教育を推進しています。学校全体で、「いい歯 かがやく いい笑顔」を目標に、歯の健康づくりから心身の健康づくりをする児童を育成するため、“歯みがきリーダー”を任命し、児童から児童へ発信する児童主体の歯科保健活動に取り組んでいます。

● 実践内容 ●

歯みがきリーダー

6年生（H28現在）を歯みがきリーダーに任命し、リーダーを中心に歯科保健活動を行っています。5年生時に1年間、学校歯科医と歯科衛生士の協力を得ながら、歯の健康に関する知識やブラッシング指導の仕方を学ぶ勉強会を行い、6年生は歯みがきリーダーになるために勉強をしています（写真1）。

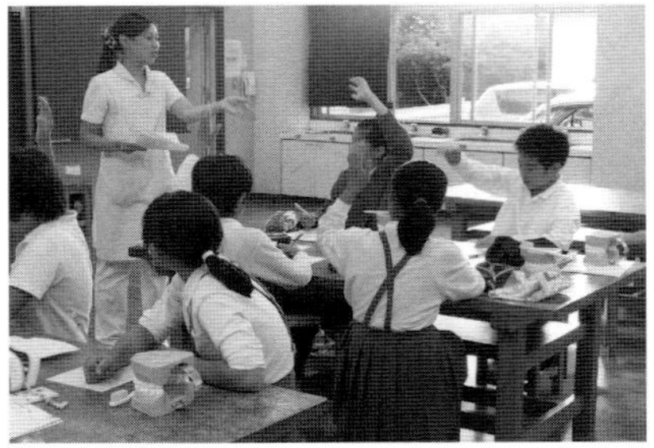

写真1　歯みがきリーダー勉強会

そして、学校全体の歯の健康に対する意識向上と、正しいブラッシングでの歯みがき習慣の定着を目指して、歯みがきリーダーから、下級生へ指導をしています。4月には、4年生のブラッシング指導に参加し、口の中の観察からカラーテスター、それぞれに合うブラッシングの仕方を4年生に教えました（写真2）。

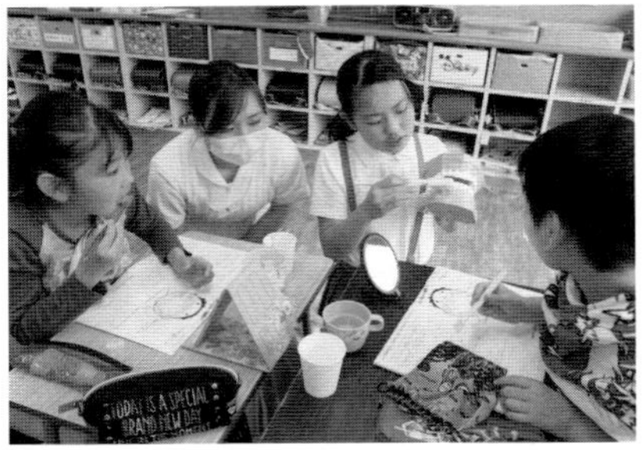

写真2　歯みがきリーダーから4年生への指導

給食後の歯みがきタイムには、下級生の教室へ行き、一緒に歯みがきをしながらブラッシングのこつを教えています。11月の研究発表会では、たてわり班にわかれて、6年生が全校ブラッシング指導を行います。

ブラッシング指導（集団・個別）

1年生は授業参観日に親子で、学校歯科医・歯科衛生士によるブラッシング指導を受けます。「親子で正しいブラッシングを学ぶよい機会になる」と保護者も大勢参加しています。2・3年生は合同で、養護教諭によるブラッシング指導を受けます。授業の最後には、3年生と2年生がペアになり子ども同士で教え合います。4年生は、4月と11月に歯みがきリーダーに加えて学校歯科医・歯科衛生士によるブラッシング指導を受けます。口の中の観察やカラーテスターを使って、自分に合う正しいブラッシングを身につけました。

歯科検診の結果、G・GOのあった児童は、昼休みに個別ブラッシング指導を受けます。歯みがきリーダーと歯科衛生士に、歯肉炎予防のブラッシングを教わります。実際に、ブラッシングを改善したことで、歯肉炎が治った児童が増えました。

ミガキングコンテスト

前年度の生活チェックで、夏休み中の歯みがき習慣が確立できていない児童が多くいました。そのため、夏休み明けに学校歯科医に来校してもらい、児童のみがき残しをチェックして、みがき残しが少なく上手にブラッシングができている児童に、「ミガキング認定証」を渡すコンテストを開催しました（写真3）。

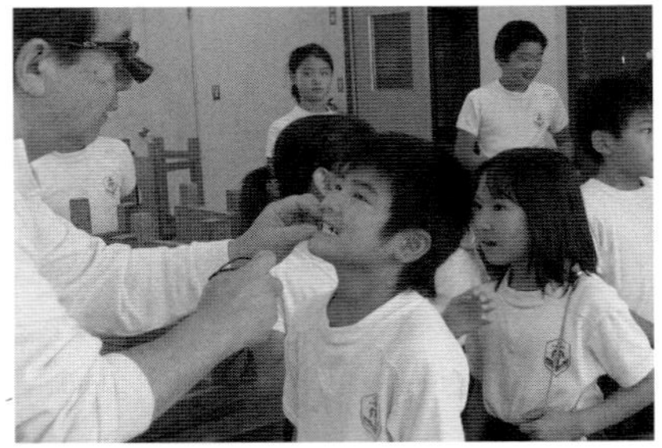

写真3　学校歯科医によるみがき残しチェック

児童の歯みがきに対する意識が高まり、夏休み中も1日3回歯みがきをする児童が増えました。参加を希望した児童のうち、およそ半数の児童が学校歯科医から、“ミガキング”として認定されました。

健康衛生委員会（児童保健委員会）による活動

毎日給食後に歯みがきタイムがあり、委員会児童が、放送で歯みがきを呼びかけます。歯みがきタイムを楽しめるように、毎月、委員会児童が曲と呼びかけ内容を変えています。

また、毎年6年間むし歯ゼロだった児童に表彰を行っています（写真4、5）。

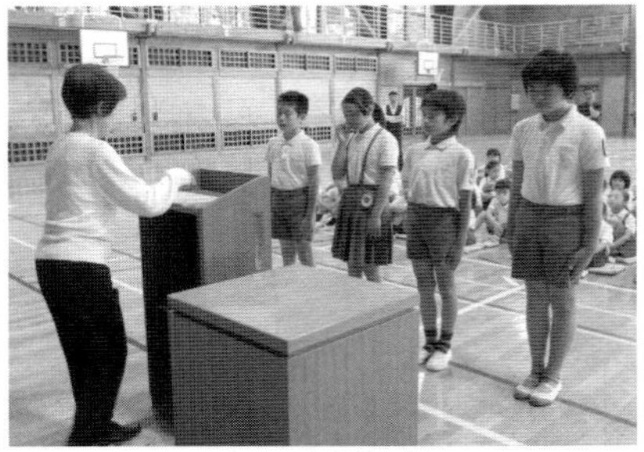

写真4　表彰式の様子

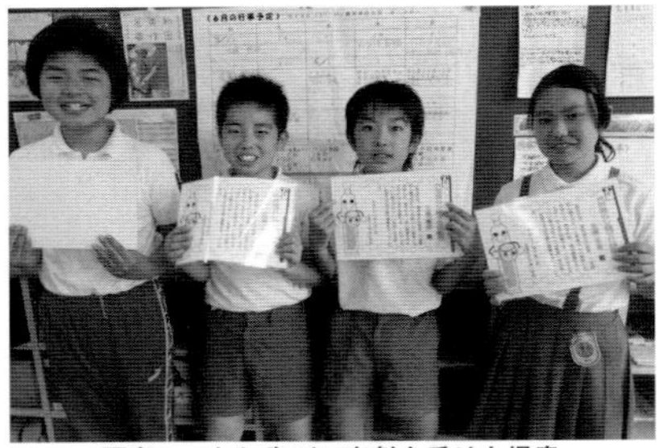

写真5　むし歯ゼロ表彰を受けた児童

委員会児童から表彰された児童に、むし歯ゼロの秘訣《ひけつ》についてインタビューをし、保健だよりに「健康衛生委員会コーナー」を設けて、インタビューした内容を発行しています。さらに、6月の「歯と口の健康週間」には、放送委員会とコラボレーションして、健康衛生委員会と放送委員会の児童で、歯の健康に関するトークを放送します。児童同士で話題にすることで、意識向上につながっています。

ほかにも4月（歯科検診前）、6月（歯と口の健康週間）、11月（いい歯の日）に伴い、全校歯みがきウィークを設定し、給食後の歯みがきタイムの強化（全校一斉歯みがき）をはかっています。また、“お口のカルテ（個人染め出し結果）”を活用して、家庭を巻き込みながら、みがき残しチェックや歯みがき習慣のふり返りを行っています。

● おわりに ●

児童主体の歯科保健活動を通して、歯みがき習慣が定着し、自分の歯の健康を守ろうとする児童が少しずつではありますが、増えていると実感しています。さらに、児童同士でブラッシングを教え合うことで、教える側は「まずは自分の歯をしっかりみがこう」「歯の健康やブラッシングについて教えられるように勉強しよう」と、相手を意識して自身の習慣を見直したり、リーダーとしての自覚が高まったりしました。教えられる側も“自分の歯”であることを意識し、“自ら”健康づくりをしていこうという姿勢がみられるようになりました。

今後も、児童主体の健康づくりを目指し、学校全体で取り組んでいきたいと思います。

◆養護教諭の◆
実践紹介

8020を目指して
～9年間継続した歯科指導～

柴田 紗由美 先生
東京都利島村立利島小学校 主幹養護教諭

● はじめに ●

東京竹芝桟橋から伊豆大島を経て、さらに26km南下したところに、周囲約8km、人口約300名の小さな島「利島（としま）」があります。その利島にある本校は、村に唯一の学校です。今年は小学校が創立140周年、中学校が創立70周年という節目の年です。小学校と中学校は同じ校舎で、現在、小学生28名と中学生3名が元気に生活しています。9年間かけて教育目標「自立」を目指し、中学卒業後は島を出てしっかりと生活していけるように、卒業後を見据えた学校教育を展開しています。

本校の保健目標は「心身の健康を意識し、自ら健康づくりを実践する人」です。どの発達段階でもわかりやすい体の教材として「歯と口の健康づくり」を取り上げています。口腔ケアを自主的に実践できることは全身の健康につながるとして、全校をあげて毎給食後の歯みがき指導と歯科医を招いての歯科指導を行っています。今回は、その内容の一部を紹介します。

● 実践内容 ●

（1）給食後の歯みがきタイム（全児童生徒）

保健活動において学校全体で特に力を入れて取り組んでいることは、「歯科保健」です。村に常駐の歯科医がいないことから徹底した予防教育が行われてきました。毎給食後は歯みがきタイムがあり、全児童生徒は3分間集中して歯をみがきます。長年、全学年が保健室で歯をみがいていましたが、児童数が増え、いよいよ保健室に入りきらなくなってきました。そこで、今年度から小学校1年生から4年生の児童は保健室、小学校5年生～中学校3年生は給食を食べる教室で歯をみがくようにしました。

養護教諭の目の届かない所で児童生徒が歯をみがくため、歯科検診の結果に影響が出るかもしれないと思っていましたが、全くの取り越し苦労でした。本校は午後に歯科検診を行います。給食後、歯をみがいてから受けることになりますので、個々の歯みがきの成果も見てもらえます。検診終了後、歯科医の先生から「利島の子どもたちの歯みがきは上手です。きれいでしたよ」と褒めていただきました。保健室→教室→島の外の世界へとホップ・ステップ・ジャンプで羽ばたいて行く子どもたち。環境が変わってもきちんと自分の健康を自分で考え行動できる人へと成長しています。

（2）学校歯科医による歯科指導

毎年度、歯科医と養護教諭とで話し合って、子どもたちの興味関心を引き出せるような歯科指導を目指しています。こだわっているのは、体験を通して心に残り、生活に生かしていけるような指導内容を考えることです。歯科医に相談することで、素敵なアイデアをもらい、歯科指導に反映することができます。歯科指導は授業公開週間に設定し、保護者も参観できるようにしています。

まず、小学校向けに歯垢《しこう》染色液を使用して、歯科指導を行いました（写真1）。

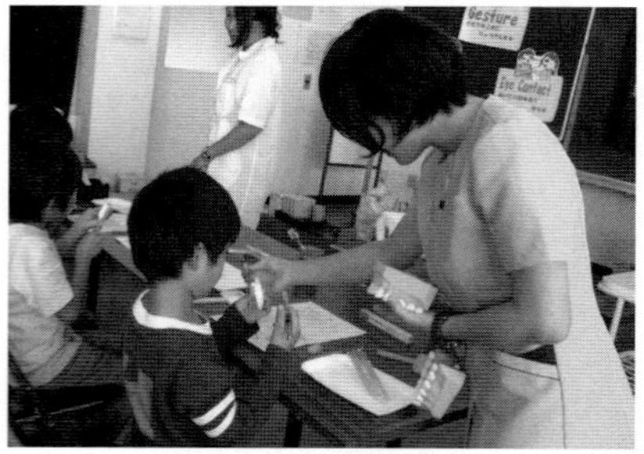

写真1　歯科指導の様子

さらに、歯科医が大きな歯の模型と手作りの「むし歯菌」の人形を用意してくれました。手作りのむし歯菌人形の中にはシェービングクリームのスプレー缶が仕込まれており、酸に見立てたクリームが歯の模型に絡みつく様子から、むし歯菌が糖分を取り込み、酸を出すことを理解させました（写真2）。

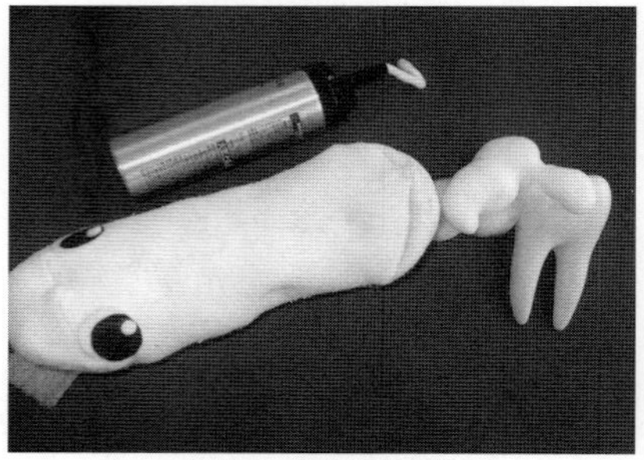

写真2　むし歯菌人形

人形の中に、お尻の部分に向けたシェービングクリームのスプレー缶を仕込み、人形の口の部分（左側）にお菓子を入れた後、胴体部分を押して、シェービングクリームをお尻から歯の模型に吹きかけることで、むし歯菌が酸を出す様子を示している。

シェービングクリームがついた歯の模型で示したものが、歯垢染色液で赤く染まった部分だとわかると、鏡をよく見て丁寧にみがいていました。

また、本人の顎歯模型（石膏《せっこう》でできた歯型）に、個々のみがき残しの癖を色付けし、具体的な歯ブラシの当て方も学びました（写真3）。

ほかにも、牛の歯を使ってCO（要観察歯）を作る実験を行いました。牛の歯は大きくて真っ白で健康そのものです。その歯に酸を垂らすとその部分が白濁し、酸がついていない部分の質感と違うことが観察できました。

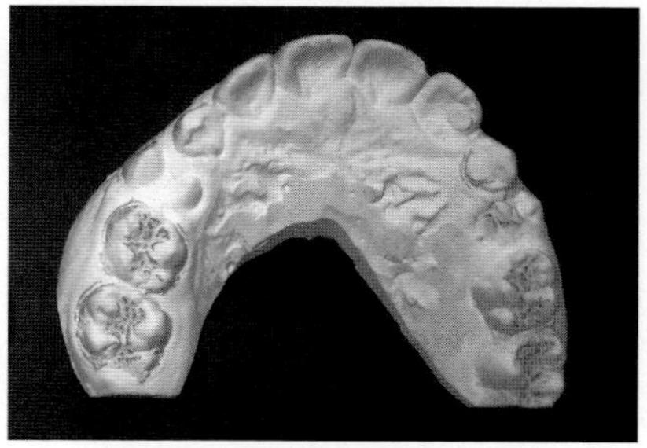

写真3　みがき残しを色付けした顎歯模型

中学生向けには、フロスの使い方の演習や歯垢についてより詳しく学ぶことや、「一日歯医者さん」と称して、むし歯の模型を使って、実際にむし歯の部分を削ったり詰めものをしたりする体験をしました。治療する側の立場に立つことで、むし歯や歯周疾患の予防の大切さを感じることができました（写真4）。

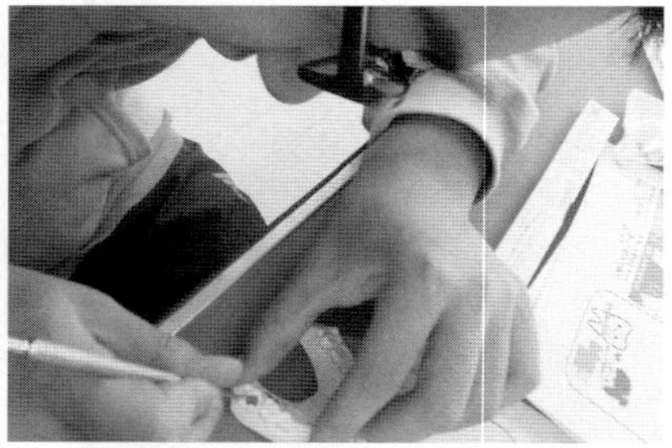

写真4　「1日歯医者さん」体験の様子

歯科指導後の振り返りシートには、子どもたちが学んだことや歯科医へ感謝の言葉がつづられていました。このように、毎年度、工夫をこらした歯科指導を実践することができ、とても貴重な体験をしております。

● おわりに ●

保護者の方々や教職員の理解と、惜しみなく協力してくださる歯科医の先生に心から感謝をしております。

「はじめに」にも記しましたが、口腔ケアは全身の健康につながっています。「面倒だ」と思っている人にとっては精神面の鍛錬にもつながります。子どもたちが親の世代になったとき、子どもの頃の歯みがきを思い出し、自他の歯と口の健康づくりを意識して実践してくれることを期待しています。道のりは長いですが、これからも子どもたちの興味関心を引き出せる歯科指導を歯科医とともに実践し、8020への奮闘を続けます。

◆養護教諭の◆
実践紹介

目のしくみを体験的に学ぶ

髙橋 博子 先生
群馬県前橋市立新田小学校　養護教諭

はじめに

本校は、豊かな自然に恵まれた、利根川沿いに位置する児童数420名の小学校です。本校の児童の健康課題の一つに視力の低下が挙げられます。裸眼視力が1.0以下の児童の割合が3年生くらいから急激に増え始め、3年生では30%、4、5、6年生では40%を超え、中学年以上で、全国平均を上回っています。特に女子の割合が高い傾向が見られます。また、毎月実施している生活習慣チェックでも、テレビを見たり、ゲームやインターネットをしたりする時間が長い児童が多く、特に高学年は長時間になる傾向があります。

これらの児童の実態から、目の健康について関心を持ち、目の健康を考えた生活を心がけてほしいという思いから、体験的に目の健康について考えられる教材作りや授業実践に取り組みました。作製した教材は、保健指導で使用したり、保健室前の廊下に掲示したりしています。

課題解決に向けての取り組み

〈目の健康についての教材作り〉

教材1 視力による見え方の違いを知るための教材

目がよい児童は、目が悪くなると、どのように見えるのかがわからないために、視力低下になかなか気づくことができません。そこで、目が悪くなると、どのような見え方をするのかを視覚的に表現することで、視力低下の早期発見につながるのではないかと考え、作製しました。この教材は、紙皿に文字を貼り、厚さや種類の違うビニールを重ねていくことで、見えにくくなる様子をわかりやすく表現しました（写真1）。

教材2 目のしくみを知るための教材

目の健康について指導する際に、テレビを見たり、読書をしたりした後には、目の休養が大切だということを指導してきましたが、子どもたちは目の疲れをあまり感じないため、その必要性がわからない様子が見られました。しかし、目の疲れから体調不良につながることもあるので、目の疲れを体験的に感じることができれば、休養の大切さを意識できるようになるのではないかと考え、この教材を作製しました（写真2）。

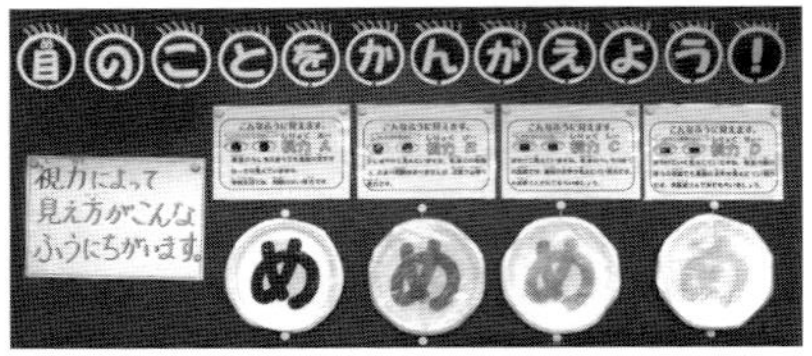

写真1　視力による見え方の違いを表した教材

この教材は、近くを見るときは、毛様体の働きで水晶体が厚くなってピントを合わせるという目のしくみを表したものです。目のしくみは非常に複雑で説明をするのは難しいのですが、柔らかいボールを水晶体に見立て、箱の中に両手を入れてボールを押すことで、ピント合わせの動きを再現しました。押し続けると、やがて手が疲れてきます。このことから、水晶体を厚くしている毛様体も、手と同じように疲れると気づかせることがねらいです。

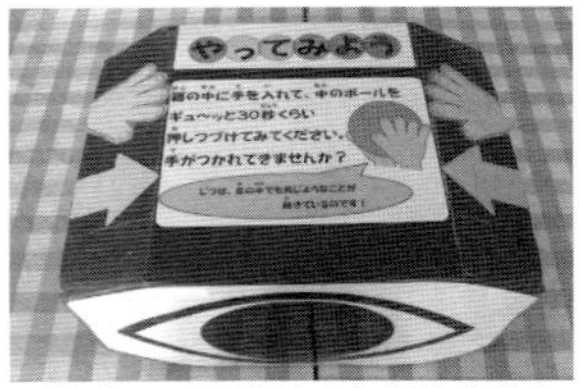

写真2-1　段ボールの両端を少し折り曲げて、中のボールが飛び出ないようにした

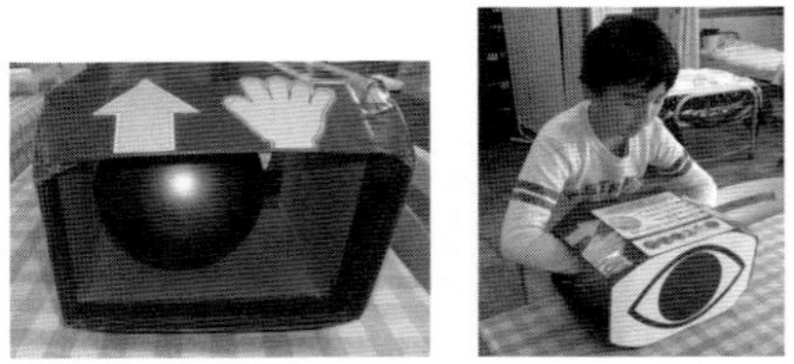
写真2-2　箱を横から見たところと実際に体験している様子

〈保健指導での実践〉

これらの教材を使い、視力が低下する児童が増える3年生を対象に保健指導を行いました。

①箱の中身はなんだろう？

目からたくさんの情報を得ていることを知ってもらうために、導入として、目隠しをして箱の中身を当てるという活動を取り入れました。目隠しをしなければすぐにわかるものでも、目隠しするとなかなかわかりません（写真3）。

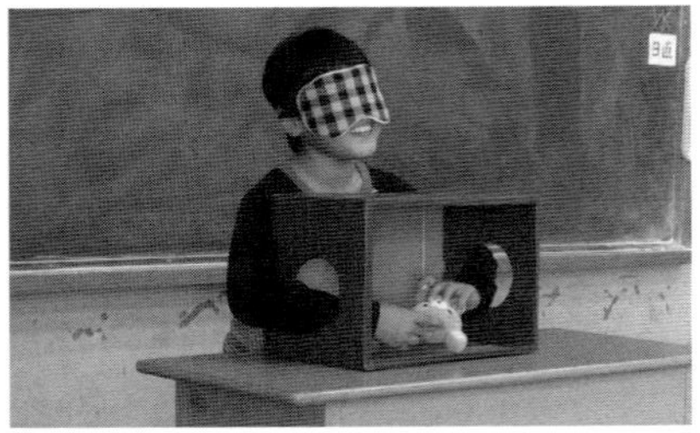
写真3 手の感触だけで箱の中身を当てる活動

②目のことを考えた生活が送れているかな？

学校や家庭での自分の生活を振り返り、目のことを考えて心がけていることや、もっと目のことを考えた方がよいと思う生活習慣について考える時間を設けました。

③授業中の写真から、姿勢を確認しよう

授業中の様子を見ると、学習に集中しているのはよいのですが、姿勢が悪くなる児童が多くいます。しかし、自分の姿勢の悪さには、気づいていない児童が多いことがわかりました。そこで、学習しているときの自分の姿勢を知ってもらうために、事前に授業中の写真を撮っておきました（写真4）。

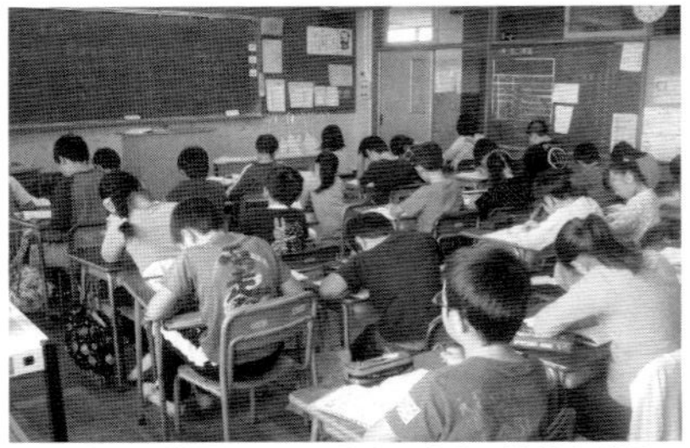
写真4　学習しているときの自分の姿勢を確認

子どもたちの中には、「こんなに姿勢が悪いなんて思わなかった」、「ぼくは、寝ているみたい」などの意見が出てきて、実際の姿を見せることも大切だと感じました。

④目のしくみや働きについて知ろう

作製した教材を使い、視覚的、体験的に目のしくみや働きを学習しました。

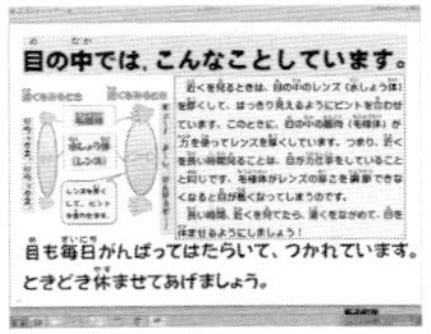

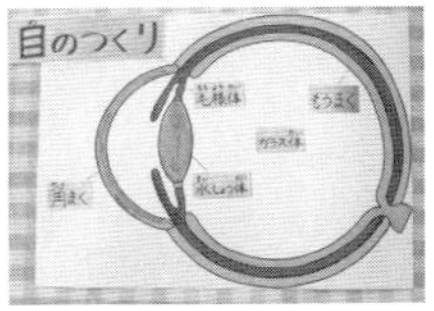

⑤目のことを考えた生活を心がけよう

最後に授業のまとめとして、今日の学習を振り返り、一人ひとりが目にやさしい生活を送るために心がけたいことを考え、1週間実践してもらいました。

おわりに

裸眼視力が1.0未満の児童の割合は、年々増え、低年齢化しています。子どもたちを取り巻く環境が大きく変化し、低学年から、タブレットやパソコン、ゲームなどを使う時間が増えて、目を酷使している実態があります。視力低下の原因は、生活習慣や環境だけではなく、遺伝的要素も関係しているので、必ずしも目が悪いからといって、生活習慣に問題があるわけではありません。

しかし、目が悪くなってから、もっと早く知りたかった、気をつけて生活をしていればよかったと思うのではなく、目が悪くなる前に、これらの教材や保健指導を通して、目の健康について考え、毎日使っている目を大切にする生活習慣を身につけるようになってほしいと思います。そのためには、発達段階に合わせた指導を継続して行うことが必要だと考えます。

今後も子どもたちの興味関心を高め、わかりやすく、五感に訴えるような教材研究や授業実践に努めていきたいと思います。

◆養護教諭の◆

実践紹介

健康セルフチェック
自分で気づき実践する習慣を！！

加藤 雅恵 先生
東京都大田区立梅田小学校　主任養護教諭

● はじめに ●

本校は、近くに馬込文士村や川端龍子記念館、池上梅園といった文化薫る環境に恵まれた地区にある、児童数851名25学級の大規模校です。平成27・28年度大田区教育委員会の研究指定を受け、「一人一人が運動の楽しさを味わい、運動の量と質を大切にした体育学習」を研究主題として進めています。学習活動以外でも、昼休みに、多様な遊び方・運動時間の確保などの様々な活動をしています。子どもたちは、これらの活動にも積極的に取り組んでいます。

そうした活動を進めていく中で、けがをして保健室に来室する子どもたちの長いつめでのけがが、前髪が目にかかっている様子などが気になりました。そこで、「体育学習を楽しく、また質・量ともに充実して行う」という研究主題を進めつつ、また「基礎的な健康、体力という部分や生涯体育、スポーツをしていくための基盤となる部分」を支援指導していきたいと考え、健康セルフチェックカードを使用した保健活動を提案して、進めています。

● 健康セルフチェックカードの実践 ●

本校の研究においてめざす子どもの姿の1つ「よく考えて、運動や健康に取り組む子」を育てるために、健康日本21での健康教育の考え方である、①対症療法ではなく、問題を未然に防ぐ予防的な教育、②個別対応だけではない、集団教育、③主体的に取り組む児童を育てる活動、④生涯を通して健康的なライフスタイルを形成することを身につけさせる教育を基に計画を作成しました。

Ａ４サイズのカード「健康セルフチェックカード」を使用し、児童一人ひとりに配布して、年に３回、６月、９月、１月にそれぞれ１週間ずつ自分でチェックさせます。チェック項目は、つめの長さ、前髪の長さ、髪を結ぶ（運動時）、ハンカチ・ティッシュの携帯、今の気持ちを色で表す「こころの色」です（写真１、２）。

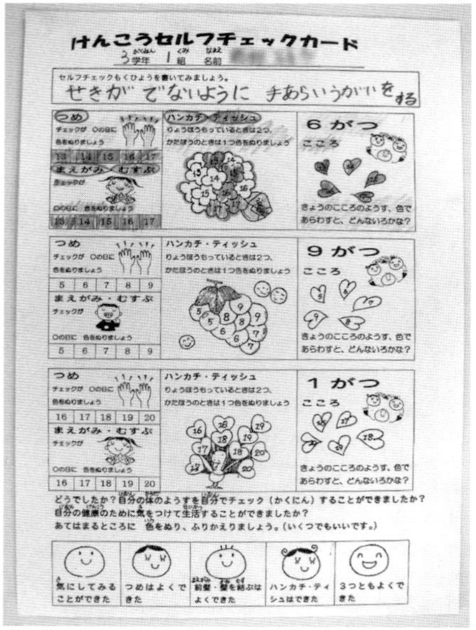

写真１　健康セルフチェックカード

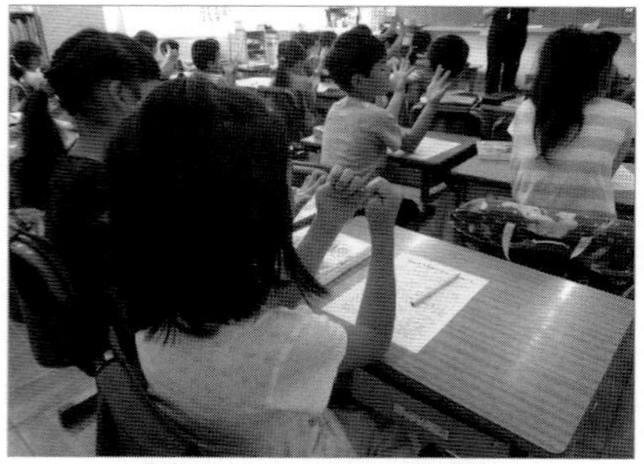

写真２　セルフチェックの様子

この保健指導を行うにあたって、まず職員会議で提案しました。そこで１～２年を目安に定着したら終わること、定着の状況を知るためにアンケート調査を行うことも提案時に説明しました。２年目となった今年度は、カードの表面にセルフチェック項目、裏面につめの切り方・前髪の長さ・ハンカチのいろいろな用途・手洗いでの汚れの落ちにくいところ・こころの体力といった子どもたちに伝えたい情報を載せて、それらを使用することで担任の先生も指導しやすいように工夫しました。

● カードからわかる子どもたちの様子 ●

セルフチェックを始める前にそれぞれ目標を決めます。目標の中での記述が多かった項目は、どの学年もつめ、ハンカチ・ティッシュの携帯です。そのほかに「全部がんばりたい」という記述をした子どもも大勢いました。また、「 つめがのびてきたらお母さんに言う」「体育のときには必ず髪をむすぶ」「前髪をピンでとめる」「いつも優しい気持ちでいる」「ティッシュを忘れないように紙（メモ）に書く」「気持ちのいい毎日」「つめは必ず土曜日に切る」「身の回りをきれいに、心も体も元気に生活する」「毎日前髪を結ぶことを意識してがんばる」「毎日ハンカチ・ティッシュを持っていく、心の準備をする」などの、学年に応じて、具体的な方法についての記述もあり、継続することのよさが出てきているのでは……と感じています。

また、心の様子を色で表すという項目では、様々な色が塗られています。低中高学年別に数クラス抽出し、今日塗った色、どうしてその色にしたかという理由についても簡単に記述してもらっています（写真３）。

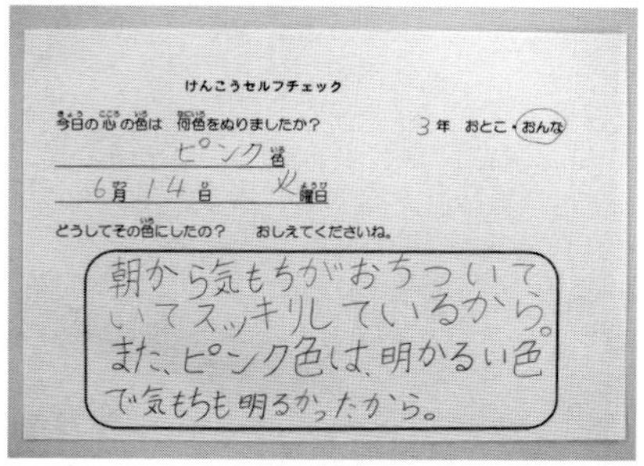

写真３　今日の心の色とその理由

それによると、天気、登校までの家庭での様子、昨日の出来事、これからすること、好きな教科のある日、友達との関係などがどの色を塗るかに影響しているようです。「昨日は雨がいっぱいふって水色にしたけど、今日は、すごくいい天気で、心もあたたかいから赤にしました」「朝早く起きて着替えが出来たから（ピンク）」「気持ちがごちゃごちゃしているから（黒）」などが挙がりました。

また、同じ事柄でも「今日の漢字テスト、がんばるという色（赤）」「今日のテスト、勉強してきたけどとっても緊張しているから（水色）」などのように、子どもなりにさまざまな感じ方をしている様子がわかりました。

心のもち方（自尊感情や自己肯定感など）が人が成長していく過程や生活していく中で、とても大切な要素だということを子どもたちから改めて教えてもらっています。

● ほけんだより・学校保健委員会 ●

健康セルフチェックの活動は、「自分で確認する」という活動ですが、発達段階によっては、家庭でも確認、見守ってもらうことによって習慣がついていきます。そのため、学校だけではなく家庭にも伝えるために、ほけんだよりを児童向けと保護者向けに作成し、その中で周知しています。

また、学校保健委員会でも「健康セルフチェック」のアンケート調査結果を掲載し、保護者にも関心を持ってもらい、協力してもらえるように努めています。

● おわりに ●

学校の教育活動と関連させてできる保健活動はどんなことだろう？ いつもこのことを頭に入れて考えるようにしています。そして実際に活動を進めることができれば……と思っています。すべて思ったようにできることばかりではないので、改善したり、内容をわかってもらえるように知らせたりする工夫が大切だと感じています。

今後も本校では何が必要かなということにアンテナを高くして、しなやかに強く学校保健の役割を果たしていけたらいいなと思っています。

◆養護教諭の◆

実践紹介

児童・保護者への、けが・疾病の予防・啓発の取り組み

西村 紀子 先生
大阪府堺市堺区神石小学校　養護教諭

● はじめに ●

本校は児童数283名、校区には高層マンションなどがほとんどない、小規模でアットホームな学校です。先生の言うことにさほど反抗もせず、素直に聞けることが本校の児童の良いところなのですが、一方で、受け身で自分から積極的に考えて行動できる子が少ないという印象でした。

けがをしたり体調が悪くなったりすることを防ごうという意識が低く、不調があれば、手当が必要かどうかを自分で考えてみる前に担任の先生に話して、（自分が必要と思うからではなく）「担任の先生に『保健室に行き』って言われたから来ました」という具合です。また、保健指導や受診勧告をしても、なかなか改善されないことが多い理由として、保護者に重要性や緊急性が伝わっていないのではないか、ということが考えられました。そこで、児童・保護者ともに予防の重要性を啓発していくことが、健康指導の柱となりました。

● むし歯減少のための取り組み ●

～歯科保健指導～

本校は、全学年に歯科保健指導の時間が設けられています。以前、歯科衛生士の方に指導していただいたときの内容を書き起こしたと思われる指導案をもとに、本市の健康福祉局から各校に配付された「学校歯科保健マニュアル」に掲載されている各学年の歯みがき目標を達成できるように、アレンジを加えて実践しています。

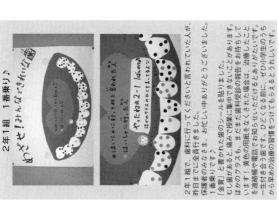

4年生　歯みがき指導

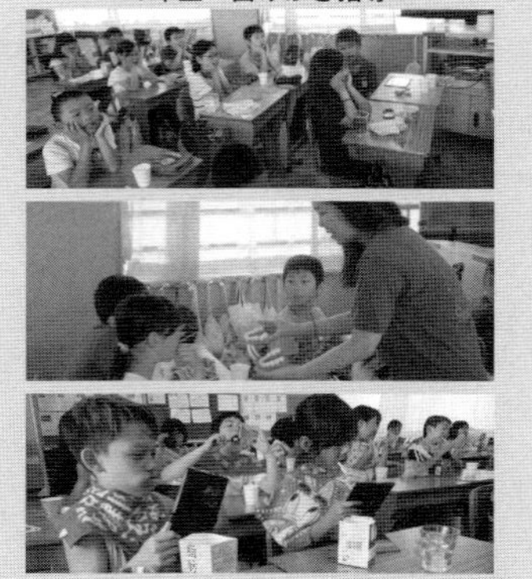

「歯ならびにあったみがき方」について勉強しました。
1枚目の写真は、かむことであごが動き、だ液が出ることを体感しています。
2枚目の写真は、あごの大きさによって歯ならびに違いがあることを模型で比較しています。
3枚目の写真は、小臼歯のみがき方を練習しています。

写真1　指導の様子　全学年ホームページに掲載

本市の学校保健統計における本校の未処置歯率は、例年、市の平均より低かったのですが、平成26年度は上回ってしまいました。

27年度はまた下回ったのですが、この良い状態を保つために、ほかの取り組みも実施することにしました。

～歯科受診掲示物～

クラスごとに、歯科受診勧告をされた児童の人数に合わせて黒のシールを貼っておき、歯科を受診すれば、白のシールを上から貼って、白い歯に戻していくという掲示をしました。掲示する際の注意点として、「家庭事情でなかなか歯科受診できない人もいるので、自分のクラスが真っ白に戻らなくても、絶対に友だちを責めないこと」、「これは自分に歯科受診が必要だと思い出すきっかけとするための掲示だ」ということを強調しました。

2学期の個人懇談で、歯科受診がまだの家庭に、担任から再度勧告用紙を配付し、1クラスだけですが、全員受診を達成しました。

学校のホームページには、ご協力への感謝と、早期治療の大切さを記載しました。

これらの取り組みの結果、歯科受診率が、平成26年度の34％から、27年度は46％と増加しました。

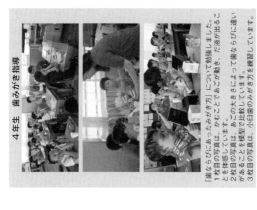

2年1組　1番乗り♪

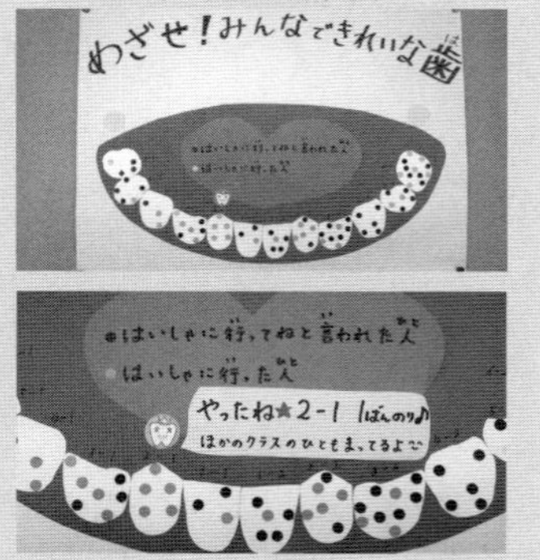

2年1組で、歯科に行ってくださいと言われていた人が、昨日までに全員行きました。
保護者のみなさま、お忙しい中ありがとうございました。
1番乗りです♪
「金賞」と書かれた歯のシールを貼りました。
むし歯があると、痛みで授業に集中できないことがあります。ほかのクラスも、まだまだ歯科受診の報告をお待ちしています！ 黄色の用紙をなくされた場合は、治療したことを連絡帳や電話でお知らせいただけるとありがたいです。
一生付き合う歯です。ひどくなる前に、ぜひ小学生のうちから早めの治療の習慣をつけてもらえるとうれしいです。

写真2　歯科の掲示物　ホームページに掲載

● 運動能力向上の取り組み ●

本校では、毎年2・3学期の初め頃に生活調べを実施しています。長期休みで乱れた自分の生活に気づき、少しでも改善することが目的で、調査項目の中には運動があります。

本校の健康課題の一つに、スポーツテストの結果が思わしくなく、運動能力が低いことがあげられます。敏捷性《びんしょうせい》などの低下は、けがの増加を招く要因にもなるため、10月の身体測定の前に、特に運動習慣が少なかった4年生を対象に、運動の利点について指導しました。内容は、①運動が得意になる、②大便が出やすくなる、③早寝が自然にできる、④太りにくい、⑤背が伸びる、です。④に関しては、体調不良がない限り体型は個性であることと、運動以外の要因もあることを伝えるように留意しました。

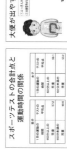

スポーツテストの合計点と運動時間の関係

男子	
1日の運動の時間	テストの平均点
60分以上の児童	57.2
60分未満の児童	49.6

女子	
1日の運動の時間	テストの平均点
60分以上の児童	59.1
60分未満の児童	53.2

図1

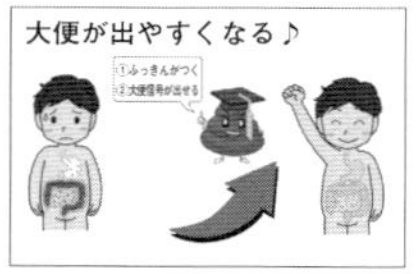

図2

● けが予防のための取り組み ●

他校で、児童が児童に対して、廊下を走らず歩行するように啓発する、「ストップ活動」を実践していると知り、本校でも26年度より、保健体育委員会の活動に取り入れています。

その際の注意点として、きつい口調で注意せず、その人や周りの人がけがをしてほしくないという気持ちを込めて呼びかけるように指導しています。その結果、本格的にストップ活動を行った9～2月の半年間において、

◎「廊下・階段でのけがの件数」
　26年度95件 → 27年度33件
◎「廊下・階段のけがによる病院搬送の件数」
　26年度10件 → 27年度0件

となり、児童に「廊下・階段は歩く所」という認識が浸透してきたように感じます。

ピタッと止まる必要性はないことから、今年度は「あるこう活動」という名前に変えて継続中です。

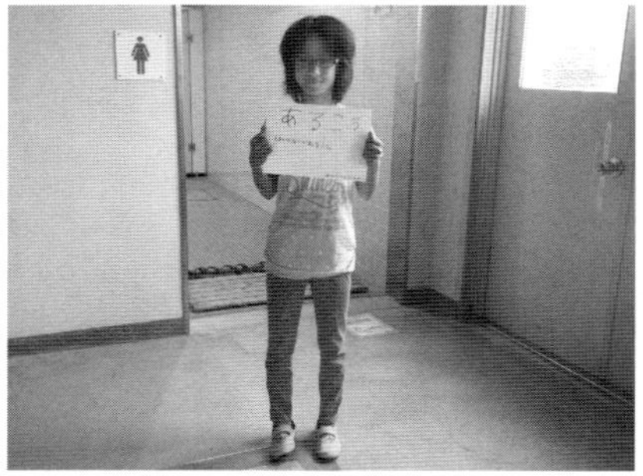

写真3「あるこう活動」の様子

また、けがの記録に「原因」や「予防可能だったか」を振り返る欄も設けています。

● おわりに ●

けがや病気の手当は、養護教諭の仕事の中心だと思います。しかし、私が養護教諭として大切にしているのは、できるだけ保健室に来なくてもいいように、けがや病気を予防できる子に育てたいということです。そのためには児童への予防教育・啓発はもちろん、保護者への啓発も不可欠と考えています。

今後もこの考えを大切にしていきたいです。

◆養護教諭の◆
実践紹介

ライフスキル教育としての薬物乱用防止教育

鈴木 真由美 先生
埼玉県川口市立差間小学校 養護教諭

● はじめに ●

本校は川口市北部に位置し、緑に囲まれた自然豊かな学校です。今年度開校40周年を迎えました。児童数は652名の大規模校です。「全国一の学校応援団」と新聞で紹介されたこともある「スローライフの会」の町会のお年寄りの方々と毎日接しているためか、素直でやさしい子どもたちが多く、挨拶が自慢の学校です。

昨年度本校に着任し、子どもたちの自己肯定感が低いことが気になりました。「どうせおれなんて」「やってもできないもん」との言葉を耳にすることが多く、これではいけないと思い、そこで養護教諭が行う保健指導を充実させようと考えました。教科の学習は苦手な子どもでも、「からだの学習」なら目を輝かせて学習に参加することができます。それは、全員が同じスタートラインに立ち、「自分のからだの主人公」として主体的に学ぶことができるからです。「『Body is good!』人間のからだってすばらしい」と、子どもたちに伝えたくて、職員会議で提案しました。幸い、管理職の先生方や職員に理解していただくことができ、着任1年目にして、すべての学級の保健指導・保健学習に参加することができました。その中で、3学期に行った6年生の薬物乱用防止教育についてまとめてみました。

● 学習指導計画 ●

最初に確認したのが本校の年間指導計画です。特に体育科、特別活動、総合的な学習の時間の年間指導計画を確認し、養護教諭が授業に参加できる単元の確認を行いました。

6年生の保健後半は3学期に4時間設定されていました。以前から、保健学習の4時間だけだと知識の習得のみになってしまい、活用につながりにくいと思っていました。そこで、旧学習指導要領に挙げられていた体験型の活動を取り入れることで、児童が主体的に学び、「習得」→「活用」と「活用」→「習得」の2通りの学習の流れをつくり、さらに学習効果を上げたいと考えました。6年生の3学期の総合的な学習の時間から6時間をいただき、保健の4時間と合わせて10時間扱いで「ライフスキル教育としての薬物乱用防止教育」をスタートさせました（表）。学習を通して、「セルフエスティームの形成」「自己統制スキル」「問題解決スキル」「自己主張コミュニケーションスキル」の獲得を目指しました。

時	内容	教科	主指導者
1	タバコの害1	総合	養護教諭
2	タバコの害2	保健	担任
3	アルコールの害1	総合	養護教諭
4	アルコールの害2	保健	担任
5	薬物乱用の害1	総合	養護教諭
6	薬物乱用の害2	保健	担任
7	ロールプレイング準備	総合	担任
8	ロールプレイング演習	総合	養護教諭、担任＋1名
9	薬物乱用防止教室	総合	養護教諭
10	地域の保健活動、まとめ・決意作文	保健	担任

表　学習指導計画

● 指導の様子 ●

養護教諭が主担当になって行う授業では、体験型の活動を取り入れ、担任が行う授業では教科書を中心に知識の習得を目的に行いました。養護教諭が行った授業の一部を紹介します。

第1時 タバコの害1

ゲートウェイドラッグとしてのタバコの害について理解させることが、薬物乱用防止教育には必要だと思っています。喫煙している大人に禁煙させることは大変困難なので、喫煙を始める前の小学生にタバコの害についてしっかり学ばせ、自己決定させたいと願って授業を進めています。内容は、WHO世界タバコ地図、世界の動向・喫煙者数の推移、肺の仕組み・働き、タバコの害、喫煙に関する法律などを教えます。体験を重視したいので、私がベランダに出てタバコに関する実験も行っています。また、世界のタバコのパッケージに書かれている警告も、実物を見せながら教えています。（写真1）

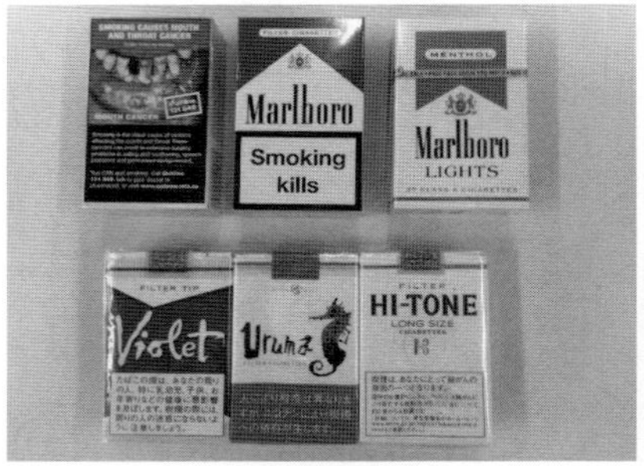

写真1　指導資料

第5時 薬物乱用の害1

薬物に関する視覚的な資料が少ないため、毎年、保健所から薬物標本を借りてきます。さらに、シンナーの体への影響がわかるように、シンナーで発泡スチロールを溶かす実験を見せています。この授業時に、学校薬剤師の環境衛生検査も行い、学校薬剤師に授業を参観してもらい、専門的な助言をもらって内容を深めています。

第7、8時 ロールプレイング

児童の「習得」と「活用」が一番評価される時間だと思います。学習指導要領の「保健」に「誘いを断ること」は記載されていません。しかし、今後児童たちが直面することもあるので、自信を持って対処できるように、総合的な学習の時間に組み込んで行います。

第7時は、ここまでに習得した知識を総動員して断り方を考えさせます。必ず教員が内容をチェックし、次時へつなげます。第8時は教員3人態勢でロールプレイング演習を行います。クラス代表を決め、教員相手に3分間演じることを基本とします。簡単に断れない場面を観察し、子どもたちはより真剣に考えます。涙を浮かべる子もいます。場面ごとの振り返りを大切にし、フィードバックすることで、決して遊び半分の授業になることはありません。自分の決めぜりふの断り方を一人ずつ確認し、演習を終えます。最後のまとめでは、「毎日の生活が楽しく充実していれば、誘われることは少ないはず。だから、決まりやルールを守った生活が大切だ」と指導します。

第9時 薬物乱用防止教室

昨年度は「薬物乱用防止キャラバンカー」に来ていただきました。習得した知識を活用し、資料に見入っている姿が印象的でした（写真2）。

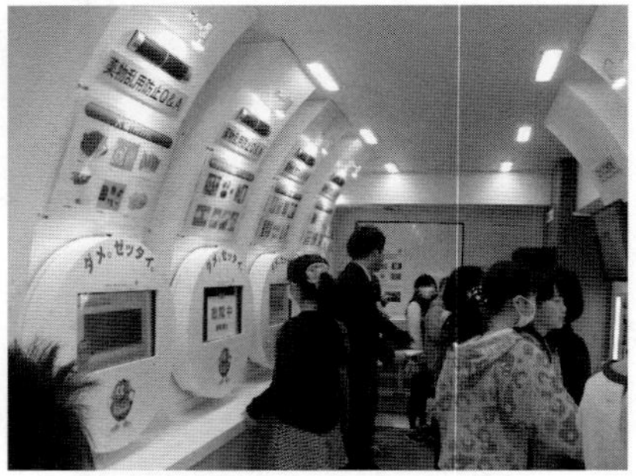

写真2　キャラバンカーの様子

● おわりに ●

「ライフスキル学習」のプリントは、一冊のノート形式にまとめ、最後に「20歳になった自分へ」向けて決意の作文を書き、「決意」の写真を貼り、とじ込むようにしています。こうして小学校生活最後のプレゼントが出来上がります。手にした顔から、児童の満足感が伝わってきます。

「ライフスキル教育としての薬物乱用防止教育」に取り組むようになってから、子どもたちは決意を持って卒業していきます。数年積み重ねていくと、興味本位や先輩に誘われての問題行動が減っていくと思います。3年継続すれば進学先の中学校の生徒が、自己決定スキルを磨いて巣立っていった本校の卒業生になります。子どもたちを守るために地域での共通の指導にしていきたいと思っています。

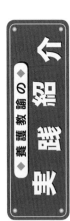

◆養護教諭の◆
実践紹介

子どもたちの輝く笑顔のために
～私の３つのアプローチ～

市川 優 先生
埼玉県比企郡吉見町立東第二小学校　養護教諭

● はじめに ●

本校は、校区が堤防で囲まれたのどかな農村地帯に位置する全校児童54人の小規模校です。純朴で穏やかな子が多く、学年の枠を超えた関わりが多くもてる学校です。

全校児童が登校した日には、保健室前のなしの木の絵に子どもたちが“欠席なしの実”を貼ってくれます。１学期末で、すでになしの実がたわわに実っている健康な学校です（写真１）。

少人数ゆえに、全校児童が兄弟姉妹のような親密な関係になる反面、どうしても人間関係やクラス内での自分の位置が固定してしまいがち……という小規模校特有の悩みも出てきます。このような現状から、保健室からできる支援の方法やアプローチの仕方を考え、実践しています。

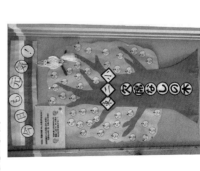

写真１　なしの木

● 保健学習からのアプローチ ●
～夢と希望を！～

本校の場合、養護教諭は４年生の体育科（保健領域）「育ちゆく体とわたし」の単元の際に、ＴＴとして授業に入っています。養護教諭は、一人ひとりの体の変化や成長の様子を把握できる立場にいますので、より個々の実態に合った支援ができると思います。

授業前にＴ１に当たる担任と、授業の流れや役割分担、指導の仕方を考えながら、綿密な打ち合わせをします。二人で何度か話すうちに、私の知らなかった子どもについての新たな発見をすることがあります。私にとってＴＴの最大の魅力は、子どもたちを多角的に見ることができること、Ｔ１の先生と一緒に、児童の共通理解ができることです。私たちの最終的な目標を「子どもたちが自分のこれからの成長が楽しみ！ と思えるような、夢と希望のある保健学習にしましょう」と、確認し合えたとき、そして、授業中や授業後に子どもたちが未来を肯定的に捉える姿を見たときなどに、大きな喜びを感じます。

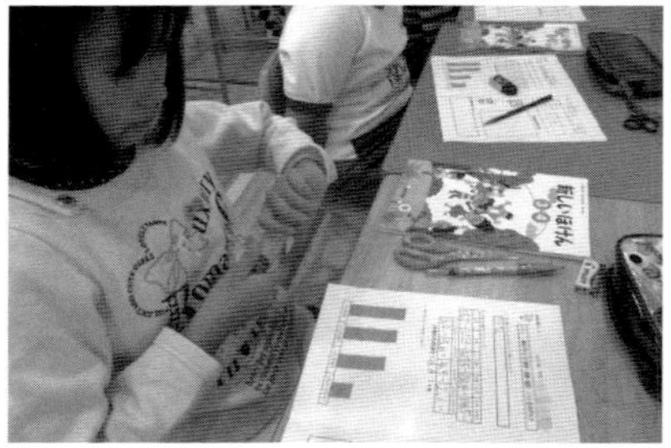

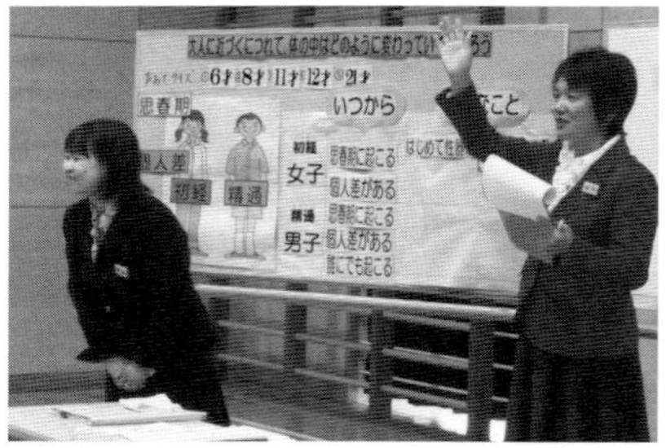
写真２（上）・３　TT による保健学習の様子

● 保健指導からのアプローチ ●
～いいところ発見！～

本校では、毎月第２火曜日の授業前20分間に「健康の日」という名の取り組みをしています。養護教諭が立てた指導案を担任が指導する形で行い、テーマは毎月、健康に関することです。

特に高学年では、１年間を通してのテーマを“心の健康”においています。クラス内の固定しがちな人間関係を見直し、お互いのよさや考え方を再発見したり、認め合えたりするような集団づくりを目指しています。「今月はどんな内容なの？」と、児童や先生方からうれしい問い合わせがあるので、こちらも毎月、楽しみながら指導案を立てています。

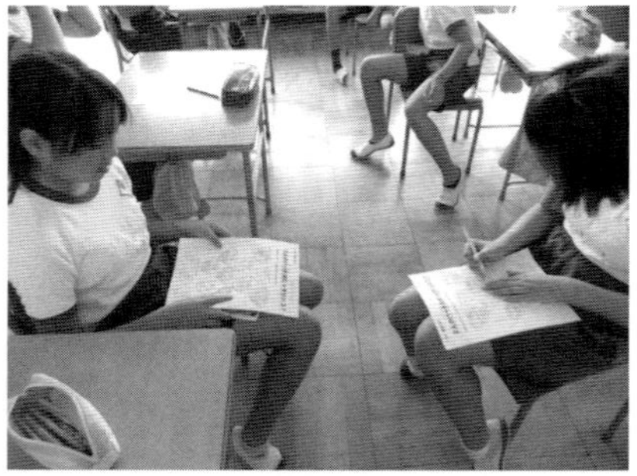
写真４【６年生】７月・健康の日の取り組み
「２人のハートはぴったんこ？」

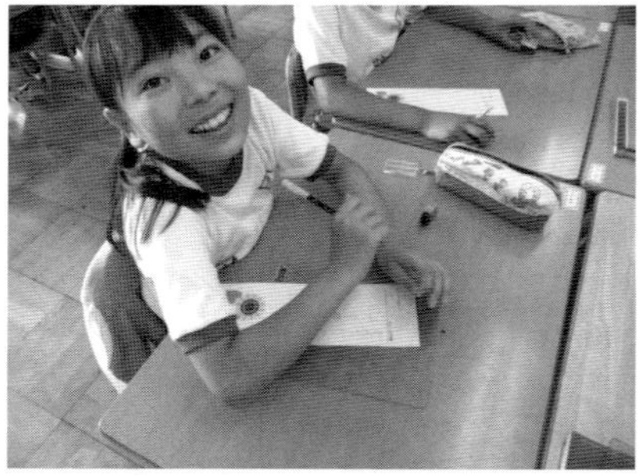
写真５【５年生】７月・健康の日の取り組み－１
「友達のいいとこ川柳大会」

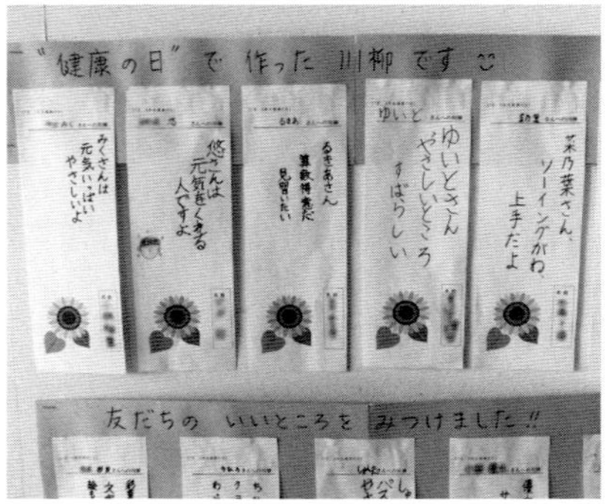

写真６【５年生】７月・健康の日の取り組み－２
「傑作ぞろいの川柳」

● 教育相談・健康相談からのアプローチ ●
～大難を小難に、小難を無難に！～

保健室には、毎日いろいろな人が顔を出してくれます。子どもたちはもちろん、先生方、保護者、卒業生やその保護者など。アンテナを伸ばす前に、各種の情報が集まってくるというありがたい空間です。その情報をもとに、本校の職員室では、不定期で児童支援検討会議（という名のお茶会）が開かれます。今回は誰とどのように連携して、どんな支援をしていけるかなどがテーマとなります。この場での情報交換で、今までにかなりの数の「大難」が「小難」に、「小難」が「無難」にできてきたように思います。

● おわりに ●

20数年間養護教諭として勤務してきて実感していること、それは、教職員も、保護者も、地域の人も、子どもたちに関わるすべての人の思いは同じであるということです。子どもたちが心身ともに健康で幸せに生きていってほしい……と願う気持ちは皆が同じです。これまで私は、「保健学習」「保健指導」「教育相談・健康相談」からのアプローチなどをしてきましたが、子どもたち一人ひとりの輝く笑顔のために、今後も私自身が周りの人とのコミュニケーションを積み重ねながら、更なる取り組みを考えていきたいと思っています。

◆養護教諭の◆
実践紹介

4年生「育ちゆく体とわたし」

養護教諭　外池 真理 先生
教　　諭　藤田 亜矢子 先生
埼玉県比企郡小川町立小川小学校

● はじめに ●

本校では、平成26～27年度の2年間、研究主題を「確かな学力と豊かな心を持った児童の育成」、サブテーマを「感謝の心を持ち、バランスの良い食事のあり方や望ましい食習慣を身につけさせる指導法の研究」とし、全職員で食育に取り組んできました。

また、平成27年度には、埼玉県小・中学校食育指導力向上授業研究協議会、埼玉県学校給食会、小川町教育委員会の委嘱を受け、研究発表会をいたしました。

今回は、研究発表会で公開した4年生の「育ちゆく体とわたし」の授業について、紹介します。

● 保健学習での食育指導 ●

食育指導としての授業ではありますが、あくまでも体育科の保健領域であることが基本であり、教科のねらいに応じた授業を展開していく必要があります。

今回の授業でも食事だけを取り上げることはせず、よりよく発育・発達させるための生活の仕方（調和のとれた食事、適切な運動、十分な休養・睡眠の3要素）を1時間で学習するという教科書に沿った展開をベースにしました。その中で「事前に行った栄養教諭による学級活動や日常の給食指導と関連づける、想起させる」「T・Tで、養護教諭が専門的な部分の説明を中心的に担う」『食育マーク』として小川町のキャラクターを使い、食に関することが出てきた際に、マークを黒板に貼り、食育の学習でもあることを児童に意識させる」などを取り入れ、食に重点を置き、児童の食への関心が高まるような工夫をしました。

「体がよりよく育つために心がけることを考えよう」（4年生「育ちゆく体とわたし」4／4時間）

ねらい

・全体の発育・発達について、課題の解決に向けての話し合いや発表などの学習活動に、進んで取り組もうとすることができる。
・体をよりよく発育・発達させるための生活の仕方には、調和のとれた食事、適切な運動、十分な休養及び睡眠が必要であることについて、言ったり書いたりすることができる。

食に関する指導の目標

・バランスのとれた食事の摂り方を知り、毎日の食事の中で意識して実践することが、体をよりよく発育・発達させるために重要であることを理解することができる。

主な学習活動

※事前に、朝食の摂取状況や嫌いな食べ物、睡眠時間や体育以外の運動時間などについてアンケートをとっておく。

1. 前時までに学んだ、成長の仕方には個人差があること、今まさに成長しているときであることを振り返り、本時では、これから先、体がよりよく育つためにどのようなことを心がけていったらよいかを学習することを知る

2. 健康に良い1日の生活について考える
○3つの関係図を提示し、食事、運動、休養・睡眠の観点に気づかせる（写真1、2）。

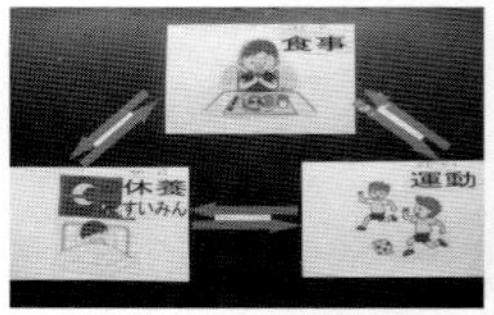

写真1　3つの関係図

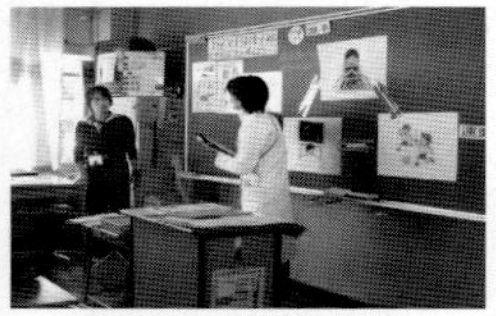
写真2　指導の様子

3. バランスのとれた食事について考える
○アンケートの結果を紹介し、食べ物の好き嫌いがある人が多いことを知る。
○たんぱく質、カルシウム、ビタミンを多く含むもの、育ち盛りに特に必要な栄養について資料を用いて説明する。
○給食の例を出し、足りないものを選択肢（食品）から考えさせ、答えを発表させて補い、給食の献立はよりよく成長するために必要な栄養がバランスよく含まれていることを知る（写真3、4、5）。

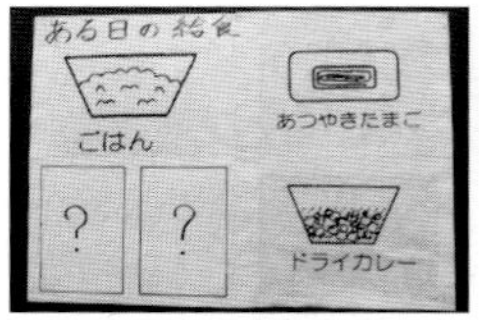

写真3　給食の例

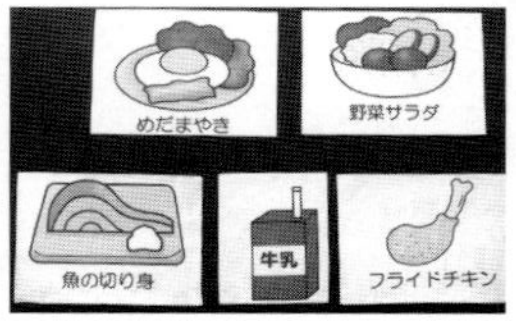

写真4　選択肢（食品）

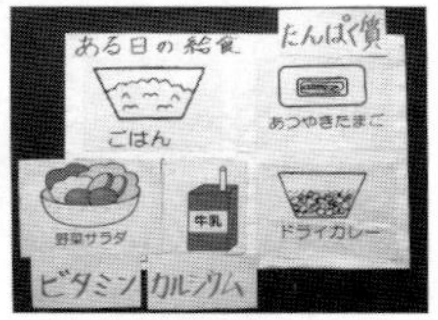

写真5　写真3と4の答え

○毎日いろいろな食品をバランスよく食べること、朝・昼・夕の3食をきちんと食べることが大切であることを知る。

4. 適切な運動について考える
○アンケートの結果や、普段どのような運動をしているかを思い出し、各自の運動の様子を振り返る。
○適切な運動をすることによる効果「骨が丈夫になる」「肺や心臓の働きを高める」「筋肉の発育」について、資料を用いて説明し、継続することの大切さも伝える（写真6）。食事の部分で説明したカルシウム・たんぱく質の働きも絡め、食事と運動の相乗効果にも気づかせる。
○日頃から様々な運動をすること、継続することの大切さを知る。

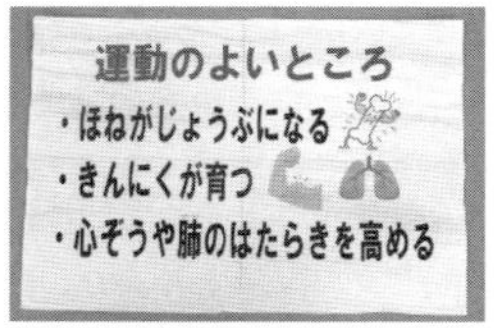

写真6　指導資料

5. 休養・睡眠について考える
○アンケートの結果から、普段、休養・睡眠が十分にとれているかを振り返る。
○休養・睡眠の効果について説明し、成長ホルモンの働きや分泌の仕方を絡めながら、よりよい発育・発達に効果的な就寝時刻や睡眠時間について考えさせる。
○睡眠・休養をしっかりとることで運動や食事が気持ちよくできること、運動をすることで食事や睡眠がしっかりとれることを伝え、規則正しい生活を毎日継続することが、よりよい発育・発達のために大切であることに気づかせる。
○十分な睡眠時間や適切な就寝時刻が、よりよい発育・発達に大切であることを知る。

6. 学習のまとめをする
○本時の学習のキーワード（調和のとれた食事、適切な運動、十分な休養・睡眠、よりよく育つ）を振り返り、これからの自分の生活に活かしていきたいことをまとめ、ワークシートに記入する。
○記入した内容についてペアを組んで話し合い、お互いにアドバイスをし合う。

● 児童の反応 ●

食べ物の好き嫌いがある児童が多かったのですが、「バランスよく食べることが大切だとわかった」「嫌いなものも体のために食べるようにしたい」と、ワークシートにまとめている児童が多く見られました。運動の場面では「食事のように、好きな運動だけではなくバランスよくいろいろな運動をするのが大切」と発言した児童がいて、食事の場面での学習内容をよく理解していることがわかりました。休養・睡眠の場面で触れた成長ホルモンの働きが印象に残ったようで、睡眠時間や就寝時刻について触れている児童も多く、大きくなりたい、成長したいという子どもたちの願いがよくわかりました。

日頃夜更かしをしている児童がそろって授業後に、「今日から早く寝る」と言いに来てくれたこともうれしい驚きでした。「食事、運動をして早く寝る」という児童もいて、3要素のつながりをしっかり理解できたようです。

● おわりに ●

保健学習は、生きることそのものに関わることを学ぶ重要な学習であると同時に、元気に毎日過ごしている子どもに健康の大切さを理解させるという難しさを持ち合わせています。本校の児童も皆、健康なので、学習内容を理解はしたものの、実生活に継続的に活かすことが難しいという現実があります。今後は、より児童の行動変容を促せるような教材や指導法の研究に努めるだけではなく、保健学習と保健指導を関連づけることや、生活習慣の確立に必要不可欠な家庭との連携の強化を担任と協力して行い、心身ともに健康な児童を育成していく一端を担えるようにしていくつもりです。

◆養護教諭の◆
実践紹介

子どもたちが自分で作る 「楽しく作ろう！ お弁当の日」

鈴木 登志枝 先生
福島県福島市立鳥川小学校　養護教諭

● はじめに ●

本校は、福島市西部に位置しています。元々はりんご畑やもも畑が広がる場所だったこともあり、宅地化が進んでいる今でも緑豊かな地域です。全校児童321名の中規模校ですが、学区が広いこともあり、徒歩以外にバスや車で通学をしている児童もいます。

この地域の中学校区（信夫中学校区：小学校４校・中学校１校）・幼稚園および保育園共通の課題として「肥満」があることから、その予防と解消に向けて、子どもたちが自分で作るお弁当の日を実施することになりました。これは、単に家族と一緒にお弁当を作るというだけの取り組みではなく、お弁当作りを通して家族とふれあう機会をもち、家族の温かさに気づいたり、食べ物の命をいただくことを知ったり、買い物や調理をすることで食生活の将来的な自立を図ったりすることを目的としています。

初年度である昨年は、親しみやすい取り組みにするために、子どもたちにネーミングの募集も行いました。

保育園・幼稚園・小学校	※実施可能なコースを以下から選択 ○ はじめてコース お弁当の中身を話し合う・買い物に一緒に行く お弁当作りの様子を見る ○ お手伝い①コース はしやお弁当箱、お弁当を包むハンカチを用意する・お弁当を包む ○ お手伝い②コース 米とぎや炊飯器にスイッチを入れる・野菜をあらう おうちの人が用意したものをお弁当箱につめる ○ 一品チャレンジコース 一品以上自分で作る ○ パーフェクトコース 全部自分で作る
中学校	※テーマのあるお弁当 １回目「秋を感じるお弁当」 ２回目「食べてぽかぽか、冬弁当」

表１　発達段階に合わせたコース設定

● 実施内容 ●

実施回数：年２回

日程は、前日に買い物や下ごしらえができるように、校区共通で休日・祝日の翌日を設定し、その日の給食を止めて実施しています。

まず、保護者に子どもと話し合ってコースを選択してもらい（表１参照）、ワークシートに記入します。その後、手引「信夫中学校区 らくちん♪ お弁当づくりのポイント３・１・２」※を参考に、お弁当づくりを行います。自分の体格や身体活動レベルに合ったお弁当箱選びからスタートし、主食：主菜：副菜を３：１：２の体積比でつめていきます。こうすることにより、１食に必要なエネルギー量のお弁当が簡単にできあがります。もちろん、当日は先生方も自分でお弁当を作ります。（写真１）

※　足立己幸・針谷順子著『３・１・２弁当箱ダイエット法』群羊社刊（2004年）を参考に作成した、本校のお弁当づくりの手引です。

<会食>

会食時には、学級担任に、子どもたちがお弁当を食べる様子を写真にとってもらいました（写真２・３：おたよりや学校のHPなどで使用）。お弁当作りで工夫したことやがんばったことを話題に会食をしました。また、子どもたちに、作ることや食べることを「楽しい！」と感じてもらうために、「お弁当の見せ合いはよいが出来具合を評価しない」ということを事前の職員会議で確認しました。

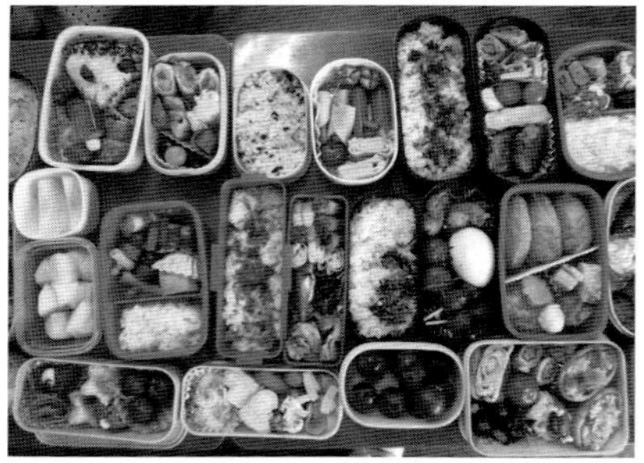
写真１　みんなのお弁当

<ワークシートの感想より>（原文ママ）

子どもたち

・たまごやきはちょっとしょっぱかったけど自分でつくったおべんとうはおいしかったです。またつくりたいです。
・いつもお弁当はお母さんが作っています。お弁当を作ってみてお母さんはたいへんだということがわかりました。だから、これからはもっとお手伝いをしたいと思います。
・朝、すごく早くからお弁当を作ることは大変だったから、作ってくれたお弁当を感謝しながら食べたいとあらためて思いました。

保護者

・教えながら一緒に料理するのは大変でしたが、普段なかなか機会がないのでよかったです。
・作る度に上手になり、お弁当に入れたい物がでてきます。食に興味をもち、残すことがなくなっています。
・今回も前日から下ごしらえをはりきってがんばりました。少し残した分は帰ってきてから食べきりました。親子の会話もたくさんでき、料理の大変さや楽しさなど色々なことを学べたと思います。
・自分が今できる技術を使い、取り組んでいました。姉のお弁当もつめ、自分で作る楽しさに加えて誰かのために作り、喜ばれる嬉《うれ》しさも感じられたお弁当作りになったと思います。

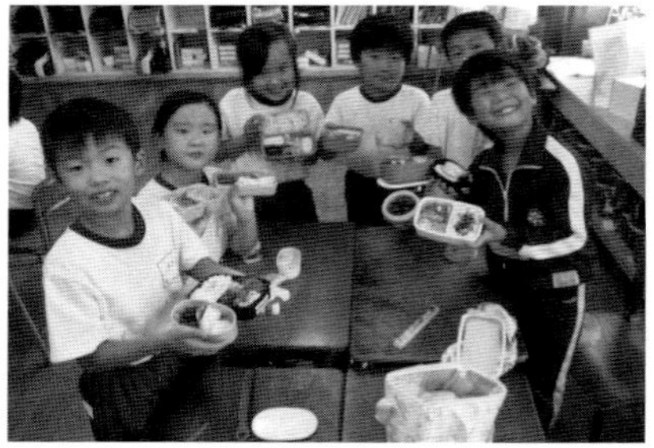
写真２　いただきます！

● おわりに ●

成果としては、保護者がお弁当を作る姿を見て、実際に自分で作ることで、早起きをしたり、栄養のバランスを考えて作ったりすることの大変さを感じることができました。そして、買い物、調理などを通して、家族とのふれあいが生まれたり、食生活の自立への実践力を高めたりすることにつながりました。なかには、家庭科で学習したことをお弁当作りで生かす機会となったり、旬の食材を知り、事前に下ごしらえをしておくことで効率よく作業することの大切さを知ったりした児童もいました。その結果、本校児童に行ったアンケートでは、97%が「次回もお弁当作りをしたい」という結果になりました。

また、「お弁当の日」の実施が、１食分の適正量を意識することにつながり、軽度肥満以上の児童の割合が、１学期ほどの間で14.0%から9.3%に減少することに一役買うことができました。

実施にあたっては、事前に保健師から地区の健康実態をお話しいただいたり、栄養教諭に「栄養バランスのとれた食事について」と題した講話をしてもらったりと、実は、数年にわたって準備をしてきていたのです。実施してみて、家庭によっては、主食：主菜：副菜を３：１：２の割合につめることができていないお弁当もあることがわかり、栄養バランスの偏りが懸念されました。そのため、自分の体格に見合ったお弁当箱の選択や栄養バランスのとれた１食分の食事量を、普段から家庭でも意識してもらえるようになることが今後の課題です。

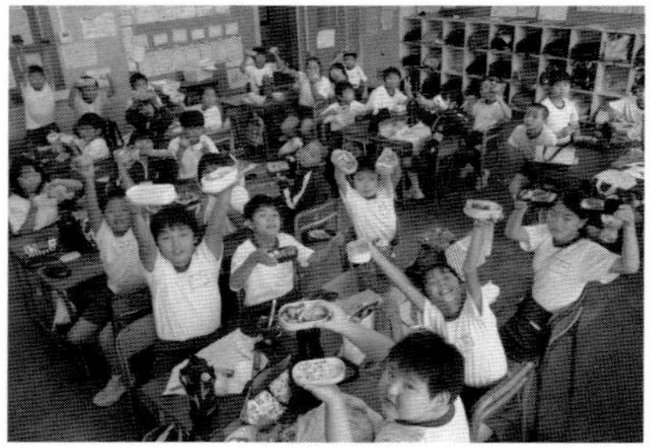
写真３　食べることって、楽しいね

◆養護教諭の◆
実践紹介

チームによる教科横断的な性教育
～担任と養護教諭の連携を通して～

養護教諭　荻本 結加 先生
主幹教諭　三浦 尚介 先生
教　　諭　川口 敏明 先生
東京都東久留米市立第十小学校

● はじめに ●

本校は豊かな水と緑に囲まれ、たいへん自然に恵まれた環境にあります。「職員のだれもが担任の先生」を合い言葉とするチームワークのよい教職員に見守られながら、314名の児童がのびのびと学校生活を送っています。

性教育を行う際には、児童が心身の成長発達を肯定的に捉えるとともに正しく理解し、自他の命を大切にして豊かな人生を送ることができるように、安心できる環境で正しい知識を伝えていくことが重要だと考えています。

また、知識をその場で理解するだけではなく、他教科と相互に関連づけて学習成果を生かすことで学びの相乗効果が高まり、より適切に理解を深めることにつながるのではないかと考えました。そこで今回は4年生を対象に、保健学習「育ちゆく体とわたし」を中心として担任と養護教諭が密に連携し、チームによる教科横断的な性教育を実施しました。

● 実施した主な内容 ●

第１時は栄養教諭と担任のＴＴで実施し、第2時以降を担任と養護教諭のＴＴで実施しました。第2時の「変化してきたわたしの体」では、導入で教員の小学生のころの写真を見せて、だれの写真なのかを予想させるクイズを行い、年齢によって変化していくことを確認しました（図１、２）。

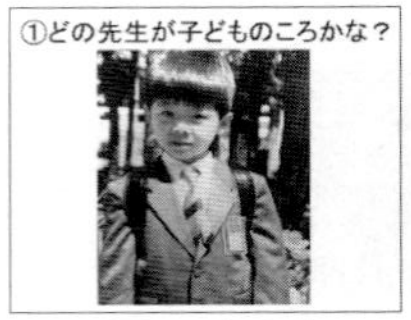

図１　クイズ

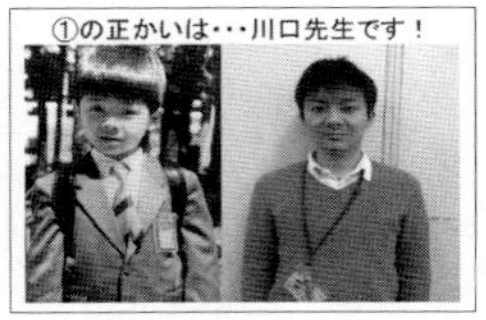

図２　クイズの答え

そして、１～4年生までの間で１年間ごとに伸びた身長について、紙テープを使ってグラフを作り、ほかの児童と見比べて、伸びの違いを気づかせました。

第３時の「大人に近づく体」では、導入で本校の２年生・６年生・教員の男女の後ろ姿の写真を比較したクイズを実施して、成長すると男女の特徴が現れることを確認しました。展開では特徴調べのグループワークを行い、男女それぞれの体に起こる変化について具体的に学びました（写真１、２）。

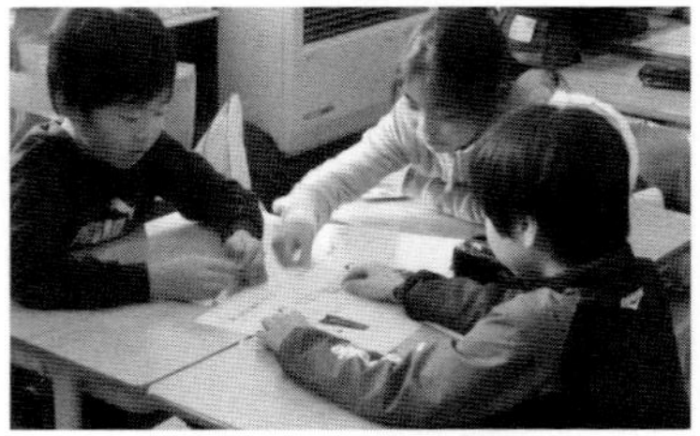
写真１　グループワークの様子

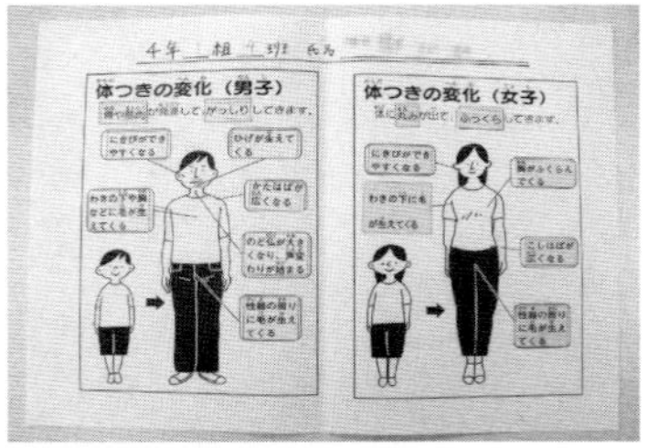

写真２　グループワークに用いたワークシート
（特徴が書かれた紙から正しいものを選んで貼る）

また発毛や変声、胸のふくらみといった変化の起こる時期のグラフを見て、思春期の体の変化の起こり方や時期には個人差があることを確認しました。まとめでは、体の変化について悩んでいる人へのアドバイスを考えてワークシートに記入することで、学習を振り返るとともに、相手を思いやり望ましい人間関係を構築することへとつなげました。

第４時の「体の中で起こる変化」では、初経と精通といった体の内部で起こる変化や異性への関心が高まるといった心の変化が起こることを学びました。ここでも初経や精通の起こる時期のグラフを見て、個人差があるものの だれにでも起こる、大人の体に近づく現象であることを確認しました。また、担任や養護教諭が思春期に経験した変化や思いを語り、悩みは大人に相談してほしいことや、体の変化はとても大切であるといったメッセージなどを伝えました（写真３）。

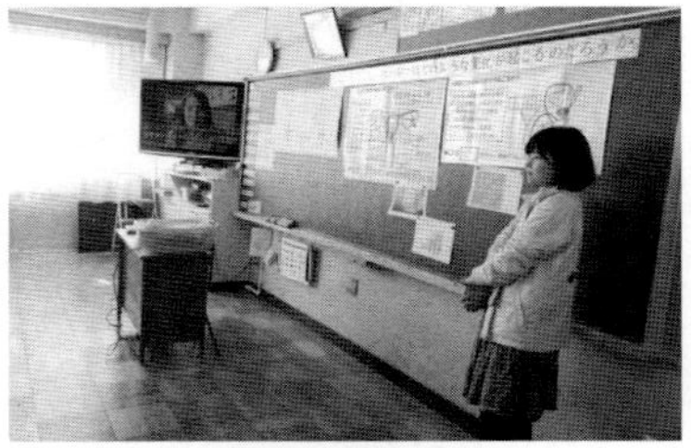
写真３　指導の様子

保健学習後、学級活動の時間に学年合同授業で、男子は男性担任２名によるTT指導、女子は養護教諭による指導を実施しました。思春期の体と心の変化と対応や、男女の違いや個人の違いを理解して他者を尊重する気持ちを持つことについて学びました。男女それぞれに具体的な内容を学び、日常生活に生かそうとする様子が見られました。この授業は４校時に設定し、給食時間をそのまま学年合同男女別の会食会としたことで、保健学習からの一連の流れを、温かな雰囲気で締めくくることができました。

● 児童の反応と成果 ●

児童の実態を把握している担任と、専門的な立場である養護教諭でTTを行い、それぞれの立場から児童に寄り添ったことで、より実態に即したきめ細やかな指導ができました。それにより、安心して思春期の体と心の変化について学ぶことができたことが、児童の反応からうかがえました。

授業実施前と後で自分の体への関心についてアンケートをとったところ、「自分の体の成長に興味がある」という児童や「自分の体の成長が楽しみ、うれしい」という児童の割合が、授業実施前と比べて増加しました。保護者にお知らせを配って授業の目的や内容を説明し、参観の案内とともに家庭でも話題にするように呼びかけたり、第３時の「大人に近づく体」を学校公開日に実施して、多くの保護者に参観していただいたり、保健便りで保健学習や学級活動での児童の感想などを全学年の保護者に周知したりしたことで、学校での性教育の様子を保護者と共有することができました。

● おわりに ●

このほかにも、総合的な学習の時間「いのちってなんだろう」では新聞紙に包んだ生卵と６～８Ｌの水入りのペットボトルが入ったリュックサックをおなかに抱える「一日妊婦体験」や、助産師と胚培養士※による命の誕生についての講話で、より命についての理解を深めました。複数の教科にわたり効果的な計画を立て、児童が自他のことについて振り返る機会を多く設けたことにより、自他を肯定する気持ちを高めたり、命の大切さについて理解を深めたりすることができました。また、これらの一連の活動を通して子どもたちは、「性と命のつながり」を自然なこと、貴いこととして捉えられるようになったと考えます。

また、これらの一連の過程を通して、担任と養護教諭の相互理解や信頼が深まることで、充実した連携と組織の活性化が実現するものと考えます。今回のような取り組みが今後も継続して行われていくようにカリキュラム上に位置づけるとともに、性教育に限らずチームで活動するという学校風土を培い、当たり前に協同できるような職員室づくりを日常的に心がけていく必要があると感じています。

そして、深めたつながりを日常生活のあらゆる場面での健康教育にも生かし、子どもたちの心身の健康をよりよくサポートするチームの輪を広げていきたいと思います。

※医療機関において人工授精や体外受精、顕微授精などの生殖補助を行う医療技術者

◆養護教諭の◆
実践紹介

見て触って「わくわく排便指導」
～手作り教材を活《い》かして～

西 加奈江 先生
岡山県小田郡矢掛町立美川小学校　養護教諭

● はじめに ●

本校は全校児童44名の小規模校です。三世代同居家庭が多く、地域の教育に対する理解は深く協力的です。業間休みや昼休みには、上級生が下級生を誘って一緒に遊ぶ姿がよく見られ、『にこにこ笑顔・きらきらひとみの美川っ子』の教育理念のもと、思いやりの心を大切にしています。一方で、自分に自信が持てず、思いや考えを口に出して相手に伝えることが苦手な児童も少なくありません。

赴任して１年目、“こんなにおもらしが多い年は初めて”といわれるほどおもらしが頻繁に見られたり、便秘気味でおなかが痛くて泣きながら保健室に来る子どももいたりと、排《はい》泄《せつ》に課題がある実態が見えてきました。そうした背景から、「子どもたちに体のすばらしさや排泄の仕組みを伝えたい」、「子どものわくわく感をかきたてたい」という思いが生まれ、今回の実践につながりました。

● 取り組み ●

「食べ物の冒険へレッツゴー」全学年対象
（ここでは、第１学年への指導の様子を中心に紹介します）

１　うんちを語る子ども
～うんちの図から～

まず、うんちの図を見せたときの子どもの反応から、排便に対してどのような認識を持っているのかを確認し、排便習慣の実態把握を行いました。うんちの色と形に注目し、どんな色、どんな形が健康的なのかを問いかけながら示しました。うんちの図を見て、初めは恥ずかしそうにしていた子どもも徐々にいきいきとした表情になり、排便に対して否定的ではなく肯定的に受け止めていることがわかりました。一方で排便習慣については、数日間排便がない児童がいたり、夜寝る前に排便習慣がある児童がいたりと、様々なことがわかりました。

「うんちは体からのお便りだから、自分のうんちがどんな色でどんな形をしているのか、少し観察してから流すこと」と、提案しました。また、うんちをしてすっきりという感覚を持てるように、そして排便することばかりにとらわれないようにさせるために、消化吸収に着目したクイズ形式の問題提起をしたり、直接手で触れる掲示物を作製したりしました。

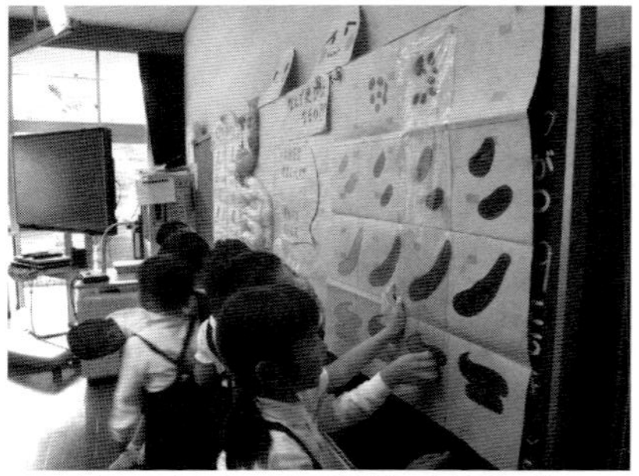
写真１　うんちの図に興味津々な児童の様子

２　消化吸収に着目して
～消化器官の模型の工夫から～

まず、体の中はどうなっているのかをわかりやすく示すため、消化器官の隣接する部分の色を変えて立体的に模型を作製しました。また各消化器官がどんな働きをするのかを示すため、食べ物が送られていく順序をクイズにして示しました。子どもたちからは、「迷路みたい！」「全部つながっているの？」「自分の体の中って不思議！」「食べ物って長い旅をしてうんちになるんだ！」といった反応が得られました。

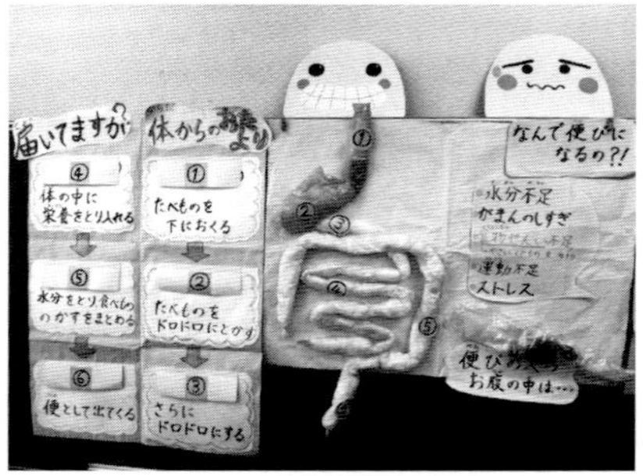
写真２　消化器の模型とクイズ

～便秘の模型の工夫から～

次に、食べ物の旅がもっと長くなる場合について便秘の模型を用いて示しました。便秘のとき、おなかの便がどのような状態で存在しているのかを視覚化し（写真３）、不快のときの状態をイメージしやすいようにしました。子どもたちからは、「うわあ～、本物みたい。なんだかにおってきそう」「おなかがちくちくしそうで痛い」という反応や、「いつも便秘だからそれが普通になっていた」という反応がありました。その後、便秘にならないためにはどんな生活をしたらいいかを考えました。子どもたちから出た意見としては、「はやね・はやおき・朝ごはん」「我慢しない」「朝トイレ」などが挙げられました。

便秘で悩んだときなどは、何でも話しにきてほしいというメッセージを送り、低学年ではさらに、便器でうまくできずに困ったときは知らせるように伝え、今回の指導で今後も子どもたちとつながりを持てるようにしました。

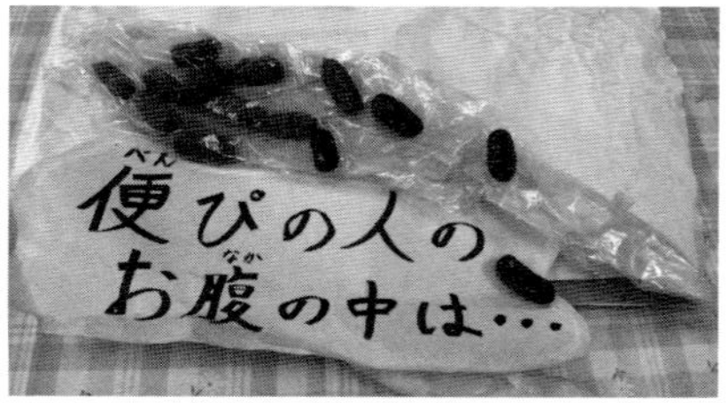

写真３　便秘の模型

● 子どもの反応 ●

保健指導後、トイレから戻ってきた子どもの一人が、何か言いたげな表情で私の方へやってきました。「何かあったのかな？」という心配をよそに、発せられた一言は、「出た！うんち！」でした。「どんなの？」と聞くと、満面の笑みで「バナナ！」と返ってきました。「つながった！」と思う瞬間でもありました。その後、ほかの児童からも、「うんちのメッセージ来たよ」とたびたび報告を受けるようになりました。時には、「がんばったけどメッセージこなかった」という報告もありますが、おなかをさするなどしてコミュニケーションをとりながら関わりの時間を大切にしています。

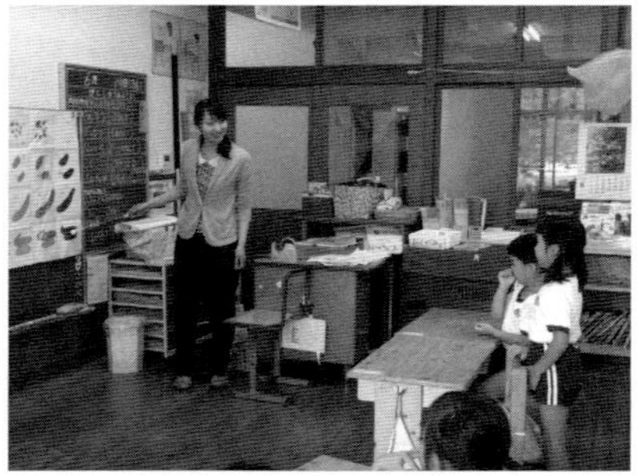
写真４　指導の様子

● おわりに ●

自分のうんちを振り返ることは、自分の体と向き合う時間であり、自分の体の状態を知ることで自己を客観的に捉えて伝える力につながるのではないかと考えます。また、排泄については、休み時間にもかかわらず「トイレに行ってきます！」と宣言してからトイレに向かう児童の姿が見られるようになりました。尿意があって、“体のサインを受け止めたよ”という意思表示ができるようになり、これも自立の一歩なのではないかと考えます。

これからも、子ども自身の中にある「快・不快」の様々な感覚を引き出し、共感しながら子どもの日々の成長を見守っていきたいと思います。

◆養護教諭の◆
実践紹介

養護教諭が連携した効果的な授業づくりの工夫

喜多 美雪 先生
埼玉県上尾市立東小学校 養護教諭

● はじめに ●

本校は、埼玉県の南東部に位置する、昭和44年に開校した児童数813名の大規模校です。「保健・体育・食育・地域が調和し、安心安全な学校づくり」をテーマに健康教育の実践を行っています。児童が健康行動を理解し、自ら健康行動を実践できること、さらに自他の健康づくりを推進できる「ヘルスプロモーター」として、健康づくりを発信し、児童の夢の実現に役立ててほしいと願い、体育主任・保健主事・栄養教諭・学級担任・専門機関とも連携し、授業に取り組んでいます。

その中で、専門職である養護教諭が担任教諭などとTTで授業づくりや教材づくりに取り組むことで、校内の先生や地域においても、健康行動が広がっていっています。ともに学び、ともに考えていくことで、「健康教育は楽しい」、「子どもが変わる」と感じてもらえるように、本校では養護教諭とほかの教職員がチームを組んで保健学習の授業に取り組んでいます。今回はその中で行った2つの保健学習について紹介します。

● 5年生「心の健康」 ●

5年生の「心の健康」の単元では、二次性徴を迎え不安や悩みを抱える時期を迎える児童に対し、心も体も同様に発達することや、心と体は相互に影響すること、その対処法について伝えるために、工夫した授業を行っています。心の状態を風船で表し、感触を確かめる中で、心の良い状態について考えていきます。アクティブラーニングを用いた活動です。

授業の導入で、各班に3つの風船（今にもはじけて割れそうな空気がパンパンの赤色の風船、ほどよく空気が入って、押しても跳ね返ってくるよく跳ねるピンク色の風船、空気も抜けて押しても弾力がなく弾まない青色の風船）を、大きな袋に入れて配ります。「心がいやなことで、いっぱい！」、「心も体もげんきはつらつ！」、「こころと体のバランスがくずれて、やる気がでない」の3つの心の状態のうち、どの色の風船がそれぞれに当てはまるかを、理由も一緒に班で考えました（写真1）、そして班で考えた答えを、3つの心の状態を書いた箱の上に風船をはめ込む形で発表しました（写真2、3）。

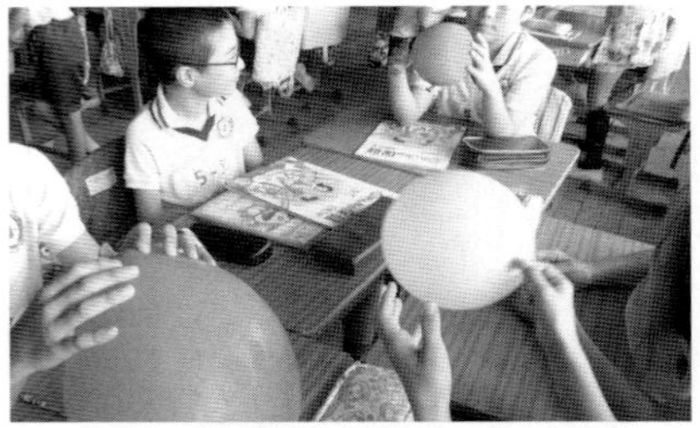
写真1　班で気持ちを話し合っている様子

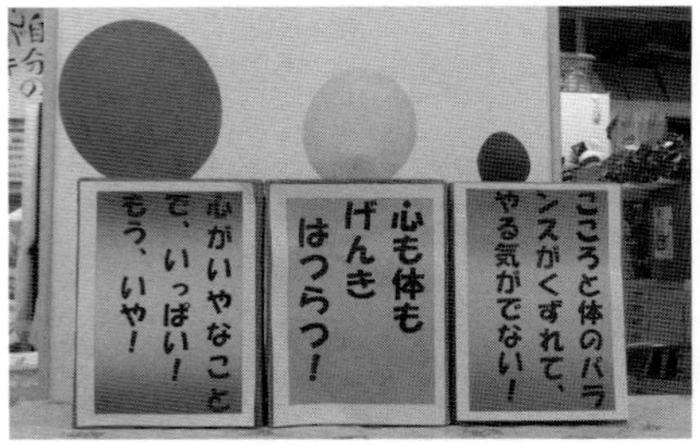

写真2　風船と箱
（箱の上部に小さな穴が開いており、風船をはめ込めるようになっている）

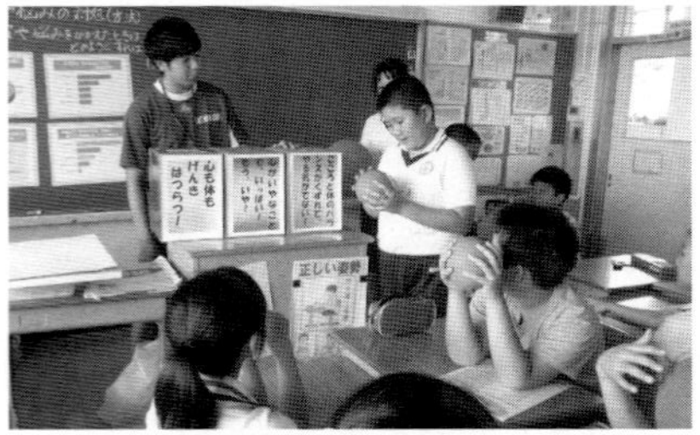
写真3　風船を触らせて心情を考えさせる様子

その上で、心を良い状態に保つための、自らの対処法について決定していきました。まず、個人差を理解し、人はそれぞれ違うことを学び、認め合うことを確認します。考えのまとまらない児童には、ほかの児童の対処法を、板書に提示して、参考にさせます。全員が「わかった」と自信が持てるような配慮が重要となります。授業後は、授業の様子をポスターにしたり、対処法を宣言カードに書いたりして教室に掲示し、担任が学級指導で、活用できるように創意工夫をします。

指導後に児童からは、風船の感触から、心の良い状態と元気が出ない状態をイメージして、「心が元気のない、しぼんだ風船は、風船の中が透けて見えなくなっています」など、予想していなかった感想も飛び出しました。また、担任にはどんどん空気を入れて、風船が割れてしまう様子を実演してもらい、こうした場合の対処法も考えさせました。

なお、風船を用いた指導の注意点として、しっかりとルールを確認しないと、風船で遊び出すことがあります。授業に使用する際は、まず主旨とルールを確認することが、失敗しないポイントです。

● 6年生「病気の予防」 ●

病気の発生要因や予防の方法、喫煙・飲酒・薬物乱用が健康に与える影響を理解できることをねらいとしています。本単元は、主として病原体が要因となって起こる病気と、生活習慣病などの生活行動が主な要因となって起こる病気の予防について学習しています。

インパクトのある授業づくりを目指し、視覚的に訴えるために、2本のペットボトルとビニール管をつないで自作の教材「血管モデル」を2個作りました。1つの血管モデルには、赤インクを溶かした色水で表現した「サラサラ血」を入れ、もう1つには赤インクとラードを溶かした色水で「ドロドロ血」を表現した液体を入れました（写真4）。ペットボトルからビニール管に色水を流していく中で、「ドロドロ血」のラードが固まってビニール管に付く様子から、体の中で血管が「ドロドロ血」で詰まっていくこと理解させました。また、「サラサラ血」との違いを対比させて見せることで、長い時間をかけて血管が狭くなり、生活習慣病が引き起こされることを理解させました。

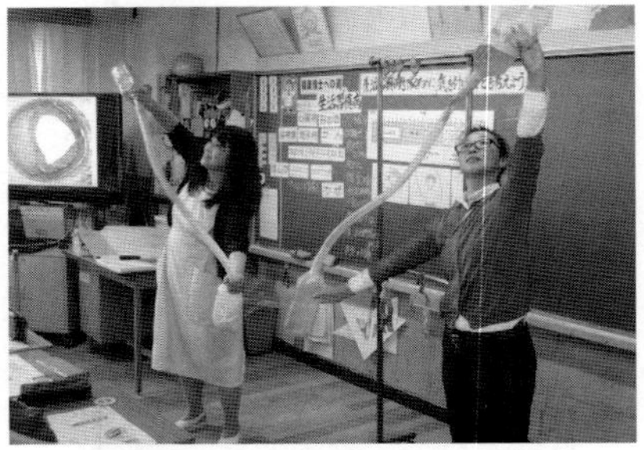
写真4　血管モデルを使用している様子
※液体の流れをよくするためと、血液の中にも様々な成分があることを示すために、色水に園芸用の小さな透明のクリスタルボールも入れている。

そして、現在の自分の生活が生活習慣病には深く関係することや、生活習慣や生活行動を見直し改善していくことが大切だということを学びました。自作の血管モデルは、子どもも実際に触れることができます（写真5）。授業後は、保健室前に置き、誰でも見たり触ったりできるようにしました。

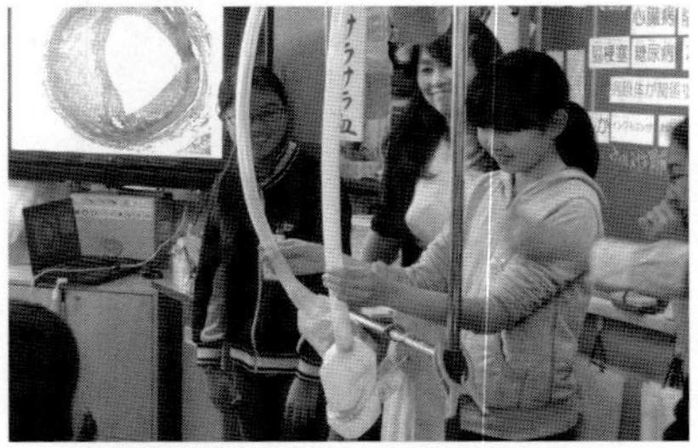
写真5　児童が実際に感触を確かめる様子

● おわりに ●

各学年の先生とともに教材づくりから行うことで、私を含めた教職員自身も学びや発見が多くありました。その驚きや、創意工夫は、さらに授業を魅力あるものにしていきます。

「児童が、将来も健康でいてほしい。親になったとき、保健学習で学んだことを思い出して、我が子を大切に育ててほしい。そして、夢を実現し、幸せになってほしい」、こんな願いから、チームで健康教育を推進しています。

◆養護教諭の◆ 実践紹介

小学生の時期だからこその保健指導
～歯と性について～

白石 弥生 先生
長崎県平戸市立田平南小学校　養護教諭

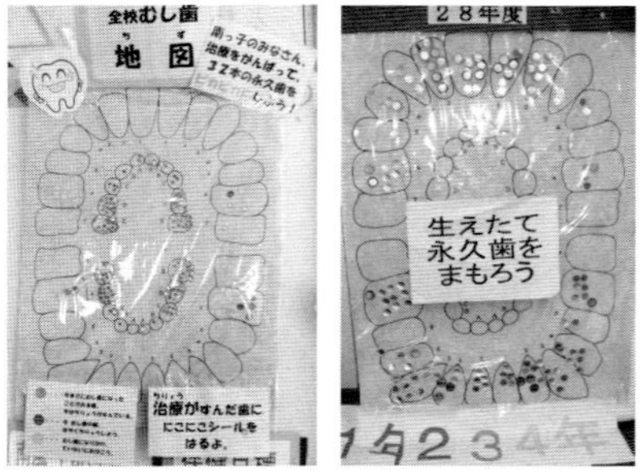

写真１(左)全校むし歯地図、(右)学年別生えたて永久歯の地図

本校は長崎県の北部、平戸島に架かる橋のたもとの町にあり、全校児童数59名の小規模校です。子どもたちは、自然に恵まれた地域でのびやかに育っています。

さて、突然ですが、数ある保健指導の項目の中には、小学生の時期だからこそ欠かせないものがあると思いませんか。今回はその中から、歯と性の指導について紹介します。

● 歯の検査のデータの丁寧な把握から保健指導へつなぐ ●

以前、４年生児童がつぶやいた「なぜ、先生は前歯をみがけというのかな？」という一言に、文部科学省や専門書の解説通りに指導していた私は、「ぼくの実態はどうなの？」と突き付けられたような気がしました。この児童のつぶやきは、私の仕事の原点となりました。

自他の実態をつかむ・知る

まず、乳歯・永久歯の歯列を表した図を用意して、次に学年ごとに色分けしたシールなどをむし歯にり患した歯の上に貼った「むし歯地図」と、学年別の生えたての永久歯の状況を表す「生えたて永久歯の地図」（写真１）を作っています。この教材は、学校・学年の規模を問わず、児童一人ひとりのデータをもとに集団の実態を表し、さらに、乳歯から永久歯への交換期の歯の発達段階をも見事に表すものです。

この歯の地図教材は、健康診断の個人データをもとに作ります。データは児童個人のものであり、慎重な取り扱いが必要です。そのデータの一つ一つがその子の生活を物語ります。データをもとに「お口のカルテ」（図１）を作成し、歯科校医の指導を受けて保健指導につなげ、家庭との情報の共有につなげます。

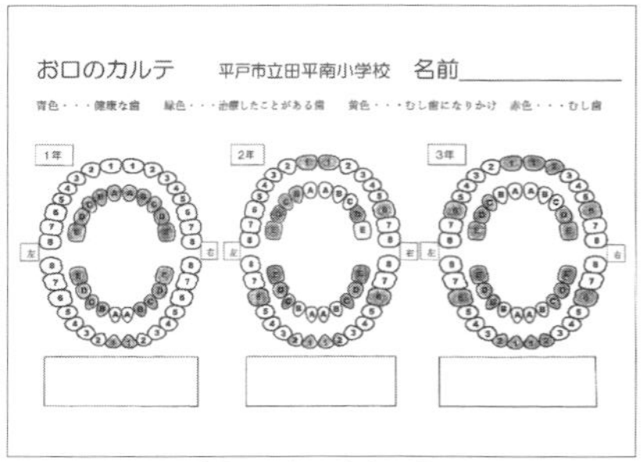

図１　お口のカルテ

スキル向上・実践へ

本校の本年度の保健目標は「ピカピカの32本の永久歯を育てよう」です。歯の発達・健康には、個人の体質や遺伝、生活環境、生活習慣が大きく影響しますが、小学生期には、将来への希望が持てるような保健指導につなげたいと考えます。本年度、本校の６年生は６人と少人数ではありますが、健康診断では永久歯のう歯り患が０本です。このことは、卒業時28本、将来32本の健全な永久歯へと移行させられる可能性を、どの子も秘めているということです。児童の主体性を高めつつ、永久歯も健全に育てることができる。小学生期とは、そのような時期だと思います。

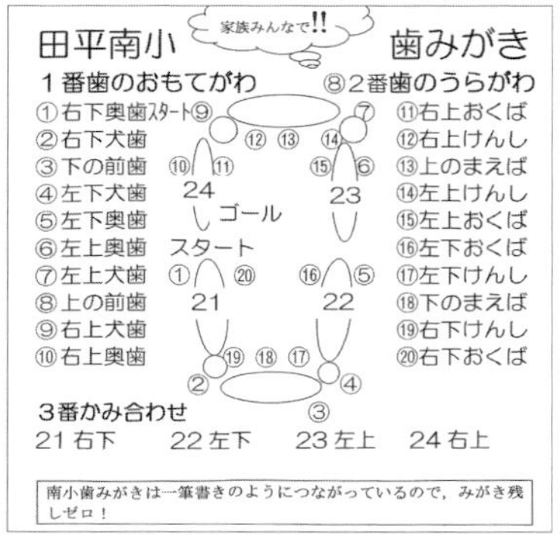

図２　給食後の歯みがき

学校では、上図の順番で給食後の歯みがきを行っています（図２）。このとき、音楽を流し、それに合わせて、楽しみながら歯みがきをしています。

● 体や命を大切にする指導は人権尊重、生命尊重の観点から ●

二次性徴が現れる小学校高学年前までに、ぜひ子どもたちに、お母さんのおなかの中の胎児に戻ることをイメージする体験をしてもらいたいと考えています。それは、生まれた一つの命の神秘に感動し、自らのルーツをたどる旅になるでしょう。そして、ある子にとってはお父さんお母さんに出会える旅、感謝する旅になるかもしれません。また、このような体験が自己肯定感を高め、自らの性の自立に大きく影響するのではないかと、考えています。

本校では、性と命の教育の年間計画を持っています。長崎県教育委員会が、心豊かな長崎っ子の育成のために設定した「長崎っ子の心を見つめる教育週間」の一環として、本校では６月に、全学年で生命尊重の道徳公開授業が企画されます。

また、授業の中だけではなく、学校教育全体の中で生命尊重の気持ちが育まれるように、保健室には新生児を模した抱き人形教材を置いています。児童が名前をつけてくれた、この「みなみちゃん」は、保健室の人気者です。

また、保健だよりに「赤ちゃんクイズ」（図３）を掲載しています。このクイズをきっかけにして、家庭で大人と交わす会話の中に自らの出生時についての話が出てきたり、大人自身にとっても、改めて大きくなった子どもと出生時の体験を振り返る機会になったりすれば、と思っています。

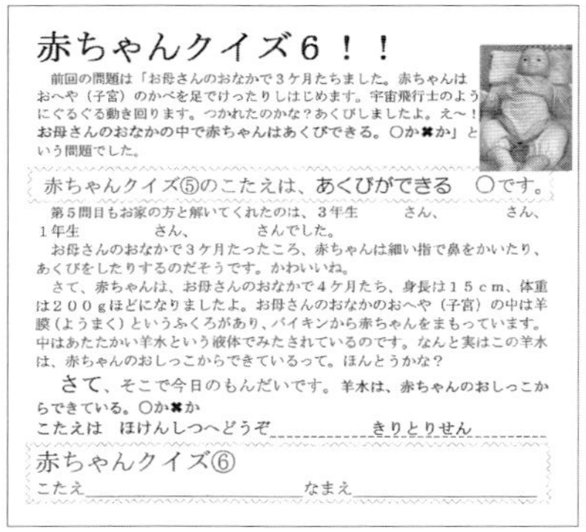
赤ちゃんクイズ６！！

前回の問題は「お母さんのおなかで３ケ月たちました。赤ちゃんはおへや（子宮）のかべを足でけったりしはじめます。宇宙飛行士のようにぐるぐる動き回ります。つかれたのかな？あくびしましたよ。え〜！お母さんのおなかの中で赤ちゃんはあくびできる。○か✖か」という問題でした。

赤ちゃんクイズ⑤のこたえは、あくびができる　○です。

第５問目もお家の方と解いてくれたのは、３年生　さん、　さん、１年生　さん、　さんでした。

お母さんのおなかで３ケ月たったころ、赤ちゃんは細い指で鼻をかいたり、あくびをしたりするのだそうです。かわいいね。

さて、赤ちゃんは、お母さんのおなかで４ケ月たち、身長は１５ｃｍ、体重は２００ｇほどになりましたよ。お母さんのおなかのおへや（子宮）の中は羊膜（ようまく）というふくろがあり、バイキンから赤ちゃんをまもっています。中はあたたかい羊水という液体でみたされているのです。なんと実はこの羊水は、赤ちゃんのおしっこからできているって。ほんとうかな？

さて、そこで今日のもんだいです。羊水は、赤ちゃんのおしっこからできている。○か✖か

こたえは　ほけんしつへどうぞ　きりとりせん

赤ちゃんクイズ⑥
こたえ＿＿＿＿　なまえ＿＿＿＿

図３「みなみちゃん」と「赤ちゃんクイズ」

● 体や心、命の指導は家庭・地域とともに ●

以前、「地域は大切よ」と先輩養護教諭からアドバイスを頂いたことがあり、「学校内のことさえできればいい」と思っていた私は、ドキッとしました。学校保健は、家庭と地域があってこそのものです。それ以来、子どもの学びと育ちを保障し、学校と家庭をつなぐ学校保健委員会を大切に考えるようになりました。

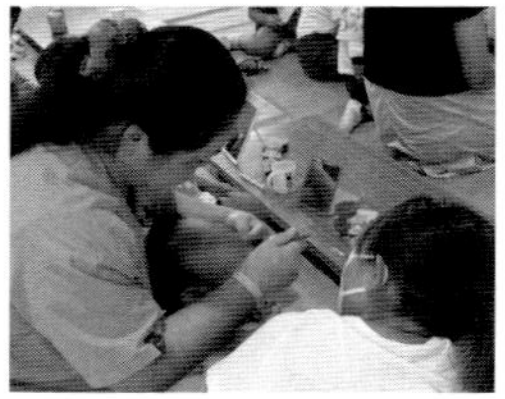
写真２　低学年親子歯磨き教室

今年度は歯科衛生士の方をお招きし、低学年親子歯磨き教室（写真２）を開催しました。

「体ってふしぎ。おもしろい。すごい」と子どもたちが自他の体や命を尊重し、目を輝かせる「体・心・命」の指導に携わる責任と幸せを感じながら、日々頑張っています。

◆養護教諭の◆
実践紹介

自分の健康は自分でつくる 児童の育成を目指して ～教材の工夫と活用～

黒田 浩子 先生
茨城県結城市立結城小学校 養護教諭

● はじめに ●

本校は、歴史と伝統ある結城市の北部に位置した、児童数624名の大規模校です。「確かな学力を身につけ、豊かな心と健やかな体をはぐくみ、夢を叶《かな》える玉岡の子を育てる」（玉岡：学校周辺の地名）ことを教育目標に掲げています。そして、国語、算数、道徳、特別活動の４つの授業研究部がチームとなり、日々児童の健やかなる成長を願いながら様々な実践を行っています。

本校の児童は、健康に関する意識が高い傾向にありますが、日常生活の中でそれをうまく実践することができていないという実態があります。健康に関する正しい知識の習得、健康を守るためにはどうしたらよいかを考える力、そして、それを日常生活の中で日々実践していく習慣を身につけるために試行錯誤を重ねています。

● 特別活動における手洗い指導 ●

養護教諭は特別活動研究部に所属し、ＴＴで保健に関わる授業を行っています。昨年は６月に、１年生を対象に「てあらいめいじん」の授業を行いました。 手洗いの指導は、健康な生活を送り、自己管理ができる児童を育てるための基礎であると考えています。

そこで、専門的な内容をできるだけわかりやすく児童に伝えるため、手作り教材の工夫を行いました。授業の展開は、まず事前に、湿らせた脱脂綿を準備しました。その脱脂綿で、各自手をまんべんなく拭いておきます。授業後に手を洗った後にも行い、手を拭いた脱脂綿に付いた汚れの違いで、今まで行っていた手の洗い方と、授業後の正しい手の洗い方の違いを、児童自身の目で確認できるようにしました。

次に、手を洗わないことが原因で起こるかもしれない体調の変化を考えさせます。児童の答えとして「頭が痛くなる」「かぜをひく」「熱が出る」などの答えが返ってきました。このときに配慮すべきこととして挙げられるのは、手を洗わないと必ず体調が悪くなるということではないということです。１年生にもわかるように、人型の模型を使って「人間には元々ばい菌から体を守る働きがある」といった免疫に関する内容も加え、規則正しい生活習慣が体の抵抗力を強くすることも伝えました（写真１）。

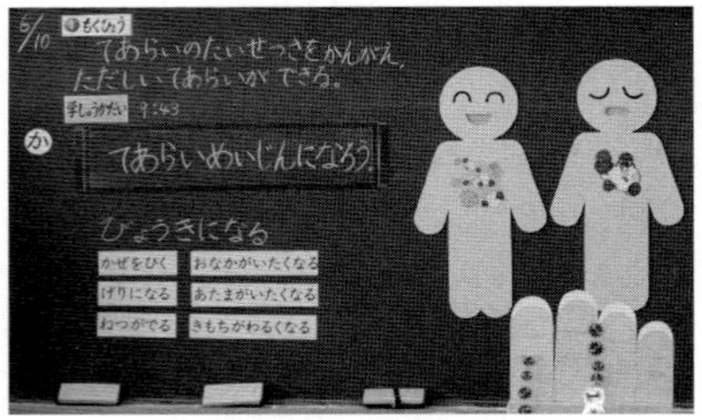

写真１　指導の様子

また、クイズ形式で「手を洗わないでそのまま」「水でさっとぬらすだけ」「石けんを使って洗う」「水でていねいに洗う」の中で、一番手がきれいになる方法についても考えるようにしました。その際、肌色の手袋に、ばい菌に見立てた点をマジックで描き入れて、どの方法が手に付いたばい菌をよく落とすことができるか考えさせました（写真２）。

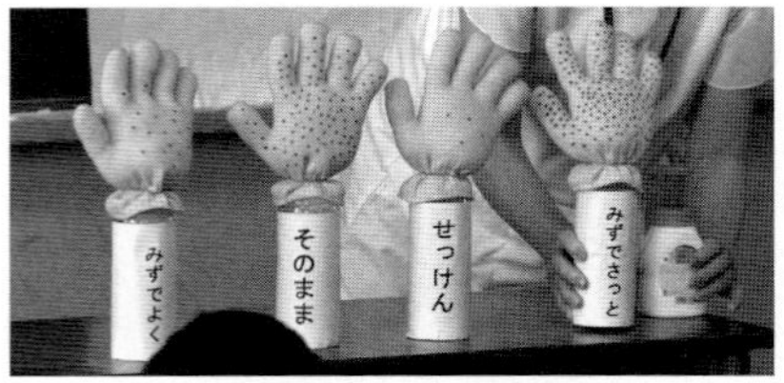

写真２　ばい菌に見立てた点を描き入れた手袋

その後に大きな手と水道の模型を使い、水でさっとぬらすだけだと、爪の中や手のしわにかくれていたばい菌が、手の表面に出てくることなどをわかりやすく説明しました（写真３）。児童からは「ええ～そうなんだ」という驚きの声が上がりました。石けんによる手洗いが感染症の予防に一番効果的であるということが、理解できたようです。

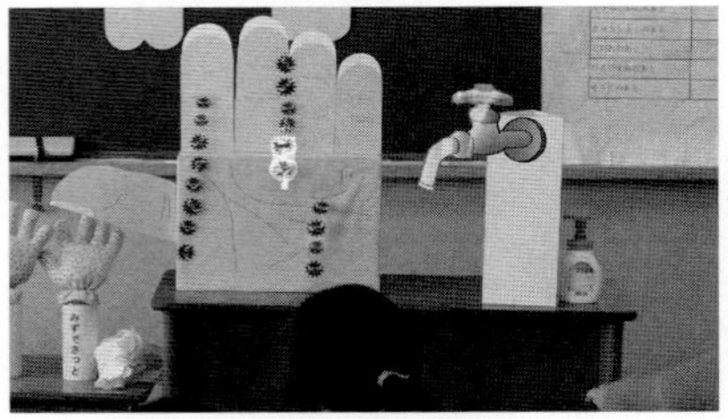

写真３　手の模型
手のしわの間から、ラミネート加工したばい菌のイラストが出るようにしてある。

正しい手の洗い方の説明の場面では、洗い残しになりやすいところがわかるように、その部分に色をつけた軍手を使用しました。軍手を手にはめた状態で、その部分は特にていねいに洗うように担任教諭とともに実演しました（写真４、５）。

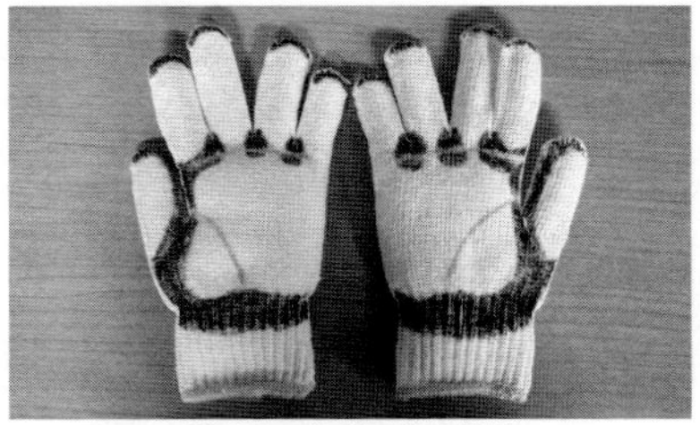

写真４　色をつけた軍手

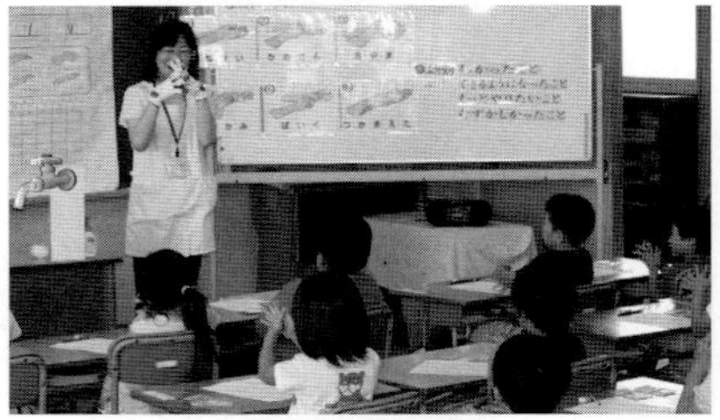

写真５　指導の様子

児童が実際に石けんで手を洗う活動では、手洗いの歌に合わせて、手洗いの手順を確認しながら、正しい手の洗い方を学習しました。授業の最後では、汚れたハンカチで手を拭くと、ハンカチの汚れやばい菌が、再び手に付着してしまうことをマジックショーのような形で説明しました（写真６、７）。授業の振り返りでは、児童から「手を洗って気持ちもすっきりした」などの感想が聞かれました。

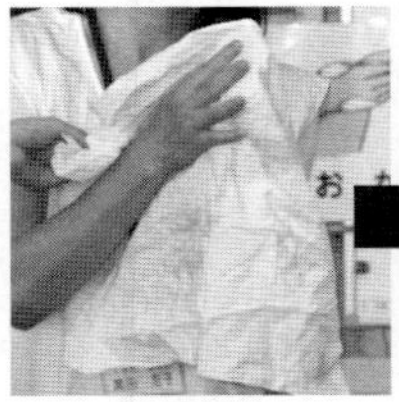

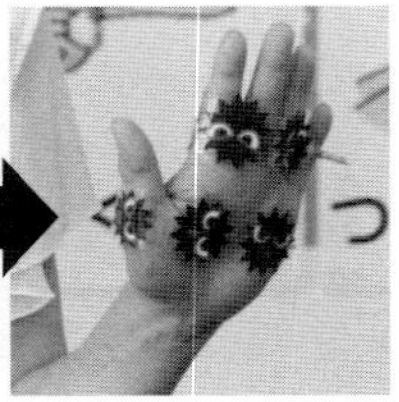

写真６ 汚れたハンカチ　写真７ 手に付いたばい菌
ハンカチの中に、ばい菌のイラストをラミネート加工したものを仕込んでおき、ハンカチを取ると、ばい菌が手についているように見せている。

● 学校保健委員会における手作り教材の活用 ●

本校では年２回学校保健委員会を開催しています。その中で「一手間一工夫のある学校保健委員会」「保護者参加型の学校保健委員会」を目指し、保健委員の児童の発表や、手作り教材を使った養護教諭のミニ保健タイムなども取り入れています。「せきエチケット」「目の大切さ」「熱中症予防」「鼻呼吸と口呼吸」「歩きスマホ」などの内容について、学校保健委員会を通して、保護者の方々にも児童と同じ情報を共有してもらい、家庭における健康に対する意識が高まるように努力しています。

● おわりに ●

児童には、今の自分の生活のあり方が、将来の自分の健康につながっていくことを意識しながら、毎日を健康に過ごしてほしいと願っています。「自分の健康は自分自身がつくる」という意識を持ち、日々実践できる児童の育成のために、今後も、様々な取り組みを積み重ねていきたいと思っています。

◆養護教諭の◆ 実践紹介

ミニ保健指導 「だえきパワーをさぐろう！」

吉賀 智子 先生
島根県浜田市立美川小学校　養護教諭

● はじめに ●

本校は島根県浜田市にある全校児童58名の小規模校です。隣の中学校とは校庭を共有しており、小中連携で様々な活動を行っています。

体重測定のある月には、それにあわせてミニ保健指導を行っています。時季や委員会の行事等にあった内容になるように考え、1年間の計画を年度当初に職員にお知らせしています（下表は今年度の指導計画です）。

平成28年度の指導計画

月	指導内容（関連）
4月	保健室の利用の仕方
6月	体温の仕組み
7月	すいみんと生活リズム （保健集会・給食試食会）
9月	けがの手当
10月	目の健康 （目の愛護デー・げんきアップカード）
11月	歯の健康（いい歯の日）
12月	運動と生活リズム （保健委員会スタンプラリー）
1月	かぜやインフルエンザの予防
2月	心の健康

●「だえき」に注目した指導 ●

11月は「いい歯の日」にあわせて、歯についての保健指導を行うことにしており、内容を考えていた折に、少年写真新聞社の『カミカミおもしろだ液学』（岡崎好秀 著）が目にとまりました。早速購入して読んでみたところ、まず自分自身が食べ物をだえきと混ぜて、よくかんで食べることを意識するようになりました。そうしているうちに「かむ」ことを意識するより「だえきと混ぜる」ことを意識する方が効果的なのでは？ と考えるようになりました。そこで、子どもたちにも「牛乳やお茶で流し込まずに、だえきとしっかり混ぜて食べると、『がん予防効果』がある」などと、その効果を示しながら指導することにしました。

本ではクイズ形式でたくさんのだえきパワーが紹介されていましたが、ミニ保健指導では、その中でも3つのパワー（図1）に注目しました。

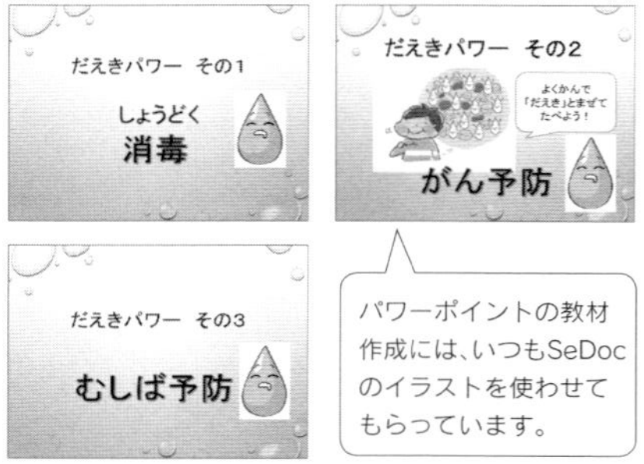
だえきパワー　その1
しょうどく
消毒
だえきパワー　その2
よくかんで「だえき」と混ぜてたべよう！
がん予防
だえきパワー　その3
むしば予防
パワーポイントの教材作成には、いつもSeDocのイラストを使わせてもらっています。

図1　だえきの3つのパワー

まず、クイズ（図2）を出しながら、ひとつひとつのパワーについて解説していきました。特に「がん予防効果」には驚いた様子で、ほとんどの子が間違った答えである「頭痛」のところで手を挙げていました。

また夜の歯みがきをしていない児童がいることも、事前の生活チェックでわかっていたので、夜間はだえきが出にくいので、歯みがきが特に大切であることも伝えました。

そして、体重測定の待ち時間には、この本でもだえきをたくさん出す体操として紹介されていた「あいうべ体操」※をしました。

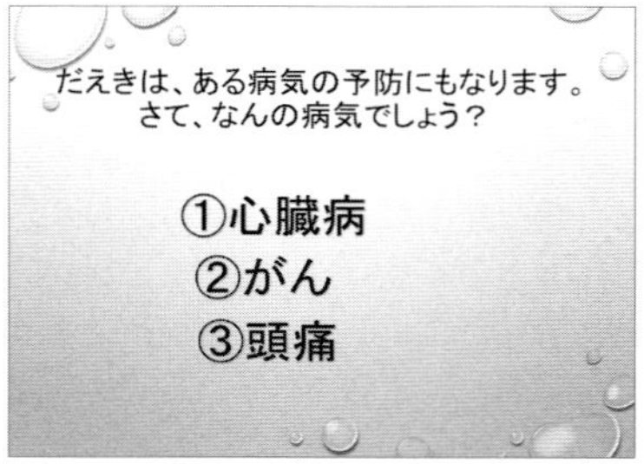
だえきは、ある病気の予防にもなります。
さて、なんの病気でしょう？
①心臓病
②がん
③頭痛

図2　だえきクイズ

子どもたちの感想（原文のママ）

「僕は、口の中で消毒してくれるのであんしんしました。とくに、つばが出やすい時は、おきている時なので、給食を食べる時に牛乳でのんではいけないので、つばでどんどんのみこみます。」（2年生）

「今日、だえきパワーの勉強をして、だえきはすごいなあと思いました。理由はがんよぼうをして、消どくもして、虫歯のよぼうもしてくれるからです。これからは、だえきと食べ物をまぜて食べたいです。魚のヌルヌルをとってしまうと病気になると知って、びっくりしました。」（3年生）

「ぼくは、今までだえきは、きたないと思ってたけど、今日はだえきががん予防をすることをしりました。だから給食を食べたりする時はよくかんで食べようと思いました。それにだえきがやくだっているんだと思いました。」（4年生）

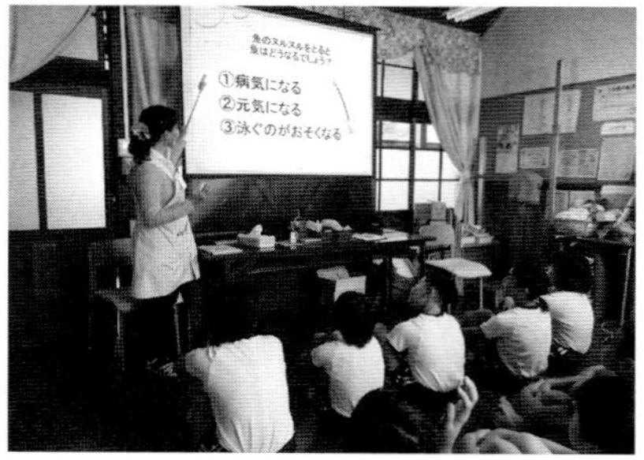
①病気になる
②元気になる
③泳ぐのがおそくなる

写真1　クイズのこたえを考える子どもたち

「私は今までだ液の効果などをあまり知らなかったので今日の『だえきパワー』の勉強はとても楽しかったし、初めて知ることばかりだったのでおもしろかったです。私はたまに給食でごはんを牛乳で流し込んでしまうことがあったので、これからは、しっかり30回かんでからのみこむということを意しきしながら給食などを食べたいな……と思いました。」（5年生）

「今日、だ液について勉強してだ液は、がん予防になるからしっかりかんでだ液を出して食べたいです。『あいうべ体操』をやってみたいです。ねている時にだ液はほとんど出ないので、夜の歯みがきをていねいにしたいです。」（6年生）

● おわりに ●

短時間のミニ保健指導でしたが、子どもたちは純粋に「だえきってすごい！」と感じてくれたようです。自分自身、給食指導に行くときに「よくかんでる？」という声かけから、「だえきと混ぜて食べてる？」という声かけに変わりました。だえきに対する意識が継続するように、階段下にあるPRスペースでも、保健室のマスコット「げんき君」が呼びかけをしています。もちろん本の紹介もさせていただいています。

これからもしっかりだえきと混ぜて食べてほしいです。

※「あいうべ体操」…みらいクリニックの今井一彰医師が提唱している口の体操。

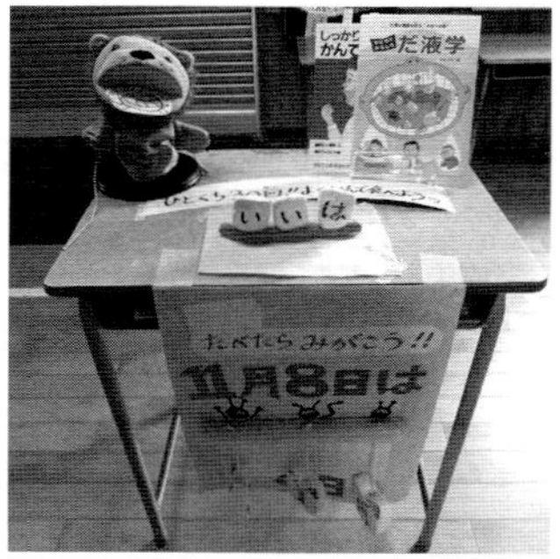
田だ液学
いいは
たべたらみがこう!!
11月8日は

写真2　げんき君と児童へのメッセージ

ジカ熱

長崎大学熱帯医学研究所ウイルス学分野 教授　森田 公一

はじめに

ジカ熱（Zika fever）はジカウイルスによる蚊媒介性の急性熱性感染症です。ジカウイルスは1947年にウガンダの「ジカの森」にいたアカゲサルから初めて分離されました。ジカ熱はごく最近までデング熱に似た、熱帯地域のまれな感染症としてあまり注目されることはありませんでした。ところが2007年にミクロネシアで大きな流行が発生し、その後、南太平洋の国々で次々と流行して、ついにブラジルに侵入したウイルスは2015年に100万人を超えると推測される大流行を起こしました。さらに妊娠中に感染した妊婦から生まれた赤ちゃんに小頭症の多発が疑われる事態となっています。

このため世界保健機関（WHO）は2016年2月1日に「国際的に懸念される公衆衛生上の緊急事態」を宣言しました。日本国内にはジカ熱を媒介する蚊が生息しているため、今後わが国でも注意が必要な国際感染症です。

感染様式

ジカウイルスはデングウイルスと同じフラビウイルス科のウイルスで感染様式も同じです。ヤブカ属の蚊が媒介しますが、ヒトの生活域に多く生息するネッタイシマカとヒトスジシマカがもっとも重要です。特に後者は日本にも東北地域から沖縄まで広く生息しており、2014年に東京の代々木公園で発生したデング熱の国内流行もこの蚊が媒介して引き起こしたものです。

アフリカの熱帯雨林ではカとサルとの感染環（森林サイクル）でウイルスが維持されており、ヒト社会ではカとヒトとの間での感染環（都市サイクル）が成立します（下図）。

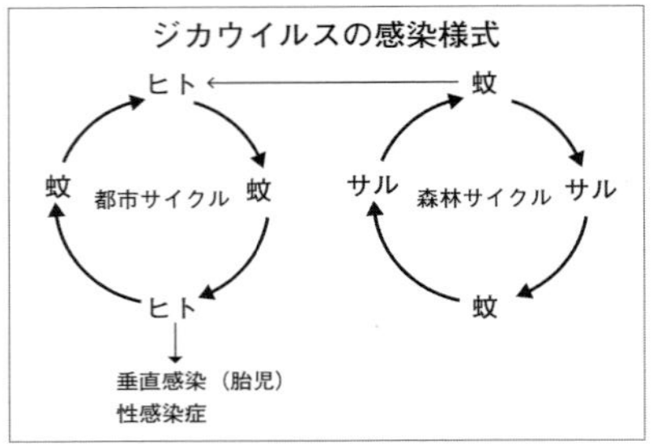

図　ジカウイルスの感染様式

ジカウイルスはヒト－蚊－ヒトの感染サイクルで感染を拡大し、これを都市サイクルという。加えてアフリカの熱帯雨林ではサル－蚊－サルの感染サイクルでウイルスが自然界で維持されていることがわかっていて、これは森林サイクルという。加えて、母子感染（垂直感染）や精液を介した感染も報告されている。

ジカ熱の患者の血液中には発症後、1週間以内のウイルス血症※が出現しますが、尿、精液、母乳中からもウイルスＲＮＡが確認されています。特に精液には最長では発症後62日までウイルスＲＮＡが検出された事例もあり、実際に性交渉による感染が確認されています。さらに妊婦が感染した場合には胎盤を経由した母から胎児への垂直感染が発生しており、小頭症をはじめとする先天性異常を引き起こすことが危惧されている状況です。

世界の状況

ジカ熱は従来、軽症の熱性感染症という位置づけであり、アフリカやアジア各国で患者発生が確認されていましたが全く重要視されていませんでした。しかし、2007年にミクロネシアのヤップ島で6700人の住民のうち推定5000人ほどが感染するという前代未聞の流行が発生し、2013年、2014年には仏領ポリネシアで３万2000人におよぶ流行となり、同じ南太平洋諸島のニューカレドニア、イースター島、クック島、サモアにも拡大しました。そして、これらの地域からウイルスはブラジルに侵入して2015年の始めから流行が拡大し、同年末までに130万人が感染したとの見積をブラジル政府が発表しています。

※ウイルスが血液の中に侵入し、全身へと移動する状態

症　状

ジカウイルスに感染した場合、２～13日程度の潜伏期の後、約20％が発症すると見積もられています。症状は熱、発疹、結膜炎、関節痛、筋肉痛、頭痛、眼窩痛《がんかつう》、消化器症状など、ほとんどは軽症です。これらの症状は熱帯地域で広く流行しているデング熱と同じで確定診断には実験室診断が不可欠となっています。患者の血液中のウイルスＲＮＡを検出すること、あるいはジカウイルスに特異的なIgM抗体を検出することが必須です。また、尿中や精液には血液よりも長期にわたりウイルスＲＮＡが検出されることも報告されています。

ところで、南太平洋諸島やブラジルでは、ギランバレー症候群、脳髄膜炎、脊髄炎などの神経系の症状が確認され、従来考えられていたより重症の症例が報告されています。

小頭症などの先天性異常について

ジカウイルスが発見されてから70年間にわたり、このウイルス感染と先天性異常の関連が疑われることはありませんでした。しかし、2015年のブラジルの大流行では妊娠中に感染した妊婦から小頭症児が多く生まれたとの報告が出され、国際的な緊急事態宣言となりました。ブラジル政府の発表では、流行発生から2016年２月までに4300人以上の小頭症が発生したとのことです。

ただし、小頭症の症例定義は必ずしも標準化されておらず実数よりも多く見積もられているとの意見もあります。しかしながら、小頭症児の羊水や死産した胎児の脳からもジカウイルスが確認されており、小頭症と妊婦のジカウイルス感染の関連性は強いと考えられます。

予防

ジカ熱には治療薬やワクチンはありません。日本で国内発生が確認された場合には、デング熱対策に準じて媒介蚊にかまれないような対応や蚊の発生源を減らすような対策が必要です。学校の敷地内にも媒介蚊であるヒトスジシマカなどが増殖する場所がたくさんあると考えらえます。例えば、敷地内に雨水がたまった容器が放置してあれば、幼虫が発生しやすくなるため、少なくとも１週間に一度は逆さにして水を無くすようにしましょう。

詳しくは、厚生労働省からは「蚊媒介感染症の診療ガイドライン(2016年３月11日第２版)」(http://www.mhlw.go.jp/file/06-Seisakujouhou-10900000-Kenkoukyoku/0000116991.pdf)が発表されていますので、参考にしてください。また、小頭症の予防の観点からは、妊婦は流行地域への渡航については慎重に検討すること、加えて流行地域を旅行した男性は発症の有無にかかわらず帰国後、最低４週間はコンドームを使用することが推奨されています。（厚生労働省、ジカウイルス感染症のリスクアセスメント、2016年４月５日発表）

おわりに

一昨年の東京都で発生したデング熱流行は、熱帯性の蚊媒介性ウイルスが日本の大都会でも流行を起こしうることを如実に示す出来事でした。ジカ熱も同様のリスクを有していることは明らかです。ブラジルではデング熱とジカ熱の流行が同時発生しています。学校保健の関係者の皆様には、このような蚊で媒介される国際感染症情報にも日頃から配慮いただき、準備点検をお願いしたいと思います。

新規遺伝子型ノロウイルス

北里大学北里生命科学研究所・大学院感染症制御科学府ウイルス感染制御学Ⅰ
教授　片山 和彦

ノロウイルスの流行株の移り変わり

ノロウイルスの流行株（ウイルスを細かく分類したもの）の変遷として、1990年代は、GⅡ《ジーツー》.３と呼ばれる株を主流に様々な遺伝子型が流行していましたが、2000年以降、流行の主流を占めているのはGⅡ.４でした。

GⅡ.４は2006～2007年シーズンに史上最大のノロウイルス大流行を引き起こし、その後も主要流行株となっていましたが、2010～2011年シーズンにGⅡ.３に主要流行株の座を明け渡しました。これは、2006～2007年シーズン以来のGⅡ.４の流行によって、GⅡ.４の感染を経験した人口の増加をもたらし、GⅡ.４に対する抗体を有するヒトの割合が増えて、ヒト集団がGⅡ.４に抵抗性を示し始めたためと考えられています（図）。

このまま免疫を持つヒトの少ないGⅡ.３に主要流行株が入れ替わると予想されましたが、GⅡ.４がウイルスの表面にある突起（画像１、２）を形成するアミノ酸の配列を変化させ、ヒト集団が持つこれまでに流行したGⅡ.４の感染を防御する抗体から逃避できるようになったGⅡ.４ Sidney2012株に変化を遂げたことで、2012～2013年シーズンには史上二番目の大流行を記録したのです。

GⅡ.４は、このような微細な変化を繰り返し、2014年末まで流行株の主流を占めていましたが、2015年２月に入ると、新規遺伝子型のノロウイルスであるGⅡ.17に主要流行株の座を譲りました。しかし、グラフ集計の関係で2014～2015シーズンを通してみると、全体の17.3%でした。

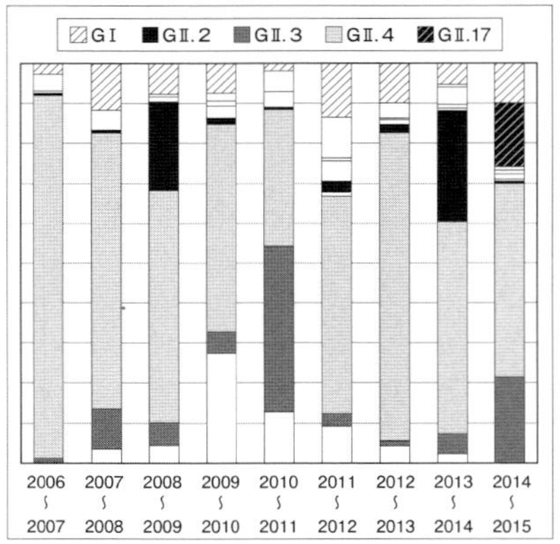

図　2006～2007シーズンから2014～2015シーズンまでのノロウイルスの株別の流行の変遷
シーズン別ウイルス検出情報（感染情報センターIASR）に報告されたデータより主要なノロウイルスの株を抽出したもの

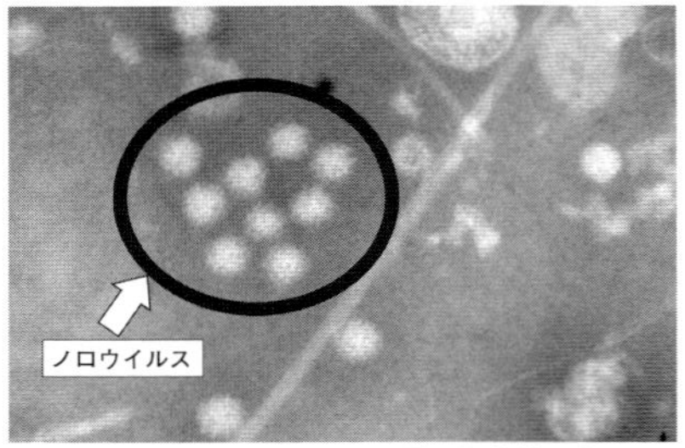

画像１　ノロウイルスの電子顕微鏡写真
（埼玉県衛生研究所撮影）

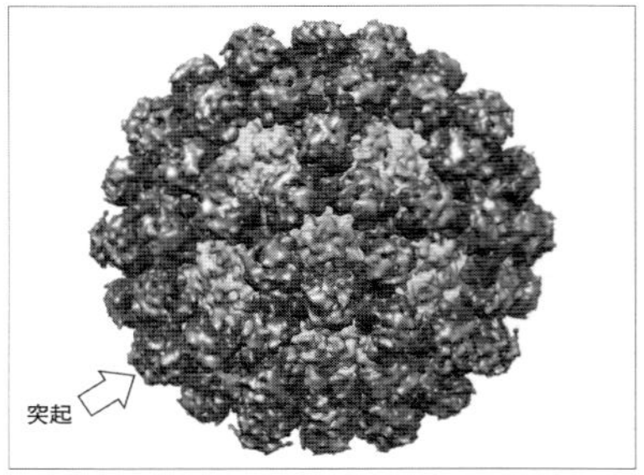

画像２　ノロウイルスのクライオ電子顕微鏡画像※
（生理学研究所作製）
※試料を、様々な方向からの２次元の電子顕微鏡画像から、コンピュータ上で三次元像へと再構成したもの。

新規遺伝子型ノロウイルス

GⅡ.17は、ウイルスの粒子を形成するアミノ酸だけではなく、ウイルスを複製する酵素の部分（ポリメラーゼ領域）に、今まで人類が出会ったことのない新規遺伝子・P17を有するノロウイルスとして、神奈川県の川崎市で発見され、「GⅡ.P17-GⅡ.17 Kawasaki 2014」（以降、GⅡ.17 Kawasaki株と表記）と命名されたウイルスです。

これまで主要流行株であったGⅡ.４の2006年以降にはやっていた株と比べた場合、ウイルス複製酵素部分、ウイルス粒子を形成する部分の両者ともかなり異なるアミノ酸でできているため、これまでのノロウイルス感染で獲得したヒトの免疫機構が、この新規遺伝子型ノロウイルスに反応できない可能性が強いことが予測されたのです。つまり、人類の大部分はこの株の感染経験がなく、GⅡ.17 Kawasaki株の感染を防御できず、簡単に感染してしまう恐れがあったのです。実際に、2014～2015年シーズンには、アジア領域を中心にGⅡ.17 Kawasaki株の流行が報告されていたことから、世界的な規模の大流行が心配されました。

さらに、ノロウイルスの簡易検出キットとして、保険適用され広く用いられている簡易検出キットは、実は、GⅡ.17 Kawasaki株に対する感度が低く、この株を検出できないため、ノロウイルス診断をすり抜けて感染が拡大してしまう心配もありました。そこで、昨年、厚生労働省では、ノロウイルスの本格的な流行が始まる前の９月から10月中旬にかけて新型の出現、簡易検出キットの検出感度の問題を周知し、流水、石けんによる手洗いの徹底など、感染予防に役立てるための啓発活動を行ったのです。

確かに2014～2015年シーズン全体で見ると、GⅡ.17 Kawasaki株は全体の17.6%であり、この2シーズンにおいてGⅡ.４、GⅡ.３に次ぐメジャーな流行株となっていましたが、意外なことにいまだに圧倒的に優位な流行株にはなっていません。この理由には、以下のことが考えられます。

一つ目は、GⅡ.17 Kawasaki株の出現と感染防御のアナウンスを流行期前に行い、このニュースやアナウンスを見た人たちが、厳重なノロウイルス感染予防を行っていたことが、大流行を防いでいるのではないかということです。二つ目は、我々は、GⅡ.４に反応できる抗体が、GⅡ.17 Kawasaki株に反応できるかどうかを調べたところ、この抗体は、予想に反してGⅡ.17 Kawasaki株に反応可能なことを見いだしたのです。つまり、主要流行株として流行を繰り返しているGⅡ.４に対する私たちの体内にある抗体は、GⅡ.17の感染もある程度は防ぐことができ、急速な感染拡大を防いでいる可能性が示されたことです。

GII.17の感染予防対策

ノロウイルスは、様々な遺伝子型が流行しますが、新型のGⅡ.17 Kawasaki株であってもノロウイルス感染症として引き起こす症状に大差はありません。そのため医師は、診断キットに頼り切ることなく、症状などを総合してノロウイルス感染症の診断を行っています。

もし、胃腸の具合が悪い場合は、早めに医師の診察を受け、指示に従って対処することが効果的な感染拡大の予防につながります。食べ物に触れる前の石けん、流水による手洗い、流行時のマスクの着用も効果的な感染予防になります。学校や家庭では、二次感染防止も重要ですから、ノロウイルス感染が疑われる患者の吐物や排泄物《はいせつぶつ》の処理を確実に行うことも重要です。エアロゾル（ウイルスを含んだ微粒子）の発生を防ぎつつ、ペーパータオルや古布などで拭き取り、1000ppm以上の濃度の次亜塩素酸ナトリウム液で消毒を行うなど、徹底した処理も重要です。

そして、最も効果的なノロウイルスの感染拡大の予防衛生対策は、一人ひとりが、ノロウイルスの基本知識を持ち、流行期に限らず普段から手洗いなどを徹底することなのです。

2月28日号 掲示用写真ニュース
補足資料

指導　はくらく耳鼻咽喉科・アレルギー科クリニック 院長　生井 明浩 先生

食《た》べ物《もの》が口《くち》の中《なか》に入《はい》ると、舌《した》がそれを受《う》け止《と》めて、かむために口《くち》の中《なか》で移動《いどう》させます。そして、だ液《えき》と混《ま》ぜ合《あ》わせながら、のみ込《こ》むために喉《のど》の奥《おく》へと送《おく》ります。舌《した》は、ほとんどが筋肉《きんにく》でできているために、このように自由《じゆう》に動《うご》かすことができるのです。さらに舌《した》には、食《た》べ物《もの》の味《あじ》を感知《かんち》したり、発声《はっせい》を助《たす》けたりするという大切《たいせつ》な役割《やくわり》もあります。

栄養《えいよう》バランスの悪《わる》い食事《しょくじ》や清涼飲料《せいりょういんりょう》のとりすぎ、きちんとかまない食事《しょくじ》などを続《つづ》けることにより舌《した》などに異常《いじょう》が起《お》こると、味覚《みかく》が鈍《にぶ》くなったり、舌《した》の筋肉《きんにく》が衰《おとろ》えて、将来《しょうらい》、睡眠時無呼吸《すいみんじむこきゅう》症候群《しょうこうぐん》の原因《げんいん》となったりします。

主《おも》に舌《した》で味《あじ》を感《かん》じて、脳《のう》へ伝《つた》えます

味《あじ》を感《かん》じるのに重要《じゅうよう》な味細胞《みさいぼう》のかたまりである味《み》らいは、舌《した》におよそ 5000 個《こ》、口腔《こうくう》、咽頭《いんとう》、喉頭《こうとう》などに合《あ》わせておよそ 3000 個《こ》あります。だ液《えき》と混《ま》ざった食《た》べ物《もの》の味物質《みぶっしつ》が、味《み》らいの入《い》り口《ぐち》（味孔《みこう》）から入《はい》ると、味《み》らいを構成《こうせい》している味細胞《みさいぼう》を刺激《しげき》し、味覚神経《みかくしんけい》を通《つう》じて、脳《のう》の味覚野《みかくや》へと情報《じょうほう》が送《おく》られて味《あじ》を感《かん》じるのです。

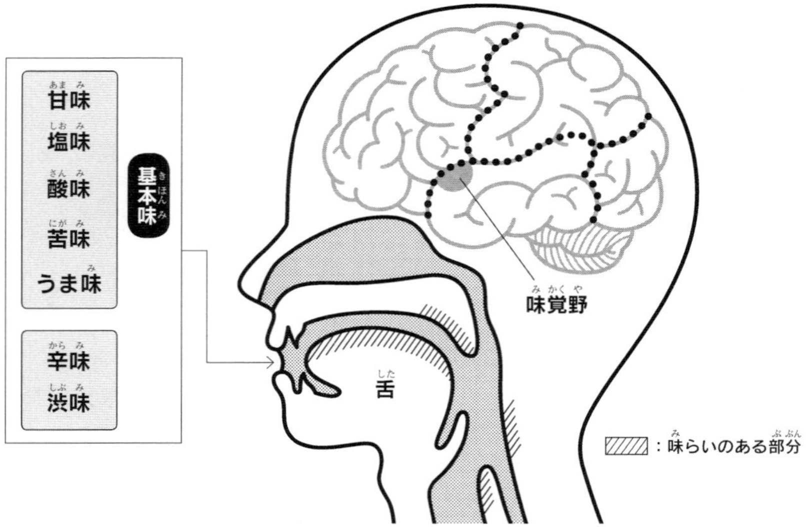

味《み》らいで感《かん》じる味《あじ》には、基本味《きほんみ》とされる甘味《あまみ》・塩味《しおみ》・酸味《さんみ》・苦味《にがみ》・うま味《み》の五味《ごみ》と、味《み》らいから通《つう》じる味覚神経《みかくしんけい》以外《いがい》の痛覚《つうかく》などの感覚《かんかく》を刺激《しげき》して感《かん》じる、辛味《からみ》・渋味《しぶみ》があります。

食《た》べ物《もの》の味《あじ》を感《かん》じられなくなる「味覚障害《みかくしょうがい》」

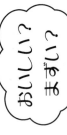

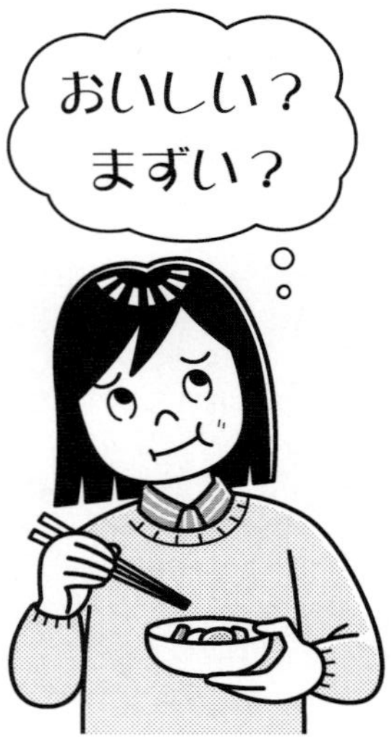

かぜをひいたときなどに、食《た》べ物《もの》の味《あじ》を感《かん》じられなくなる場合《ばあい》だけではなく、味《み》らいの感度《かんど》が様々《さまざま》な原因《げんいん》で低《てい》下《か》するなどして、日常的《にちじょうてき》に味《あじ》を感《かん》じられなくなってしまうことを、「味覚障害《みかくしょうがい》」といいます。

味覚障害《みかくしょうがい》の大《おお》きな原因《げんいん》は、亜鉛《あえん》の不足《ふそく》です。亜鉛《あえん》は、味《み》らい細胞《さいぼう》の再生《さいせい》のためには欠《か》かせない栄養素《えいようそ》ですが、栄養《えいよう》バランスの偏《かたよ》った食事《しょくじ》やファストフード、インスタント食品《しょくひん》などを食《た》べ続《つづ》けていると、それらの食品中《しょくひんちゅう》に含《ふく》まれる特定《とくてい》の食品添加物《しょくひんてんかぶつ》の作用《さよう》によって亜鉛《あえん》の吸収《きゅうしゅう》が妨《さまた》げられてしまいます。そのために味覚障害《みかくしょうがい》になる可能性《かのうせい》があるので、注意《ちゅうい》が必要《ひつよう》です。

食事《しょくじ》をおいしく楽《たの》しむために、日頃《ひごろ》からバランスのよい食事《しょくじ》を心《こころ》がけることが大切《たいせつ》です。

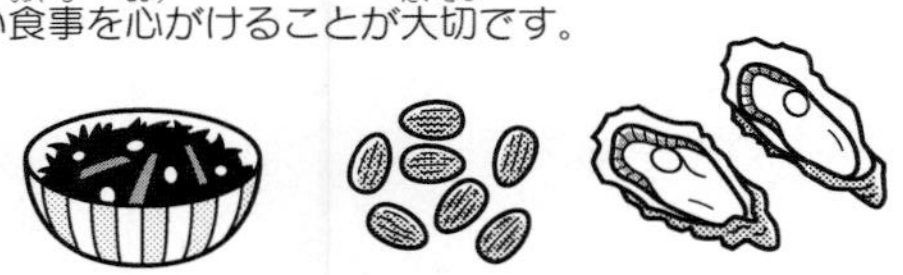

ひじきやアーモンド、カキなどは、亜鉛《あえん》を多《おお》く含《ふく》みます。

舌《した》の筋力《きんりょく》がゆるんで起《お》こる
睡眠時無呼吸症候群《すいみんじむこきゅうしょうこうぐん》

舌《した》の筋力《きんりょく》が低下《ていか》し、嚥下機能《えんげきのう》などが衰《おとろ》えると、睡眠時《すいみんじ》に舌《した》が喉《のど》の方《ほう》に下《さ》がってしまって気道《きどう》をふさぎ、一時的《いちじてき》に呼吸《こきゅう》が止《と》まってしまうことがあります。このことは、肥満《ひまん》の人《ひと》や高齢者《こうれいしゃ》などに多《おお》くみられる睡眠《すいみん》時無呼吸症候群《じむこきゅうしょうこうぐん》の原因《げんいん》に深《ふか》く関連《かんれん》します。

子《こ》どものうちから、やわらかい物《もの》ばかりの食事《しょくじ》を続《つづ》けていると、舌《した》の筋力《きんりょく》などが低《てい》下《か》して、将来《しょうらい》、睡眠時無呼吸症候群《すいみんじむこきゅうしょうこうぐん》になる可能性《かのうせい》を高《たか》めます。

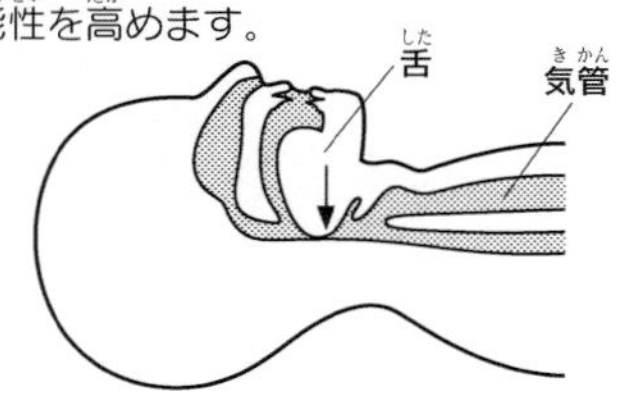

全身《ぜんしん》で味《あじ》を感《かん》じるナマズ

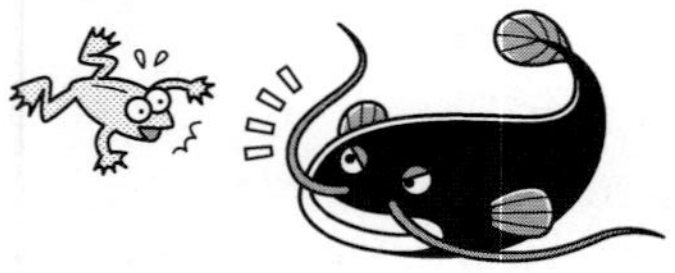

人間《にんげん》は、味《あじ》を感《かん》じる味細胞《みさいぼう》のかたまりである味《み》らいが、舌《した》や口腔《こうくう》、咽頭《いんとう》、喉頭《こうとう》などに、合《あ》わせて 8000 個ほどあります。

一方《いっぽう》、川《かわ》や湖《みずうみ》などにすんでいるナマズは、口《くち》の中《なか》だけではなく、ヒゲや体《からだ》の表面全体《ひょうめんぜんたい》にも味《み》らいがあり、その数《かず》は、なんと合計《ごうけい》で 20 万《まん》個《こ》ほどにもなるそうです。このようにナマズは、全《ぜん》身《しん》で味《あじ》を感《かん》じられるため、エサとなる小魚《こざかな》やカエルの位置《いち》を正確《せいかく》に感《かん》じ取《と》り、つかまえることができるのです。

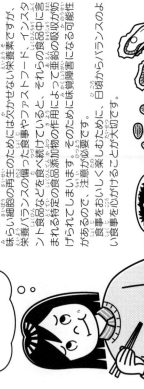

平成28年度
学校保健統計調査

年齢別主な疾病・異常被患率

文部科学省学校保健統計調査速報より

区分		6歳 男女合計	6歳 男子	6歳 女子	7歳 男女合計	7歳 男子	7歳 女子	8歳 男女合計	8歳 男子	8歳 女子
裸眼視力	計	19.51	18.83	20.21	22.38	20.36	24.49	28.21	25.25	31.33
裸眼視力	1.0未満0.7以上	12.89	12.39	13.41	11.47	10.24	12.75	11.43	10.22	12.71
裸眼視力	0.7未満0.3以上	5.56	5.37	5.76	8.00	7.35	8.69	11.05	9.90	12.25
裸眼視力	0.3未満	1.06	1.08	1.03	2.91	2.77	3.06	5.73	5.13	6.37
眼の疾病・異常		5.30	5.71	4.87	5.05	5.28	4.81	5.38	5.77	4.97
難聴		0.67	0.67	0.67	0.59	0.51	0.68	0.55	0.43	0.68
耳鼻咽頭	耳疾患	9.68	9.69	9.67	6.57	6.79	6.33	5.96	5.94	5.99
耳鼻咽頭	鼻・副鼻腔疾患	14.21	17.21	11.07	12.56	15.24	9.75	12.65	15.53	9.63
耳鼻咽頭	口腔咽喉頭疾患・異常	2.16	2.32	2.00	1.54	1.65	1.44	1.35	1.45	1.24
歯・口腔	むし歯(う歯) 計	42.83	44.07	41.54	50.45	51.78	49.07	55.54	56.94	54.07
歯・口腔	むし歯(う歯) 処置完了者	17.75	18.03	17.45	23.57	24.00	23.13	28.11	28.71	27.49
歯・口腔	むし歯(う歯) 未処置歯のある者	25.08	26.04	24.09	26.88	27.78	25.94	27.43	28.24	26.58
歯・口腔	歯列・咬合	2.99	2.64	3.36	4.54	4.28	4.81	5.02	4.72	5.33
歯・口腔	顎関節	0.08	0.08	0.08	0.10	0.10	0.10	0.09	0.08	0.10
歯・口腔	歯垢の状態	1.26	1.29	1.23	2.42	2.53	2.30	3.31	3.80	2.79
歯・口腔	歯肉の状態	0.64	0.62	0.65	1.31	1.35	1.27	1.87	2.12	1.61
歯・口腔	その他の疾病・異常	5.54	5.27	5.83	5.48	5.36	5.61	5.53	5.43	5.63
栄養状態		0.81	0.87	0.76	1.08	1.17	0.98	1.44	1.66	1.20
せき柱・胸郭・四肢の状態		1.27	1.42	1.11	1.41	1.48	1.33	1.59	1.72	1.47
皮膚疾患	アトピー性皮膚炎	3.30	3.49	3.11	3.16	3.37	2.94	3.28	3.48	3.07
皮膚疾患	その他の皮膚疾患	0.75	0.76	0.75	0.62	0.62	0.61	0.51	0.54	0.48
結核の精密検査の対象者		0.31	0.32	0.31	0.10	0.09	0.12	0.08	0.08	0.08
結核		0.00	0.00	0.00	0.00	0.00	0.00	0.00	0.00	0.00
心臓の疾病・異常		0.77	0.75	0.80	0.77	0.79	0.76	0.68	0.74	0.63
心電図異常		2.44	2.82	2.04	…	…	…	…	…	…
蛋白検出の者		0.48	0.35	0.62	0.47	0.34	0.61	0.50	0.31	0.70
尿糖検出の者		0.06	0.06	0.05	0.06	0.06	0.06	0.06	0.06	0.05
その他の疾病・異常	ぜん息	3.88	4.58	3.14	3.72	4.46	2.93	3.70	4.32	3.05
その他の疾病・異常	腎臓疾患	0.15	0.16	0.14	0.14	0.15	0.13	0.20	0.21	0.18
その他の疾病・異常	言語障害	0.68	0.88	0.48	0.63	0.84	0.40	0.49	0.69	0.29
その他の疾病・異常	その他の疾病・異常	2.83	3.36	2.28	2.88	3.43	2.30	2.85	3.40	2.26

(単位：%)

(注) 1．この表は，疾病・異常該当者（疾病・異常に該当する旨健康診断票に記載のあった者）の割合の推定値（小数第3位を四捨五入）を示したものである。
2．被患率等の標準誤差は，標本数と得られた被患率等により異なるが，小学校におけるむし歯（計）の被患率の標準誤差は，0.31，裸眼視力では0.26，ぜん息では0.08，心臓の疾病・異常では0.02である。

区分		9歳 男女合計	9歳 男子	9歳 女子	10歳 男女合計	10歳 男子	10歳 女子	11歳 男女合計	11歳 男子	11歳 女子
裸眼視力	計	34.54	31.13	38.11	39.73	35.24	44.43	44.19	38.75	49.89
裸眼視力	1.0未満0.7以上	10.91	9.87	12.00	10.48	9.56	11.44	9.81	9.10	10.55
裸眼視力	0.7未満0.3以上	13.86	12.49	15.29	15.15	13.51	16.87	16.36	14.46	18.35
裸眼視力	0.3未満	9.77	8.77	10.82	14.11	12.18	16.13	18.02	15.18	20.99
眼の疾病・異常		5.78	6.16	5.38	5.41	5.76	5.04	5.36	5.82	4.88
難聴		…	…	…	0.45	0.39	0.53	…	…	…
耳鼻咽頭	耳疾患	5.41	5.50	5.31	5.18	5.47	4.87	3.81	4.19	3.42
耳鼻咽頭	鼻・副鼻腔疾患	13.35	16.37	10.19	12.51	15.49	9.39	12.19	14.90	9.34
耳鼻咽頭	口腔咽喉頭疾患・異常	1.27	1.42	1.12	1.12	1.16	1.08	0.87	0.97	0.78
歯・口腔	むし歯(う歯) 計	55.54	57.34	53.66	48.90	51.50	46.19	40.00	41.60	38.34
歯・口腔	むし歯(う歯) 処置完了者	29.66	30.40	28.88	26.95	27.92	25.92	22.28	22.76	21.77
歯・口腔	むし歯(う歯) 未処置歯のある者	25.89	26.95	24.78	21.96	23.57	20.26	17.73	18.84	16.56
歯・口腔	歯列・咬合	5.18	5.01	5.36	5.18	4.94	5.43	5.60	5.54	5.66
歯・口腔	顎関節	0.15	0.14	0.16	0.16	0.16	0.15	0.22	0.22	0.23
歯・口腔	歯垢の状態	3.56	4.11	2.98	4.08	4.83	3.30	4.23	5.21	3.20
歯・口腔	歯肉の状態	2.28	2.50	2.05	2.76	3.20	2.30	3.06	3.69	2.40
歯・口腔	その他の疾病・異常	7.33	6.97	7.71	8.90	9.03	8.76	7.90	8.60	7.17
栄養状態		1.79	2.14	1.43	1.97	2.48	1.43	2.08	2.53	1.61
せき柱・胸郭・四肢の状態		1.76	1.89	1.63	2.31	2.33	2.29	2.64	2.63	2.64
皮膚疾患	アトピー性皮膚炎	3.12	3.50	2.73	3.14	3.53	2.74	3.08	3.48	2.66
皮膚疾患	その他の皮膚疾患	0.44	0.45	0.43	0.40	0.44	0.36	0.43	0.42	0.43
結核の精密検査の対象者		0.10	0.11	0.08	0.08	0.08	0.08	0.09	0.07	0.10
結核		0.00	0.00	0.00	0.00	0.00	0.00	0.00	0.00	0.00
心臓の疾病・異常		0.71	0.70	0.71	0.65	0.66	0.64	0.67	0.68	0.66
心電図異常		…	…	…	…	…	…	…	…	…
蛋白検出の者		0.68	0.40	0.97	0.92	0.55	1.32	1.46	1.14	1.79
尿糖検出の者		0.06	0.04	0.08	0.07	0.06	0.08	0.09	0.06	0.13
その他の疾病・異常	ぜん息	3.77	4.44	3.07	3.51	4.25	2.75	3.57	4.33	2.77
その他の疾病・異常	腎臓疾患	0.18	0.18	0.17	0.18	0.19	0.16	0.20	0.19	0.22
その他の疾病・異常	言語障害	0.34	0.44	0.23	0.25	0.30	0.20	0.22	0.28	0.16
その他の疾病・異常	その他の疾病・異常	3.04	3.59	2.47	3.05	3.55	2.53	3.02	3.51	2.50

(単位：%)

「アンケートひろば」

健康診断の再検査、熱中症の予防と対処について

今回は、11月28日号に封入したアンケートの中の「熱中症」に関する部分と、前回の「アンケートひろば」で掲載できなかった健康診断の再検査について発表します。

健康診断の再検査に関して、児童や保護者にお願いする際に、注意・配慮していることについてうかがったところ、以下のような回答がありました。

- 文章で伝える前に、保護者に担任または養護教諭から直接話すようにしている
- 児童・保護者に会う機会があったら直接伝えるようにしている
- 子どもや保護者の不安や思いをできるだけ聞きながら、結果について説明する
- 不明な点は相談して欲しい旨を伝える
- 通知に一文養護教諭から説明を加えたり、保護者に通知が届く前に担任から連絡を入れてもらう
- 夏休み前に全児童に健康診断結果を配布、その際に再検査の必要な児童には治療のすすめを配布
- 通知はほかの児童にわからないようにする（個別に封筒に入れて渡す、折って渡すなど）
- 文章表現に配慮し、丁寧な言葉遣いを心がけている　・「疑い」であることを強調する
- あくまでスクリーニングなので、「一度検査を受けてください」というスタンスを大切にしている
- 内科や尿、色覚については特に気を使う　・長期療養中の病気がある場合は、再検査の対象から外す
- 視力が低下していた場合「念のため再検査をしますよ」と保護者に呼びかける
- むし歯治療については年３回保護者に通知（検診後、11月8日、保護者会）

熱中症の予防や対処として保健室に常備しているものについてうかがったところ、以下のような回答がありました。飲料水や氷、スポーツ飲料だけではなく、経口補水液も多くの学校が常備していました。

水分補給に用いるもの

- 飲料水（冷たい麦茶、水など）　・スポーツ飲料　・スポーツ飲料の粉末　・経口補水液
- ゼリータイプの経口補水液　・塩あめ（食塩、塩分タブレット）　・塩キャラメル
- 食塩の濃度が0.2%の食塩水　・紙コップ

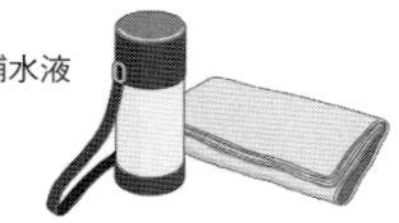

体を冷やすために用いるもの

- 氷（製氷機）　・タオル（冷やしたタオル）　・瞬間冷却剤（たたくと冷えるもの）　・保冷剤　・氷のう
- 氷枕　・冷却シート（冷却ジェル）　・冷却スプレー　・うちわ　・扇風機　・冷房
- 水を入れたペットボトルを凍らせたもの　・霧吹き　・クーラーボックス　・洗面器

その他

- 熱中症の計測器（温湿度計、WBGT計測器など）　・熱中症の対処法を記載したマニュアル　・救急セット
- 体温計　・パルスオキシメーター　・AED　・血圧計　・エチケット袋　・担架　・毛布（担架代わりに使用）
- 熱中症予防の掲示物

熱中症に関して注意・指導していることについては、以下のような回答がありました。回答の中には、熱中症予防で工夫していることを書いてくださった先生も多くいたので、併せて記載しています。

水分補給

- 児童に水筒を持参させる（5～9月は冷たい水、お茶など）
- 熱中症予防のため、水やお茶ではなく、スポーツ飲料を水筒に入れて持参させる
- スポーツ飲料は嘔吐《おうと》時にも飲ませることもある　・スポーツ飲料の粉末だと濃度を調節できる
- 市販のスポーツ飲料を、水で少し薄めさせて飲ませている
- スポーツ飲料だと甘くてそれを目的に来室する児童がいるため経口補水液を使用
- 冷水で十分だった　・小学生なのでスポーツ飲料は使用していない
- 試供品（無料キャンペーン）のスポーツ飲料や経口補水液をとっておいている
- 経口補水液は消費期限が短いので注意する　・経口補水液は小さいものの方が役立つ
- 熱中症になるからと言って、ジュースをたくさん飲まないことを指導

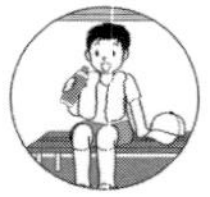

熱中症予防・対処で使用するもの

- 扇風機は１年中常備　・ぬらしたタオルを冷蔵庫に入れて冷やす
- タオルを凍らせておく　・体育行事には冷えたタオルを持参
- 霧吹きを冷蔵庫に入れている　・保冷剤は大中小そろえている
- 保冷剤は多く保管している　・小さな保冷剤は軽い打ち身やかゆみ止めにも使用できる
- 水を入れたペットボトルを凍らせたものは打撲の手当にも使える
- 100円均一の店で買ったケースでたくさん氷を作る

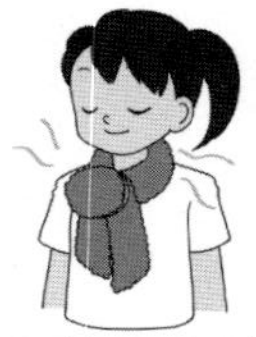

学校環境

- 保健室を涼しくしている　・教室や保健室の風通しをよくする
- 保健室から体育館が離れているため、その場で処置できるようにする
- 教室に冷房が無いため、交代で冷房がある特別教室を使用して授業をすることもある

熱中症の対処

- 疑わしい児童には迷わず水を与えて休養　・夏場の体調不良は熱中症の可能性があると思い対応
- 運動会全体練習時、保健室のクーラーをつけておき、熱中症時にすぐに休めるようにする
- 熱中症の手当として、水を入れたペットボトルを凍らせたものを両脇や股関節に挟む
- スポーツ飲料（経口補水液）、うちわ、塩あめ（食塩）、瞬間冷却剤、対応マニュアル、体温計、霧吹き、タオルなどを「熱中症処置セット」として１つにまとめている
- 「熱中症」「骨折」「嘔吐」「大出血」など、処置別にかごに入れて持ち出しやすくする

熱中症に関する啓発

- 保健だよりで呼びかけ　・廊下や昇降口に熱中症に関する情報（気温、湿度、熱中症指数など）を掲示
- 熱中症の症状や判断基準を掲示
- 気温が高いときは朝や休み時間などに、教員または保健委員が放送で注意喚起
- 休み時間の外遊びの制限　・水筒を持ってくることを啓発（5～9月、夏ごろなど）
- 暑くなったら職員朝会などでこまめな休憩、水分補給の必要性を伝える
- 熱中症予防の学級指導を担任にお願いしている　・運動前、中、後の強制飲水を担任にお願い
- 喉が渇く前に子どもも先生も水分補給するように言っている
- 体育の実施方法について、担任や管理職と相談　・体育の見学者は日かげで休ませる
- ５月始めから指導、６～10月までは熱中症に関しての掲示をする
- 朝ごはんを食べてくるように促す　・帽子の着用の呼びかけ
- 初夏の暑くなりかけた時期は体が慣れていないため特に注意する

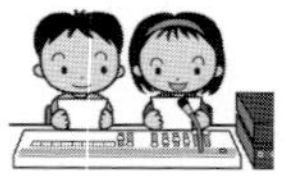

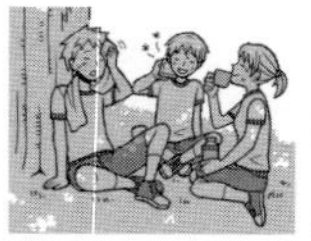

ご協力、ありがとうございました。

次回（8月8日号）は、今回掲載できなかった「メディアに関する指導」などについて発表します。

また、今号に同封している「保健指導」に関するアンケート結果についても発表する予定です。ニュースを封入した封筒に右のアンケート用紙が入っていますので、お答えいただけると幸いです。

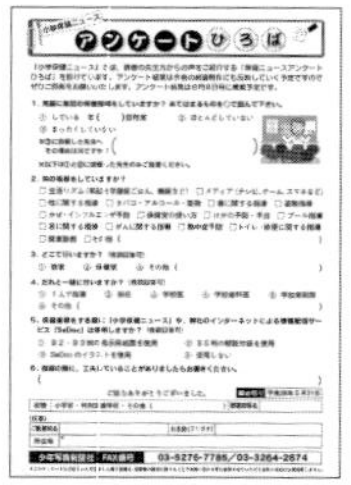

アンケートひろば

メディアの指導や問題点について（2015年11月28日号封入）

より学校現場にそった紙面や付録をお届けするために実施しているアンケートですが、今回は、昨年の11月28日号で行ったメディア（テレビ、ゲーム、スマホなど）について指導していることや困っていることに関してのアンケート結果を発表します。

メディア（テレビ、ゲーム、スマホなど）について、学校で指導していることでは、以下のような回答がありました。

指導する時期・指導者

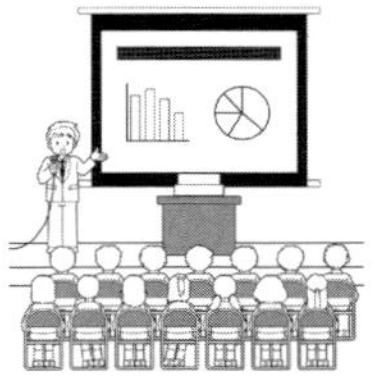

時期（方法）
・生活習慣についての指導時　・視力検査時　・目の愛護デー
・夏休み、冬休み前
・夏休みや冬休みの生活チェックカードにメディアに関する欄を設けている
・保護者会　・学校保健委員会　・保健だよりで啓発
・掲示物（小学保健ニュースなど）で啓発

指導者
・担任が集団指導　・養護教諭が集団指導　・長時間ゲームをしている児童に養護教諭が個別指導
・児童保健委員による劇で啓発
・児童保健委員がメディア接触時間について、全校児童にアンケートをとり、集会で発表
・外部講師（大学の先生など）を呼んで指導　・企業によるネットマナーの講演
・自治体ぐるみでノーメディアを取り組んでいる

指導内容

時間に関して
・テレビやゲームは時間を制限する
制限時間の例　1日1時間以内、1日2時間、テレビは2時間、ゲームは30分程度（1時間）など
・アウトメディア／ノーメディアにチャレンジする
チャレンジ時期の例
週1回、月1回、月2回、1学期に1回、年2回、年3回、年4～5回など

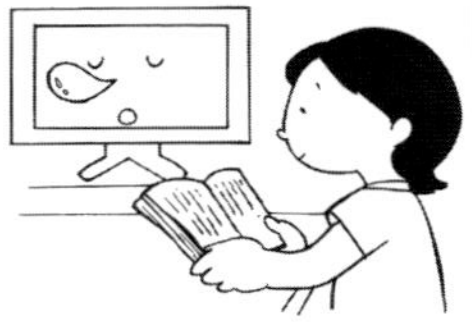

・アウトメディアは時間別にコースを決め、選択して取り組む
・30分に1回は目の休憩を入れること
・寝る1時間前には電源を切る（寝る前に液晶画面を見ない）
・ゲームは週2回は休みの日を入れる
・テレビを見たら、その2倍の時間は読書をする
・食事のときはテレビを消す

メディア接触時の注意点
・部屋の明るさに注意する　・夜遅くにやる番組は録画すること

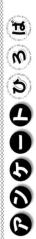

体への影響
・睡眠障害について　・睡眠前に見ると、脳が興奮して睡眠の質が悪くなる　・ブルーライトの害
・メラトニンの影響について　・視力低下につながること　・前頭前野に影響すること

マナーに関して
・SNSで事件に巻き込まれることがあること　・写真をむやみにSNSにアップしない
・自分の顔や名前をネットや動画サイトにアップしない（個人情報を出さない）
・勝手な思い込みで書き込みを行わない　・ネット上で悪口は言わない　・知らない人とネットでつながらない
・ゲームを持っていない人がいるところでは遊ばない　・携帯電話、スマホは学校に持ってこない

保護者への指導
・家庭で約束事を決めておく　・ゲーム機の設定は保護者が行う
・子ども任せにしない　・フィルタリングについて

また、メディアについて困っていることには、保護者の協力が得られないという悩みが多くありました。ほかにも、以下のような回答がありました。

児童に関して

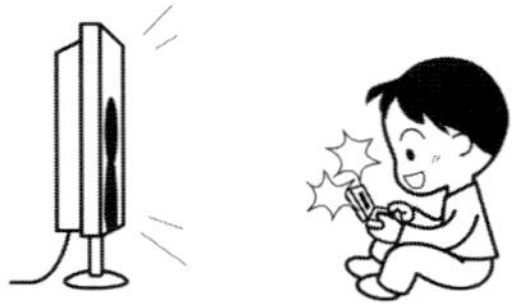

生活習慣
・小学生なのに夜までスマホやゲームをしている
・親が寝た後で布団の中でゲームやLINEをしている
・夜遅くまでゲームをやっていたため、朝ごはんを食べてこない
・友だちの家にゲームを持って行き遊ぶ児童が多い
・コンビニエンスストアなどのWi-Fiのつながる場所に集まる児童が多くいる
・外遊びとして公園でゲームをしている（「外遊び」だと思っている）
・ノーメディアデーの日以外は、改善されない　・テレビ、ゲーム漬けの児童ほど改善しにくい
・時間を無制限にゲームで遊べる子どもが多い　・低学年から親のスマホで遊んでいる子どもがいる
・メディア漬けの児童ほど、学校生活がうまくいっていない
・メディア接触の目標時間が5時間だった児童がいた
・多くの児童がどんどんスマホを所持し、現状が変わってきている
・朝早起きしてゲームをしている児童がいるが、それがいいことなのか微妙
・ストレス解消にゲームという意識を持つ児童がいる

トラブル
・LINEトラブル（LINE外しなど）が小学生にもあり、増えている　・学級の中でLINEの問題が出てきている
・教員の見えないところで、悪口やいじめにつながっている　・中学生とLINEのやりとりをしている
・LINEの影響で日常でも言葉遣いが荒い　・ネットに自分の名前を載せてしまう
・家でゲームばかりしているため、学校で「早く帰ってゲームしたい」「学校はつまらない」とよくいう子どもがいる
・ゲームは脳に良いと豪語する子どもがいる　・年齢にそぐわない内容のゲームをしている
・保護者が児童にゲームをやめさせられずに親子でけんかになることがある

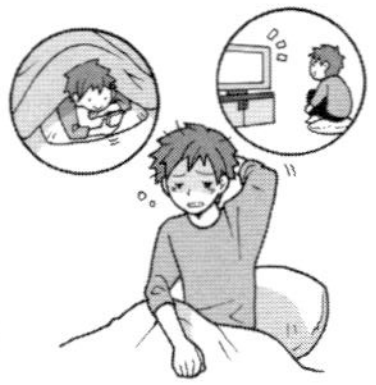

体の変化
・姿勢が悪くなっている　・視力が低下している児童が多く、低年齢化もしている
・運動不足になっている　・睡眠不足、体調不良を起こす児童が多くいる
・頭痛、不定愁訴が増加している　・ストレートネックの児童がいる

その他
・学区が広いため、近所に遊ぶ友だちが少ないためにテレビ・ゲームで遊ぶ児童が多い
・オンラインゲームに誘われたら断れない児童がいる

保護者に関して

・親世代もゲーム世代のため、親も子どもと一緒に遅くまでゲームをしている
・アウトメディアに協力的な家庭とそうではない家庭の二極化が激しい
・時間制限をしていない家庭が多い　・子どもだけではなく保護者も個人情報について理解していない
・フィルタリング機能のことを知らない　・保護者が自分の使うスマホを気軽に子どもに渡してしまう
・子どもにゲームを安易に買い与えてしまう
・スマホを学校に持ってくることは学校の許可が必要だが、内緒で持たせている親がいる
・保護者から子どもに言ってもきかないので、保護者から「学校でメディアのきまりを作って」と言われる

トラブルの事例

・メディア接触の中でトイレを我慢して、尿道炎になった児童がいる
・親もゲームに熱中していて、家庭での話題がゲームのことばかりの児童がいた
・動画サイトに「○○君に××された」とクラスメートの名前を出してアップしていることがあった
・顔や名前を知らない人と情報交換をしている児童がいた
・LINEで悪口を書き、ばれて後日トラブルになった　・学校外のネット交流でけんかになり、不登校になった
・子どもが顔出しで動画を投稿してしまった
・親が子どもにスマホを貸し、そこでLINEをしてトラブルになり、親同士でもめて学校に不満を言ってきた
・児童が使っていたLINEのタイムラインに見知らぬ人が性的な写真を載せていた

（143ページへ続く）

アンケートひろば

保健指導について（2016年4月8日号封入）

より学校現場にそった掲示用写真ニュースや解説付録をお届けするために実施しているアンケートですが、今回は、4月8日号で行った「保健指導」について発表します。

児童に集団の保健指導を行っているか、また年何回程度行っているかついては、以下のような回答がありました。

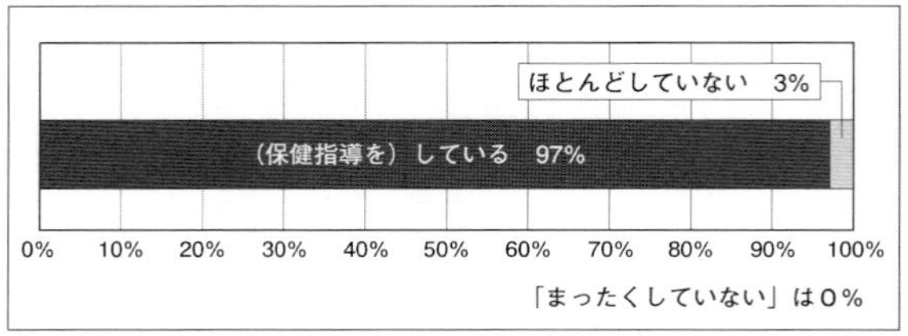

ほとんどしていない　3%
（保健指導を）している　97%
0%
10%
20%
30%
40%
50%
60%
70%
80%
90%
100%
「まったくしていない」は0%

年に何回、保健指導を行っているかについて

年1～5回…37校
年6～10回…24校
年11回以上…9校

何の保健指導を行っているかについては、以下の16の内容から選んでもらいました（複数回答可）。

1. 生活リズム（早起き早寝朝ごはん、睡眠など）　2.メディア（テレビ、ゲーム、スマホなど）
3. 性に関する指導　4. タバコ・アルコール・薬物　5. 歯に関する指導　6.姿勢指導
7. かぜ・インフルエンザ予防　8. 保健室の使い方　9. けがの予防・手当　10. プール指導
11. 目に関する指導　12. がんに関する指導　13. 熱中症予防　14.トイレ・排便に関する指導
15. 健康診断　16.その他

その結果を以下のグラフで示します。

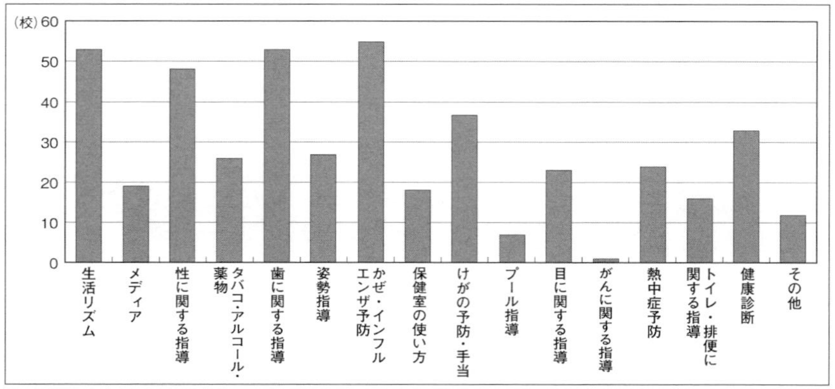

(校)
60
50
40
30
20
10
0
生活リズム
メディア
性に関する指導
タバコ・アルコール・薬物
歯に関する指導
姿勢指導
かぜ・インフルエンザ予防
保健室の使い方
けがの予防・手当
プール指導
目に関する指導
がんに関する指導
熱中症予防
トイレ・排便に関する指導
健康診断
その他

「その他」については以下のような回答がありました。

- 生活習慣病　・体の中の様子　・薬の飲み方　・食事のマナー　・栄養　・清掃指導
- 死に関すること　・災害時の応急手当　・心の健康（ストレスマネジメントなど）
- 修学旅行や林間学校時の注意　など

次に、保健指導を「どこで」「だれと」行うかについて尋ねました。

「どこで」については、「教室」、「保健室」、「その他」から選んでもらいました（複数回答可）。結果は以下の通りです。

教室……51校　　保健室……50校　　その他……19校

「その他」に挙がった場所
- 体育館　・特別教室（理科室、音楽室など）、会議室、カウンセリングルーム、ランチルーム（食堂）など

「だれと」については、以下の6つから選んでもらいました（複数回答可）。

①一人（養護教諭のみ）　②担任　③学校医　④学校歯科医　⑤学校薬剤師　⑥その他

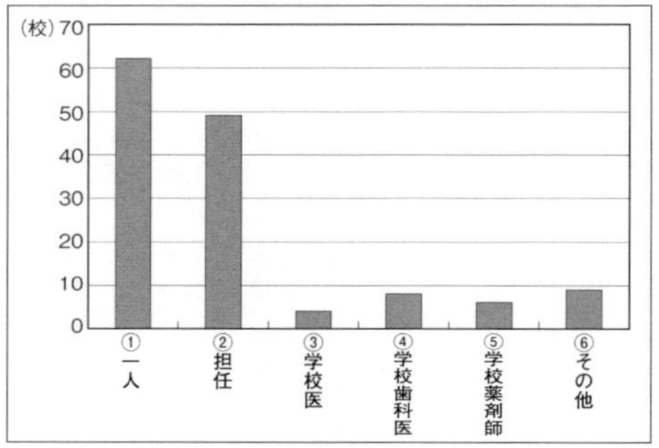

(校)
70
60
50
40
30
20
10
0
①一人
②担任
③学校医
④学校歯科医
⑤学校薬剤師
⑥その他

その結果を左のグラフで示します。

また「その他」として、以下のような回答がありました。

- 栄養士（栄養教諭）　・教育実習生
- 保健委員会の児童　・助産師
- スクールカウンセラー　・保健師
- 歯科衛生士　・歯科専門学校の学生
など

最後に、保健指導の際に工夫していることについて尋ねたところ、以下のような回答がありました。

指導前（教材の準備）
- 視覚に訴えるように意識　・内容を詰め込み過ぎない
- パワーポイントや紙芝居を使用し、子どもが興味を持つようにする
- できるだけ文字を少なくして、イラストを多用
- インパクトを与えたいときは写真を使用　・板書だけではなく、写真や動画などを使う
- 教材はできるだけ手作りする　・最新の情報をもとに教材を作る
- 各学年発達段階に応じたものを作る　・教材づくりに時間をかけ過ぎない
- 一度掲示した『小学保健ニュース』を切り抜き、ラミネートして保健指導で使用

指導時
- わかりやすい言葉で、リズムよく話す　・一方的な説明にならないようにする
- ポイントを絞って伝える　・クイズなど子どもに考えさせる内容を盛り込む
- ゲームや班活動を取り入れて、児童参加型にする　・子どもの興味を引く実験などを取り入れて行う
- 科学的根拠を示す

指導後
- 保健だよりや掲示物と指導内容を連動　・指導後は使用した教材を保健室の壁などに掲示する

ご協力ありがとうございました。

次回のアンケートひろば（2017年4月8日号）は、8月8日号に封入した「保健委員会・運動器検診」についてのアンケート結果などについて発表します。

(100ページの続き)

最近、養護教諭の間で「自分の体の様子を説明することができない子が多い」「自分のことなのに他人任せにすると感じることが多くなった」といったことが話題となることがあります。“ほけんしつカード”は、子ども自身がけがをした原因や生活を振り返り記入することができるため、保健室での個別指導や気づきの場としても利用することができるのです。

後編では“ほけんしつカード”の教職員や管理職の保管・共有の詳細、他校で使ってみた際の反応などについて紹介します。

今回紹介した“ほけんしつカード”について、今号の紙面が入った封筒に“けが”“内科”それぞれ1組ずつ同封されています。

(141ページの続き)

指導に関して

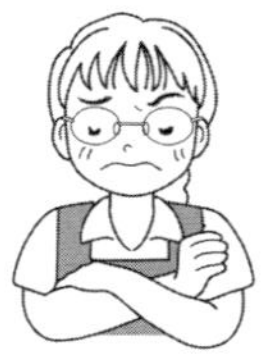

- ・科学的根拠のある資料が不足している　・指導ができても、家庭まで見届けられない
- ・ノーメディアデーがマンネリ化しており、新たな策を探している
- ・使い過ぎとはどの程度か判断しづらい　・望ましいメディア接触時間がわからない
- ・低学年向けの教材(絵本など)が少ない　・ほかの教員の危機感が薄い
- ・スマホやLINEの機能でわからない点が多くあり、指導できない
- ・実態がわからないうちにメディアがどんどん進歩してしまう
- ・有害サイトの書き込みについて、児童の方がよく知っていて、教員がついていけない
- ・ゲーム機の機能についていけない(児童の方がよく知っている)

その他

- ・ネットなどで子どもの身近に誤った性的情報があふれている
- ・トラブルが目に見えにくく、問題が表面化しないことが多い
- ・ゲーム漬けの児童に対し、どこを受診すればいいかわからない
- ・1人で留守番する児童がおり、テレビをつけっぱなしにすることが防犯対策になっている
- ・震災以降テレビをつけていないと不安だという声もあった

ご協力ありがとうございました。

次回の「アンケートひろば」(12月8日号)は、4月8日号に封入した「保健指導」についてのアンケート結果を発表します。

また、今号に同封しています「保健委員会・運動器検診」に関するニュースを封入した封筒に右のアンケート用紙が入っていますので、お答えいただけると幸いです。

(編集部)

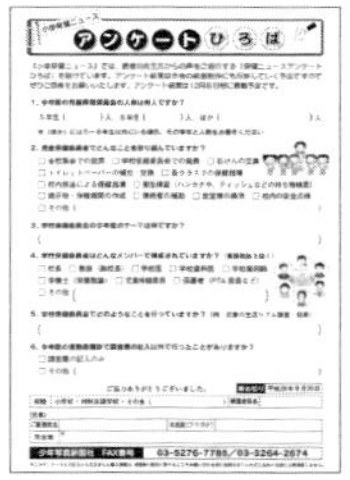

4月8日号のB全判掲示用写真ニュースについて

今号のB全判掲示用写真ニュースは、切り貼りして使用する紙面です。作り方は以下の通りです。

①紙面を中央の点線の部分で切り分けて、半分にします。

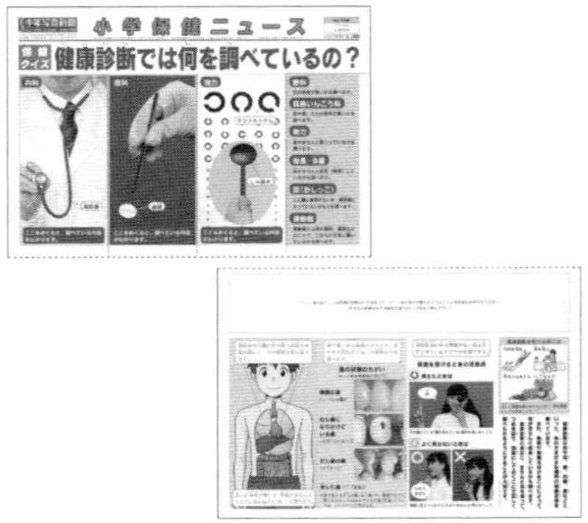

②①の上半分の紙面から、眼科などの検査項目が書かれた部分Ⓐを点線に沿って切り抜きます。

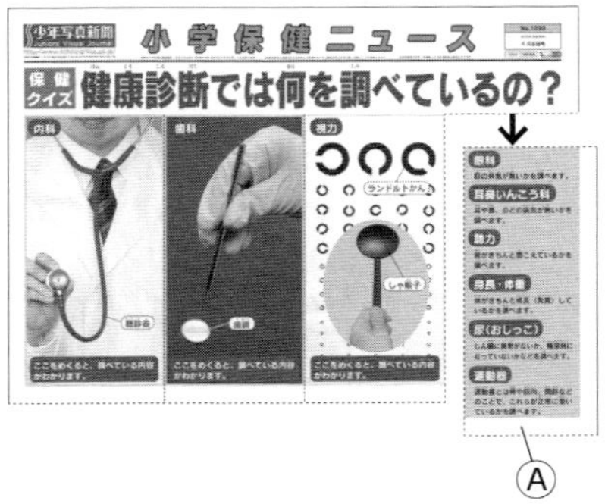

③写真の境目にある点線(矢印)の部分を切ります。

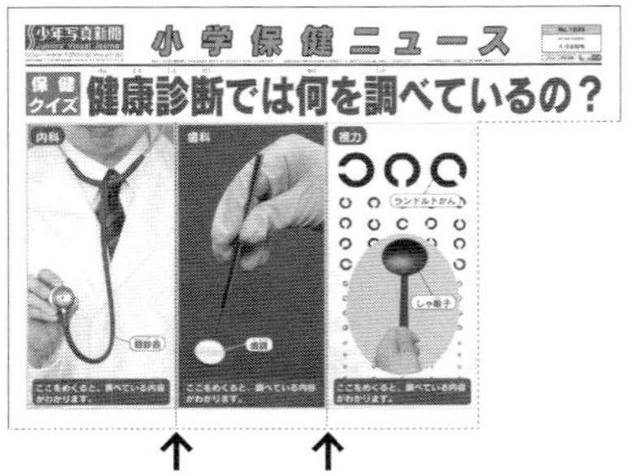

④①の下半分の上に③を重ね、タイトル部分を四角の枠に合わせて上下2枚を貼り合わせます。

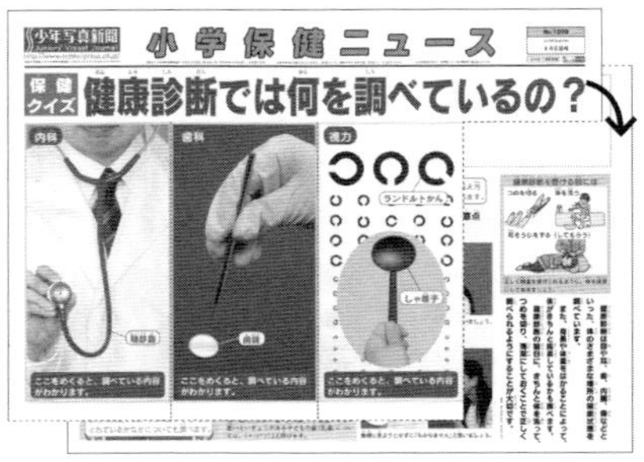

⑤でき上がりです。内科、歯科、視力と書かれた部分の写真をめくると、それぞれの検査の詳細を見ることができます。また②で切り取った眼科などの検査項目が書かれている部分は、周囲の白い部分を切って、併せて掲示できます。

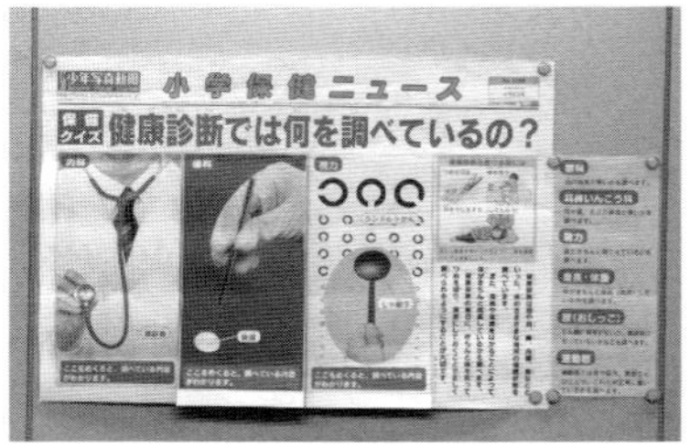

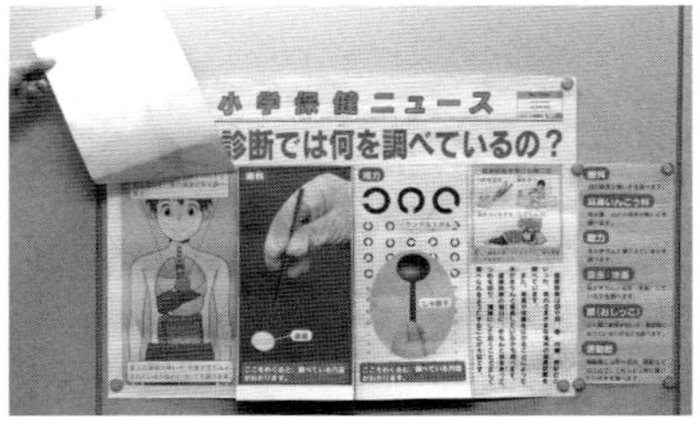

10月28日号のB全判掲示用写真ニュースについて

今号のB全判掲示用写真ニュースは、切り貼りして使用する教材紙面です。作り方は以下の通りです。

①紙面を中央の点線の部分で切り分けて、半分にします。

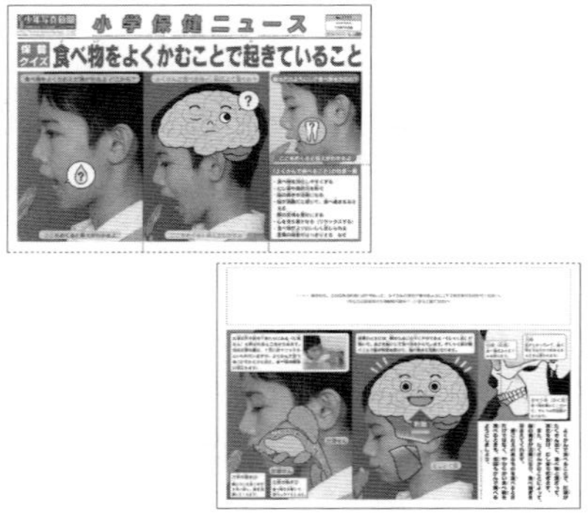

②①の上半分の紙面から、「『よくかんで食べること』の効果一覧」が書かれた部分Ⓐを点線に沿って切り抜きます。

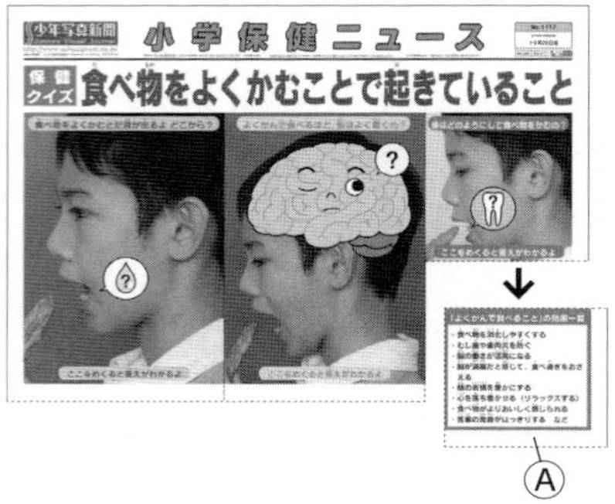

③写真の境目にある点線（矢印）の部分を切ります。

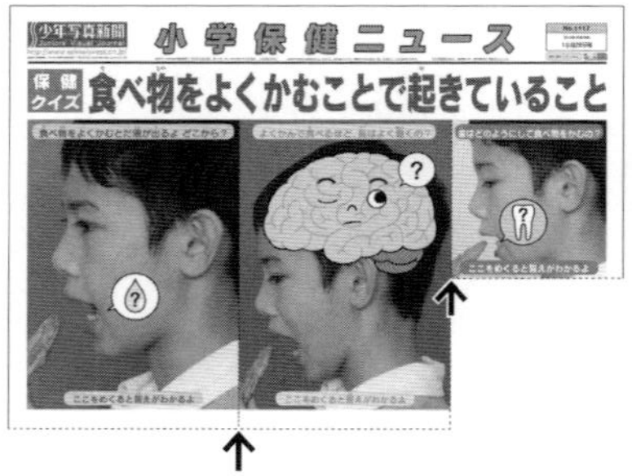

④①の下半分の上に③を重ね、タイトル部分を四角の枠に合わせて上下２枚を貼り合わせます。

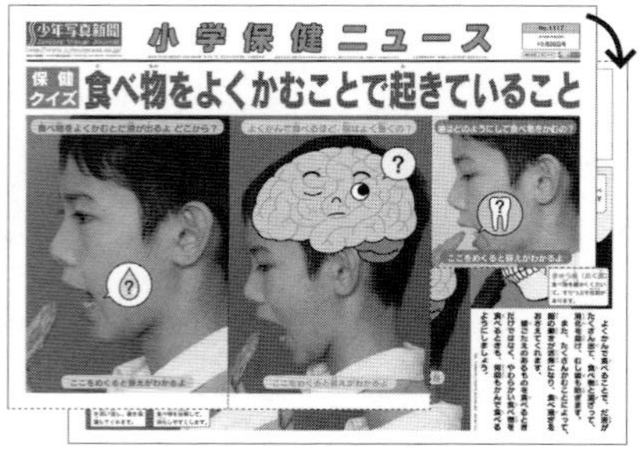

⑤でき上がりです。一番上の３つの写真をめくると、それぞれの写真に書かれた質問の答えを見ることができます。また②で切り取った「『よくかんで食べること』の効果一覧」が書かれている部分は、周囲の白い部分を切って、併せて掲示できます。

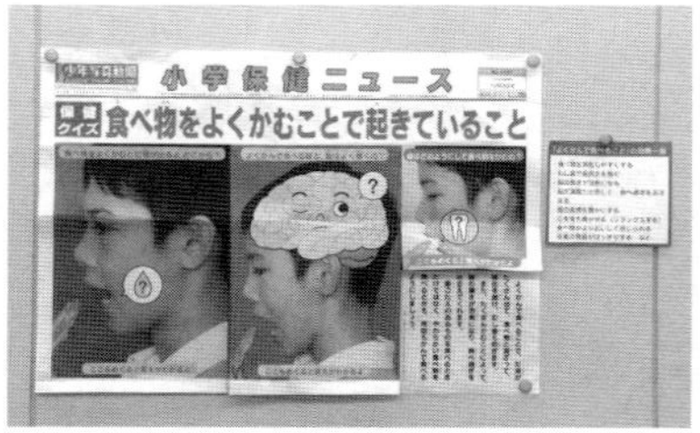

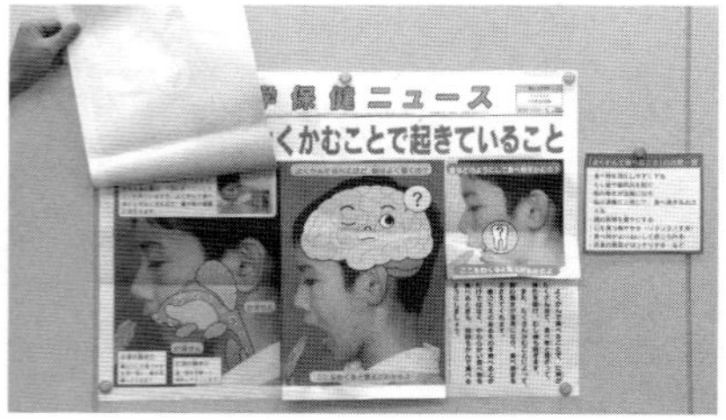

5月《がつ》の ほけんだより に使《つか》える 素材集《そざいしゅう》
～イラストカット編《へん》～

♪上手《じょうず》に気分転換《きぶんてんかん》をしてストレスのない生活《せいかつ》を♫

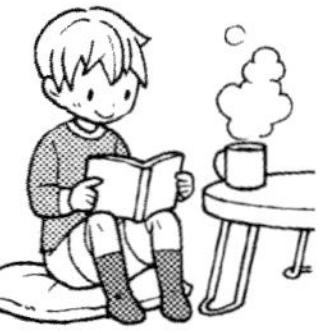

新《あたら》しい生活《せいかつ》が始《はじ》まって１か月《げつ》がたちました。緊張《きんちょう》が少《すこ》しずつほぐれ、疲《つか》れを感《かん》じ始《はじ》める人《ひと》が多《おお》くなるのがこの時期《じき》です。

疲《つか》れやストレスを感《かん》じたら、好《す》きなことをして気持《きも》ちを落《お》ち着《つ》かせ、ストレス状態《じょうたい》をなるべく長引《ながび》かせないようにしましょう。

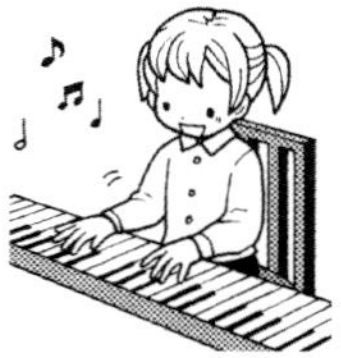

健《けん》康《こう》診《しん》断《だん》の結《けっ》果《か》について

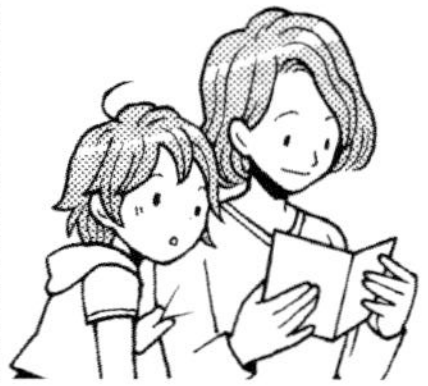

治療《ちりょう》が必要《ひつよう》な場合《ばあい》はお手紙《てがみ》などで個別《こべつ》にお知《し》らせしています。早《はや》めの治療《ちりょう》をお願《ねが》いいたします。

5月《がつ》でも起《お》こる“熱《ねっ》中《ちゅう》症《しょう》”

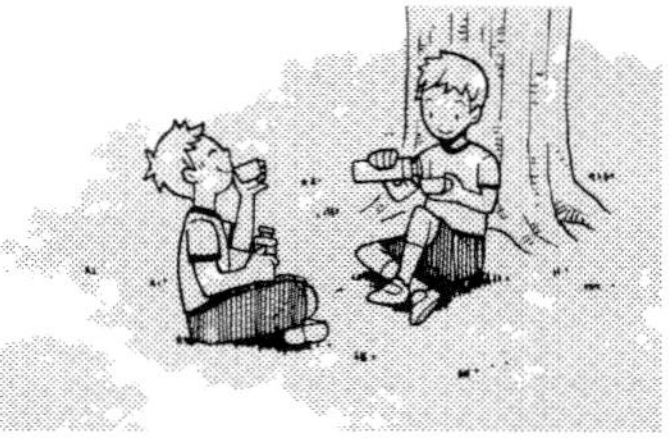

運動中《うんどうちゅう》はこまめな水分補給《すいぶんほきゅう》と休憩《きゅうけい》を！！

春《はる》から夏《なつ》にかけて流行《りゅうこう》する感《かん》染《せん》症《しょう》

伝染性紅斑《でんせんせいこうはん》（かぜに似《に》た症状《しょうじょう》の後《あと》にほおが赤《あか》くなったり、編《あ》み目状《めじょう》の赤《あか》みが生《しょう》じたりする）や、手足口病《てあしくちびょう》（口内《こうない》・のど・手足《てあし》に痛《いた》みを伴《ともな》う水《みず》ぶくれのようなぼつぼつが現《あらわ》れる。38℃程度《ていど》の熱《ねつ》が出《で》ることもある）などの感染症《かんせんしょう》は、春《はる》から夏《なつ》にかけて流行《りゅうこう》します。予防《よぼう》のうがい・手洗《てあら》いをしっかりして、感染《かんせん》しないように気《き》をつけましょう。

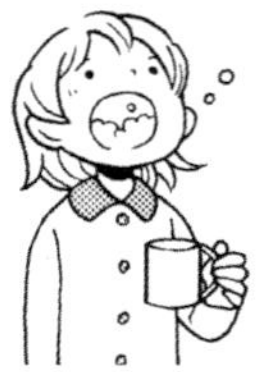

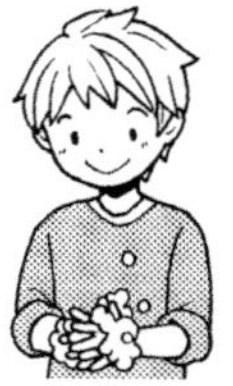

ほけんだより　５月号

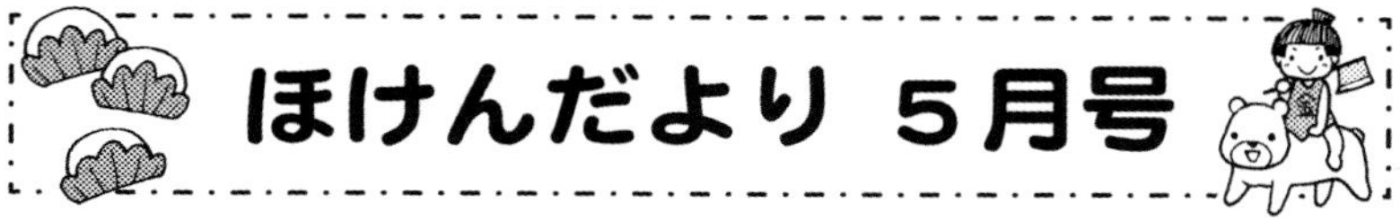

2016年４月８日発行　少年写真新聞社

6月《がつ》の ほけんだより に使《つか》える 素材集《そざいしゅう》
～イラストカット編《へん》～

プールが始《はじ》まります
プールに入《はい》る前《まえ》の健《けん》康《こう》・持《も》ち物《もの》チェック

目《め》・耳《みみ》・鼻《はな》などの病気《びょうき》は治《なお》っていますか？

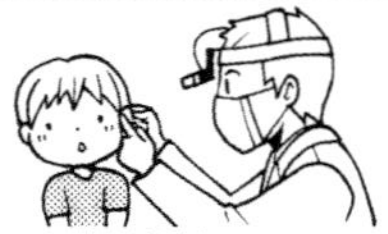

ほかの人《ひと》に感染《かんせん》させてしまうおそれがあるので、きちんと治療《ちりょう》しましょう。

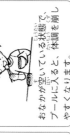

前日《ぜんじつ》の夜《よる》はしっかり眠《ねむ》りましたか？

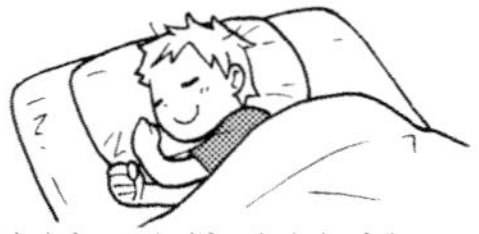

水中《すいちゅう》での活動《かつどう》は体力《たいりょく》を奪《うば》われます。前日《ぜんじつ》はしっかり寝《ね》ておきましょう。

朝《あさ》ごはんは食《た》べてきましたか？

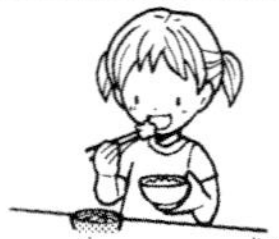

おなかが空《す》いている状態《じょうたい》で、プールに入《はい》ると、体調《たいちょう》を崩《くず》しやすくなります。

このような症状《しょうじょう》はありませんか？

熱《ねつ》がある　げりをしている　目《め》が赤《あか》い　鼻水《はなみず》やせきが出《で》る　気持《きも》ちが悪《わる》い

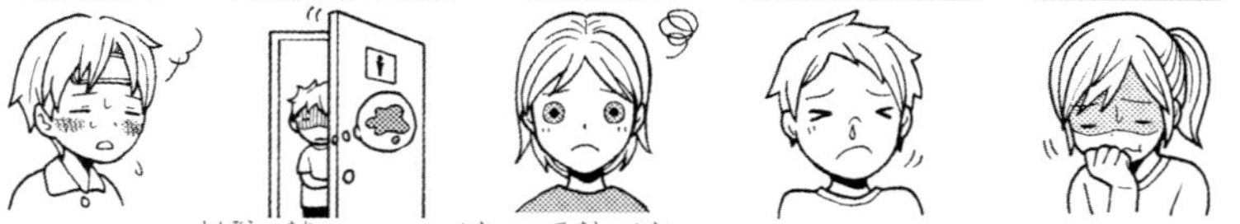

そのほかにも、心臓《しんぞう》や胸《むね》のあたりが痛《いた》い、手足《てあし》の痛《いた》みやむくみがある、けがをしているなどの症状《しょうじょう》があったら、先生《せんせい》に伝《つた》えてプールは休《やす》むようにしましょう。

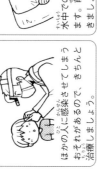

手足《てあし》の爪《つめ》は切《き》ってありますか？

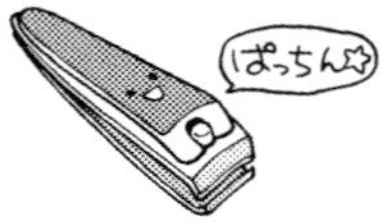

水中《すいちゅう》で友《とも》だちを傷《きず》つけてしまうことがあるので、爪《つめ》は短《みじか》く切《き》っておきましょう。

トイレへ行《い》きましたか？

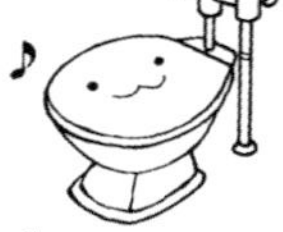

水中《すいちゅう》は冷《ひ》えるのでトイレへ行《い》きたくなります。入《はい》る前《まえ》に、行《い》っておきましょう。

水着《みずぎ》・水泳帽子《すいえいぼうし》・タオルは持《も》ちましたか？

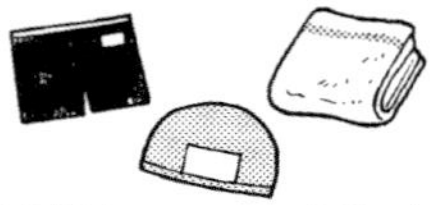

水泳帽子《すいえいぼうし》やタオルは自分《じぶん》の物《もの》を使《つか》いましょう。友《とも》だちと一緒《いっしょ》に使《つか》うのはやめましょう。

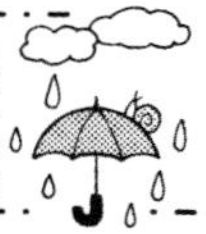

ほけんだより　６月号

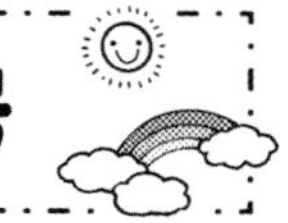

2016年５月８日発行　少年写真新聞社

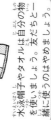

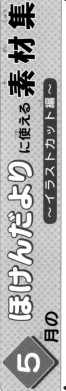

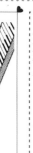

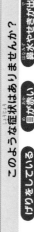

7月《がつ》の ほけんだより に使《つか》える 素《そ》材《ざい》集《しゅう》

～イラストカット編《へん》～

～夏《なつ》休《やす》み中《ちゅう》の交《こう》通《つう》事《じ》故《こ》に気《き》をつけよう～

青信号《あおしんごう》でも油断《ゆだん》しない

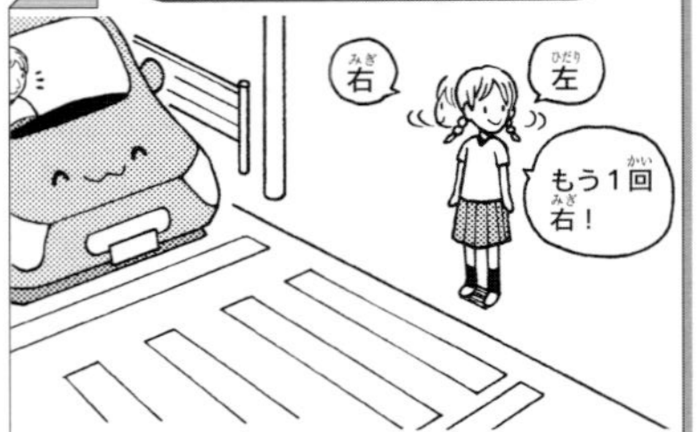

信号《しんごう》が青《あお》になったら、左右《さゆう》を確認《かくにん》して、車《くるま》が止《と》まっているか、運転《うんてん》している人《ひと》が自分《じぶん》に気《き》づいているかを確認《かくにん》してから渡《わた》りましょう。

自転車《じてんしゃ》に乗《の》るときは

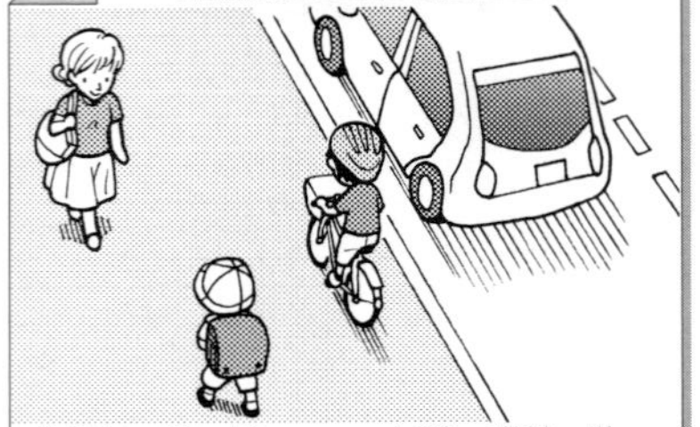

自転車《じてんしゃ》も車《くるま》と同《おな》じなので車道《しゃどう》の左側《ひだりがわ》を走《はし》るのが決まりですが、13歳未満《さいみまん》は歩道《ほどう》を走《はし》ることができます。歩道《ほどう》を走《はし》るときは、車《しゃ》道寄《どうよ》りをゆっくり走《はし》りましょう。

家《いえ》に着《つ》くまで気《き》を抜《ぬ》かない

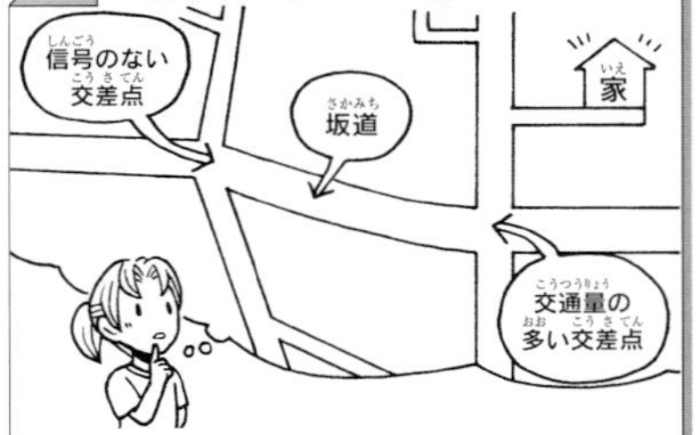

小学生《しょうがくせい》が交通事故《こうつうじこ》を起《お》こす場所《ばしょ》として多《おお》いのは、自宅《じたく》から500m以内《いない》という特徴《とくちょう》があります。家《いえ》に着《つ》くまで気《き》を抜《ぬ》かずに、交通《こうつう》ルールを守《まも》って帰《かえ》るようにしましょう。

歩《ある》きながらゲームをしない

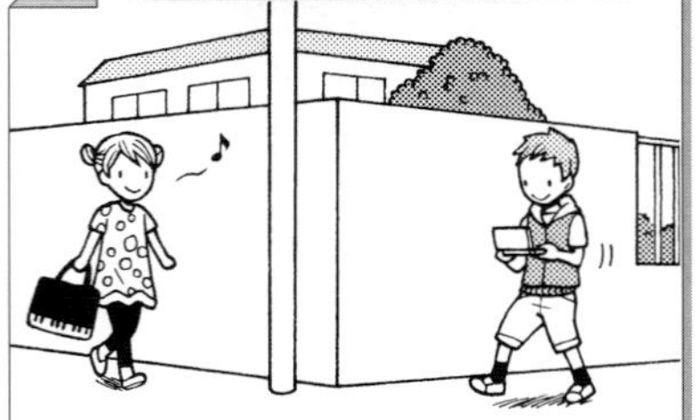

歩《ある》きながらゲームをすると、周《まわ》りの状況《じょうきょう》がわからず、事故《じこ》につながります。自分《じぶん》だけではなく、相手《あいて》にけがをさせてしまうこともあるので、歩《ある》くときにゲームをするのはやめましょう。

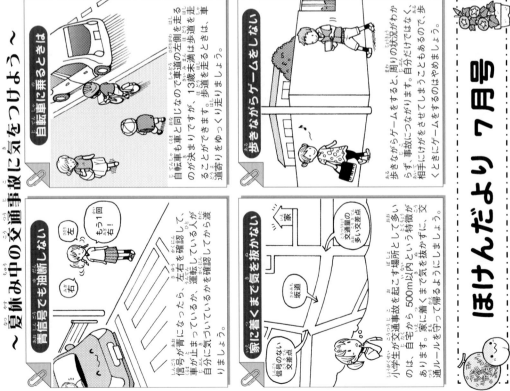

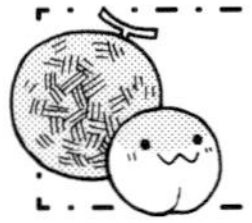
ほけんだより　7月号
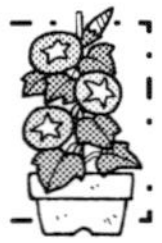

8月《がつ》の ほけんだより に使《つか》える 素《そ》材《ざい》集《しゅう》

～イラストカット編《へん》～

咽頭結膜熱《いんとうけつまくねつ》（プール熱《ねつ》）に注意《ちゅうい》しよう

咽頭結膜熱《いんとうけつまくねつ》とは、アデノウイルスによって起《お》こる夏《なつ》かぜの代表的《だいひょうてき》な病気《びょうき》です。プールでうつることが多《おお》いので、プール熱《ねつ》とも呼《よ》ばれます。のどが赤《あか》くはれる、目《め》の充血《じゅうけつ》やまぶたのはれ、結膜炎《けつまくえん》、高熱《こうねつ》（38～40℃）が主《おも》な症状《しょうじょう》です。このような症状《しょうじょう》がみられたら、咽頭結膜熱《いんとうけつまくねつ》を疑《うたが》い、病院《びょういん》（小児科《しょうにか》や眼科《がんか》など）を受診《じゅしん》しましょう。感染防止《かんせんぼうし》のためには、タオルの共用《きょうよう》を避《さ》けることが大切《たいせつ》です。1週間《しゅうかん》ほどで主《おも》な症状《しょうじょう》はおさまりますが、便《べん》からのウイルスの排出《はいしゅつ》が続《つづ》くため、プールは1か月《げつ》ほど禁止《きんし》されます。

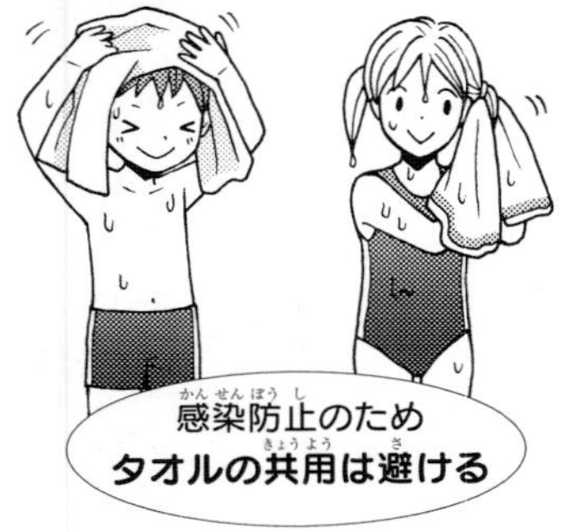

夏《なつ》バテしないためには

夏《なつ》バテとは、特定《とくてい》の症状《しょうじょう》を指《さ》すのではなく、夏《なつ》に起《お》こりやすい体調不良《たいちょうふりょう》のことをいいます。主《おも》な症状《しょうじょう》は、だるさ、疲《つか》れ、立《た》ちくらみ、食欲低下《しょくよくていか》、胃腸《いちょう》の働《はたら》きの低下《ていか》などが挙《あ》げられます。規則正《きそくただ》しい生活《せいかつ》をして、夏《なつ》バテにならないようにしましょう。

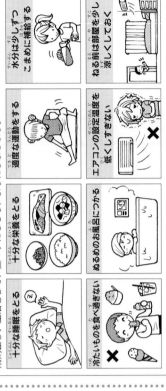

十分《じゅうぶん》な睡眠《すいみん》をとる

十分《じゅうぶん》な栄養《えいよう》をとる

適度《てきど》な運動《うんどう》をする

水分《すいぶん》は少《すこ》しずつこまめに補給《ほきゅう》する

冷《つめ》たいものを食《た》べ過《す》ぎない

ぬるめのお風呂《ふろ》につかる

エアコンの設定温度《せっていおんど》を低《ひく》くしすぎない

ねる前《まえ》は部屋《へや》を少《すこ》し涼《すず》しくしておく

ほけんだより　8月号
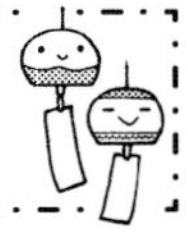

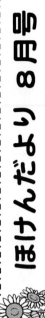

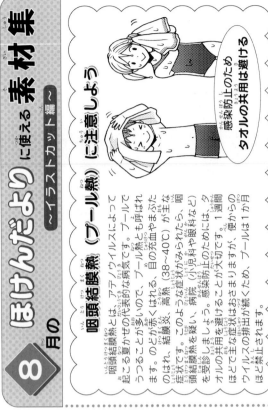

9月《がつ》のほけんだよりに使《つか》える素材集《そざいしゅう》

~イラストカット編《へん》~

元気《げんき》に新学期《しんがっき》を始《はじ》めましょう！

夏休《なつやす》みの疲《つか》れが残《のこ》っているこの時期《じき》は、昼《ひる》と夜《よる》の気温《きおん》の差《さ》が大《おお》きくなってくることもあり、体調《たいちょう》を崩《くず》しやすくなります。栄養《えいよう》や睡眠《すいみん》をしっかりとり、規則正《きそくただ》しい生活《せいかつ》を心《こころ》がけて、新学期《しんがっき》を元気《げんき》に始《はじ》めましょう。

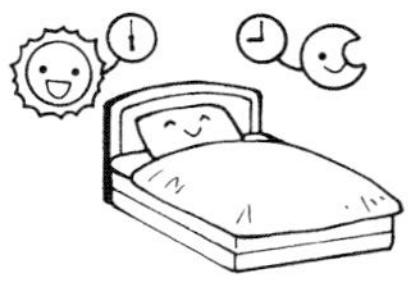

早起《はやお》き早寝《はやね》をする

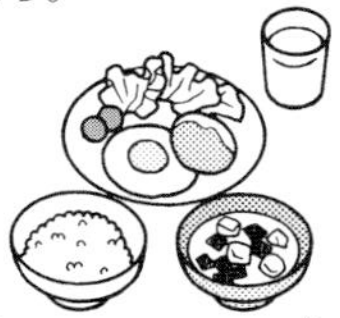

朝《あさ》ごはんをしっかり食《た》べる

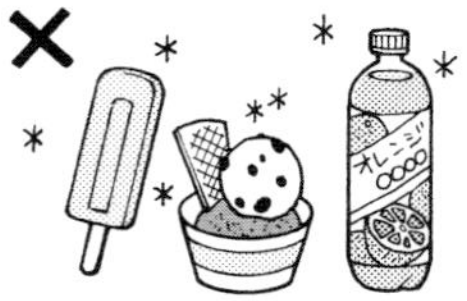

冷《つめ》たいものをとり過《す》ぎない

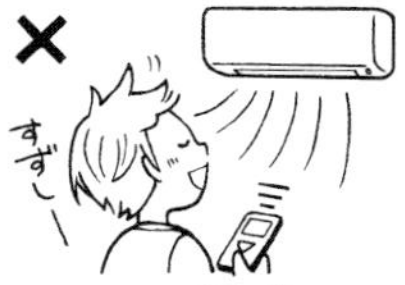

クーラーを使《つか》い過《す》ぎない

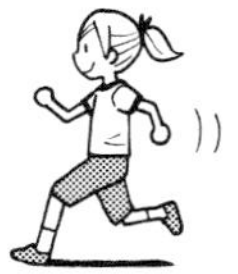

適度《てきど》に体《からだ》を動《うご》かす

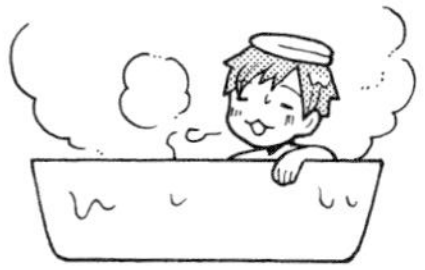

ゆっくりおふろに入《はい》る

9月《がつ》15日《にち》は十五夜《じゅうごや》です

十五夜《じゅうごや》とは、9月《がつ》15日前後《にちぜんご》の満月《まんげつ》の日《ひ》のことで、ススキや農作物《のうさくぶつ》を供《そな》えて、月《つき》の美《うつく》しさを楽《たの》しむ行事《ぎょうじ》です。十五夜《じゅうごや》の日《ひ》づけは毎《まい》年異《としこと》なりますが、今年《ことし》は9月《がつ》15日《にち》に当《あ》たります。

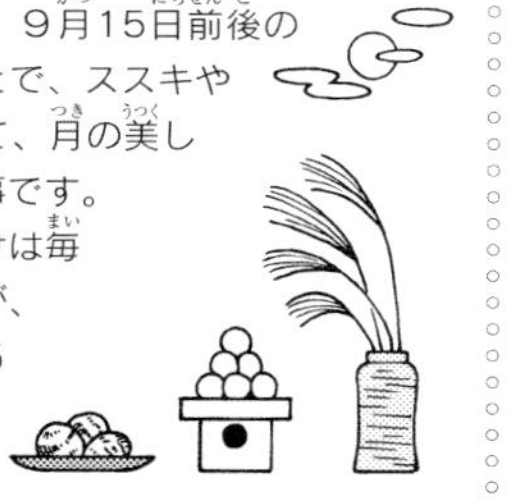

保護者《ほごしゃ》の方《かた》へ

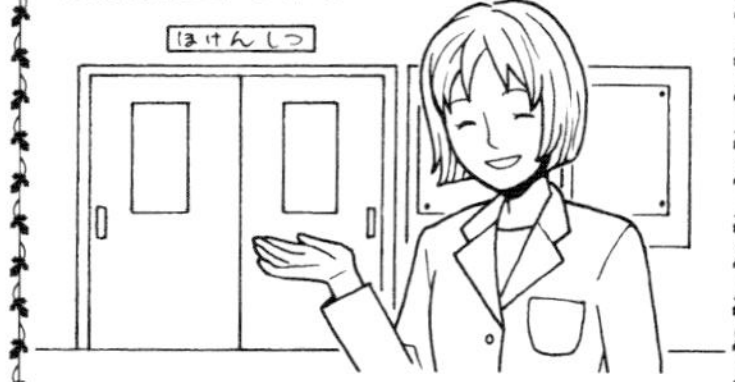

夏休《なつやす》み中《ちゅう》のお子《こ》さんのけがや病気《びょうき》、気《き》になる様子《ようす》などがございましたら、担任《たんにん》や養護教諭《ようごきょうゆ》へお知《し》らせください。

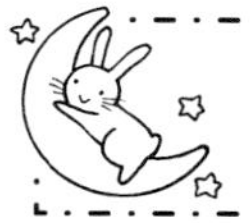

ほけんだより 9月号

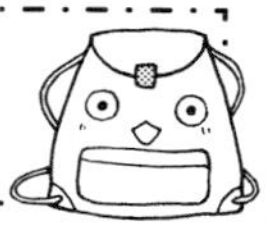

10月《がつ》のほけんだよりに使《つか》える素材集《そざいしゅう》

~イラストカット編《へん》~

10月《がつ》17日《にち》~23日《にち》は「薬《くすり》と健康《けんこう》の週間《しゅうかん》」です

薬《くすり》は、けがや病気《びょうき》を治《なお》す効果《こうか》がありますが、まちがった使《つか》い方《かた》をしたり、体質《たいしつ》に合《あ》わなかったりすると、効果《こうか》がないばかりでなく、かえって具合《ぐあい》を悪《わる》くすることがあります。薬《くすり》を使《つか》うときは、必《かなら》ず大人《おとな》に相談《そうだん》し、使用法《しようほう》や量《りょう》を守《まも》って使《つか》いましょう。

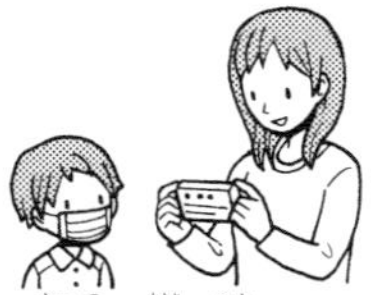

子《こ》どもが勝手《かって》に薬《くすり》を使《つか》ってはいけません。必《かなら》ず大人《おとな》に相談《そうだん》しましょう。

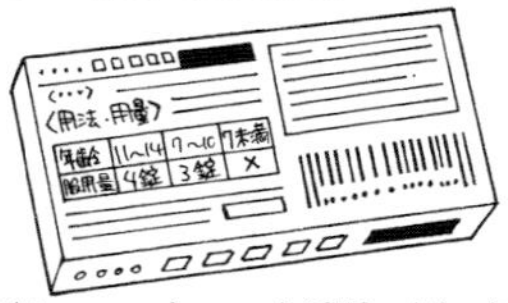

説明書《せつめいしょ》などを読《よ》み、使用法《しようほう》や量《りょう》を正《ただ》しく守《まも》って使《つか》いましょう。

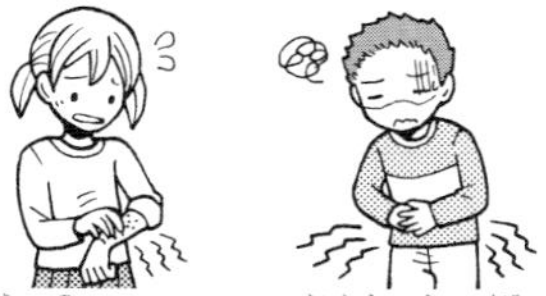

薬《くすり》を飲《の》んだあとは、体調《たいちょう》に気《き》を配《くば》り、変化《へんか》があったら大人《おとな》に話《はな》しましょう。

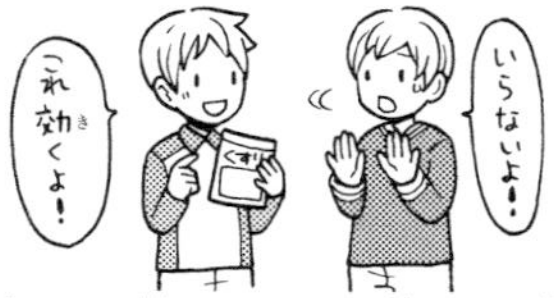

友《とも》だちに薬《くすり》をあげたり、友《とも》だちの薬《くすり》をもらったりしてはいけません。

10月《がつ》10日《か》は「目《め》の愛護《あいご》デー」

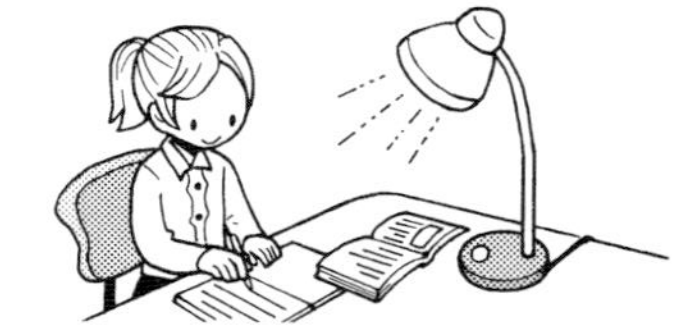

読書《どくしょ》や勉強《べんきょう》など、目《め》を使《つか》うときには、姿勢《しせい》や明《あか》るさに注意《ちゅうい》しましょう。

体育《たいいく》の秋《あき》

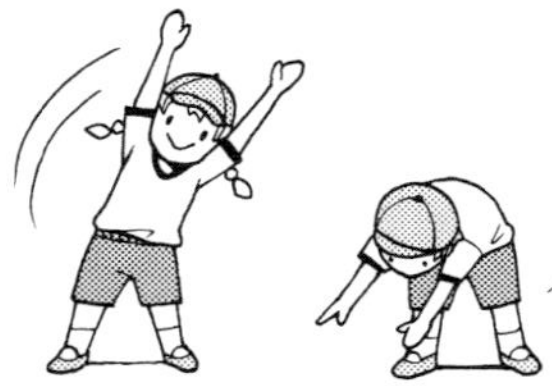

外《そと》で体《からだ》を動《うご》かしましょう

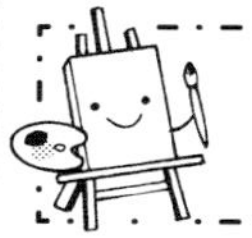

ほけんだより 10月号

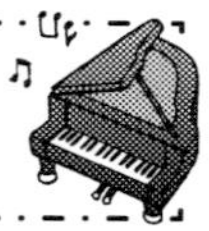

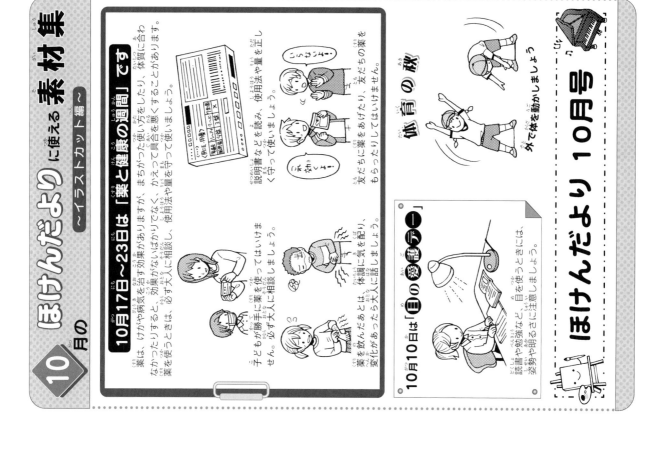

11月《がつ》の ほけんだより に使《つか》える 素材集《そざいしゅう》
～イラストカット編《へん》～

かぜとインフルエンザのちがい

	か　ぜ	インフルエンザ
始《はじ》まり方《かた》	 のどの痛《いた》みや鼻水《はなみず》、くしゃみなどの症状《しょうじょう》から始《はじ》まることが多《おお》い。	 関節痛《かんせつつう》や、熱《ねつ》の急《きゅう》な上昇《じょうしょう》など、全身《ぜんしん》の症状《しょうじょう》から始《はじ》まることが多《おお》い。
熱《ねつ》	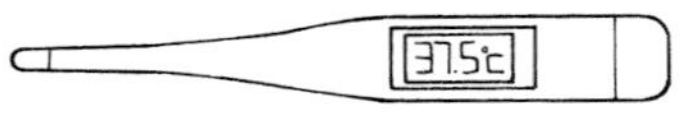 37度《ど》～38度《ど》の熱《ねつ》	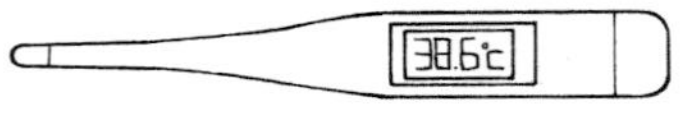 38度《ど》以上《いじょう》の高熱《こうねつ》
主《おも》な症状《しょうじょう》	 鼻《はな》みず、鼻《はな》づまり、せき、たん、のどの痛《いた》み、腹痛《ふくつう》、頭痛《ずつう》	 関節痛《かんせつつう》、筋肉痛《きんにくつう》、だるさ、激《はげ》しい頭痛《ずつう》、悪寒《おかん》
登校《とうこう》	症状《しょうじょう》によって判断《はんだん》する。	症状《しょうじょう》が出《で》てから５日《か》たち、なおかつ、熱《ねつ》が下《さ》がってから２日《か》たつまで登校《とうこう》できない。

予防接種《よぼうせっしゅ》って、なんだろう？

人間《にんげん》の体《からだ》には、一度体《いちどからだ》に入《はい》ってきた病原体《びょうげんたい》を覚《おぼ》えておいて、次《つぎ》に同《おな》じものが入《はい》ってきたときに、病気《びょうき》にかからなくしたり、軽《かる》い症状《しょうじょう》ですませたりする仕組《しく》みがあります。この仕組《しく》みを利用《りよう》して、あらかじめ毒性《どくせい》を弱《よわ》くしたりなくしたりした病原体《びょうげんたい》を体《からだ》に入《い》れて、病気《びょうき》に対《たい》する抵抗力《ていこうりょく》を強《つよ》めておくことを、「予防接種《よぼうせっしゅ》」といいます。

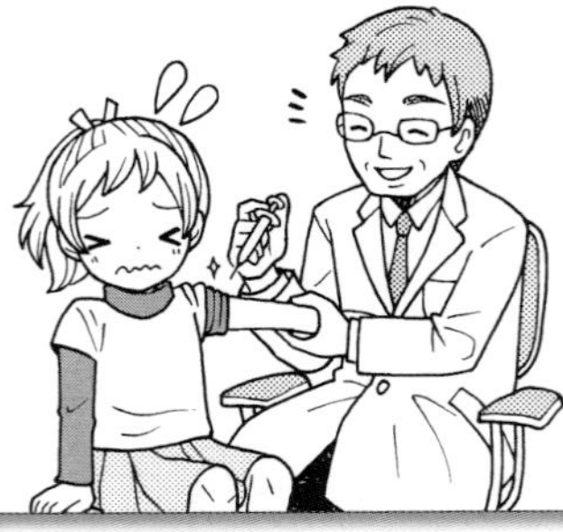

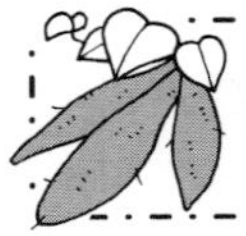

ほけんだより　11月号

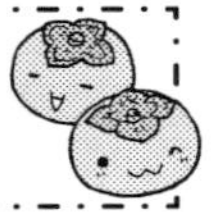

2016年10月８日発行　少年写真新聞社

12月《がつ》の ほけんだより に使《つか》える 素材集《そざいしゅう》
～イラストカット編《へん》～

冬《ふゆ》を快適《かいてき》に過《す》ごすためにしたいこと

外《そと》から帰《かえ》ったら手洗《てあら》い・うがい

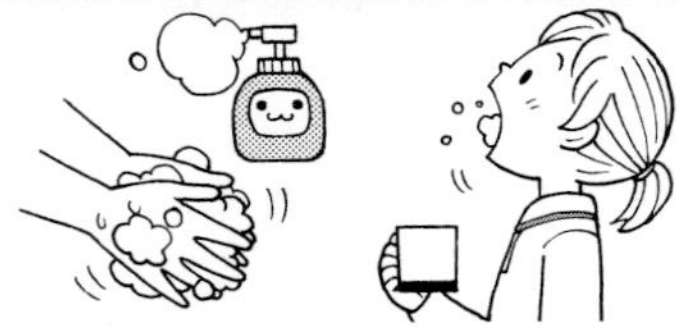

外《そと》から帰《かえ》ったら、手洗《てあら》い・うがいをして、かぜやインフルエンザを予防《よぼう》しましょう。

衣服《いふく》で温度調節《おんどちょうせつ》をしよう

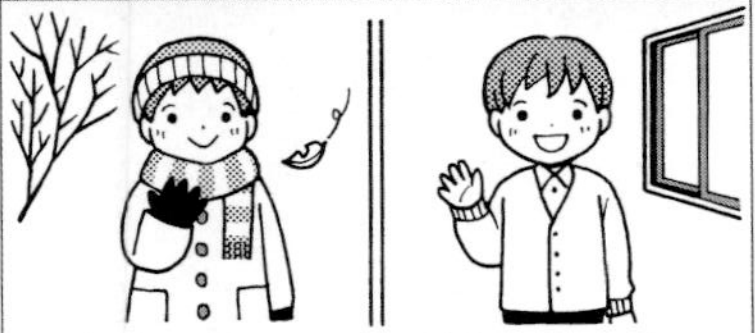

衣服《いふく》を重《かさ》ね着《ぎ》し、部屋《へや》の温度《おんど》によって脱《ぬ》ぎ着《き》をすることで、暖《あたた》かさを調節《ちょうせつ》しましょう。

お風呂《ふろ》でしっかり温《あたた》まろう

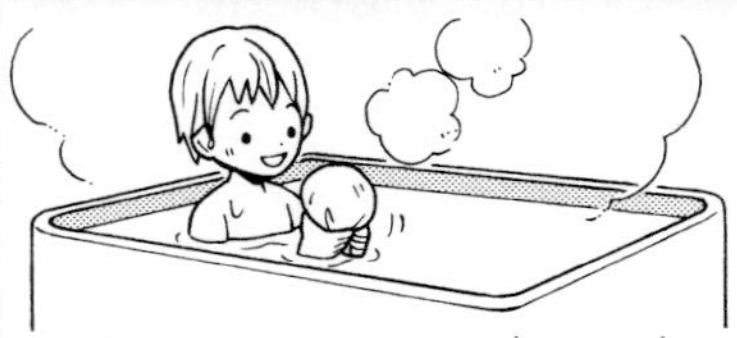

お風呂《ふろ》では、シャワーだけで済《す》ませず湯《ゆ》ぶねにつかると、体《からだ》のしんから温《あたた》まります。

部屋《へや》の換気《かんき》をしよう

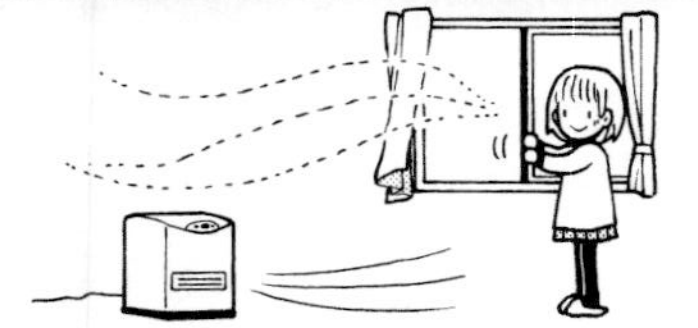

部屋《へや》を閉《し》め切《き》っていると、空気《くうき》が汚《よご》れて乾《かん》そうし、かぜなどをひきやすくなります。

なぜ、子《こ》どもはお酒《さけ》を飲《の》んではいけないの？

成長中《せいちょうちゅう》の子《こ》どもの脳《のう》や肝臓《かんぞう》は、
大人《おとな》にくらべてアルコールの害《がい》を
受《う》けやすいことがわかっています。
もし、大人《おとな》から「少《すこ》しだけなら」
などとすすめられた場合《ばあい》でも、
はっきりと断《ことわ》ることが大切《たいせつ》です。

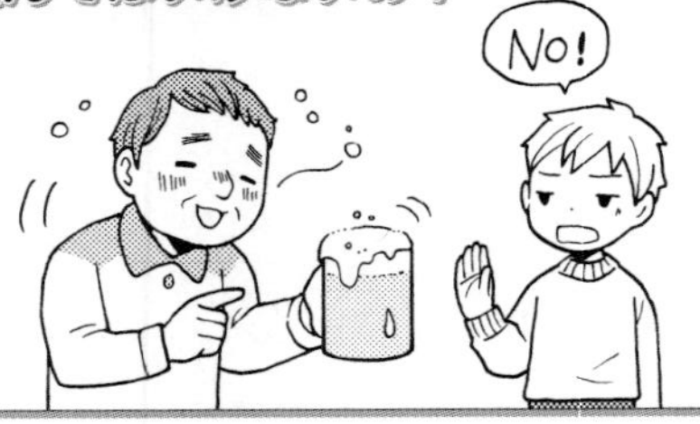

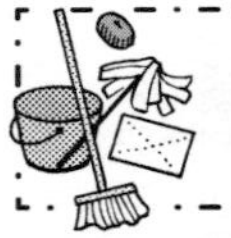

ほけんだより　12月号

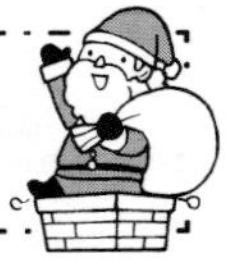

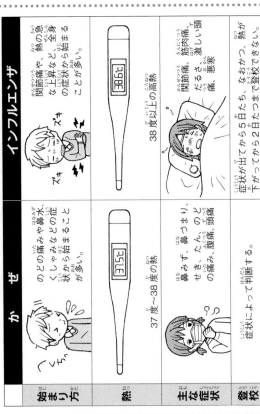

2016年11月８日発行　少年写真新聞社

1月《がつ》の ほけんだよりに使《つか》える素材集《そざいしゅう》
~イラストカット編《へん》~

低温《ていおん》やけどに注意《ちゅうい》しよう！

低温《ていおん》やけどとは、使《つか》い捨《す》てカイロやホットカーペットなどの、温度《おんど》がそれほど高《たか》くないものを長《なが》い時間使《じかんつか》うことで起《お》きるやけどのことです。低温《ていおん》やけどは、痛《いた》みがすぐに出《で》ないので、気《き》づくのが遅《おく》れることがあり、とても危険《きけん》です。使《つか》い捨《す》てカイロなどを使《つか》うときは、同《おな》じ場所《ばしょ》を温《あたた》め続《つづ》けないことや、肌《はだ》に直接《ちょくせつ》ふれないようにすることが大切《たいせつ》です。

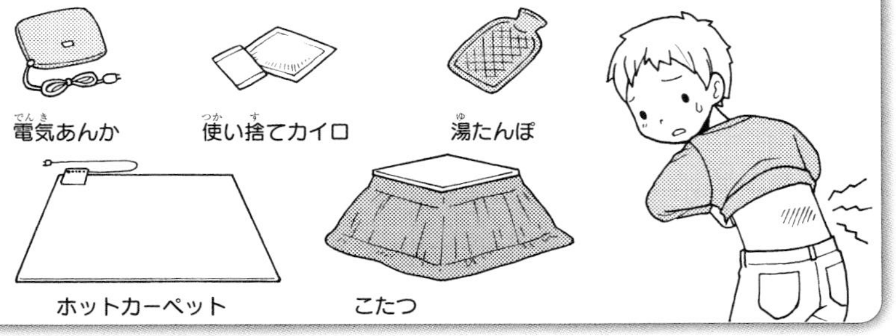

電気《でんき》あんか
使《つか》い捨《す》てカイロ
湯《ゆ》たんぽ
ホットカーペット
こたつ

ポケットに手《て》を入《い》れていると危険《きけん》です！

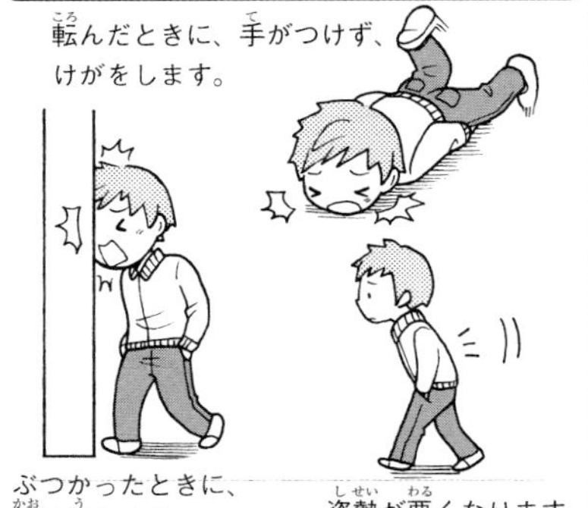

転《ころ》んだときに、手《て》がつけず、けがをします。
ぶつかったときに、顔《かお》を打《う》ちます。
姿勢《しせい》が悪《わる》くなります。

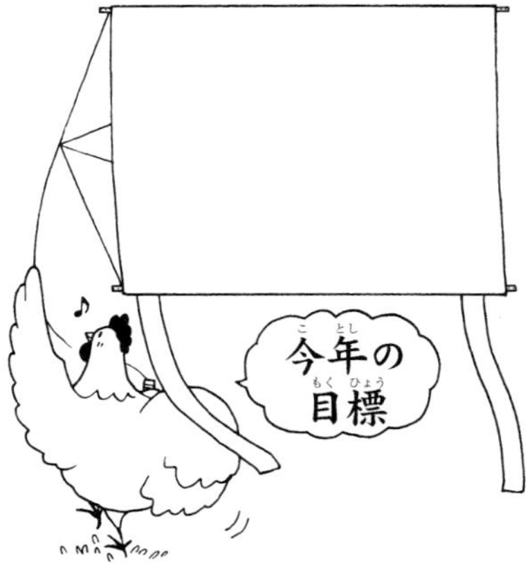

今年《ことし》の目標《もくひょう》

ほけんだより 1月号

2月《がつ》の ほけんだよりに使《つか》える素材集《そざいしゅう》
~イラストカット編《へん》~

花粉症《かふんしょう》で苦《くる》しまないために

花粉症《かふんしょう》は、スギやヒノキなどの植物《しょくぶつ》の花粉《かふん》が目《め》や鼻《はな》の中《なか》に入《はい》って、目《め》のかゆみやくしゃみ、鼻水《はなみず》などの症状《しょうじょう》を起《お》こすアレルギーです。花粉症《かふんしょう》を軽《かる》くするためには、花粉《かふん》を目《め》や鼻《はな》に入《い》れないようにすることが大切《たいせつ》です。

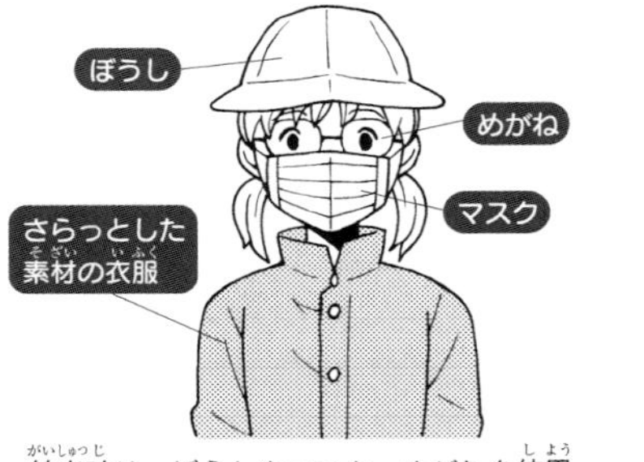

ぼうし
めがね
マスク
さらっとした素材《そざい》の衣服《いふく》

外出時《がいしゅつじ》は、ぼうしやマスク、めがねを使用《しよう》し、花粉《かふん》がつきにくい素材《そざい》の衣服《いふく》を着《き》る。

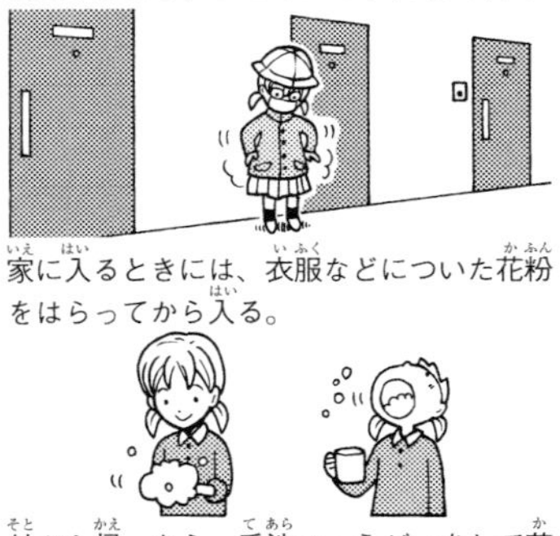

家《いえ》に入《はい》るときには、衣服《いふく》などについた花粉《かふん》をはらってから入《はい》る。

外《そと》から帰《かえ》ったら、手洗《てあら》い・うがいをして花粉《かふん》を洗《あら》い流《なが》す。

ひび・あかぎれに注意《ちゅうい》！

冬《ふゆ》、乾燥《かんそう》して切《き》れた皮《ひ》ふは、寒《さむ》さで血行《けっこう》が悪《わる》くなるとなかなか治《なお》らず、ひびやあかぎれになりやすくなります。

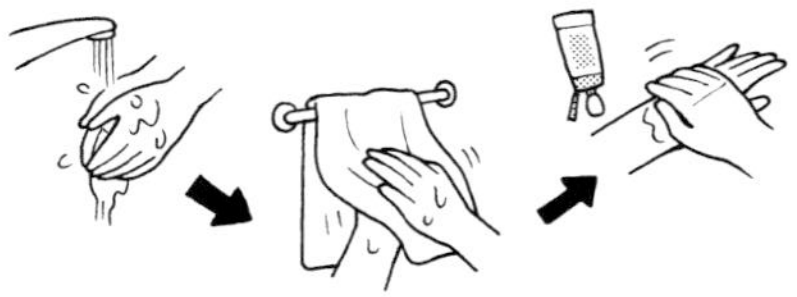

予防《よぼう》のためには、手《て》を清潔《せいけつ》にすることと、洗《あら》った手《て》をきちんとふくことが大切《たいせつ》です。乾燥《かんそう》がひどいときは、ハンドクリームをぬりましょう。

なぜ、節分《せつぶん》に豆《まめ》をまくの？

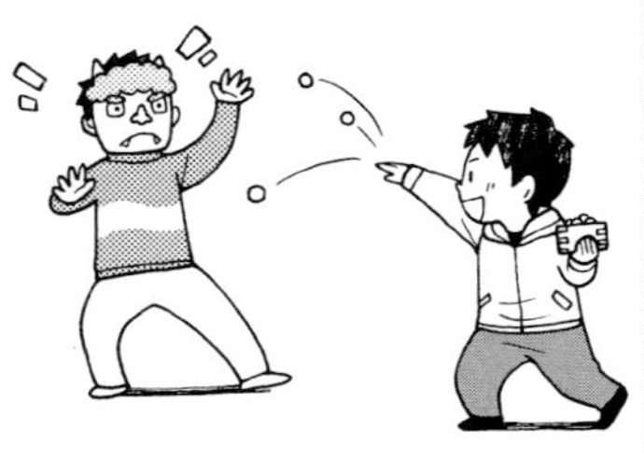

昔《むかし》から豆《まめ》をまくと、病気《びょうき》や災難《さいなん》を追《お》いはらうことができると考《かんが》えられているからです。

ほけんだより 2月号

3月《がつ》の ほけんだより に使《つか》える 素材集《そざいしゅう》

~イラストカット編《へん》~

卒業《そつぎょう》・進級《しんきゅう》、おめでとうございます

保健室《ほけんしつ》の利用状況《りようじょうきょう》（　年《ねん》　月《がつ》　日《にち》～　年《ねん》　月《がつ》　日《にち》）

保健室《ほけんしつ》へ来《き》た人《ひと》	けがをした人《ひと》	体調《たいちょう》が悪《わる》くなった人《ひと》	病院《びょういん》へ行《い》った人《ひと》
人《にん》	人《にん》	人《にん》	人《にん》

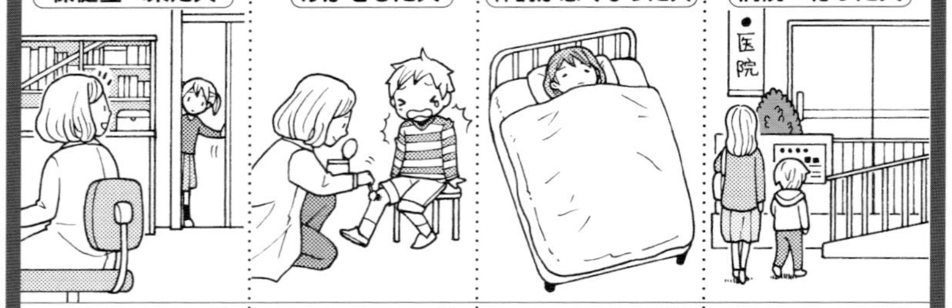

3月《がつ》3日《か》は桃《もも》の節句《せっく》

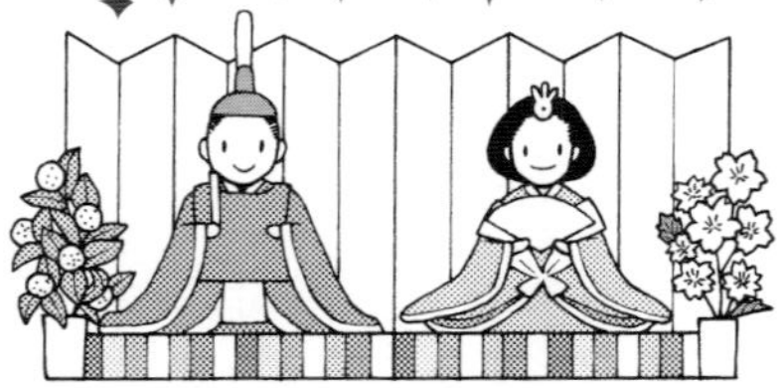

3月3日《がつみっか》は、女《おんな》の子《こ》の幸《しあわ》せと健康《けんこう》を願《ねが》う「ひな祭《まつ》り」です。桃《もも》の花《はな》を飾《かざ》ってお祝《いわ》いをすることから、桃《もも》の節句《せっく》とも呼《よ》ばれます。

なやんでしまうのは、成長《せいちょう》のしるし

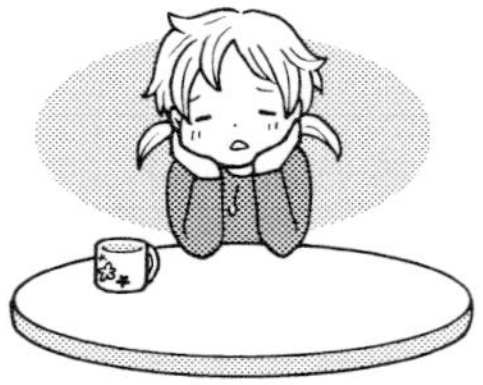

心《こころ》や体《からだ》が成長《せいちょう》する途中《とちゅう》には、多《おお》くのなやみも生《う》まれてきます。一人《ひとり》で解決《かいけつ》できないときは、だれかに相談《そうだん》してみましょう。

ほけんだより 3月号

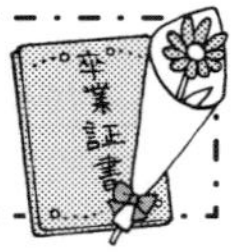

2017年2月8日発行　少年写真新聞社

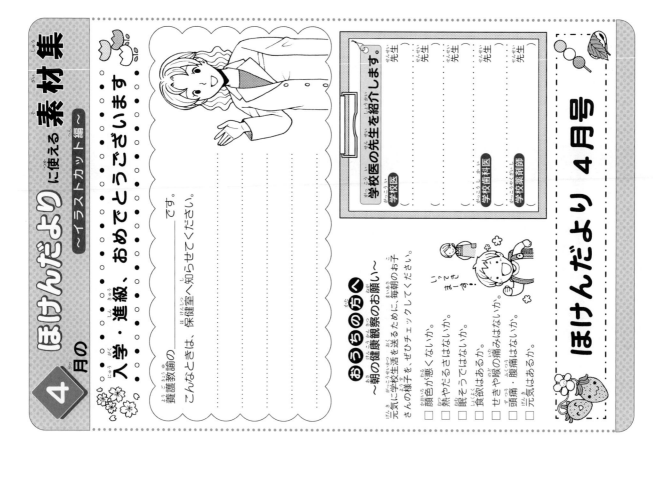

4月《がつ》の ほけんだより に使《つか》える 素材集《そざいしゅう》

~イラストカット編《へん》~

入学《にゅうがく》・進級《しんきゅう》、おめでとうございます

養護教諭《ようごきょうゆ》の＿＿＿＿＿＿＿＿です。

こんなときは、保健室《ほけんしつ》へ知《し》らせてください。

おうちの方《かた》へ
~朝《あさ》の健康観察《けんこうかんさつ》のお願《ねが》い~

元気《げんき》に学校生活《がっこうせいかつ》を送《おく》るために、毎朝《まいあさ》のお子《こ》さんの様子《ようす》を、ぜひチェックしてください。

- □ 顔色《かおいろ》が悪《わる》くないか。
- □ 熱《ねつ》やだるさはないか。
- □ 眠《ねむ》そうではないか。
- □ 食欲《しょくよく》はあるか。
- □ せきや喉《のど》の痛《いた》みはないか。
- □ 頭痛《ずつう》・腹痛《ふくつう》はないか。
- □ 元気《げんき》はあるか。

学校医《がっこうい》の先生《せんせい》を紹介《しょうかい》します。

学校医《がっこうい》
（　　　　　　）先生《せんせい》
（　　　　　　）先生《せんせい》
（　　　　　　）先生《せんせい》

学校歯科医《がっこうしかい》
（　　　　　　）先生《せんせい》

学校薬剤師《がっこうやくざいし》
（　　　　　　）先生《せんせい》

ほけんだより 4月号

2017年3月8日発行　少年写真新聞社

ご存知ですか？ SeDoc ～現場での使用例～

茨城県古河市立八俣小学校 養護教諭　渡部 沙織 先生

少年写真新聞社のインターネットによる情報提供サイト「SeDoc」が、学校現場で実際にどのように使われているのか「イラスト無料サービス」を中心に紹介します。

「SeDoc」の入口はこちら → https://school.sedoc.ne.jp

保健だよりなどでSeDocのイラストを使用しています。下の画像は保健だよりの中で尿検査、保健室の使い方、乗り物酔いについて説明したものです。

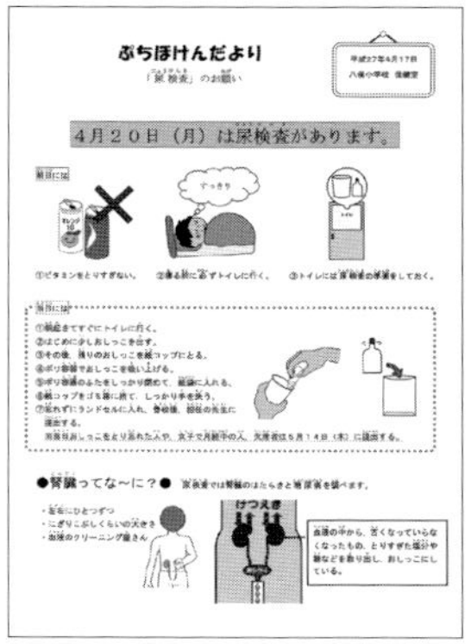

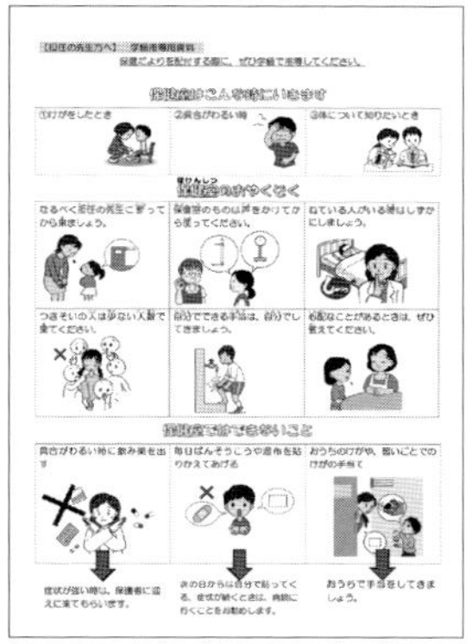

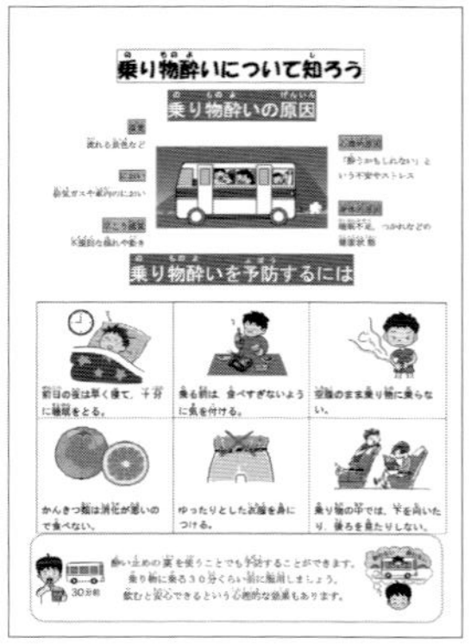

ほかにも、「小学保健ニュース」などを参考にして、さまざまなテーマでイラストを入れて保健だよりを作り、各クラスにも掲示しています。

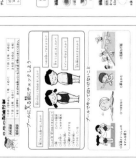

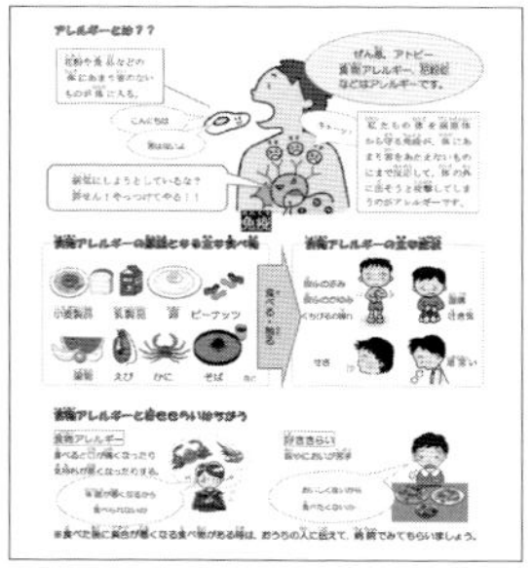

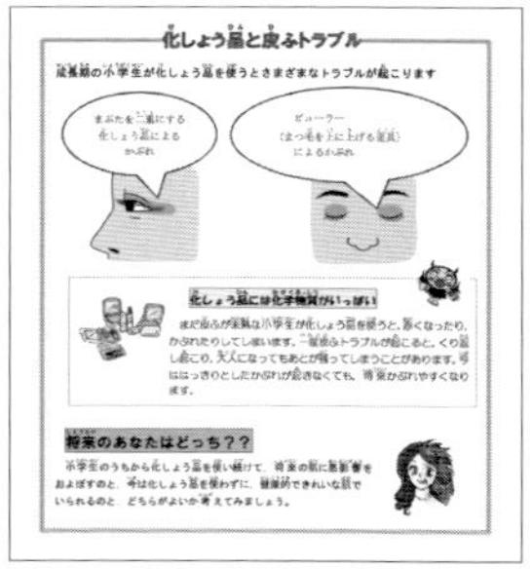

ご存知ですか？ SeDoc ～現場での使用例～

千葉県流山市立流山北小学校 養護教諭　加藤 悦子 先生

少年写真新聞社のインターネットによる情報提供サイト「SeDoc」が、学校現場で実際にどのように使われているのか「イラスト無料サービス」を中心に紹介します。

「SeDoc」の入口はこちら → https://school.sedoc.ne.jp

保健室の中や入り口に貼る掲示物などで、SeDocのイラストを使用しています。下の写真は保健室の中に常掲している「保健室のルール」「心の健康」の掲示です。

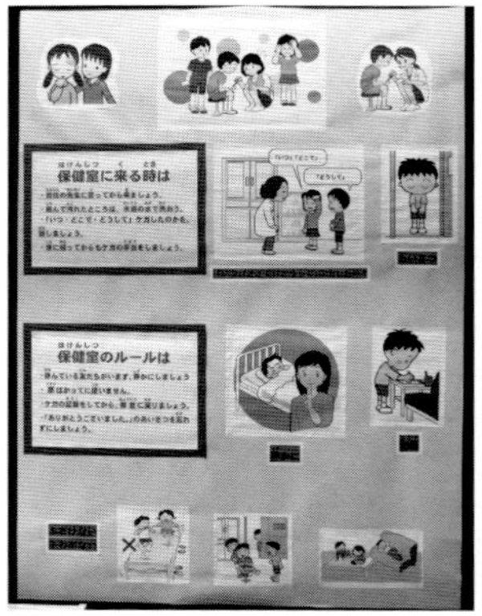

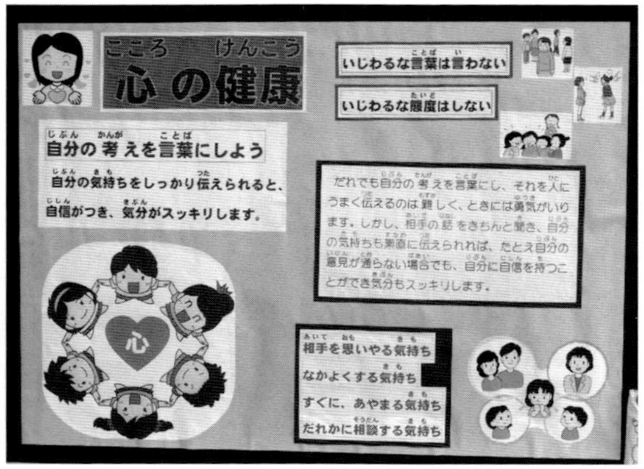

下の写真は、保健室の入り口に掲示したものです。時季や学校の現状などに合わせて、さまざまなテーマで作製しています。

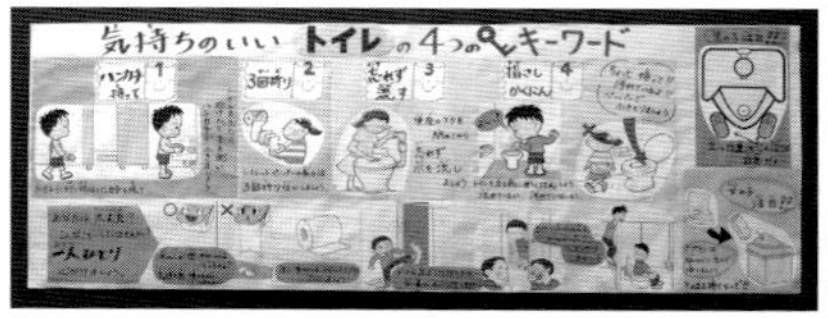

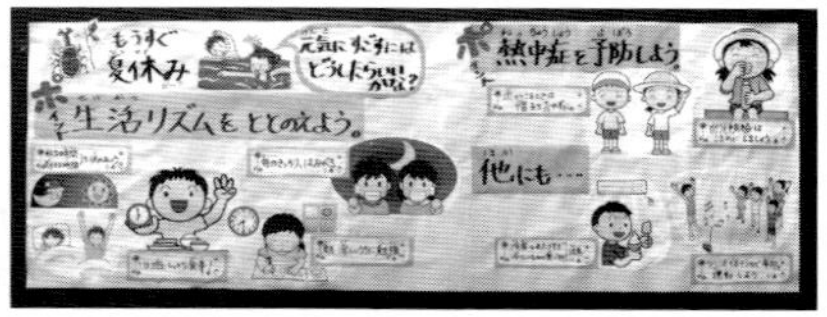

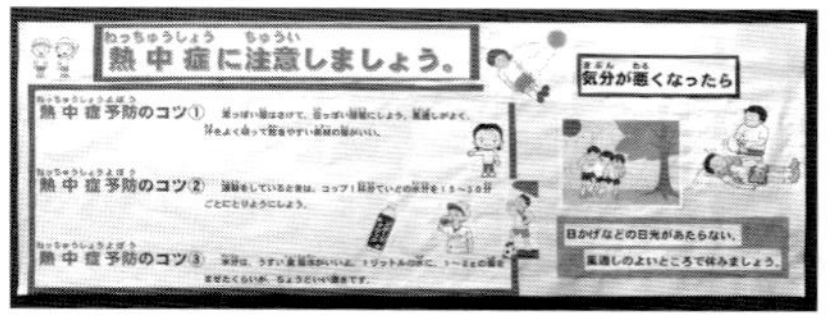

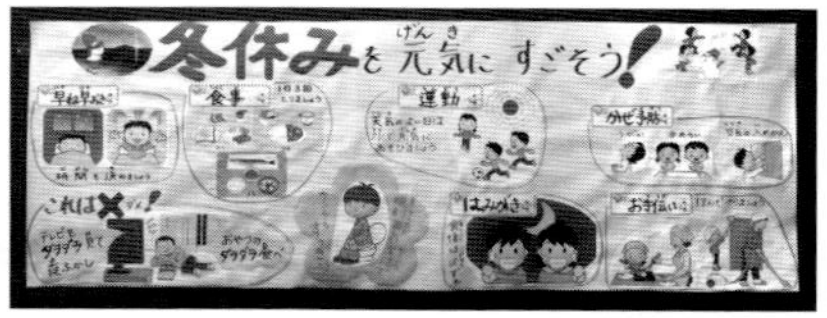

ご存知ですか？ SeDoc ～現場での使用例～

茨城県古河市立八俣小学校 養護教諭　渡部 沙織 先生

少年写真新聞社のインターネットによる情報提供サイト「SeDoc」が、学校現場で実際にどのように使われているのか「イラスト無料サービス」を中心に紹介します。

「SeDoc」の入口はこちら → https://school.sedoc.ne.jp

保健便りなどでSeDocのイラストを使用しています。

下の画像は熱中症や歯みがき、腹式呼吸、夏場に多い虫などについて説明したもので、『小学保健ニュース』の紙面や解説付録を参考にしてつくりました。

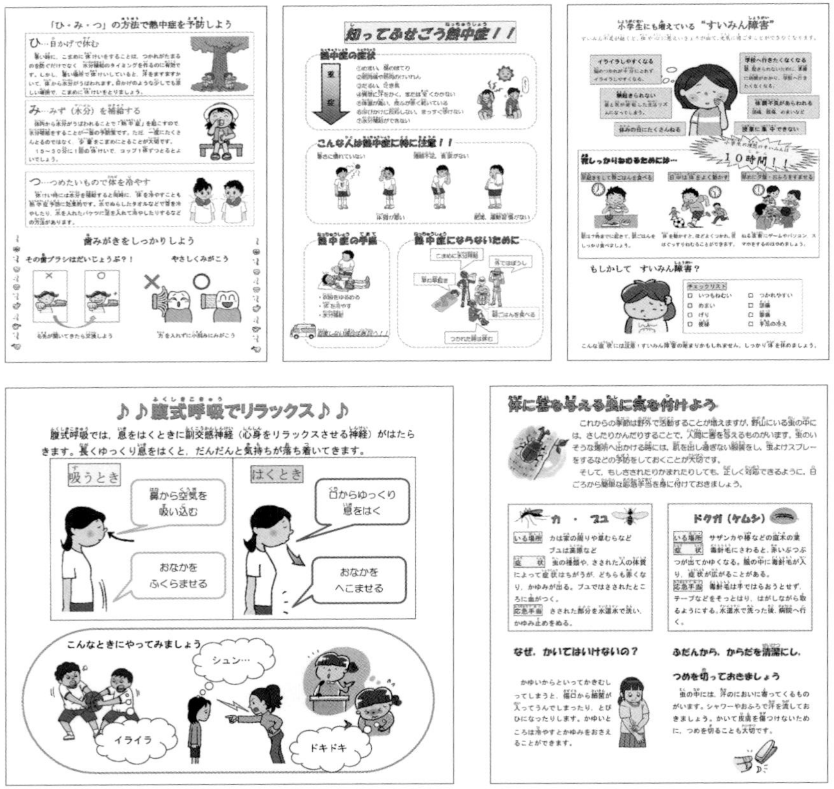

小学保健ニュース No.1105付録　少年写真新聞社

ご存知ですか？ SeDoc ～現場での使用例～

新潟県南魚沼市立北辰小学校 養護教諭　山田 英子 先生

少年写真新聞社のインターネットによる情報提供サイト「SeDoc」が、学校現場で実際にどのように使われているのか「イラスト無料サービス」を中心に紹介します。

「SeDoc」の入口はこちら → https://school.sedoc.ne.jp

「新１年生１日入学」の保護者説明会のときに、SeDocのイラストを使ったパワーポイント資料を使用して説明しました。心身の健康面についてや、保護者にご理解・ご協力いただきたいことを説明しました。

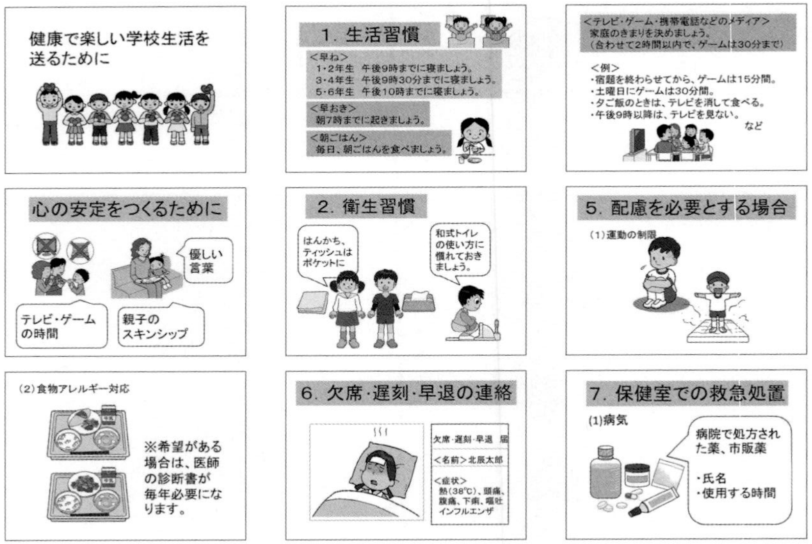

小学保健ニュース No.1108付録　少年写真新聞社

ご存知ですか？ SeDoc ～現場での使用例～

栃木県下野市立祇園小学校 養護教諭　松山 裕子 先生

少年写真新聞社のインターネットによる情報提供サイト「SeDoc」が、学校現場で実際にどのように使われているのか「イラスト無料サービス」を中心に紹介します。

「SeDoc」の入口はこちら → https://school.sedoc.ne.jp

姿勢に関しての指導や掲示の中で、SeDocのイラストを使用しました。栄養士の先生も「食事のときの姿勢」に関してイラストを使って掲示物を作製しました。

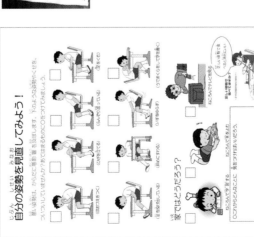

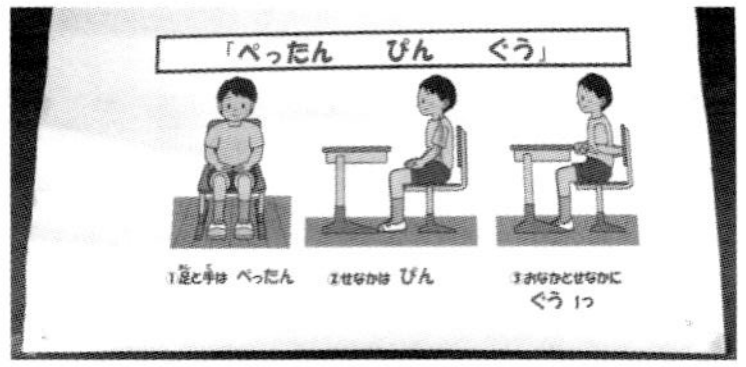

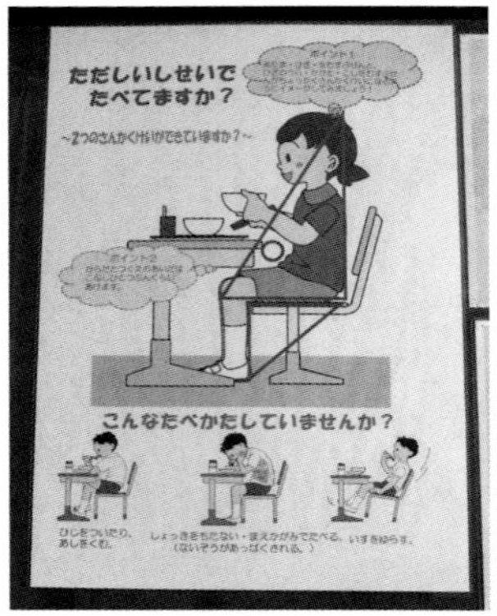

水場やトイレ、保健室内でもイラストを使った掲示を貼っています。

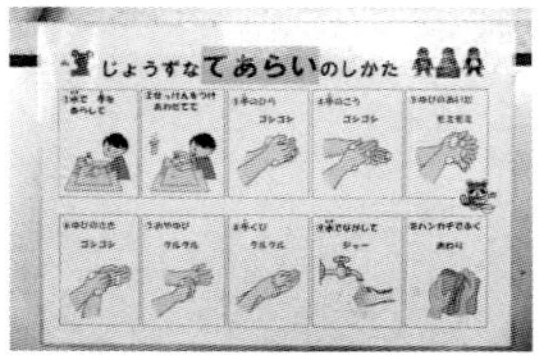

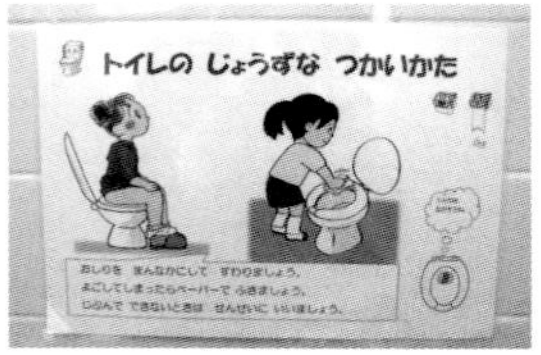

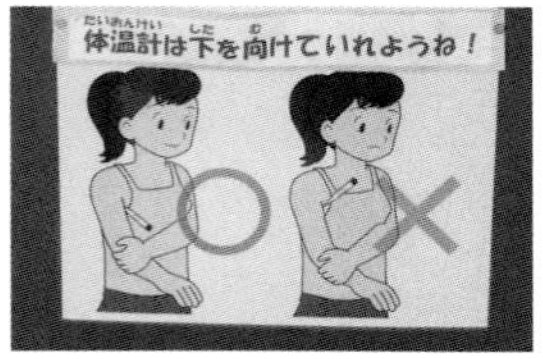

ご存知ですか？ SeDoc ～現場での使用例～

千葉県浦安市立明海南小学校 養護教諭　西郷 舞 先生

少年写真新聞社のインターネットによる情報提供サイト「SeDoc」が、学校現場で実際にどのように使われているのか「イラスト無料サービス」を中心に紹介します。

「SeDoc」の入口はこちら → https://school.sedoc.ne.jp

各学期の身体測定の際に、10分間の保健指導をパワーポイントを使って行っています。その中でSeDocのイラストを使用しました。下の画像は、すり傷の手当に関して指導したときに使用したスライドです。

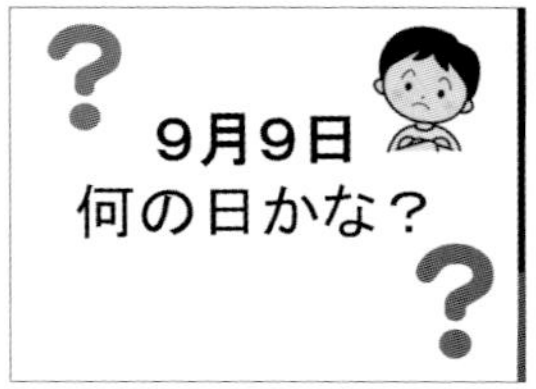

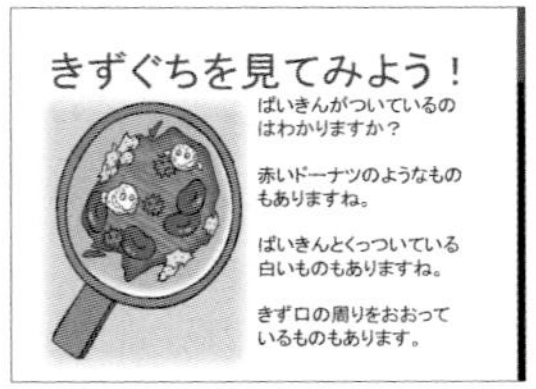

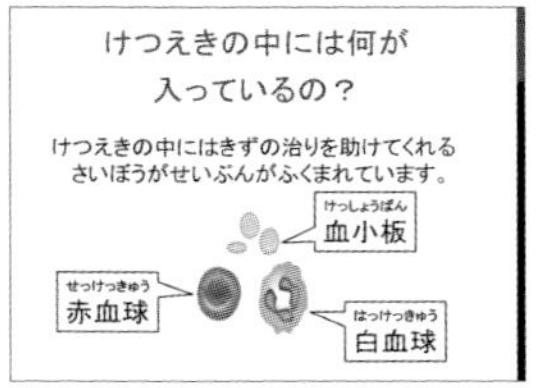

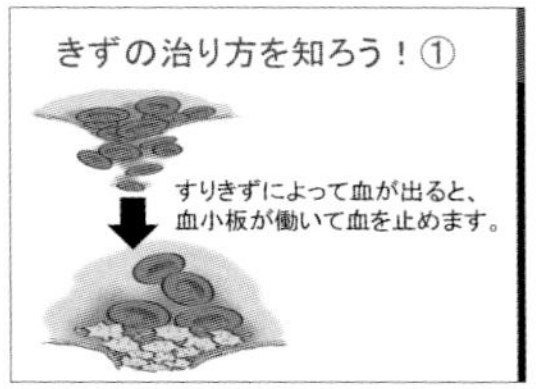

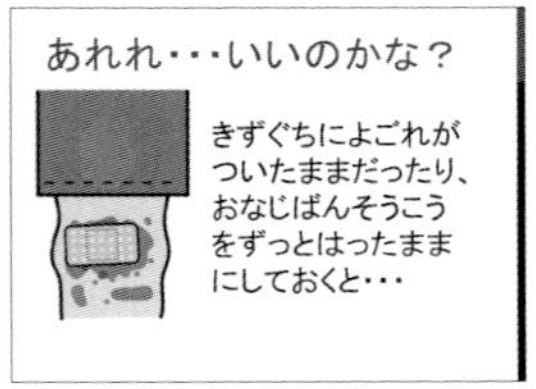

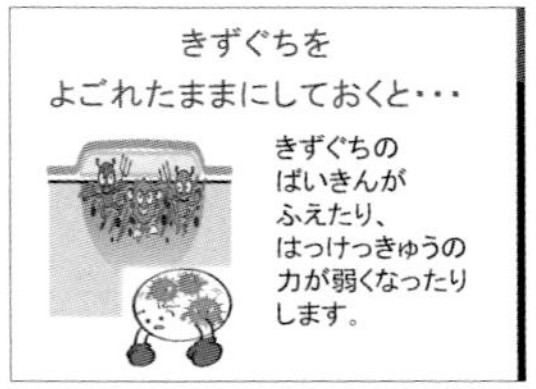

下の画像は「食生活を振り返ろう」と題して、低学年に指導したときに使用したスライドです。

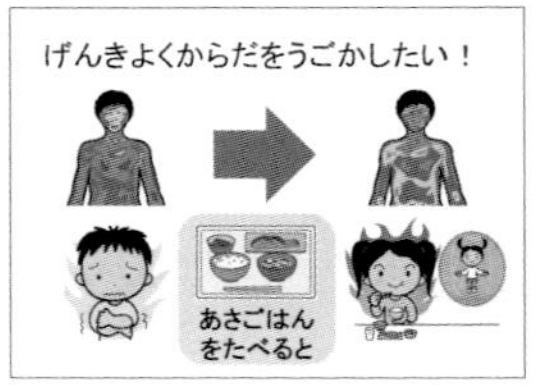

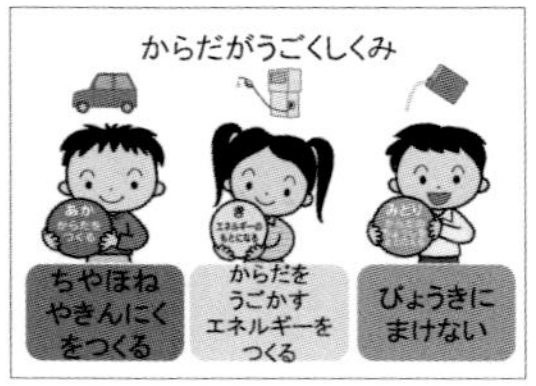

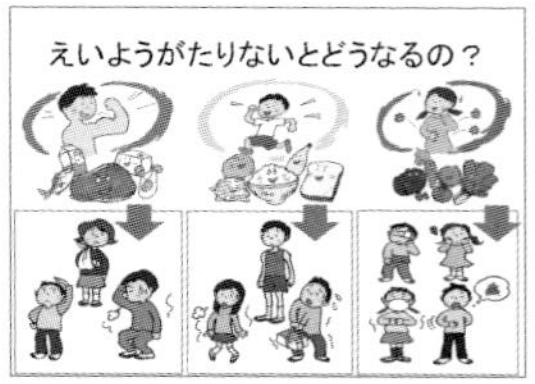

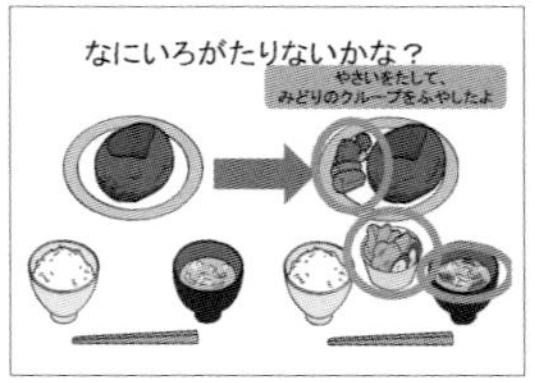

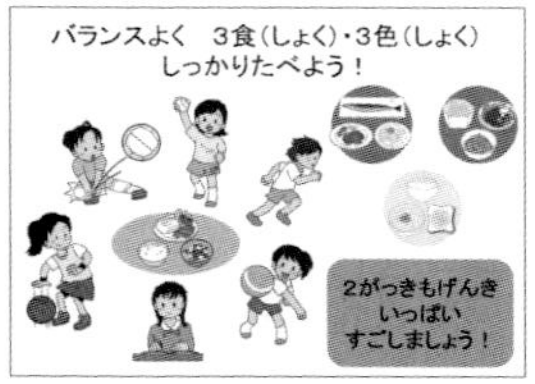

ご存知ですか？ SeDoc ～現場での使用例～

千葉県浦安市立明海南小学校 養護教諭　西郷 舞 先生

少年写真新聞社のインターネットによる情報提供サイト「SeDoc」が、学校現場で実際にどのように使われているのか「イラスト無料サービス」を中心に紹介します。

「SeDoc」の入口はこちら → https://school.sedoc.ne.jp

年度末に、全校集会で「けが」や「病気」について、パワーポイントを使って、振り返りの指導をしました。その中で、Sedocのイラストを使用しました。

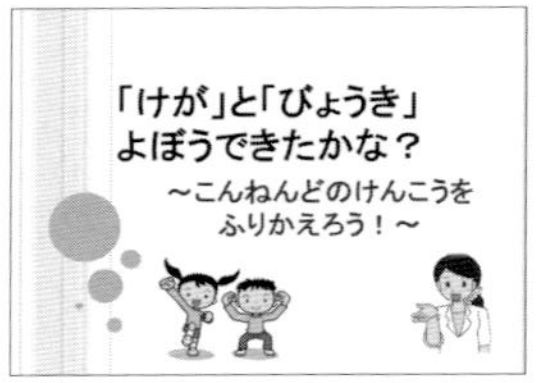

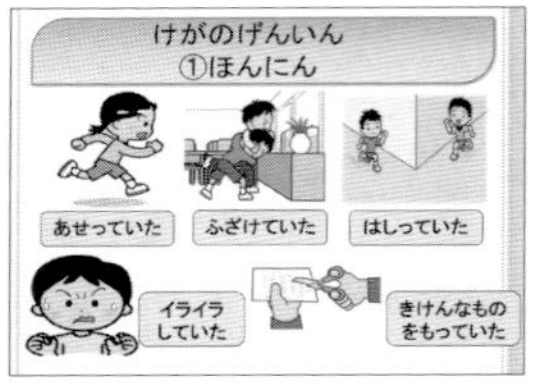

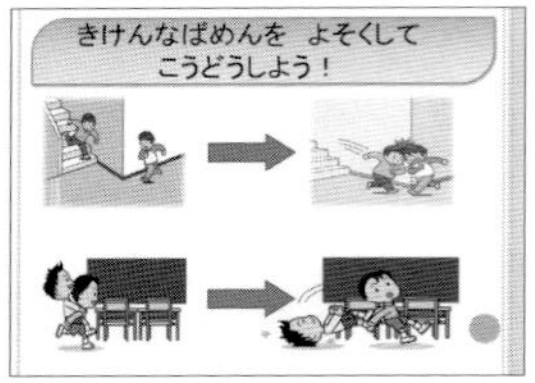

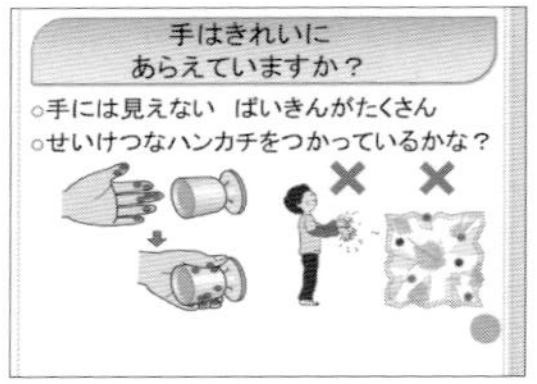

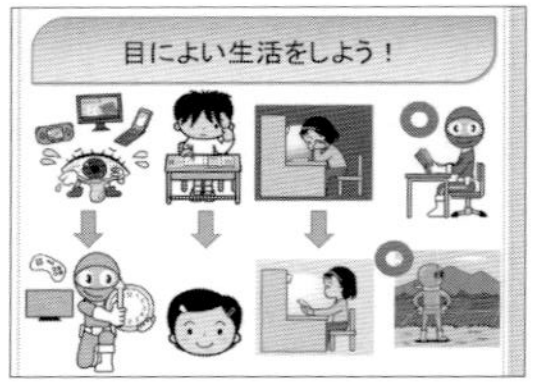

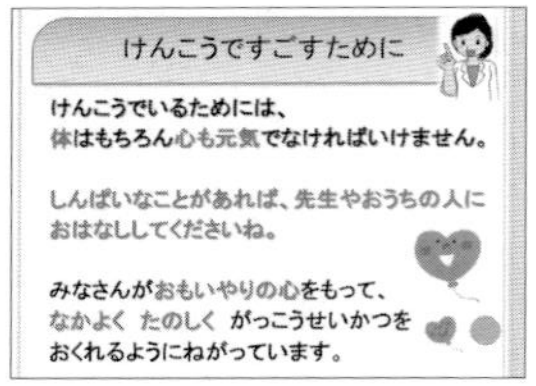

下の画像は、身体測定の中で、おやつについてミニ保健指導をしたときに使用したスライドです。

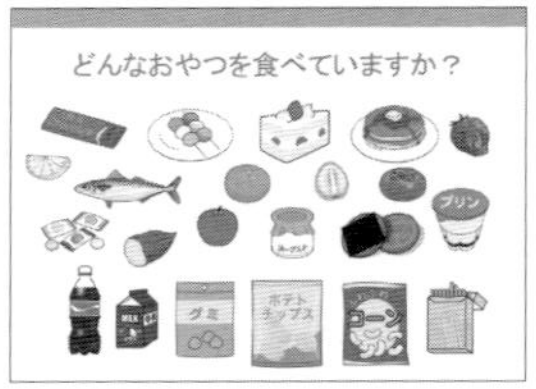

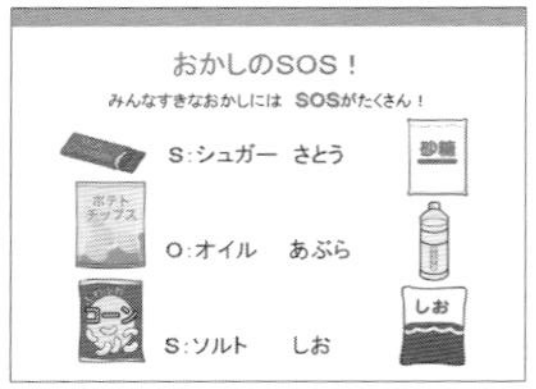

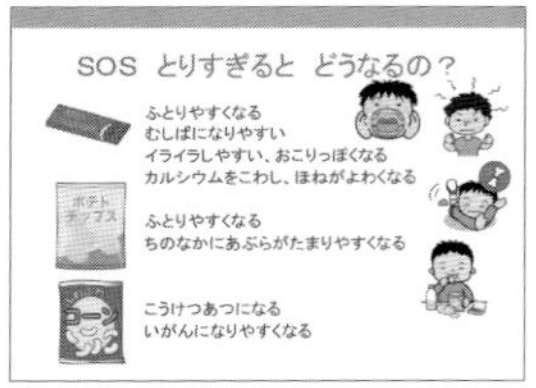

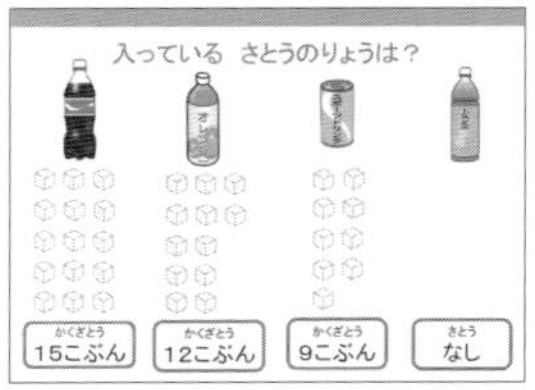

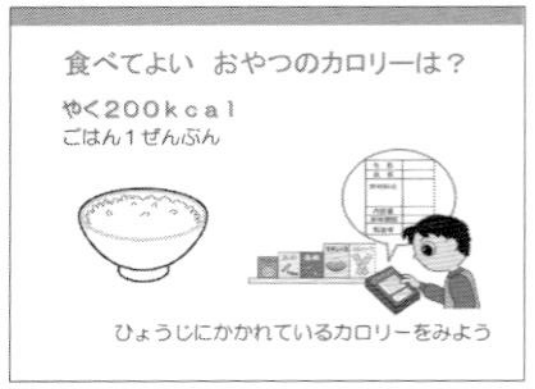

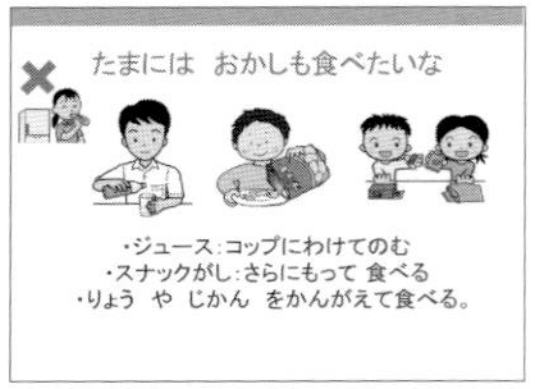

ご存知ですか？ SeDoc ～現場での使用例～

東京都日野市立仲田小学校 養護教諭　甲田 志津子 先生

少年写真新聞社のインターネットによる情報提供サイト「SeDoc」が、学校現場で実際にどのように使われているのか「イラスト無料サービス」を中心に紹介します。

「SeDoc」の入口はこちら → https://school.sedoc.ne.jp

掲示物や児童保健委員会の活動、保健指導などでSeDocのイラストを使用しています。下の写真は、インフルエンザの予防や歯に関して作製した掲示物です。

６月と11月に１週間設けている歯みがき週間には、レンジャーのイラストをもとに保健委員会の児童が「歯科予防戦隊みがくんジャー」に扮して、各クラスを回りながら歯みがきの大切さを伝える活動をしています。

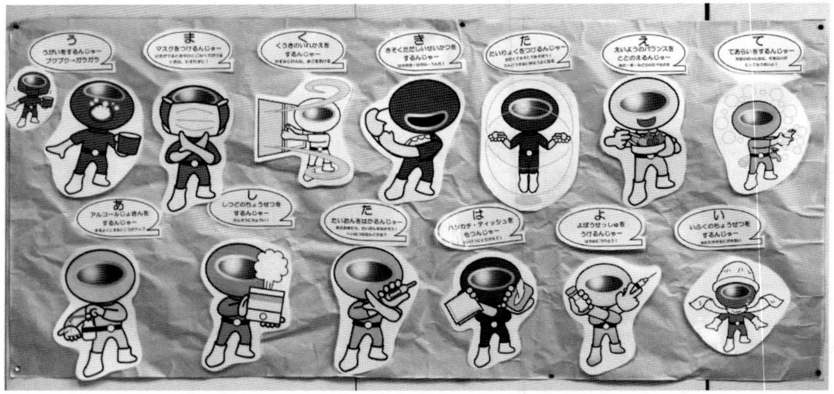

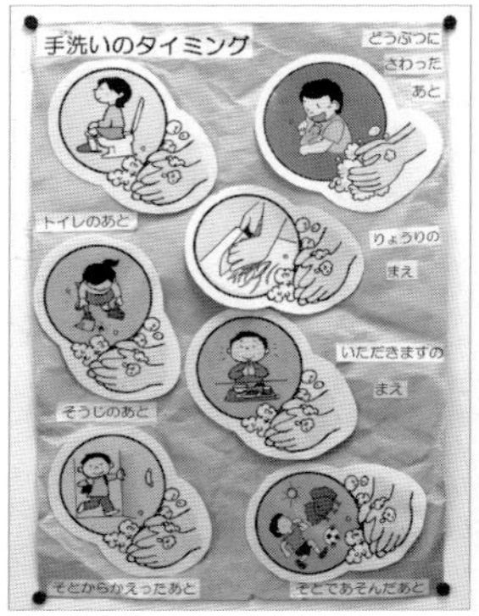

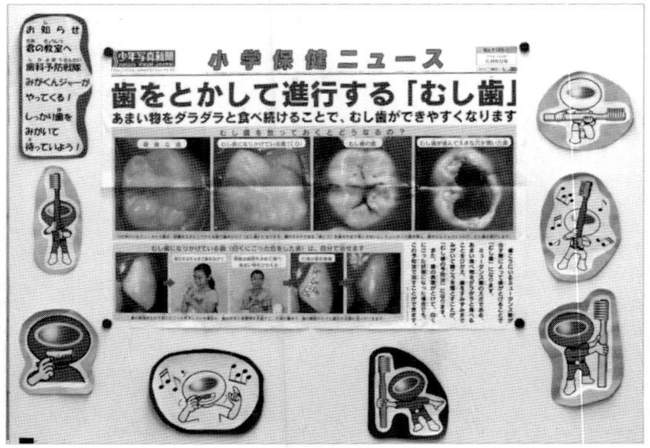

ご存知ですか？ SeDoc ～現場での使用例～

東京都墨田区立第三吾嬬小学校 養護教諭　種田 三千代 先生

少年写真新聞社のインターネットによる情報提供サイト「SeDoc」が、学校現場で実際にどのように使われているのか「イラスト無料サービス」を中心に紹介します。

「SeDoc」の入口はこちら → https://school.sedoc.ne.jp

毎年９月と１月の発育測定時に、保健室でホワイトボードを使って、保健指導を行っています。その中でSeDocのイラストを使用しました。

下の写真は「消化器」について指導したもので、導入で梅干しのイラストを見せて、唾液を口の中に出させて、唾液の説明から消化の仕組みについて解説しました。

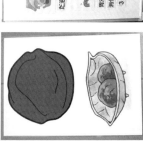

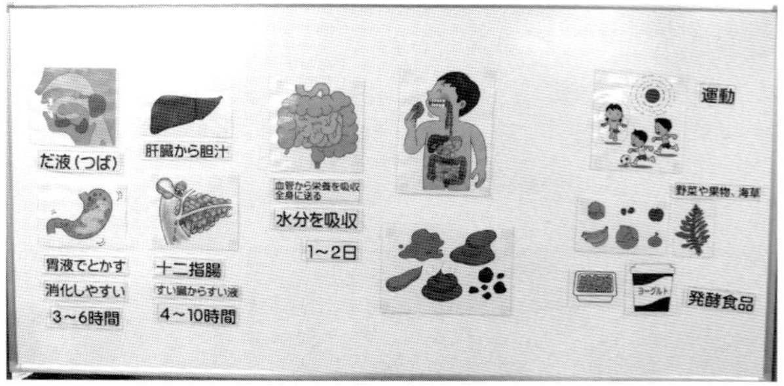

下の写真は、「免疫」について指導したときのものです。

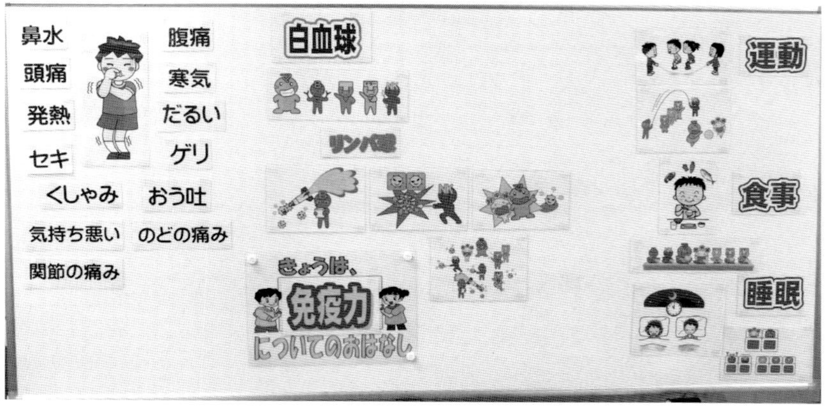

ご存知ですか？ SeDoc ～現場での使用例～

静岡県三島市立東小学校 養護教諭　宮西 みるき 先生

少年写真新聞社のインターネットによる情報提供サイト「SeDoc」が、学校現場で実際にどのように使われているのか「イラスト無料サービス」を中心に紹介します。

「SeDoc」の入口はこちら → https://school.sedoc.ne.jp

保健学習や指導の中で、SeDocのイラストを使用しています。

下の画像は、保健学習で「思春期に表れる変化」について話したときに使用したパワーポイントのスライドです。

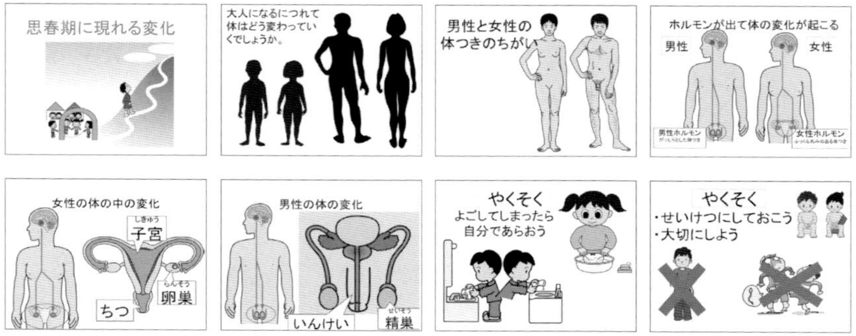

トイレの使い方に関して、実際の校内にあるトイレの写真にSeDocのイラストを合わせたパワーポイントのスライドを作製し、指導しました。

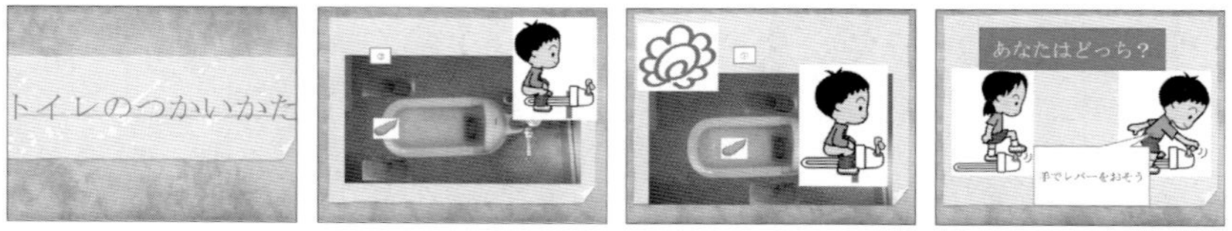

下の画像は、６年生にノーメディアについて指導したときのものです。

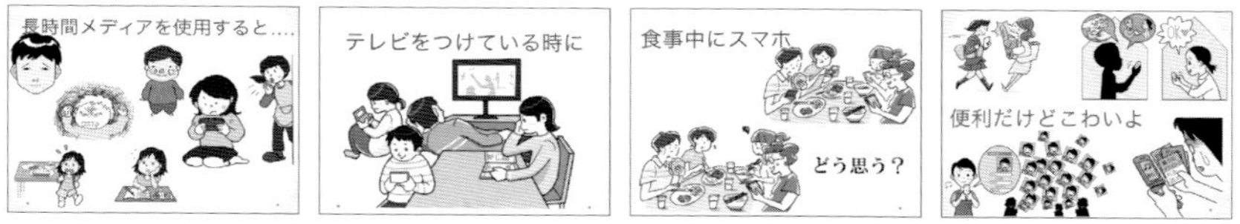

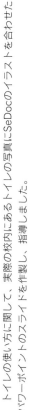

ご存知ですか？ SeDoc ～現場での使用例～

東京都町田市立町田第四小学校 主任養護教諭　長谷川 美香 先生

少年写真新聞社のインターネットによる情報提供サイト「SeDoc」が、学校現場で実際にどのように使われているのか「イラスト無料サービス」を中心に紹介します。

「SeDoc」の入口はこちら → https://school.sedoc.ne.jp

健康診断で、教職員への説明や児童に指導をする中で、SeDocのイラストを使用しました。

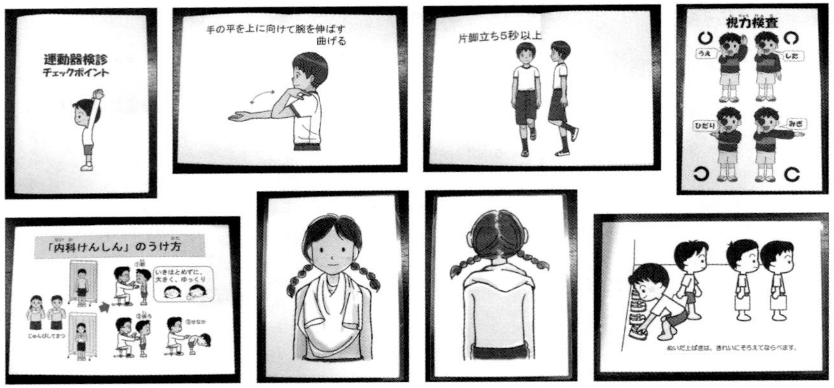

また、けがの手当や心肺蘇生《そせい》について、教職員への研修や児童に指導をする際に、イラストを入れた資料をパワーポイントで作製しました。

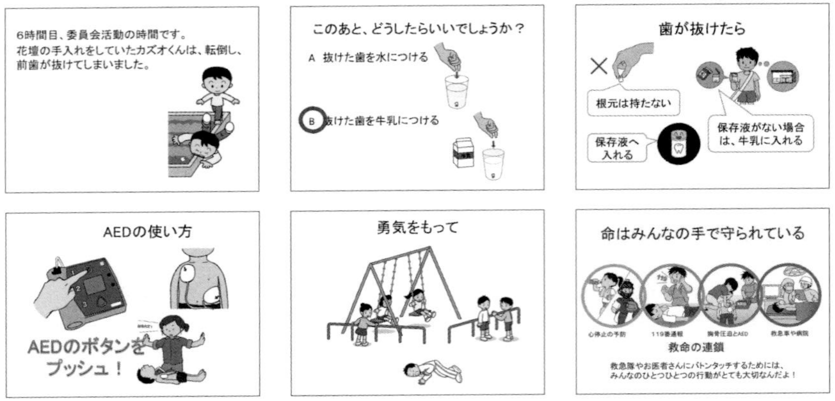

ご存知ですか？ SeDoc ～現場での使用例～

茨城県結城市立結城小学校 養護教諭　黒田 浩子 先生

少年写真新聞社のインターネットによる情報提供サイト「SeDoc」が、学校現場で実際にどのように使われているのか「イラスト無料サービス」を中心に紹介します。

「SeDoc」の入口はこちら → https://school.sedoc.ne.jp

134ページに掲載した「養護教諭の実践紹介」の中の手洗いの指導で使った、水道やばい菌、免疫などのイラストはSeDocのものです。

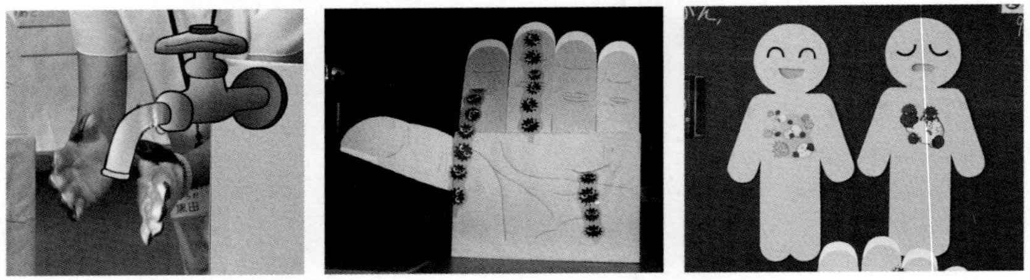

ほかにも、学校保健委員会で「歩きスマホ」や「せきエチケット」について話した際にも、SeDocのイラストも使いました（下の写真は、「歩きスマホ」について話した時の様子と、「せきエチケット」について話した後に、教材を保健室に掲示したものです）。

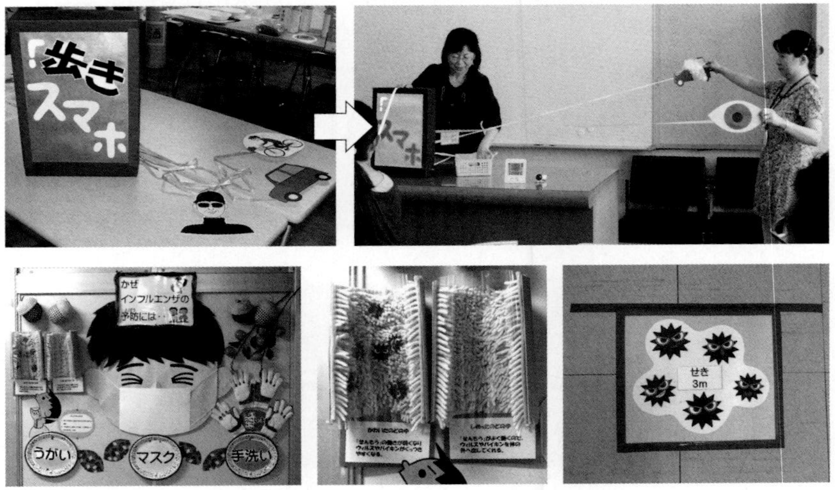

心の健康ニュース
少年写真新聞 Juniors' Visual Journal
No.427　2016年(平成28年) 4月号

“ジョハリの窓《まど》”で自分《じぶん》を知《し》ろう

自分《じぶん》を知《し》り、相手《あいて》にも知《し》ってもらうことで、円滑《えんかつ》な人間関係《にんげんかんけい》が築《きず》けます

ジョハリの４つの窓《まど》

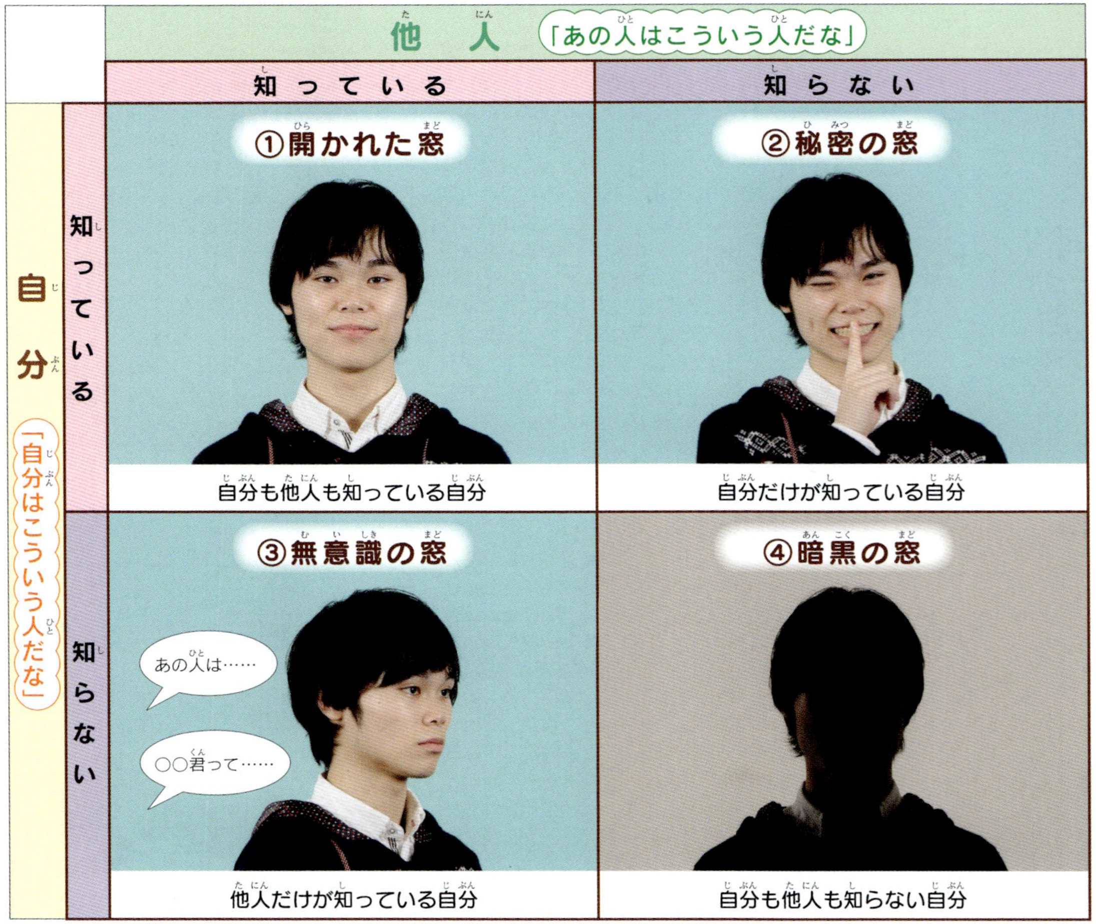
他《た》人《にん》「あの人《ひと》はこういう人《ひと》だな」
知《し》っている
知《し》らない
自《じ》分《ぶん》「自分《じぶん》はこういう人《ひと》だな」
知《し》っている
知《し》らない
①開《ひら》かれた窓《まど》
自分《じぶん》も他人《たにん》も知《し》っている自分《じぶん》
②秘密《ひみつ》の窓《まど》
自分《じぶん》だけが知《し》っている自分《じぶん》
③無意識《むいしき》の窓《まど》
あの人《ひと》は……
○○君《くん》って……
他人《たにん》だけが知《し》っている自分《じぶん》
④暗黒《あんこく》の窓《まど》
自分《じぶん》も他人《たにん》も知《し》らない自分《じぶん》

私《わたし》たちの心《こころ》の中《なか》には、「開《ひら》かれた窓《まど》」「秘密《ひみつ》の窓《まど》」「無意識《むいしき》の窓《まど》」「暗黒《あんこく》の窓《まど》」の４つの窓《まど》があります。

実践編《じっせんへん》　ジョハリの窓《まど》のやり方《かた》

1
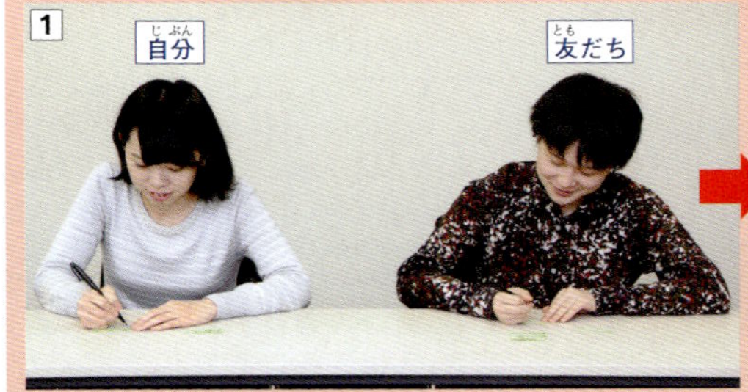
自分《じぶん》
友《とも》だち

2
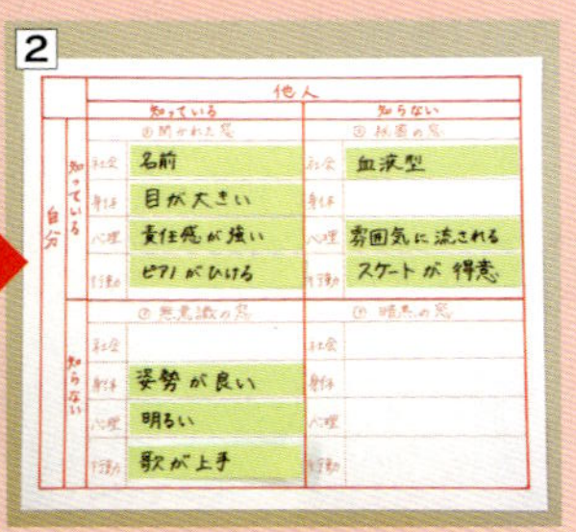
他人
知っている
知らない
名前
目が大きい
責任感が強い
ピアノがひける
血液型
雰囲気に流される
スケートが得意
姿勢が良い
明るい
歌が上手

1 付箋《ふせん》に自分《じぶん》の特徴《とくちょう》を書《か》き、友《とも》だちにもあなたの「いいな」と思《おも》うところを書《か》いてもらいます。
2 右上《みぎうえ》のような表《ひょう》に、自分《じぶん》と友《とも》だちが共通《きょうつう》で書《か》いたものを「①開《ひら》かれた窓《まど》」、自分《じぶん》だけが書《か》いたものは「②秘密《ひみつ》の窓《まど》」、友《とも》だちだけが書《か》いたものは「③無意識《むいしき》の窓《まど》」へ貼《は》り付《つ》けます。

ポイント

自己概念《じこがいねん》の4つの要素《ようそ》である（1）社会的自己《しゃかいてきじこ》（役割《やくわり》・属性《ぞくせい》）、（2）身体的自己《しんたいてきじこ》（チャームポイント）、（3）心理的自己《しんりてきじこ》（性格《せいかく》・思考《しこう》）、（4）行動的自己《こうどうてきじこ》（趣味《しゅみ》・特技《とくぎ》）に分《わ》けて貼《は》ってみましょう。

友《とも》だちと仲《なか》良《よ》くなるためのヒント

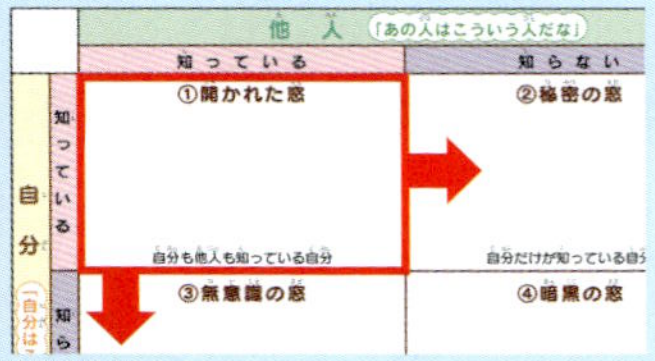
他人「あの人はこういう人だな」
知っている
知らない
①開かれた窓
②秘密の窓
自分も他人も知っている自分
自分だけが知っている自分
③無意識の窓
④暗黒の窓
自分
知っている
知らない

自分《じぶん》も他人《たにん》も知《し》っている「開《ひら》かれた窓《まど》」を広《ひろ》げると、相手《あいて》との共通《きょうつう》の話題《わだい》が見《み》つかるなど、もっと仲《なか》良《よ》くなるためのきっかけが増《ふ》えます。

SNS上《じょう》では、個人情報《こじんじょうほう》の公開《こうかい》は控《ひか》えめにしましょう。

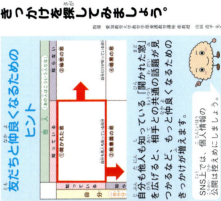

新学期《しんがっき》が始《はじ》まると、新《あたら》しく周《まわ》りの人《ひと》と仲良《なかよ》くなれるのか不安《ふあん》に感《かん》じるものです。円滑《えんかつ》な人間関係《にんげんかんけい》を築《きず》いていくためには自分《じぶん》のことを理解《りかい》し、相手《あいて》にも、自分《じぶん》がどんな人間《にんげん》なのかを知《し》ってもらうことが必要《ひつよう》だといわれています。

心《こころ》の中《なか》を、四《よっ》つの窓《まど》に分《わ》けて分析《ぶんせき》する“ジョハリの窓《まど》”を使《つか》い、まずは自分《じぶん》の特徴《とくちょう》を把握《はあく》して、人《ひと》と仲良《なかよ》くなるためのきっかけを探《さが》してみましょう。

指導　愛知教育大学教育学部養護教育講座 准教授　山田 浩平 先生

少年写真新聞
Juniors' Visual Journal
2016年4月8日発行 第427号付録
©少年写真新聞社2016年
心の健康ニュース
株式会社 少年写真新聞社 〒102-8232 東京都千代田区九段南4-7-16 市ヶ谷KTビルI
★定期刊行物は終わる期間を予定しない刊行物です。年度が替わりましても、購読中止のお申し出のない限り、引き続きニュースをご送付申し上げます。
★著作権法により、本紙の無断複写・転載は禁じられています。
少年写真新聞社のホームページ
http://www.schoolpress.co.jp/

「ジョハリの窓」を使って友だちと上手に付き合おう

愛知教育大学 教育学部 養護教諭養成課程
准教授　山田 浩平

はじめに

人とうまく関わっていくためには、自己表現能力や対人関係能力を高めることも大切ですが、その前に、自分はどのような人なのかということを、よく知っておく必要があります。これは「自己のモラルや価値観、性格、長所や短所、好き嫌いなどの行動を規定している要因について認識する」ということで、「自己認識（能力）」と呼びます。今回は、この自己認識を行うために効果的な「ジョハリの窓」の教材を紹介します。

なぜ「ジョハリの窓」の教材を使用するのか

自分のことをどのくらい知っているのかを調べる方法の一つに「文章完成法」があります。これは、「私は◯◯◯です」という文章の空欄（◯◯◯）に、言葉を当てはめて文章を完成させる方法です。小・中学生に対して実際に行うと、あまりできなかったり、否定的な部分は多く挙げられても肯定的な部分は少なかったりして、意外な結果に驚くことがあります。また、この方法では、（1）何個記述できたのか、（2）記述内容はどのような事柄なのかについて分析します。（2）の記述内容の分析は、これまでの研究[1)]によると、①社会的自己（社会的属性）、②身体的自己（身体の特徴）、③心理的自己（性格・個人的な哲学・思考過程）、④行動的自己（今まで獲得してきた能力）の自己概念の4要素について分けて振り返ることが有用だといわれています。さらに、自分を知るには、自分自身よりも、“他者が思っている自分”を知ること（他者からの振り返り）によって、自己認識が深まるといわれています。こうした振り返りを行うために、「ジョハリの窓」は効果的な教材なのです。

「ジョハリの窓」と対人関係（コミュニケーション）

コミュニケーションを円滑にするには、4つの窓の「開かれた窓」の領域を拡大するようにします。換言すれば、「秘密の窓」と「無意識の窓」の領域を狭めるということです。

具体的には、ありのままの自分でいる（自分で意識的に隠している部分を相手に打ち明ける）ようにして、「こうしなければ」とか「他人の目が気になるから」など、本来の自分がしたい姿を押し込めるような考え方を避けます。もちろん秘密にしておきたいことがあれば、秘密のままにしておきましょう。

また、相手から自分の気づいていない部分（無意識の窓）について教えてもらいます。他人の協力が必要ですが、友人、家族など、いろいろな人が知っている自分を教えてもらうことで“自己の認識”が深まるとともに、自身の可能性が発見できたり、自分では経験したことがなく他人にも想像がつかないような未知の領域（暗黒の窓）へチャレンジするきっかけになったりして、自己の成長にもつながっていきます。

ぜひ、子どもたちの自己認識を助ける教材として「ジョハリの窓」を活用してみてください。

〈参考文献〉
1）W. Damon et al "The Development of self-understanding from infancy through adolescence" *Child Development*, 53: 841-864, 1982
2）山田浩平 ほか「自己認識スキルを効果的に形成するための学習指導過程の開発—認識形成と自己効力感形成の導入効果—」『思春期学』31, 376-383, 2013

少年写真新聞
Juniors' Visual Journal
2016年5月8日発行 第428号付録
©少年写真新聞社2016年
心の健康ニュース
株式会社 少年写真新聞社 〒102-8232 東京都千代田区九段南4-7-16 市ヶ谷KTビルI
★定期刊行物は終わる期間を予定しない刊行物です。年度が替わりましても、購読中止のお申し出のない限り、引き続きニュースをご送付申し上げます。
★著作権法により、本紙の無断複写・転載は禁じられています。
少年写真新聞社のホームページ
http://www.schoolpress.co.jp/

「型」「言葉」は心の容《い》れ物

日本作法会 代表　尾崎 文春

ある日のできごと

春先のある日、公共施設のエレベーターに先に乗った少年が入り口に立ち、私は奥に進みました。

その少年に、「何年生ですか」と声をかけました。少年は、ハッとこちらを向いて「6年生です」。「もうすぐ御卒業ですね、おめでとうございます」と続けると、「ありがとうございます」と軽く一礼、降りようとする私に「開」のボタンを押して「お先にどうぞ」と手で示し、私のあとから降りて足早に行ってしまいました。時間にしてわずか2～3分、大人にさえ難しい瞬間のやさしさの表現力に感動を覚えました。この少年に限らず、30年余り、私立高等学校3校の男女学生たち、週約700人に礼儀作法の教科を通して接する中で、数え切れないほどの“彼ら独特のさりげないやさしさ”をもらいました。

現在は、看護学校で人間関係学を担当して20年になりますが、授業の感想を表した短歌を紹介します。彼らの心の内を感じ取っていただければ幸いです。

育ちゆく若者の心

何万首もの中からごく一部を記します。

「作法とは　自分のためと思いけり、相手を敬う　心も知らず」

「１日の　勤めを終えて帰る文　“おかえりなさい”感謝の心で」

とかくマナーという方法、型だけを押し付けられ、格好つけることで、自分を少しでもよく見せようという学びと、本来の礼儀作法とは正反対であることを彼らは授業を通して知っていきます。

「礼儀とは　どういうことか知らぬまま　何をやってた23年」

戦後の日本の人々の変わり様は、ひと言で言えば、“大人の指導力の無さ”が原因に思えます。幼い我が子への虐待、いじめによる自殺、親を、祖父母を殺めるなどということは、あってはならないできごとであるはずなのに、驚くのはそのときだけです。大人たちは「最近の若い者は無関心、無感動だ」などと言いますが、そう言える立場ではないでしょう。なにせ、その世代の若者たちを育てた親たちなのですから。

冒頭のエレベーターで出会った少年のやさしい言動は、見ず知らずの大人からかけられた言葉をきっかけに生まれたものです。こうしたやさしさを多くの若者が持っているのです。このように、数ある困った事件の何百倍も、もっともっと心のやさしい若者たちが育っているのを感じます。

子どもの人格を尊重した言葉で語りかけてきてくれる大人の姿は、かつては街のあちこちで見受けられました。現在は、ふとした若者とのやりとりの中に、人格を無視した大人としての自覚のない言動が見られ、傷つけられた子どもたちが反発する場面があります。

若者を信じる力

日常生活の中で、親が子に、学校現場で先生が生徒に、職場で上司が部下に、“相手が幼ければ幼いほど、きちんとした言葉で語りかける”といった努力を、まず大人の側がすれば、心の内に多くの寂しさを抱える子どもたちは少なくなると思います。

誰だって相手が自分に関心を示し、自分の人格を尊重してくれていると感じれば、感謝の心で応えるものでしょう。元来、日本人は感性豊かで、誠実で正直で働き者です。そのDNAを祖先から受け継いでいるに違いないと思い、信じればこそ、折に触れて温かい言葉かけのできる大人が増えてほしいと思います。

連載
どう対処する？子どもたちのSOS

第2回
いじめをどう防いでいくか

【特定非営利活動法人チャイルドライン支援センター
専務理事・事務局長　太田 久美】

「いじめはある」と認識することから始まる

私が、とある町の委員をしていたときの話です。委員会でこんな発言がありました。「この町にはいじめはありません。子どものアンケート調査でもいじめは確認されていないのです」この方はこの町の教育委員でした。しかし本当にいじめはなかったのでしょうか？このような大人の目線からの発言は、たびたび繰り返されています。

チャイルドラインには、毎年4300本から5000本近くのいじめに関する電話の着信がありますが、子どもの主訴としては「いじめ」がトップです。いじめの電話の対応の困難さは、この問題が“電話をかけてきた子どもだけの問題ではない”というところにあります。いじめている子どもがいて、その周りで知ってはいても、止めたり関わってくれたりする人たちがいないのです。特に考えさせられることは“身近な大人の関わり”です。

まず、子どもはつらいことがあっても、なかなか「つらい」とは言わない存在であることを意識しなければなりません。チャイルドラインにかけてくる子どもたちの多くが、「誰にも相談できない」と訴えます。子どもが言わないことをもって、「いじめはない」としてしまうことはできません。子どもが話す（相談する）時点で、すでに大変な状況になっている可能性があるのです。

下記は子どもの訴えの一片です。

- 先生に相談したらクラスで話してくれてよくなったけれども、またこの頃はいじめられている。
- 相談したらちくったと言われる。ひどくなるからできない。
- 先生に言ったら、あなたにも反省するところがあるのではないかって。
- 先生は忙しいんだよ。自分で何とかしてって。

子どもは大人の対応で変わる

いじめは、子どもたちが遊んでいるように見える場合もあります。けんかだと思い指導することもあります。教室内でいつもプロレスの技をかけられる、廊下を歩いていて“肩パン”をされるなどを目撃した経験はありませんか。大人が遊びだと認識した場合にも、観察を怠ってはなりません。見るべきは“関係性”です。例えばプロレスごっこだったら、いつも特定の子どもが下に組み敷かれていませんか。上の子どもが変わっても同じではないですか。複数の子どもたちが手を抑えたり、ズボンに手をかけたりしていませんか。もしそのような場合はいじめの可能性が高く、やられている子どもの尊厳はひどく傷つけられている場合が多いのです。また、悪口・陰口や無視などの態度で行われることもあります。「死ね」という言葉をかけられている子どもがいたら、私たちはどうしましょう。「いつものことだ」ではなく、このようなときこそ教育のチャンスです。どう子どもたちに「いのち」を伝えましょうか。

実際、チャイルドラインにはトイレに連れ込まれて水をかけられるといった、いじめを受けた被害者からの相談の電話もかかってきます。「いじめ防止対策推進法」成立のきっかけとなった、2011年の「大津市中2いじめ自殺事件」でも、こうしたトイレのいじめを単なるけんかだと処理していました。加害側の子どもたちはけんかと主張するかもしれません。しかし、そもそもけんかであれば暴力は許されるのでしょうか……。けんかをするのにもルールがあります。双方がその気であること、攻撃のために物を（棒など）を使わないこと、一対一であること。トイレや他人に見られない場所を選んでいることは、いじめは悪いと知っていて行っているはずです。ですから、よく子どもたちを観察し、大人が加害者の前に立ちはだかり、子どもと真剣に向き合う姿勢が大事です。それがいじめを防ぐ何よりの手立てと思われます。

いじめは、ほんの少しの“からかい”からエスカレートしていきます。これは虐待と一緒です。暴力や暴言による支配は、効果を狙えばエスカレートします。大人の責任でいじめを止める……このことは被害者だけではなく、加害側の子どもの人権や将来をも守ることにつながります。

学校内のいじめの傾向を知る

いじめはどこで起こっているのでしょうか。チャイルドラインの電話では「教室内」が一番多いように感じています。また、先にも書きましたがトイレなどの、人の目が届きにくい場所もよくあります。

いじめの有無の調査でアンケートがよく行われますが、このアンケートにも工夫が必要です。調査項目として、いじめられた場所や時間を聞く、あるいは「いじめられたことがありますか」のような設問ではなく、「たたかれたことがあるか」「悪口・陰口を言われているか」といった具体的な設問にすると、より学校の中で起こるいじめの状況を把握できます。いつ（when）・どこで（where）・何が（what）起こっているのかがわかれば、そこに対応する体制を手厚くすることができるため、いじめを防ぐ手立ての一つとして有効だと思います。

取り組みは年間計画で

学校の現場ではいじめを防ぐため、あるいはいのちの尊さを伝えるための取り組みをされていることでしょう。ですが、その取り組みは年間で何回ありますか。年に一回だけ取り組んでも、子どもたちのこころにはそう残らないものです。時間は短くても繰り返し、それも子どもたち自身が感じて考えられるようなプログラムも用意されるとよいかと思います。実際にそのように取り組まれ、成果を上げている学校もあることから、いじめを防ぐよい取り組みだと思います。

いじめられている子を助けたい

チャイルドラインにかかってくるいじめの電話は、被害者からだけではありません。「クラスにいじめられている子がいて、何とか助けてあげたいんです」「Aちゃんのことをいじめている人たちがいて、とってもかわいそう。だから私たちが遊んであげているんだ」など、困っている子を助けたいという電話もかかってきます。

よく「傍観者は加害者と一緒だ」との指摘がありますが、以下のいじめの四層構造（図1）を見てください。観衆と傍観者には違いがあるのです。観衆というのは自分では直接行動はしなくても、囃し立てたりしてエスカレートさせる立場であり、加害側の一部です。一方で、自分を守るために傍観者でいるしかない子どもたちも多くいます。

また、いじめを防ぐためには、子どもを指導するだけでは限りがあります。子どもたちのいじめは大人の態度によって、エスカレートすることもあれば収束に向かうこともあります。つまり、いじめを止めるためには子ども任せにせず、大人も関わっていくことが必要なのです。

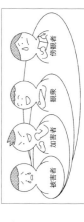

図１　いじめの４層構造

心の健康ニュース
少年写真新聞 Juniors' Visual Journal
http://www.schoolpress.co.jp/
No.428　2016年（平成28年）５月号

“手《て》”を添《そ》えて“心《こころ》”を伝《つた》えよう

相手《あいて》への思《おも》いやりを「型《かた》」にしたものが礼儀作法《れいぎさほう》です

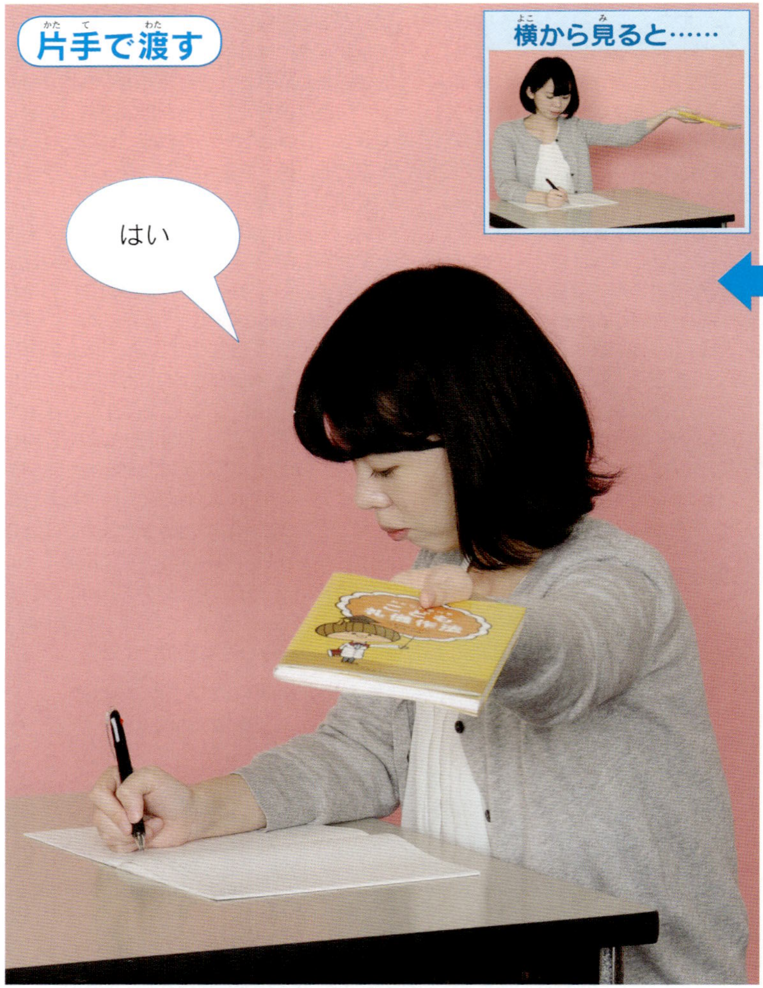

片手《かたて》でものを渡《わた》されると、自分《じぶん》が少《すこ》し雑《ざつ》に扱《あつか》われたような気《き》がしてしまいます。

あなたなら どうしますか？

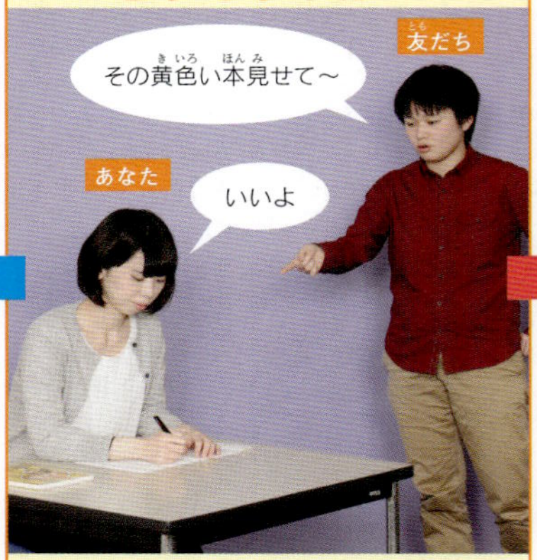

★ 友《とも》だちと試《ため》してみよう ★

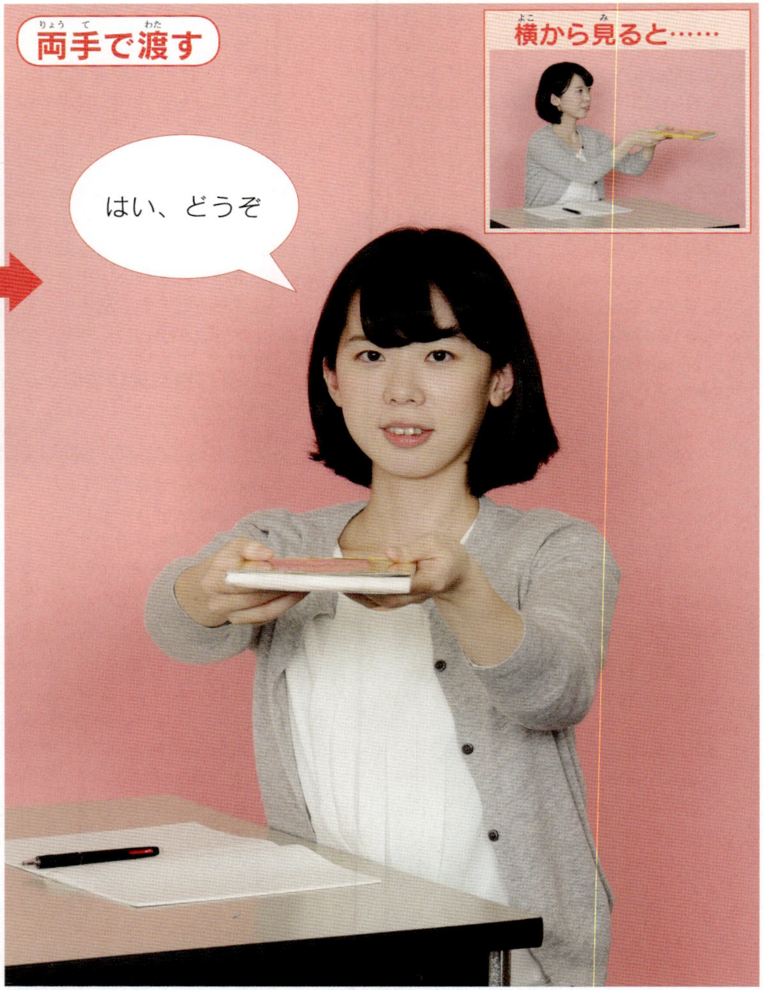

両手《りょうて》でものを渡《わた》されると、自分《じぶん》が大切《たいせつ》に扱《あつか》ってもらえた気《き》がしてうれしい気持《きも》ちになります。

日本《にっぽん》の礼儀作法《れいぎさほう》は、「相手《あいて》を大切《たいせつ》にする」ことが原点《げんてん》になっています。

そのため、礼儀作法《れいぎさほう》をもって接《せっ》すると、相手《あいて》は自分《じぶん》を大切《たいせつ》に扱《あつか》ってもらえたように感《かん》じ、うれしい気持《きも》ちになります。

どんなときも「どうすれば相手《あいて》を大切《たいせつ》にできるのか」と考《かんが》えて行動《こうどう》していくことで結果的《けっかてき》に自分自身《じぶんじしん》も磨《みが》かれていきます。

指導　日本作法会代表　尾崎文春先生

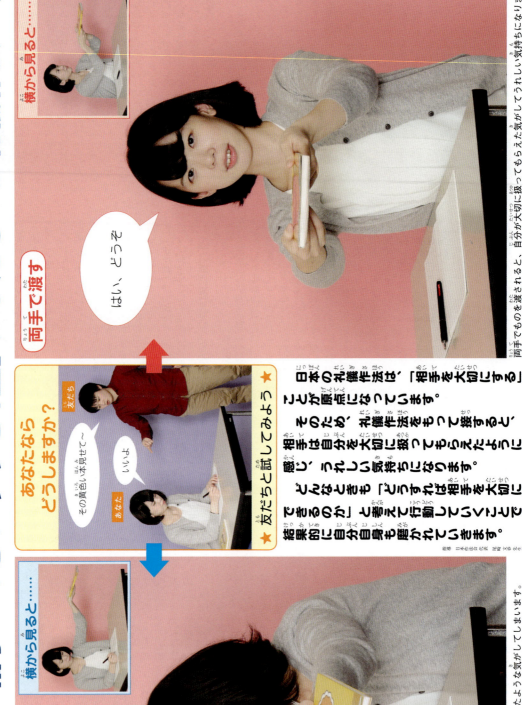

心の健康ニュース
少年写真新聞 Juniors' Visual Journal
No.429　2016年（平成28年）6月号

思《おも》い込《こ》みの力《ちから》を味《み》方《かた》につけるには

困《こん》難《なん》なときこそ前《まえ》向《む》きな考《かん》え方《かた》を試《ため》してみよう

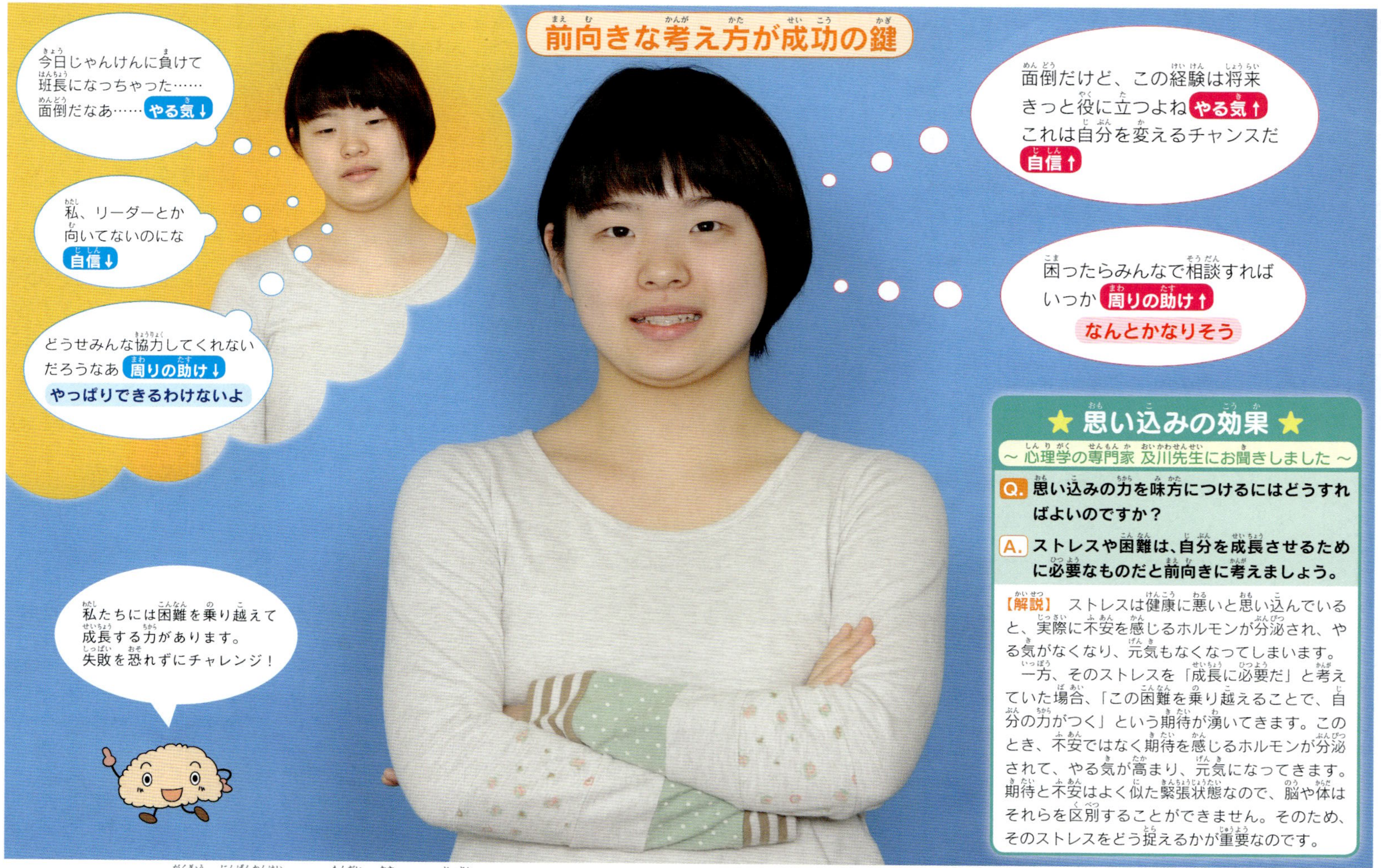
前《まえ》向《む》きな考《かん》え方《かた》が成《せい》功《こう》の鍵《かぎ》
今日《きょう》じゃんけんに負《ま》けて班長《はんちょう》になっちゃった……面倒《めんどう》だなあ……やる気《き》↓
私《わたし》、リーダーとか向《む》いてないのにな 自信《じしん》↓
どうせみんな協力《きょうりょく》してくれないだろうなあ 周《まわ》りの助《たす》け↓
やっぱりできるわけないよ
面倒《めんどう》だけど、この経験《けいけん》は将来《しょうらい》きっと役《やく》に立《た》つよね やる気《き》↑
これは自分《じぶん》を変《か》えるチャンスだ 自信《じしん》↑
困《こま》ったらみんなで相談《そうだん》すればいつか 周《まわ》りの助《たす》け↑
なんとかなりそう
私《わたし》たちには困難《こんなん》を乗《の》り越《こ》えて成長《せいちょう》する力《ちから》があります。失敗《しっぱい》を恐《おそ》れずにチャレンジ！

★ 思《おも》い込《こ》みの効《こう》果《か》 ★

～ 心理学《しんりがく》の専門家《せんもんか》 及川先生《おいかわせんせい》にお聞《き》きしました ～

Q. 思《おも》い込《こ》みの力《ちから》を味方《みかた》につけるにはどうすればよいのですか？

A. ストレスや困難《こんなん》は、自分《じぶん》を成長《せいちょう》させるために必要なものだと前向《まえむ》きに考《かんが》えましょう。

【解説《かいせつ》】　ストレスは健康《けんこう》に悪《わる》いと思《おも》い込《こ》んでいると、実際《じっさい》に不安《ふあん》を感《かん》じるホルモンが分泌《ぶんぴつ》され、やる気《き》がなくなり、元気《げんき》もなくなってしまいます。

一方《いっぽう》、そのストレスを「成長《せいちょう》に必要《ひつよう》だ」と考《かんが》えていた場合《ばあい》、「この困難《こんなん》を乗《の》り越《こ》えることで、自分《じぶん》の力《ちから》がつく」という期待《きたい》が湧《わ》いてきます。このとき、不安《ふあん》ではなく期待《きたい》を感《かん》じるホルモンが分泌《ぶんぴつ》されて、やる気《き》が高《たか》まり、元気《げんき》になってきます。期待《きたい》と不安《ふあん》はよく似《に》た緊張状態《きんちょうじょうたい》なので、脳《のう》や体《からだ》はそれらを区別《くべつ》することができません。そのため、そのストレスをどう捉《とら》えるかが重要《じゅうよう》なのです。

学業《がくぎょう》や人間関係《にんげんかんけい》などの問題《もんだい》の多《おお》くは、実際《じっさい》にできないことよりも、“できないという思《おも》い込《こ》み”の悪循環《あくじゅんかん》から生《しょう》じることが明《あき》らかになっています。

よくあるパターン

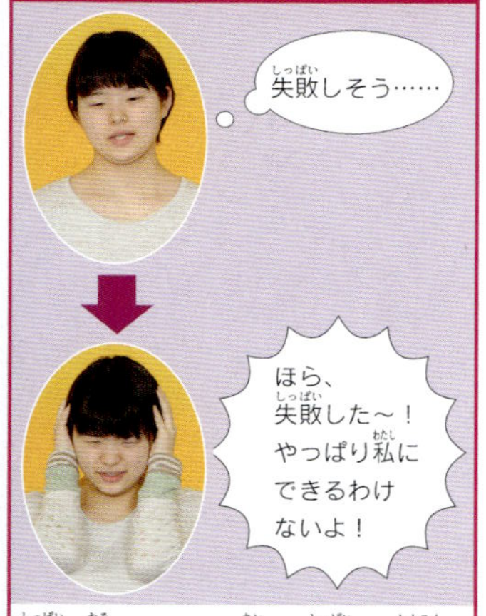
失敗《しっぱい》しそう……
ほら、失敗《しっぱい》した～！やっぱり私《わたし》にできるわけないよ！

失敗《しっぱい》を恐《おそ》れていると、小《ちい》さな失敗《しっぱい》でも深刻《しんこく》に感《かん》じられ、さらに思《おも》い込《こ》みが強《つよ》くなります。

困難《こんなん》なことがあると「どうせできない」「無理《むり》だ」と考《かんが》えてはいませんか？思《おも》い込《こ》みの力《ちから》は意外《いがい》と大《おお》きく「無理《むり》だ」と思《おも》うと、本当《ほんとう》にできなくなり、「できる」と思《おも》っているほうが、うまくいきます。困難《こんなん》なときこそ、思《おも》い込《こ》みの力《ちから》を味方《みかた》につける前向《まえむ》きな考《かんが》え方《かた》を試《ため》してみましょう。

指導　同志社大学心理学部心理学研究科 准教授　及川 昌典 先生

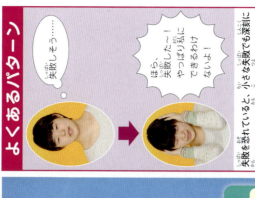

少年写真新聞 Juniors' Visual Journal
2016年6月8日発行 第429号付録
©少年写真新聞社2016年
心の健康ニュース
株式会社 少年写真新聞社 〒102-8232 東京都千代田区九段南4-7-16 市ヶ谷KTビルⅠ
★定期刊行物は終わる期間を予定しない刊行物です。年度が替わりましても、購読中止のお申し出のない限り、引き続きニュースをご送付申し上げます。
★著作権法により、本紙の無断複写・転載は禁じられています。
少年写真新聞社のホームページ
http://www.schoolpress.co.jp/

思い込みの力

同志社大学心理学部 准教授　及川 昌典

テストのときやクラスのみんなの前で発表するときなど、期待と不安が入り混じった状況のとき、“きっとできる”と考える人もいれば、“やはりできない”と考える人もいます。困難があっても“うまくできる”と思うかどうかは、大きな違いを生みます。なぜなら、思い込みは現実になることが多いからです。

思い込みの力

私たちの思い込みには、驚くべき力が秘められています。たとえば、「ストレスは心身の健康を脅かすものだ」と思い込んでいると、実際に不安を感じるホルモンが分泌され、気力が減退し、心身の健康を損ないます。しかし、たとえ同じだけのストレスにさらされたとしても、それを「成長に必要な過程だ」と捉えていた場合、困難を乗り越えることで能力や人間関係や状況が改善できるという期待が湧いてきます。このとき不安ではなく期待を感じるホルモンが分泌され、気力が高まり、むしろ心身の健康が増進されます。期待も不安もよく似た緊張状態ですので、脳や身体はそれらを区別することができません。ストレスに脳や身体がどう反応するかは、その状況を私たちがどう捉えるかによって決まるのです。

できないという思い込み

うまくできそうにないと思うと、ちょっとした失敗や誤解など、あらゆる小さなことが深刻に感じられます。自信がなくなって不安がつのり、失敗を恐れるようになると、問題解決や人間関係を避けるようになります。そして、さらなる失敗や孤立を招いてしまいます。悪い思い込みが現実となり、さらに悪い思い込みが強くなるという悪循環に陥ってしまうのです。驚くべきことに、仕事や学業、コミュニケーションや人間関係、生活習慣などにおける問題の多くは、実際にできないことよりも、“できないという思い込み”の悪循環から生じることが明らかになっています。

思い込みを変える

――実は自分はうまくやれるのかもしれない。でも、何を根拠に？ 根拠のない思い込みは、ただの妄想ではないだろうか？――

多くの人にとって、思い込みを変えるためには“現実的な根拠”が必要になります。「根拠がないから思い込むことなんて無理だ」と思ったとき、頼りになるのは同じ悩みを経験した人からの助言です。養護教諭の先生方はもちろん、私たちは誰かに悩みを打ち明けられると、進んで力になろうとします。自分も悩んだ問題であればなおさらです。もし学校で、いつでも進んで自分を助けてくれる人が、周りにいるとしたらどうでしょう？ こんなに心強いことはないでしょう。

学校や職場などの大切な場所でうまくいかないのではないかという不安は、誰もが抱える悩みです。みんな不安を抱きながらも誰にも相談せずに、自分だけが孤独に耐えているのだと思い込んでいるのです。

ですから、悩んだり、不安に感じたりしている子どもたちには、「自分を成長させようとする人は、誰でもそうした悩みを経験しているよ。あなただけの悩みではないから大丈夫」とそっと教えてあげることを心がけてもらいたいと思います。そうすることで、「自分にはできない」「自分だけが悩んで苦しんでいる」という思い込みの方が根拠のないものだったんだと思えるようになるかもしれません。子どもたちの心の健康のために、これからは思い込みの力にもぜひ注目してみてください。

少年写真新聞 Juniors' Visual Journal
2016年7月8日発行 第430号付録
©少年写真新聞社2016年
心の健康ニュース
株式会社 少年写真新聞社 〒102-8232 東京都千代田区九段南4-7-16 市ヶ谷KTビルⅠ
★定期刊行物は終わる期間を予定しない刊行物です。年度が替わりましても、購読中止のお申し出のない限り、引き続きニュースをご送付申し上げます。
★著作権法により、本紙の無断複写・転載は禁じられています。
少年写真新聞社のホームページ
http://www.schoolpress.co.jp/

先人の生き方⑥　やなせたかし

逆境に負けない生き方

公益財団法人やなせたかし記念
アンパンマンミュージアム振興財団
事務局長　仙波 美由記

やなせたかしは、高知県在所村（現・香美市香北町）出身の父・清、母・登喜子の長男として、1919年に誕生しました。当時、父は東京で朝日新聞社の記者をしており、やなせが4歳のころ、中国・上海へ海外赴任となります。やなせ誕生の2年後には次男・千尋が生まれ、幼子2人を抱えていた母は、父の赴任地へはついていかず、故郷である高知の実家で暮らすことを選びます。しかし、父は赴任して1年で急逝し、やなせは5歳で父親を亡くすことになります。

寂しい子ども時代

父の死後、弟は、高知県南国市で開業医をしていた伯父・寛の養子となります。やなせと母は、祖母と一緒に高知市でしばらく暮らしていましたが、やなせが7歳のころに母は再婚し、やなせのもとを去っていきました。残されたやなせは、弟のいる伯父のもとに引き取られますが、養子縁組で医者の息子となった弟とは立場が異なり、やなせは居候として暮らすことになります。子のなかった伯父夫妻は、やなせ兄弟を実の子のように可愛がりましたが、幼くして父母と別れたやなせにとっては、親に甘えることのできない、寂しい幼少期となりました。

戦争によって奪われた家族と青春

幼いころから文章を書くことや絵を描くことが得意だったやなせは、東京で本格的に絵を勉強するため、1937年、東京高等工芸学校（現・千葉大学工学部）へ進学します。同郷の横山隆一※に憧れ、卒業後は漫画家として成功することを夢見ていたやなせでしたが、学校を卒業した1年後に徴兵され、中国大陸へ出兵することになります。好きな道ではなく戦地で過ごすことを余儀なくされて、やっとの思いで日本へ戻ってこられたのは、26歳のときでした。しかし、日本に戻れてほっとしたのも束の間、故郷に戻ったやなせを待っていたものは、たった1人の弟・千尋の戦死という悲しい知らせでした。

逆境から生み出した普遍的なヒーロー

やなせは自らの戦争体験を経て、国が変われば正義は逆転することを身をもって知ります。その経験から、国や時代が移り変わろうとも「逆転しない正義とは何か」と自らに問い続け、「目の前にいるおなかをすかせた人々を助けることは、どこの国においても正義に違いない」という思いに至ります。超人的な力で悪を打ちのめすヒーローがもてはやされていた時代に、アンパンマンのような格好の悪いヒーロー像は、すぐには受け入れられませんでしたが、やなせは諦めることなく、“真の正義とは「自己犠牲」「献身の心」なしては行えない”というメッセージを、アンパンマンに託して描き続けました。

やなせたかしの作品には、“強さ”や“幸せ”だけではなく、その裏にある“弱さ”や“悲しみ”が多く描かれます。これらは、家族との悲しい別れの多かった、やなせ自身の人生が作風に影響を及ぼしているといえます。人生の中で次々に起こる逆境に負けず、亡くなった家族の分まで“生きる”ことに一生懸命だったやなせの生き方が、氏が遺《のこ》した多くの作品を通して見えてきます。

※高知県高知市出身の漫画家

連載
どう対処する？子どもたちのSOS

最終回
子どものSOSを受け止めるための聴くという手立て

【特定非営利活動法人チャイルドライン支援センター
専務理事・事務局長　太田 久美】

18歳までの子ども専用電話、チャイルドラインにかかってくる電話内容は多岐にわたります。いじめ、人間関係、将来・進路、こころに関すること、学びに関すること、部活に関することなど、年間60万件を越えるアクセスがあり、20万件を越える電話を着信しています。電話の内容からは、子どもの生活は大きく学校に依拠していることがわかります。学校は成長の場であるとともに、人間関係に悩む場です。ときには友人関係のもめごとが“いじめ”に発展し、つらい気持ちでいる子どもたちもいます。2009年6月、文部科学省国立教育政策研究所が発表した「いじめ追跡調査2007-2009」によると、小中学生の調査でいじめの加害も被害も約8割の子どもたちが経験しているとあります。いじめはどこでも誰にでも起こることだといえるでしょう。

今回は、いじめから子どもを守る一つの手立てとしての「聴く」に触れたいと思います。

子どもが相談に求めていること

図1は、電話相談員(電話の受け手)が判断した子どもが電話をかけてきた動機の調査結果です。男女ともおよそ6割は、「話を聴いてほしい・つながる相手がほしい」というもので、「何らかの助言がほしい」の割合を大きく上回っています。この連載の第1回では、チャイルドラインに電話をかけてきた子どもの感想を紹介しました。そこでは「本当に欲しいと思っていたのは、アドバイスではなく、真剣に話を聞いてくれる誰かだった」という感想もありました。子どもたちがチャイルドラインを通して訴えていること、それは自分をわかってほしいという気持ちです。子どもたちは話を聴いてもらうことや、誰かとつながることで自分の理解者になってくれる存在を求めているのです。

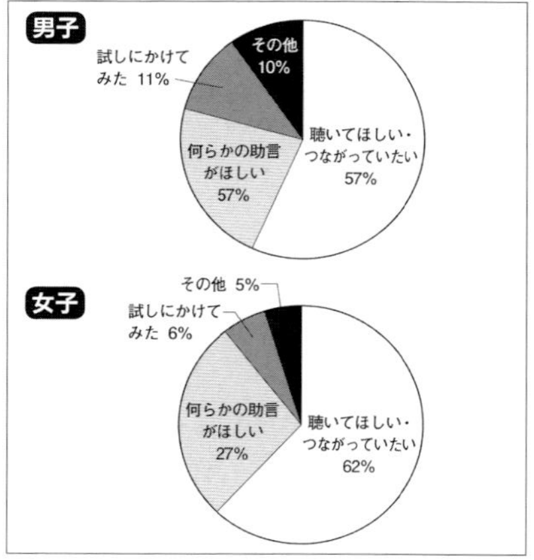

図1　チャイルドラインに電話をかけた動機

かけてきた電話の内容によって、電話をかけた動機にも特徴が見られます。雑談(話し相手)やこころに関すること(こころの不安)では「話を聴いてほしい」の割合が高いのに対し、人間関係・いじめ・学びに関すること・身体に関することでは具体的なアドバイスを求める割合が高くなっていることがわかります(表1)。

チャイルドラインでは、話を聴いてほしいという子どもにも、アドバイスを求めている子どもにも、基本は一緒の受け方をします。子どもの話を否定せずに受け止め、子どもをわかろうとしている姿勢が伝わるように接します。子どもたちはちょっと話してみて、大人の反応をうかがっています。安心できると思えてから、やっと本当の気持ちが表れてくるということは珍しいことではありません。

そして、子ども自身がどんな気持ちでいて、困っていることは何なのかをゆっくりと聴きます。「どうなりたい」と思っているのか。もし、「こうしたい」とか「こうなりたい」という思いがあるのであれば、どうしたら実現できるのかを一緒に考えます。子ども自身が自分の問題に対して、自分に何ができるのかを考えられるように“寄り添う”のです。大人が「こうしたほうがいいよ」とアドバイスしても、その子どもの気持ちにしっくりこないこともありますし、その子にできないことを提案しても意味がないからです。

表1　電話の内容別にみた電話をかけた動機

動機	雑談 件数(件)	雑談 比率	こころに関すること 件数(件)	こころに関すること 比率	人間関係 件数(件)	人間関係 比率
聴いてほしい・つながっていたい	6,044	63.1%	2,845	78.2%	6,933	60.9%
何らかの助言がほしい	92	5.1%	575	15.8%	3,763	33.1%
試しにかけてみた	2,326	24.3%	91	2.5%	371	3.3%
その他	719	7.5%	126	3.5%	311	2.7%
合計	9,581	100.0%	3,637	100.0%	11,378	100.0%

動機	いじめ 件数(件)	いじめ 比率	学びに関すること 件数(件)	学びに関すること 比率	身体に関すること 件数(件)	身体に関すること 比率
聴いてほしい・つながっていたい	2,459	56.1%	1,080	55.7%	2,363	50.9%
何らかの助言がほしい	1,527	34.8%	675	34.8%	1,783	38.4%
試しにかけてみた	243	5.5%	120	6.2%	217	4.7%
その他	158	3.6%	63	3.3%	284	6.1%
合計	4,387	100.0%	1,938	100.0%	4,647	100.0%

子どもの話を聴くための3つの要素

①この子は大丈夫だと過信しないことです。子どもは不安な気持ちを隠しますし、「子どもは簡単にこころの内を話さない」ということを前提にして理解に努めます。
②子どもの様子をよく観察し、不安や困惑を見抜くように心掛けます。
③「この人は味方だ」と子どもが思えるように工夫するなど、子どもが話しやすい環境づくりをします。

子どもは「さあ、相談して」と促されても、なかなか話せないものです。ですから、子どもが何も言ってこないから安心だと思ってしまうのは危険です。いつもと違っていたり、暗い表情や仲間外れが行われている様子が見られたりしたら、特に注意して観察することが大切です。

私たちが人の話を聴くときには、往々にして自分の考え方や話し方を基準にして聴いていきます。しかし、それでは「子どもの話に耳を傾けて聴く」のではなく、「自分の聴きたいこと尋ねる」ことになってしまいがちなのです。また、子どもを元気づけたいとか、解決を急ごうとする思いなどから、子どもを変えようと操作的に話をしていないかということにも気をつけなければなりません。大人でも、「こうした方がいい」と忠告をしてくれる人に対して、自分の気持ちとは違うなと違和感を覚えた経験はあるでしょう。また、話の途中でそのようなアドバイスをされたら、まだ最後まで話していないのになあ……と思うのではないでしょうか。

自分の価値観や考えで子どもに向き合ってしまうと、意に反して子どもを傷つけてしまうことも起こり得るのです。話を聴くとは、「相手が今話さざるを得ない話を聴く」のだと意識していただきたいと思います。そして、大人はそうした時間を保障することこそが重要な役目だと思うのです。

子どものSOSを受け止めるとは

忙しさに追われている大人にとって、子どもをありのままに受け止めるのは難しいこともあるでしょう。しかし、子どもが何を感じ、どんな気持ちでいるのか……そうしたことは、子どもの話を聴いて、こころにたどり着かなければ、しっかり受け止めることはできないように思います。

自分をわかろうとしてくれる大人や、気持ちをしっかりと受け止めてくれる大人に対し、子どもたちは自分の味方だと感じます。結果、安心して話をすることができ、私たちがSOSを受け止めることにつながるのです。

私たち大人は、子どものこころの声を感じること、そして、子どものこころに寄り添うことをこれからも大切にしていきましょう。

心の健康ニュース
少年写真新聞 Juniors' Visual Journal http://www.schoolpress.co.jp/
No.430 2016年（平成28年）7月号

先人《せんじん》の生《い》き方《かた》

“絶望《ぜつぼう》のとなりは希望《きぼう》です”

逆境《ぎゃっきょう》から独創的《どくそうてき》な作品《さくひん》を生《う》み出《だ》した やなせたかしさん

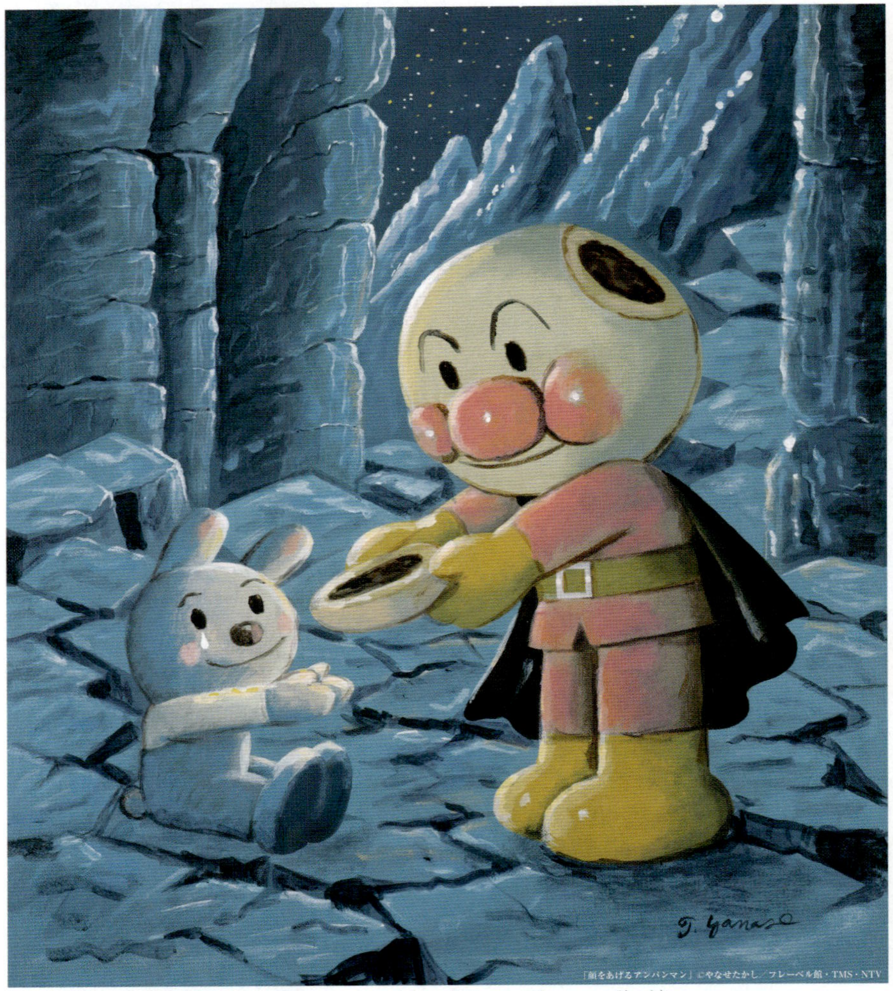

「顔をあげるアンパンマン」©やなせたかし／フレーベル館・TMS・NTV

顔《かお》を分《わ》け与《あた》えると元気《げんき》がなくなるにもかかわらず、自分《じぶん》を犠牲《ぎせい》にして困《こま》っている人《ひと》を助《たす》けるヒーロー、アンパンマン。

逆境《ぎゃっきょう》を乗《の》り越《こ》えて生《う》まれた作品《さくひん》たち

①24歳《さい》のときの戦争体験《せんそうたいけん》が作品《さくひん》の源《みなもと》

戦時中《せんじちゅう》のやなせさん（右《みぎ》）

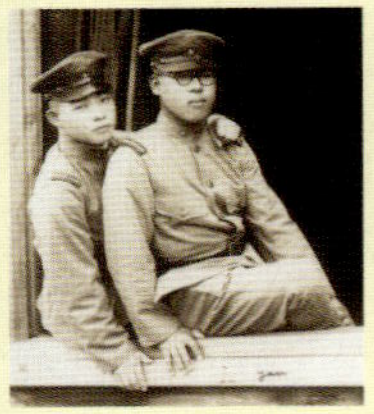

アンパンマンの絵本《えほん》

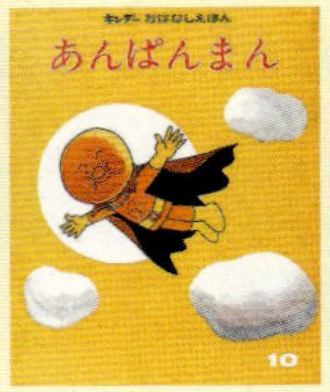

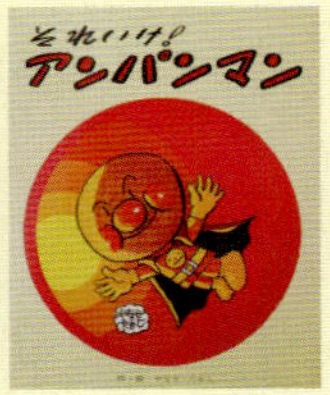

（共にフレーベル館）

敵《てき》を倒《たお》すより、弱者《じゃくしゃ》を助《たす》けるヒーローの誕生《たんじょう》

戦争《せんそう》で激《はげ》しい飢《う》えに苦《くる》しみ、また、終戦《しゅうせん》を境《さかい》に今《いま》まで戦《たたか》うのが正義《せいぎ》とされた軍国主義《ぐんこくしゅぎ》が一晩《ひとばん》で民主主義《みんしゅしゅぎ》に様変《さまが》わりすることを体感《たいかん》したやなせさんは、「正義《せいぎ》のための戦争《せんそう》なんてどこにもないし、正義《せいぎ》はある日突然逆転《ひとつぜんぎゃくてん》する」と実感《じっかん》します。変《か》わらない本当《ほんとう》の正義《せいぎ》とは何《なに》かと探《さが》した末《すえ》、「目《め》の前《まえ》で餓死《がし》しそうな人《ひと》がいて、その人《ひと》に一片《いっぺん》のパンを与《あた》えることは逆転《ぎゃくてん》しない正義《せいぎ》だ」と考《かんが》え、誕生《たんじょう》したのが「アンパンマン」の物語《ものがたり》です。

②本業以外《ほんぎょういがい》でも大活躍《だいかつやく》

詩人《しじん》として

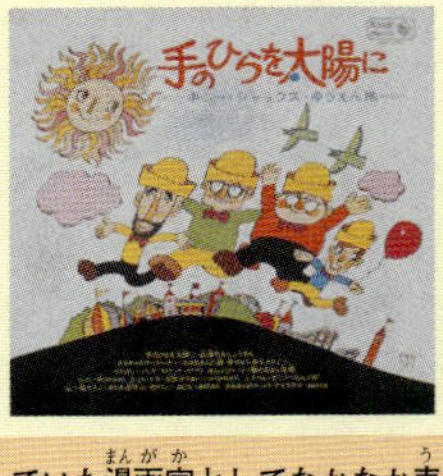

（いずみたく作曲《さっきょく》）

編集長《へんしゅうちょう》として

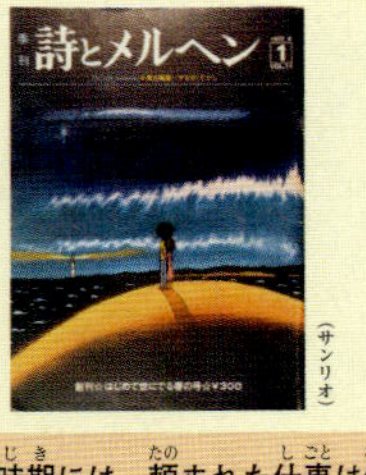

（サンリオ）

希望《きぼう》していた漫画家《まんがか》としてなかなか売《う》れなかった時期《じき》には、頼《たの》まれた仕事《しごと》は何《なん》でも引《ひ》き受《う》けていたため、結果《けっか》として幅広《はばひろ》い分野《ぶんや》で活躍《かつやく》し、多《おお》くの功績《こうせき》を残《のこ》しました。

大切《たいせつ》なのは あきらめないで続《つづ》けること

やなせさんの漫画家《まんがか》としてのデビューは34歳《さい》、「アンパンマン」の絵本《えほん》が出版《しゅっぱん》されたのは54歳《さい》のときでした。「アンパンマン」が絵本化《えほんか》された当初《とうしょ》、大人《おとな》からは「自分《じぶん》の顔《かお》を食《た》べさせるなんて残酷《ざんこく》だ」と酷評《こくひょう》されました。しかし、子どもたちには好評《こうひょう》で、テレビアニメ化《か》され、ヒットしたときには70歳《さい》になっていました。

やなせ たかしさん
（1919〜2013年《ねん》）

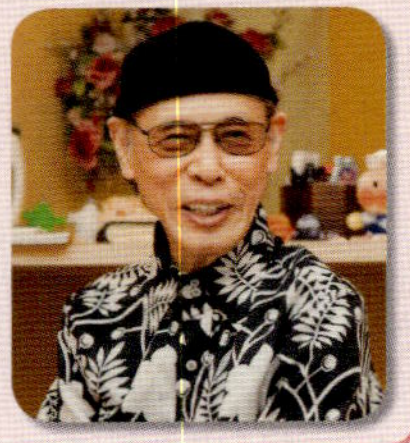

病《やまい》に苦《くる》しみながらも、晩年《ばんねん》まで創作《そうさく》活動《かつどう》を続《つづ》けていました。

二〇一三年《ねん》に九四歳《さい》でこの世《よ》を去《さ》った「アンパンマン」などの作品《さくひん》で知《し》られる漫画家《まんがか》、やなせたかしさん。
戦争体験《せんそうたいけん》や、漫画《まんが》がなかなか売《う》れずに悩《なや》んだ経験《けいけん》も、のちに作品《さくひん》を生《う》み出《だ》す力《ちから》となり無駄《むだ》にはならなかったといいます。
やなせさんの作品《さくひん》からは、生《い》きることの尊《とうと》さや、希望《きぼう》のメッセージが感《かん》じられ、私《わたし》たちを勇気《ゆうき》づけてくれます。

指導 公益財団法人やなせたかし記念アンパンマンミュージアム振興財団 事務局長 仙波 美由記 さん

心の健康ニュース

少年写真新聞 Juniors' Visual Journal http://www.schoolpress.co.jp/

No.431　2016年（平成28年）８月号

今《いま》注《ちゅう》目《もく》の障《しょう》がい者《しゃ》スポーツ“ボッチャ”

障《しょう》がいがあってもなくても楽《たの》しめるスポーツです

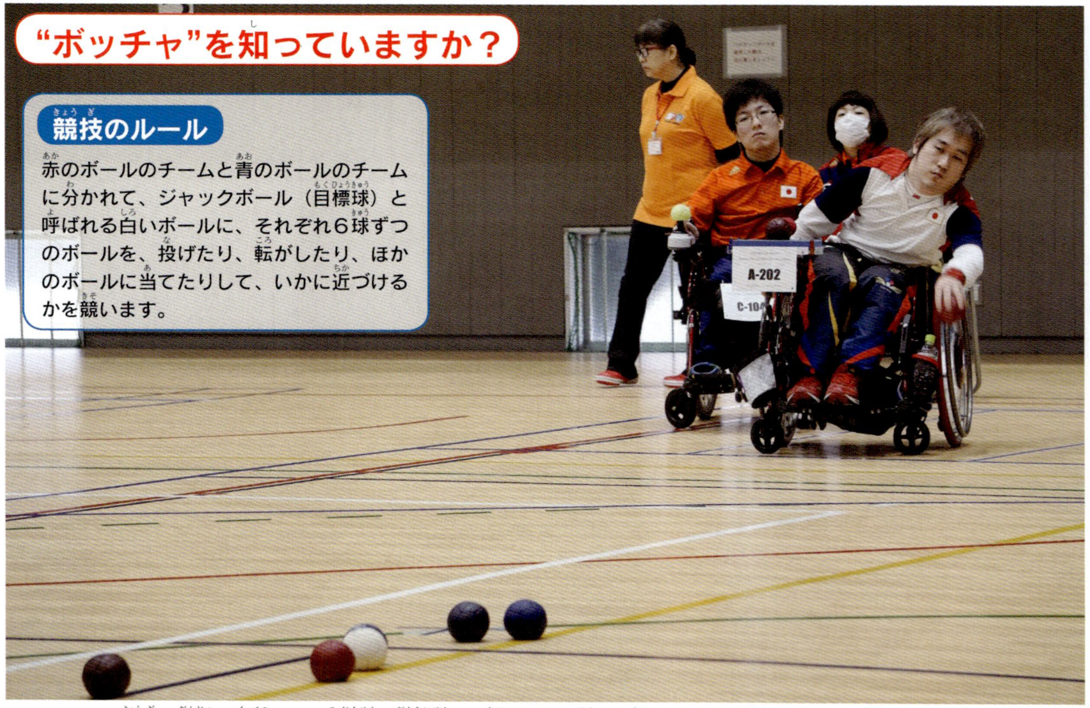

“ボッチャ”を知《し》っていますか？

競技《きょうぎ》のルール

赤《あか》のボールのチームと青《あお》のボールのチームに分《わ》かれて、ジャックボール（目標球《もくひょうきゅう》）と呼《よ》ばれる白《しろ》いボールに、それぞれ６球《きゅう》ずつのボールを、投《な》げたり、転《ころ》がしたり、ほかのボールに当《あ》てたりして、いかに近《ちか》づけるかを競《きそ》います。

競技《きょうぎ》は男女《だんじょ》の区別《くべつ》なく、個人戦《こじんせん》と団体戦《だんたいせん》（２対《たい》２のペア戦《せん》と３対《たい》３のチーム戦《せん》）に分《わ》かれて行《おこな》われます。

ここに注目《ちゅうもく》！ 競技《きょうぎ》の見《み》どころ

頭脳《ずのう》プレーで勝負《しょうぶ》！

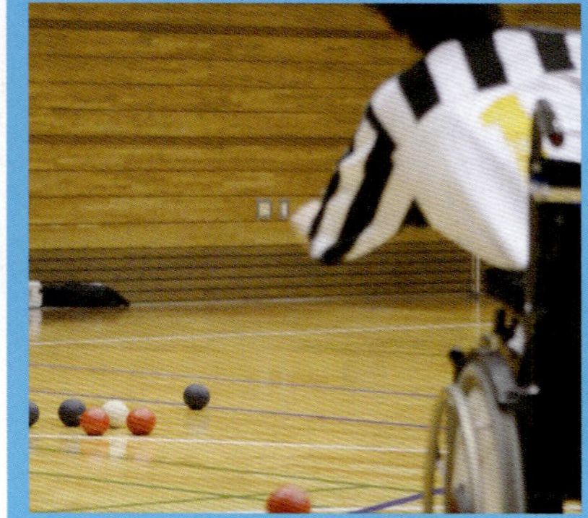

例《たと》えばわざとジャックボールにボールを当《あ》て、自分《じぶん》に有利《ゆうり》な場所《ばしょ》に動《うご》かすと、逆転勝利《ぎゃくてんしょうり》もねらえます。

誰《だれ》でも参加《さんか》できる

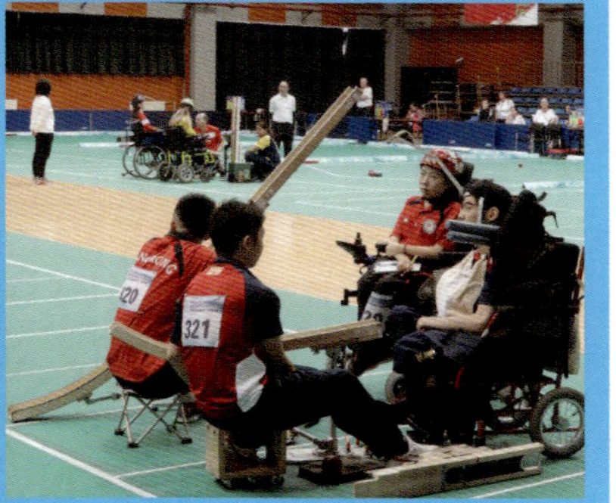

手《て》で投《な》げることができない選手《せんしゅ》は、介助者《かいじょしゃ》とともに、「ランプ」と呼《よ》ばれる滑《すべ》り台《だい》のような投球《とうきゅう》補助具《ほじょぐ》を使《つか》って投球《とうきゅう》できます。

ボッチャとは？

ヨーロッパで生《う》まれた、重度脳性麻痺者《じゅうどのうせいまひしゃ》もしくは同程度《どうていど》の四肢重度機能障《ししじゅうどきのうしょう》がい者《しゃ》のために考案《こうあん》されたスポーツで、パラリンピックの正式競技《せいしききょうぎ》です。

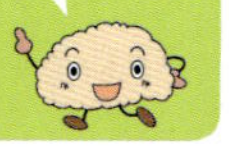

体格差《たいかくさ》などに関係《かんけい》なく、競《きそ》い合《あ》えるスポーツです

障《しょう》がい者《しゃ》スポーツは、もともと障《しょう》がいのある人《ひと》のために考案《こうあん》されました。

しかし、最近《さいきん》では競技性《きょうぎせい》が増《ま》してきて、障《しょう》がいの有無《うむ》に関係《かんけい》なく誰《だれ》でも楽《たの》しめるスポーツとして、発展《はってん》しています。

今後《こんご》、新《あら》たな目線《めせん》で障《しょう》がい者《しゃ》スポーツを楽《たの》しんでみませんか？

指導　大阪府立大学地域保健学域 助教　片岡 正教 先生

採点方法《さいてんほうほう》

６球《きゅう》ずつ投《な》げたら得点《とくてん》を付《つ》けます

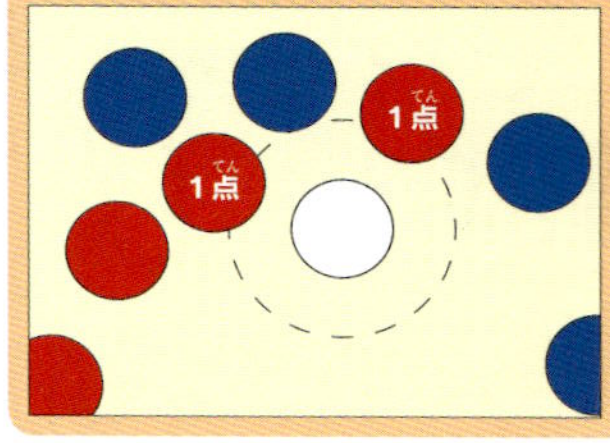

左《ひだり》の図《ず》の赤《あか》のボールを見《み》てみると、相手《あいて》（青《あお》）の最《もっと》もジャックボールに近《ちか》いボールよりも、さらにジャックボールに近《ちか》いボールが、それぞれ１点《てん》の得点《とくてん》となり、２－０で赤《あか》の勝《か》ちとなります。

採点《さいてん》の様子《ようす》

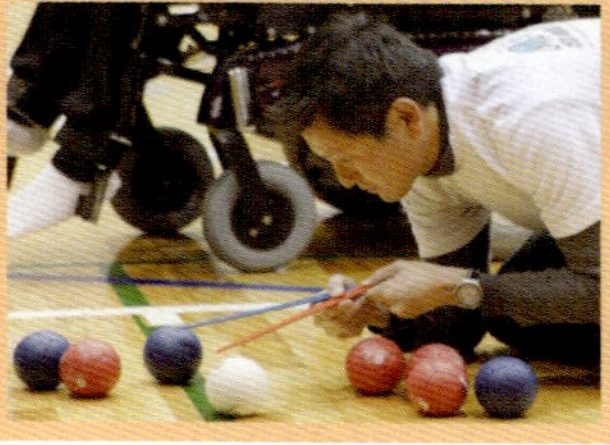

競技用《きょうぎよう》のボール

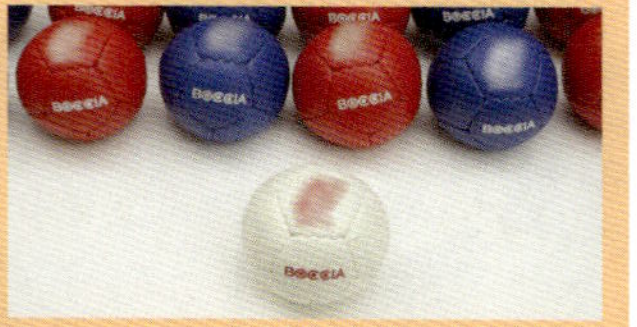

革《かわ》のボールで、表面《ひょうめん》の縫《ぬ》い目《め》により、独特《どくとく》の転《ころ》がり方《かた》をします。

★これも知《し》っておこう★

ボッチャをはじめ、障《しょう》がい者《しゃ》スポーツの多《おお》くは、障《しょう》がいの種類《しゅるい》や程度《ていど》が競技結果《きょうぎけっか》に影響《えいきょう》しないように、同程度《どうていど》の障《しょう》がいでクラス分《わ》けがされており、それぞれのクラスの中《なか》で競《きそ》い合《あ》います。

少年写真新聞 Juniors' Visual Journal 2016年8月8日発行 第431号付録
©少年写真新聞社2016年
心の健康ニュース
株式会社 少年写真新聞社 〒102-8232 東京都千代田区九段南4-7-16 市ヶ谷KTビルⅠ
★定期刊行物は終わる期間を予定しない刊行物です。年度が替わりましても、購読中止のお申し出のない限り、引き続きニュースをご送付申し上げます。
★著作権法により、本紙の無断複写・転載は禁じられています。
少年写真新聞社のホームページ
http://www.schoolpress.co.jp/

知っていますか？ 障がい者スポーツ

大阪府立大学地域保健学域
助教　片岡 正教

障がい者スポーツとパラリンピック

2020年の東京オリンピック・パラリンピック開催が決定してから､「障がい者スポーツ」という言葉を耳にする機会が増えたのではないでしょうか。障がい者が参加するスポーツは、ルールや用具が工夫されており、また､「クラス分け」というシステムによって、その競技を行う上で、同程度の障がいの選手あるいはチーム同士が競い合うことができるようになっています。

「パラリンピック」とはご存知の通り、障がい者アスリートが出場するオリンピックのことです。もともとは「パラプレジア（脊髄損傷等の下半身に麻痺《まひ》がある人)」を対象にした、「オリンピック」の造語でしたが、今では様々な障がいがある選手が参加できるようになっていることから、「パラレル（平行)」+「オリンピック」でパラリンピック（＝もう一つのオリンピック）という解釈がされるようになっています。様々な競技の中から、今回は「ボッチャ」という競技について解説します。

みんなが楽しめる競技「ボッチャ」

ボッチャは脳性麻痺や頸髄《けいずい》損傷、筋ジストロフィーなどにより、四肢や体幹に重度の障がいがある選手が参加できるように、ヨーロッパで考案されたパラリンピックの正式競技です。奥行き12.5m、幅６ｍのコートの中で、ジャックボールと呼ばれる白いボールに対して、赤と青、それぞれ６球のボールをいかに相手より近づけることができるかで点数を競います。ルールはシンプルですが、相手との駆け引き、戦術・戦略などが必要とされ、実際に見たり、やってみたりすると、非常に奥深いことがわかります。ボールを投げることができない選手でも、足で蹴ったり、「ランプ」という勾配具を用いたりすることで、競技アシスタントと一緒に競技に参加できます。

また、障がいの程度などによって分けられる“クラス”はBC１～BC４の４つに分類され、それぞれのクラスに１対１で行う個人戦、BC３、BC４では２対２で行うペア戦、BC１、BC２が混合で３対３で行うチーム戦があります。距離やスピードを競うのではなく、戦術やテクニックが勝敗を分ける要素として大きいことから、海外選手との体格差で不利にならず、パラリンピックでのメダル獲得が期待される競技の一つです。

さらに、ボッチャは子どもからお年寄りまで､みんなが一緒に楽しめるスポーツでもあり、最後の一球まで勝負がわからない､一発逆転があるというのもこの競技の魅力の一つです。

障がい者スポーツの今後

ここ最近はパラリンピックムーブメントが起こりつつあり、障がい者スポーツがマスコミやメディアに取り上げられることが増えています。障がい者スポーツ、そしてボッチャのような重度障がい者が参加できる競技の普及は、彼らが社会に参加するきっかけが増えることにもつながります。2020年東京大会に向けて障がい者スポーツをさらに広め、その中からより強い選手が出てくることを期待します。今年９月７日から、リオデジャネイロパラリンピックが開催されます。皆さんぜひ応援してください。

少年写真新聞 Juniors' Visual Journal 2016年9月8日発行 第432号付録
©少年写真新聞社2016年
心の健康ニュース
株式会社 少年写真新聞社 〒102-8232 東京都千代田区九段南4-7-16 市ヶ谷KTビルⅠ
★定期刊行物は終わる期間を予定しない刊行物です。年度が替わりましても、購読中止のお申し出のない限り、引き続きニュースをご送付申し上げます。
★著作権法により、本紙の無断複写・転載は禁じられています。
少年写真新聞社のホームページ
http://www.schoolpress.co.jp/

凹《へこ》みながらも前に進む力「レジリエンス」

東京家政大学人文学部心理カウンセリング学科
講師　平野 真理

レジリエンスとは

レジリエンス（resilience）とは、そのまま日本語に訳すと「元のかたちに戻る力、弾性」となります。ちょうど低反発枕をぎゅっと押しつぶしても元のかたちに戻るような、物理的な復元力を心に当てはめ、つらい状況や傷つきの中でも元に戻れる“心の強さ”を表した用語です。ストレスに対する“心の強さ”を表す用語はほかにもたくさんあります。

例えば、ストレスにさらされても落ち込まない力のことは､「ストレス耐性」や「ハーディネス」という用語で表現されます。また、ストレスにうまく対処できたり、感情をコントロールしたりすることができる能力のことは､「ストレスコーピング」という言葉で説明されます。

いずれの用語も、個人の“心の強さ”を説明しようとするものであるため、重なる部分の多い概念ですが、どのような“強さ”を重要と考えるのか、という状況や文脈の違いによって、使われる用語が異なってきます。

ではその中で、レジリエンスはどのような強さなのでしょうか。研究者によって考え方に少し相違があるとは思いますが、私は、レジリエンスは“傷つかない力”でも“正しく対処する能力”でもなく、“凹みながらも心を徐々に回復させ､元通りになれなくても｢前に進んでいける｣”ということが、最も大切なポイントであると考えています。

心理学におけるレジリエンスの訳としては､「精神的回復力」という言葉が使われることが多くあります。この回復という用語は、あたかも100％元の状態に戻るようなイメージを与えてしまいがちです。しかし、人の心は物質のように復元するわけではなく、時計の針は元には戻りません。つらい出来事で打ちのめされた後に、また心のコップが満たされ始めたとしても、それは前と同じに戻ったことを意味するわけではなく、前とは違う新しいコップだと考える方が現実に近いといえます。

レジリエンスは どうすれば身につけられるか

レジリエンスは、個人の持つレジリエンス要因（強み）をうまく活用できることで発揮されると考えられています。レジリエンス要因には様々なものがあり、周囲のサポートや家族関係などの「環境要因」と、性格特性やスキル・能力などの「個人要因」に分けることができます。

「個人要因」には、その人がもともと持っている資質的な要因もあれば、後天的に身につけていく獲得的な要因もあります。多少の差はあっても、人は必ずいくつかのレジリエンス要因を有しており、多くの場合は知らず知らずのうちに、自分の強みを活かしたレジリエンスを発揮しているのです。

例えば、楽観的に考えることが得意な人は、ストレス環境下でも希望を持って進めるでしょうし、行動力のある人は、状況を具体的に解決することで進むことが多いでしょう。中には少し立ち止まり、ゆっくりと考えてから進む人もいるはずです。そうした人は、もしかしたら周りからは進んでいないように見られてしまうかもしれませんが、重要なのは、人はそれぞれ持っている強みが異なるからこそ、人の数だけレジリエンスのかたちがあるということなのです。

新連載　発達障害当事者研究

発達障害は“コミュニケーション障害”なのか

第1回「社会性やコミュニケーション障害」の手前にあるもの

【東京大学先端科学技術研究センター 特任研究員　綾屋 紗月】

今号から4回にわたり、発達障害（自閉スペクトラム症・アスペルガー症候群）の診断を受けた、綾屋紗月さんによる連載をお届けします。綾屋さんは、発達障害者を中心とした当事者研究会「おとえもじて」（前身「Necco当事者研究会」）の発起人で、現在、発達障害の当事者研究をされています。これまで発達障害というと、「コミュニケーション能力に障害がある」など、外部からステレオタイプな見方をされてきましたが、実際に当事者の方たちは発達障害をどのように感じ、受け止めているのでしょうか？

友だちの輪に入れない

私は初めての集団生活である幼稚園に通った頃からずっと、たくさんの子どもたちと一緒にワイワイ遊ぶことができませんでした。子どもたちが元気に笑っている姿はすごく楽しそうで羨ましいのですが、いざ自分が近づいてみてもその楽しさは伝わってきません。まるで大きくて透明なガラスの向こう側の世界を、映画のように眺めている感じでした。

しかし、そのように距離を感じているにもかかわらず、いきなり話しかけられたり、触られたり、何か大きな音楽が流れたり、突然、自分の身の回りにバンッと大きな衝撃がやってきます。それが怖かった私は、いつも緊張して身をギュッと固めていました。さらに私は声を調整するのが難しく、家ではハスキーなガラガラ声でたくさん話すものの、人前ではほとんど話すことができませんでした。

このような状況は、大きくなればなくなるのだろうと思っていたのですが、むしろどんどん複雑な形で、わからなさや大変さは増えていきました。中学生以降になると、教室の生徒たちはすごく明るくてにぎやかなのに、私自身は何か透明な箱の中に入っていて、私自身も透明でまわりから見えないという感覚を持つようになりました。教室の中で休み時間に女の子同士がおしゃべりしている様子は、水面にお日様の光が当たってキラキラしている様子に似ていました。私はそれを水の底から見上げて、「まぶしいな、きれいだな、あそこに行きたいけれども行けないな」と眺めているような気持ちでいました。

私はいったい何者なの？

友人関係だけでなく学習に関しても状況が悪くなっていきました。授業中に先生の話をちゃんと聞いているのに、授業後に内容が記憶に残っていないことに気づいてからは、板書だけでなく先生の話も、必死になってノートに取り続けなければなりませんでした。英語の文字は日本語に比べてどうしても読みづらく、文字の順番が入れ替わってしまうので、なかなか単語を覚えられません。英文を目で追うのも困難なので、紙で隠したり指でなぞったりしながら読もうとするのですが、こちらもなかなか進みません。特に病気もないのに人並み以上に疲れやすく、すぐに寝込んでしまうので、高校生になると、「原因は何だかわからないけれども虚弱体質らしい」「頑張れなくて困る」「この先どうしたらいいのだろう」と途方に暮れていました。自分に何が起きているのかわからない混乱の中で普通であろうと無理をしたせいか、とうとう体を壊して、しばらく学校にも通えなくなりました。一番ひどかったときの身体症状は、息切れ、何かがのしかかるような体の重さ、顔面・首・肩の痛み、胃腸に空気がたまる、まぶしくて目が開けられない、音が大きく聞こえ過ぎるなど盛りだくさんでした。「私は、いったい何者なのだろう」という問いが私の中には常にあり、それをグルグルと悩んで書きつづったノートは何十冊にもなっていきました。

全て私のせいなんておかしい！

自分の困難の原因を見つけたくて、大人になってからも本屋に通っていたところ、あるとき、自分とよく似た体験を書いた本を見つけて驚きました。それは「アスペルガー症候群」の当事者の手記でした。自閉症やアスペルガー症候群という概念をその頃の私は既に知っていたのですが、医者や専門家が書いている専門書の言葉を読んでもピンとこないので、これは自分とは違うだろうと考えていました。しかし当事者による「こういうときにこう思ってこうなっている」という具体的な描写を読んで初めて、「これは私の感覚とかなり近い」と思いました。この言葉ならばこれまで誰とも共有できなかった私の感覚や体験を一言で表してくれそうだと思い、私は医師から“アスペルガー症候群”という診断をもらうことにしました。

これで自分が何者かわかったので、あとはひっそり暮らして生きていけばいいと思っていたのですが、そうはいきませんでした。なぜなら、皆さんご存じの通り、自閉スペクトラム症の診断基準は、「社会性やコミュニケーションの障害」「こだわりが強い」というものです。そのため、他者との間にすれ違いがあったときに、「コミュニケーション障害のあるお前が悪い」と、全て私のせいにされる事態が生じ始めたのです。しかし少し考えてみればわかるように、コミュニケーションには相互作用という意味があります。つまり、「コミュニケーション障害がある人」と、そうではない「普通の人」がいるのではなく、多くの人が共有している文化やルールに当てはまる身体特徴を持った「多数派の人」と、それには当てはまりにくい、さまざまな「少数派の人」たちとの「間」に、コミュニケーション障害が起きているはずなのです（図）。

「コミュニケーション障害」とは

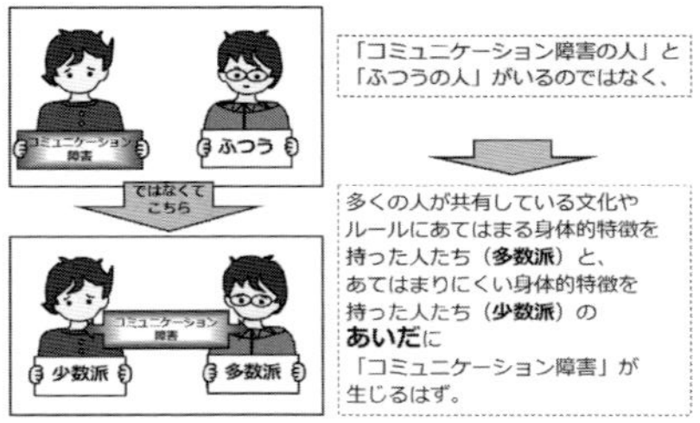
コミュニケーション障害
ふつう
ではなくてこちら
少数派
コミュニケーション障害
多数派
「コミュニケーション障害の人」と「ふつうの人」がいるのではなく、
多くの人が共有している文化やルールにあてはまる身体的特徴を持った人たち（多数派）と、あてはまりにくい身体的特徴を持った人たち（少数派）のあいだに「コミュニケーション障害」が生じるはず。

図

アスペルガー症候群という診断名によって多数派と線を引くことで、「もう普通のふりをしなくていい」と思えた点で、診断は確かに役に立ちました。しかしそれにより、人とのすれ違いの原因の全てを私のせいにされては困ります。私は「この診断基準は危ないから、もっと正確に私のことを表現している診断を探さなくてはいけない」と思いました。しかし一方で、「自分探しをするのはもう疲れた……」とも思い、また途方に暮れてしまいました。

「社会性やコミュニケーションの障害」の手前にあるもの

そのときに出会ったのが当事者研究というアイデアでした。当事者研究とは、困りごとを抱えた本人が、自分自身のことを仲間とともに研究する—観察して、仮説を立てて、実験してみて、それをまた共有する—というものです。自分が何者かを知りたくて長年悩んできた私にとって、このアイデアは自分に

（199ページへつづく）

心の健康ニュース
少年写真新聞 Juniors' Visual Journal
http://www.schoolpress.co.jp/
No.432　2016年（平成28年）9月号

傷《きず》つきから立《た》ち直《なお》る力《ちから》“レジリエンス”

逆境《ぎゃっきょう》に負《ま》けない自分《じぶん》の「心《こころ》の強《つよ》み」を探《さが》してみましょう

落《お》ち込《こ》んでも、前《まえ》に進《すす》んでみよう

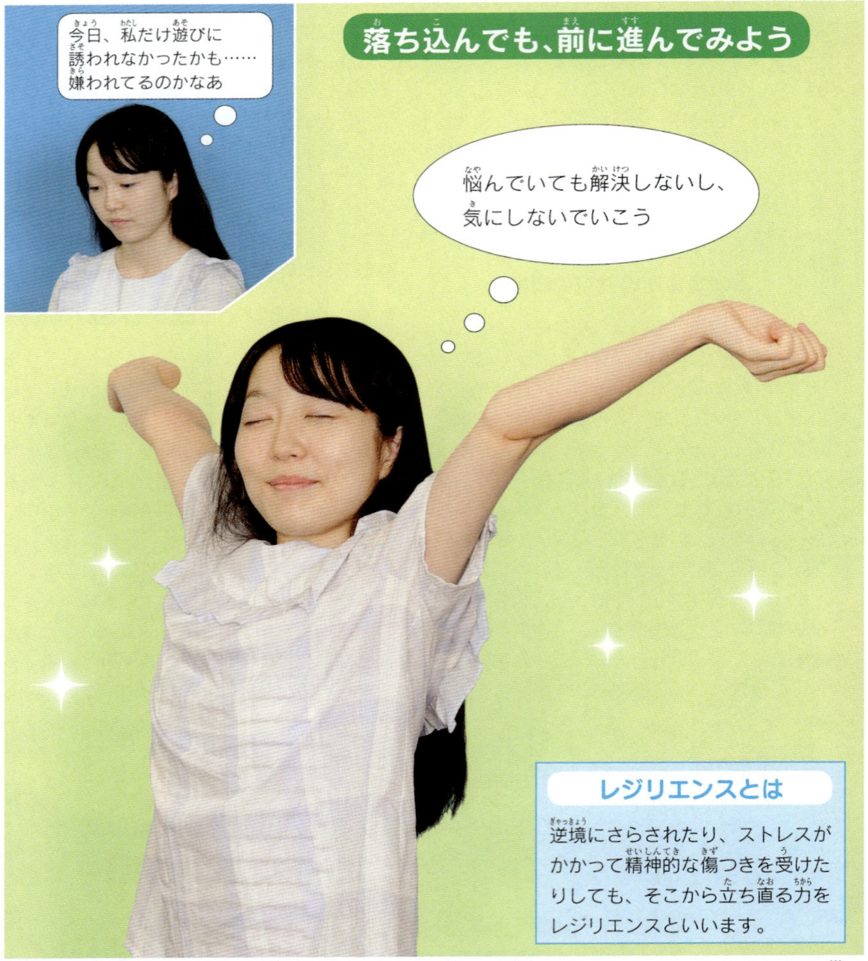
今日《きょう》、私《わたし》だけ遊《あそ》びに
誘《さそ》われなかったかも……
嫌《きら》われてるのかなあ
悩《なや》んでいても解決《かいけつ》しないし、
気《き》にしないでいこう

レジリエンスとは

逆境《ぎゃっきょう》にさらされたり、ストレスがかかって精神的《せいしんてき》な傷《きず》つきを受《う》けたりしても、そこから立《た》ち直《なお》る力《ちから》をレジリエンスといいます。

人生《じんせい》には心《こころ》が折《お》れそうなくらい嫌《いや》なことがあったり、苦《くる》しい状況《じょうきょう》になったりすることがありますが、誰《だれ》でも、自分《じぶん》の中《なか》に「逆境《ぎゃっきょう》から立《た》ち直《なお》る力《ちから》」を持《も》っています。

自分《じぶん》の心《こころ》の強《つよ》みをチェックしてみましょう

以下《いか》の項目《こうもく》について、自分《じぶん》に最《もっと》も近《ちか》いものを、右《みぎ》の「あてはまらない」から「とてもあてはまる」の５段階《だんかい》の中《なか》からそれぞれ１つ選《えら》んでください。	あてはまらない	あまりあてはまらない	どちらともいえない	ややあてはまる	とてもあてはまる
① どんなことでもなんとかなりそうな気《き》がする	1	2	3	4	5
② 昔《むかし》から、人《ひと》との関係《かんけい》をとるのが上手《じょうず》だ	1	2	3	4	5
③ たとえ自信《じしん》のないことでも、結果的《けっかてき》になんとかなると思《おも》う	1	2	3	4	5
④ 自分《じぶん》から人《ひと》と親《した》しくなることが得意《とくい》だ	1	2	3	4	5
⑤ 自分《じぶん》は体力《たいりょく》がある方《ほう》だ	1	2	3	4	5
⑥ 努力《どりょく》することを大事《だいじ》にする方《ほう》だ	1	2	3	4	5
⑦ つらいことも我慢《がまん》できる方《ほう》だ	1	2	3	4	5
⑧ 決《き》めたことを最後《さいご》までやり通《とお》すことができる	1	2	3	4	5
⑨ 困難《こんなん》な出来事《できごと》が起《お》きても、どうにか切《き》り抜《ぬ》けることができると思《おも》う	1	2	3	4	5
⑩ 交友関係《こうゆうかんけい》が広《ひろ》く、社交的《しゃこうてき》である	1	2	3	4	5
⑪ 嫌《いや》なことがあっても、自分《じぶん》の感情《かんじょう》をコントロールすることができる	1	2	3	4	5
⑫ 自分《じぶん》は粘《ねば》り強《づよ》い人間《にんげん》だと思《おも》う	1	2	3	4	5

結《けっ》果《か》

A　〈1,3,9の合計《ごうけい》が10点《てん》以上《いじょう》〉
「将来《しょうらい》に明《あか》るい希望《きぼう》を持《も》って進《すす》むことができるレジリエンス」
嫌《いや》な出来事《できごと》も、見方《みかた》を変《か》えて、ポジティブに捉《とら》え直《なお》すことが得意《とくい》です。

B　〈5,7,11の合計《ごうけい》が10点《てん》以上《いじょう》〉
「あまり感情《かんじょう》に振《ふ》り回《まわ》されずにコントロールできるレジリエンス」
嫌《いや》な出来事《できごと》があったときにも、うまく気持《きも》ちを切《き》り替《か》えて落《お》ち着《つ》くことができます。

C　〈2,4,10の合計《ごうけい》が10点《てん》以上《いじょう》〉
「人《ひと》との関係《かんけい》の中《なか》でうまく助《たす》け合《あ》って乗《の》り切《き》るレジリエンス」
困《こま》ったときには誰《だれ》かにちゃんと助《たす》けを求《もと》めたり、助《たす》け合《あ》ったりすることが得意《とくい》です。

D　〈6,8,12の合計《ごうけい》が10点《てん》以上《いじょう》〉
「問題解決《もんだいかいけつ》のために考《かんが》えて行動《こうどう》するレジリエンス」
困《こま》ったときには状況《じょうきょう》をよくする方法《ほうほう》を考《かんが》えて、解決《かいけつ》に向《む》けて行動《こうどう》することが得意《とくい》です。

E　〈A～Dいずれも10点未満《てんみまん》〉
「つらい気持《きも》ちを持《も》ちながらも、粘《ねば》り強《づよ》く我慢《がまん》するレジリエンス」
あまり焦《あせ》って動《うご》かずに、状況《じょうきょう》がうまくいくまで待《ま》ったり「あるがまま」に任《まか》せたりすることが得意《とくい》です。

指導　東京家政大学人文学部心理カウンセリング学科　講師　平野真理　先生

心《こころ》が傷《きず》ついたとき、そこからすぐに立《た》ち直《なお》って、適応《てきおう》できる人《ひと》もいれば、そこで心《こころ》が折《お》れてしまう人《ひと》もいます。こうした「心《こころ》の強《つよ》さ」には個人差《こじんさ》があり、どうすれば傷《きず》つきから立《た》ち直《なお》ることができるのかも、人《ひと》それぞれです。自分《じぶん》の「心《こころ》の強《つよ》さ」のタイプを知《し》り、自分《じぶん》なりの「傷《きず》つきからの立《た》ち直《なお》り方《かた》」を探《さが》してみましょう。

心の健康ニュース
少年写真新聞 Juniors' Visual Journal
No.433　2016年（平成28年）10月号

人生《じんせい》の先輩《せんぱい》シリーズ⑳

人生《じんせい》は有限《ゆうげん》、やりたいことは「今《いま》」やる

“夢《ゆめ》はスイーツを通《つう》じた世界平和《せかいへいわ》” パティシエ 辻口《つじぐち》 博啓《ひろのぶ》シェフ

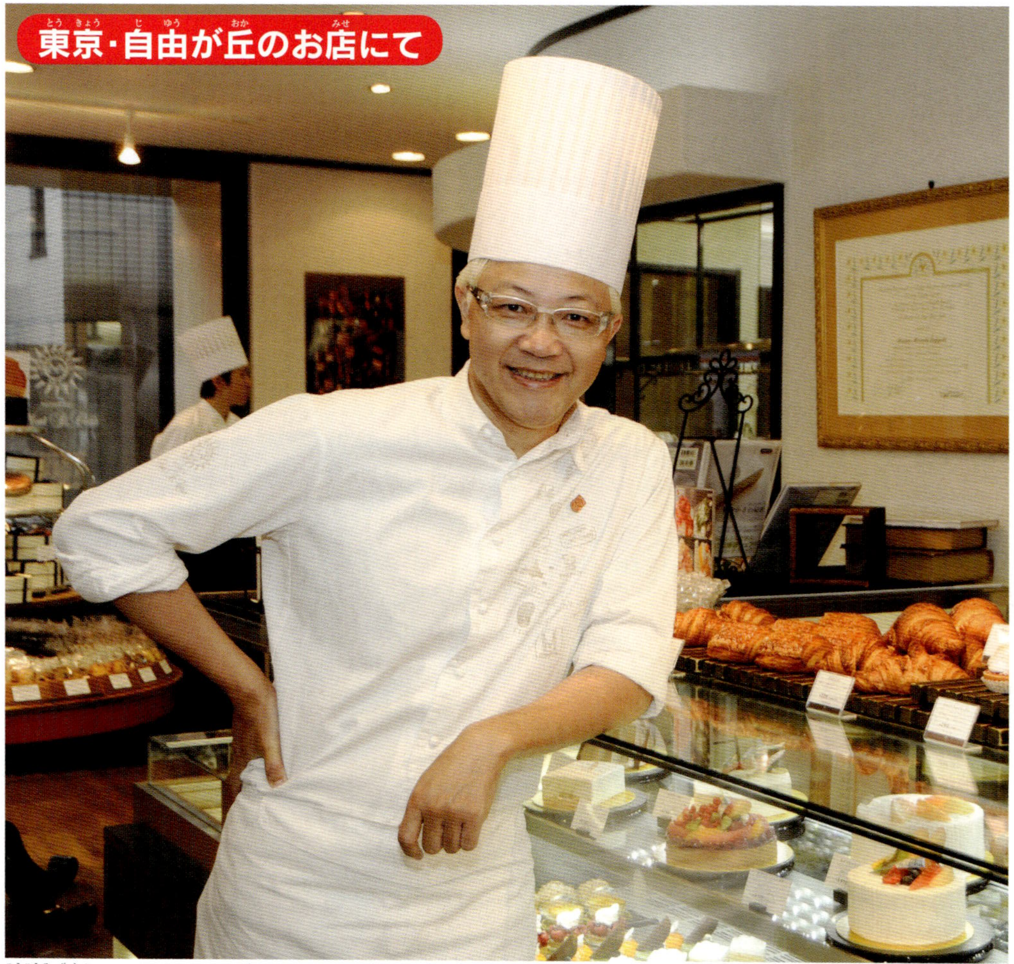
東京《とうきょう》・自由《じゆう》が丘《おか》のお店《みせ》にて

高校卒業後《こうこうそつぎょうご》はパティシエの修行《しゅぎょう》をすると決《き》めていた辻口《つじぐち》シェフ。高校生《こうこうせい》のときは、「学生時代《がくせいじだい》は今《いま》しかない、学生《がくせい》のときにしかできないことをしよう」と考《かんが》え、生徒会長《せいとかいちょう》や応援団長《おうえんだんちょう》をしていたそうです。

大《おお》きな志《こころざし》を持《も》って突《つ》き進《すす》め！
～ 辻口《つじぐち》シェフの決意《けつい》と挑戦《ちょうせん》のエピソード ～

①きっかけは初《はじ》めて食《た》べたショートケーキ

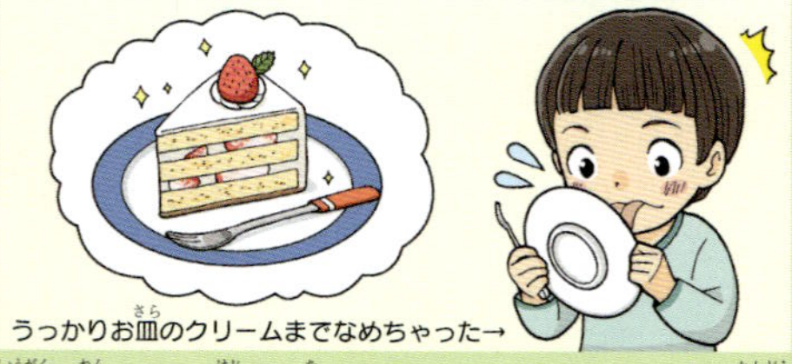
うっかりお皿《さら》のクリームまでなめちゃった→

小学《しょうがく》3年《ねん》のとき、初《はじ》めて食《た》べたショートケーキのおいしさに感動《かんどう》し、パティシエになって人《ひと》を感動《かんどう》させるお菓子《かし》を作《つく》ろうと決意《けつい》。

②パティシエで何《なん》としてでも一流《いちりゅう》になると決意《けつい》

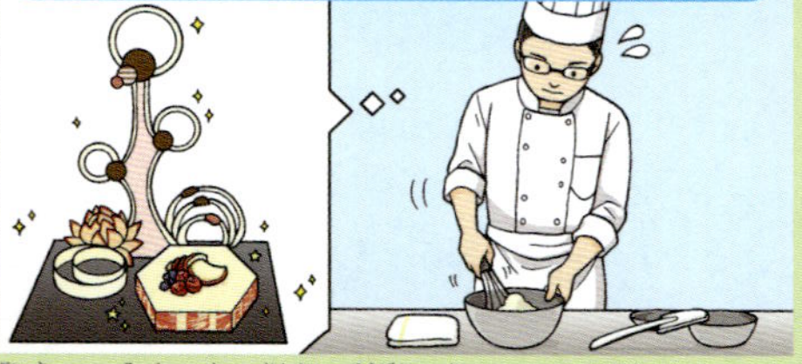

大好《だいす》きな祖父《そふ》の死《し》で人生《じんせい》は有限《ゆうげん》と気《き》づき、積極的《せっきょくてき》になる。18歳《さい》で上京《じょうきょう》して修業《しゅぎょう》を開始《かいし》し、誰《だれ》よりも早《はや》く一流《いちりゅう》になると決意《けつい》。

③「世界一《せかいいち》」をとったらその先《さき》へ挑戦《ちょうせん》！

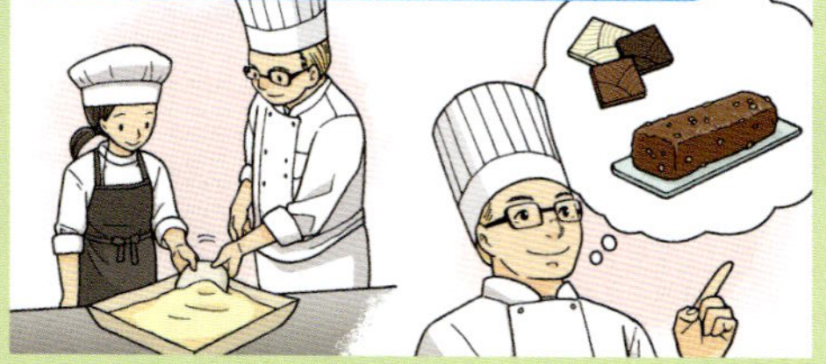

寝《ね》る間《ま》を惜《お》しんで修業《しゅぎょう》を重《かさ》ね、コンクールで世界一《せかいいち》をとった今《いま》は、人《ひと》を笑顔《えがお》にするスイーツで世界《せかい》を平和《へいわ》にする新《あら》たな夢《ゆめ》に挑戦中《ちょうせんちゅう》です。

辻口《つじぐち》シェフにお聞《き》きしました

Q. 辻口《つじぐち》シェフ流《りゅう》の世界一《せかいいち》になる方法《ほうほう》を教《おし》えてください。

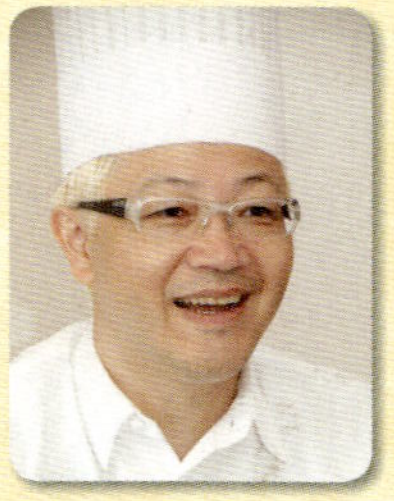

A．全世界中《ぜんせかいじゅう》で、自分《じぶん》が目指《めざ》す職種《しょくしゅ》の一番《いちばん》の人《ひと》が誰《だれ》なのか、また、その人《ひと》が今《いま》どんなことをしているかを知《し》ることが必要《ひつよう》ですね。パティシエの場合《ばあい》には、現在《げんざい》の最先端《さいせんたん》の知識《ちしき》や情報《じょうほう》を調《しら》べるなどして、そこから学《まな》ぶことも大切《たいせつ》です。

石川県七尾市《いしかわけんななおし》の和菓子屋《わがしや》さんに生《う》まれて、なんと、洋菓子《ようがし》の道《みち》へ進《すす》んだ辻口《つじぐち》シェフ。予想外《よそうがい》の実家《じっか》の倒産《とうさん》など、苦難《くなん》もばねにパティシエ※のワールドカップと呼《よ》ばれる「クープ・デュ・モンド」などの大会《たいかい》で優勝《ゆうしょう》し、パティシエで世界一《せかいいち》になる夢《ゆめ》をかなえます。現在《げんざい》も「人《ひと》を感動《かんどう》させるお菓子《かし》を作《つく》る」という信念《しんねん》のもとで、次《つぎ》はスイーツで世界《せかい》を幸《しあわ》せにする夢《ゆめ》に向《む》けて挑戦《ちょうせん》を続《つづ》けています。

※パティシエはフランス語で、ケーキ職人や菓子職人のこと。

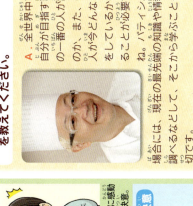

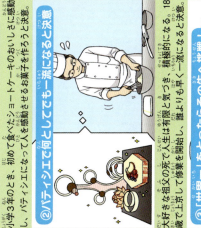

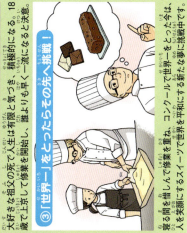

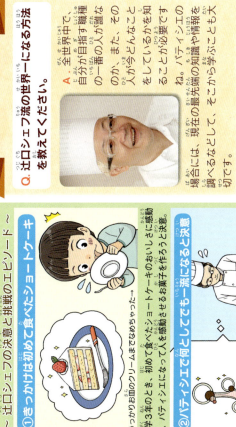

少年写真新聞 Juniors' Visual Journal
2016年10月8日発行 第433号付録
©少年写真新聞社2016年
心の健康ニュース
株式会社 少年写真新聞社 〒102-8232 東京都千代田区九段南4-7-16 市ケ谷KTビルI
★定期刊行物は終わる期間を予定しない刊行物です。年度が替わりましても、購読中止のお申し出のない限り、引き続きニュースをご送付申し上げます。
★著作権法により、本紙の無断複写・転載は禁じられています。
少年写真新聞社のホームページ
http://www.schoolpress.co.jp/

スイーツで全世界を幸せにしたい

パティシエ **辻口 博啓** シェフ
にお聞きしました

――パティシエを目指したきっかけとは？

小学3年生のときに友だちの誕生日会に呼ばれて初めてショートケーキを食べ、「こんなにおいしいものがあるのか！」とあまりのおいしさに感動したのがきっかけです。クリームが残った皿までなめていたら、友だちのお母さんから「（和菓子屋の）辻口君の家にはこんなにおいしいお菓子ないでしょ」と言われて。悔しいと思いながらも、何も言い返せませんでしたね。それ以上にケーキのおいしさから受けた衝撃の方が強く、「人を感動させるお菓子を作りたい」と思いました。

パティシエになる夢を描いていた高校生のころ、父親が知人の借金の保証人になったことで多額の借金を背負い、実家の「紅屋《べにや》」は倒産寸前に（のちに倒産）。高校卒業後、地元に残るように説得する周囲の反対を押し切って上京、3年で一流になって実家を立て直す宣言をした辻口シェフは、人の3倍、寝る間を惜しんで腕を磨いたといいます。

――辻口シェフは、18歳で上京し、有名なパティスリー（洋菓子店）に住み込みで修行されたそうですね。パティシエになるには、製菓学校に通うのが一般的かと思いますので、相当苦労されたのではないでしょうか？

はい。ほかの一緒に入った人は製菓学校を出ていたのですぐ仕事に入っているのに、自分は専門用語もわからない状態で仕事を任せてもらえない。やらせてもらえることといったらトイレの掃除でした。あとはイチゴのへたむきとか。悔しくてたまらなかったのですが、みんなを横目で見ながらも、初めて社会に出てきて、与えられた仕事に対し、確実にこなそうという思いでした。

――29歳で「クープ・デュ・モンド（パティシエの世界大会）」で優勝、2013年からは世界最大のチョコレートの祭典「サロン・デュ・ショコラ」で発表されるショコラ品評会において、3年連続で最高賞を受賞という驚異的な経歴をお持ちですが、夢をかなえるために、アドバイスをもらったり、参考にされたりした方はいらっしゃるのでしょうか？

学校の先生から受ける影響は大きいですね。高校時代の恩師である四柳《よつやなぎ》嘉《か》章《しょう》先生※1は僕の人生の師で、今でもおつきあいをさせていただいています。僕自身の生き方に対して、深みを与えてくれた方です。23歳のとき、コンクールで日本一になって副賞でフランスに行ったとき、フランスの食文化に驚き、「フランスってすごいな！」「日本ダサいな」とフランスかぶれになりました。四柳先生に報告をすると、「日本の文化を知らずしてフランスは語れない」と言われてしまい、谷崎潤一郎の『陰翳礼讃《いんえいらいさん》』を渡されました。せっかく日本一になってフランス旅行にまで行ったのに、ほめてもらえるどころか否定的なことを言われて、そのときは頭にきてしまいま

（199ページへ続く）

少年写真新聞 Juniors' Visual Journal
2016年11月8日発行 第434号付録
©少年写真新聞社2016年
心の健康ニュース
株式会社 少年写真新聞社 〒102-8232 東京都千代田区九段南4-7-16 市ケ谷KTビルI
★定期刊行物は終わる期間を予定しない刊行物です。年度が替わりましても、購読中止のお申し出のない限り、引き続きニュースをご送付申し上げます。
★著作権法により、本紙の無断複写・転載は禁じられています。
少年写真新聞社のホームページ
http://www.schoolpress.co.jp/

おしゃれの持つ力

大阪人間科学大学人間科学部 健康心理学科
教授 箱井 英寿

おしゃれの判断基準

もし学校において「金髪で、派手な色のマニキュアをし、化粧が濃く、露出部の多い衣服を着ている人」を見かけたら、どのような印象を持つでしょうか。着装者の意図とは関係なく、一般的には「分別がない」などと、ネガティブに受け止められてしまうでしょう。おしゃれをしたからといって、必ずしも自分の魅力度がアップするとは限らないのです。それどころか、周りからの評価が悪くなるかもしれません。

おしゃれの効果

では、装うことによって印象を良くするには、どうすればよいのでしょうか。それには、まず装いの効果を理解し、意識することが必要です。

装いの効果には、体温調節などの身体の保護に関わる効果があります。しかし、それ以外にも社会・心理的な効果があります。例えば、自分を演出することにより自己を確認し、強化し、ときには変容させるという対自的な効果です。おしゃれをすることで満足感や精神的な安定感を得るのはこの効果が働いています。また、対人コミュニケーションに関わる対他的な効果もあります。人は他者に意思を伝えるとき、お互いに言語によって自分の意思を伝えていますが、同時に身振り手振りや表情などの非言語的指標を活用しています。衣服は、香水、化粧、装飾品などと同じ非言語的指標のひとつである人工品として位置づけられています。着装者の人格、感情、価値観などの様々な情報が、衣服を通して意識的・無意識的に周りに発信されています。これらの情報は、他者の外見からその人の内面（たとえば性格や知能など）まで判断する材料として活用されます。だらしのない格好をしているよりも、清潔できちんとした身なりをしていると、その人の日頃の生活態度や性格までもがポジティブに判断されやすくなります。

このように、装うことには、自分が何者でどういう人かを確認・強化し、周りに伝え、コミュニケーションを促進したり、抑制したりする効果が期待できるのです。

おしゃれの持つ力を活用する

実際におしゃれをするときには、“TPO”を考慮しながら、これらの効果を活用することが大切です。社会には私たちの行動を制御するさまざまな規範が存在し、その中のひとつに、装いに関する“被服規範”があります。“被服規範”に従った装いをすれば、周りの人に受け入れられ、良い印象を与えます。この規範に反すれば、印象も悪くなり、周りからの非難や冷笑などの心理的制裁を受けることになりかねません。学校の制服に関する校則などは、この被服規範に相当するものといえます。校則に反して制服を着崩していれば、意図的な行為とみなされ、ルール違反をする人として受け止められます。

学生服を着る機会の多い10代は、自己意識も高く、おしゃれセンスを養う重要な時期でもあります。この時期に“TPO”を考えておしゃれすることを学ぶことは、社会人になってからの装いを通した自己の演出方法にも影響します。自己満足ではなく、装いの社会・心理的効果を活用しておしゃれをすることを学んで、自分の印象を意図する方向に操作し、魅力度もアップしていけるとよいですね。

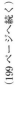

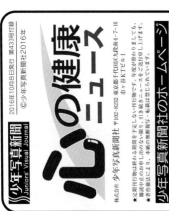

連載　発達障害当事者研究

発達障害は“コミュニケーション障害”なのか

第2回　一人でも困ること　人との関係で困ること

【東京大学先端科学技術研究センター 特任研究員　綾屋 紗月】

前回は、私個人が当事者研究に出会うまでのさまざまな困難についてお話ししました。また、当事者研究の結果、私には社会性やコミュニケーションの障害と見える状態は確かにあるけれど、それは二次的な表れであり、その手前には多くの人とは共有されにくい「まとめあげ困難」という身体的な特徴がある、という仮説をご紹介しました。

今回は、私が発達障害の仲間とともに行っている当事者研究についてご紹介したいと思います。

発達障害の仲間とともに行う当事者研究

現在、私は「おとえもじて」という、発達障害者が中心となって参加する当事者研究会を開催しています。当事者が仲間とともに集まり、自分の中にあるけれど言葉にできていない感覚や経験を、お互いの語りを聞きながら安心して分かち合うことができる場を目指しています。2011年8月からスタートして、まもなく丸5年になります。

研究会の基本ルールを決める際には、私自身がこれまで集団行動の場面で、つらくなってその場にいられなくなったり、無理やり適応して体を壊したりしていたことから、ほかならぬ私自身の過ごしやすさの追求からスタートしようと考えました。例えば「過剰な刺激（音、におい、動きなど）はNG、それ以外（軽い飲食、遅刻早退、休憩、スマートフォンの使用など）は自由」というものです。

私たちが現在用いている当事者研究のスタイルは「言いっぱなし聞きっぱなし」と「かけこみ当事者研究」の2つです。「言いっぱなし聞きっぱなし」とは、テーマに沿って一方的に自分の感覚や経験を語り、人の発言を聞くスタイルです。お互いの意見のやりとりはありません。「かけこみ当事者研究」とは、参加者の一人がいま抱えている困りごとについて、参加者全員で考えるスタイルです。この場合には少しやりとりがあります（図1）。

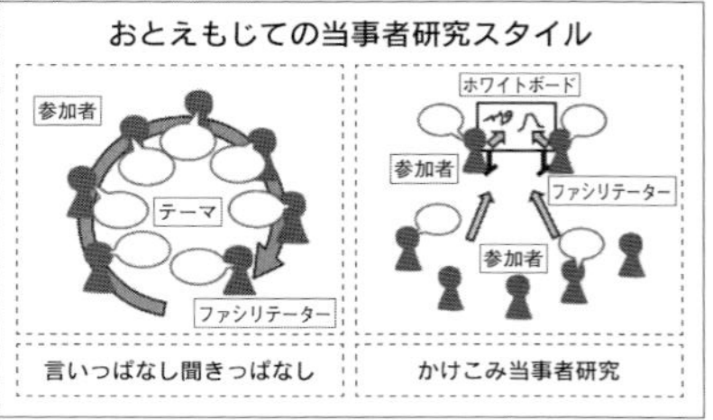

図1

人との関わりで困ること　一人でも困ること

言いっぱなし聞きっぱなしの研究テーマについては、「人との関わりの中で生じるコミュニケーションの困りごと」と「一人のときでも生じる困りごと」の両方が重要だと考えて設定してきました。人との関わりで困ることとしては、例えば「困っているときに人に頼れる？ 頼れない？（依頼・相談・愚痴）」「『初対面／顔見知りの人との会話が苦手』ってどんな感じ？」といったものです。また、人との関わりではなく一人であっても困ることとしては、例えば「一人の時に始まる苦しいぐるぐる思考」「字を書くのが苦手」などが挙げられます。

では今回は例として、人との関わりにおける困りごとのうち、「集団の中で発言できるとき・できないとき（第52回：2013年9月2日）」という回の記録（小テーマ×3）をご紹介します。

発言できないときってどんな感じ？

まず1つ目は、「発言できないときってどんな感じ？」という小テーマです（図2）。このように私たちが研究を進める際には、まず、「その困りごとを感じているときの自分の身体感覚はどんな感じか」「どんなときにその困りごとが起きるのか」を具体的に考えて話してみることから始めています。

発言できないときってどんな感じ？

【構造】
- ３人以上のとき
- 話を振ってくれる人がいないとき
- 一人で勝手に決めていく人がいるとき
- 移動中、歩道幅で二人組になるとき（自分だけ１人）

【タイミング・スピード】
- タイミングがつかめないとき
- スピードが速いとき
- ディスカッションのように話がまじりあうとき
- タイミング、テンポを見るのに一生懸命のとき

【音の環境】
- うるさい場所で相手の話が周囲の会話に消されてしまうとき（→集中していると聞いている時間が相対的に長くなる）

【相手や集団との関係】
- 相手の背景がイメージしづらいとき
- 仲の悪い人といるとき
- 自分が会話の中の一人という気がしないとき
- 立場、組織、お客さまの状態を意識しながら会話についていくとき

【内容】
- 達成できないような目標を大声で言わされるとき
- みんなが立派な話をしている（と思う）とき
- 話す内容が共通でないとき
- 内容が微妙に変化していく時（聞いていて発言チャンスを逃す）
- 人の案が自分と違うとき
  →切り替えが追いつかない
  →悪い話に「だめだよ」と言えない

図2

お互いの話を聞くことによって、「私だけではなくてほかにも似た経験をしている人がいるんだ」「同じ言葉で表現していても、自分とは全然違う感覚を持っている人もいるのね」というように、仲間と自分の似ている部分と異なる部分を知ることができます。その結果、つかみどころのなかった自分の実体が明確になり、生きやすくなる効果が得られるように感じています。

発言できるときってどんな感じ？

2つ目の小テーマは、1つ目とは逆に、「発言できるときってどんな感じ？」というものです（図3）。こうして「困っていないとき」についても、あえて聞いてみることで、一人では思いつかなかった意外な発見をすることがあります。また、この回では、自分のせいにばかりするのではなく、自分の外側にはどのような原因があるのかを仲間同士で話せたことも心強かったです。

発言できるときってどんな感じ？

【形式・構造】
- １対１のとき
- 自分だけで考えて一人ひとり意見を出せる会話のとき
- 一人ひとり順番のとき
- 挙手制のとき
- 言いっぱなし聞きっぱなしのとき
- 話し手として名指しされて話を振られたとき
- 大勢でも話の順番をまわしてくれる人がいるとき
- 時間があるとき
- 沈黙、会話の切れ目ができたとき
- 会話の大縄[※1]がゆっくりのとき

【音の環境】
- 複数の人が話していなくて静かなとき

【話題】
- 興味がある話題のとき
- ビジネスライクでロジックがしっかりしているとき
- 話題が明確なとき（すっきりした感じあり）
- 話題がシンプルなとき
- 考えることのテーマが狭まっているとき

【役割】
- 会議で頑張って自分の意見を話さねばならないとき
- １対複数で役割が決まっているとき（幹事・営業）
- 「話す人／聞く人」「質問／反応」役が明確なとき

【準備】
- 前もって自分が何を話すかを考えているとき
- 自分が話題を思いついたとき（優越感と不安あり）
- 意思表明しないと自分の信条が壊れてしまうとき
- イメージが共有できて自分のイメージが出てきたとき

【相手や集団との関係】
- 場に慣れて怖くないと思えたとき
- 仲が良く馬が合う人たちと一緒のとき
- まわりと自分の言っていることが一致しているとき
- 自分の話を聞いてくれる人がいるとき
- 集団と自分との関係の対等さを信じられるとき（安心感）
- 相手の反応や感触をスムーズに受け取れるとき
- 相手の反応を自分のせいと思わないようにしているとき
- 他に発言者がいないとき
- 当事者会にいるとき
- 発達障害者同士で空気を読まなくてもよさそうなとき（→タイミングを計らずに済む）

図3

自分助けの方法は？

そして更に3つ目の小テーマとして、「『集

（199ページへ続く）

心の健康ニュース
少年写真新聞 Juniors' Visual Journal
http://www.schoolpress.co.jp/
No.434 2016年(平成28年)11月号

おしゃれは心配《くば》りが必要《ひつよう》

まずはその場《ば》にふさわしいかどうかを考《かんが》えてみましょう

おしゃれの注意点《ちゅういてん》とは

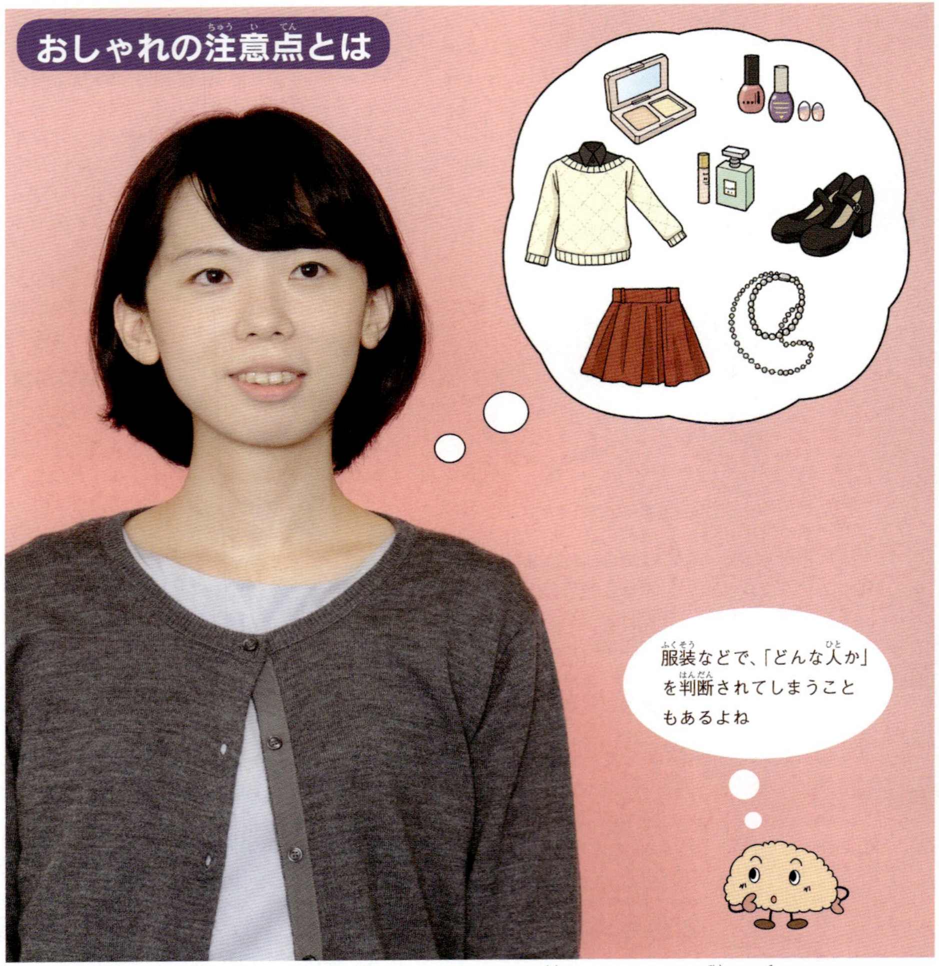
服装《ふくそう》などで、「どんな人《ひと》か」を判断《はんだん》されてしまうこともあるよね

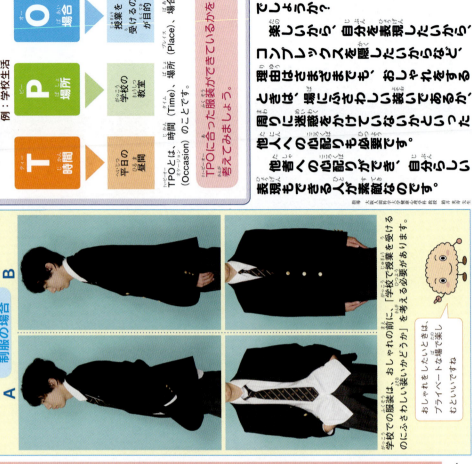

せっかくのおしゃれも、その場《ば》のルールを守《まも》れないと、「ルールを守《まも》れないだらしない人《ひと》」に見《み》られてしまうため、特《とく》に学校《がっこう》や公共《こうきょう》の場《ば》では注意《ちゅうい》が必要《ひつよう》です。

あなたはどのように着《き》こなしますか？

制服《せいふく》の場合《ばあい》

A
B

学校《がっこう》での服装《ふくそう》は、おしゃれの前《まえ》に、「学校《がっこう》で授業《じゅぎょう》を受《う》けるのにふさわしい装《よそお》いかどうか」を考《かんが》える必要《ひつよう》があります。

おしゃれをしたいときは、プライベートな場《ば》で楽《たの》しむといいですね

ココが大切《たいせつ》！ TPO《ティーピーオー》に合《あ》わせよう

例《れい》：学校生活《がっこうせいかつ》

T《ティー》 時間《じかん》	P《ピー》 場所《ばしょ》	O《オー》 場合《ばあい》
平日《へいじつ》の昼間《ひるま》	学校《がっこう》の教室《きょうしつ》	授業《じゅぎょう》を受《う》けるのが目的《もくてき》

TPO《ティーピーオー》とは、時間《じかん》（Time《タイム》）、場所《ばしょ》（Place《プレイス》）、場合《ばあい》（Occasion《オケージョン》）のことです。

TPO《ティーピーオー》に合《あ》った服装《ふくそう》ができているかを考《かんが》えてみましょう。

人《ひと》は、何《なん》のためにおしゃれをするのでしょうか？

楽《たの》しいから、自分《じぶん》を表現《ひょうげん》したいから、コンプレックスを隠《かく》したいからなど、理由《りゆう》はさまざまでも、おしゃれをするときは、場《ば》にふさわしい装《よそお》いであるか、周《まわ》りに迷惑《めいわく》をかけていないかといった他人《たにん》への心配《こころくば》りも必要《ひつよう》です。

他者《たしゃ》への心配《こころくば》りができ、自分《じぶん》らしい表現《ひょうげん》もできる人《ひと》が素敵《すてき》なのです。

指導　大阪人間科学大学健康心理学科 教授　箱井英寿 先生

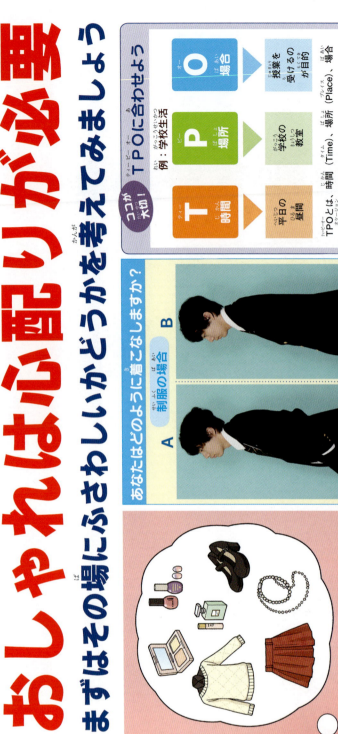

心の健康ニュース
少年写真新聞 Juniors' Visual Journal
No.435 2016年(平成28年)12月号

暗《あん》記《き》の達《たつ》人《じん》になるために

効《こう》果《か》的《てき》な反《はん》復《ぷく》と睡《すい》眠《みん》で記《き》憶《おく》が脳《のう》にしっかりと固《こ》定《てい》されます

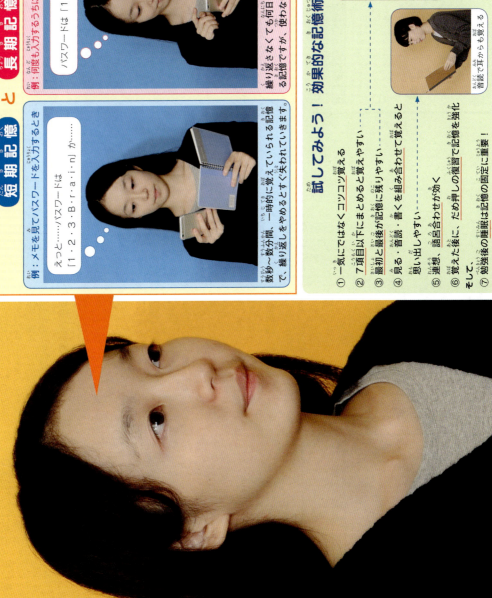

短《たん》期《き》記《き》憶《おく》と長《ちょう》期《き》記《き》憶《おく》

例《れい》：メモを見《み》てパスワードを入力《にゅうりょく》するとき

数秒《すうびょう》～数分間《すうふんかん》、一時的《いちじてき》に覚《おぼ》えていられる記憶《きおく》で、繰《く》り返《かえ》しをやめるとすぐ失《うしな》われていきます。

例《れい》：何度《なんど》も入力《にゅうりょく》するうちにメモが不要《ふよう》になったとき

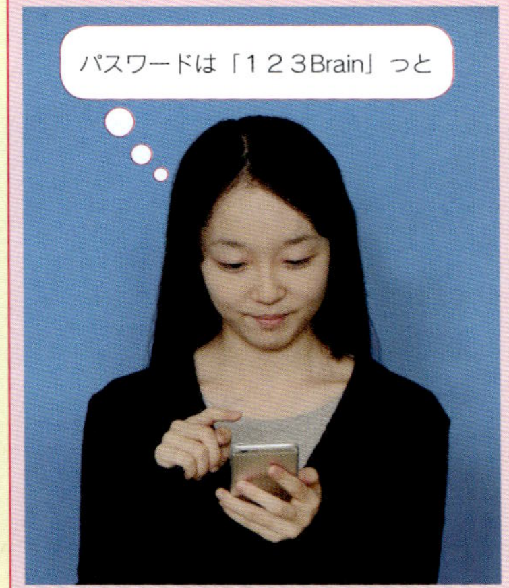

繰《く》り返《かえ》さなくても何日《なんにち》～何年《なんねん》も覚《おぼ》えていられる記憶《きおく》ですが、使《つか》わないと失《うしな》われていきます。

寝《ね》ないのは非効率的《ひこうりつてき》

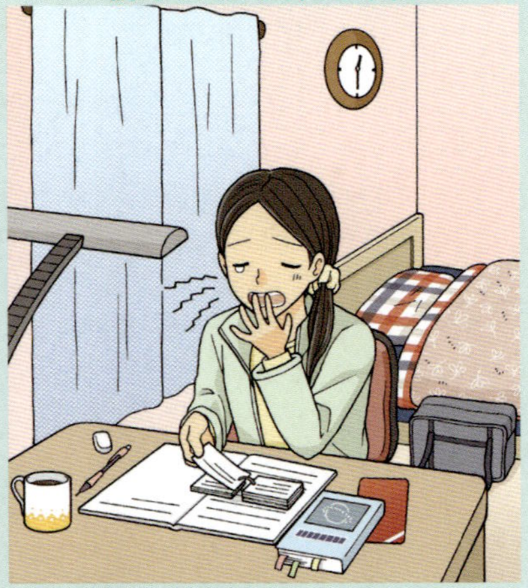

記憶《きおく》の定着《ていちゃく》には睡眠《すいみん》が必要《ひつよう》なため、夜遅《よるおそ》くまで起《お》きているのはかえって非効率《ひこうりつ》です。

記憶《きおく》が定着《ていちゃく》する脳《のう》の仕組《しく》みに合《あ》った、暗記法《あんきほう》を知《し》っていますか？

取《と》り込《こ》んだ情報《じょうほう》は、まず短《みじか》い時間《じかん》だけ覚《おぼ》えていられる「短期記憶《たんききおく》」として脳《のう》に蓄積《ちくせき》され、何度《なんど》も反復《はんぷく》をすることで長《なが》い間《あいだ》覚《おぼ》えていられる「長期記憶《ちょうききおく》」になります。

覚《おぼ》えたいことは効果的《こうかてき》に反復《はんぷく》をして、その後《あと》にしっかりと睡眠《すいみん》をとることが、思《おも》い出《だ》しやすい「長期記憶《ちょうききおく》」にするコツです。

指導 東京都健康長寿医療センター研究所 研究部長 遠藤昌吾先生

試《ため》してみよう！ 効果的《こうかてき》な記憶術《きおくじゅつ》

① 一気《いっき》にではなくコツコツ覚《おぼ》える
② ７項目以下《こうもくいか》にまとめると覚《おぼ》えやすい
③ 最初《さいしょ》と最後《さいご》が記憶《きおく》に残《のこ》りやすい
④ 見《み》る・音読《おんどく》・書《か》くを組《く》み合《あ》わせて覚《おぼ》えると思《おも》い出《だ》しやすい
⑤ 連想《れんそう》、語呂合《ごろあ》わせが効《き》く
⑥ 覚《おぼ》えた後《あと》に、だめ押《お》しの復習《ふくしゅう》で記憶《きおく》を強化《きょうか》
そして、
⑦ 勉強後《べんきょうご》の睡眠《すいみん》は記憶《きおく》の固定《こてい》に重要《じゅうよう》！

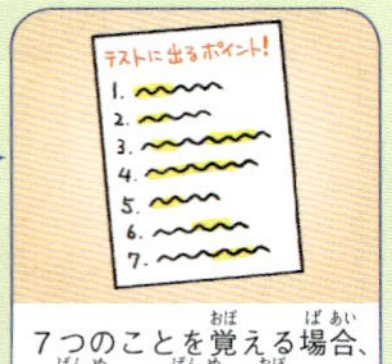

７つのことを覚《おぼ》える場合《ばあい》、１番目《ばんめ》と７番目《ばんめ》に覚《おぼ》えたことの正答率《せいとうりつ》が高《たか》くなります

音読《おんどく》で耳《みみ》からも覚《おぼ》える

少年写真新聞 Juniors' Visual Journal 2016年12月8日発行 第435号付録
©少年写真新聞社2016年
心の健康ニュース
株式会社 少年写真新聞社 〒102-8232 東京都千代田区九段南4-7-16 市ヶ谷KTビルⅠ
★定期刊行物は終わる期間を予定しない刊行物です。年度が替わりましても、購読中止のお申し出のない限り、引き続きニュースをご送付申し上げます。
★著作権法により、本紙の無断複写・転載は禁じられています。
少年写真新聞社のホームページ
http://www.schoolpress.co.jp/

記憶の極意

東京都健康長寿医療センター研究所
研究部長　遠藤 昌吾

記憶は私たちの毎日の生活を支えています。子どものときの古い記憶、試験のときに使う最近蓄えた記憶、野球やテニスなどの運動の記憶……様々な記憶があります。今回は、記憶を効率的に蓄えるための「7つの極意」についてお話しします。

1）分散学習か集中学習か

私たちは経験的に、連続して行う“集中学習”よりも、休憩を挟んだ“分散学習”をする方が有利であることを知っています。2科目を2日間で勉強する計画を立てるのであれば、「1日目は国語のみ、2日目は社会科のみ」とするのではなく、「1日目は朝一番に国語、次に社会科、そして午後一番に国語、次に社会科」とし、2日目にも1日目と同じパターンを繰り返すのがおすすめです。

2）一度に覚えるのは7項目まで

暗記が必要なときは、7項目以下に整理してください。覚える項目が7つ以上あるときは、項目のひとつを小項目に分けて暗記してください。我々が正確に暗記できる範囲は7±2項目です。かけ間違いを防ぐため、市内電話番号はこの桁数に収まっています。でも、今は携帯電話（スマートフォン）の時代、番号の記憶の必要はなくなりました。

3）初頭効果と近接効果

7つに整理した事柄を覚えるときには、1番目（初頭効果）と7番目（近接効果）の正答率が高い傾向が知られています。ですから1回目は1→7の順に、2回目は2→7、1の順、3回目は3→7、1、2のように初頭効果、近接効果を利用して覚えましょう。

4）目、耳、手、すべてを利用

覚えることは、情報に“糸”をつけることです。たとえば「赤い」という視覚の糸を引けばリンゴ、ポスト、消防車等が出てきます。「果物」という概念の糸を引くとリンゴ、バナナ、スイカが、そして、「甘酸っぱい」という味覚の糸を引いてリンゴに絞るといった具合です。2つの糸で思い出せなくても、別の糸を使えば思い出せます。読む、聞く、書くなどの方法を組み合わせてつけた糸は、思い出す可能性を格段に増やしてくれます。

5）連想、語呂合わせの妙

「なんと（710）素敵な平城京」、「イチゴのパンツ（1582）に本能寺ビックリ」、「富士山麓オウムなく（2.2360679）」など語呂合わせで覚えたことは、皆さんの記憶にいまだに残っていることでしょう。これらは既に我々の記憶にある知識体系と結びつくので効率的に記憶することができます。

6）だめ押し（過剰学習）は記憶を強化する

「覚えた」と思ったところでやめずに、さらに、もう一度勉強することで記憶の効率が格段に上がります。覚えたと思っても、もう1回頑張ってみることが大切です。

7）睡眠は重要です

睡眠は、情報を記憶として固定するために重要です。特に、入眠から約2時間ごとに現れる「レム睡眠」中によく“夢”を見るのは情報の整理や固定中だからだと考えられ、「レム睡眠」を妨害すると記憶形成が妨害されることがわかっています。最低2時間（レム睡眠1回）できれば4時間（レム睡眠2回）眠って、しっかり記憶を固定してください。

みなさんが使っている記憶法に7つの極意の中から、自分に足りない方法や自分に合った方法を取り入れて記憶を強化してみてください。覚えることは楽しいことですし、人生を豊かにしてくれます。子どもたちにも「記憶の極意」をぜひ教えてあげてください。

少年写真新聞 Juniors' Visual Journal 2017年1月8日発行 第436号付録
©少年写真新聞社2017年
心の健康ニュース
株式会社 少年写真新聞社 〒102-8232 東京都千代田区九段南4-7-16 市ヶ谷KTビルⅠ
★定期刊行物は終わる期間を予定しない刊行物です。年度が替わりましても、購読中止のお申し出のない限り、引き続きニュースをご送付申し上げます。
★著作権法により、本紙の無断複写・転載は禁じられています。
少年写真新聞社のホームページ
http://www.schoolpress.co.jp/

人生に必要な力を育む 落語

落語家　三遊亭圓窓

落語には、単に“聞き手を笑わせる”だけではなく、“良いもの”が大量に含まれています。その一つに、「落語が好きで聞いたり、演じたりしていると、他人の気持ちがわかるようになる」ということがあります。

落語は一人の演者が複数の登場人物を表現しなければならないので、その一人ひとりの人物の性格・感情・環境まで分析して、しっかりと解釈しなければ、「落語」という話芸は成り立ちません。「落語」を覚えるとき、ただ台詞《せりふ》を「早く覚えた」「よく暗記した」「つっかえないで言えた」といっただけで終わらせてはだめです。それでは、第三者が聞いても「棒読み」「無感情」「平坦」「無抑揚」の域を出ない、つまらないものになってしまい、感動するものにはなりません。

落語には会話が多く、一人で演ずるため、話す人物を演じるときはそれを聞く人物を設定して、その目を見て、性格・感情・環境をこめて語りかけるのが大切です。俗にいう“目線”です。演者が上手や下手を見たりするのはそのためです。このような「相手の目を見て話す」「相手の目を見て聞く」ことはコミュニケーションの大事な基本ですが、普段はおざなりにされてしまっています。

他人の気持ちを想像する力

人の気持ちがわかるようになれば、人間として周りの人に対してやっていいことか、悪いことかが判断でき、自分の気持ちばかりを優先させるようなことはしません。一方で、好き嫌いで判断する力は、「おぎゃー」と生まれた赤ちゃんでさえ、盛んに駆使しています。笑ったり、泣いたりするのはそこから来る表現なのでしょう。

しかし、こうした好き嫌いの判断力しか持たずに育って、大人になったとしたらどうでしょう？ 自分のことしか考えない日々を送っているうちに、“事件”を起こしてしまったり、勝手気ままな判断で暮らしているうちに、ストレスが増え、相手やところ構わずに自分の“気まま”をぶつけてしまったりするかもしれません。普段、落語に接していれば、「他人の気持ちを想像する」力が身につくはずです。ですから、落語好きに悪い人間はいないと私は思います。

思い描く力

落語を演ずるとき、扇子や手拭いを箸や本として活用します。ぼんやり見ていると、扇子は扇子のまま、手拭いは手拭いのままですが、集中力をもって鑑賞していると、扇子が箸や竿《さお》、刀、天秤棒《てんびんぼう》に見え、手拭いが本や帳面に見えてくるのです。これは「思い描く力」があるからです。

千葉県のある小学校で、児童に扇子を貸し

（200ページへ続く）

連載　発達障害当事者研究

発達障害は"コミュニケーション障害"なのか

第3回　一人ひとりの困りごとを仲間と分かち合う

【東京大学先端科学技術研究センター 特任研究員　綾屋 紗月】

前回に引き続き、今回も、私が主催している発達障害者を中心とした当事者研究会である「おとえもじて」の活動についてご紹介します。前回は、私たちが現在用いている当事者研究のスタイルのうち、「言いっぱなし聞きっぱなし」という方法を用いたテーマ研究についてご説明しました。今回はもう一つの方法である「かけこみ当事者研究※」についてお話ししようと思います。

当事者でも継続できる方法の模索

"当事者研究"は、2001年に精神障害をかかえた当事者の地域活動拠点である「べてるの家」（北海道浦河町）で生まれました。仲間の力を借りながら、自分のことを自分自身がよりよく知るための研究をしていこうという実践で、現在ではいろいろな問題や障害を抱える当事者団体、自助グループなどにも広まっています。

私は2011年に当事者研究会を始めましたが、いざやってみると、戸惑うことがありました。私には、「情報を細かく大量に受け取ってしまう」「意味のまとめあげがゆっくりである」などの傾向があるため、仲間とその場で意見のやりとりをする「べてるの家」のような研究方法を用いて進行するのが難しい、という困難があったのです。

そこで「べてるの家」での研究方法ではなく、「依存症の自助グループ」の伝統的なミーティング形式である「言いっぱなし聞きっぱなし」の方法を用いる工夫をしました。すると、即興的な意見のやりとりをしなくても、テーマに沿って一方的に自分の感覚や経験を語り、人の発言を聞くスタイルを作ることができ、私でも当事者研究会が継続可能になりました。このように、私たちの当事者研究会では、当初、「言いっぱなし聞きっぱなし」によるテーマ研究のみを行っていました。

「テーマ研究」だけでは足りなかったこと

研究会を始めて丸3年がたつと、私たちの当事者研究会にも、参加者同士が共有できる仲間の知識のデータベースが構築されてきました。また、自分の身体的特徴や自分の置かれている環境がどのような状態なのかということについて、具体的に語れる「場」として当事者研究会が育ってきた雰囲気がありました。さらに、各自が感じるそれぞれの困難を、自分たちの障害のせいにするばかりではなく、社会側にある原因についても考え、語ることができるようにもなってきました。

そのようなプラスの変化を感じる一方、机上の研究にとどまってしまい、当事者研究会での分かち合いによって得た知識を、実生活に反映させずにいる参加者の様子も気になり始めました。これまで私たちが行ってきた「言いっぱなし聞きっぱなし」によるテーマ研究には、"これまで誰からも認められてこなかった自分の感覚や知識、苦労を仲間同士で承認する"という大事な役割がありますが、それだけでは"実生活を更新する力になるような取り組みが不足している"という課題が見えてきたのです。

4年目からのスタート

そこで4年目になる2014年8月からは、「言いっぱなし聞きっぱなし」によるテーマ研究に加えて、「かけこみ当事者研究」という方法にもチャレンジしてみることになりました。私たちの当事者研究会における「かけこみ当事者研究」とは、"「今」自分が抱えている困りごとのうち、当事者研究の仲間と分かち合いたいことをともに研究し、その中で生まれた実験計画を、実生活で具体的に試してみる"という取り組みです。

当事者研究会の参加者は成人が中心となっているので、テーマとしては、「上司と僕の半年間」「新しい職場での働き方」などの"就労に関する困りごと"と、「パニックになって吐いてしまうことへの恐怖」「すっぽかし改善」「記憶力・暗記力」といった"個人的な心身の特徴に関する困りごと"の2つに大きく分けられます。

私たちの当事者研究会では「かけこみ当事者研究」に使える時間は1時間であり、その限られた時間で研究できるのは毎回1名です。そのほかの参加者は、"当事者研究サポーター"として一緒に研究をします。また、同じく当事者であるファシリテーターがホワイトボードに記録しながら研究が進みます。

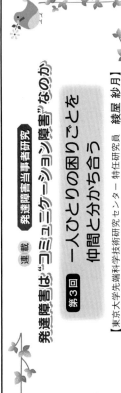

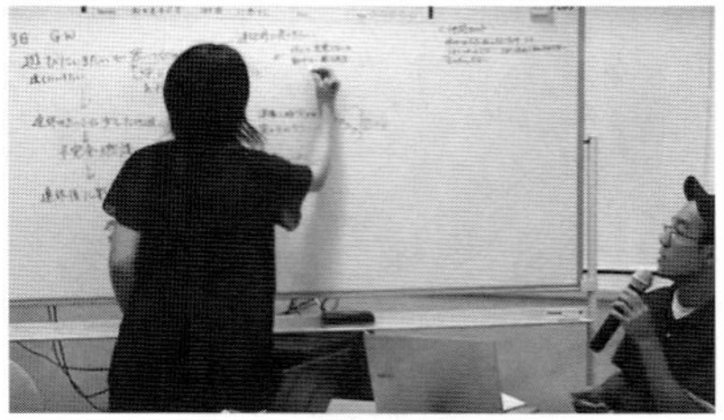

かけこみ当事者研究の様子

実践：かけこみ当事者研究

では、一例として「連休の使い方がうまくいかない」の当事者研究（第100回：2015年9月14日）の記録をご紹介します。（動画記録の公開あり⇒https://www.youtube.com/watch?v=cch-b5_Q5jg）

この回では、毎年ゴールデンウィークに「遊びにいきたい、遠くにいきたい」と思っている、ある当事者の聞き取りをしました。すると、①毎回気がつくのが遅いため、連休の最後に日帰りや一泊旅行で少しだけ遊ぶことになる、②準備に時間がかかるため、近場で手を打つことになる、③その結果、不完全燃焼になり、連休後に「もっと遊びたかった」ともやもやした気持ちが続いてしまう、というパターンが見えてきました。

概要が把握できたところで、当事者研究サポーターとなったほかの参加者たちに「自分の中にもある似た経験の話」「自分の場合はどのように自分助けをしたか」についてコメントをもらいます。このときには、相手に自分の考えを一方的に押し付けてしまうことを避けるため、「アドバイスの提供はしない」というルールになっています。また、初めにコメントを思いついた人たちに手を挙げて発言してもらいますが、手を挙げていなくても、発言の順番がくればコメントをする人がほとんどのため、全員にマイクを回しています。また、私たちの当事者研究会では、こうした当事者研究サポーターのコメントも、大切な意見としてホワイトボードに記録しています。

「休みはただ寝転ぶだけ」「休日は出かけない日」というコメントもあれば、「休みはどんどん予定を入れる」「連休には特別な予定を入れずやりたいことに時間をつくる」というコメントもあり、休みに対する考え方や休日の過ごし方は人それぞれであることがわかってきます。

（200ページへ続く）

心の健康ニュース
少年写真新聞 Juniors' Visual Journal http://www.schoolpress.co.jp/
No.436 2017年(平成29年) 1月号

日本《にっぽん》の伝統《でんとう》

聞《き》く人《ひと》の心《こころ》を引《ひ》き付《つ》ける話芸《わげい》

落語《らくご》には人《ひと》とのコミュニケーションの技術《ぎじゅつ》が詰《つ》まっています

学校《がっこう》で落語《らくご》

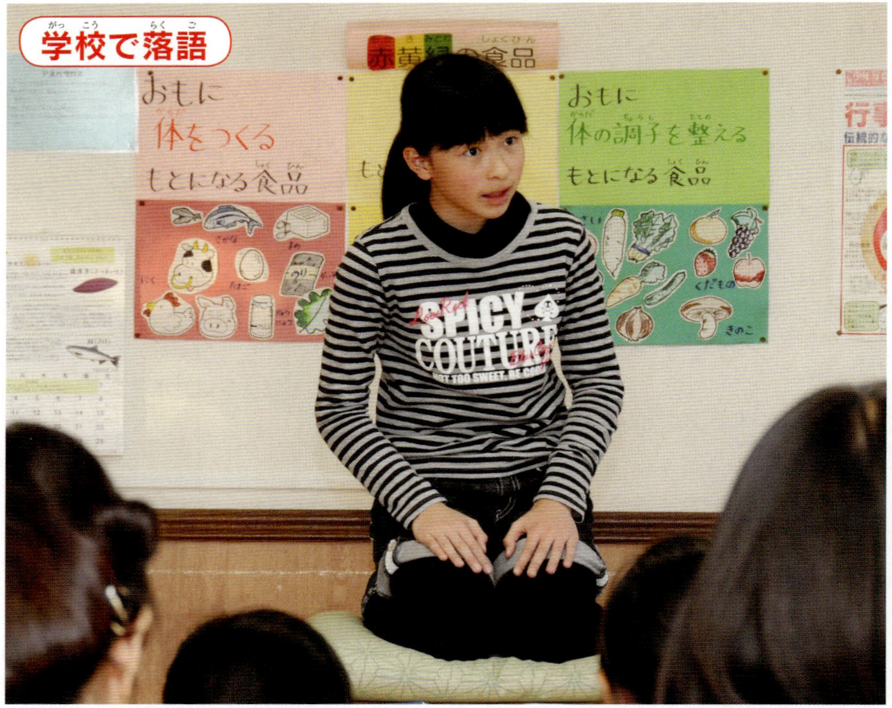

小学校《しょうがっこう》のランチルームで行《おこな》われた落語《らくご》の授業《じゅぎょう》（講師《こうし》：三遊亭圓窓師匠《さんゆうていえんそうししょう》）で、練習《れんしゅう》した落語《らくご》を演《えん》じる児童《じどう》。

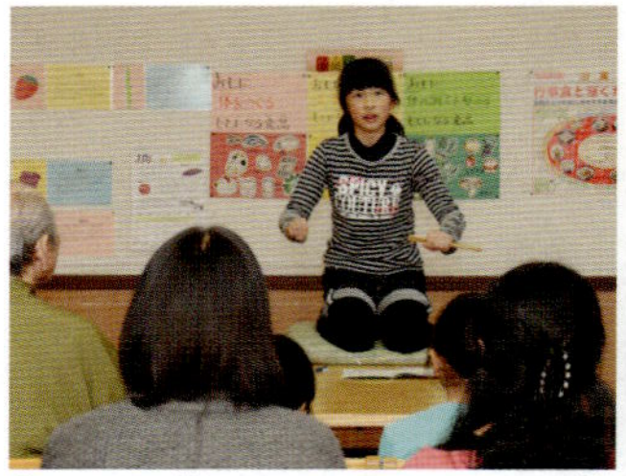

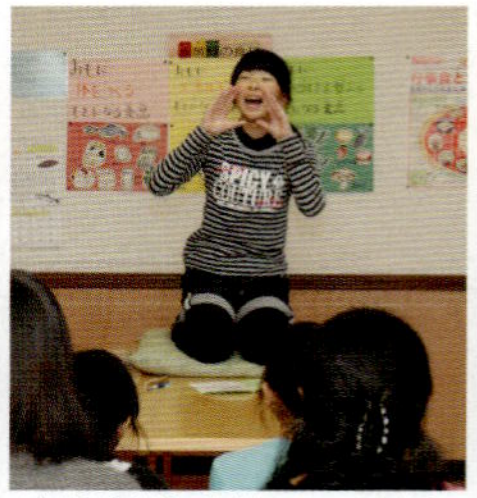

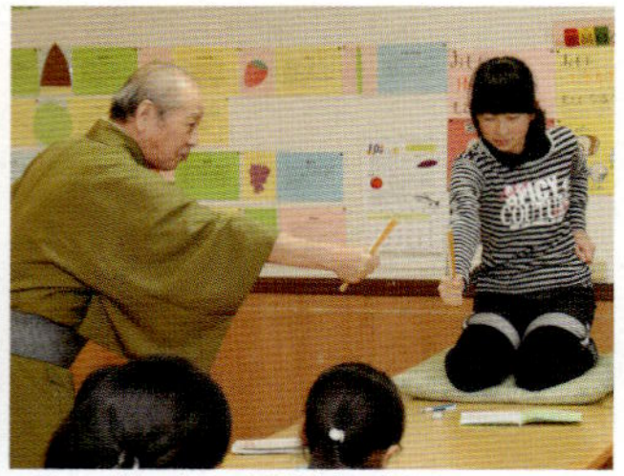

聞《き》いている人《ひと》にわかりやすいしぐさや声《こえ》の抑揚《よくよう》、表情《ひょうじょう》・目線《めせん》などを師匠《ししょう》から学《まな》び、話《はな》す力《ちから》や表現力《ひょうげんりょく》を磨《みが》いていきます。

実際《じっさい》の場面《ばめん》が目《め》に浮《う》かぶ 落語《らくご》のしぐさ

そばをすする

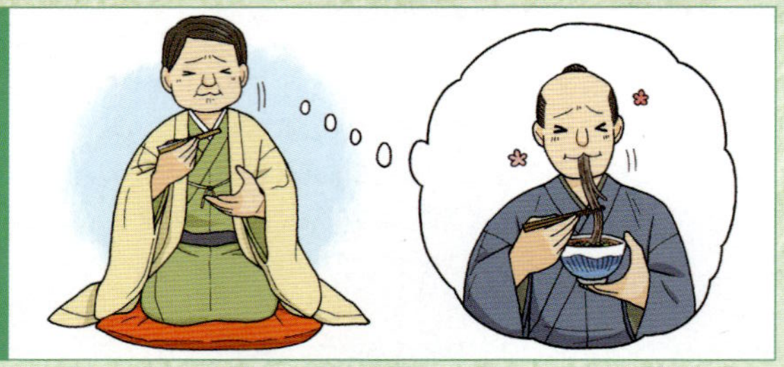

扇子《せんす》を箸《はし》に見立《みた》てて使《つか》い、表情《ひょうじょう》や動作《どうさ》、音《おと》などでそばをすする様子《ようす》を表現《ひょうげん》します。

戸《と》をたたく

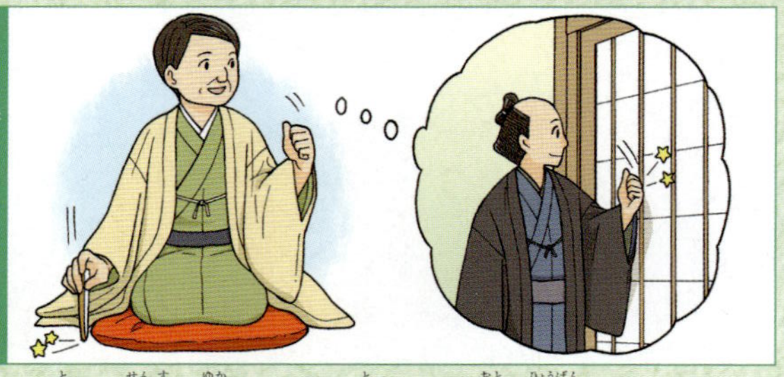

閉《と》じた扇子《せんす》で床《ゆか》をたたき、戸《と》をたたく音《おと》を表現《ひょうげん》します。

落語《らくご》で使《つか》われる小道具《こどうぐ》 扇子《せんす》と手拭《てぬぐ》い

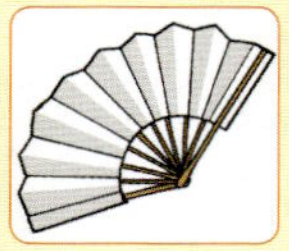

扇子《せんす》の使《つか》い方《かた》

①棒状《ぼうじょう》の物《もの》を表《あらわ》す……箸《はし》・筆《ふで》・刀《かたな》など
②持《も》つ部分《ぶぶん》の一部《いちぶ》として表《あらわ》す……釣《つ》りざお・提灯《ちょうちん》など
③擬音《ぎおん》を表《あらわ》す……戸《と》をたたく音《おと》・階段《かいだん》の上《のぼ》り下《お》りの足音《あしおと》など
④開《ひら》いて平《ひら》たい物《もの》を表《あらわ》す……巻紙《まきがみ》・紙《かみ》・手紙《てがみ》・盆《ぼん》など

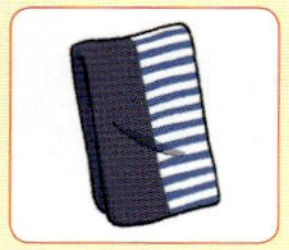

手拭《てぬぐ》いの使《つか》い方《かた》

平《ひら》たい物《もの》を表《あらわ》す……財布《さいふ》・たばこ入《い》れ・本《ほん》など

落語《らくご》から学《まな》ぶ コミュニケーション

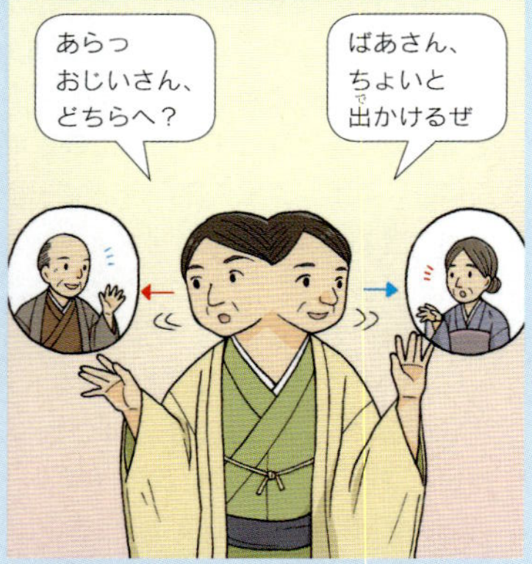

落語《らくご》では、誰《だれ》に話《はな》しかけているのかを表《あらわ》す視線《しせん》が大切《たいせつ》です。普段話《ふだんはな》すときも、相手《あいて》の目《め》を見《み》て話《はな》すと、集中力《しゅうちゅうりょく》や信頼感《しんらいかん》が生《う》まれます。

落語《らくご》は、一人《ひとり》の落語家《らくごか》が物語《ものがたり》を話《はな》して聞《き》かせる日本《にっぽん》の伝統的《でんとうてき》な話芸《わげい》です。話《はなし》に出《で》てくる人物《じんぶつ》たちを巧《たく》みな話術《わじゅつ》で一人《ひとり》で演《えん》じるため、観客《かんきゃく》は話《はなし》を聞《き》いて、場面《ばめん》をイメージして楽《たの》しみます。

また、落語《らくご》には、会話《かいわ》が多《おお》く含《ふく》まれており、人《ひと》とコミュニケーションをとる上《うえ》での技術《ぎじゅつ》がたくさん詰《つ》まっています。

指導 落語家 三遊亭圓窓 師匠

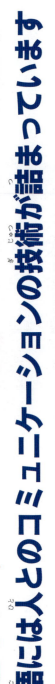

心の健康ニュース
少年写真新聞 Juniors' Visual Journal http://www.schoolpress.co.jp/
No.437 2017年（平成29年）2月号

実践《じっせん》！ メンタルトレーニング

“プラス思考《しこう》ビーム”で不安《ふあん》や緊張《きんちょう》に負《ま》けない心《こころ》を鍛《きた》えよう

例《れい》：目標《もくひょう》を達成《たっせい》するための方法《ほうほう》を考《かんが》える

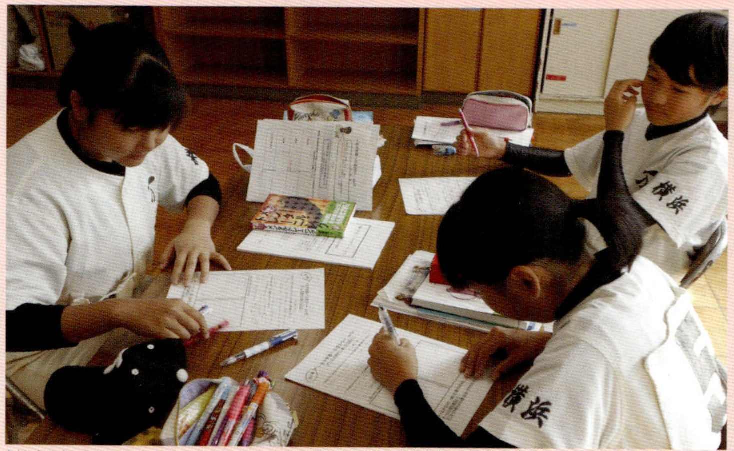

練習《れんしゅう》の合間《あいま》にメンタルトレーニングコーチの指導《しどう》の下《もと》、チームの大《おお》きな目標《もくひょう》（全国制覇《ぜんこくせいは》）から逆算《ぎゃくさん》して、今《いま》自分《じぶん》がやるべきことを明確《めいかく》にしていきます。

実際《じっさい》のプリントを大公開《だいこうかい》！

※これはメンタルトレーニングのプログラムのうちのほんの一部です。

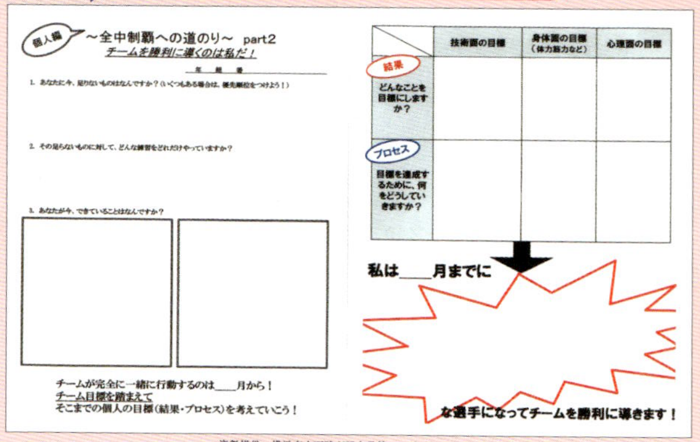
個人編 ～全中制覇への道のり～ part2
チームを勝利に導くのは私だ！
年 組 番
1. あなたに今、足りないものはなんですか？（いくつもある場合は、優先順位をつけよう！）
2. その足らないものに対して、どんな練習をどれだけやっていますか？
3. あなたが今、できていることはなんですか？
チームが完全に一緒に行動するのは＿＿月から！
チーム目標を踏まえて
そこまでの個人の目標（結果・プロセス）を考えていこう！

	技術面の目標	身体面の目標（体力筋力など）	心理面の目標
結果 どんなことを目標にしますか？			
プロセス 目標を達成するために、何をどうしていきますか？			

私は＿＿月までに
な選手になってチームを勝利に導きます！

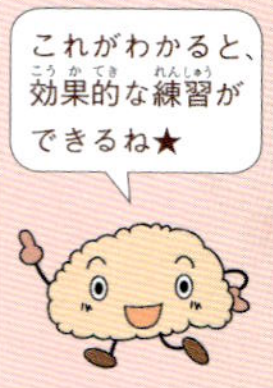

資料提供　横浜市立万騎が原中学校 ソフトボール部 メンタルトレーニングコーチ　三井 みのりさん

実践編《じっせんへん》　メンタルトレーニング“プラス思考《しこう》ビーム”

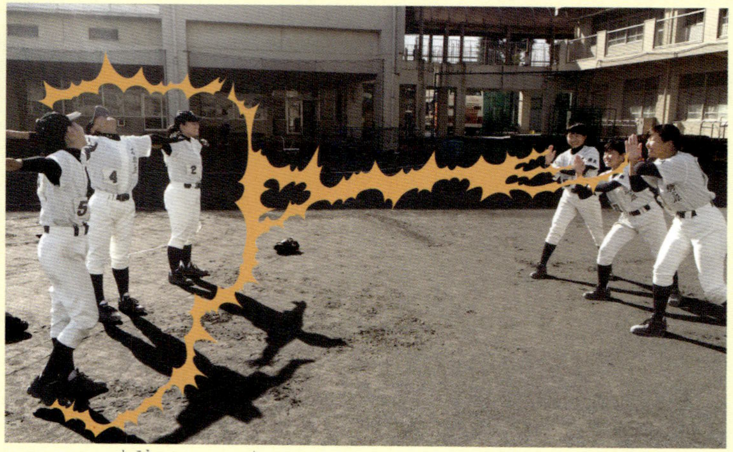

ネガティブな思考《しこう》をプラスに変《か》えるメンタルトレーニングの一《ひと》つ、“プラス思考ビーム”を実践《じっせん》しているところ。

やってみよう

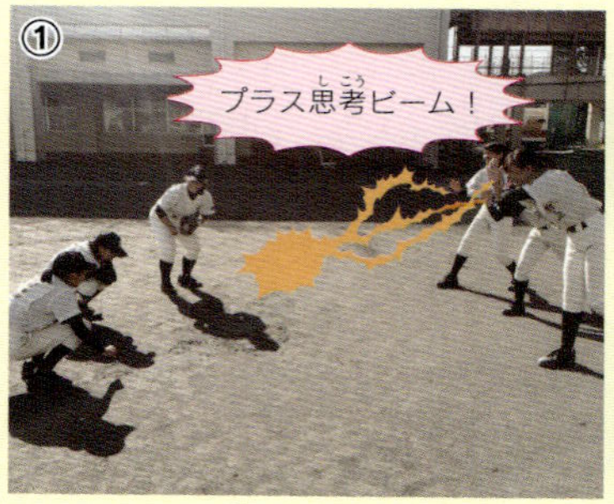

①ネガティブな人《ひと》（写真左《しゃしんひだり》）を発見《はっけん》したら、手《て》で十字《じゅうじ》をつくり、「プラス思考《しこう》ビーム！」と言《い》いながらビームを放《はな》ちます。

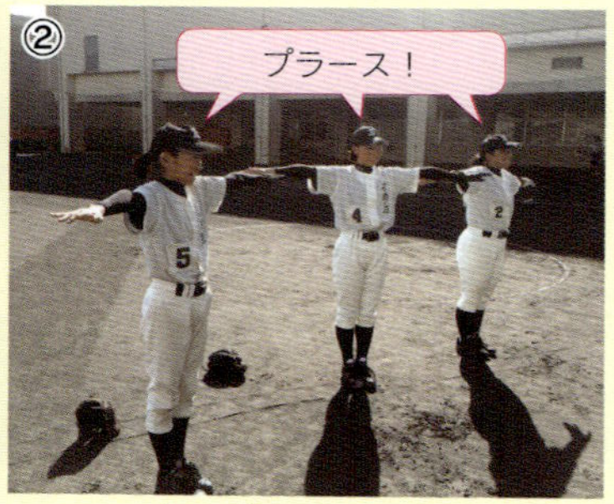

②ビームを受《う》けた人《ひと》は、「わあ」とやられたふりをしたあと、「プラース！」と言《い》って両手《りょうて》を広《ひろ》げ、一気《いっき》に気持《きも》ちをプラスに切《き》り替《か》えます。

強《つよ》い心《こころ》（メンタル）をつくるプラス思考《しこう》

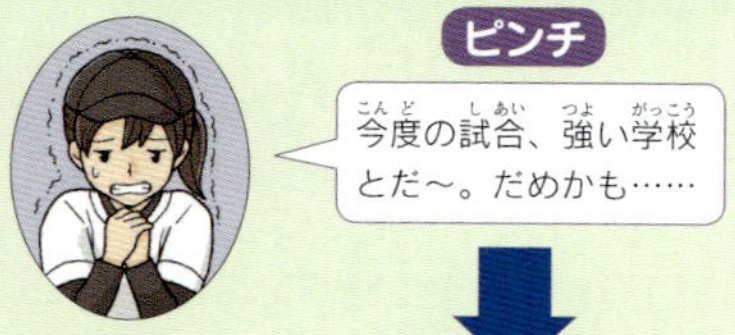

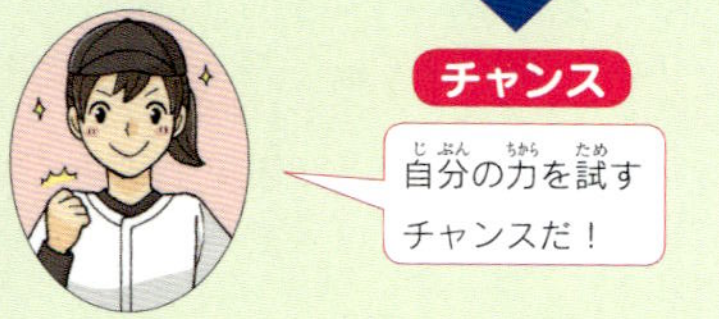

ピンチをチャンスととらえるプラス思考《しこう》で考《かんが》えると、「わくわく」感《かん》や、「その状況《じょうきょう》を楽《たの》しむ」気持《きも》ちの余裕《よゆう》が出《で》てきて、やる気《き》も高《たか》まります。

スポーツの試合《しあい》や発表会《はっぴょうかい》など、ここぞというときに力《ちから》を発揮《はっき》するためには、緊張《きんちょう》や不安《ふあん》に負《ま》けない心《こころ》（メンタル）が必要《ひつよう》です。一流《いちりゅう》のスポーツ選手《せんしゅ》のような強《つよ》い心《こころ》に鍛《きた》えるのは大変《たいへん》ですが、誰《だれ》にでもできて、効果的《こうかてき》な心掛《こころが》けが「プラス思考《しこう》」です。簡単《かんたん》に試《ため》せる“プラス思考《しこう》ビーム”を友《とも》だち同士《どうし》でやってみませんか？

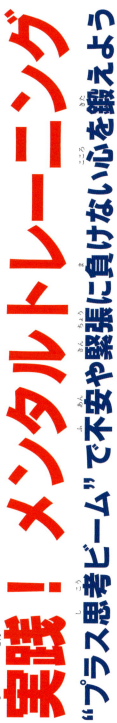

指導　東海大学体育学部競技スポーツ学科 教授　高妻 容一 先生
撮影協力　横浜市立万騎が原中学校 ソフトボール部のみなさん

少年写真新聞
Juniors' Visual Journal
2017年2月8日発行 第437号付録
©少年写真新聞社2017年
心の健康ニュース
株式会社 少年写真新聞社 〒102-8232 東京都千代田区九段南4-7-16 市ヶ谷KTビル I
★定期刊行物は終わる期間を予定しない刊行物です。年度が替わりましても、購読中止のお申し出のない限り、引き続きニュースをご送付申し上げます。
★著作権法により、本紙の無断複写・転載は禁じられています。
少年写真新聞社のホームページ
http://www.schoolpress.co.jp/

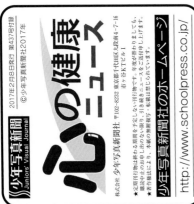

メンタルトレーニング

東海大学 体育学部 競技スポーツ学科
教授　高妻 容一

メンタルトレーニングとは、スポーツにおける心・技・体の心（メンタル面）を強化し、パフォーマンスを向上させる目的で行うトレーニングのことです。

スポーツ選手たちは、毎日技術面や体力面のトレーニングを実施していますが、競技でより良いパフォーマンスをするためには、同時に心理（メンタル）面も毎日コツコツと積み上げるトレーニングが必要なのです。

メンタルトレーニングの考え方と応用

メンタルトレーニングは、専門用語では“心理的スキルトレーニング”といい、心理的スキルをトレーニングするという考え方です。この心理的スキルには、①やる気を高める目的の「目標設定プログラム」、②プレッシャーに打ち勝つセルフコントロールを目的とした「リラクセーション・サイキングアップのトレーニング」、③新しい技術を身につける・身につけた技術を試合で発揮する目的の「イメージトレーニング」、④練習の質を高める・試合での実力発揮を目的とした「集中力のトレーニング」、⑤パフォーマンス向上・発揮を目的にした「プラス思考のトレーニング」、⑥気持ちの切り替えや自信を高める目的の「セルフトークのトレーニング」、⑦プラス思考・人間関係・チームワークを高める目的の「コミュニケーションのトレーニング」、⑧徹底して試合で勝つことを目的とした「試合に対する心理的準備」などがあります。

今月号の掲示用写真ニュースでは、スポーツにおけるメンタルトレーニングを例に紹介していますが、海外では教育・ビジネス・パフォーミングアーツ・一般生活にもメンタルトレーニングが応用され、広く活用されています。例えば、学校生活を楽しくする「友人たちとのポジティブなコミュニケーション」、受験や試験などの「やる気を高める目標設定」、授業の効率を高める「集中力のトレーニング」、次の日の授業を楽しくする「イメージトレーニング」、自分の考え方を良い方向にする「プラス思考のトレーニング」などは、学校生活でも十分に活用できます。

「プラス思考ビーム」をやってみよう

では、その中の学校の雰囲気を良い方向に持っていく心理的テクニック、「プラス思考ビーム」というゲームを紹介します。教室内で、誰かがネガティブな顔・態度（下を向き・厳しい顔等）、ネガティブなひとり言（「えー！」「うそ！」「まじ！」「やべー！」等）、また、ネガティブな会話（「今日寒いね！」「クラブの練習きついな！」「あの先生うるせーな！」等）をしたら、その人に向かって「プラス思考ビーム」という言葉とともに、ウルトラマンのスペシウム光線を放つようなポーズで「ビーム」を放ちます。そのビーム（光線）を受けた人は、必ず、そのビームにやられた振りをして「あー！」などと言いながら一回転します。そして身体でプラス（まっすぐに立ち、両手を広げた姿勢）を作り、大きい声で「プラース！」と言ってマイナス思考からプラス思考へ気持ちを切り替えます。

これを、あなたの学校ではやらせてみませんか。学校全体が“プラス思考”になっていくゲームです。

少年写真新聞
Juniors' Visual Journal
2017年3月8日発行 第438号付録
©少年写真新聞社2017年
心の健康ニュース
株式会社 少年写真新聞社 〒102-8232 東京都千代田区九段南4-7-16 市ヶ谷KTビル I
★定期刊行物は終わる期間を予定しない刊行物です。年度が替わりましても、購読中止のお申し出のない限り、引き続きニュースをご送付申し上げます。
★著作権法により、本紙の無断複写・転載は禁じられています。
少年写真新聞社のホームページ
http://www.schoolpress.co.jp/

人生も研究も“笑い”を忘れずに

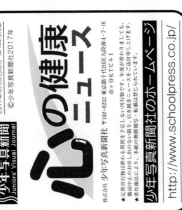

「バナナの皮はなぜ滑るのか」の研究で
2014年 イグノーベル賞受賞
馬渕 清資 さん
にお聞きしました

――どんな子ども時代を過ごされていましたか？

物心ついたころから、とにかく虫が好きで、高校くらいまでは虫採りばかりしていました。それこそ、身の回りにいる虫で、僕の知らない虫はいないんじゃないかと思うくらい。頭の中の半分以上は人間界になくて（笑）、虫のことばっかりでした。高校の部活はもちろん生物部で、やはり虫ばっかり採っているわけですよ。その生物部の活動で、曲がりなりにも報告レポートをつけていたのですが、つい数日前、50年前の当時に書いた僕のレポートが見つかった、と生物部の仲間から連絡がありました（笑）。何についてのレポートかというと、トンボの観察についてです。実家が名古屋なのですが、郊外の公園でどんなトンボがいるのか、数などを一生懸命調査していましたね。トンボだけで50種類くらいいるんですよ！

――まさに虫博士ですね。ですが、馬渕先生は「生物」の道へは進まなかったんですね？

ええ。今思うと、ずいぶん打算的で世知辛い（進路の）決め方をしたなあと思います。高校３年生で進路を決めるとき、昆虫に関する学部がないかと探したのですが、大学で虫ばっかり採っていていいという学部はなくて（笑）。今の時代だったら虫に関することだけで、仕事ができたかもしれないですが……当時は高度成長期だったので、（工学系の学部などを出て）自動車を造るか、石油プラントをやるというのが花形の時代でした。

僕は極端に理系人間だったので、文系科目はできないのですが、物理や数学は得意だったので、授業中寝ていても成績はよかった（笑）。なので、これ（得意な物理や数学）を生かさない手はないと思って、東工大（東京工業大学）の工学部へ入りました。でも、授業の機械工学の話には全く興味が持てず、「進路に失敗したなあ」と大学１年から３年までは“暗黒時代”でした。

――そんなとき、人工関節に出会ったのですね？

ええ。大学４年のとき、たまたま、日本ではまだ年間1000例あるかないかくらいだった、“人工関節”の研究をしている先生が僕の学科にいまして、「こういうテーマがあるけどやってみるか？」と“人工関節”を紹介してくれました。もうそのときの僕は、「ああ！ 生き物の世界に戻れるじゃないか！」と思って、うれしかったのなんのって（笑）。それまでずっと無機的な世界にいたので、少しでも“生き物”を感じられる分野に「これだ！」と飛びつきました。過去に一度、大学の学部選びの時点で失敗しているので、「今度は失敗しない（やりたいことをやる）ぞ」と。当時は今でいう「医工連携」という言葉もなく、医学部の先生と工学部の先生が話をするなんてことはありえないような時代だったので、その後に研究を続けるために医学部へ就職しても、周囲は「工学部から医学部に来て、お前はいったい何をやるんだ」「将来、居場所はないぞ」といった反応でしたね。

それから40年後の現在、人工関節の症例は約100倍にもなり、規模も格段に広がって、今や人工関節は医療機器の全出荷額の１割近くを占めているのだといいます。ちなみに、人工関節の仕組

（200ページへ続く）

連載　発達障害当事者研究

発達障害は“コミュニケーション障害”なのか

最終回　学校現場や社会に伝えたいこと

【東京大学先端科学技術研究センター 特任研究員　綾屋 紗月】

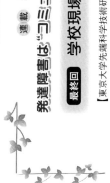

これまで3回にわたり、発達障害の診断を持つ私個人および仲間同士の当事者研究についてお話ししてきました。この最終回では、これまでのまとめとして、「社会性やコミュニケーションの障害」の捉え方について、私の考えと、当事者研究で大事にしているポイントについてお伝えしたいと思います。

「コミュニケーション障害」は個人の中にあるものではない

「コミュニケーション能力」「コミュニケーション障害」という言葉を私たちはよく耳にします。このような概念が広く行き渡ることによって、私たちは“コミュニケーションをうまく行うための力”というものが個人の中に存在しているかのように考えがちです。

しかし「コミュニケーション」というものは、そもそも、人と人との間に生じる「システム」または「現象」を表す概念だと考えられます。「コミュニケーション障害」も、人と人との間に生じているやりとりのすれ違いというただの「現象」であり、個人の中にある障害として押しつけられるものではないと、私は考えています。

コミュニケーション障害を「現象」として考えたとき、そこにあるのは、異なる人と人との間に生じているただの“すれ違い”ですので、どちらが悪いということはありません。しかしコミュニケーション障害を個人の問題としてしまった途端、お互いをよく知ろうとするやりとりは省略され、一方だけが悪者に仕立て上げられ、アンフェアな排除が正当化されることを可能にしてしまいます。これはとても怖いことです。また、コミュニケーション障害を個人の問題だとして責任を押しつけられたほうも、「どうせ私はコミュニケーション障害だし」と傷ついたり開き直ったりしてしまい、本当は変わることができる特徴であるにもかかわらず、一生変わらない障害だと思い込んでしまいかねません。

「社会性の障害」も個人の中にあるものではない

発達障害は「社会性の障害」ともいわれますが、この「社会性の障害」という考え方にも問題があります。まず、「社会」は1つではありません。養育された家庭、学校、企業、結婚後の家庭など、ライフステージには様々な社会が登場します。また、社会は文化によってもいろいろとルールが異なりますし、同じ社会の中でも歴史的な変遷をみると、何を人の関わりにおいて重視するかの基準は変化していきます。つまり、社会は多種多様であり、なおかつ変化し続けるものであると考えられます。これは、「社会性の障害」の内実も同様です。

つまり、ある人に社会に対するなじめなさが生じているとき、実際には「養育環境の問題」「教育指導方法の問題」「労働条件の問題」など、いろいろと社会側にも原因があるはずなのです。しかし、「社会性の障害」を個人に押しつけることによって、社会側にそのような問題がある可能性や、変わらなければならない社会の責任などを、考えずに済むようにしてしまえることになります。

「社会性の障害」には決まった中身がありませんから、様々な社会における、それぞれの歴史的文脈の中で、たまたまそのときに折り合いの悪い人たちに、「社会性の障害」を押しつけることが可能になります。そして社会は、ただ移り変わるままに存在していればよいものとして扱われることになります。

マイノリティ性のある身体的特徴

「コミュニケーション障害」や「社会性の障害」を個人の問題ではなく、「現象」として捉えたときも、すれ違いは確かにあります。そのときにすれ違っているのはどんな人たちかというと、「ある社会の多数派向けにつくられたコミュニケーション方法や社会のあり方のデザインに、なじむことができる多数派の人々」と「それにはなじめない様々な固有性の高い身体的特徴を持った少数派の人々」だと思われます。

例えば、交通手段や建物などの多くの社会のあり方のデザインは「立って二本足で歩く人々」に合うようにできあがっており、多くの人々はちょうど自分たちの身体に適しているため、それらのデザインを当たり前のものとして無意識のうちに利用しています。それと同じように、コミュニケーション方法や社会性のあり方も、ある社会における多数派の人たちに合わせて作られています。自分たちの身体的特徴にちょうどいいデザインの中に生きることができる多数派の人たちは、何の不自由も感じませんが、これらのデザインは絶対的に正しいものではありませんから、その社会における多数派によって作られたデザインに合わない、いろいろなマイノリティ性のある身体的特徴を持った少数派の人々が、どこの社会にも必ず生じることになります。

当事者研究を進める上で大事にしている3つのポイント

マイノリティ性がある身体的特徴を持ち、しかもそれが自他ともに見えにくい特徴の場合、少数派の人々は多数派向けのコミュニケーション方法や社会のあり方のデザインの中で、すれ違いを経験してばかりで大変な思いをします。自分自身がマイノリティ性を持っていることそのものにも気づきづらく、自分の身体的特徴がどんなものなのかについても把握しづらいということが生じます。

そんなときに当事者研究が役に立つと考えています。

では最後に私たちが当事者研究を進める上で大事にしている3つのポイントについてお話ししたいと思います。

1つ目は「具体性」です。困りごとを抱えているときにはつい、「なんで私はみんなと違って、いつもダメなんだろう」と、「みんな」「いつも」「ダメ」といった抽象的な言葉を使いがちです。しかし研究するためには、「いつ、どこで、どんな感じだったのか」がわかるような具体的なデータがたくさん必要です。「いつもって例えばいつごろ？ 何年前？」「みんなって誰？ 何人くらい？」「何がダメだったの？」と仲間同士で問い返しながらデータを集めていくことが、まずは大事です。

2つ目は「構造性」です。例えば、私たちは普段、何か問題があった場合、「あなたのミスだから謝りなさい」「責任をとって辞めます」と責任を負わせたり引き受けたりする社会にいます。確かにそれは大切なルールの1つです。しかし同時に、謝ったり辞めたりすれば済むわけではなく、同じことを繰り返さないことや、再び繰り返した際の対応策を考えておくことも重要です。当事者研究においては「失敗したら終わり」ではなく、自分のパターンについて新しい仮説を立てて実験を続けていくことを大事にしています。そのためには、「責任問題」から「構造問題」へと視点を転換し、何が起きているのかのメカニズムやパターンを把握することで次に生かす、という研究的な態度が効果を発揮すると実感しています。

3つ目は「共有性」です。困りごとや問題を抱えていると、誰かに相談したくても、「相手に迷惑をかけてはいけない」「弱みを握られたら困る」とおびえて、「誰にも言えない」「あなただけに話す秘密よ」と、自分一人の胸のうちや二者関係などに閉じ込めておきたくなることも少なくありません。しかし、自分一人では解決できないからこそ、他者の知識や知恵が必要なはずです。困りごとが小さいうちに分かち合える研究仲間の存在が助けになると考えています。

心の健康ニュース
少年写真新聞 Juniors' Visual Journal
No.438 2017年（平成29年）3月号

人生《じんせい》の先輩《せんぱい》シリーズ㉑

“面白《おもしろ》い”と感《かん》じたときがチャンス！

バナナの皮《かわ》の秘密《ひみつ》に迫《せま》り、イグノーベル賞《しょう》を受賞《じゅしょう》 北里大学《きたさとだいがく》名誉教授《めいよきょうじゅ》 馬渕《まぶち》 清資《きよし》さん

二〇一四年《ねん》、「バナナの皮《かわ》を踏《ふ》むと滑《すべ》る理由《りゆう》」を解明《かいめい》し、「人《ひと》びとを笑《わら》わせ、そして考《かんが》えさせてくれる研究《けんきゅう》」に対《たい》して贈《おく》られるイグノーベル賞《しょう》を受賞《じゅしょう》した馬渕清資《まぶちきよし》さん。

このユーモアあふれる研究《けんきゅう》は、世界中《せかいじゅう》の人《ひと》を笑《わら》わせただけではなく、「人工関節《じんこうかんせつ》」という医療機器《いりょうきき》への応用《おうよう》も期待《きたい》されています。

「研究《けんきゅう》も人生《じんせい》も“役《やく》に立《た》つかどうか”を基準《きじゅん》にしがちだけれど、自分《じぶん》が楽《たの》しめるかどうかも大切《たいせつ》」とのお話《はなし》をいただきました。

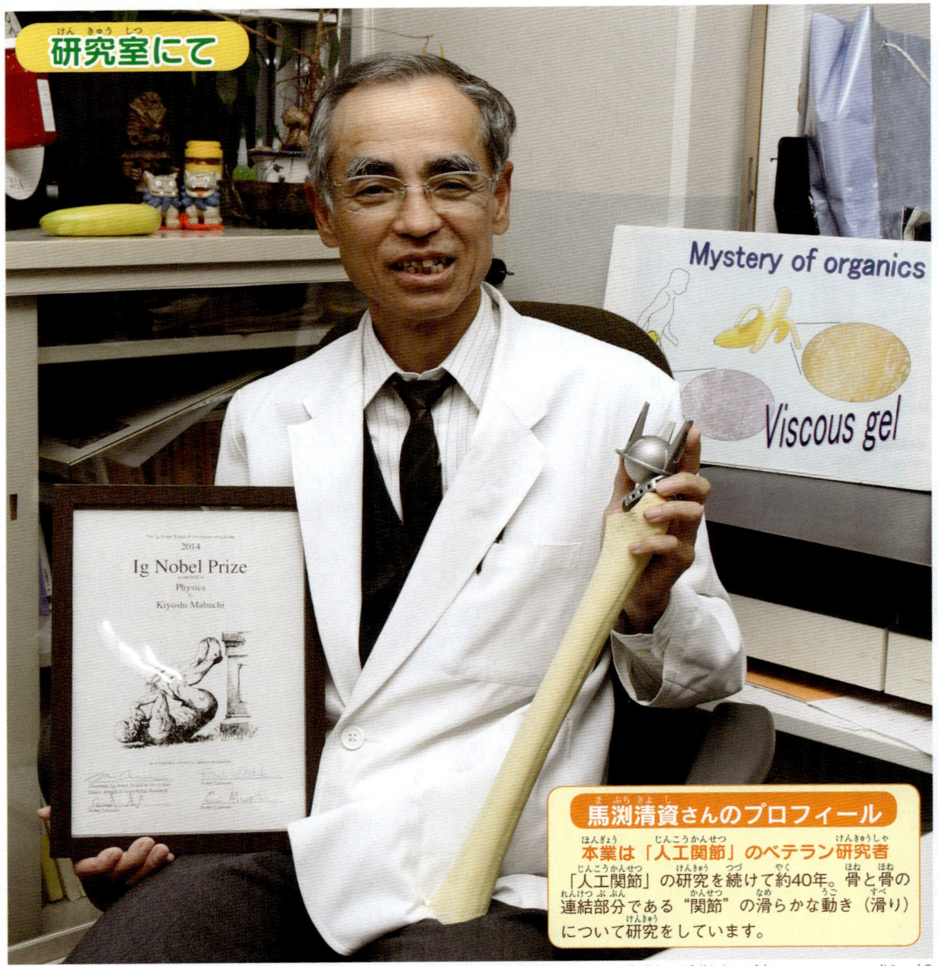

馬渕清資《まぶちきよし》さんのプロフィール

本業《ほんぎょう》は「人工関節《じんこうかんせつ》」のベテラン研究者《けんきゅうしゃ》

「人工関節《じんこうかんせつ》」の研究《けんきゅう》を続《つづ》けて約《やく》40年。骨《ほね》と骨《ほね》の連結部分《れんけつぶぶん》である“関節《かんせつ》”の滑《なめ》らかな動《うご》き（滑《すべ》り）について研究《けんきゅう》をしています。

イグノーベル賞《しょう》の賞状《しょうじょう》と「人工関節《じんこうかんせつ》」の模型《もけい》を持《も》って微笑《ほほえ》む馬渕清資《まぶちきよし》さん。大学《だいがく》は工学部《こうがくぶ》へ進《すす》みましたが、実《じつ》は物心《ものごころ》ついたときから“虫《むし》”が大好《だいす》きで、高校時代《こうこうじだい》は生物部《せいぶつぶ》だったそうです。

★ 馬渕《まぶち》さんのターニングポイント ★

大学《だいがく》4年生《ねんせい》のとき

①人工関節《じんこうかんせつ》との出会《であ》い

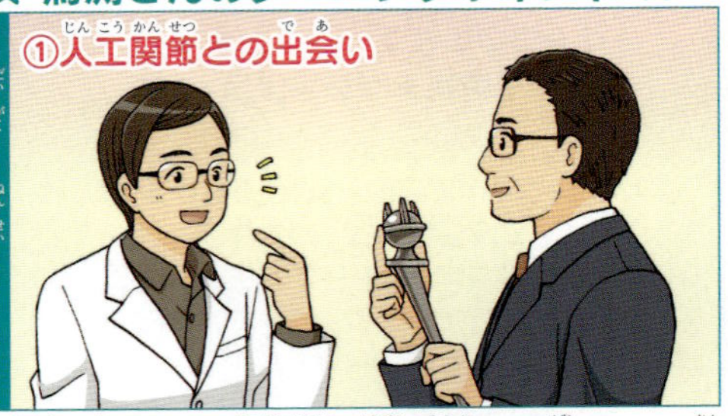

授業《じゅぎょう》に興味《きょうみ》が持《も》てなかった大学時代《だいがくじだい》、偶然《ぐうぜん》、当時《とうじ》はまだ珍《めずら》しかった「人工関節《じんこうかんせつ》」の研究《けんきゅう》を恩師《おんし》に勧《すす》められ、「これは面白《おもしろ》そう！」と飛《と》びつきます。

研究者《けんきゅうしゃ》として

②意外《いがい》な気《き》づきが研究《けんきゅう》のきっかけ

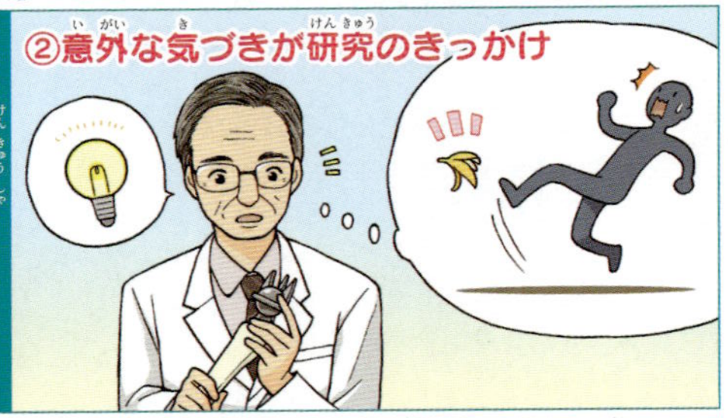

研究中《けんきゅうちゅう》、「関節《かんせつ》の滑《なめ》らかな動《うご》きはバナナの皮《かわ》を踏《ふ》んだときに似《に》ている」と本《ほん》に書《か》いたところ、その証拠《しょうこ》がなく、空《あ》いた時間《じかん》に自分《じぶん》で実験《じっけん》。

63歳《さい》でイグノーベル賞《しょう》を受賞《じゅしょう》

③バナナの皮《かわ》で滑《すべ》る理由《りゆう》を解明《かいめい》し、大注目《だいちゅうもく》

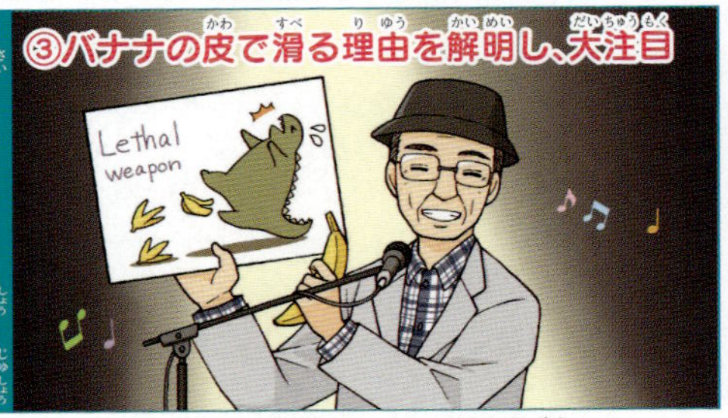

授賞式《じゅしょうしき》で、バナナの皮《かわ》の研究内容《けんきゅうないよう》を替《か》え歌《うた》で発表《はっぴょう》したところ、世界中《せかいじゅう》の人《ひと》びとを大《おお》いに笑《わら》わせ、一躍有名《いちやくゆうめい》になりました。

みなさんへメッセージ

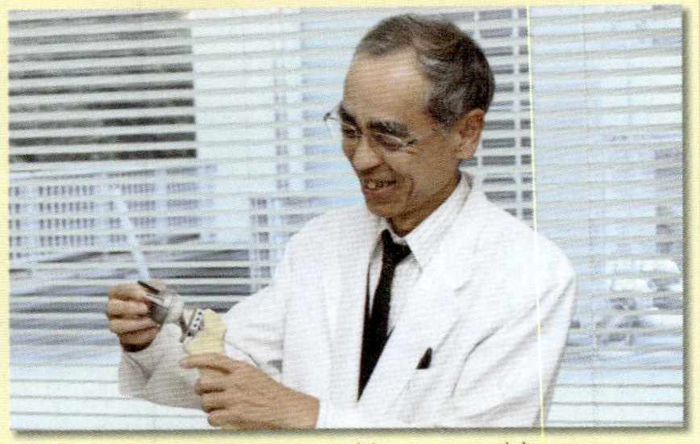

苦《くる》しいときほど“笑《わら》い”を忘《わす》れずに

僕《ぼく》の人生《じんせい》には、大《おお》きな挫折《ざせつ》はないけれど、失敗《しっぱい》はたくさんあります。でも、失敗《しっぱい》したときや、悪《わる》い状況《じょうきょう》でも笑《わら》いとばして次《つぎ》へと頑張《がんば》るのが大事《だいじ》です（例《たと》えば乗《の》る電車《でんしゃ》の行《い》き先《さき》を間違《まちが》えても、後《あと》で笑《わら》い話《ばなし》のネタにできますしね）。笑《わら》いにはいろんな笑《わら》いがありますが、悪《わる》い状況《じょうきょう》で笑《わら》えるのは、人間《にんげん》だからできることです。

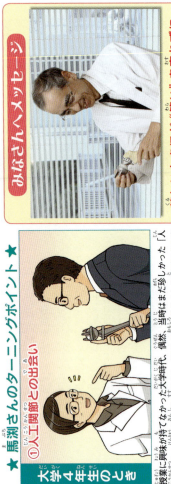

心の健康ニュース NO.428付録 2016年(平成28年)5月8日発行 ©株式会社少年写真新聞社

友《とも》だちと比《くら》べて落《お》ち込《こ》んだときには

自信《じしん》をなくしてしまったら……

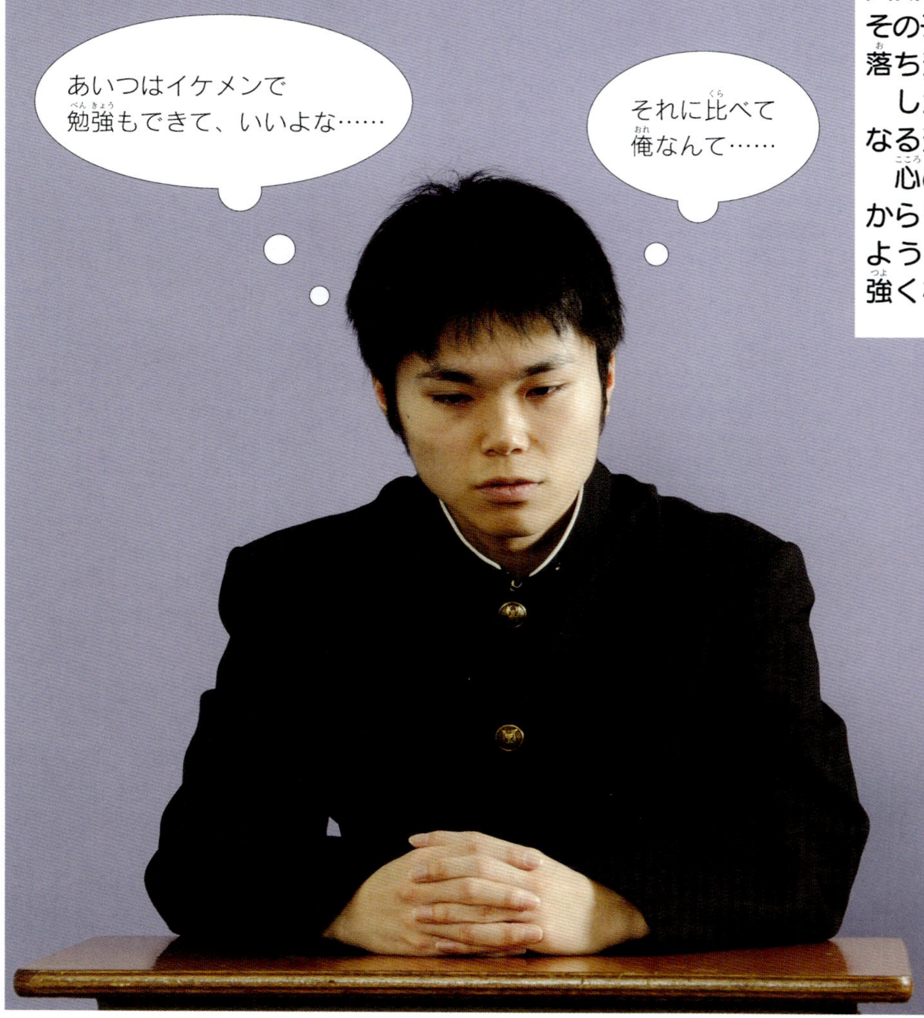

自分《じぶん》の周《まわ》りに容姿《ようし》の良《よ》い友《とも》だちや人気《にんき》のある友《とも》だちがいるとき、ついその子《こ》と比《くら》べて「自分《じぶん》は劣《おと》っている」と落《お》ち込《こ》んでしまうかもしれません。

しかし、こうしたことは、大人《おとな》になる過程《かてい》で誰《だれ》もが経験《けいけん》するものです。

心《こころ》の筋肉《きんにく》を鍛《きた》え、ネガティブ思考《しこう》からも前向《まえむ》きの発想《はっそう》を見《み》つけられるようになれば自分《じぶん》が成長《せいちょう》し、心《こころ》も強《つよ》くなります。

指導　法政大学文学部心理学科 教授　渡辺 弥生 先生

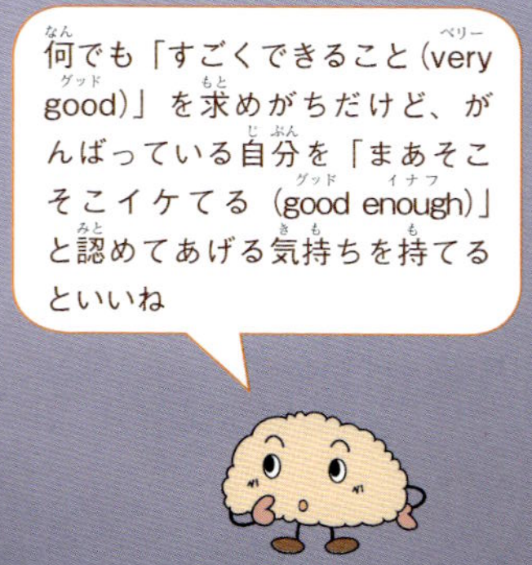

★ こんなときの対処法《たいしょほう》 ★

①心《こころ》の４つの筋肉《きんにく》を意識《いしき》してみよう

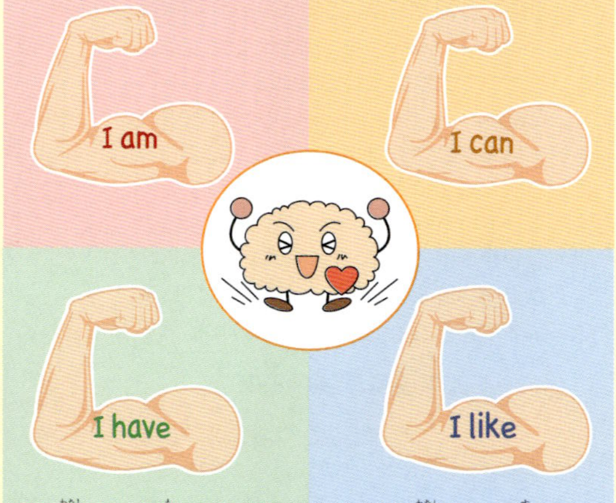

1）私《わたし》は～だ
例《れい》：私《わたし》は素直《すなお》だ

2）私《わたし》は～ができる
例《れい》：私《わたし》はあいさつができる

3）私《わたし》は～を持《も》っている
例《れい》：私《わたし》には信頼《しんらい》できる家族《かぞく》がいる

4）私《わたし》は～が好《す》き
例《れい》：私《わたし》は動物《どうぶつ》が好《す》き

心《こころ》の４つの筋肉《きんにく》を意識《いしき》すると、自分《じぶん》は「結構《けっこう》イケてる」とか「恵《めぐ》まれている」と感《かん》じ、自信《じしん》ができてきます。

②ネガティブ思考《しこう》から発想《はっそう》をゲット！

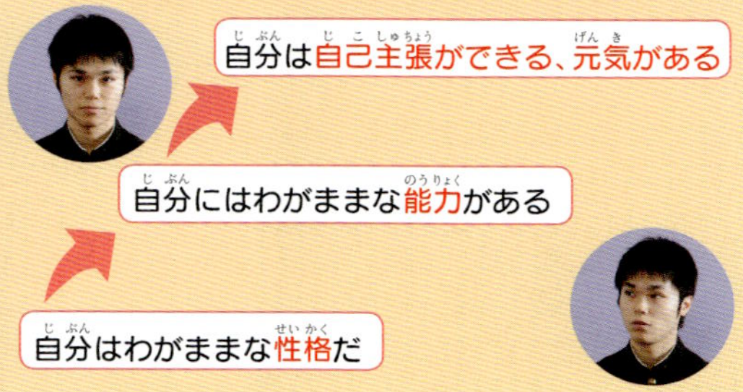

ネガティブな考《かんが》えしか思《おも》い浮《う》かばないときも、その中《なか》から前向《まえむ》きな答《こた》えを見《み》つけていくことができます。

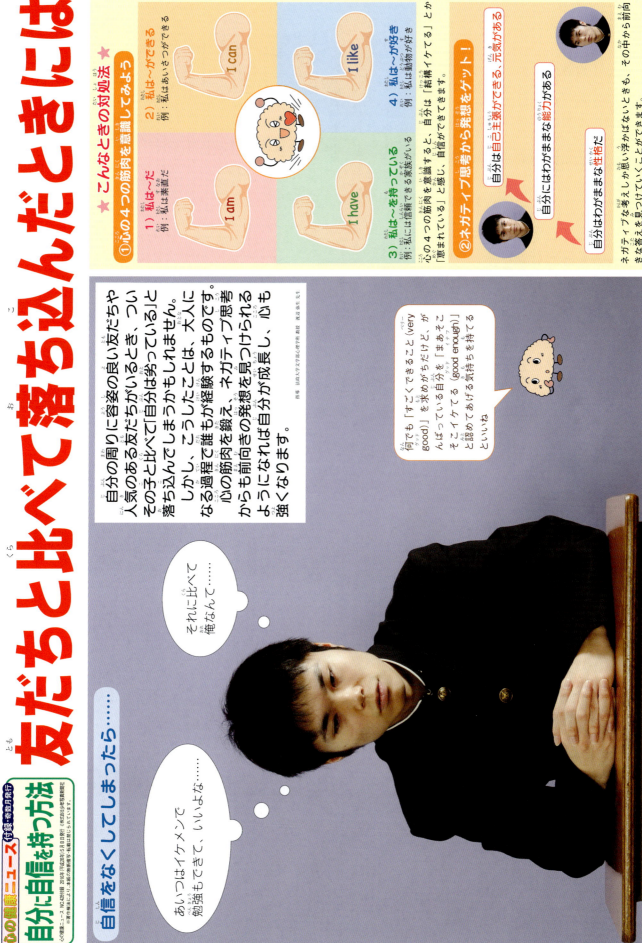

B3 付録解説

自分に自信を持つ方法 1

友だちと比べて落ち込んだときには

【法政大学文学部心理学科 教授　渡辺 弥生】

「重要な他者」の変化

思春期になると、親よりも友だちの方が気になる存在となります。せっかく親に買ってもらったお気に入りの服も、友だちから「だせぇー」とか言われると、とたんにその服の価値がなくなってしまいます。今までの、親の意見が絶対だ、信頼できると思っていた気持ちが薄らぎ、友だちからの意見や情報への信頼度がUPするようになるのです。これは、子どもたちにとって「重要な他者」が、大人から友だちに移っていくことから生じます。

そのため、友だちの世界が最重要になり、仲間との関係に不必要なくらい気を遣うようになります。目立ち過ぎもせず、さりとて、軽蔑されないような位置にいられるように、エネルギーを使います。小学校低学年のときにはあった、なんでもできる、やればできるといった手放しで自慢できた万能感はなくなり、他者との比較によって自分の能力の限界を知り、少なからず誰もが劣等感を強く抱くようになります。

こうした変化は決して問題ではなく、健全な発達の特徴だと考えられます。ただし、落ち込みが激しすぎる場合や、慢性的に落ち込むことは、さまざまな問題行動に結びつきやすいと考えられます。そのため、できれば、落ち込みから立ち直れるような力や他人に助けを求められるソーシャルスキルを育てることが必要です。

立ち直る力：レジリエンス

子どもたちのつぶやきに耳を傾けてみると、「心折れる～」「くじけた～」「超めげる」という言葉をたびたび口にしているのがわかります。前向きな気持ちに欠け、ポキッとダメになる状態をよく表している言葉です。対照的に、その反対の「しなやかさ」や「フレキシブル」な状態を表現する言葉はあまり持ち合わせていないようです。つまり、この時期の子どもたちは、頑張りがうまくいかない、思ったようにうまくいかない状況にちょこちょこはまっていることがよくわかります。

こうした背景を鑑みて、子どもたちにもっと“粘り強さ”を教える必要があると考えられるようになってきました。なじみがない言葉かもしれませんが、「レジリエンス」という言葉が用いられ、レジリエンスを育てるソーシャルスキルトレーニングなどが注目されています。このレジリエンスという言葉は、本来はバネなどの回復力や弾力性を指す言葉です。つまり、ストレスがかかり、かなりたわむものの、もとある状態に回復しようとする、この力のことをいいます。しなやかさ、というよりは、もう少し、力強く戻れる勢いを感じさせる言葉です。

人生はいつどんな災難がふりかかるか予想できません。大きな事件や事故でなくても、日々の生活の中で、対人関係や学業やさまざまな失敗などに起因するストレス（これらをデイリーハッスルといいますが）は、思った以上にメンタルを冒します。子どもにとっては、給食の嫌いなもの、父親と母親のけんか、行き帰りにほえる犬、などなど。大人以上に、ストレスを感じることが多いかもしれません。不思議なことに、立ち直りが早い子どももいれば遅い子もいます。さらには、立ち直れない子どももいます。つまり、個人差がうかがえます。いったいどうしてなのでしょう。決して自然に育つものでもなく、はたまた性格ということでもないようです。最近は、レジリエンスは、立ち直りのスキルであり、「獲得する」「学びうる」ものという考え方がなされつつあります。つまり、積極的に練習すれば、誰でも「レジリエンス」を育てることができ、立ち直れるようになるというポジティブな考え方です。

レジリエンスを育てよう

こうしたレジリエンスを、教えていこうという試みが重ねられつつあります。目標は、幸せ（ウェルビーング）になることですが、子どもたちに、こうしたやや抽象的なことを伝えるためには、わかりやすいイメージを持たせるとよいでしょう。たとえば、下図のような４種類の心の筋肉（マッスル）をイメージさせます。

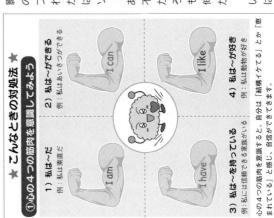

図　心の４つの筋肉

1）“I am”筋肉は、「私は素直だ」、「私はやさしい」など、ありのままの自分の良いところを考えるようにします。この筋肉を鍛えると自分への満足感が増します。

2）“I can”筋肉は、「きっとできる」という自己効力感を持つことです。「自分は挨拶ができる」でも「野球ができる」でもいいのです。自分のできることを考えるようにします。

3）“I have”筋肉は、自分を支えてもらっていることを理解する筋肉で、「支えてくれる家族がいる」など、自分の持っているものや環境について良いところを考えます。そして、4）“I like”筋肉は、「私は花が好き」「私は音楽が好き」など大好きなものを考えるようにします。こうして４つの筋肉を日々鍛えていると、何事もポジティブに感じられるようになり、レジリエンスを育てていくことができるのです。

先生の見方をチェンジ

生徒の心をポジティブにする上で、先生の影響力はかなり大きいものです。先生が「あの子は、性格が弱いから」といったネガティブな評価をしていると、それは、子どもに伝わっていきます。先生の言葉の端々やしぐさから伝わってしまうのです。ですから、先生は生徒の長所（ストレングス）や資源（リソース）をまず見つけてやることが大切です。「わがままな性格」を「わがままな能力」があると言い換えるようにしてみてください。不思議に生徒の良いところが見えてきませんか。なにか主張できるところ、芯のあるところ、などが見えてきませんか。こうした子どものリソースを見つけて、それを良い方向に伸ばしてやることが、子どもの自信につながっていきます。

友だちと比べるのではなく、自分の中に良いところがたくさんあることを発見させ、伸ばすことができるように支援してあげることが大切なのです。

新連載

日本人のものの見方と考え方の変化
～「日本人の国民性調査」の結果から～（前編）

【情報・システム研究機構 統計数理研究所 教授　中村 隆】

日本人の国民性調査

今号から２回にわたり、終戦後から今日までの「日本人のものの見方や考え方の変化」についてお話ししたいと思います。

私の属している統計数理研究所*1は、終戦後しばらくたった1953年（昭和28年）*2に「日本人の国民性調査」（以下国民性調査）という全国調査を開始しました。以降、今日まで５年ごとに継続して調査を実施しています。開始から60年目にあたる３年前の2013年（平成25年）秋には、第13次全国調査を実施しました。結果発表を一昨年の10月末に文部科学省記者会において行い、翌日の全国紙・地方紙朝刊の紙面を飾りました。目にされた方もいらっしゃるかもしれません。調査および集計結果の概要は国民性調査のウェブページ*3で見ることができます。

さて“国民性”と聞くと、大多数の国民が昔から持っている性格や行動様式のことを思い浮かべることでしょう。ただ、「昔からといってもいつ頃からなのか」、また「国民の範囲とは」といったことを考え始めると難しくなってきます。ここでは「国民性調査」が数値として捉えてきた戦後昭和期・平成期の日本人に限定することにしましょう。

第１次調査から60年以上が経過し、この間、戦後日本社会の大きな変化があり、実は「国民性調査」の結果の中に日本人の大多数の支持が変わらない項目・回答を見つけることは難しくなっています。そのため、現在の「国民性調査」は、開始当初の“国民性”という関心を広げて“日本人のものの見方や考え方”がどのように変化してきたかを捉える継続調査となっています。

日本人の長所

まず、日本人の長所を日本人がどう捉えてきたかを見てみましょう（図１）。日本人の長所として挙げられるものを具体的な10個の性質の中からいくつでも選んでもらっています。最新の第13次（2013年）調査で挙げられた割合が高かったのは順に、「勤勉」(77%)、「礼儀正しい」(77%)、「親切」(71%)、「ねばり強い」(57%)で、ここまでが日本人の過半数が日本人の長所として挙げた性質ということになります。残りの６つについては、割合がぐっと少なくなり、「理想を求める」(16%)、「自由を尊ぶ」(12%)、「合理的」(12%)、「明朗」(11%)、「淡白」(９%)、「独創性にとむ」(８%) でした。

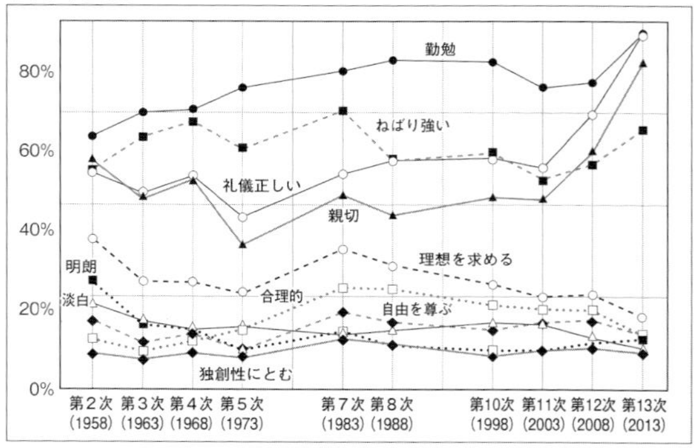

図１　日本人の性格（長所）

図１からは時代的変化を読み取ることができます。「勤勉」を挙げる割合が常にトップで、その後に「礼儀正しい」、「親切」が続くという推移できていましたが、この10年で後の２者が急追し、これらを挙げる人たちが７割を超えるようになっています。最新の第13次（2013年）調査の結果発表でもこれに注目して“日本人の長所として「礼儀正しい」「親切」が過去最高”とコメントしました。

急追した２つの長所、「礼儀正しい」と「親切」が過去最高となった理由には、「諸外国民の近年の行動をテレビなどで見聞きして、我々日本人に対する自己評価が高まったから」また「東日本大震災時にとった行動がその評価に拍車をかけたから」ということが考えられます。

日本に対する評価

国民性調査には、日本に対する評価をいくつかの側面について尋ねた一連の質問があります。今回はその中から“日本の「経済力」”、“日本の「生活水準」”、“日本の「心の豊かさ」”について見てみることにします。図２に示すのは、これらの調査項目の「よい」*4の割合の時代的推移です。

直近の20年では、どの項目もＵ字回復を見てとることができます。大きな変化が見られたのは“日本の「経済力」”についてです。この項目を「よい」とする割合は、1990年代初頭の「バブル崩壊」の影響で1993年の調査ではまだ見られないものの、1998年の調査では大幅に減少し、その５年後の2003年の調査でもほぼ変わらず、（ここは「失われた20年」*5を反映）それが、2008年の調査からは回復基調に入り、2013年の最新の調査では「アベノミクス」を受けてのことか49%にまで回復しています。これに伴って“日本の「生活水準」”についても、50%台から最新の2013年の調査では61%へと回復しています。

“日本の「心の豊かさ」”についても、2013年調査で48%へ回復しましたが、これはバブル期（図２では第８次調査のあたり）には上昇しておらず、経済と同調して評価が高まったわけではなく、1980年代から長期間低落傾向だったものが、近年上昇したところが特徴です。

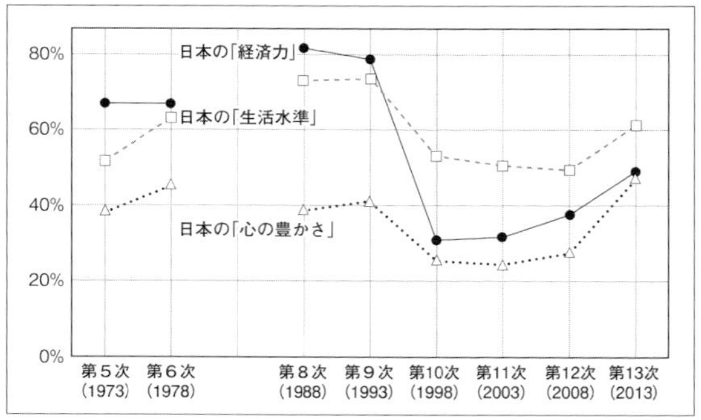

図２　日本に対する評価

図１の「日本人の長所」とあわせて見てみると、「勤勉」と「ねばり強い」については、日本に対する経済的側面の評価と連動したＵ字回復が見られ、「礼儀正しい」と「親切」については、経済的側面とはほとんど関係なく近年上昇していることもわかります。

これらの結果からは、日本人の、日本人や日本に対する見方や考え方というものが、日本を取り巻く国際環境や経済環境に影響され、変化してきたといえるでしょう。今回はその一端を見ていただきました。次号は、男女の違いや世代の違いについてもご紹介したいと思います。

＊1　1944年（昭和19年）設立。2004年（平成16年）に文部省（文部科学省）統計数理研究所から大学共同利用機関法人情報・システム研究機構下の一研究所となり、今日に至る。
＊2　ちなみに私が生まれた数年後です。
＊3　http://www.ism.ac.jp/kokuminsei/
＊4　より正確には、３つの日本の評価については「非常によい」と「ややよい」を合わせた割合です。
＊5　1991年（平成３年）のバブル崩壊後から約20年以上にわたり日本の経済が低迷した期間を指す語。

心の健康ニュース 付録・奇数月発行
自分に自信を持つ方法
心の健康ニュース NO.430付録 2016年(平成28年)7月8日発行 ©株式会社少年写真新聞社

ポジティブになれるリフレーミング

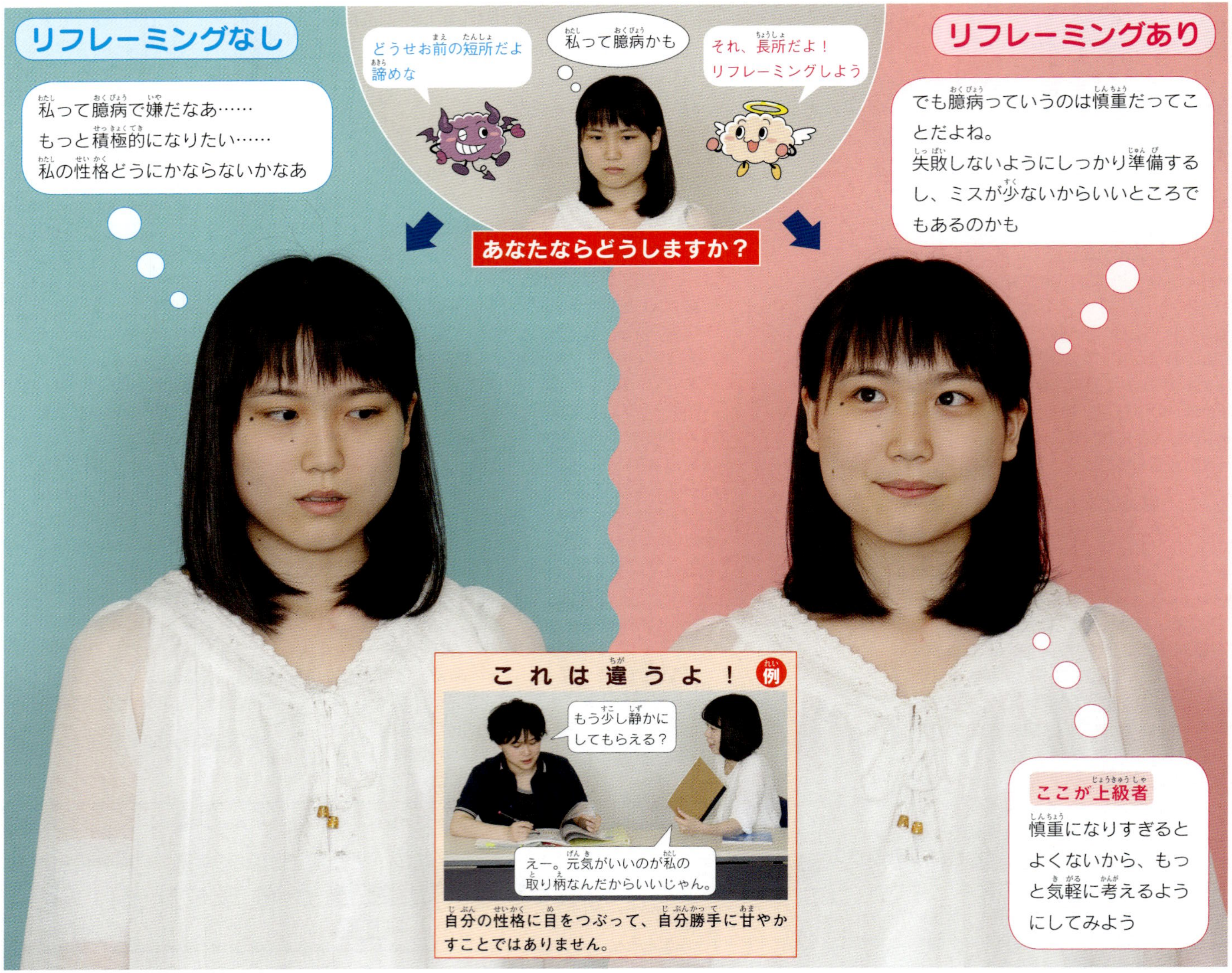
リフレーミングなし
私《わたし》って臆病《おくびょう》で嫌《いや》だなあ……
もっと積極的《せっきょくてき》になりたい……
私《わたし》の性格《せいかく》どうにかならないかなあ
どうせお前《まえ》の短所《たんしょ》だよ
諦《あきら》めな
私《わたし》って臆病《おくびょう》かも
それ、長所《ちょうしょ》だよ！
リフレーミングしよう
あなたならどうしますか？
リフレーミングあり
でも臆病《おくびょう》っていうのは慎重《しんちょう》だってことだよね。
失敗《しっぱい》しないようにしっかり準備《じゅんび》するし、ミスが少《すく》ないからいいところでもあるのかも
これは違《ちが》うよ！ 例《れい》
もう少《すこ》し静《しず》かにしてもらえる？
えー。元気《げんき》がいいのが私《わたし》の取《と》り柄《え》なんだからいいじゃん。
自分《じぶん》の性格《せいかく》に目《め》をつぶって、自分勝手《じぶんかって》に甘《あま》やかすことではありません。
ここが上級者《じょうきゅうしゃ》
慎重《しんちょう》になりすぎるとよくないから、もっと気軽《きがる》に考《かんが》えるようにしてみよう

やってみよう リフレーミング

リフレーミング前《まえ》（短所《たんしょ》とは限《かぎ》りません）		リフレーミング後《ご》
あきっぽい	→	好奇心旺盛《こうきしんおうせい》な
意地《いじ》をはる	→	くじけない
いばる	→	プライドがある
うるさい	→	元気《げんき》がいい
慌《あわ》てんぼう	→	行動《こうどう》が早《はや》い
怒《おこ》りっぽい	→	情熱的《じょうねつてき》な
偉《えら》そうな	→	堂《どう》どうとしている
おとなしい	→	穏《おだ》やかな
落《お》ち込《こ》みやすい	→	まじめに考《かんが》える
気《き》が弱《よわ》い	→	人《ひと》を大切《たいせつ》にする

長所《ちょうしょ》でも度《ど》が過《す》ぎると短所《たんしょ》に見《み》えてしまうので気《き》をつけましょう。

リフレーミングとは、あるフレーム（枠組《わくぐ》み）でとらえられたものごとのフレームをはずして、違《ちが》うフレームを通《とお》して見《み》ることです。

同《おな》じものごとでも、価値観《かちかん》や見方《みかた》によって、長所《ちょうしょ》にも短所《たんしょ》にもなります。

自分《じぶん》の悪《わる》い面《めん》ばかり目《め》についてしまうときは、リフレーミングをして、自分《じぶん》の長所《ちょうしょ》を見《み》つけるチャンスです。

指導 法政大学文学部心理学科 教授 渡辺弥生 先生

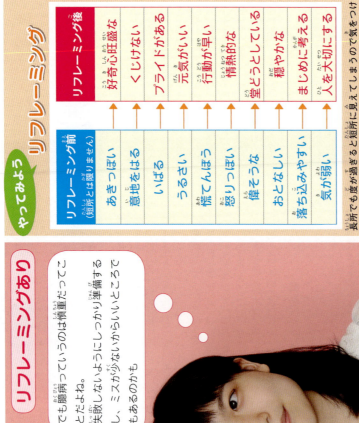

心の健康ニュース 付録・奇数月発行

自分に自信を持つ方法

心の健康ニュース NO.432付録 2016年(平成28年)9月8日発行 ©株式会社少年写真新聞社

自《じ》分《ぶん》で決《き》めれば頑《がん》張《ば》れる

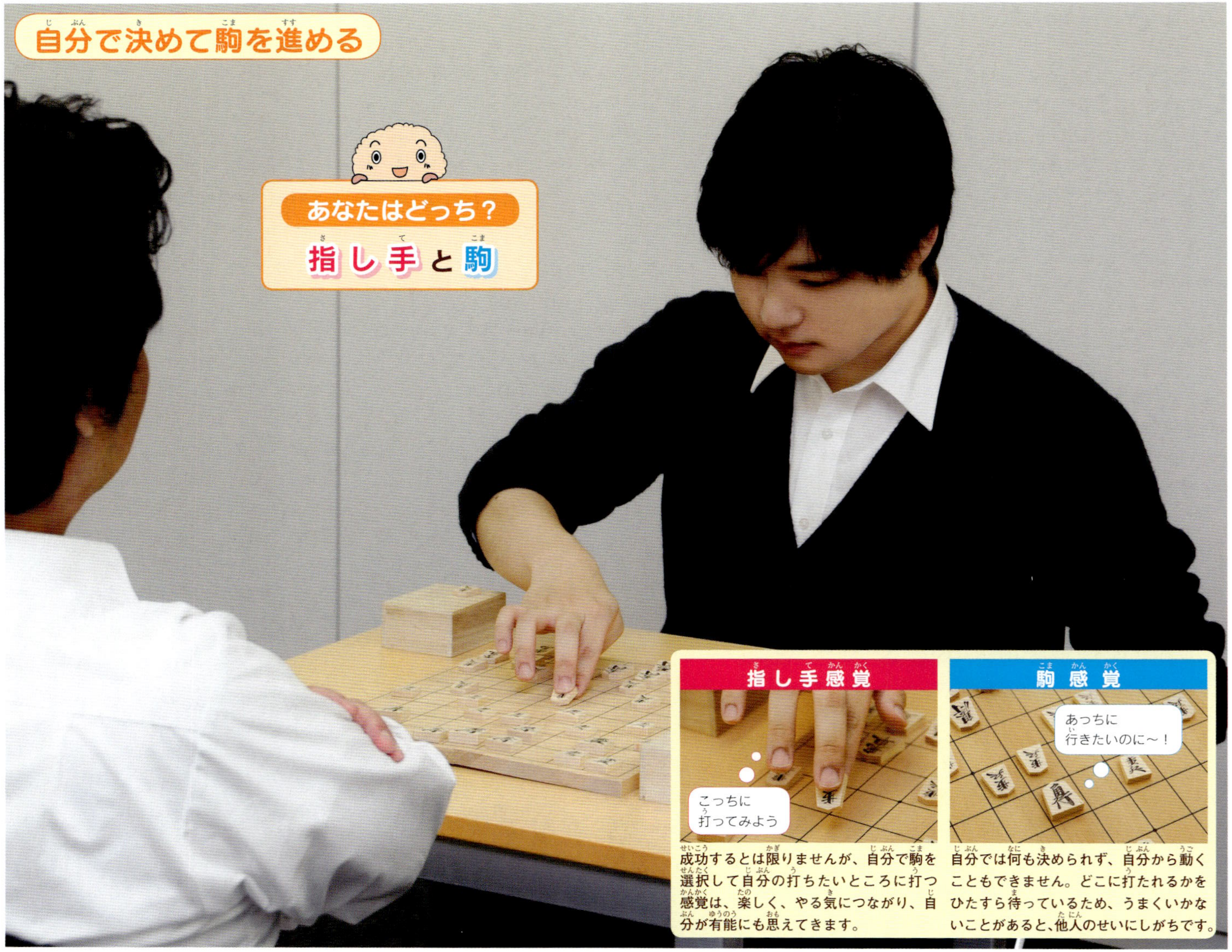
自《じ》分《ぶん》で決《き》めて駒《こま》を進《すす》める
あなたはどっち？
指《さ》し手《て》と駒《こま》
こっちに
打《う》ってみよう
あっちに
行《い》きたいのに～！

指《さ》し手《て》感《かん》覚《かく》

成功《せいこう》するとは限《かぎ》りませんが、自分《じぶん》で駒《こま》を選択《せんたく》して自分《じぶん》の打《う》ちたいところに打《う》つ感覚《かんかく》は、楽《たの》しく、やる気《き》につながり、自分《じぶん》が有能《ゆうのう》にも思《おも》えてきます。

駒《こま》感《かん》覚《かく》

自分《じぶん》では何《なに》も決《き》められず、自分《じぶん》から動《うご》くこともできません。どこに打《う》たれるかをひたすら待《ま》っているため、うまくいかないことがあると、他人《たにん》のせいにしがちです。

自《じ》分《ぶん》の人《じん》生《せい》だから、指《さ》し手《て》になろう

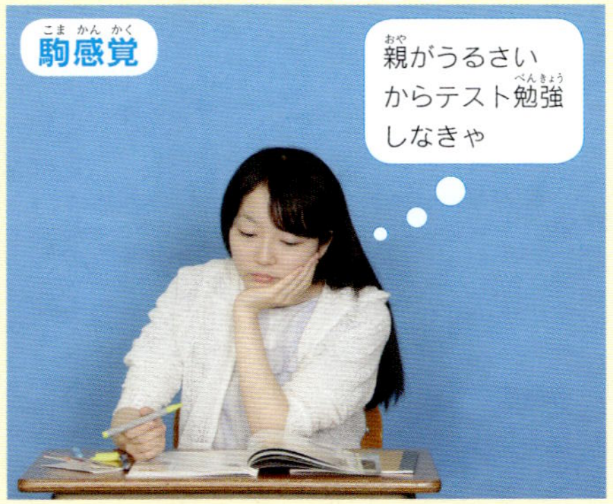
駒《こま》感《かん》覚《かく》
親《おや》がうるさい
からテスト勉強《べんきょう》
しなきゃ

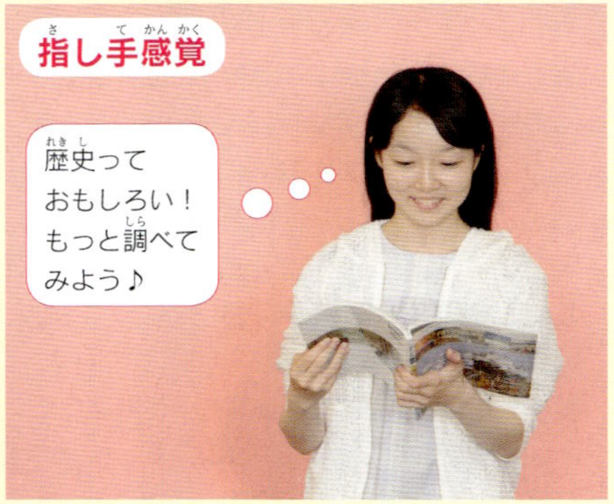
指《さ》し手《て》感《かん》覚《かく》
歴史《れきし》って
おもしろい！
もっと調《しら》べて
みよう♪

他人《たにん》に言《い》われて行動《こうどう》するのは、楽《らく》ですが、あまり楽《たの》しくないものです。
一方《いっぽう》、自分《じぶん》で「やる」と決《き》めて行動《こうどう》すると、楽《たの》しく、やる気《き》も続《つづ》きます。
勉強《べんきょう》でも部活《ぶかつ》でも、自分《じぶん》で決《き》めて頑張《がんば》ると、たとえ結果《けっか》が悪《わる》かったとしても、頑張《がんば》った経験《けいけん》は自分《じぶん》を成長《せいちょう》させ、自信《じしん》につながっていきます。

指導 法政大学文学部心理学科 教授 渡辺 弥生 先生

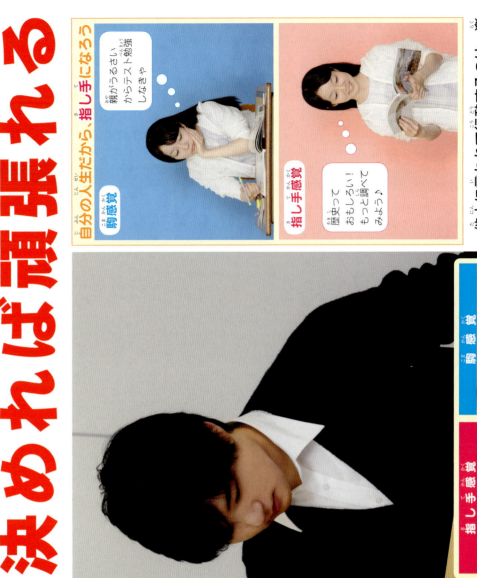

B３
付録解説

自分に自信を持つ方法 2

リフレーミングで自信をつけよう

【法政大学文学部心理学科 教授　渡辺 弥生】

性格をリフレーミング

ある枠組み（フレーム）でとらえている物事を、その枠組みを外して、別の異なる枠組みに変えて見直してみると、物事自体の捉え方が変わることがあります。例えば、同じ絵でも、額縁（フレーム）を変えるだけで、元の絵は全く同じなのに別の印象に変わります。下の図のコップの半分に入っている水の量も、人によって感じ方が違います。「半分しかない」と思う人もいれば、「半分もある」と思う人もいます。同じ物理量であるのに、捉え方が違うと、気持ちも変わってくるのです。

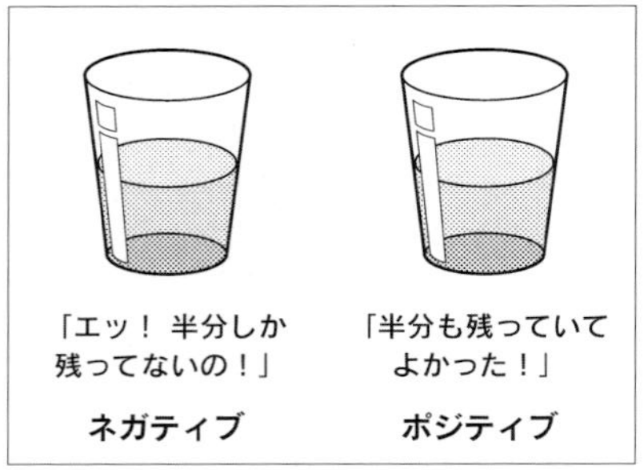
「エッ！ 半分しか
残ってないの！」
ネガティブ
「半分も残っていて
よかった！」
ポジティブ

図１

何でもかんでも、良い方向にばかり考えればいいというわけではありませんが、自信がなかなか持てないと思い悩む人は、リフレーミングする技を持ち合わせておくといいですね。多くの場合、“ものは考えよう”だからです。性格を表す言葉で、ちょっと練習をしてみましょう。

（１）無口な　　→ 穏やかな
（２）気が弱い　→ 人を大切にする
（３）けちな　　→ 経済観念のある
（４）涙もろい　→ 感受性が強い
（５）でしゃばり → 世話好きな

どうでしょう。良い・悪いと白黒つければいいものではありませんが、悪く考えてうつうつとしていても、物事は解決しませんし、悪循環を招きます。それよりも、ポジティブな方向に考えて、自分の良いところ（リソース）をさらに伸ばせるように努力していくことが大切なのです。

状況をリフレーミング

次に、状況もリフレーミングしてみましょう。歩いていて、誰かと肩がぶつかったとします。「なんだよ！ 気をつけろ」と相手に叫ぶ人もいれば、「ごめんなさい」と謝る人もいます。同じ、“肩がぶつかる”という出来事なのに、ある人は暴言を吐き、ある人は謝ることになるのはいったい何が、どのように違うからなのでしょうか。

私たちはある出来事に直面すると、まずその出来事の原因を考えます。暴言を吐く人は、「他人が意図的に攻撃してきた」など、原因を相手のせいに捉えがちです。意図的な攻撃として捉えると、それは怒りを喚起します。そして、怒りが喚起されると暴力や暴言という行動に出ることになりがちです。

ところが、出来事の原因を「自分がぼんやりしていたから」と自分のせいにすると、申し訳ないという気持ちを覚えます。申し訳ないという気持ちは、謝るという行動をとるように導くわけです。

つまり、攻撃行動をとる人は出来事を他人のせいにしやすく、いつも謝る人は自分のせいばかりにする傾向が強いということになります。自信のない人は、いつも自分のせいにしてしまい、消極的な行動ばかりになってしまうのかもしれません。

ですので、物事をもう少し客観的に捉えられるようにリフレーミングができるといいですね。もしかしたら、「自分も相手もぼんやりしていたかもしれない」と捉えれば、怒りもなく、自分が一方的に悪いとも思わず、「大丈夫ですか？」と落ち着いた言動で物事を解決できる可能性が高くなります。

また、行動のバリエーションを増やすようにするとよいでしょう。いつも謝る、その場を回避する、部屋に閉じこもる、といった消極的な行動だけではなく、ほかにもいろいろなバリエーションがあることに気づく必要があります。リフレーミングした上で、友だちに愚痴を言う、スポーツをする、おいしいものを食べて気分転換するなど何か元気が出る行動を自分のレパートリーに入れて、前向きに歩を進めることが大切です。

ボキャブラリーを増やしてリフレーミング

また、このようにリフレーミングするためには、いろいろな見方や感じ方を表せるボキャブラリーを持っていることが必要ですね。例えば好奇心旺盛、こだわらない、愛嬌《あいきょう》がある、明るい、元気がいい、情熱的な、味のある、責任感がある、率直な、ノリがいい、自立心がある、などです。一度、みんなでポジティブな意味を持つ言葉を書き出してみましょう。いったいどれくらいの言葉を持ち合わせているでしょうか。子どもたちが持つボキャブラリーを集めて、ストレングス（長所）カードを作るとよいですね（図２）。

こうしたカードが、仮に30枚できたとしたら、自分の長所だと思えるカードを３枚互いに選んで、どんなときにこういう強みが発揮できるのかを発表し合ったり、自分でワークシートに書き出したりしてみます。

ポジティブな言葉を持つこと、リフレーミングのやり方を知ること、自信が出るような行動のレパートリーを増やすこと、ストレングスを見つけること、これらができるようになれば、もうむやみに自信をなくすことはないでしょう。明るくのびやかな考え方ができるようになってきて、しだいに前向きな問題解決行動を選ぶことができるように変わっていきます。

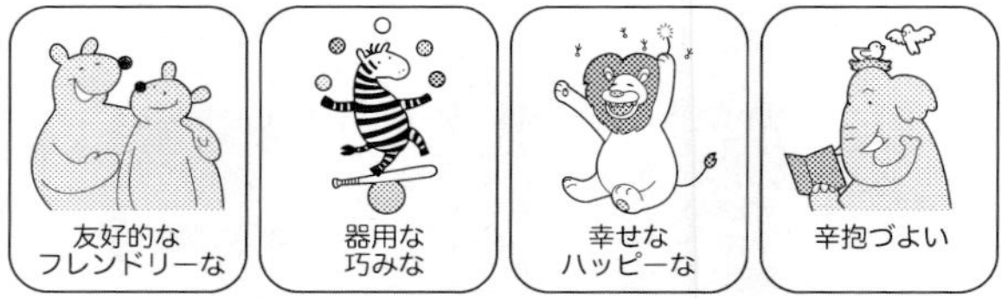
友好的な
フレンドリーな
器用な
巧みな
幸せな
ハッピーな
辛抱づよい

図２　ストレングスカードの例

連載

日本人のものの見方と考え方の変化
～「日本人の国民性調査」の結果から～（後編）

【情報・システム研究機構 統計数理研究所 教授　中村 隆】

前号では、終戦後から今日までの日本人のものの見方や考え方の変化について、日本人の長所と日本に対する評価を取り上げて追ってみました。こうした評価は、日本を取り巻く国際環境や経済環境の影響を受けて変化している部分があると知っていただけたかと思います。今回も前回に引き続き、調査の結果を見ていきましょう。

日本人は自然志向か

日本列島は四季の変化に富み、日本人はその自然の変化を繊細に感じとれる心を持っているといわれることがあります。果たしてどうでしょうか。「日本人の国民性調査」では次のような質問をしてきました。

自然と人間との関係について、つぎのような意見があります。あなたがこのうち真実に近い（ほんとうのことに近い）と思うものを、ひとつだけえらんで下さい？（原文ママ）
1 人間が幸福になるためには、自然に従わなければならない
2 人間が幸福になるためには、自然を利用しなければならない
3 人間が幸福になるためには、自然を征服してゆかなければならない

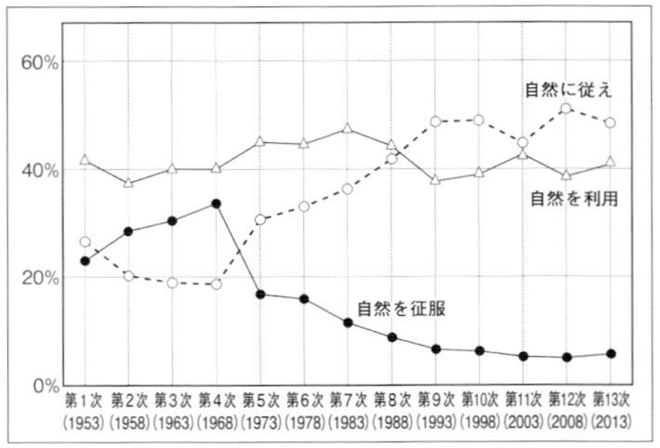

図１　自然と人間との関係

第１次調査1953年（昭和28年）以降の、各回答割合の変化は図１の通りです。

「自然を利用」派は多少の増減はありますが、現在までほぼ４割を占めています。これに対し「自然を征服」派は、戦後復興期から1960年代の高度成長期にかけて23、28、30、34%と増進していきました。しかし、1973年にはオイルショックに見舞われ、18% へとほぼ半減し、以後長期低落傾向となり、現在は５%程度にまで縮小しています。

入れ替わって増えたのが「自然に従え」派です。1968年以降増大を続け、1993年には「自然を利用」派の38%も抜いて48%となり、21世紀初頭にやや減ったものの、約５割を維持しています。

「日本人の国民性調査」からは、残念ながら戦前の大正期・明治期、はたまた江戸時代の様子を知ることはできません。ただ、1953年から58年への減少の様子から想像を働かせてみると、昔の日本では「自然に従え」派が多かったのかもしれません。いずれにしろ、戦後の日本人の自然と人間との関係についての意識は、世界的な環境の影響も受けて大きく変わったことは確かです。

社会の変化と時代・年齢・世代

これまで見てきたような、ものの見方や考え方の変化を考えるとき、次の３つの要因による影響を区別しておく必要があります。時勢、加齢、世代差という要因です。

時勢要因は、その時々の日本人を取り巻く経済環境や世界情勢のことで、年齢や世代によらず同じように影響を与えるものを指します。加齢要因は、人の加齢に伴う生理的側面やライフステージの変化のことで、時代や世代を超えて共通な変化をもたらすものを指します。世代差要因は、主に成人に達するまでの生まれ育った歴史環境の違いにより生じる世代差のことで、時代の進行や加齢によっては縮小しない世代間の差を指します。

以上の３つの要因の影響の大きさを捉えたものをそれぞれ“時代効果”“年齢効果”“世代効果”と呼んでいます。詳細は紙幅の都合上省かざるを得ませんが、私は自身が開発した統計分析法―ベイズ型コウホート*1モデル―を用いて、これら３つの効果のあり方を見て、「社会情勢にどの程度影響されているのか」「年齢が上がると意識が変わるのか」「生まれた世代によって違うのか」といったことを研究しています。

男女の差

最後に、男女の差について見てみましょう。図２は、男女の生まれかわりについての男女別の回答の推移です。質問は次のようなものです。

もういちど生まれかわるとしたら、あなたは男と女の*2、どちらに、生まれてきたいと思いますか？
1 男に　　　　2 女に

図２を見ると、男女で変化にくっきりとした差のあることがわかります。図の４本線の一番上と一番下が男性のそれぞれ「男に」と「女に」生まれてきたいの回答の推移です。真ん中の２本の1960年代でクロスした線が女性の「女に」と「男に」生まれてきたいという回答の変化です。

男性の「男に」生まれてきたい（一番上の線）の回答は、この60年間９割弱の水準を維持してきている一方、女性の「女に」は、1950年代には３割弱（27%）だったものが、60年代には36%、48%とぐんぐんと上昇し、

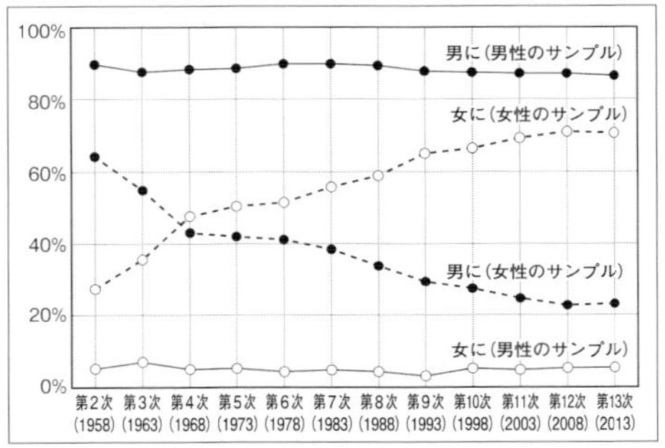

図２　男と女の生まれかわり

以降ほぼ一貫して上昇を続け、2000年代には70%超にまで達しています。戦後、女性の回答は大きく変わりました。

女性のこのような変化は、ここでは図には示しませんが、先のコウホートモデルによる分析結果によると、主に“時代効果”によることがわかっています。世代や年齢によらず、日本人を取り巻く環境の変化によって、女性全体が同じように変わってきたところが大きかったのです。もちろん、生まれ育った世代間の差といえる“世代効果”も見られ、1950年代生まれまでは「女に」の回答が増えています（それ以降生まれは、新しい世代では微減傾向ながら、ほぼ変わりません）。年齢効果はほとんど見られませんが、より詳しい分析では出産との関連があるのでしょう、「女に」の回答のくぼみが観察されます。

おわりに

国民性調査は５年ごとの調査であるため、現在は第14次調査（2018年）の準備中です。当研究所の公式ホームページ*3には、今回ご紹介しきれなかった詳しい結果を載せていますので、ご興味のある方は、チェックしてみてください。

＊1　コウホート（cohort）とは、語源的にはローマ時代の軍団のことですが、現在は出生年がほぼ同じ集団のことをいい、昭和ヒト桁世代、団塊の世代というときの「世代」と同じ意味です。
＊2　このほかにその他、D.K.（わからない）という回答もあります。それぞれ2013年調査では、2%と4%です。
＊3　http://www.ism.ac.jp/kokuminsei/

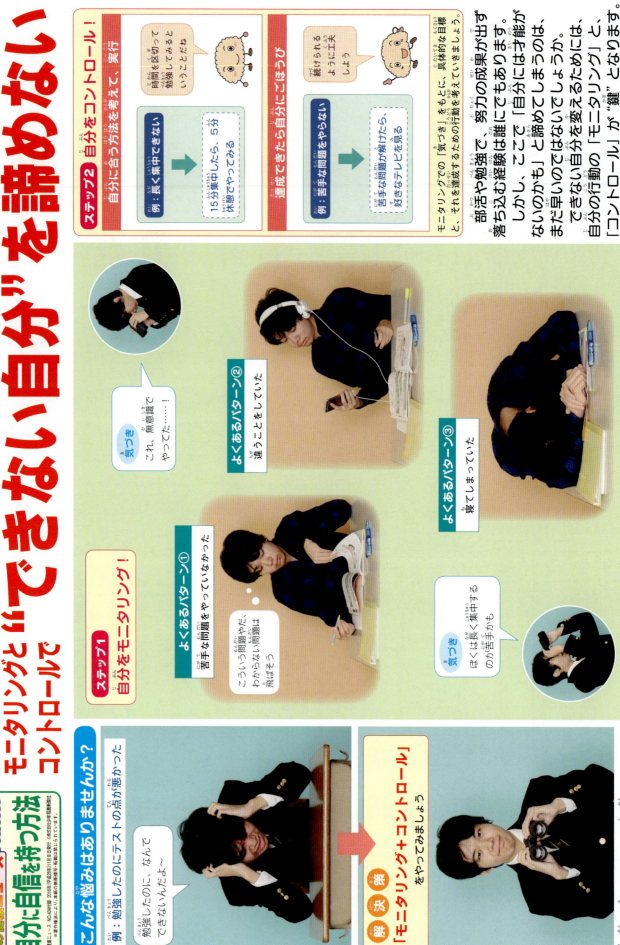

心の健康ニュース 付録・奇数月発行

自分に自信を持つ方法

心の健康ニュース NO.434付録 2016年(平成28年)11月8日発行 ©株式会社少年写真新聞社

モニタリングとコントロールで“できない自分《じぶん》”を諦《あきら》めない

こんな悩《なや》みはありませんか？

例《れい》：勉強《べんきょう》したのにテストの点《てん》が悪《わる》かった

勉強《べんきょう》したのに、なんでできないんだよ～

解《かい》決《けつ》策《さく》
「モニタリング＋コントロール」をやってみましょう

自分《じぶん》を外《そと》から見《み》ているイメージで振《ふ》り返《かえ》ってみましょう。

ステップ1 自分《じぶん》をモニタリング！

よくあるパターン①
苦手《にがて》な問題《もんだい》をやっていなかった

こういう問題《もんだい》やだ、わからない問題《もんだい》は飛《と》ばそう

気《き》づき
これ、無意識《むいしき》でやってた……！

よくあるパターン②
違《ちが》うことをしていた

気《き》づき
ぼくは長《なが》く集中《しゅうちゅう》するのが苦手《にがて》かも

よくあるパターン③
寝《ね》てしまっていた

ステップ2 自分《じぶん》をコントロール！

自分《じぶん》に合《あ》う方法《ほうほう》を考《かんが》えて、実行《じっこう》

例《れい》：長《なが》く集中《しゅうちゅう》できない
↓
15分集中《ふんしゅうちゅう》したら、5分《ふん》休憩《きゅうけい》でやってみる

時間《じかん》を区切《くぎ》って勉強《べんきょう》してみるということだね

達成《たっせい》できたら自分《じぶん》にごほうび

例《れい》：苦手《にがて》な問題《もんだい》をやらない
↓
苦手《にがて》な問題《もんだい》が解《と》けたら、好《す》きなテレビを見《み》る

続《つづ》けられるように工夫《くふう》しよう

モニタリングでの「気《き》づき」をもとに、具体的《ぐたいてき》な目標《もくひょう》と、それを達成《たっせい》するための行動《こうどう》を考《かんが》えていきましょう。

部活《ぶかつ》や勉強《べんきょう》で、努力《どりょく》の成果《せいか》が出《で》ず落《お》ち込《こ》む経験《けいけん》は誰《だれ》にでもあります。
しかし、ここで「自分《じぶん》には才能《さいのう》がないのかも」と諦《あきら》めてしまうのは、まだ早《はや》いのではないでしょうか。
できない自分《じぶん》を変《か》えるためには、自分《じぶん》の行動《こうどう》の「モニタリング」と、「コントロール」が“鍵《かぎ》”となります。

指導 法政大学文学部心理学科 教授 渡辺弥生 先生

心の健康ニュース NO.436付録 2017年（平成29年）1月8日発行 ©株式会社少年写真新聞社

自分《じぶん》を信《しん》じてチャレンジ！

こんなとき、あなたならどうする？

例《れい》：受験《じゅけん》

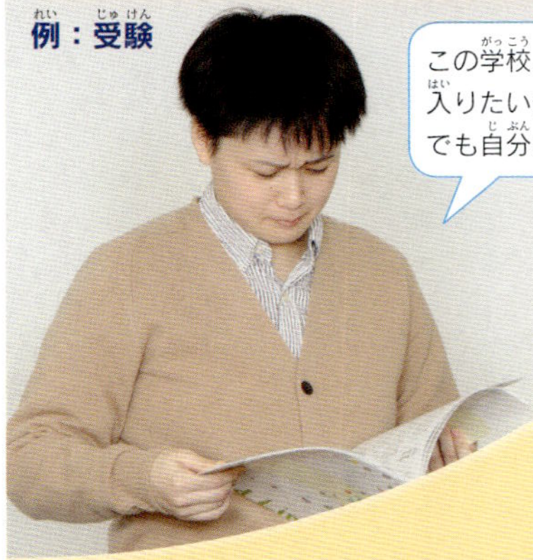

この学校《がっこう》、いいな～
入《はい》りたい部活《ぶかつ》もあるし～
でも自分《じぶん》の成績《せいせき》だと無理《むり》だ

自分《じぶん》を信《しん》じることが大切《たいせつ》！

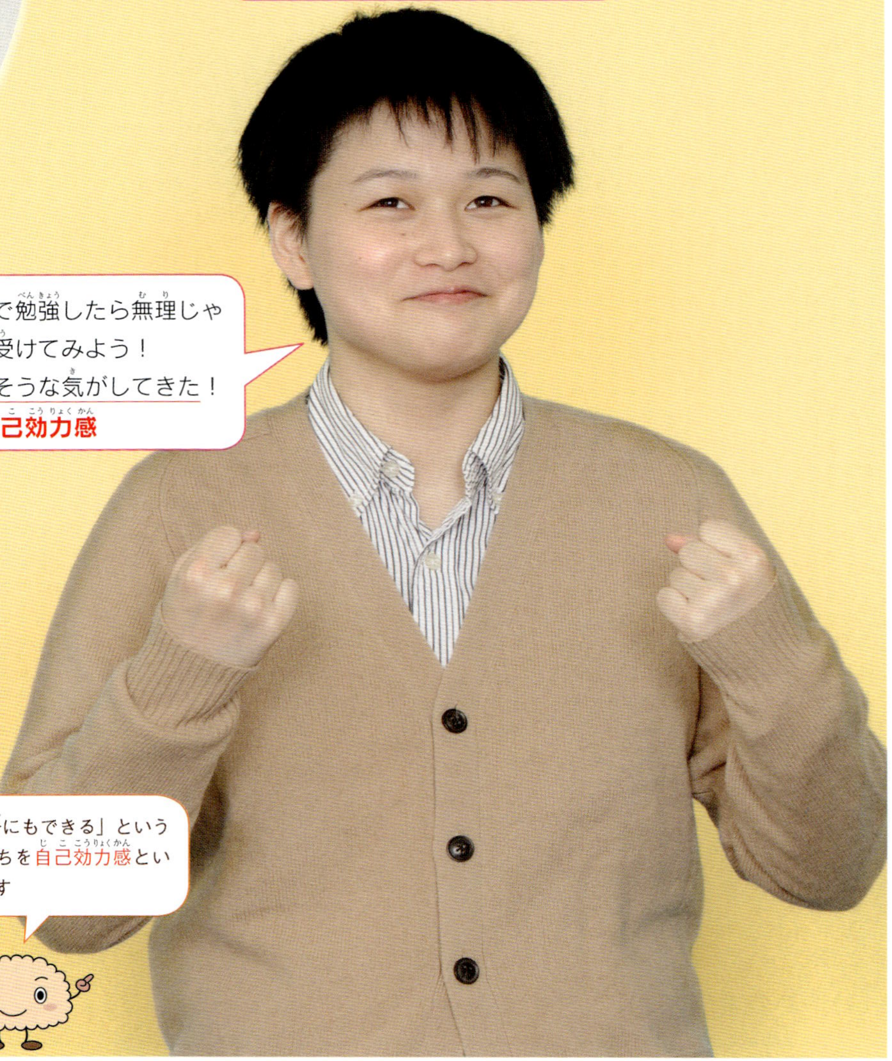

でも、本気《ほんき》で勉強《べんきょう》したら無理《むり》じゃないかも。受《う》けてみよう！
なんかできそうな気《き》がしてきた！
自己効力感《じここうりょくかん》

「自分《じぶん》にもできる」という気持《きも》ちを自己効力感《じここうりょくかん》といいます

これはNG

何《なに》をやってもだめだと思《おも》ってしまう

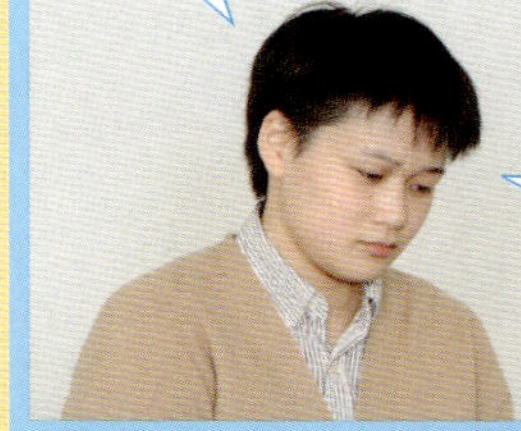

難《むずか》しそうだな～。自分《じぶん》にはできそうもないや

失敗《しっぱい》したら「ほら、だめだ」とか「だから無理《むり》だって言《い》ったじゃん」とか言《い》われそう

自分《じぶん》は何《なに》をやってもだめだと諦《あきら》めてしまったり、他人《たにん》の目《め》を気《き》にしてしまったりすると、どんどん不安《ふあん》になってしまいます。

失敗《しっぱい》を恐《おそ》れず 成功《せいこう》のイメージを持《も》とう

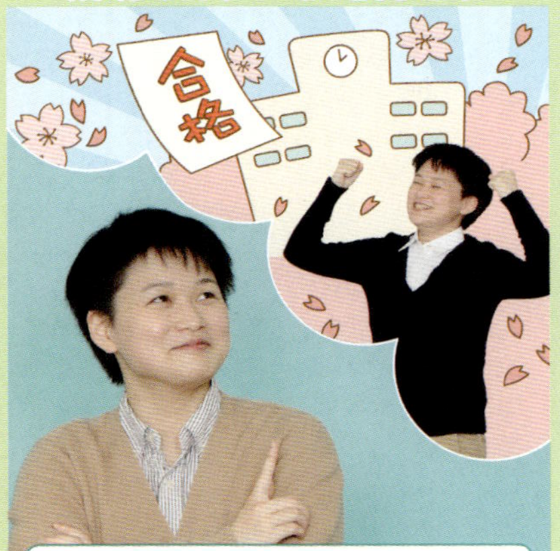

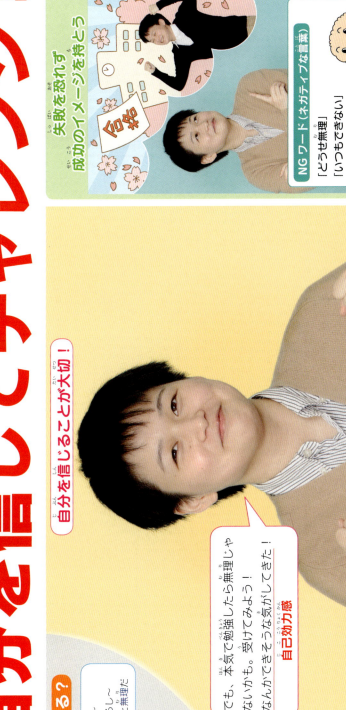

NGワード（ネガティブな言葉《ことば》）

「どうせ無理《むり》」
「いつもできない」
「できるわけがない」
「自分《じぶん》はだめだ」　など

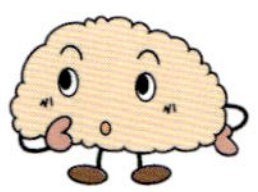

成功《せいこう》をイメージし、ネガティブな言葉《ことば》を使《つか》わないようにしてみましょう。

自分《じぶん》にとって難《むずか》しそうなことや、初《はじ》めてのことへの挑戦《ちょうせん》は、尻込《しりご》みしてしまうことがあります。

しかし、思《おも》い切《き》って挑戦《ちょうせん》すると成功《せいこう》しても、失敗《しっぱい》しても、自分《じぶん》にとって貴重《きちょう》な経験《けいけん》になります。

さまざまな経験《けいけん》を積《つ》むことで、視野《しや》や可能性《かのうせい》が広《ひろ》がり、この先《さき》の人生《じんせい》が豊《ゆた》かになっていきます。

指導　法政大学文学部心理学科 教授　渡辺弥生 先生

B3 付録解説

自分に自信を持つ方法 3

自分で決めるとやる気が出る

【法政大学文学部心理学科 教授　渡辺 弥生】

やる気を継続するには「自己決定感」が大事

物事は、他人に決めてもらった方が、安心できるし、失敗しないで済みそうだと思うかもしれません。また、責任の感じ方も軽く済み、気持ちの余裕ができそうです。

しかし実際は、他人に任せず、自分のことは自分で決める（自己決定）方が、その後のやる気を高め、維持するために重要だと最近の研究で明らかになっています。

例えば、子どもが「今日は、家に帰ったらすぐに宿題をしよう。それから、好きなテレビを見よう」と考えて帰宅したとしましょう。家に着いて玄関の扉を開けたところ、母親が立っていて「お帰りなさい。早く宿題済ませちゃいなさいよ！」と声をかけられたらどうでしょう。とたんに、ストンとやる気を失ってしまいます。自分も早く宿題をしようと思っていたのだから、母親の思いと一致したわけなのですが、どうしてでしょう。これは、他人に決められてしまうと、なぜか内発的な（自分の心からの）意欲が失われてしまうからです。そして、「今、やろうと思ったのに！」という怒りを覚えてしまうのです。

こうしたプロセスは、脳との関係でも検討されています。自分で選んだ場合（自己決定）には、失敗しても、脳の前頭前野腹内側部が、それを失敗ではなく「成功のもと」とポジティブに捉えるそうです。その結果、やる気が向上することが明らかになっています。

つまり、自分で選んだという感覚、すなわち、自己決定感が伴うときには、失敗は必ずしも悪いことにはならないのです。むしろ、「成功のもと」といった積極的な意味を持つ情報として処理されると考えられています。

指し手と駒

少し似た考えかもしれませんが、自己決定感や有能感が大事ということを、チェスや将棋の例えから説明することがあります。“指し手感覚”と“駒感覚”と呼ばれる言葉です。チェスや将棋のゲームをイメージしてみてください。“指し手の感覚”を持っている人は、将棋盤のどこに持ち駒の駒を打つかを自分で決めることができます。必ずしも成功するとは限りませんが、自分で自分の駒を選択し、自分の打ちたいところに打つ感覚を持てることは、ゲームに対するコミットメント（かかわり）を高め、楽しさを覚え、それがやる気につながります。自分が有能にも思えてきます。

これに対して“駒感覚”の人は、自分では何も決められません。自分から動くこともできません。ただ、どこに打たれるかをひたすら待っているだけです。こうして自分では何もしないで待っているだけの人は、「何事もうまくいかないのは、他人や環境が悪いからだ」とか、「運が悪いからだ」などと文句ばかりをためている状況が続きます。これは当然やる気にはつながりません。ですから、子どもたちには、「自分自身がやろうとしている」という指し手感覚を持たせてやることが大切です。もちろん、「子どもに自分で決めさせるとんでもないことになってしまう」という不安が大人にはあるかもしれません。そんなときは、自分で決めることのメリットやデメリットを教えることが必要です。そして、最終的には、他人のせいにせず自分で責任を持つ、自分で決めたことなんだと思うように着地点を見つけてあげることが、その後のやる気を維持するためにも大切です。

知的好奇心から駆り立てられるのがベスト

「好きこそ物の上手なれ」とは、“どんなことでも、人は好きなものに対しては熱心に努力するので、上達も早い”ということわざです。自分から知的なものに対して好奇心にかられて学んでいくことができるのが理想です。そうなると、先のように、自分で物事をコントロールできている楽しさがあり、とことん満足がいく結果につながるのです。

しかし、もちろんそのような子どもばかりではありません。自分が何をやりたいのか、何も見いだせないという子どもも少なくありません。そんなとき、周りの大人はいらだって、「自分で考えなさい」と突き放すのではなく、子どもに“おもしろい”と思わせる適度な刺激を与えてあげることが必要です。人生経験が未熟で、まだ人生という山の麓でうろうろしている状況では、自発的にとか、自立してなど、自分で考えることを強いられると、萎縮してしまいがちなのです。また、一方で学ぶ内容が、あまりにも単純だと簡単過ぎてつまらないと思わせてしまい、すぐに飽きてしまいます。また反対に、複雑過ぎても難しくて面倒な気持ちにさせ、やり遂げられる気がせず、これまたうまくいかないものです。子どもたちは、自分が知っている現状よりも、少し目新しいことがあると、学ぼうという気持ちが芽生えてきます。そのため、先生は、内容が適度に新しく適度に複雑な課題をいくつか与えてやり、興味を持てるようにサポートしてあげましょう。また教え方も、映像を見せたり、おもしろい例を与えたりして、できるだけ知的に刺激し、最終的に、自分で考えて進めていけるように促してあげることが求められます。

自己効力感を持たせるためには

自分の関心のあることを、自分で決めて実行できた体験を重ねると、誰でも学ぶことに達成感を感じるようになります。年齢を重ねると、しだいに考える力も増してきますから、一定の達成感を持てる経験が継続すると、自分が潜り抜けてきた「熟達の経験」から「自己効力感」を形成できるようになります。この「自己効力感」とは、先に述べた“指し手感覚”に関連する感覚で、「自分が行動の主体として、自分の行動を十分に統制できている」という感覚です。体育の鉄棒の練習を例にすると、自分がしだいにできる方向に向かっているという感覚があれば、子どもはますますやる気が続き、練習するでしょう。鉄棒ができるようになれば、跳び箱にもチャレンジしてみようといった気持ちも高まります。

こうした「自分はやればできる」、「自分で決めたことは責任を持ってやり通すと達成感が得られる」といった経験は、「自分に対する肯定的な見方」を形成していくことになります。

例えば、永作・新井[1]（2002）は、進路に対する自己効力感は、（1）進路決定の意志、（2）情報収集能力、（3）進路相談希求、（4）興味理想決定などの因子から構成されていると考えました。

（1）進路決定の意志に関しては、「行きたい大学を選ぶことができる」「希望する進路をあきらめない」「後悔しない覚悟を持つことができる」「途中でランクを落とさずに勉強できる」といった内容になります。（2）情報収集能力については、「進学に必要な手続きの仕方を知ることができる」「進路指導などの部屋で資料を探すことができる」など、情報収集を自分の行動しだいでできるという確信を持つことです。（3）進路相談希求は、「自分の志望することに関して質問できる」「いろいろな人に相談できる」「相談することで問題が解決できる」、ことが該当します。（4）興味理想決定とは、「理想の仕事を思い浮かべられる」「興味のある仕事がある」といった内容です。

このように自分で決めるとやる気が出ることに気づくことができると、さらに、自分に対する肯定感を高め、前向きに行動できるようになっていきます。

〈参考文献〉
1）永作稔・新井邦二郎「高校生用進路決定自己効力感尺度の作成（2）因子妥当性の検討」筑波大学発達臨床心理学研究，14，79-84（2012）

新連載 知られざる“ろう”の世界

第1回「ろう者」と「聴者」

【成蹊大学文学部現代社会学科 准教授　澁谷 智子】

近年、学校や自治体等で「手話」への関心が以前にも増して高まってきています。「手話」をしている人を見て、「自分も手話ができたらな」と興味を持っている人も多いのではないでしょうか？ 今号からの連載では、「ろう文化」や「手話」、「コーダ（耳の聞こえない親を持つ子ども）」などについて長年にわたり研究をされている澁谷智子先生に、“ろう”の世界をご紹介いただきます。

皆さんは、耳が聞こえないということにどのようなイメージを抱いていますか？

最初はボランティアをするようなイメージで手話の勉強を始めた私が、その後出会ったのは、「ろう文化」という言葉でした。そこでは、日本手話は日本語とは別の文法を持った独立した言語であること、耳が聞こえず日本手話を使う「ろう者」は言語的少数派と考えたほうがいいことが説明されていました。手話は日本語の代替物ではないことを知って、私は「ほぅ」と思いました。

手話を使うときの表情

それでは、手話の文法とはどのようなものなのでしょうか？ 手話を勉強してみると、表情が文法的機能を表していることがよくわかります。たとえば疑問文を表わすときには、あごを軽く引き、眉を上げた表情が必要になりますし、否定のときには眉根を寄せた表現になります。ものの形を表わすときにも表情は大切です。細くて長い形を表現するときには、頬や肩をすぼめるようにしなければなりません。逆に、太くてどっしりしたものを表わすときには、頬を膨らませます。これを反対にしてしまうと、表現がちぐはぐになってしまい、意味が通じなくなるのです。また、表情は副詞的に使われることもあります。「一生懸命に勉強している」というようなときには、口は真一文字であごは引き、目にも気合いを入れますし、「適当に（だらだらと）勉強している」というときには、口を半開きにして上の歯と下の歯の間に舌を軽く出し（英語のthを発音するときのようなイメージ）、目もぼんやりした感じになります。

こうした手話に伴う表情は、一般の人からは誤解を受けることもあります。「喜怒哀楽が豊か」というのはその典型でしょう。耳が聞こえない親を持つ20代のAさんは、親が話しているときの表現が「喧嘩《けんか》!?」と思われてしまった小学生のころの経験を、次のように語ってくれました。

A：（親は）怒っていないけど、声を出すと（まわりから）怒ってるって思われるときがあって。表情が、私からしたらあたりまえのことでも、（手話とそれに伴う表情をつけて）「違う違う、これはこういうことなんだよ」とかっていうのを、ただ説明しあっていることも、まわりからしたら喧嘩《けんか》しているのかなぁって（見える）。さらに声がつくとそう思われるから、私はそういうときは、ピエロみたいにニコニコしていた。何もなかったかのように。そう演出することで、なんか……。

私：まわりは安心する？

A：そう、まわりが安心するって、なんとなく、無意識にやっていたような気がする。

（原文ママ）※

手話では、普通に「そうじゃないよ」と表わすときにも、文法表現のために眉がひそまってしまいます。また、「ろう者」は、手話で話が盛り上がると、手の動きも早くなりますし、声も「お～」のようにつくこともあります。それが「聞こえる人」には怒りの表現と誤解されてしまうのをAさんは察知して、隣でニコニコしていました。それは、小学生がすぐ横で笑っていれば、まわりは「それほど大ごとではないのだろう」と感じてくれると無意識に思っての演出で、実際に効果があったことがうかがえます。

外国人トーク

さらに、手話を勉強する中で私が知ったのは、「ろう者」は自分たち同士では普通に手話で話していても、「聞こえる人」に対しては、日本語に近い形に切り替えて接しているということでした。これは、日本語の文法に手話の単語を当てはめるようなもので、手話本来のリズムや文法も損なわれていますし、「ろう者」が言いたいこともかなり狭まってしまうのだろうと思います。いわば、日本語の勉強を始めて間もない“英語ネイティブ”に対して、英語の文法を意識しながらシンプルな日本語の単語を並べて話しているような感じです。それでも、コミュニケーションが浅くてもお互いに一生懸命相手と通じ合おうとする外国人同士のようなトークは、それはそれで意味がありますし、それなりの機能も果たしているコミュニケーションの形なのだと思います。大切なのは、「聞こえる人」の側が、それは「ろう者」がこちらに合わせてくれているコミュニケーションなのであって、本来の手話ではないし、相手が歩み寄ってくれているのだと知ることだと思います。

「聞こえる人」から「ろう者」までのグラデーション

手話を学ぶことによって、私は自分を「聴者」、つまり「耳が聞こえる人」であるということも自覚するようになりました。以前はそんなことは意識してもいなかったのに、自分は「聴者」であるという立ち位置をとらないと、コミュニケーションの基本が成立しないことに気づいたからです。同時に、一口に「聞こえない人」といってもいろいろな人がいることを知りました。小さいころから手話の世界で生活し、手話を自らの第一言語としている「ろう者」もいれば、地域の小学校で「難聴学級」に在籍しながら、唇を読む「読話」と自分は声を出す「発話」でコミュニケーションをする人もいます。聞こえのレベルもさまざまで、人の会話の内容は聞き取れなくても音の有無はわかるようなケースもありますし、人によって、高音域、低音域、聞きにくい音域もそれぞれ違うようです。

私はこの先耳が聞こえなくなったとしても、そのときは「中途失聴者」になるのであって、「ろう者」にはならないことにも気づきました。私から見ると、「ろう者」の持つ表現力は圧巻です。何気ない会話の中で「こういうことがあった」という話をするときにも、一人で複数の人物を演じ分け、その情景がありありと見えるような形で表現することができるのです。しかも手話での話の組み立ては、まるでドラマを撮影するときのカメラワークのようです。たとえば、恋愛ドラマのあらすじを話すとき、二人がそれぞれ遠くから相手に気づく遠景、男性の顔の大写し、女性の顔の大写し、男性の動作、女性の反応、近づいていく二人の遠景、といったカットを次々に組み合わせ、話を立体的に立ち上がらせていきます。手話での会話の掛け合い、絶妙な間合いのやりとり、困難があってもそれをユー

（201ページへ続く）

心の健康ニュース 付録・奇数月発行
自分に自信を持つ方法
心の健康ニュース NO.438付録 2017年(平成29年)3月8日発行 ©株式会社少年写真新聞社

小《ちい》さな成功《せいこう》を積《つ》み重《かさ》ねよう

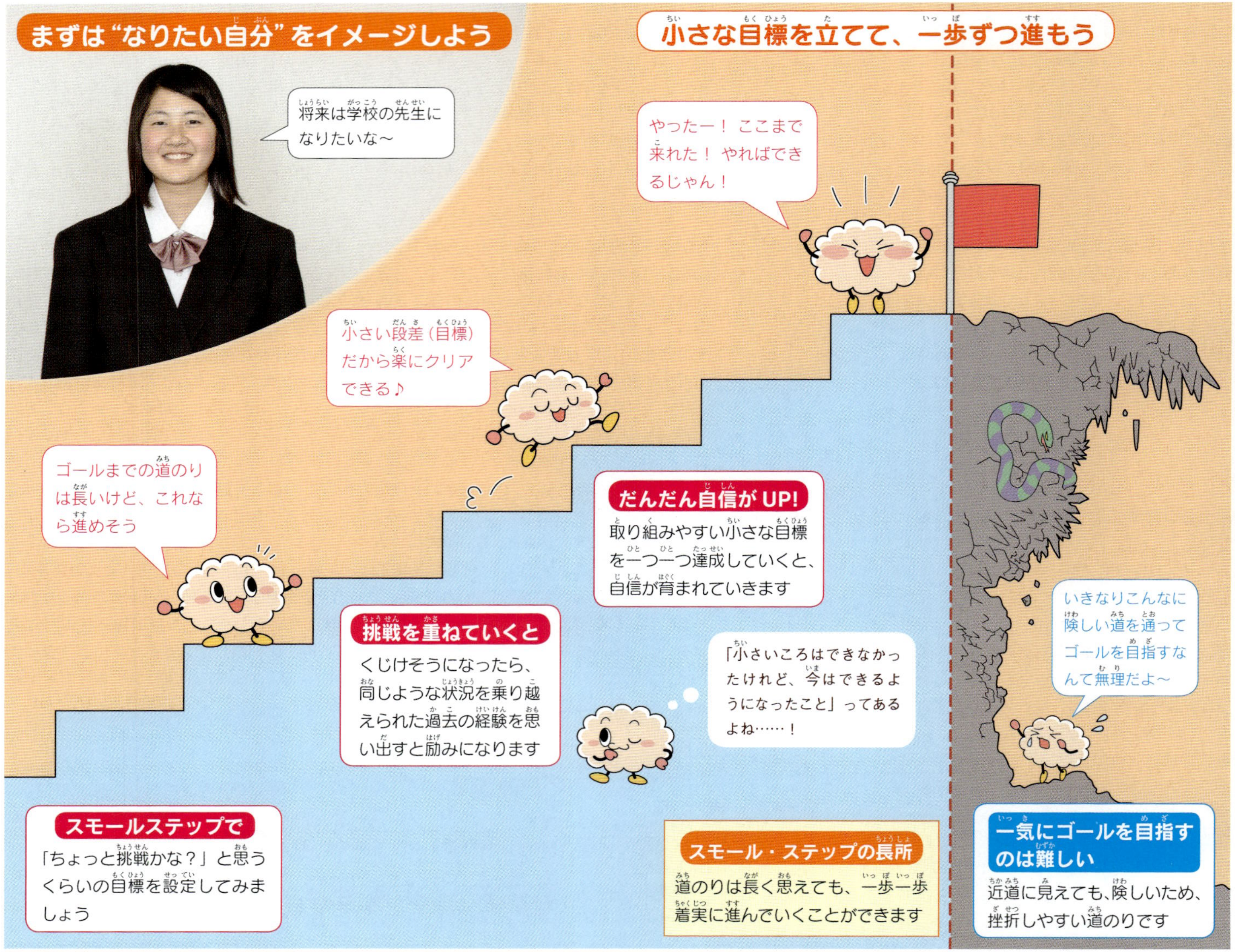
まずは“なりたい自分《じぶん》”をイメージしよう
将来《しょうらい》は学校《がっこう》の先生《せんせい》になりたいな～
ゴールまでの道《みち》のりは長《なが》いけど、これなら進《すす》めそう
小《ちい》さい段差《だんさ》（目標《もくひょう》）だから楽《らく》にクリアできる♪
小《ちい》さな目標《もくひょう》を立《た》てて、一歩《いっぽ》ずつ進《すす》もう
やったー！ ここまで来《こ》れた！ やればできるじゃん！
だんだん自信《じしん》がUP!
取《と》り組《く》みやすい小《ちい》さな目標《もくひょう》を一《ひと》つ一《ひと》つ達成《たっせい》していくと、自信《じしん》が育《はぐく》まれていきます
挑戦《ちょうせん》を重《かさ》ねていくと
くじけそうになったら、同《おな》じような状況《じょうきょう》を乗《の》り越《こ》えられた過去《かこ》の経験《けいけん》を思《おも》い出《だ》すと励《はげ》みになります
「小《ちい》さいころはできなかったけれど、今《いま》はできるようになったこと」ってあるよね……！
いきなりこんなに険《けわ》しい道《みち》を通《とお》ってゴールを目指《めざ》すなんて無理《むり》だよ～
スモールステップで
「ちょっと挑戦《ちょうせん》かな？」と思《おも》うくらいの目標《もくひょう》を設定《せってい》してみましょう
スモール・ステップの長所《ちょうしょ》
道《みち》のりは長《なが》く思《おも》えても、一歩一歩《いっぽいっぽ》着実《ちゃくじつ》に進《すす》んでいくことができます
一気《いっき》にゴールを目指《めざ》すのは難《むずか》しい
近道《ちかみち》に見《み》えても、険《けわ》しいため、挫折《ざせつ》しやすい道《みち》のりです

大《おお》きな目標《もくひょう》から逆算《ぎゃくさん》してみよう

将来《しょうらい》は学校《がっこう》の先生《せんせい》になりたいな～
国語《こくご》の先生《せんせい》とかいいかも

そのためには？

国語《こくご》の先生《せんせい》になるなら、大学《だいがく》へ行《い》かないと……！

勉強大変《べんきょうたいへん》かなあ……でも今《いま》までもなんとかクリアしてこれたからきっと大丈夫《だいじょうぶ》

今《いま》できることは？

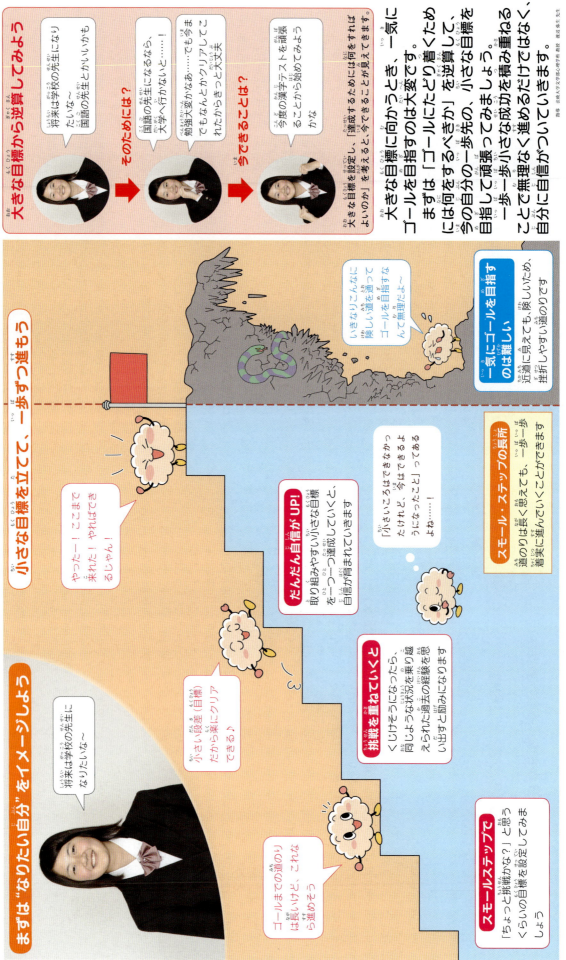

今度《こんど》の漢字《かんじ》テストを頑張《がんば》ることから始《はじ》めてみようかな

大《おお》きな目標《もくひょう》を設定《せってい》し、「達成《たっせい》するためには何《なに》をすればよいのか」を考《かんが》えると、今《いま》できることが見《み》えてきます。

大《おお》きな目標《もくひょう》に向《む》かうとき、一気《いっき》にゴールを目指《めざ》すのは大変《たいへん》です。

まずは「ゴールにたどり着《つ》くためには何《なに》をするべきか」を逆算《ぎゃくさん》して、今《いま》の自分《じぶん》の一歩先《いっぽさき》の、小《ちい》さな目標《もくひょう》を目指《めざ》して頑張《がんば》ってみましょう。

一歩一歩《いっぽいっぽ》小《ちい》さな成功《せいこう》を積《つ》み重《かさ》ねることで無理《むり》なく進《すす》めるだけではなく、自分《じぶん》に自信《じしん》がついていきます。

指導 法政大学文学部心理学科 教授 渡辺弥生 先生

B３ 付録解説

自分に自信を持つ方法 ４

自分をモニタリング！

【法政大学文学部心理学科 教授　渡辺 弥生】

メタ認知が必要

部活動で、「練習しているのに結果が出ない」「自分には才能がないのかな」と悩んでいる子や、勉強で「勉強しなきゃ」と思いつつも、「何をすればよいかわからない」と考えがまとまらず、悩んでいる子はどの学校にもきっといることでしょう。悩んで、どこから手をつければよいのか考えが整理できず、もう自分はだめだと自分を追い込んでしまっているかもしれません。では、どうアドバイスをしてあげるとよいのでしょうか。

そんなとき、子どもたちには「メタ認知」の仕方を教えてあげることが大切です。「メタ認知」とは、自らの思考のプロセスを俯瞰《ふかん》することやモニタリングし、それをコントロールすることです。自分のことを少し離れたところから見ることで、自分が日頃どのようなことをしているかをまず理解し、その理解をもとに自分をコーチしていくのです。

よく教師は、「質問はありますか」と授業内に尋ねます。しかし、質問をする生徒はたいてい少なく、質問ができる生徒は限られています。質問がないため、よく理解できているのかと思うと、必ずしもそうではないということは、先生なら誰でもお気づきでしょう。試験をしてみると実際はわかっていない子が多いことに気づきます。

つまり、質問をしないのは、たいていの場合、わかっているからではなく「何を質問したらよいのかわからない」「何がわかっていないかがわからない」という状況であり、すなわち、メタ認知ができていないからなのです。

日頃の勉強や部活でも、まずは適当な目標を立てられているか、自分の勉強方法や態度は自分に適切かを考え、その結果から自分の特徴を分析（モニタリング）し、今後どのように修正すればよいかを考えて実行（コントロール）していく、メタ認知力を身につける必要があります。こうしたメタ認知ができていないと、いつも同じ間違いをすることになるでしょう。自分ではやっているつもりでも、努力が空回りして悪循環から抜け出せない生徒が少なくないのです。ですので、「何か勉強するときは、ねらいをまず読んで目標を頭に入れた方がよい」とか「自分は15分練習して５分休憩した方が長続きする」とか、「ケアレスミスが多いから問題は３回読む」「口先ばかりで実行していない」といったように、日頃の自分の行動を振り返り、その反省から立て直しをはかる力を身につけさせることが大切です。

モニタリングのためのイメージの把握

具体的には、まず生徒たちに、自分をモニターするイメージを教えます。テレビのモニタリングの番組がありますが、自分のいつも自動的に無意識にしてしまっている行動を、隠しカメラで自身をのぞくように振り返って考えさせます。そうすると、「いつも帰宅したら、ベッドにひっくり返って寝てしまう」「勉強し始めると探し物ばかりしている」といった無意識の行動に気づくことができます。また、「なんとなくやっていて目標がなかった」と気づくこともあります。部活も「好きなドリブルばかりしている」「筋トレは飛ばしている」「なにも考えず思いついたことをしている」など、自分の練習の癖に気づくことがあるでしょう。こうしたことに気づくことがまずは重要で、この気づきをもとに評価・点検し、次の段階の「コントロール」へとつなげていきます。

目標を定め、計画し、修正する（コントロールする）

自分のモニタリング後は、目標、方法、自分を見直し、修正することが大切です。例えば、「勉強と部活を両立する」といった目標は、大きな目標としてはよいですが、抽象度が高く具体性がありません。もう少し、具体的に時間や量などを設定します。目標ですから「部活の練習を休まず、勉強は宿題を必ず出す」といったイメージのしやすい、実行可能な目標を立てましょう。または、「部活の練習がある日は、復習に１時間。部活がない日は復習に２時間かける」といったことでもよいでしょう。

目標を立てたら次は方法を考えます。モニタリングで「自分は長く集中できないタイプだ」と気づいたなら、ただ１時間というのではなく、「15分は読んで、５分休憩して、15分は書く」といったように時間や作業を区切って勉強するとか、「勉強時間に朝の30分や、寝る前の30分を充てる」といった方法もよいでしょう。できるだけ具体的に考えてみましょう。

ほかにも、いつも勉強時間に探し物ばかりしているということがわかれば、最初に必要な物リストを作っておいて、それをそろえてから始める、マンガやテレビの誘惑に負けやすい場合はそれらがない部屋にするといった方法もあります。無意識にやっていた自分の方法の「どこがだめだったのか」、「どうすれば改善するか」を見直して改善できる方法を探すのがポイントです。

自己強化のためのフィードバック

モニターして考えた計画はきちんと実行できるように、自分にごほうびをあげることも大切です。「わかりやすいチェックリストを作り、できたら表に◎や△を書き入れるようにする」とか、「きちんとできたら、好きな番組を見ることができる」など、ごほうびも具体的にしましょう。できなかった場合には、なぜできないかを再度モニターします。そしてコントロールできるように改善し、同じようにフィードバックしていきましょう。こうしたメタ認知（モニタリングとコントロール）ができるようになると、計画の立て方や方略の工夫などもレベルアップしていきます。

一旦、自分で目標を立てて、目標のもとに計画・実行し、成果が伴うと、達成感が獲得できます。すると、自分への自信が湧いてきます。欲張らず、まずは自分の様子を冷静にモニタリングして自分の実力を謙虚に受け止め、マネジメントしていくことができるように、子どもたちを支えていきたいですね。

B3 付録解説

自分に自信を持つ方法 5

自分の可能性を広げよう！
—チャレンジ精神の熟成

【法政大学文学部心理学科 教授　渡辺 弥生】

目標に向かって！

自分をさらに高めたいとか、ある目標を成し遂げたいといった欲求は“達成動機”とよばれています。図１の絵を見てください。大学生に輪投げのゲームをやってもらいます。10回投げることができ、的に近いところから投げてもいいし、遠くから投げてもよいといわれます。自由に10回投げることができるのです。

その結果、図１のようになりました。この図の高達成低失敗回避群というのは、成功したいという気持ちが強いけれど、失敗を恐れないタイプです。高達成高失敗回避群は、成功もしたいけれど失敗も怖いタイプ、低達成低失敗回避群は、成功したい気持ちもあまり強くないし、失敗も恐れないタイプ、そして、低達成高失敗回避群は、成功したい気持ちは強くないのに、失敗だけは避けたいと失敗を強く恐れるタイプです。

この4タイプには、どれくらいの距離から投げたか、すなわちどのような課題を選択するかに違いがあることが明らかにされました。遠いところから投げるのは難課題、的の近くの入りやすいところから投げるのは易課題、その中間は中難度としたところ、興味深い結果が見られました。

成功したい気持ちが強く失敗を恐れないタイプは、中難度のところから輪投げをしたのに対して、成功を強く望まず失敗だけは回避したいというタイプは、意外に易しい課題だけではなく、難易度の高い遠いところからも輪投げをしたのです。

このことから、達成動機が強く失敗を恐れない人は、適度に実現可能性のある難しさのところを選ぶのに対して、失敗を恐れるタイプは、易しいところからも投げるし、途方もなく難しいところからも投げるということがわかりました。

なぜ、そのようになるかというと、失敗を恐れる人は、概して他人の目が気になる人で、失敗して自分のプライドが傷つくのを恐れている傾向が強いところがあります。気が小さくなり、思いっきり近くから投げたいと思う反面、気が小さいと思われたくもないのでかなり遠くから投げて、言い訳を準備するという具合です。そのように、言い訳ができるように不利な条件をあえて選んでしまうことを「セルフ・ハンディキャッピング」ということがあります。

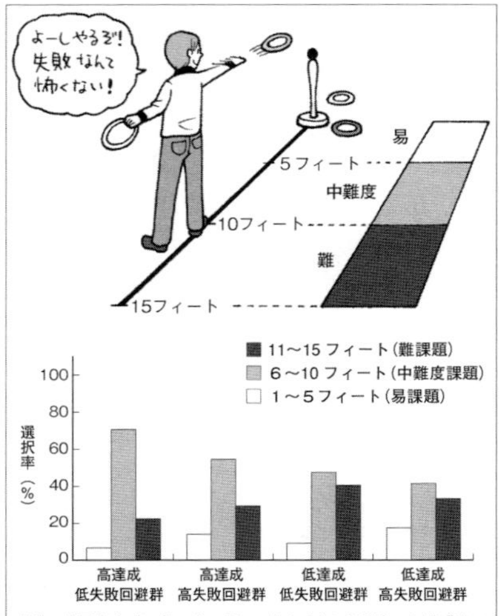

出典：渡辺弥生「11章 エネルギーのもとはなに」川島一夫編『図で読む心理学（改訂版）』p.131-140、福村出版 刊、2001年

図１

自分の可能性を広げよう

やる気がない子どもほど、「勉強はだめ」「運動はだめ」「友だちがいない」とか大きくざっくりと自分に対してだめ出しをしてしまいます。ところが、図２のように大領域は、学習、運動、社会とわかれていても、学習は、本を読むこと、字を書くこと、文を暗記すること、計算すること、歌を覚えること、等々。実にたくさんの小領域に分かれます。

さらにまた、文字を読むといっても、小説だったり、説明文だったり、詩だったりといろいろな場面に分かれるものです。このように分けて考えてみると、勉強の全部がだめと思っていたのが、「あれ、これもできる」し、「こっちは結構得意だ」といったことがたくさん見つけられ、やれることがたくさんあることに気づきます。すると、次第に自信につながっていくものなのです。

「自分には能力があるんだ！」といった気持ちを“有能感”といいますが、有能感が高まるといろいろなものにチャレンジできるようになります。

小さな成功から自己効力感を

このようにして、物事にはいろいろな領域や場面が存在することがわかると、日常生活において「やれた」と思える成功経験が積み重ねられます。こうした経験は、これと同じような状況があったけれど乗り越えられてきたという自信になります。ですから、成功経験が重なれば、それだけ「これならできる」という課題を克服する自分の力を信じられるようになるのです。こうした「これならできる」といった思いは、次第に未経験のことに対しても、「まあ、やれるんじゃないかな」といった「やればできそう」といった思いを強く持てるように導きます。これが“自己効力感”と呼ばれています。

成功経験を積み重ねるためには、先の領域の捉え方だけでなく、目標の立て方も大切です。目標を少し頑張ればできるくらいの高さにして、スモールステップでいきましょう。「やればできた」という小さな成功経験が、やがては、「よーし、やってみよう」といった大海原を夢みる力にもなるのです。

そして有能感や自己効力感を高めることができれば、最初のような課題にチャレンジするときにも、自分にとって少し難しい適度な目標を設定して、他人の目や失敗を恐れずに、成功に向かって行動できるようになります。

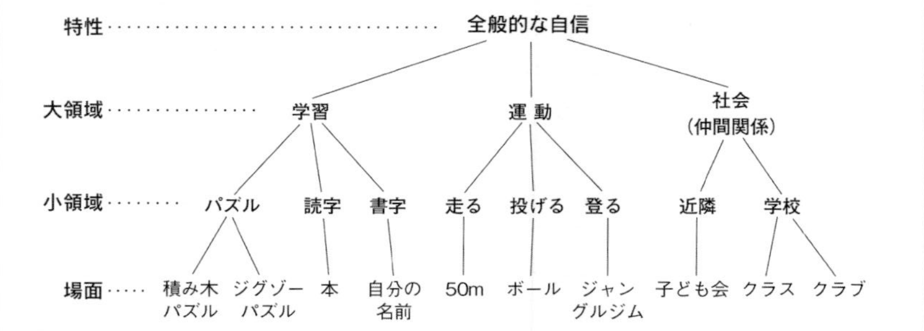

出典：桜井茂男「自信を育てる」杉原一昭 編著『心を育てる乳児教育』p.15-22、教育出版 刊、1989年

図２　有能感（自信）の構造モデル

連載　知られざる“ろう”の世界

第2回「ろう文化」とコミュニケーション

【成蹊大学文学部現代社会学科 准教授　澁谷 智子】

「何を話してるの？」

手話を学んで、ようやく少し会話らしきものができるようになったころ、私が気づいたのは、手話で会話をする人々の「わからないことは聞いていい」という雰囲気でした。

手話の会話がわからない……

それまでの私は、かなり緊張して手話の世界に接していたように思います。もちろん、手話講習会や手話サークルの初級者用の授業であれば、初級者に合った内容で進んでいくのですが、「もっともっと手話に触れて早く話せるようになりたい」と思っていた当時の私は、サークル後の夕食会や飲み会などにも積極的に出て、そこがかなりの試練の場になっていました。当然ながら、私は手話で繰り広げられる会話についていけず、誰かが言った冗談にみんながどっと笑うなどする中で、なんとも曖昧な笑みを浮かべている状態だったからです。私が内容をわかっていないまま笑っているのは、完全に見透かされていたと思います。

たぶん、そんな私を気遣ってくれたのでしょう。あるときから、近くに座っていた難聴者が手話での会話の内容を声に訳して伝えてくれるようになりました。今、こういうことを話しているんだよ、と説明してもらったときには、本当にありがたく思いました。私はどこかで「ボランティア」という気持ちを持ちながら手話を学び始めたつもりだったのに、気づいてみれば、「ボランティア」をしているのは「聞こえない人」の方でした。難聴者もろう者も、私に初歩的な単語を何度も何度も教えてくれましたし、私のレベルに合わせた会話をしてくれました。配慮してもらうというのはこういうことかと思いました。

“手話コミュニティ”の思いやり

ただ、どうにか会話が少しできるようになってくると、どうも「私一人が気遣われているのではないらしい」ということも見えてきました。“手話コミュニティ”は、手話のレベルが十分でなくても謙虚に手話の会話に入っていこうとする人には、結構温かいのです。何でも聞いていい。わからないことはそこで知ればいい。恥ずかしいと思う必要はない。そういう雰囲気が満ちているように感じて、私はだんだんと安心感を覚えるようになりました。「何を話してるの？」――冒頭に挙げたような質問も、むしろ音声の会話のときより聞きやすいような気がします。聞けば誰かがちゃんとそれを教えてくれるという信頼が持てるからでしょう。逆に言えば、“手話コミュニティ”は、手話が堪能な人だけではなく、“手話の力が十分でなくてもその場に敬意を持って関わろうとする人”をちゃんと受け止める懐の深さを備えています。「聞こえない人」たちは、普段「聞こえる人」たちの中で言葉の綾や空気を読むことに疲れてしまう感覚を身をもって知っており、だからこそ、それと同じような思いをしてまで“手話コミュニティ”に入ってきた人たちへの、思いやりの気持ちが態度として現れているように感じます。

わかりやすさの工夫

コミュニケーション弱者へのそうした配慮を別にしても、そもそも「ろう文化」において、シンプルでわかりやすいということは高い価値を持つものとされています。どう説明すれば、込み入ったことをわかりやすく伝えられるか。誤解や誤読がないような説明の仕方。いろいろと考えてようやくわかるというのではなく、一目でわかるということ。「ろう」の世界のそうした表現の美しさに、私は次第に魅せられるようになりました。機能美といってもいいでしょう。小気味よさを感じるような爽快感がそこにはあります。

「ろう」の世界のコミュニケーションでは、理由をきちんと明示するマナーも求められます。例えば、その場にいる人たちの視界から外れるときには、どこに行くのかをきちんと言うのが礼儀です。一般に「聞こえる人」の世界では、例えば飲み会がそれなりに盛り上がってきたころに誰かがそれとなく席を外すと、周りの人は「あ、トイレに行くんだな」などと察します。また、ファミリーレストランのドリンクバーなどに行くときにも、コップを持って立ち上がれば「あ、飲み物取りに行くんだな」と思い、特にそこに説明がなくてもあまり気にしません。ですが、“手話コミュニティ”の感覚だと、ここはきちんと「トイレ行ってくるね」とか「飲み物取りに行ってくる」と理由を言って断りを入れるポイントなのです。そうしないで急に動くと、「どこ行くの？」と聞かれます。理由を明快にみんなで共有しておくというマナーがそこにはあるのです。

聞き手の積極的な役割

手話の学習が進んでいくと、こうした「ろう文化」の会話の仕方を身につけていくこともなんとなく期待されるようになります。手話での自然なやりとりに近づいていく感じでしょうか。基本的に手話の会話はテンポがよく、ツッコミやボケをかましながら丁々発止と進んでいきます。聞き手は単に、うんうん、とうなずいて聞くだけではなく、「え～、信じられない！」「それってこういうこと？」「それでどうしたの？」といった合いの手をポンポン入れていかなくてはなりません。話はそうやって盛り上がるのです。しかし、手話学習者にはこれが難しいところでもあります。説明してもらうのを待つのではなくて、こちらから質問をどんどんするというのは、頭でわかっていても、自然にできるようになるまで結構時間がかかるのです。私も、ろう者から「反応が足りない～」とどれほど言われたことか。受け身でない積極的な聞き手のあり方ってこういうことかと感心し、おもしろいなあと思いました。

「ろう者」だけの場が持つ意味

ただ、逆説的ではありますが、さらに会話ができるようになると、今度は「ろう者」「聴者」「難聴者」「中途失聴者」「通訳者」「コーダ（耳が聞こえない親を持つ聞こえる人）」といった立ち位置が意識されるようになってきます。当たり前のことですが、言語がまともに通じるようになると、今度はコミュニケーションの中身やどういう立場でそれをどう言っているのかということに焦点が当たるようになるからです。もちろん、「聞こえる」「聞こえない」に関係なく、話の合う人とは合うし、合わない人とは合わないという感覚も出てくるのですが、それでも「ろう者」とか「聴者」という立ち位置はやっぱり残るような気がします。楽しく話していて仲間に入れてもらえていると感じていても、不意に「ここからは入れない」という境目が現れて、「あ」と思うことがあります。そういうとき、私は寂しいと感じることもありましたが、だんだんとその意味がわかるようにもなっていきました。

ろう者は「聞こえる人」とも親しく付き合いますが、その一方で、ろう者だけの空間や環境も必要としています。社会の多数派は「聞こえる人」であり、ろう者はその中で少数派として生きていくわけで、物事はどうしても「聞こえる人」のペースで動いていくときもあるからです。ろう者はその中で気を遣わざるを得ない状況に置かれます。もちろん、「聞こえない人」の内側だって一枚岩ではありません。それでも、みんなが「聞こえない人」という環境の中でこそ、「聞こえないこと」が当たり前の行動や思考で動くこと

（201ページへ続く）

B3 付録解説

自分に自信を持つ方法 6〈最終回〉

なりたい自分になるために
―小さなことからコツコツと―

【法政大学文学部心理学科 教授　渡辺 弥生】

夢をかなえるためには、達成できそうな具体的な目標を

「漫画家になりたい」「希望の大学に入りたい」「テストで80点とりたい」などなど……私たちの夢や希望は人それぞれです。人によって実現の難しさや簡単さも異なりますから、周りが「無謀だ」とか「妄想だ」とか思っていた人でも、現実には夢をかなえている人もいますし、途中で挫折している人もいます。夢を持つのは自由ですし、夢を語るだけでもワクワクしてくるのなら、夢は持たないより持った方がよさそうです。

夢を現実にするためには、“思っている”だけでは難しく、“行動”に移していかなければなりません。夢が大きすぎると、どこから手をつけたらよいのか、何をすればよいのか見当がつかなくなるものです。そのため、まずは自分の夢がかなえられるものなのか、夢を実現するための道を見つけるために、具体的な目標を設定します。

例えば、目標は「試験に成功したい」「100点をとりたい」「漢字の問題は間違えない」など、いろいろな視点やレベルで立てられます。目標を立てたら今度は、“できそうな具体的な目標（小さな目標）”を設定してみます。次に、その目標を実現するために、どのような「前提条件」が必要なのか、目標を支える（実現するための）ステップを考えます。この“実現可能な小割のステップ”を考え出す方法は2つあります。

一つは、「逆算して考える」方法です。夢をかなえるためには、その「前提条件」は何かを考えて、それを時系列やできることから並べていきます。しかし、これは意外と難しいため、その場合には「前向きに操作する」というもう一つの方法もあります。この「前向きに操作する」方法とは、現在の状況を考えて、少なくとも何をしなければならないかを検討し、時間の順序に沿っていくつかのステップを考えるものです。

このように、逆向きに考えたり、前向きに考えたりしているうちに、「夢を達成するには、この程度の、こういうステップが必要だ」ということに気がつくようになります。

生徒たちには、この“実現可能な小割のステップ”を設定することの大切さを理解してもらうために、まずは実現したい夢（ゴール）は見上げるような高さではなく、手が届きそうであること、そして、そこにたどりつくまでの一段一段が、少し頑張れば登っていけるというイメージを持たせましょう。

その上で、実現したい大きな夢に近づくための目標や“実現可能な小割のステップ”を考えるとよいでしょう。

生徒を支援する

このような、「目標から手段を考える」ことを最初から自分でできる生徒もいますが、未体験のことは、なかなか具体的に想像できないことが多いものです。生徒が自分の具体的な目標とステップのイメージを考えつくように指導するためには、次の3つのことが有効です。

（1）モデルを与える
夢や成功につながるイメージを持続させるため、適当なモデルを与えます。具体的にどのような目標を立てたらよいのか、そのコツを視覚的に示し、意欲的になれるようなものがよいでしょう。生徒に自分で夢について調べさせ、先生がその夢に関わるものを見せたり、その夢を実現している人に会う機会を与えたりすることも有効です。

（2）足場づくり
何でも「自分で考えなさい」「自分でやりなさい」と突っぱねると、諦めてしまう生徒が少なくありません。夢への足場がつくれるように手助けしつつも、生徒が自分で考えるように支援します。

（3）フェーディング（手掛かりを徐々に減らす）
生徒が夢や目標への進み方を一通り理解し、行動できるようになってきたら、しだいに支援を減らしていきます。そして、自分の力だけでできるように、また自分で責任を持つ態度が養われるように導きましょう。

成功に導くために

大きな目標を達成するために、問題解決のための洞察をして、目標を立て、小割のステップを計画することができれば、あとは「いかにして途中で挫折せず、継続できるか」が重要です。こうしたストラテジー（戦略）を成功させるためには、オペラント条件づけで有名なスキナーのプログラム学習の5つの原理が参考になります。

（1）積極的反応―学習がどれだけ進んだかを理解するため、見える行動にする、すなわち反応させることが必要です。問題にどんどん答えさせ、アウトプットができるように導きます。

（2）即時確認―挫折しやすい生徒は、早く結果を知りたがり、できているかどうかを確認したいものです。不安で承認欲求が強い生徒には、できているというフィードバックが与えられるようにします。

（3）スモールステップ―目標の一つのステップを、無理をしないで次に進めるくらいの難度に設定します。そして、「着実に進んでいる」という達成感を感じられるようにします。また、自分の一歩はどの程度の努力で可能になるのか、そのイメージを持たせます。

（4）マイペース―生徒たちはどうしても他人と比べてしまいがちです。ほかの人のスピードやステップと比べ、劣等感を強めてしまうものです。ですから、自分のペースで行うことの大切さや、自分の中で進歩することの意義や大切さを教えます。

（5）学習者検証―計画は、一度決めたからといって変えてはいけないということではありません。しょっちゅう変えるのは適切ではないですが、実際に学びが継続できるような計画を立てていくことが必要です。

満足感や達成感と結びつくこと

目標に向かって着実に歩を進めるためには、“満足感”や“達成感”が必要です。誰かにやらされている感じでは長続きしません。ですから、正しい解答や成功をして、強い不安が減ったことで感じる、「フー、なんとかなった」と言った安堵《あんど》や解放感ではなく、自分で頑張ったことからくる前向きの満足感や高揚感を経験させることが大事です。1ステップでも、自分が目標を定めて頑張って、クリアした喜びを経験できると、さらに先へと進む気力が湧いてきて、次へとつなげていけるものです。素敵な指導者（先生）は、生徒の実態だけではなく、その子にどれだけ伸びしろがあるのかに気づき、それを引き出すことができる存在です。

連載 知られざる“ろう”の世界

最終回 言語としての手話

【成蹊大学文学部現代社会学科 准教授　澁谷 智子】

手話の寝言

「手話は日本語とは別個の言語である」。そう言われて、皆さんはその意味がわかりますか？ かつての私は、「手話は日本語の代替コミュニケーション手段ではないらしい」と知っても、手話が言語であるというのがどういうことなのか、あまりピンと来ていませんでした。「そうか、言語なんだ！」と実感したのは、手話を使う親の元で育った人が、手話で寝言を言うと聞いたときです。音声言語になじんだ人にとっては、寝言といえば、声でムニャムニャ言っているイメージだと思いますが、手話を生活の中で使っている人の場合には、手を動かす寝言も珍しくないのです。例えば、寝ている子どもが手話で「そうそう」とやっている姿を見て、親は「何の夢を見ているのかな？」と思うことなどがあります。また、聞こえない親を持つ中高年の女性は、旦那さんから、「おもしろいね。寝ているときにも手が動いていたよ」と言われたと話してくれました。「自分ではわからないんだけどね」とご本人は笑っておられましたが、私はそれを聞いて、「手話は言語だから、手話で思考したり夢を見たりすることがあるんだ」と、妙に納得しました。

手話と日本語のバイリンガルの体験

自分は聞こえるものの、手話を使う親の元で育ち、手話と日本語のバイリンガルになったコーダ[1)]が、手話と日本語を交えてしまうエピソードも割とあるようです。恋人とけんかしてカッとなったときなどに、手話の言い方をそのまま声で言ってしまい、相手から「何を言っているのかわからない」と言われてさらに腹が立ったという人もいます。手話の言い方をそのまま声で言うということについて、もう少し説明をしてみましょう。たとえば、日本語では価値の高いものを見極められることを指して「目が高い」という表現がありますが、手話では逆に鑑識眼がないことを「目が低い」とする言い方があります。でも、それをそのまま日本語で「目が低い」と言えば、相手に「？」と思われるかもしれません。手話では普通の言い方だけれども日本語の用法とは異なる言葉、日本語ではそう言うけれども手話での表現とは意味が違ってくる言葉などもあり、手話と日本語のバイリンガルたちは、そこを使い分けているのです。

言語に関する５つの権利

言語は、私たちが人と意思を伝え合ったり、何かを考えたり、学んだり、記録したりする上でも、大きな役割を果たしています。しかし、日本では、日本語を普段使うときにそうした言語のあり方を意識している人は、それほど多くないでしょう。意識している人の大半は、その社会の少数派の言語を使っている人たち、すなわち、“言語的マイノリティ”と呼ばれる人たちです。手話を使うろう者も、この“言語的マイノリティ”に当てはまります。

ろう者の団体である「全日本ろうあ連盟」は、手話言語法の成立を目指す中で、言語に関する５つの権利として、①言語を獲得する、②言語で学ぶ、③言語を学ぶ、④言語を使う、⑤言語を守る、を挙げています。日本で生まれた赤ちゃんは、周りの人から日本語で話しかけられたり、日本語の本を読んでもらったり、子ども番組を見たりしながら、日本語を身につけ、その日本語を基にさらに新しいことを学んでいきます。小学校に入れば、国語の授業で言葉の勉強もします。新しい言葉やことわざやこれまで書かれてきた文章などを教材として、日本語についての知識を深め、自分も作文や感想文などの練習を通して、日本語を使いこなせるようになっていきます。文芸など、より芸術的な表現を極めたり、日本語について研究したりする人もいて、日本語は価値あるものとして次の世代にも守り伝えられていきます。このように、日本語の場合には、言語に関する５つの権利が保障されています。

しかし、手話の場合には、この５つの権利が十分に保障されているとはいえない状況が長く続いてきました。生まれた赤ちゃんが「聞こえない」とわかったときにも、その家族や身近な人が手話について知り、手話を学んで赤ちゃんに話しかけたり、手話を使う手話コミュニティの中に赤ちゃんを連れていって話しかけてもらうようにしたりするのは、難しいことでした。学校では、手話で学べる授業や、手話のことを学ぶ授業が、十分に用意されていませんでした。社会で手話を使える場、手話通訳者を通して情報を得られる場、年輩のろう者が若い世代のろう者に手話で会話する場、大勢の人が手話に接することのできる環境も、多くはありませんでした。手話は、ろう学校の寄宿舎、ろう夫婦が手話で話そうとする家庭、ろう者コミュニティなどで、細々と使われてきましたが、手話が日本語に劣ったものと思われていた時代には、手話を使う人たちでさえ、「手話は言語」という意識は持てなかったようです。

アメリカの言語学の分野において、アメリカ手話は英語とは異なる独立した言語であると明らかにされたのが1960年代。日本ではそれが1990年代に少しずつ知られるようになり、日本の手話も日本語とは違う独立言語であるということが認識されるようになってきました。聞こえない子が手話で教育を受ける権利なども主張され、手話と日本語のバイリンガル教育を行う私立のろう学校も設立されました。そして、2013年頃からは、自治体レベルで、手話を言語として保障しようとする動きが目立つようになっています。

手話言語条例

この動きの背景にあるのは、2011年に成立した「改正障害者基本法」です。この法律では、「全て障害者は、可能な限り、言語（手話を含む。）その他の意思疎通のための手段についての選択の機会が確保される」ことが明記され、日本でも、手話が言語であることが法的に認められた形になりました。ただ、これを実際に実現していくための制度づくりは、国よりも自治体が先行する形になっています。

2013年10月に日本で初めて「手話言語条例」を作った鳥取県では、手話を使った情報発信、県民が手話を学ぶ機会の確保、学校における手話の普及などが進められています。聞こえない子が通う学校の設置者は、手話を学び手話で学ぶことができるよう、教職員が手話に関連する技術を向上させるために必要な措置を講じなければならないとされています。鳥取県の「手話言語条例」は、手話は「ろう者が知的で心豊かな社会生活を営むために大切に受け継いできたものであること」にも明確に言及し、その普及は、「ろう者とろう者以外の者が相互の違いを理解し、その個性と人格を互いに尊重することを基本として行われなければならない」と明記しました。こうした手話言語条例を作ろうとする自治体は増えており、2016年12月末には、72の自治体（９つの県、55の市、８つの町）で手話言語条例が成立したと報告されています[2)]。

言語の使用と伝達は、その言語を評価する環境があってこそ可能になります。日本という国で使われ続けてきた日本固有の手話が、価値ある言語として社会で大切にされていくこと。それは、ろう者とろう者に関わる人たちの知的活動やコミュニケーションを豊かにするだけではなく、視覚言語という切り口から新たに日本社会のあり方を問い直し、その魅力を引き出していく可能性も秘めています。

1）聞こえない親をもつ聞こえる人のことを、コーダ（CODA：Children of Deaf Adults）といいます。1983年にアメリカで作られた言葉です。
2）全日本ろうあ連盟手話言語条例マップ，https://www.jfd.or.jp/sgh/joreimap（2017年1月9日閲覧）。

取材ノート

“がん”でも自分らしく
～がん患者のアピアランスケアの現場から～

国立がん研究センター中央病院アピアランス支援センター
センター長　**野澤 桂子 先生** に取材しました

近年、学校現場で推進されつつあるがん教育。がん(悪性新生物)は日本人の死因のトップであり、「がんになると人生終わり」という印象を持つ方もいるかもしれません。しかし、近年ではがんで人生を諦めるという考え方は古くなってきています。今回は、がんの患者さんたちが自分らしい生活を送るための支援の一つ、外見のケア（アピアランスケア）の取り組みについて取材しました。

――がん患者さんに対する外見ケアの取り組みとは？（特に子どもの場合について）

若年のがん患者さんの場合、「がん」どころか、病気になるということも考えたことがなかったのに、いきなり「命にかかわる状況です」と言われ、最初はどうしてよいかわからず、気持ちが沈んでしまいます。そして、さまざまながんの治療は、身体の痛みを引き起こすだけでなく、自分の「見た目」までも変えてしまうので、二重の意味で大きな苦痛になります。

外見の変化とは、手術によって身体の一部を切除したり、がんを治療するための抗がん剤の副作用で、皮膚が変色したり、髪が抜けたり、顔がむくんだり、爪の形や色が変わったりする変化です。いつもの自分から見た目が変わるというのは、すごくつらいことです。大人にもそうした外見の変化が嫌で、治療を受けたくないという人がいらっしゃいます。ですので、希望者にはできる限り外見を整える方法を伝えて、治療を続けていただけるようにすることが一番の目的です。

また、治療をしながら、なるべく“普段通りの自分の生活”ができるようにすることを目指しています。がんで一番つらいことは、実は病気になることよりも、病気になって環境が一気に変わり、普段通りの生活ができなくなってしまうことだと思うんです。例えば入院で学校に行けなくなったり、友だちと会えなくなったりするといったことです。周囲から切り離されて治療だけをしていると、人生は暗いことばかりでもないはずなのですが、そのほかの“楽しいこと”を忘れてしまうんですね。“楽しいこと”がなくなってしまうと、なかなか生きている気がしなくなります。普段通りの生活ができるということは、心の健康のためにとても大切です。

――具体的にはどのようなケアを行っていますか？

外見のケアをするかどうかはあくまでも任意ですが、抗がん剤の治療で抜けてしまった髪の毛やまつげは、ウイッグ（かつら）やつけまつげでカバーしたり、爪の変色を隠すためにマニキュアをしたり、あざを専用のファンデーションで隠したりすることができます。当院のアピアランス支援センターでは、希望者にこうした方法を伝えて試すことができるようにしています（販売は行っていません）。

また、実際には、普段のことだけではなく、成人式や七五三といったライフイベントに関して、一人ひとり一緒に相談して、コーディネートしています。外見の変化が気になっていても、ウイッグをつければ、お姫様の格好で七五三もできますし、成人式でもメイクなどで顔のあざなどを隠せば、今まで通りの自分の見た目になります。ほかには、「修学旅行のときに、ウイッグをつけているけれど、お風呂のときはどうしたらいいの？」とか、「ジェットコースターに乗りたいけれど、ウイッグをつけていて飛んじゃったら困る」といった相談に対して、その子に合う対策法を一緒に考えています。“がん”でも、楽しいことを全部諦めなくていいんです。

学校での対応

患者の子どもたちにとって特に大変なのは、退院後、学校のみんなのところに戻るときどうするかということです。髪の毛が抜けているからウイッグをつけて学校に行くというときには、学校の先生に、ウイッグを被っていることだけではなく、配慮してもらいたいことなどもセットでお話しします。

例えば、学校に戻ると、先生方は気を利かせて教室の前の席にしてくれることがよくありますが、実際には前の席になると、後ろから髪の毛をみんなに見られてしまい、気になって授業に集中できなくなるといったことがあります。そこで、後ろの角の席にしてもらうように先生に配慮してもらおうといったことも、本人と一緒に相談して考えていきます。

「見た目を気にする」ということの本質は、“社会性がある”ことです。「無人島に一人で生活しているとしたら、お化粧をするでしょうか？」この質問をすると、9割の人は「しない」と答えます。他人からどう見られるかを気にする必要がないからです。つまり、見た目は他人抜きに語れないんですね。逆に言うと、人とうまく関わることができたら、他人にどう見られるかを過度に心配する必要はなく、外見は気にならなくなります。なので、子どもたちには、外見だけが問題なのではなくて、どうやったら学校のみんなとうまくやっていけるかが大切だと伝えています。

保護者の関わり方にも注意

患者が子どもの場合には、保護者が相談に来られます。子どもの見た目が気になるのはわかりますが、お子さんには「あなたがやりたかったらやればいい」と言い、情報だけ与えてくださいと伝えています。なぜかというと、やはりあざなどを見て、心ないことをいう人が社会の中には必ずいるんです。もし親が子どもの外見の変化について恥じていなければ、このように、外（社会）で否定されても、何を言われても子どもは耐えられるものです。ですが、親がその病気のことを隠したい、恥ずかしいと感じていて、そのことが子どもに伝わってしまうと、子どもは深く傷つきます。

保護者が相談に来られたときに私が最初にいうことは、「隠さなくてはいけないことではない」ということと、「恥ずかしいという考えは、親からが最初に伝わる」ということです。外見のケアは、隠しても隠さなくてもいいんだよというスタンスで、隠したい人だけ隠すことが適切です。治療による外見の変化を理由に人生を諦めなくてよいし、いろんな対処法があるということを伝えていきたいですね。

――ありがとうございました。

今年7月、医療従事者向けに、多分野の専門家によってエビデンスが検証された、がん患者の外見支援に関する指針『がん患者に対するアピアランスケアの手引き2016年度版』(金原出版) が発表されました。具体的なアピアランスケアの方法は、インターネット上では玉石混交の情報が飛び交っており、また、本来の目的とは異なる「見た目を美しくする」ためのものとも誤解されがちです。あくまでも、がんになっても自分らしく生きるための手段の一つとして、今後、アピアランスケアの広がりが期待されています。

（167ページのつづき）

ぴったりだと思い、ワクワクしました。

私が当事者研究に取り組むときには、「社会性やコミュニケーションの障害」という診断基準を一度脇に置き、私個人の体験を研究し、言葉にしようと心がけました。その研究が2008年に『発達障害当事者研究―ゆっくりていねいにつながりたい』（医学書院）という一冊の本になりました。研究の結果、私は身体の内側からの情報も、外側からの情報も、細かくたくさん受け取ってしまうため、それらを絞り込んで意味や行動にまとめあげていくのがゆっくり、という状態を抱えていると考えています。そのような「まとめあげ困難」という特徴によって、多くの人と同じものに注意を向けにくかったり、自分や他者の声がとらえにくかったり、文脈の可能性を思いつき過ぎてしまったりする現象が生じ、その結果、会話の全体像も把握しづらいということが生じているのだと思われます。従って、私には「社会性やコミュニケーションの障害」と見える状態は確かにあるけれど、それは二次的な表れであり、根本の原因ではないと考えています。つまり、「社会性やコミュニケーションの障害」は原因ではなく結果であり、その手前には多くの人とは共有されにくい身体的な特徴があるのです。

（171ページのつづき）

団の中で発言できないとき』の自分助けの方法は？」というテーマでも研究しました（図4）。「自分助け」とは、「その困りごとに対して自分が既に行っている楽になる方法」と言い換えられるかもしれません。自分助けについて話すことで、何もしていないと思っていたら意外と自分なりに工夫していたり、一般的にはネガティブにとらえられがちな「何かを回避する」という行為が、実は立派に自分を助けるためのポジティブな行動だったりすることなどに気づかされます。

「集団の中で発言できないとき」の自分助けの方法は？

- 前日にシミュレーションして準備
- 一人ひとり会話に参加できる場所へ参加する
- 役割が明確な場所へ参加する
- 「話せなくても興味はある」と先に言い訳をしておく
- 自分を観察する
- 「話せても話せなくても実験」と思う
- 「静かな場所に移動しよう」と言う
- おしゃべりな人を避ける
- 静かな人に話をふる
- 同意はうなずいて意思表示、おかしいと思ったら無言の抵抗
- 発言できないときはできなくていいと言い聞かす
- 聞き役に徹する／聞けたことを良かったと思う
- 入れそうなグループに入って話す
- 過集中の替歌を歌って過集中モードに入れて躁転※2（→話せる）
- 話したいことをメモしておいて後から伝える
- 帰宅後にひきずらないようにしようと努力するので精一杯
- やってみてダメならあきらめる／受け入れる／自分を責めない

図4

こうして仲間同士で分かち合い、自分だけではないと知ることが、問題を解決しなくても生きづらさを取り除いてくれる、大事な効果だと感じています。それと同時に、仲間の自分助けの方法を参考にして、日常生活の中で何か少し、自分の生活パターンを変えてみる「実験」に踏み出してみることも大切だと考えています。実験は成功しなくてもかまいません。失敗も貴重なデータとして、また次の実験に生かしていけばよいのです。

※1 会話のやりとりのテンポのこと
※2 明るく積極的なモードにギアチェンジすること

（170ページのつづき）

した。ですが、先生に「自国の文化の美意識を高めないと、根を張れず、根っこがないままだ」「己のルーツに自信を持て」と言われ、フランスのまねばかりするのではなく、独自の技術を磨かないと世界と渡り合っていけないと気づかされました。日本人として生まれてきたのだから、日本人であることに誇りを持って、自分にしかできないスイーツを作ることが、世界一を取るキーワードになったと思いますね。

――座右の銘や好きな言葉はありますか？

「和をもって、世界平和」です。（日本の“和”を大切にしながら、スイーツを通じて笑顔の人を増やし、世界平和につなげていくという意。辻口シェフの造語。）

――和を意識したスイーツも多数開発されていますね。

今年は「和」の“発酵”の技術を生かしたチョコレートの作品を「サロン・デュ・ショコラ」で発表しました。3年連続金賞を受賞しているので、今年は4連覇できるかというところです。

――今までの人生で、印象深い出来事を3つ挙げるとしたらどんなことでしょうか？

僕はおじいちゃん子だったので、祖父の死は大きい出来事でした。散骨の際、おじいちゃんの一番大きい骨を頬に当てていたら、実家「紅屋」を創業した祖父の優しさや思いが伝わってきたような気がしました。このとき、人生は有限だと実感して、人生を大事に生きようと思いました。ほかにも、父親の死や、もちろんモンサンクレール（自由が丘にある辻口シェフのお店）をオープンした日のことも忘れられませんね。

――ところで、辻口シェフはどんな学生時代を送っていましたか？

小学校のときはあまり目立たない存在で、高学年くらいから剽軽《ひょうきん》な子になっていきました。中学校のときは、初めての部活動であるテニスに前向きで、練習あるのみといった感じでした。高校に入り、学生生活には限りがあると思っていたので、硬派な学生に変貌し、学生時代にしかできない生徒会長や応援団長をやっていました。

――今後の夢を教えてください。

“世界平和”です。スイーツは国境を越えて人々を笑顔にできると考えているので、スイーツを通じた世界平和が目標です。僕はパティシエなので、健康を考慮した“ロカボスイーツ”（糖質を制限したスイーツ）を開発しました。商品でいうと、糖質を減らしたチョコレートである“ショコラユニバース”です。スイーツは血糖値が上がって糖尿病などの病気の原因にもなるといった問題があるので、そうしたことを気にせずスイーツを楽しむことができるように、また、子どもたちが大人になっても健康でいられるようにしたいと考えています。いずれは血糖値の上昇の幅についての基準を定めた低糖質スイーツのガイドラインも構築していきたいですし、全世界に向けて“スイーツ育”※2を発信していきたいですね。こうしたスイーツと健康を結びつけた新しい食に対する考え方を全世界に広げていくことが、僕が今後、限りある人生の中で残していけることだと考えています。

――ありがとうございました。

※1　辻口シェフの高校3年時の担任の先生であり、石川県出身の漆器文化研究者。
※2　辻口シェフが提唱。「スイーツ作り」は子どもに成功体験を与え、成長させるためのいくつもの工程が含まれており、社会に出たときに役立つ礼儀や段取り力、発想力、行動力を身につけるのに適していることから「スイーツを通じた人創り」を目指す取り組み。

（174ページのつづき）

与えて、「君たちの身の回りにある品物を表現してごらん。扇子が何に見えたか、お友だちに当ててもらおう」と、条件をつけて聞きました。私は、手を挙げた男子児童を指名しました。その児童は高座に上がって綺麗なお辞儀をしました。そして、無言のまま膝の上で右手の親指と人差し指で、閉じたままの扇子の要（留め具の部分）をつまみ、扇子の帳の広い方を上に向けて立てました。やがて、扇子は天井に向かってまっすぐに上がっていき、右手がいっぱいに伸びたところで、左手を添えると、徐々に開けて全部開きました。まもなく、徐々に閉じながらまっすぐに降ろしていったのです。

童たちに問いましたが、誰一人として答えられませんでした。私は、演じた児童に言いました、「今度は今と同じことを、声を出していい、立ってもいい、話しながらでもいい、やってごらん」と。その児童は同じことを、今度は音と声を発しながらやりました。

「ドーン！ た――まや――！」

ほかの児童たちから、一斉に拍手が湧いたのは、言うまでもありません。

実際にあるものは、見れば誰でもわかるでしょうが、「見えないこと、見えないものを想像する能力」も大切です。350年前から続く“落語”の中には、こうした大切なことが

（175ページのつづき）

今回の「かけこみ当事者研究」の当事者は、参加者からの数あるコメントの中から、「遊んだあとにうまく気持ちを鎮めて切り替えるために、喫茶店に一人で入っている。うまく過ごせると、祭りのあとのむなしさを感じることなくリセットして、日常に戻ることができる」というコメントを参考にし、今度、休日の過ごし方が原因で不完全燃焼になりそうなときには「カフェでクールダウンをしてみる」という実験計画を立てて、この回は終わりになりました。

変わる部分　変わらない部分

このような「かけこみ当事者研究」を行うようになってから丸2年がたとうとしていますが、2年前には不足していた、実生活を更新する“実験”に取り組む雰囲気が、私たちの当事者研究会の中に育ってきているように感じています。

ファシリテーターを務める私自身も、当事者研究会を始めた当初には無理だと思っていた、即興的なやりとりが徐々にできるようになったことに驚いています。今は「聞いた話を即興的に図で示すことができず、文字ばかりになる」という困りごとを抱えていますが、それも“実験”を続けるうちに変わるかもしれません。

このように、「かけこみ当事者研究」には、自分の抱えている困難を「変わらない障害」として決めつけることなく、更新の可能性を試し続ける実験的態度をもたらす力があると感じています。

※ここでの“かけこみ”とは、「事前の打ち合わせや相談はなく、今困っていることをその場で」という意味。

（178ページの続き）

みは、関節と関節の間には“関節液”という粘性のある液体があるため滑らかに動く（滑る）ようになっているそうで、馬渕先生はこの滑りやすさ（関節の潤滑）に関することを専門に研究されています。

「そんなバナナ！」と困ったことが、研究のきっかけ

バナナの皮を研究するのを思いついたのは、30年前、本に「関節の滑り具合は、バナナの皮を踏んだときのように滑る」と書いたのですが、後で、（「バナナの皮を踏むと滑る」ということの）証拠となる文献がないことに気づいたんです。書いたことが“うそ”ではだめなので、それからずっと、「どうにかしないと……」と思っているうちに、60歳を過ぎてしまったので、もう自分で実験するかと思い、（遊んでいると誤解されそうなので）人けのない春休みの期間を利用して実験しました。幸い研究室は、人工関節の研究に使うために、滑り具合を数値化して測定するための道具もそろっていましたのでね。

――馬渕先生だからこそできた研究ともいえますね。

そうですね。イグノーベル賞※は、ただ面白いだけではなく、“考えさせる研究”という条件を満たすことが求められるので、（数値などをきちんとした方法で測定した）論文を書かないと、選考委員の人もまず選びようがないですからね。論文は（所属している）潤滑学の学会誌に発表したのですが、論文自体は真面目な内容でギャグはないですし、40年も研究をしていると、この分野の人はみんな僕のことを知っていて知り合いだということもあったので、「なんか変なことやっているな」といった感じで、認めてもらえたんだと思います。とりあえず科学論文としての体裁は整えていましたので、世界初の研究という点を評価していただけたようです。

――馬渕先生の人生経験を踏まえて、読者に向けてメッセージをお願いします。

「苦しいときほど“笑い”を忘れないで」。

僕の人生には、大きな挫折はないけれど、失敗はたくさんあります。でも、そういうときほど笑いを大切にすることが大事。ギャグを取り入れたりしないと、授業中、学生はみんな寝ちゃったりしますしね（笑）。悪い状況でも「なにくそ」と頑張るのが大事です。笑いが感情の中で一番文化的な気がしますね。ブラックなやつを含めてね。笑いにはいろんな笑いがありますが、悪い状況で笑えるのは人間だからできることです。人間は物質的に豊かなときは笑わないけれど、精神的に豊かになっているときに笑うと思います。僕も講演などでは、どれだけ聞いている人を笑わせられるかを考えています。

――ありがとうございました。

大学を定年退職された今は、「自分は今ニートですよ。肩書きは“売れない芸人”ってところです」とユーモアたっぷりな馬渕先生。今後も活躍が期待されます。

※イグノーベル賞……1991年に創設された「人々を笑わせ、そして考えさせてくれる研究」に対して与えられる賞。サイエンス・ユーモア雑誌『風変わりな研究の年報』による企画・運営。

（191ページの続き）

モアで包んで笑い飛ばしていくサバサバさ、わかりやすく物事を伝えようとする磨き抜かれたシンプルさ。「ろう者」はこれらをごく自然に身につけているのですが、それらは惚《ほ》れ惚れするぐらい魅力的です。

私はたとえこの先聞こえなくなったとしても、こうした立ち居振る舞いや思考様式までは身につけられません。今までの人間関係を維持していこうとするなら、日々の生活のコミュニケーションの中心は声になるでしょうし、たとえば、子どもたちや夫や両親や友人には声で話し、相手の唇を読むという方向で何とかしていこうとするでしょう。家族は手話を学んでくれるかもしれませんが、おそらくそれは「夕食、うち」とか「お風呂入って」とか、そういうレベルの会話にとどまり、「演劇部の次の公演で大道具担当になったんだけどさ」といった込み入った話は、「ま、いいや」となっていくのではないかという気がします。長年音声による日本語を聞いてきた私は、音声日本語に基づく思考も、「聞こえる人」としての感情の持ち方（平均的な「ろう者」に比べれば“感情”を掘りがちで湿っぽい？）もそう簡単に切り替えられないでしょう。視覚的な情報の記憶の仕方においても、おそらく、見ることを基本に思考やコミュニケーションを組み立てている「ろう者」と同じにはならないのだろうと思います。

このように、単に聞こえないことを「障がい」と捉えていた私は、手話を学ぶ中で、その言語に基づく生き生きとした世界があることを知りました。次回は、ろう文化のコミュニケーションについてお伝えしたいと思います。

※Aさんの年齢はインタビュー当時のもの。このインタビューは、澁谷智子『コーダの世界―手話の文化と声の文化』（医学書院 刊、2009年）の中でも紹介しています。

（195ページの続き）

ができ、安心して過ごせる面もあるのだと思います。おそらくそれは、海外で外国人を交えて外国語の規範に沿って話していた状態から、日本人だけになったときに感じる、「楽～」という感覚に近いのではないでしょうか。外国人と話すときに感じる刺激も、「楽」という感覚も、どちらもコミュニケーションを豊かにするものであり、ろう者がその両方を求めることもわかるような気がします。

「聞こえること」と「聞こえないこと」。言語が通じるかどうか。少数派と多数派。「ろう文化」のコミュニケーションは、たくさんの要素を横断して成り立っています。見ることをベースとした手話での会話を通して、私は、それまで当たり前と思っていたことが違って見えるようになりました。次回は、「言語としての手話」についてお伝えしたいと思います。

総　索　引

※掲載巻

2004年版→（04）　2009年版→（09）　2014年版→（14）
2005年版→（05）　2010年版→（10）　2015年版→（15）
2006年版→（06）　2011年版→（11）　2016年版→（16）
2007年版→（07）　2012年版→（12）　2017年版→（17）
2008年版→（08）　2013年版→（13）　2018年版→（18）

＜カラー紙面＞

【あ】

あいさつ……………115(05),202(10),191(14)
アイスブレイク……………………… 159(16)
会う…………………………………… 175(10)
亜鉛………………………… 187(09),64(14)
あか……………………………36(04),29(17)
赤型体質……………………………… 33(06)
あかぎれ……………………………… 61(10)
あかちゃん………60(09),48(11),72(12),72(14)
明るさ………………………………… 56(13)
あご…………………………………… 44(12)
アサーション……… 160(08),161(08),170(13),166(17)
朝ごはん……………… 20(16),24(17),36(18)
味……………………………………… 64(04)
アスペルガー症候群……… 202(09),207(09)
汗… 36(04),17(10),28(10),29(11),25(14),29(17)
あせも………………………………… 28(10)
頭……………………………………… 61(11)
アタマジラミ… 21(05),69(06),61(07),17(09),13(13)
頭を打つ……………………………… 48(16)
アデノウイルス……………… 85(08),21(10)
アトピー性皮ふ炎…………………… 33(10)
アドレナリン……………………… 129(06)
アナフィラキシー…………………… 53(06)
アニマル・アシステッド・アクティビティ……………………………… 157(08)
アニマル・セラピー（アニマル・アシステッド・セラピー）………………… 157(08)
アパルトヘイト…………………… 185(12)
アブラハム・マズロー……………174(10)
阿部玲子…………………………… 180(12)
アメーバ赤痢………………………… 32(06)
アメリカの学校…………………… 173(12)
ありがとう………………… 176(08),206(11)
歩く…………………………………… 25(17)
アルコール…… 32(05),56(08),69(11),49(12),48(15)
アルコール消毒……………………… 49(17)
アルコールパッチテスト…………… 33(06)
アレルギー…… 24(05),53(06),64(08),49(09),44(13)
アレルギー性鼻炎…………………… 49(09)
安全の欲求………………………… 174(10)
胃……………………… 60(06),28(11),76(15)
怒り………………………………… 191(13)
行き合いの礼……………………… 172(08)
イギリス…………………………… 174(13)
いす…………………………………… 76(12)
依存………………………………… 187(15)
遺伝子……………………………… 148(08)
いのちの教育………… 36(15),52(15),72(15)
イノベーション…………………… 190(14)
衣服…………………………… 29(11),56(15)
　～調節……………………………… 52(14)
いやがる……………………………… 72(17)
イライラ……………………………… 40(16)
インターネット……… 77(11),80(11),182(15)
咽頭結膜熱（プール熱）… 85(08),21(10),16(12)
インフルエンザ……… 48(05),52(06),48(08),53(08),61(09),37(11),41(13),49(13),49(15),49(16),53(17),57(18)
インフルエンザウイルス…………… 52(06),48(07),57(12),41(14)
ウイルス……………………… 56(04),57(12)
ウォーミングアップ………………… 40(09)
うがい… 48(08),49(10),41(11),73(11),53(12)
うがい人形…………………………… 60(05)
浮き指………………………………… 44(05)
ウクライナ………………………… 178(14)
うつ状態…………………… 196(12),204(12)
うつ病……………………………… 170(16)
右脳………………………………… 123(05)
上ばき………………………………… 53(18)
うんち（うんこ）……… 65(04),64(09),13(12),65(12),24(15),84(15)
運動……………………………… 49(04),9(11)
運動器………………………………… 69(17)
運動野………………………………… 56(09)
永久歯………………………… 45(15),17(18)
エイズ（AIDS）……… 72(09),52(12),209(15),52(16)
衛生チェック………………… 36(04),45(06)
栄養ドリンク………………………… 60(11)
笑顔づくり…………………………… 76(08)
エコ（ロジー）…………………… 178(13)
エゴグラム………………… 182(09),176(12)
会釈………………………………… 165(08)
エネルギー………52(04),49(08),73(09),77(09)
エネルギー人形……………………… 13(07)
蛯名健一…………………………… 162(16)
エピペン……………………… 80(16),61(18)
延髄…………………………………… 17(04)
エンドルフィン…………………… 129(06)
塩分（食塩）………………… 57(05),61(13)
及川晋平…………………………… 179(10)
応急手当………… 36(05),36(06),36(07),33(08),9(12),17(12),84(14),25(15)
黄色ブドウ球菌……………………… 28(08)
おう吐物……………… 48(10),48(12),49(14)
おしゃれ……………………… 187(14),172(18)
おしゃれ障害………………… 68(06),72(08)
オスグッド病………… 53(09),41(12),36(16)
落ち込む……………………… 28(16),181(18)
乙武洋匡…………………………… 188(12)
おふろ………………………………… 60(13)
思い込み…………………………… 161(18)
折り紙……………………………… 178(17)

【か】

外耳道炎……………………………… 68(08)
海馬…………………………………… 77(17)
界面活性剤…………………………… 68(06)
カイロス時間……………………… 198(13)
会話………………………………… 202(10)
カイワレダイコン…………………… 77(18)
顔の洗い方…………………………… 40(18)
顔の筋肉……………………………… 76(08)

コミュニケーション……… 160(08),175(10),170(15)
～スキル……… 191(14),194(14),195(14),198(14),199(14),202(14)
米づくり……………………………………153(08)
固有受容覚…………………………………141(08)
コルチゾール……… 135(04),164(08),179(09)
混合培地…………………………………… 36(04)
コンピュータゲーム………………… 13(08)

【さ】
サーモグラフィ……………………… 45(04)
災害……… 73(14),76(14),77(14),80(14),81(14),84(14)
細菌……………… 36(04),16(10),29(10),16(14)
最敬礼……………………………………165(08)
錯視……………………………………… 121(07)
座高…………………………9(06),9(09),84(12)
砂糖……………………………………… 29(16)
茶道……………………………………… 178(16)
左脳……………………………………… 123(05)
サプレッサー細胞…………………… 24(12)
酸素……………………………………… 65(05)
三息一礼………………………………… 165(08)
耳かい…………………………………… 65(13)
紫外線…… 13(04),16(06),25(08),13(10),24(14)
視覚……………………………………… 141(08)
視覚障害………………………………… 187(10)
視覚野………………………… 25(06),56(09)
歯科検診………………………………… 9(15)
耳下腺…………………………………… 56(06)
自我の欲求……………………………174(10)
耳管……………………………………… 68(07)
指揮者…………………………………179(15)
子宮……………………………………… 40(10)
止血……………………………………… 61(11)
歯垢(プラーク)…………21(04),45(07),20(10)
視交叉上核…………………… 56(05),152(08)
自己実現………………………………174(10)
自己超越………………………………174(10)
仕事……………………………………186(10)
脂質……………………………………… 17(05)
歯周病………………………… 20(05),45(17)
思春期…………69(04),40(10),191(15),166(16)
視床下部………………………………… 17(04)
地震……… 73(14),76(14),77(14),80(14),81(14),84(14)
自信……… 181(18),184(18),185(18),188(18),189(18),192(18)
視神経…………………………………… 41(04)
姿勢……… 12(04),12(05),12(08),69(09),73(12),76(12),77(12),80(12),81(12),84(12),33(17)
自然治癒力…………… 61(05),44(08),44(09)
自然破壊………………………………178(15)
舌…………………………………………68(18)
下着………………………………………28(06)
シックスクール……………… 45(05),44(10)
失敗………………………… 191(09),202(11)
シナプス………………………………… 191(11)
歯肉……………………………………… 20(06)
歯肉炎…… 21(04),20(06),20(08),20(09),41(09),45(14)
自分らしさ……………………………198(11)
自閉症…………………………………… 207(09)
脂肪…………………… 52(04),65(11),53(14)
しみ………………………………13(04),25(08)
しもやけ………………………………… 61(10)
十二指腸………………………………… 77(15)
受精………………………………60(09),72(12)
～卵……………………………………72(14)
主流煙…………………………… 52(05),25(09)
手話………………………… 174(11),167(15)
消化(胃腸)…………… 17(04),28(11),65(12)
障害……………………………………182(16)
障がい者スポーツ……………………165(18)
しょう骨骨端症……………………… 41(12)
正直……………………………………199(10)
硝子体…………………………………… 41(04)
小腸（空腸・回腸）………… 80(15),69(18)
消毒……………………………………… 16(04)
承認欲求………………………………179(11)
小脳……………………123(05),144(08),56(09)
静脈……………………………………… 48(06)
静脈血……………………………………9(04)
将来像…………………………………… 202(15)
職業……………………………………… 186(10)
食事……………………………………162(17)
食中毒…… 89(05),24(07),48(10),21(11),20(12),21(14)
食道……………………………………… 73(15)
食パン実験……………………………… 21(15)
食物アレルギー……… 37(07),76(16),28(17)
食欲……………………………………… 171(17)
初経……………………………………… 72(15)
女性ホルモン………… 69(04),40(10),32(12)
触覚……………………………………… 141(08)
ジョハリの窓……………… 177(12),157(18)
白井健三………………………………… 171(16)
自立……………………………………… 187(15)
自律神経…… 127(04),164(08),36(12),163(16)
視力……………………………… 40(05),41(17)
視力検査………………………………… 12(09)
視力低下……………… 40(08),41(10),37(16)
白型体質………………………………… 33(06)
心因性難聴……………………………… 131(04)
新型インフルエンザ………… 41(11),73(11)
人工呼吸………………………………… 32(08)
深呼吸…………………………………195(11)
滲出性中耳炎………… 68(04),68(07),68(17)
心臓…………9(04),16(05),65(05),12(06),45(08),44(11)
じん臓… 20(04),16(05),12(06),17(08),45(08),16(13)
心臓マッサージ………………………… 32(08)
身体測定……………………………9(06),9(09)
身長………………9(06),9(09),12(10),81(12)
シンナー………………………………… 52(09)
心肺蘇生(法)………… 32(08),25(12),33(16)
森林セラピー……………… 179(09),174(17)
真礼……………………………………165(08)
親和の欲求……………………………174(10)
水晶体…………………………………… 41(04)
水道水…………………………………… 33(07)
水分補給……… 25(11),17(13),17(17),16(18)
睡眠…………… 53(04),135(04),49(07),186(09),182(10),186(11),36(13),16(15)
すいみん障害…………………………… 48(17)
スギ花粉………………………………… 64(08)
好き嫌い………………………………148(08)
頭痛……………………………………… 64(11)
ストレス……………… 127(05),80(08),80(09)
ストレスホルモン…………164(08),179(09)
ストレッサー…………………………127(05)
ストレッチ…… 61(06),121(06),32(07),64(07),40(09),53(09),56(14),179(14),37(15)
スナック菓子…………………………… 65(11)
スペシャリスト………………………178(11)
スポーツ障害…………………………… 41(12)
スポーツ選手…………………………… 28(15)
スマートフォン………………………… 48(18)
スモールステップ……………………192(18)
すり傷…………… 16(04),33(08),9(12),81(13)
応急手当……………………………… 81(13)
スローライフ……… 124(06),128(07),145(08),

175(11)
セアカゴケグモ……33(05)
生活習慣……57(06),80(08),41(09),81(09),32(10),60(10),9(11),36(12),64(12),52(13),65(14),69(14),28(15)
生活習慣病……17(05),20(05),57(05),12(06),72(06),52(07),69(07),36(10),60(10),60(18)
生活リズム……24(09),29(09),53(16)
性教育……69(04),68(14),72(14)
精神疾患……193(12),196(12),197(12),200(12),201(12),204(12),195(15)
精神遅滞……207(09)
精巣……69(04),28(12),72(13)
成長……72(11),203(11),52(15)
成長ホルモン……135(04),49(07),36(13)
精通……72(15),64(17)
性的指向（性指向）……183(16),190(16),32(18)
性同一性障害(性別違和)…186(16),190(16),191(16),194(16)
生物多様性……181(12)
性ホルモン……32(13),72(13)
生理的欲求……174(10)
清涼飲料……29(05),29(12),29(16)
世界食糧デー……183(11)
セカンドハーベスト・ジャパン……194(10)
せきエチケット……49(10),37(11)
脊柱側わん症……33(09),24(13)
赤痢アメーバ……32(06)
石灰……65(09)
舌下腺……56(06)
赤血球……57(10)
摂食障害……117(06)
背骨……13(06)
セルフメンテナンス……187(13)
戦争文化……178(10)
前庭覚……141(08)
前頭前野……123(05),25(06),44(07),13(08),56(09)
前頭葉……119(04)
線毛……49(10),57(11),57(15)
染毛剤……53(06)
創傷治療……16(08)
相談（力）……182(11),204(12),52(18)
草礼……165(08)
ソーシャルブレインズ……184(12)
側頭葉……119(04)
側わん症……13(06)
咀嚼……45(10)
染め出し剤……20(10)

【た】

ダイエット……52(08),81(09)
体温……61(09),9(11),53(15)
体温調節……56(15)
体幹……64(18)
体重……9(06),9(09),12(10),84(12)
体操……12(04)
大腸……65(04),81(15),69(18)
大腸菌……65(04)
体内時計……152(08),186(09)
大脳……57(04),69(12)
大脳基底核……144(08)
大脳皮質……144(08),69(12),77(17)
大麻……40(12)
だ液……45(06),56(06),20(13)
ダニ……24(08)
タバコ……52(05),37(10),16(11),25(13),17(14),64(15),69(16),73(18),76(18),77(18),80(18),81(18),84(18)
　～の害……25(13)
　～の煙の害……33(04)
打ぼく……37(04),76(13),33(18)
　応急手当……76(13)
多様性……173(12)
たんこぶ……61(11)
男性ホルモン……69(04),28(12)
チェーンメール……80(11)
地球温暖化……178(13)
チャイルドライン……178(09)
チャドクガ……25(07),25(10)
注意欠陥多動性障害……207(09)
中耳炎……68(04)
　急性～……68(05)
腸……16(05),64(09)
腸炎ビブリオ……20(12)
聴覚……141(08)
聴覚障害者……167(15)
腸管出血性大腸菌Ｏ157……80(07)
朝食……16(05),152(08),73(09),171(10),9(11)
聴力検査……68(12)
直立姿勢……69(09)
通級……210(09)
辻井伸行……167(13)
辻口博啓……169(18)
辻信一……175(11)
土踏まず……44(05)
ツツガムシ……24(08)
つながり……128(06)
爪……29(06),61(12),61(17)
梅雨……21(08)
つらい出来事……194(13)
手当……33(18)
手洗い…24(04),60(08),13(09),21(09),24(10),48(10),21(11),41(11),73(11),21(12),21(13),16(14),12(15),21(15),21(16),49(17)
手洗い実験……13(05)
低温やけど……60(07)
ディスレクシア……187(11)
低体温……9(11)
低頭の礼……165(08)
テーブル・フォー・ツー…189(12),186(13)
手紙……175(10)
手紙ギフト……174(14)
哲学……175(13),175(14)
鉄欠乏性貧血……29(06),40(14)
テレビ……76(11),13(15),20(18)
テレビゲーム……81(11)
電話……175(10)
トイレ……12(11),12(14),12(18)
トイレットペーパー……12(14)
藤堂高直……187(11)
糖尿（病）……20(04),156(08)
頭髪……24(11)
動物介在活動（AAA）……157(08)
動物介在療法（AAT）……157(08)
糖分……29(05),29(12)
動脈……48(06)
動脈血……9(04)
ドーパミン……191(11),60(14)
毒グモ……33(05)
特別支援教育……210(09)
とげ……84(13)
　応急手当……84(13)
時計遺伝子……152(08)
とびひ(伝染性膿痂疹)……29(07),28(08),29(10),16(12),29(15)
友だちづきあい……159(17)
ドライアイ……12(07),37(14)
ドライマウス……56(06)
鳥インフルエンザ……84(07)
ドリカムプラン……129(07)
トリックアート（だまし絵）……167(14)
鳥はだ……61(15)

【な】
内臓……33(13)
内臓脂肪……49(08)
ナイチンゲール……171(13)
泣く……164(08)
ナショナル・トラスト……174(13)
ナチュラルキラー細胞……24(12)
夏バテ……32(10),32(14)
涙……164(08),37(14)
悩み……118(04)
なわとび……32(15)
難聴……68(12)
ナンバーズ……192(12)
にきび……32(11)
肉離れ……40(09)
ニコチン……17(07)
二酸化炭素……65(05),64(06)
二次感染……48(10)
二次性徴……28(12),32(12),72(15)
西ナイル熱ウイルス……21(07)
西本智美……179(15)
新田佳浩……194(11)
日本語対応手話……174(11)
日本手話……174(11)
入眠儀式……44(18)
ニューロン……191(11)
尿（検査）……20(04),17(08),16(13)
ニンヒドリン……16(09)
ネコひっかき病……49(05)
熱……53(08),56(18)
熱中症……28(05),28(07),17(10),17(13),13(14),25(15),25(16),13(18)
　応急手当……37(04),28(05)
ねんざ……76(13),33(18)
　応急手当……76(13)
脳……16(05),12(06),60(06),57(08),149(08),152(08),56(09),73(09),171(10),191(11),73(17),76(17),77(17),80(17),81(17),84(17)
　～のエネルギー消費量……171(10)
　～の重さ……171(10)
　～のしくみ……144(08)
脳幹……123(05),144(08)
脳内モルヒネ……129(06)
脳波……156(08)
ノーテレビ……124(06),84(09)
ノーマライゼーション……132(06)
ノーマン・カズンズ……156(08)
ノーメディア……85(11)
野口英世……182(13)
のど……33(04),40(04)
昇幹夫……186(14)
乗り物酔い……37(05),64(10)
ノルアドレナリン……129(06)
ノロウイルス……60(08),48(10),48(12),49(14),60(15),52(17)
ノンレム睡眠……182(10)

【は】
歯……20(06),36(08),45(10),20(11),45(11),20(13),48(13),17(15),17(18)
　～のけが……17(12)
パーソナルスペース……171(11)
バーンアウト……198(15)
肺……33(04),16(05),65(05),45(08),36(11)
ハイイロゴケグモ……33(05)
ばい菌……24(06)
肺胞……17(06)
ハウスダスト……44(13)
麦粒腫……40(07)
はしか……9(10)
パスツール……167(17)
パソコン……40(08),80(12)
白血球……57(10),33(14),44(14)
発達障害……207(09)
発達性協調運動障害……207(09)
鼻……32(04),53(11),29(14)
鼻呼吸……40(04),36(09),36(14)
鼻血……32(04),37(09),73(13)
　応急手当……73(13)
鼻水……49(09),53(11)
パニック障害……149(08),200(12),204(12)
歯ブラシ……13(17)
歯みがき……20(08),20(10),45(11),48(13),20(14),45(14),45(16),21(17)
歯みがき（みがきのこし）……45(16)
早起き……53(04),24(09),29(09),73(09),76(09),65(14),16(16)
早寝……53(04),24(09),29(09),73(09),76(09),65(14)
はやり目……37(12)
パラリンピック……194(11)
バランスボール……65(08)
ハンカチ……21(12),13(16)
ハングリー精神……182(13)
ピーター・J・マクミラン……167(16)
東日本大震災……190(13),182(17)
皮下脂肪……49(08)
鼻腔……32(04)
非常持ち出し袋……76(14),84(14)
ひ臓……45(08)
ビッグ５……182(14)
人とつながる……190(11)
ひとり……175(09)
ひび……61(10)
皮膚……13(10),28(10),29(10),33(10),61(10),32(11),56(11)
ビフィズス菌……65(04)
皮膚炎……24(08)
皮膚がん……25(08),13(10),24(14)
飛まつ感染……37(11),45(12)
肥満……49(08)
肥満度判定曲線……65(16)
日焼け……13(04),25(08),13(10),16(17)
ひょうそ……45(09)
微量元素……187(09)
ヒロシマ……178(10)
広島平和記念資料館……178(10)
不安……73(08),149(08),200(12)
風疹……65(06)
フードバンク……194(10)
プール……16(12),20(17)
プール熱（咽頭結膜熱）……77(07),21(10)
服……56(10)
副交感神経……127(04),164(08),169(12),60(13)
腹式呼吸……199(05),77(08),36(17)
福島智……170(17)
ブクブクうがい……60(05)
副流煙……33(04),52(05),25(09),17(14),80(18)
不織布マスク……57(16)
武道……190(10),186(15)
不眠……193(12)
プラーク……20(06),20(07)
プラス思考ビーム……177(18)
ブラッシング（髪）……24(11)
ブラッシング（歯）……21(04),48(04),20(05),20(06),20(09)
フランス……174(15)
プレゼンテーション……202(14)
フロー……140(07)
ブローカー野……56(09)
平熱……53(15)
平和……178(10)
ベートーベン……175(16)

へそのお……32(17)
ペットボトル……17(11)
ヘディング障害……37(06)
ヘモグロビン……40(14)
ヘルパーT細胞……24(12)
弁当……174(15)
扁桃体……17(04),149(08)
便秘……156(08),60(16)
へん平足……44(05)
膀胱炎……17(08),16(10)
方向オンチ……171(15)
保温効果……56(10)
保健室……57(09),69(10),69(15)
発疹……24(18)
ボッチャ……165(18)
骨……41(05),41(08),60(10),13(11),57(13),48(14),61(14)
ボランティア……138(05),140(06),194(10),183(11),179(13),174(14),190(15)
堀文子……171(14)
ホルムアルデヒド……45(05),64(05),40(06)
ホルモン……69(04)

【ま】

マージナルマン……134(04)
マイコプラズマ……41(16)
マイコプラズマ肺炎……85(07)
前通りの礼……172(08)
巻きづめ……61(12)
マクロファージー……61(05),24(12)
マスク……49(10),65(10),37(11),41(11),57(11),73(11),45(12)
マット運動……40(11)
松森果林……167(15)
マナー（保健室利用の）……9(05)
馬渕清資……180(18)
慢性閉塞性肺疾患……17(06)
みがき残し……20(08),20(10)
味覚障害……69(08),64(14)
み・かん・てい・いな……206(10)
水いぼ（伝染性軟属腫）……29(07),28(08),16(12)
水ぶくれ……60(04),61(08)
水ぼうそう……81(07),60(12)
ミネラル……187(09)
耳……68(04),68(05),68(08),68(10),68(12),65(13),65(15),65(18)
ミュータンス菌……21(04),45(06)
味らい……64(04),69(08),64(14)
ムカデ……24(08)
虫……24(16)
虫さされ……25(18)
むし歯……20(08),20(09),41(09),20(11),20(13),17(16),21(18)
虫よけ剤……29(08)
村上清加……179(17)
目……41(04),41(06),37(08),40(08),33(11),77(13)
　応急手当（ごみ）……77(13)
迷路……191(10)
メール……175(10)
眼鏡……40(05),41(18)
メタ認知……194(15)
メディア……76(11),77(11),80(11),81(11),84(11),85(11),182(15)
めまい……65(18)
メラトニン……135(04)
免疫……148(08),24(12)
めんえき細ぼう……49(18)
メンタルトレーニング……177(18)
毛細血管……48(06)
妄想……197(12),204(12)
盲導犬……187(10)
網膜……41(04)
毛様態……41(04)
もったいない……194(10)
モニタリング……188(18)
ものもらい……37(12)

【や】

ヤエヤマゴケグモ……33(05)
野外活動……24(08)
やきもち……199(13)
薬物……131(05),40(12),60(14),84(17)
薬物乱用……125(06),128(06),52(09),68(11),60(14)
やけど……61(08),80(13)),61(16)
　応急手当……60(04),80(13)
やせ……117(06)
やせ願望……122(05)
やなせたかし……164(18)
ヤマアラシのジレンマ……117(07)
ユニバーサル・デザイン……167(15)
夢……199(11)
良い姿勢……37(16)
養護教諭……69(10)
腰椎……41(05)
腰椎分離症……33(12)
汚れ……61(04),25(05),64(05),72(05),57(14)
欲求のピラミッド……174(10)
予防接種……52(06),9(10)
　～（はしか）……9(10)
　～（風疹）……65(06)
夜型生活……76(09)

【ら】

ライフ・イベント……137(07)
ライフリンク……190(11)
落語……176(18)
卵巣……69(04),40(10),32(12),72(13)
リーパー理事長……178(10)
リフレーミング……183(13),68(16),184(18)
リフレッシュ……187(13)
流行性角結膜炎……16(12),37(12)
流行性耳下腺炎……88(07)
リラクセーション……138(04),56(14)
リラックス……169(12),187(13)
涙腺……164(08),37(14)
ルビンの杯……167(14)
礼儀作法……160(18)
レイチェル・カーソン……178(15)
冷房……29(04),32(09),28(18)
レジリエンス……183(14),168(18)
レム睡眠……182(10)
ロールモデル……170(14)
ロールレタリング……195(09)

【わ】

笑い……156(08),186(14)

【a ～ z】

AAA（動物介在活動）……157(08)
AAT（動物介在療法）……157(08)
ADHD（AD/HD）……199(09),207(09)
AED（自動体外式除細動器）……56(07),32(08),25(12),33(16)
B 細胞……24(12)
COPD（慢性閉塞性肺疾患）……17(06)
DESC 法……170(13)
GNH（国民総幸福）……175(11)
G ボール……56(12)
HIV……72(09)
LD……203(09),206(09),207(09)
NK 細胞……156(08)

PET……72(06)
PM2.5 ……65(17)
SARS……48(05)
SNS……182(15)
TPO……172(18)
WHO（世界保健機関）……16(11),52(12)
Win-Win……176(08),178(10)
α波……129(06)

＜B５判付録＞

【あ】

あいさつ……116(05),192(14)
相性……146(08)
アイスブレーキング……173(13),160(16)
愛着障害……92(18),93(18)
アウトメディア……121(08),122(08),14(15)
亜鉛……63(04),188(09)
あかぎれ……62(10)
赤ちゃん……46(11),121(12)
明るさ……83(15)
アキレス腱断裂……152(09)
悪玉菌……62(09)
顎……31(12),42(12)
アサーション……134(06),135(06),158(08),162(08),196(10),200(10),204(10),70(13),172(13),164(17)
アサーション度チェック……158(08)
アサーショントレーニング……144(05),162(08)
アサーティブ……125(04),158(08)
朝型……30(09)
朝ごはん（朝食）……15(05),130(08),83(09),34(12),19(15),22(15)),18(16),19(17),22(17)
浅田真央……26(15)
足……43(05),78(05),90(09),91(09),92(09),93(09),94(09),95(09),10(12),11(12)
足白癬……103(11)
亜硝酸塩……107(05)
亜硝酸性窒素（学校環境測定）……100(05)
アスペルガー症候群（障害）……111(04),113(04),109(09),201(09),208(09),217(09),218(09),219(09),204(11),210(11)
汗……23(11),26(14),30(17)
アセトアルデヒド……34(06)
あせも……27(07),23(10),26(10),102(11),23(15)
遊び……142(08)
アタマジラミ……22(05),70(06),62(07),132(08),15(09),18(09),14(13),10(16),11(16)
アデノイド（咽頭扁桃）……106(04),82(11)
アデノウイルス……42(04),102(06),22(10),154(10)
アトピー性角結膜炎……100(06)
アトピー性皮膚炎……111(05),112(05),34(10),162(10)
アドラー心理学……197(17),198(17),199(17)
アドレナリン……130(06)
アナフィラキシー（ショック）……35(05),54(06),88(06),126(09),90(15),91(15),92(15),26(17),62(18)
アニマル・セラピー……158(08)
アノマロスコープ……106(06)
アブラハム・マズロー……173(10)
阿部玲子……178(12)
アメーバ赤痢……31(06)
アメリカの教育……174(12)
アラーム療法（夜尿症）……51(13)
ありがとう……175(08),204(11)
歩く……26(17)
アルコール……31(05),43(08),54(08),35(12),50(12),103(13)
アルコール依存症（中毒）……34(06),97(07),99(07),100(07),150(08)
アルコールテスト……103(05)
アレルギー……75(05),90(06),91(06),50(09),154(09),22(12),31(13),42(13),66(13),112(13),111(17)
アレルギー性結膜炎……100(06)
アレルギー性疾患……109(06)
アレルギー性鼻炎……110(05),66(10),78(11)
アレルギーマーチ……109(05)
アレルゲン……109(05),90(06)
アンガーマネージメント……128(11)
安全管理……79(08)
安全の欲求……173(10)
安全パトロール……138(13)
アンビバレンス……133(04),201(10)
アンプラグド……146(08)
アンモニア・テクノロジー……51(05)
胃……83(04),26(11),47(12),66(12)
いいところさがし……143(05)
胃潰瘍……79(06)
怒り……196(13)
行き合いの礼……171(08)
イギリス……176(13)
意識の屈折……189(11)
意思決定バランス……66(14)
石原式……106(06)
いじめ……111(09),158(09),121(10),122(10),123(10),124(10),125(10),210(10),211(10),96(13),97(13),98(13),86(14),204(14),109(15),110(15),111(15),112(15),189(15),193(15),197(15),201(15),204(15),210(15),83(18),86(18),159(18),163(18)
いす……128(08)
異性愛……96(04)
胃石……148(13)
依存症……126(06)
依存性物質……103(13)
いただきます……190(12)
１型糖尿病……113(13),114(13)
一次性頭痛……115(14)
一次的ストレス……124(04)
イッキ飲み……100(07)
一酸化炭素……63(05)
イニシアチブ……203(14)
居眠り……114(06)
いのち……70(12),142(13),70(14)
～の学習……136(10),59(12),63(12),131(12),137(14)
イノベーション……188(14)
イノベーションリーダー……188(14)
居場所……204(14)
いびき（イビキ）……108(04),114(06),79(11)
衣服……46(04),35(10),54(10),23(11),58(14),39(15),54(15)
違法薬物……103(13)
異味症……116(04)
イメージ脱感作……201(10)
イメージ療法……124(04)
イライラ……38(16)
医療的ケア……116(14),143(14),144(14),55(15),59(15)
イレウス（腸閉塞）……51(15)
インクルーシブ教育……209(14)
飲酒……101(07),130(08),35(12),50(12),135(12),46(15)
インスリン……114(13),74(15)
インターセックス……91(04),92(04)
インターネット……94(10),95(10),96(10),97(10),98(10),99(10),124(13),55(14),59(14),182(15)
インターフェイス……177(09),197(09)

咽頭……109(18)
咽頭結膜熱（プール熱）……14(12)
咽頭扁桃（アデノイド）……106(04)
インフルエンザ……55(04),47(05),59(05),79(05),51(06),46(09),155(09),157(09),50(10),27(11),38(11),46(12),58(12),144(12),35(13),42(13),50(13),111(13),126(14),50(15),35(16),50(16),35(17),50(17),54(17),39(18),58(18)
インフルエンザウイルス……109(04),144(12),166(13),42(14),121(14)
インフルエンザワクチン……51(06),144(12)
ウエスト身長比……79(07)
ウエルシュ菌……23(07),15(11)
ウェルニッケ野……26(06)
ウォーミングアップ……38(09)
うがい……46(08),31(10),54(12),145(12),35(13),50(13)
うがい人形……86(05),55(08)
浮き指……43(05),78(05)
ウクライナ……176(14)
う蝕……18(13)
うつ(病)……99(07),118(07),150(08),105(10),106(10),107(10),208(11),206(12),168(16),193(16),196(16)
右脳（感性脳）……212(10)
うんち（うんこ）……66(04),83(04),71(08),72(08),123(12),124(12),19(15)
うんち教室……123(12),124(12),123(15)
運動……79(04),62(06),91(08),34(12),103(16),101(16)
運動器……94(18),95(18),96(18)
運動能力……50(04),86(11),87(11),94(11)
運動野……120(04),26(06)
運動誘発ぜんそく……86(06),90(07)
永久歯……147(14),15(18),18(18)
エイズ(後天性免疫不全症候群)……88(04),118(08),70(09),50(12),209(15)
衛生指導(チェック)……14(05),82(06)
映像酔い……105(18)
栄養ドリンク……43(11),58(11)
エゴグラム……180(09),208(10),209(10),174(12),213(12),189(13),172(16),189(16),203(16)
エコノミー症候群……47(06)
壊死性筋膜炎……148(15)
エナージャイザー……173(13)
エナメル質……78(06)
エネルギー……74(05),39(08)
エネルギー人形……15(07)
エネルギーバランス……51(04)
蛯名健一……160(16)
エピペン……91(15),26(17),158(17)
エボラウイルス病……74(17)
絵本……146(11)
遠視……99(06),101(06),108(06),86(15)
塩分……58(05),84(05)
及川晋平……180(10)
生い立ちの授業……107(17),108(17)
応急手当……77(04),77(05),34(07),47(07),89(10),90(10),141(14),87(16),88(16),89(16)
学校における～……35(06)
黄色ブドウ球菌……35(04),75(04),23(07),15(11)
黄体形成ホルモン……50(07)
嘔吐型……116(04)
嘔吐物……157(10)
オージオグラム……163(08),178(08)
オキシダント……27(04)
お産……58(09)
お辞儀……166(08)
おしゃれ……188(14),38(17),170(18)
おしゃれ障害……70(08),94(16)
オスグッド病……83(06),54(09),34(16)
恐れ……215(10)
オゾン……27(04)
落ち込む……26(16)
音……99(04)
乙武洋匡……186(12)
おなか……104(11),105(11),106(11)
おなら……83(04)
おねしょ……119(12)
おふろ……43(13)
思い込み……162(18)
おやつ……123(08)
折り紙……176(17),202(17)
オルソケラトロジー……108(06)
温度（学校環境測定）……99(05)
温度感覚……46(04)

【か】

蚊……23(15)
外眼部感染症……102(06)
外呼吸……66(05)
外耳……66(09)
外耳炎……67(11)
外耳疾患……100(04)
外耳道異物……67(04)
外耳道湿疹……67(04)
外傷……125(11),126(11),10(12),18(12)
外側眼窩前頭皮質サーキット……113(06)
外側膝状体……106(06)
海馬……130(06),193(09),86(16)
界面活性剤……67(06)
カイロス時間……204(13)
会話……63(09),200(10)
カウンセラー……214(09),215(09),216(09),197(10)
カウンセリング……110(08),214(09),197(13),209(13)
化学外傷(眼)……107(06)
化学物質……39(06),89(06),90(06),91(06),94(06),97(06),98(06),116(07),27(10),42(10),162(10)
過換気症候群……128(04),129(04),92(07),126(09),94(13)
下気道……109(04),114(06)
蝸牛……47(15),66(15)
角回……26(06)
学習障害……113(04),142(08),181(08),109(09),112(09),204(11),205(11)
覚せい剤……101(07),102(07),43(14)
カクテル・パーティー効果……184(15)
重ね着……50(14)
過酸化物価……104(05)
過剰摂取（脂質・炭水化物・食塩）……18(05),71(15),74(15),75(15)
過剰不安障害……150(08)
過食（症）……116(04),121(05),146(06)
かぜ……55(04),109(04),59(05),50(10),27(11),38(11),54(12),35(13),42(13),50(13),35(16),39(18)
かぜ予防……141(10),35(15)
画像系SNS……75(18)
下側頭回……26(06)
肩こり……62(11)
片付け……208(13)
カタルシス……162(08),201(10)
顎下腺……78(06)
学級活動……129(12)
学校医……50(11)
学校裏サイト……96(10),97(10)
学校環境衛生……134(13)
学校環境測定……99(05),100(05)
学校コミュニティ……108(08),71(09)

学校心臓検診……………………99(13),100(13)
学校保健委員会……120(08),126(08),142(10),133(14)
学校保健統計調査………… 164(10),153(11),153(13),152(14),153(15),152(16),138(17),139(18)
カテコールアミン系………………… 50(07)
果糖……………………………………… 74(15)
金縛り…………………………………184(10)
悲しみ…………………………………203(13)
過敏性腸炎…………………………… 92(07)
過敏性腸症候群…… 129(04),133(05),59(06),79(06),154(09),105(11),87(13),94(13)
カフェイン…………… 30(05),76(05),43(11)
かぶれ………………………… 54(06),26(10)
花粉症………… 110(05),90(06),62(08),43(10),66(10),66(13),112(13)
髪の毛………………………… 19(11),22(11)
仮眠……………………………………184(09)
カミングアウト………………94(04),209(15)
かむ……… 18(04),74(04),31(12),42(12),15(15)
仮面うつ病……………………………118(07)
カラーコンタクトレンズ…………… 93(16)
カラーシール…………………………128(08)
空椅子の技法……………………… 201(10)
ガラガラうがい……………… 59(05),31(10)
体…………………………… 159(09),139(12)
　～づくり………………………… 136(14)
　～つくり運動…………………… 142(05)
　～の名前……10(08),128(08),70(10),10(13),11(13),70(16)
　～ほぐし(の)運動……… 137(04),54(05),142(05),50(10),62(13),39(14),54(14),62(16)
カルシウム…… 42(05),50(06),77(06),39(10),58(10),14(11),46(14)
カロリーチェック…………………… 50(08)
がん…………… 86(12),87(12),88(12),198(18)
　～に関する教育…………… 34(15),147(15)
感覚調整………………………… 213(09)
感覚統合……142(08),211(09),212(09),213(09)
眼窩底骨折……………………………107(06)
換気…… 63(05),39(06),63(06),66(07),54(10),157(10),54(13),58(17)
眼球振とう……………………………155(08)
環境病………………………………… 27(10)
環境ホルモン………… 71(04),84(04),75(05)
環境問題………………… 180(13),176(15)
環軸椎回旋位固定…………………… 10(12)
眼耳水平……………………………… 10(06)
感情…………………………………… 97(12)
間食…………………………………… 39(08)
汗疹……………………………………102(11)
眼精疲労……………………… 63(14),67(14)
感染症………102(06),58(12),111(13),152(13),26(14),10(17),11(17),71(17),74(17),75(17),78(17),79(17),82(17),83(17),86(17),158(17)
感染性胃腸炎………………… 58(12),35(14)
肝臓…………… 74(06),46(08),70(11),47(12)
乾燥性角結膜炎………………………104(06)
眼帯……………………………………101(06)
杆体細胞………………………………106(06)
眼内炎…………………………………102(06)
カンピロバクター…… 35(04),75(04),23(07),14(09),15(11)
寒冷ストレス………………………… 30(04)
記憶………… 193(09),170(12),183(12),187(12),191(12),195(12),199(12),203(12),205(12),207(12),209(12),174(18)
　短期～…………………… 170(12),191(12)
　長期～…………………… 170(12),191(12)
　～の座………………………………195(12)
機械換気……………………………… 66(07)
気管支………………………………… 80(06)
気管支喘息………… 128(04),129(04),113(05),112(13)
気管切開……………………………… 55(15)
器官選択性……………………………116(04)
危機介入………………………………146(07)
聴き方力………………………………129(09)
聞(聴)き上手……………… 180(11),164(17)
聴く…………………………193(11),96(12)
着ぐるみ………………………………134(12)
危険(脱法)ドラッグ……… 101(07),102(07),31(16),42(16),100(17),101(17),102(17)
きこえとことばの教室………………177(08)
起床時間………………………………154(09)
傷の手当……………………… 87(05),34(14)
季節性アレルギー性結膜炎…………100(06)
気体検知管…………………………… 99(05)
気体採取器…………………………… 99(05)
気体物質……………………………… 34(04)
北島康介……………………………… 62(12)
喫煙……… 116(06),103(09),104(09),105(09),106(09),38(10),51(10),55(10),158(10),26(13)
吃音…………………………… 179(08),83(11)
揮発性有機化合物…………………… 93(06)
気分変調症……………………………118(07)
虐待………… 113(04),99(08),211(11),109(15)
キャリア………………………………201(14)
キャリア教育…………………………197(14)
キャンドルナイト……………………146(08)
吸引…………………………………… 55(15)
嗅覚…………………………………… 31(04)
救急車…………………………………119(08)
救急処置……………………………… 10(17)
救急箱……………………………154(11),23(13)
吸収………………………… 47(12),66(12)
救助行動………………………………164(16)
急性アルコール中毒… 31(05),34(06),98(07)
急性アレルギー性結膜炎……………100(06)
急性咽喉炎……………………………107(04)
急性硬膜下血腫………………………109(16)
急性中耳炎…… 67(04),66(10),134(10),51(15)
弓道……………………………………184(15)
共感的…………………………………125(04)
狂犬病ウイルス……………… 35(05),86(17)
胸骨圧迫(心臓マッサージ)…………26(12),117(12),118(12)
共生……………………………………131(06)
矯正治療……………………………… 63(15)
矯正療法………………………………201(10)
胸痛………………………… 103(17),104(17)
強迫性障害………… 116(04),150(08),211(12)
恐怖症…………………………………150(08)
共鳴腔………………………………… 31(04)
行礼……………………………………166(08)
拒食症…… 121(05),118(06),142(06),143(06),144(06),145(06),146(06),149(07),106(10)
巨大乳頭結膜炎………………………100(06)
キラーＴ細胞………………………… 19(12)
起立性調節障害(OD) …… 101(04),128(04),129(04),106(08),38(13),94(13),148(14),105(15),106(15),30(16)
気流（学校環境測定）……………… 99(05)
きれる……………… 120(13),121(13),51(14)
禁煙………………… 111(11),112(11),62(15)
禁煙教育……………………………… 18(06)
禁煙ジュニアマラソン……………… 95(07)
禁煙治療……………………………… 70(05)
禁煙補助薬…………………………… 70(05)
緊急支援…………74(09),75(09),78(09),79(09)
緊急時マニュアル……………………119(08)
近視… 42(04),42(06),99(06),105(06),108(06),86(15)

近視予防……127(12)
筋弛緩……120(05)
金属アレルギー……39(11),54(11)
禁断症状……18(07),103(07)
緊張……18(15),176(17)
緊張型頭痛……129(04),132(10)
筋肉……27(17),38(17)
クーリングダウン……38(09)
クエン酸……30(07)
薬……43(06),76(06),35(08),42(08),35(09),42(09),163(09),35(11),50(11),30(13),107(13),108(13),109(13),31(15),42(15)
薬教育……50(11),30(13)
口……83(04),47(12)
～の外傷(けが)……133(08),95(11),96(11),18(12)
口呼吸……39(04),34(09),34(14)
くちびる……43(17),58(17)
靴……43(05),167(08),92(09),10(12),11(12),168(12),39(17),54(17),54(18)
～の選び方……10(12)
屈折異常……42(06),99(06)
屈折矯正……108(06)
屈体の礼……166(08)
悔しさ……178(12)
クラインフェルター症候群……91(04)
クラブ活動……180(11)
クラミジア……88(04)
クラミジア肺炎……111(13)
暗闇……146(08)
グループ学習……126(08)
グループワーク……169(13),173(13),177(13),181(13),185(13),189(13),193(13)
ソーシャル～……169(13)
苦しいとき……50(18)
車イスバスケットボールプレーヤー……180(10)
クロスワードパズル……136(12)
クロノス時間……204(13)
ケアキットプログラム……90(18),91(18)
ゲイ……209(15)
経管栄養……55(15)
蛍光剤……71(05)
掲示(物)……122(14),124(14),128(14),130(14)
経静脈栄養……55(15)
形態覚遮断弱視……101(06)
携帯ゲーム(機)……156(10),27(13),38(13)
携帯電話……94(10),176(10)
軽度発達障害……92(07),181(08),182(08),208(09),217(09),218(09),219(09)
ケータイ・スマホ……46(18)
ゲートウェイドラッグ……31(05),35(12)
ゲーム……97(10),78(18)
ゲーム依存症……87(17),88(17),89(17)
ゲーム脳……124(05),26(06),42(07),43(07),14(08)
けがの手当……121(15)
けがの予防(防止)……143(12),136(13),137(13)
劇……135(15),136(15),137(15)
劇症型溶連菌感染症……148(15)
ゲシュタルト療法……196(09),201(10)
化粧……23(05),75(05)
毛ぞめ剤……74(07),70(08),131(08)
血圧……75(15)
血液……10(04),74(06),58(10),34(13)
結核……111(13)
血管……47(06),74(06)
月経……38(10),30(12),66(14),31(17),42(17)
血漿……58(10)
血小板……58(10),23(18),30(18)
血栓塞栓症……47(06)
血糖……114(13)
結膜……38(07)
結膜炎……38(12)
ウイルス性～……38(12)
細菌性～……27(12),38(12)
検眼……39(05)
言語……172(11)
健康観察……98(15),99(15),100(15)
健康教育……67(10),110(10),111(10),146(10),131(11),132(11),137(11),114(12),115(12),116(12),122(12),130(12),133(12),129(14),126(15),134(15)
健康食品……134(08),58(11)
健康診断……11(09),10(10),11(10),147(10),137(11),10(13),10(14),10(16),102(16),10(18)
就学時～……55(09)
健康相談活動……131(07),135(07),139(07),141(07),142(07),143(07),144(07),93(11)
健康チェック……22(06)
健康点検調査……144(11),145(11)
言語化(言葉にする)……66(15),196(15),205(15)
言語性LD……204(09)
言語的コミュニケーション……196(10)
検尿(学校検尿)……18(08),129(08)
原爆展……177(10)
原発事故……122(13),123(13),151(14),120(15)
行為障害……208(11)
抗ウイルス剤……144(12)
高エネルギー外傷……124(09)
構音障害……83(11)
口蓋垂(のどちんこ)……108(04)
口蓋扁桃……108(04)
光化学オキシダント……27(04),14(07),108(07),19(09),26(09)
交感神経……128(04),162(08),189(09),172(10)
高機能群(の定義)……112(04)
高機能広汎性発達障害……113(04),181(08),109(09),111(09),208(09)
高機能自閉症……204(11)
口狭部……108(04)
口腔アレルギー症候群……90(15)
口腔衛生指導……87(09)
口腔外傷……95(11)
高血圧……58(05),62(13)
抗原抗体反応……90(06),91(06)
咬合……63(15)
抗酸化作用……112(06)
抗酸化物質……112(06)
高次脳機能……199(12)
高次脳機能障害……145(15)
咬傷……10(12)
口唇癖……67(15)
向精神薬……189(14),193(14)
合成洗剤……106(05)
構成的グループエンカウンター……142(11),180(16)
合成麻薬……101(07)
好中球……19(12)
公的自己意識……172(11)
後天色覚異常……106(06)
後天性免疫不全症候群(エイズ)……88(04)
行動化……117(04)
行動変容……66(14)
校内委員会……183(08),184(08),209(09)
校内支援体制……209(09)
校内暴力……158(09),127(11),128(11)
広汎性発達障害……111(04),204(11),205(11)
幸福度……117(11)
声かけ……110(09)
声変わり(変声期)……107(04)
コーチング……173(11),177(11),181(11)
コーピング……136(05),145(06)
コーピングスキル……119(06)

小型球形ウイルス(SRSV)………… 35(04)
五月病…………………………………117(05)
語感……………………………………196(10)
呼吸（法）…………… 31(04),85(05),129(11)
呼吸障害……………………………… 55(15)
国際理解………………………………174(12)
黒色表皮症…………………………… 79(07)
国民性調査……………… 183(18),187(18)
小暮真久………………………………188(13)
ゴケグモ類…………………………… 34(05)
心………………………………………208(13)
　～（と体）の健康……… 104(08),47(10),
　　78(10),79(10),145(10),146(10),142(11),
　　141(13)
　～のケア…… 86(08),89(08),88(13),89(13),
　　122(13)
　～のホメオスタシス………………201(10)
個人空間………………………………172(11)
個性……………………………………200(14)
骨塩量………………………………… 42(05)
骨格…………………………………… 62(14)
骨吸収………………………… 50(06),77(06)
国境なき医師団…………………… 184(09)
骨形成………………………… 50(06),77(06)
骨髄…………………………………… 50(06)
骨折…… 35(06),50(06),97(09),90(10),111(12),
　　112(12),113(12)
骨粗鬆症……… 42(05),50(06),77(06),96(09),
　　39(10),58(10),46(14)
骨密度………………………… 96(09),98(09)
骨量…………………………………… 50(06)
古典芸能…………………………… 168(14)
孤独………………………………… 204(14)
孤独力………106(14),107(14),108(14),160(17)
言葉………………46(13),86(14),87(14),88(14)
ことばの発達…………………………180(08)
「ことばのビル」………………………180(08)
子どもの貧困………………… 95(17),96(17)
こぶ…………………………………… 62(11)
個別指導計画(特別支援教育)…… 163(08)
鼓膜…………………………………… 63(11)
困ったとき…………………………… 38(15)
ゴミ……………………………………170(08)
コミュニケーション……… 122(06),109(08),
　　111(08),112(08)115(08),180(08),182(08),
　　82(10),83(10),86(10),87(10),88(10),
　　176(10),180(11),117(13),172(13),149(15),
　　168(15),185(15),90(16),91(16),92(16)
コミュニケーション給食………… 146(05)
コミュニケーションスキル……… 192(14),
　　196(14),200(14),204(14),205(14),206(14)
コミュニケーションセンス………… 67(09)
米づくり……………………154(08),163(08)
固有受容覚………… 142(08),212(09),213(09)
コラージュ………………… 115(09),116(09)
孤立型（高機能広汎性発達障害）… 93(05)
コルサコフ症候群…………………… 98(07)
コルチコステロイド…………………109(06)
コルチコトロピン(副腎皮質刺激ホルモン)
　　……………………………………… 136(04)
コルチゾール…… 124(04),136(04),150(08),
　　162(08),180(09)
コレラ………………………………… 83(17)
コンタクトレンズ………… 102(06),103(06),
　　104(06),108(06),82(12)
コンドーム………………… 89(15),209(15)

【さ】
サーカディアンリズム………………109(06)
細菌性食中毒………………………… 22(07)
再石灰化……………………………… 18(07)
細動脈………………………………… 47(06)
才能……………………………………173(11)
細胞体…………………………………185(09)
サイレント・トーク…………………177(13)
錯視……………………………………122(07)
座高…………………………………… 10(06)
刺し傷…………………………………127(09)
嗄声………………………………107(04),83(11)
挫創傷………………………………… 15(04)
擦過傷…………………………………127(09)
砂糖(のとり過ぎ)…………… 74(15),23(16)
茶道………………………… 176(16),203(16)
里親制度………………………………177(14)
左脳（言語脳）………………………212(10)
サプリメント……………… 101(09),172(10)
サプレッサーT細胞………………… 19(12)
作法……………………………………166(08)
サポート体制………………………… 87(08)
サリー・アン課題…………………… 94(05)
サルモネラ……… 35(04),75(04),31(06),23(07),
　　15(11)
座礼……………………………………166(08)
三角巾……………………… 121(15),144(15)
酸価試験………………………………104(05)
三次喫煙……………………………… 26(13)
酸蝕歯…………………………………151(15)
サンスクリーン剤……………14(04),22(14)
酸性雨…………………………………108(05)
酸素……………………………………103(05)
サンタン……………………………… 14(04)
サンバーン…………………………… 14(04)
三半規管…………………… 47(15),66(15)
残留塩素（学校環境測定）…………100(05)
しあわせ………………………………192(11)
自意識過剰……………………………121(04)
シェーグレン症候群…………………104(06)
ジェンダー………………………89(04),93(04)
自我………………………… 117(04),121(04)
　～の欲求………………… 172(10),173(10)
耳介湿疹……………………………… 67(04)
紫外線…… 14(04),15(06),26(08),14(10),19(14),
　　22(14)
視覚……………………………………142(08)
視覚障害…………………… 188(10),201(16)
視覚性てんかん………………………105(06)
視覚入力………………………………110(09)
視覚補助具……………………………155(08)
視覚野………………………………… 26(06)
歯科検診……………………………… 10(15)
歯科指導……………… 111(10),138(10),125(12),
　　130(13),138(14),146(14),122(15),138(15)
耳下腺………………………………… 78(06)
ジカ熱…………………………………136(18)
耳管…………………………………… 66(07)
耳管狭窄症……………………………100(04)
色覚異常…… 106(06),112(14),113(14),110(18),
　　111(18)
色覚検査表……………………………106(06)
指揮者……………………… 180(15),207(15)
色弱……………………………………106(06)
色盲……………………………………106(06)
子宮頸がん………………………90(12),91(12)
子宮頸がん予防ワクチン…… 90(12),91(12)
子宮の模型…………130(15),131(15),132(15)
軸索……………………………………185(09)
自己………… 90(04),129(05),196(10),201(10)
自己開示………………………………172(11)
自己肯定感………… 129(05),139(05),139(10),
　　140(10)
自己コントロール……………………149(05)
自己実現………………………………173(10)
自己超越………………………………173(10)
自己内対話……………………………204(10)

自己表現…………… 158(08),196(10),204(10)
歯垢（プラーク）……22(04),47(04),18(10),22(17)
耳垢（耳あか）……………………… 67(04)
視交叉上核………… 83(05),150(08),184(09)
自己肯定感…………161(17),165(17),169(17)
自己評価……………………………… 203(15)
自作教具……… 63(08),67(08),71(08),74(08),75(08)
自殺………… 159(08),123(10),150(10),78(15)
自殺予防教育……………78(15),79(15),82(15)
時差ぼけ…………… 136(04),111(06),184(09)
脂質…………………………74(05),47(11),66(11)
歯周病………………… 19(05),46(07),46(17)
思春期……… 70(04),121(04),133(04),104(07),38(10),30(13),192(15),196(15),164(16)
思春期やせ症………… 50(08),71(12),74(12)
視床下部…………………… 120(04),128(04)
自信………… 200(10),182(18),186(18),190(18),193(18),194(18),196(18)
姿勢………11(04),73(04),11(05),73(05),10(08),11(08),70(09),138(11),139(11),97(14),98(14),99(14),83(15),34(17)
自然換気……………………… 63(06),66(07)
自然治癒力……… 62(05),87(05),34(08),35(09),42(09)
自然免疫……………………………… 50(18)
歯槽骨………………………………… 19(05)
歯槽膿漏……………………………… 19(05)
自尊感情………… 200(10),113(11),114(11),115(11),116(11),117(11),118(11),26(13),79(14),82(14),83(14)
自尊心…………………………………206(15)
舌………………………………………66(18)
下着…………………………… 27(06),54(10)
シックスクール……… 92(06),96(06),97(06),98(06),27(10),42(10)
シックハウス症候群…………46(05),90(05),89(06),90(06),94(06),97(06),98(06),66(07)
湿潤療法…… 89(07),125(11),126(11),147(12),148(12),34(14),55(16),59(16),63(16)
失神………………………………… 126(09)
湿度（学校環境測定）……………… 99(05)
失敗………………… 192(09),189(10),201(11)
失敗学…… 192(09),213(10),214(10),215(10)
児童虐待…… 99(07),135(10),163(10),55(11),59(11),74(14),75(14),78(14),99(15),98(16),99(16),110(16),112(17)
指導計画（特別支援教育）…………184(08)
シナプス…………………… 185(09),192(11)
シナプス炎…………………… 19(05),19(06)
歯肉炎………………… 156(09),15(12),46(14)
ジフテリア…………………………111(13)
自分のよさ………………… 140(05),141(05)
自分らしさ………………………… 200(11)
自閉症（スペクトラム障害）……… 111(04),112(04),201(09),104(13),115(13),161(16)
脂肪………………………………… 71(15)
脂肪残留試験………………………105(05)
しもやけ…………………………… 62(10)
視野…………………………………155(08)
社会性………………………………182(12)
社会的効果（ペット）……………158(08)
社会的養護…………………………177(14)
社会脳………………………………182(12)
社会不安障害………………………150(08)
弱視………… 101(06),143(08),147(08),155(08)
斜視…………………………………101(06)
ジャックナイフストレッチ………… 38(15)
ジャンクフード……………………172(10)
シャンプー…………………… 43(04),78(04)
自由…………………………………215(10)
充血………………………………… 42(04)
就寝時間……………………………154(09)
柔軟性…………105(13),106(13),27(15),38(15)
十二指腸潰瘍……………………… 79(06)
羞明感………………………………155(08)
就労挫折（高機能広汎性発達障害）… 95(05)
主作用……………………………… 43(06)
手指（細菌検査）…………………101(05)
樹状突起……………………………185(09)
出血…………………………35(06),127(09)
出産………………………………… 34(15)
受動型（高機能広汎性発達障害）…… 93(05)
受動喫煙……… 34(04),18(06),19(07),104(09),14(11),112(11),26(13),18(14)
受容………………………………… 201(10)
主流煙……………… 51(05),81(05),15(14)
手話………… 172(11),191(18),195(18),197(18)
循環器（系）……………………… 10(04)
春季カタル…………………………100(06)
小１プログレム…………… 118(15),119(15)
消化………………… 78(06),47(12),66(12)
障害…………………………………180(16)
障害者…………………………59(15),180(16)
障害者スポーツ……………………166(18)
消化性潰瘍……………………129(04),59(06)
松果体…………………………83(05),109(06)
上気道……………………… 109(04),114(06)
硝酸塩………………………………107(05)
硝酸性窒素（学校環境測定）…………100(05)
小集団指導………………… 101(08),102(08)
小腸…………… 83(04),47(12),66(12),70(18)
小児感染症………………………… 55(04)
小児生活習慣病…………………… 34(10)
承認の欲求…………………………172(10)
小脳…………………………120(04),26(06)
小脳変性症………………………… 98(07)
上部消化管機能不全症………………129(04)
静脈………………………………… 47(06)
照明…………………………… 39(13),54(13)
将来像………………………………206(15)
除去食療法………………………… 88(06)
ジョギング…………………………137(04)
食…… 91(08),83(09),172(10),114(12),115(12),116(12)
食育…………86(09),102(09),140(11),141(11),143(13),144(13),114(16),115(16)
食塩………………………… 62(13),75(15)
食事……………………… 172(15),160(17)
食事指導…………………………… 75(12)
食生活……… 99(09),100(09),193(16),196(16)
食生活チェック…………………… 82(06)
食中毒………… 35(04),75(04),47(08),58(08),22(09),163(10),15(11),18(12),22(13),22(14)
食道…………………………… 47(12),66(12)
食品（細菌検査）……………………101(05)
食品管理…………………………… 75(04)
食品添加物………… 107(05),70(07),101(09)
食物アレルギー……… 87(06),88(06),38(07),71(07),90(15),91(15),92(15),26(17)
食物アレルゲン……………… 90(15),92(15)
食物依存性運動誘発アナフィラキシー
……………… 88(06),71(07),112(13),90(15)
食欲……………………………15(05),172(17)
初経………………………………… 38(10)
女性ホルモン……71(04),38(10),70(13),66(14)
触覚……………………142(08),212(09),213(09)
ショ糖……………………………… 74(15)
暑熱順化…………………… 14(14),14(18)
ジョハリの窓………178(12),214(12),158(18)
ジョン・マネー…………………… 92(04)
白井健三…………………………… 172(16)
シラミ………………………………154(09)

自立……188(15)
自律神経……120(04),128(04),30(10),170(12),164(16)
視力……10(09),157(09),42(10),91(10),92(10),93(10),34(11)
視力低下……78(12),79(12),82(12),83(12),83(15),86(15),27(16),38(16)
シルマーテスト……104(06)
歯列……63(15)
心因性うつ病……118(07)
心因性嘔吐症……116(04)
心因性視覚障害……83(12)
心因性難聴……132(04)
心因性発熱……96(15),97(15)
新型インフルエンザ……42(11),144(12),82(17)
新規遺伝子型ノロウイルス……137(18)
心筋……10(04)
神経細胞……181(09)
神経症……121(04)
神経性食欲不振症……129(04),118(06)
神経性大食症……121(05)
神経性無食欲症……116(04),121(05)
神経調節物質……185(09)
神経伝達物質……185(09)
人工呼吸……30(08),118(12)
人工呼吸器……55(15)
人工内耳……178(08)
人工妊娠中絶……100(08)
深呼吸……197(11)
震災……78(08),83(08),86(08)
震災遺児……173(14),177(14)
震災孤児……173(14),177(14)
心室細動……54(07)
心身症……116(04),129(04),105(08),106(08),93(13),94(13),95(13)
心臓……10(04),74(06),46(08),31(11),42(11),34(13)
じん臓……74(06),46(08),14(13),34(13)
心臓震とう……54(07)
心臓病……99(13),100(13),101(13)
心臓マッサージ(胸骨圧迫)…30(08),125(09)
身体運動……50(04)
身体化……117(04),205(15)
身体測定……10(09),141(10),10(14)
身体的虐待……135(10),211(11)
身体的ストレス……128(04)
人体内臓エプロン……134(11),135(11)
身体の成長……124(08)
身長……10(06),91(17)
心肺蘇生(法)……30(08),125(09),26(12),117(12),118(12),34(16)
信頼感……200(10)
心理学……187(12)
心理技法……201(10)
心理的効果（ペット）……158(08)
心理療法（拒食症）……142(06)
森林セラピー……180(09)
真礼……166(08)
進路……158(10)
親和の欲求……173(10)
水晶体……42(15)
すい臓……47(12)
錐体細胞……106(06)
水分補給……162(10),26(11),15(13),26(14),18(17)
髄膜炎菌性髄膜炎…101(15),102(15),103(15)
睡眠……136(04),50(07),91(08),156(09),184(09),119(10),172(10),184(10),98(11),119(11),120(11),121(11),188(11),34(12),102(12),146(12),34(13),58(13),109(14),110(14),111(14),14(15),112(16)
睡眠時間……54(04)
睡眠時無呼吸症候群……114(06),79(11)
睡眠障害……116(04)
睡眠不足……55(05),110(06),111(06),92(08),188(11),46(17)
睡眠麻痺……184(10)
スギ花粉……155(09)
スキンケア……30(17)
スキンシップ……67(16),74(16),79(16)
スクールカウンセラー……177(15),181(15),185(15)
スクールソーシャルワーク……102(18),103(18),104(18)
スチーブンスジョンソン症候群……104(06)
頭痛……129(10),130(10),131(10),132(10),133(10),115(14),104,(15),105(15),106(15)
スティーブン・リーパー理事長……176(10)
ステルス化（たばこの煙の）……51(05)
ステロイド外用剤……112(05)
ストラテジック・リーダー……172(13)
ストレス……18(04),124(04),128(05),133(05),59(06),119(06),147(06),80(08),98(08),104(08),154(08),176(09),189(09),193(09),213(10),170(12),63(13),67(13),71(13),74(13),107(14)
ストレス解消……162(08)
ストレス実験……189(09)
ストレス対処法……67(13),74(13)
ストレスホルモン……180(09)
ストレスマネジメント……136(05),129(11)63(13),67(13),71(13),74(13)
ストレス予防……136(05)
ストレッサー……18(04),128(05),136(05),189(09),63(13),93(13)
ストレッチ(ング)……62(06),83(06),122(06),11(08),38(09),106(13),180(14)
スナック菓子……66(11)
スパイロメーター……18(06)
スピリチュアル……154(08)
スペシャリスト……180(11)
すべり症……34(12)
スポーツ……94(11),95(11),96(11),114(16),115(16)
スポーツ障害……77(05),83(06),42(12),90(13),91(13),92(13),110(16),111(16),152(16),96(18)
スマホ……95(16),63(18),67(18),71(18),74(18)75(18),78(18),79(18),82(18)
スモーキング・プア……26(13)
スモールステップ……194(18)
3D映像……63(14),67(14),71(14)
スローライフ……123(06),146(08),176(11)
セアカゴケグモ……34(05)
性……89(04),98(04),103(08),189(11),70(14),134(14),87(15),88(15),89(15),127(15)
～感染症……88(04),100(08)
～虐待……59(11)
～教育……101(08),102(08),103(08),71(10),136(10),55(12),59(12),63(12),67(12),70(12),70(14),87(15),88(15),89(15),127(15)
～行動……97(04)
～指向……96(04),184(16),192(16)
～染色体……91(04)
～同一性障害……93(04),94(04),50(15),184(16),192(16),195(16),197(16),198(16),30(18)
生活習慣……145(05),91(08),112(10),117(10),155(10),156(10),172(10),10(11),97(11),98(11),99(11),100(11),101(11),115(11),133(11),23(12),31(12),87(12),59(13),74(13),30(14),54(14),117(14),118(14),119(14),120(14),123(14),19(15),26(15)
生活習慣病……50(04),18(05),58(05),62(06),

112(06),42(09),131(09),34(10),111(10),
132(11),86(12),43(18),58(18)
生活リズム…… 80(04),58(06),23(08),27(09),
172(10),34(12),101(12),102(12),103(12),
126(12),54(16)
生活リズムチェック…… 82(06)
性器発育不全（男子の）…… 86(04)
性器ヘルペス…… 88(04)
清潔（習慣）…… 23(15),38(18)
性交…… 95(04)
成功体験…… 177(11),181(11)
精索静脈瘤…… 87(04)
生殖…… 95(04)
精神疾患…… 202(12),206(12),208(12),
210(12),211(12),212(12),200(15)
～の早期発見…… 202(12)
精神的ストレス…… 128(04)
精神病状態…… 208(12)
性腺…… 91(04)
精巣…… 70(13)
精巣欠損…… 87(04)
精巣捻転症…… 87(04),51(15)
声帯結節…… 107(04)
生体時計…… 109(06)
声帯ポリープ…… 107(04)
生体リズム…… 55(05)
成長…… 70(11),201(11),26(12)
女子の～…… 30(12)
男子の～…… 26(12)
成長曲線…… 87(07),107(11),97(18),98(18),
99(18)
成長ホルモン…… 136(04),109(06),50(07),
51(07),184(09),172(10),34(13),14(15)
成長ホルモン分泌不全症…… 108(11)
精通…… 26(12),62(17)
青年期…… 121(04)
生物多様性…… 182(12)
生物時計…… 136(04)
性別…… 91(04)
性ホルモン…… 30(13)
生理的効果（ペット）…… 158(08)
生理的欲求…… 173(10)
清涼飲料…… 76(05),27(08),23(12),30(12)
世界エイズデー…… 118(08),50(12)
セカンドハーベスト・ジャパン…… 192(10)
咳…… 110(13),111(13),112(13)
せきエチケット…… 27(11),38(11),35(13)
脊柱側弯症…… 14(06),34(09),152(09),
162(09),19(13),22(13),94(18)
赤痢アメーバ…… 31(06),83(17)
セクシャルマイノリティ…… 59(17),63(17),
67(17)
石灰…… 51(09),66(09),155(09)
舌下腺…… 78(06)
積極奇異型（高機能広汎性発達障害）
…… 93(05)
赤血球…… 58(10)
石けん…… 26(05)
摂食障害…… 116(04),121(05),106(08),95(13)
説得力…… 82(10)
舌癖…… 67(15)
背骨…… 11(05),14(06)
セルフエスティーム…… 26(13)
セルフカウンセリング…… 193(13)
セルフコントロール…… 197(11)
セルフトーク…… 101(11)
セルフメディケーション…… 42(09),30(13)
セロトニン…… 55(05),113(06),130(06),
185(09),189(09),101(12),102(12),103(12)
セロトニン神経…… 103(12),99(14)
尖形コンジローム…… 88(04)
全色盲…… 106(06)
前思春期…… 133(04)
戦争文化…… 177(10)
洗濯板状爪…… 30(06)
善玉菌…… 62(09)
前庭…… 47(15),66(15)
前庭覚…… 142(08),212(09),213(09)
先天色覚異常…… 106(06)
先天性風疹症候群…… 66(06),84(06)
前頭前野…… 124(05),26(06),43(07),54(09),
193(09)
前頭連合野…… 90(08)
鮮度判定…… 102(05),103(05)
先入観…… 214(10)
洗髪…… 78(04)
線毛…… 58(11),58(15)
染毛剤…… 54(06)
爪甲白斑…… 30(06)
想像力…… 181(16),185(16)
相談…… 38(15)
相談力…… 184(11)
草礼…… 166(08)
ソーシャルスキル（トレーニング）
…… 95(12),96(12),97(12),116(16),184(17),
188(17),192(17),193(17),195(17),196(17)
即時型食物アレルギー…… 87(06)
側わん症…… 14(06)
鼠咬症…… 35(05)
咀嚼…… 46(10),114(12),115(12),116(12),
75(16),78(16),79(16),46(18)
咀嚼システム…… 89(09)
卒煙外来…… 95(07)
ソフトコンタクトレンズ…… 103(06),
104(06),108(06)
染め出し剤…… 18(10)

【た】

ターナー症候群…… 91(04),108(11)
第一色盲…… 106(06)
ダイエット…… 118(06),50(08),134(08),59(13)
体温…… 62(09),10(11),30(11),118(14),54(15),
62(15)
～調節…… 50(14),54(15)
体幹…… 62(18)
対決…… 201(10)
ダイコトマステスト…… 106(06)
第三色盲…… 106(06)
胎児…… 47(09),46(11)
体質…… 51(04)
体重…… 10(06)
対人的過敏症（高機能広汎性発達障害）
…… 96(05)
耐性…… 97(07),103(07)
体性感覚野…… 26(06)
大腸…… 83(04),62(09),47(12),66(12),70(18)
大腸菌…… 101(05)
体調チェック…… 82(06)
体内時計…… 150(08),184(09),22(17)
第二色盲…… 106(06)
体熱…… 62(15)
大脳…… 123(05)
大脳皮質…… 58(04),120(04),177(09),189(09),
193(09)
大脳辺縁系…… 90(08),177(09),189(09)
胎盤…… 47(09)
態癖…… 63(15),67(15)
大麻…… 101(07),102(07)
タイムスリップ現象（高機能広汎性発達障害）
…… 94(05),95(05),98(05)
体力…… 39(12),54(12),136(13)
体力・運動能力…… 100(14),101(14),102(14)
体力低下…… 86(11),87(11),89(11)
だ液…… 46(06),55(06),78(06),18(13),46(18)

脱灰･････････････････････････ 18(07)
脱同調･･･････････････････････ 55(05)
脱法ドラッグ（危険ドラッグ）･･･････ 101(07),
　　　　　　　　　　　　　　　102(07)
脱毛････････････････････････ 148(13)
脱落歯･･････････････････････ 18(12)
脱離症状（禁断症状）･･･････････ 99(07)
タバコ･･････････ 51(05),18(06),116(06),38(10),
　158(10),159(10),14(11),34(11),111(11),26(13),
　　　　　15(14),18(14),150(15),70(16)
タバコ人形･･････････････････ 81(05)
打撲･･････････････107(06),90(10),34(18)
　応急手当･･･････････････････ 38(04)
短所･･･････････････････････ 130(05)
男性ホルモン･･･････････････ 70(13)
男性養護教諭･･･････ 118(13),119(13)
丹毒･･････････････････････ 148(15)
たんぱく質（残留試験）･･････････ 106(05)
地域支援･･････････････････ 171(12)
チェアテクニック･･･････････ 201(10)
地球温暖化･･･････････････ 27(04)
チック症（障害）･････ 75(13),78(13),94(13)
チック症状･････････････････ 116(04)
知的障害･･････････････････ 146(14)
チャイルドライン･････ 176(09),185(11),
　189(11),193(11),200(17),203(17),159(18),
　　　　　　　　　　　　　　　163(18)
チャドクガ･･････････ 23(10),26(10)
チャドクガ皮膚炎･･･････････ 26(07)
チャレンジ運動･･･････････ 137(04)
注意欠陥多動性障害･･････ 113(04),181(08),
　　　　　　　　　204(11),116(13)
中耳･････････････････････ 66(09)
中耳炎･･･67(05),66(07),66(10),134(10),47(13)
　急性～･････ 67(04),100(04),66(10)
　真珠腫性～･････････････ 63(11)
　滲出性～････ 67(04),100(04),66(07),134(10)
　　　　　　　　　63(11),66(17)
　慢性～･･････ 100(04),63(11)
虫垂炎･･････････････････ 51(15)
中東呼吸器症候群･･･････････ 79(17)
長育･･････････････････････ 10(06)
腸炎ビブリオ･･･ 35(04),75(04),23(07),18(12)
聴覚･････････････ 142(08),212(09)
聴覚障害･･････････178(08),168(15),207(15)
聴覚入力･････････････････ 110(09)
腸管出血性大腸菌Ｏ１５７･･･････ 35(04),
　　　　　　23(07),14(12),22(14)

長期管理薬･････････････ 86(06)
長所･･････････････････ 130(05)
朝食（朝ごはん）･･････ 15(05),130(08),83(09),
　　　　　　　　　34(12),34(18)
調理器具（細菌検査）･･････････ 101(05)
聴力･････････････････ 168(15)
聴力検査･････････････ 66(12)
著作権･･････ 92(12),93(12),94(12)
直感力････････････････ 208(15)
陳述記憶････････････ 193(09)
椎間板ヘルニア･･････････ 11(05)
通級･･････････････159(08),209(09)
通年性アレルギー性結膜炎･･･････ 100(06)
突き指････････････････ 77(05)
　応急手当･･････････････ 38(04)
机･･･････････････････ 128(08)
辻井伸行･･････････････ 168(13)
辻口博啓･･･････170(18),199(18)
辻信一････････････ 176(11)
伝える････････････ 96(12)
土踏まず･･･････････ 43(05),78(05)
つながり･････････127(06),192(11)
ツボミスクール･･････ 151(11),152(11)
爪･･･････ 30(06),62(12),62(17)
　噛み癖･･･････････ 30(06)
　～の切り方･･･････ 30(06),62(12)
つらい出来事････････････ 200(13)
手足口病･･･････････ 83(13)
手洗い･････ 23(04),75(04),14(05),26(05),
　59(05),23(06),47(08),22(09),19(10),22(10),
　31(10),22(11),149(11),22(12),132(12),
　145(12),22(13),35(13),50(13),14(14),11(15),
　　　　　　　146(15),22(16)
手洗い実験･････････ 23(06),81(06)
手洗いチェックボックス･･･････ 140(12)
低温やけど･････････ 58(07),59(07),134(08)
定期健康診断･････････ 10(06),10(07)
定型発達･･･････････ 201(09)
低身長･･･････ 87(07),107(11),108(11),110(11),
　　　　　　　90(17),98(18)
ディスレクシア･･･････ 188(11)
低体温･･････ 62(09),117(10),118(10),119(10),
　120(10),10(11),87(18),88(18),89(18)
低頭の礼･･････････ 166(08)
停留精巣･･････････ 87(04)
テーブル・フォー・ツー･･･ 190(12),188(13)
手がかり記憶･･････ 193(09)
手紙ギフト･･･････ 172(14)

溺水･････････････ 127(09)
テクノストレス眼症･･･････ 42(06)
デジタル機器･･･････ 176(10)
デスク（DESC）･･･････ 204(10)
哲学･･･････187(12),176(13),176(14),207(14)
鉄欠乏性貧血･･･････ 30(06),149(13),38(14)
テレビ･･･ 121(08),92(10),93(15),94(15),95(15),
　　　　　　　18(18)
テレビゲーム･･････ 95(08),121(08),129(08),
　92(10),138(11),27(13),38(13),93(15),94(15),
　　　　　　　95(15)
てんかん･･･････ 122(11),123(11),124(11)
てんかん発作･･････ 126(09)
デング熱･･････････ 75(17)
転載使用･･･････ 131(08)
電子機器･･･････ 105(18),106(18)
伝染性紅斑･･･････ 82(13)
伝染性軟属腫（水いぼ）･････ 103(11),14(12),
　　　　　　　83(13)
伝染性膿痂疹（とびひ）･････ 27(07),30(07),
　26(08),23(10),30(10),102(11),14(12)
テンプル・グランディン博士･･････ 95(05)
でんぷん･･･････ 105(05)
電話･････････ 185(11),189(11)
トイレ･･･ 71(08),10(11),11(11),10(14),11(14)
トイレ指導･･･････ 14(10),10(18),11(18)
トイレットペーパー･････ 10(14),11(14)
糖･････････ 30(16)
動画投稿･･･････ 79(18)
冬季うつ病･･･････ 150(08)
頭頸部障害･･･････ 38(06)
統合失調症･･･････ 208(12)
洞察･････････ 168(14)
当事者研究･･･････ 169(16),173(16),203(16),
　167(18),171(18),175(18),179(18),199(18),
　　　　　　　200(18)
凍傷･･････････ 127(09)
同性愛･･････････ 96(04)
糖尿病･･･････ 113(13),114(13)
頭部外傷･･･････ 123(09),127(09),62(11)
頭部打撲･･･････ 10(12),46(16)
動物介在療法･･･････ 158(08)
動物咬傷･･･････ 35(05)
動物の歯･･･････ 15(15),18(15)
動物由来感染症･･･････ 50(05)
糖分･･･････ 76(05),27(08)
動脈･･･････ 47(06),54(14)
動脈硬化･･･････ 58(05)

216

ドーパミン…………120(04),26(06),185(09),189(09),192(11),43(14)
毒グモ……………………………………34(05)
毒物………………………………………152(09)
特別支援教育……110(04),155(08),159(08),209(09),211(09)
特別支援教育コーディネーター
……………155(08),183(08),209(09),207(11)
時計遺伝子………………………………150(08)
特発性側わん症………14(06),19(13),22(13)
特発性鼻出血……………………………102(04)
とびひ(伝染性膿痂疹)………27(07),30(07),26(08),23(10),30(10),102(11),14(12),23(15),30(15)
ドライアイ……104(06),10(07),11(07),38(08),27(14),38(14)
ドライスキン……………………………111(05)
ドライマウス……………………………55(06)
トラウマ………………88(13),51(14),111(15)
トランスジェンダー……………………93(04)
トランス脂肪酸…………………………71(15)
トリアージ……………107(16),51(17),55(17)
鳥インフルエンザ………………………46(07)
ドリカムプラン…………………………130(07)
トリプトファン……………113(06),185(09)
トルエン…………………………………94(06)

【な】
内呼吸……………………………………66(05)
内耳…………………………66(09),47(15),66(15)
内耳疾患…………………………………100(04)
内臓………………………………………34(13)
内臓脂肪型肥満………………42(07),79(07)
ナイチンゲール…………………………172(13)
内的脱同調……………111(06),54(04),184(09)
内服療法(アトピー性皮膚炎)……112(05)
内分泌撹乱物質…………………………71(04)
ナショナル・トラスト…………………176(13)
ナチュラルキラー細胞…………………19(12)
夏バテ…………30(07),31(07),30(10),155(10),30(14)
ナトリウム……………………58(05),75(15)
ナトリウム調節…………………………75(15)
涙………104(06),11(07),162(08),27(14),38(14)
悩み………………………………………125(04)
なわとび運動……………………………30(15)
軟口蓋……………………………………108(04)
難聴…………99(04),100(04),178(08),153(09),71(11),74(11)
ナンバーズ…………………190(12),215(12)
にきび……………………………………30(11)
ニキ・リンコ……………………………95(05)
肉離れ……………………………………152(09)
ニコチン………70(05),80(06),116(06),18(07),82(07),15(14)
ニコチンパッチ…………………………95(07)
二酸化炭素………63(05),85(05),39(06),63(06)
二次障害……204(11),207(11),208(11),209(11),210(11),211(11),171(12),175(12),179(12)
二次性頭痛…………………131(10),115(14)
二次性徴………………………70(04),70(15)
二次的ストレス…………………………124(04)
西ナイル熱………………………………22(07)
西本智美……………………180(15),207(15)
日内リズム………………………………189(09)
新田佳浩…………………………………196(11)
日本語対応手話…………………………172(11)
日本手話…………………………………172(11)
入眠儀式…………………………………42(18)
入浴………………………………………58(13)
ニューロサイエンス……………………177(09)
ニューロトランスミッター……………185(09)
ニューロモジュレーター………………185(09)
ニューロン…………181(09),185(09),192(11)
尿…………………………………19(04),14(13)
尿検査…………………………15(08),14(13)
尿道下裂…………………………………87(04)
認知行動療法………197(13),201(13),205(13),207(13),209(13),169(14)
認知発達…………………………………181(09)
ニンヒドリン…………62(04),27(06),75(06),133(08),14(09),155(10)
抜け毛……………………………………148(13)
ぬり薬……………………………………76(06)
ネグレクト……………99(07),55(11),211(11)
ネコひっかき病………………50(05),80(05)
熱…………………………………………54(18)
熱けいれん………27(05),15(10),18(10),15(13),26(15)
熱失神……27(05),15(10),18(10),15(13),26(15)
熱射病……27(05),15(10),18(10),15(13),26(15)
熱傷(やけど)……………………………127(09)
　応急手当………………………………59(04)
熱中症…26(11),15(13),18(13),14(14),26(15),98(15),26(16),15(17),14(18)
　応急処置………………………………15(10)
ネットいじめ……………………………96(10)
熱疲労……27(05),15(10),18(10),15(13),26(15)
眠気………………………………………114(06)
眠り…………55(05),109(14),110(14),111(14),181(14),185(14)
年間計画…………………………………10(05)
捻挫……………………63(08),90(10),34(18)
　応急手当………………………………38(04)
粘膜………………………………………58(15)
脳………74(06),58(08),90(08),91(08),92(08),177(09),181(09),185(09),189(09),193(09),197(09),172(10),192(11),70(12),101(12),183(12),102(13),103(13),104(13),120(13),181(14),185(14),94(15),82(16),83(16),86(16)
　～の三層構造……………181(09),189(09)
　～の働き………………………………43(09)
脳科学……………………………………212(10)
脳幹…………120(04),90(08),177(09),189(09)
脳震盪……………………………………108(16)
脳内神経調節物質………………………189(09)
ノーマライゼーション……131(06),141(06)
ノーメディア 96(08),120(09),121(09),122(09)
野口英世…………………………………184(13)
のど……108(04),22(06),79(11),82(11),83(11),58(15)
のどちんこ（口蓋垂）…………………108(04)
昇幹夫……………………………………184(14)
野山での注意……………………………19(08)
乗り物酔い………38(05),88(05),62(10),47(15)
ノルアドレナリン……………124(04),26(06),130(06),185(09),189(09)
ノロウイルス……………47(08),58(08),46(10),157(10),163(10),15(11),46(12),152(13),35(14),50(14),43(15),58(15),50(17)
ノンレム睡眠………………136(04),109(14)

【は】
歯………82(09),130(09),133(09),46(10),111(10),18(11),94(11),95(11),96(11),15(12),18(12),42(12),126(13),15(15),18(15),46(15)
　～の外傷………………………………34(08)
パーソナルスペース……………………172(11)
ハーディネス……………………………184(14)
ハードコンタクトレンズ…103(06),108(06)
ハートフルフレンド………152(12),153(12)
バーンアウト……………………………203(15)
肺……46(08),158(10),159(10),34(11),34(13)
ハイイロゴケグモ………………………34(05)

排出型……116(04)
梅毒……88(04)
ハイドロコロイド……89(07)
排便……104(11),14(12),86(13),87(13),22(15)
排便指導……67(08),74(08),14(12)
肺胞……80(06)
ハインリッヒの法則……213(10)
ハウスダスト……31(13),42(13),44(13)
白内障(アトピー性皮膚炎による)… 42(04)
麦粒腫……102(06),38(07)
破傷風……35(05)
パスツール(ルイ・パスツール)……168(17)
パスツレラ……35(05)
ハチ……132(08)
発育……70(11)
発音の誤り……179(08)
発がん性……75(05),18(14)
罰系……120(04)
白血球……58(10),31(14),42(14)
発色剤……107(05)
発達障害……107(09),208(09),209(09),211(09),218(09),219(09),204(11),207(11),208(11),209(11),210(11),211(11),171(12),175(12),179(12),104(13),115(13),116(13),117(13),146(14),161(16),167(18),171(18),175(18),179(18),199(18),200(18)
パッチテスト……100(07)
発熱……54(08),115(14)
抜毛癖……116(04)
鼻……103(04),104(04),22(06),31(09),54(11),75(11),78(11),23(14),30(14),34(14)
～のかみ方……103(04)
～の構造（つくり）…… 31(04),102(04),23(14),30(14)
鼻呼吸……34(09),75(11)
話し方力……128(09)
話し上手……180(11)
話す……193(11)
鼻水……54(11)
パニック障害……150(08),210(12)
パネルシアター……71(08),132(09),145(09),147(09)
歯ブラシ……151(09),14(17)
歯みがき……18(09),18(10),46(11),46(13),18(14),46(14),46(16),152(16)
ハムストリングス……27(15),38(15)
場面緘黙……92(17),93(17),94(17)
早寝早起き……82(05),83(09),172(10),50(13),47(14),42(18)
早寝・早起き・朝ごはん……96(08),167(09)
はやり目（流行性角結膜炎）……42(04),102(06),27(12)
パラジクロロベンゼン……92(06),94(06)
パラリンピック……196(11)
バランスボール……51(08),66(08)
バリアフリー……131(06)
バルトネラ菌……35(05)
バルトレラ・ヘンセレ菌……50(05),80(05)
半陰陽……91(04)
ハンカチ……22(12),14(16)
反抗挑戦性障害……208(11)
ハンス・セリエ……189(09)
絆創膏……133(08)
ハンドぺたんチェック……161(10)
反応性うつ病……118(07)
反復性腹痛……79(06)
ピア・サポート……147(13)
ピーター・J・マクミラン……168(16)
ヒートストレス……95(06)
東日本大震災……122(13),123(13),180(13),89(14),90(14),91(14),92(14),93(14),145(14),150(14),173(14),203(14),152(15),169(15),173(15),202(16),180(17),112(18)
光トポグラフィー……212(10)
光防御……14(04)
ひきこもり……210(11)
鼻腔……31(04),103(04)
非言語性 LD(学習障害)……113(04),204(09)
非言語的コミュニケーション……196(10)
ビジュアル化……114(08)
比重……103(05)
鼻出血(鼻血)… 102(04),75(08),38(09),78(11)
非ステロイド外用剤……112(05)
微生物……18(11)
微生物検査……100(05),101(05)
ひ臓……46(08),34(13)
ビタミン……172(10)
ビッグ・ファイブ……180(14),211(14)
非定型自閉症……111(04),201(09)
人と違う……70(18)
人の嫌がること……70(17)
ひとり……176(09)
避難所……78(08),82(08),83(08)
避妊……88(04)
皮膚… 23(05),62(05),23(10),102(11),103(11),22(14)
～の構造……15(04)
皮膚炎……19(08)
皮膚がん……13(04),19(14),22(14)
皮膚障害……14(04),98(12),99(12),100(12)
おしゃれによる～… 98(12),99(12),100(12)
肥満……18(05),14(07),50(08),112(10),113(10),114(10),115(10),116(10),162(10),55(13),59(13)
症候性～……55(13)
単純性～……55(13)
肥満症……50(07)
肥満度……149(12),47(16),66(16)
百日咳……111(13)
日焼け… 14(04),15(06),14(10),160(10),14(17)
冷やしすぎ（体の）……76(04)
ヒヤリハット……104(16),105(16),106(16)
描画法……126(10),127(10),128(10)
病気の要因……125(08),126(08)
標準体重……118(06)
病状記録（アレルギーカード）……86(06)
ひょう疽……46(09)
微量元素……188(09)
ヒロシマ……176(10)
広島平和文化センター……176(10)
ピロリ菌……26(11)
敏感肌……154(11)
貧血……149(13)
～予防……22(08)
貧困……95(17),96(17)
ファストフード……66(11)
ファストライフ……123(06)
ファッション……188(14)
不安……18(15)
不安障害……150(08)
ファンタジーへの没頭(高機能広汎性発達障害）……93(05),96(05)
フィールドワーク……214(12)
フィジカルアセスメント……100(10),101(10),102(10),103(10),104(10)
フィルタリング……94(10),98(10),99(10)
風疹……66(06),84(06)
フードドライブ……184(11)
フードバンク……184(11)
プール……14(12),18(17)
プール熱(咽頭結膜熱)……22(10),154(10)
フェロモン……146(08)
部活動……185(10)
俯瞰……201(11)

吹き抜け骨折……107(06)
幅育……10(06)
副交感神経……128(04),162(08),189(09),172(10)
複合調味料……70(07)
副作用……43(06)
腹式呼吸（体操）……120(05),34(17)
福島智……168(17),201(17)
輻射熱（学校環境測定）……99(05)
服装……30(11)
腹痛…59(06),103(10),148(13),51(15),58(16)
副鼻腔炎……75(11),112(13)
ブクブクうがい……59(05),31(10)
副流煙……34(04),51(05),81(05),18(06),19(07),26(09),15(14)
不顕性感染……50(05)
不織布マスク……58(16)
フッ素……46(06),18(07)
不定愁訴……92(08),95(13)
不適応状態（高機能広汎性発達障害）……94(05)
武道……189(10)
不登校……97(05),107(08),115(08),106(10),197(10),210(11),104(12),105(12),106(12),152(12),153(12),200(15)
不同視弱視……101(06)
不飽和脂肪酸……71(15)
不眠……136(04),110(14)
プラーク……22(04),47(04),19(05),19(06),18(07)
ブラインドウオーク……137(04)
プラス思考ビーム……178(18)
ブラックライト……71(05)
フラッシュバック（高機能広汎性発達障害）……94(05),95(05),98(05)
ブラッシング（歯）……22(04),47(04),19(06),18(14)
ブラッシング（毛髪）……43(04)
ブラッシング法……18(08)
フランス……172(15),208(15)
フリーラジカル……172(10)
ブルーライト……105(18)
プレゼンテーション……59(09),206(14)
フロアーバレーボール……143(08)
フロー……138(07)
ブローカ野……26(06)
分煙対策……151(09)
文書力……113(08)
文武両道……185(10)
分離不安障害……150(08)
ペアレンタル・コントロール……98(10)
閉鎖療法……14(08),129(08)
平和……177(10)
平和教育……177(10)
平和文化……177(10)
ベートーベン……176(16)
へその緒……47(09),55(18),59(18)
ペット……158(08)
ペットボトル（症候群）……18(11),23(12),30(12),74(15)
ヘッドモデル……75(08)
ペニシリン……91(06)
ペニス……92(04)
ヘルスアセスメント……144(07)
ヘルスプロモーション……108(10),109(10),110(10),111(10)
ヘルパーＴ細胞……19(12)
辺縁系……120(04)
ベンクト・ニィリエ……131(06)
偏見……214(10)
変質試験（油脂及びその加工品）……104(05)
片頭痛……129(10),130(10),132(10),133(10),104(15),106(15)
変声期（声変わり）……107(04)
扁桃……105(04),82(11)
弁当……208(15)
扁桃炎……82(11),148(15)
習慣性～……105(04)
慢性～……105(04)
扁桃核……130(06)
扁桃体……193(09),184(10)
便秘……86(13),87(13),43(16)
へん平足……78(05)
蜂窩織炎（蜂巣炎）……148(15)
膀胱炎……15(08),14(10),161(10)
方向オンチ……172(15)
防災教育……89(08)
報酬系……120(04)
飽和脂肪酸……71(15)
保温効果……54(10)
ポケモンGO……78(18)
保健委員会……131(11),147(11),148(11),139(14),135(15)
保健学習……128(13),131(13),132(13),146(13),132(14)
保健教育……173(11),177(11),181(11)
保健講話……143(11)
保健室……92(08),97(08),116(08),58(09),213(10),107(13),108(13),118(13),119(13),140(13),114(14),115(14),70(15),107(15)
ほけんしつカード……100(18),101(18),143(18)
保健室経営……10(05),70(10),139(13),140(14),70(15),139(15)
保健室登校…149(10),208(10),90(11),91(11),92(11),93(11)
保健指導（ミニ～）…128(12),125(13),127(13),135(13),145(13),131(14),135(14),124(15),128(15),129(15),133(15),141(15),142(15)
保健だより……120(08),145(11)
保護者対応……151(13)
補聴器……178(08)
発疹……79(13),82(13),83(13),19(18),22(18)
ボッチャ……166(18)
骨……42(05),50(06),77(06),42(08),96(09),146(09),58(10),14(11),136(11),111(12),112(12),113(12),58(13)
ホムンクルス力……112(08)
ボランティア……137(05),139(06),184(11),180(13),172(14),188(15),211(15)
ホランドの６類型……185(10)
堀文子……172(14)
ホルムアルデヒド……39(06),93(06)
ポンゾの錯視……181(14)
本能……58(04),120(04)

【ま】

マージナル……133(04)
マイコプラズマ肺炎……111(13),150(13),42(16)
マインドセット……185(14)
マウスガード……133(08)
前通りの礼……171(08)
マクジルトンE.チャールズ……184(11)
マクロファージ……19(12)
マジックスクリーン……142(12),167(12)
麻しん……23(09),160(09),161(09),10(10),153(10)
マスク……31(10),27(11),46(12),144(12),168(12),35(13),50(13)
マズロー……172(10),173(10)
マダニ媒介性感染症……78(17)
松下竜一……146(08)
マット運動……38(11)

松森果林……168(15)
マナー……166(08)
馬渕清資……178(18),200(18)
マルチスライス CT……11(06)
マロリーワイス症候群……98(07)
慢性頭痛……129(10),130(10)
慢性（突発性）便秘症……86(13),87(13)
慢性閉塞性肺疾患……18(06),80(06)
ミーム……219(09)
ミオパチー……98(07)
味覚……63(04)
味覚障害……63(04),70(08),62(14)
み・かん・てい・いな……204(10)
水いぼ（伝染性軟属腫）……27(07),30(07),26(08),23(10),103(11),23(15)
水ぼうそう……43(12),58(12)
水虫……103(11)
未成年者飲酒禁止法……97(07)
南アフリカ……186(12)
ミネラル……172(10)
耳……99(04),22(06),66(08),66(09),63(11),67(11),71(11),74(11),47(13),66(13),47(18),66(18),107(18)
～の中の異物……134(08)
耳式体温計……153(09)
ミュータンス菌……46(06)
味らい……63(04)
ミルキングアクション……95(09)
虫……19(16),22(16)
虫刺され……27(07),30(08),26(18)
むし歯……21(04),45(06),46(06),130(08),147(09),156(09),137(10),154(10),18(11),15(12),122(12),18(13),46(15),15(16),18(16),22(18)
むし歯教材……127(08)
虫よけスプレー……132(08)
むち打ち症……11(05)
むちゃ喰い……116(04)
村上清加……180(17),203(17)
ムリサイド……113(06)
目（眼）……42(04),77(05),38(08),27(12),27(13),38(13),39(13),54(13),42(15),42(17),27(18),38(18)
～の手当……31(08)
～の模型……137(12),138(12)
眼鏡……39(05),82(12),83(15),42(18)
目薬……76(06)
メタ認知……200(15),193(18)
メタボリック症候群（シンドローム）……58(05),50(07),79(07),112(10),114(10),55(13),59(13)
メッツ（METs）……167(09)
メディア……93(08),94(08),96(08),95(10),119(11),120(11),121(11)
メディア漬け……14(15),95(15)
メディアリテラシー教育……95(08)
メニエール病……101(04)
めまい
子どもの～……101(04)
心因性～……101(04)
メラトニン……54(04),136(04),55(05),109(06),112(06),50(07),150(08),146(12),54(16)
メラトニンシャワー……112(06)
免疫……90(06),91(06),19(12),22(12),31(14),109(17),110(17),111(17)
免疫細胞……19(12),22(12),35(18)
免疫抑制剤……112(05)
メンタルトレーニング……178(18)
メンタルヘルス……107(12)
親の～……107(12),108(12),109(12),110(12)
盲学校……143(08),147(08),151(08),155(08),159(08)
毛細血管……47(06)
盲導犬……188(10)
毛髪（髪の毛）……39(16),54(16)
毛髪の傷み……43(04)
毛様体……42(15)
目標設定……70(14)
もったいない……192(10)
モニタリング……193(18)
ものもらい（麦粒腫）……102(06),27(12)
問診……114(14)
モンスターペアレント……148(10),214(10)
問題解決能力……100(11)
問題行動……95(12),95(15)
モンテッソーリ……181(09)

【や】

野外活動……22(08),131(08)
やきもち……199(13),206(13)
野球肘……83(06)
薬物依存症……127(06),58(14)
薬物過敏症……90(06),91(06)
薬物探索行動……103(07)
薬物乱用……132(05),126(06),127(06),103(07),50(09),155(09),66(11),38(12),43(14),58(14),125(14),127(14),100(17),101(17),102(17)
薬物療法（拒食症）……142(06)
薬物療法（ぜんそく）……86(06)
薬物療法（夜尿症）……51(13)
やけど……62(08),62(16)
応急手当……35(06)
夜食……14(15)
やせ……119(06)
やせ願望……71(12),74(12),75(12)
やなせたかし……162(18)
夜尿症……128(04),119(12),120(12),51(13),97(17),98(17),99(17)
ヤマアラシのジレンマ……118(07)
やる気……190(18)
ユニセフ……192(13)
夢……200(11),62(12),181(14),185(14)
要医療的ケア児……59(15)
養護教諭……115(08),149(14),113(15),114(15),105(17),106(17)
腰椎分離症……34(12)
腰痛……105(13),106(13),27(15)
汚れ……75(06),58(14)
欲求段階説……172(10)
欲求のピラミッド……173(10)
夜更かし……54(04),109(06),110(06),112(06),113(06),78(07)
予防接種……23(09),115(15),116(15)
～（インフルエンザ）……79(05)
～（風疹）……66(06)
～（麻しん）……10(10),160(10)
～（水ぼうそう）……168(12)
夜型……30(09)

【ら】

ライフスキル……174(12),178(12)
ライフリンク……192(11)
落語……174(18),200(18)
落下細菌数（学校環境測定）……99(05)
ラポール（親和的・共感的関係）……207(10)
卵黄係数……102(05)
卵子……99(06),101(06)
卵質指数……102(05)
卵巣……70(13)
リスクパーソナライゼーション……94(07)
離断性骨軟骨炎……90(13)
立礼……166(08)
リトルリーグショルダー（肩）……83(06),

91(13)
リトルリーグ肘……………………… 92(13)
リノール酸………………………… 71(15)
リフレーミング……………150(05),139(10),
140(10),184(13),51(16),66(16),203(16),
186(18)
リフレッシュ…………………………188(13)
リモデリング………………… 50(06),77(06)
流行性角結膜炎（はやり目）……… 42(04),
102(06),14(12)
流行性感冒……………………………47(05)
粒子物質（たばこの煙の）…………34(04)
量育……………………………………10(06)
良性ストレス…………………………96(04)
緑内障…………………………………155(08)
リラクセーション……………………137(04)
リラックス（法）………… 135(05),188(13)
淋病…………………………………… 88(04)
ルビンの杯………………………… 168(14)
礼儀作法…………………………… 158(18)
レイチェル・カーソン…… 176(15),208(15)
冷房………………………… 76(04),26(18)
冷房病……………………… 30(04),30(09)
レーシック……………………………108(06)
レサズリン還元試験（レサズリンテスト）
……………………………………103(05)
レジリエンス…… 150(11),184(14),112(15),
166(18)
レセプター………………………… 70(05)
レッドリボン…………………………118(08)
レム睡眠……………………136(04),109(14)
連合野…………………………………120(04)
練習……………………………………180(11)
ろう………… 191(18),195(18),197(18),201(18)
老化……………………………………209(12)
ろう教育………………………………172(11)
ろう文化………………………………172(11)
ローナ・ウィング……………………201(09)
ロービジョンケア……………………143(08)
ロールプレイング………… 140(05),147(05)
ロールレタリング…………196(09),201(10),
205(10),207(10),208(10),210(10),211(10),
212(10)
ローレル指数…………………………150(12)
ロボット………………………………168(15)
ロングフライト症候群……………… 47(06)

【わ】

ワーキングメモリ……………………193(09)
ワクチン…………………… 115(15),117(15)
和食……………………………………172(10)
笑い……… 130(06),154(08),117(09),118(09),
119(09),184(14)
割りピン………………………………127(08)
ワロン…………………………………181(09)

【a ～ z】

A（エゴグラム） ……………………180(09)
AAA（動物介在活動）………………158(08)
AAE（動物介在教育）………………158(08)
AAT（動物介在療法）………………158(08)
AC（エゴグラム）……………………180(09)
AD ……………………………………… 34(10)
ADHD（AD/HD）…………142(08),155(08),
181(08),109(09),110(09),111(09),112(09),
113(09),200(09),106(10),204(11),205(11),
207(11),209(11),211(11),70(12),116(13),
108(15)
ADHD 治療薬 …………………………189(14)
AED（自動体外式除細動器）……… 54(07),
55(07),30(08),132(08),125(09),26(12),117(12),
118(12),34(16)
ASD（自閉症スペクトラム障害）
………………………………… 110(14),34(16)
A 群溶血性連鎖球菌（溶連菌）感染症
……………………………………148(15)
BMI（カウプ指数） …………………149(12)
BUT 法 ………………………………104(06)
B 細胞 ………………………………… 19(12)
CO（学校環境測定）…………………99(05)
CO（要観察歯）……………… 42(09),10(15)
CO_2（学校環境測定）……………… 99(05)
COPD（慢性閉塞性肺疾患）……… 66(05),
18(06),80(06)
CP（エゴグラム）……………………180(09)
CT ……………………………………… 11(06)
DESC 法 ……………………………172(13)
DNA ……………………………………146(08)
DSM －５ ………………… 161(16),165(16)
Excel …………………………………… 95(14)
EYE SEE プロジェクト ……………192(13)
Facebook ……………………………… 74(18)
FC（エゴグラム）……………………180(09)
FDG……………………………………… 71(06)
GENDER ……………………………… 89(04)
GO（歯周疾患要観察者）…… 42(09),10(15)
G ボール……………………… 39(12),54(12)
HA（ヘムアグルチニン） …………… 42(14)
HIV ……………………… 70(09),209(15),50(16)
HLA……………………………………146(08)
HPV …………………………… 90(12),91(12)
ICT 活用方法… 94(14),95(14),96(14),142(14)
IgE ……………………………… 111(05),100(06)
IT 眼症 ……………………… 42(06),42(10)
IT 機器 ………………………………… 38(08)
Japan Coma Scale …………………123(09)
killer disease ………………………… 51(15)
KJQ……………………………………125(05)
LD ……… 181(08),204(09),205(09),201(11),
202(11)
LGBT（I）……… 184(16),192(16),173(17),
177(17),181(17),185(17),189(17),201(17),
202(17)
LINE …………………………… 96(16),67(18)
MDMA …………………… 101(07),102(07)
MetS ……………………………………114(10)
MRI ……………………………………… 11(06)
MRI 検査………………………………123(09)
NP（エゴグラム）……………………180(09)
O157（腸管出血性大腸菌）… 35(04),15(11)
OD（起立性調節障害）…… 101(04),38(13)
OSAS（閉塞性睡眠時無呼吸症候群）
…………………………………… 110(14)
PA ……………………… 14(04),19(14),22(14)
PET……………………………………… 71(06)
PET/CT ………………………………… 71(06)
pH（学校環境測定）…………………100(05)
pH 試験紙 ……………………………108(05)
PM2.5………………… 150(15),47(17),66(17)
PowerPoint ……………………………96(14)
PTSD ……………………… 71(09),88(13),51(14)
QOL…………34(10),108(10),111(10),113(11),
114(11),115(11),116(11)
REM 睡眠 ……………………………184(10)
Rice（ライス）法………………… 77(05),90(10)
RLS（レストレスレッグズ症候群）
……………………………………110(14)
RS ウイルス …………………………111(13)
SAS……………………………………… 34(14)
self-esteem ……………… 108(09),112(09)
SEX……………………………………… 89(04)
SEXUALITY …………………………… 89(04)
SNS ……63(18),67(18),71(18),74(18),75(18),
78(18),79(18),82(18)

Social Skills Training …… 113(09),114(09)
SPF…………………… 14(04),19(14),22(14)
SRSV（小型球形ウイルス）……… 35(04)
ST ……………………………………180(08)
T・T 授業 ………………………… 117(08)
Twitter ……………………………… 71(18)
UVA………………14(04),15(06),19(14),22(14)
UVB………………14(04),15(06),19(14),22(14)
UVC………………………………15(06),22(14)
VDT 症候群…………………………… 42(06)
VPD（予防接種で防ぐ病気）………116(15)
WBGT（湿球黒球温度）…………… 18(13)
Word …………………………………94(14)
WYSH プロジェクト………………… 94(07)
αリノレン酸 ………………………… 71(15)
α波……………………………26(06),130(06)
β波………………… 124(05),26(06),130(06)

※この縮刷活用版は、各著作者（執筆者、指導・協力・監修者、モデルなど）の許諾を得て制作されています。
※内容は原本を可能な限り忠実に再現していますが、使用許諾条件および記事内容により、修正や変更されている場合があります。
※本書に掲載している先生方の所属、肩書きなどは、ニュース発行当時のものです。

体と心　保健総合大百科＜小学校編＞2018

発行日　2018年4月25日　初版第1刷発行
編　集　株式会社　少年写真新聞社
発行所　〒102-8232　東京都千代田区九段南4-7-16　市ヶ谷KTビルⅠ
株式会社　少年写真新聞社　電話　03(3264)2624
http://www.schoolpress.co.jp/
発行人　松本　恒
印　刷　図書印刷株式会社
ISBN978-4-87981-634-4　C0347